Auf einen Blick

HEILPRAKTIKERIN
ALEXANDRA BROLL
FERDINAND-KOBELL-STR.8
85540 HAAR

Taschenatlas der Pathophysiologie

Stefan Silbernagl
Florian Lang

Illustrationen von
Rüdiger Gay und
Astried Rothenburger

1998
Georg Thieme Verlag
Stuttgart · New York

Deutscher Taschenbuch Verlag

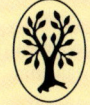

Prof. Dr. med. Stefan Silbernagl
Physiologisches Institut der
Universität Würzburg
Röntgenring 9
97070 Würzburg
e-mail: silbernagl@mail.uni-wuerzburg.de

Prof. Dr. med. Florian Lang
Physiologisches Institut der Universität
Abteilung Physiologie I
Gmelinstraße 5
72076 Tübingen
e-mail: florian.lang@uni-tuebingen.de

Farbtafeln und Umschlaggrafik (Thieme):
Atelier Gay + Rothenburger, Stuttgart

Die Deutsche Bibliothek –
CIP-Einheitsaufnahme

Silbernagl, Stefan:
Taschenatlas der Pathophysiologie /
Stefan Silbernagl ; Florian Lang.
Ill. von Rüdiger Gay und
Astried Rothenburger. –
Stuttgart ; New York : Thieme;
München : Dt. Taschenbuch-Verl., 1998

© 1998 Georg Thieme Verlag
Rüdigerstraße 14
D-70469 Stuttgart

Gemeinschaftsausgabe: Georg Thieme Verlag
Stuttgart und Deutscher Taschenbuch Verlag
GmbH & Co. KG, München

Printed in Germany

Satz: Mihr GmbH, Tübingen
Druck: Staudigl-Druck GmbH, Donauwörth
Buchbinder: Monheim GmbH, Monheim

ISBN 3-13-102191-8 (Thieme)
ISBN 3-423-03236-7 (dtv)   2 3 4 5 6

Wichtiger Hinweis: Wie jede Wissenschaft ist die Medizin ständigen Entwicklungen unterworfen. Forschung und klinische Erfahrung erweitern unsere Erkenntnisse, insbesondere was Behandlung und medikamentöse Therapie anbelangt. Soweit in diesem Werk eine Dosierung oder eine Applikation erwähnt wird, darf der Leser zwar darauf vertrauen, daß Autoren, Herausgeber und Verlag große Sorgfalt darauf verwandt haben, daß diese Angabe dem **Wissensstand bei Fertigstellung des Werkes** entspricht.

Für Angaben über Dosierungsanweisungen und Applikationsformen kann vom Verlag jedoch keine Gewähr übernommen werden. **Jeder Benutzer ist angehalten,** durch sorgfältige Prüfung der Beipackzettel der verwendeten Präparate und gegebenenfalls nach Konsultation eines Spezialisten festzustellen, ob die dort gegebene Empfehlung für Dosierungen oder die Beachtung von Kontraindikationen gegenüber der Angabe in diesem Buch abweicht. Eine solche Prüfung ist besonders wichtig bei selten verwendeten Präparaten oder solchen, die neu auf den Markt gebracht worden sind. **Jede Dosierung oder Applikation erfolgt auf eigene Gefahr des Benutzers.** Autoren und Verlag appellieren an jeden Benutzer, ihm etwa auffallende Ungenauigkeiten dem Verlag mitzuteilen.

Geschützte Warennamen (Warenzeichen) werden nicht besonders kenntlich gemacht. Aus dem Fehlen eines solchen Hinweises kann also nicht geschlossen werden, daß es sich um einen freien Warennamen handele.

Das Werk, einschließlich aller seiner Teile, ist urheberrechtlich geschützt. Jede Verwertung außerhalb der engen Grenzen des Urheberrechtsgesetzes ist ohne Zustimmung des Verlages unzulässig und strafbar. Das gilt insbesondere für Vervielfältigungen, Übersetzungen, Mikroverfilmungen und die Einspeicherung und Verarbeitung in elektronischen Systemen.

Vorwort

Medizin war von Anfang an eine eigenartige Mischung aus Aberglauben, Empirie und sorgfältiger, gezielter Beobachtung (Abraham Flexner). Der Weg zur modernen Medizin ist gesäumt vom Bemühen der Ärzte, den Aberglauben zu vertreiben und ärztliches Handeln immer weniger auf Empirie und immer mehr auf die Ergebnisse medizinischer Forschung zu gründen. Die Pathophysiologie ist unverzichtbarer Teil dieses wissenschaftlichen Fundaments. Sie beschreibt die Mechanismen, die von der primären Ursache über einzelne Fehlfunktionen zum Krankheitsbild mit seinen möglichen Komplikationen führen. Dieses Verständnis dient dem Patienten, wenn es gilt, für ihn eine Therapie zu entwicklen, seine Symptome zu lindern und drohende Folgeschäden seiner Krankheit abzuwenden.

Unser Ziel ist es, mit diesem Pathophysiologie-Atlas den Medizinstudenten in Vorklinik und Klinik, aber auch den fertigen Ärztinnen und Ärzten sowie ihren Helfern in Pflege und Therapie, eine übersichtliche Text-Bild-Zusammenschau des Kernwissens moderner Pathophysiologie und Teilen der Pathobiochemie an die Hand zu geben. Wieweit uns dies gelungen ist, müssen unsere Leser entscheiden, um deren kritische Anregungen und Hinweise wir jetzt schon bitten.

Das Buch beginnt mit den Grundmechanismen der Zelle und ihren Störungen wie Zellteilung, Zelltod, Tumorwachstum und Altern, spannt dann den Bogen von Störungen des Wärme- und Energiehaushaltes über die Pathomechanismen der Blut-, Lungen-, Nieren-, Magen-Darm-, Herz-Kreislauf- und Stoffwechselkrankheiten zu denen der endokrinen Störungen, der Erkrankungen der Muskulatur, der Sinne sowie des peripheren und zentralen Nervensystems. Ausgehend von einer kurzen Wiederholung der physiologischen Grundlagen werden Ursachen, Verlauf, Symptome und Komplikationen der Krankheitsprozesse beschrieben sowie ggf. die Möglichkeiten angedeutet, wie therapeutisch eingegriffen werden kann. Eine Auswahl von weiterführender und ergänzender Literatur kann dem Interessierten bei der Vertiefung seines Wissens behilflich sein, und ein ausführliches Sachregister, das zugleich Abkürzungsverzeichnis ist, soll dem raschen Auffinden gesuchter Themen und Termini dienen.

Das Zustandekommen auch dieses Atlas ist nicht denkbar ohne das große Engagement und die außergewöhnliche Sachkenntnis und Professionalität des Graphikteams, Frau Astried Rothenburger und Herrn Rüdiger Gay. Für die erneut so produktive Zusammenarbeit mit ihnen möchten wir uns ganz herzlich bedanken. Unser Dank gilt auch dem Verlag, insbesondere den Herren Dr. Jürgen Lüthje und Rainer Zepf für ihre entgegenkommende Betreuung, Frau Marianne Mauch für ihre ungewöhnlich hohe Kompetenz und Einsatzfreude als Redakteurin sowie Frau Susanne Hauser für ihre wertvolle Arbeit bei der Herstellung. Frau Annette Ziegler hat beim Satz Hervorragendes geleistet, Frau Katharina Völker hat mit großer Sorgfalt das Sachverzeichnis geordnet und geschrieben, und Frau Dr. Heidi Silbernagl stand uns während all der Jahre, die das Buch im Werden war, mit ihrem stets engagiert-kritischen Blick auf unsere Bilder und Manuskripte zur Seite.

Ebenso waren uns einige Kollegen sehr behilflich. Allen voran danken wir Prof. Niels Birbaumer für seine wertvollen Hinweise zum Kapitel Nervensystem, Muskulatur und Sinne, aber auch den Drs. Michael Gekle, Erich Gulbins, Albrecht Lepple-Wienhues, Carsten Wagner und Siegfried Waldegger. Für die freundliche Überlassung von Fotos bedanken wir uns schließlich bei den Profs. Eva-Bettina Bröcker, Andreas Warnke und Klaus Wilms.

Wir hoffen nun, daß die Leser in diesem Atlas das finden, was sie suchen, daß das verständlich wird, was wir Ihnen mit Text und Bild nahebringen wollen, und daß sie Spaß haben, mit diesem Buch in Studium und Beruf zu arbeiten.

Würzburg und Tübingen, im August 1998

Stefan Silbernagl und Florian Lang

Inhaltsverzeichnis

5 Niere, Salz-Wasser-Haushalt   F. Lang   92

6 Magen, Darm, Leber   S. Silbernagl   134

Naunyn, B.: Ärzte und Laien, S. 1348, in: Gesammelte Abhandlungen II (1862 – 1908), Würzburg: Stürtz; 1909

Gerok, W.: Grundlagen und Grenzen der wissenschaftlichen Medizin, S. 41, in: Köbberling, J. (Hrsg.): Die Wissenschaft in der Medizin. 2. Aufl., Stuttgart: Schattauer; 1993

Die Medizin wird eine Wissenschaft sein,
oder sie wird nicht sein.

Bernhard Naunyn, ca. 1900

Die Wissenschaft ist eine notwendige,
aber keine hinreichende Grundlage
ärztlichen Handelns.

Wolfgang Gerok, 1993

Für Jakob

Stefan Silbernagl

*Für Viktoria und
Undine, Karl, Philipp, Lisa*

Florian Lang

Zellwachstum und Zellanpassung

Vor mehr als einem Jahrhundert hat Rudolf Virchow mit seiner These der *Zellularpathologie* Krankheiten erstmals als Störungen der physiologischen Lebensvorgänge der **Zelle** aufgefaßt. Die Zelle ist die kleinste Einheit des Lebendigen (Wilhelm Roux), d.h., die Zelle (und keine kleinere Einheit) ist in der Lage, die Grundfunktionen des Organismus, also *Stoffwechsel, Bewegung, Wachstum, Vermehrung* und *Vererbung*, zu erfüllen. Die drei letzteren Prozesse sind nur durch **Zellteilung** möglich, während auch nicht mehr teilbare Zellen stoffwechselaktiv und z.T. beweglich sind.

Mit Ausnahme der Keimzellen, bei deren Reifeteilung (*Meiose*) der Chromosomensatz halbiert wird, teilen sich die meisten Zellen nach vorheriger Verdoppelung des Chromosomensatzes: indirekte Kernteilung (Mitose) mit Zellteilung (Zytokinese). Dabei durchläuft jede mitosefähige Zelle einen **Zell-** oder **Generationszyklus** ($\rightarrow$ **A**), in dem eine Mitose (Dauer ca. 0,5–2 h) von der nächsten immer durch eine **Interphase** (Dauer je nach Teilungsfrequenz 6–36 h) getrennt ist. Gesteuert wird der Zellzyklus v.a. durch bestimmte, zyklusphasenspezifische Proteine, die *Cykline*. Diese bilden einen Komplex mit einer während aller Phasen exprimierten Proteinkinase, genannt cdc2 oder p34^{cdc2}. Nach vollendeter Zytokinese (= Ende der Telophase; $\rightarrow$ **A**) treten Zellen, die sich kontinuierlich teilen (sog. labile Zellen, s.u.) in die G_1-**Phase** (**g**ap phase 1) ein, während der sie zu voller Größe heranwachsen, redifferenzieren und ihre gewebetypischen Aufgaben erfüllen (hohe RNA-, dann hohe Proteinsynthese). Daran schließt sich die etwa 8-stündige *S-Phase* an, während der der Chromosomensatz verdoppelt wird (hohe DNA-**S**ynthese). Nach der anschließenden, 1–2 stündigen G_2-*Phase* (hohe Protein- und RNA-Synthese; Energiespeicherung für die anschließende Mitose; Zentriolenteilung und Aufbau des Spindelapparates) beginnt die nächste **Mitose**: An die *Prophase* (Entdifferenzierung der Zelle, z.B. Verlust von Mikrovilli und Golgi-Apparat; Chromosomenspiralisierung) schließen sich die *Metaphase* (Kernhülle verschwindet, Chromosomen in Äquatorialebene), *Anaphase* (Chromosomenteilung und -wanderung zu

den Polen) und *Telophase* (Kernhüllenbildung) an, wobei die *Zytokinese* in der späten Anaphase mit der Einschnürung der Zellmembran beginnt. Danach beginnt eine neue G_1-Phase.

Diesen Zellzyklus durchlaufen Zellen mit kurzer Lebensdauer, sog. **labile Zellen**, kontinuierlich, um laufend zerstörte Zellen zu ersetzen und damit die Gesamtzellzahl konstant zu halten. Zu den Geweben mit labilen Zellen gehören Oberflächenepithelien wie die von Haut, Mundschleimhaut, Vagina und Zervix, die Epithelien von Speicheldrüsen, Magen-Darm-Trakt, Gallengängen, Uterus und unteren Harnwegen sowie die Zellen des Knochenmarks. Bei den meisten dieser Gewebe entstammen die neuen Zellen der Teilung wenig differenzierter Stammzellen ($\rightarrow$ S. 28 ff.). Dabei bleibt gewöhnlich eine Tochterzelle undifferenziert (Stammzelle), während die andere Tochterzelle sich zu einer nicht mehr teilbaren Zelle ausdifferenziert, z.B. Erythrozyt, Granulozyt ($\rightarrow$ **A**). Eine solche *differentielle Zellteilung* ist z.B. auch Kennzeichen der Spermatogenese.

Die Zellen mancher Organe und Gewebe proliferieren normalerweise nicht (s.u.). Solche **stabilen** oder **ruhenden Zellen** treten nach der Mitose in einen Ruhezustand ein, der G_0-*Phase* genannt wird ($\rightarrow$ **A**). Dazu gehören die Parenchymzellen von Leber, Nieren und Pankreas sowie die Bindewebs- und Mesenchymalzellen (Fibroblasten, Endothelzellen, Chondro- und Osteozyten, glatte Muskelzellen). Erst besondere Stimuli, etwa Organüberlastung nach Organschäden oder -verkleinerung (z.B. einseitige Nephrektomie oder Tubulusnekrose; Entfernung oder Untergang großer Leberanteile) bzw. Gewebeverletzungen (z.B. Hautwunden) lassen diese Zellen wieder in die G_1-Phase eintreten ($\rightarrow$ **A, B**). Während sich normalerweise z.B. weniger als 1 % der Leberzellen teilen, sind dies nach teilweiser Hepatektomie mehr als 10%.

Der Übertritt von den G_0- in die G_1-Phase und, ganz allgemein, der Anstoß zur **Zellproliferation**, bedarf u.a. der Bindung von **Wachstumsfaktoren** (growth factors, GF) und wachstumsfördernden Hormonen an spezifische Rezeptoren, die meist auf der Zelloberfläche, für Steroide jedoch im Zytoplasma oder im Zell-

A. Zellzyklus

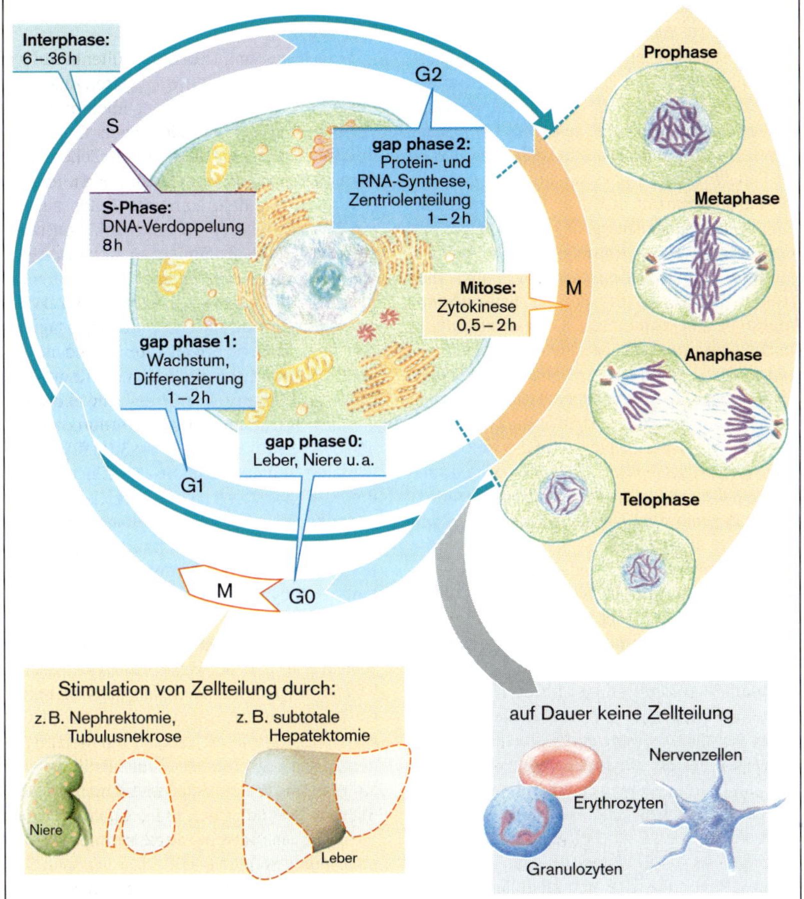

Interphase:
6 – 36 h

S

S-Phase:
DNA-Verdoppelung
8 h

G2

gap phase 2:
Protein- und
RNA-Synthese,
Zentriolenteilung
1 – 2 h

gap phase 1:
Wachstum,
Differenzierung
1 – 2 h

Mitose:
Zytokinese
0,5 – 2 h

M

gap phase 0:
Leber, Niere u. a.

G1

M

G0

Prophase

Metaphase

Anaphase

Telophase

Stimulation von Zellteilung durch:

z. B. Nephrektomie,
Tubulusnekrose

z. B. subtotale
Hepatektomie

Niere

Leber

auf Dauer keine Zellteilung

Nervenzellen

Erythrozyten

Granulozyten

B. Kompensatorische Hyperplasie

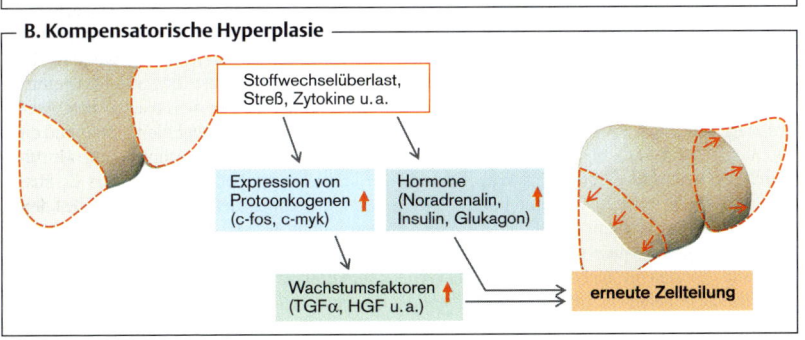

Stoffwechselüberlast,
Streß, Zytokine u. a.

Expression von
Protoonkogenen
(c-fos, c-myk) ↑

Hormone
(Noradrenalin,
Insulin, Glukagon) ↑

Wachstumsfaktoren
(TGFα, HGF u. a.) ↑

erneute Zellteilung

kern lokalisiert sind (→ **C**). Dabei werden die Wachstumsfaktor-Rezeptoren aktiviert (meist Tyrosinkinase-Aktivität; → S. 7 f., A 10), was die *Phosphorylierung* einer Reihe von Proteinen zur Folge hat. Schließlich erreicht die Signalkette den Zellkern, die DNA-Synthese wird stimuliert, und die Zelle teilt sich (→ S. 14). Neben gewebespezifischen Wachstumsfaktoren (z. B. HGF in der Leber) gibt es solche mit breiterem Wirkungsspektrum, nämlich EGF (epidermal GF), TGFα (transforming GF), PDGF (platelet-derived GF), FGFs (fibroblast GF) sowie bestimmte Zytokine wie Interleukin 1 und TNF (tumor necrosis factor). Zur **Wachstumshemmung** (→ S. 14) kommt es z. B. in einem Epithel, in dem durch Zellteilung eine Lücke geschlossen worden ist, dann, wenn benachbarte Zellen miteinander in Kontakt treten (*Kontakthemmung*). Auch das kompensatorische Wachstum der Leber (→ **B**) hört auf, wenn die ursprüngliche Organmasse wieder erreicht ist. Signalstoffe dabei sind u. a. TGFβ und Interferon β.

Die Regeneration labiler und stabiler Zellen beinhaltet nicht zwingend, daß die ursprüngliche Gewebestruktur wiederhergestellt wird. Dazu ist nämlich die Intaktheit der **extrazellulären Matrix** notwendig, die als formgebendes Leitsystem für Zellform, -wachstum, -migration und -differenzierung dient (→ **C**). Die extrazelluläre Matrix besteht aus fibrösen Strukturproteinen (Kollagene I, II und V; Elastin) und einer Zwischenzellmatrix adhäsiver Glykoproteine (u. a. Fibronectin und Laminin), die in ein Gel von Proteoglykanen und Glucosaminoglykanen eingebettet sind. Als *Basalmembran* liegt sie Epithel-, Endothel- und glatten Muskelzellen an (→ **E**). *Integrine* sind Zellmembranproteine, die die extrazelluläre Matrix mit dem intrazellulären Zytoskelett verbinden und Signale für Zellwachstum, -migration und -differenzierung ins Zellinnere weitergeben (→ **C**). Ist, wie bei schwereren Gewebeschäden, auch die Matrix weitgehend zerstört (z. B. tiefes Magenulkus [→ S. 144 ff.] oder große Hautwunden), wird das ursprüngliche Gewebe durch *Narbengewebe* ersetzt. Dazu proliferieren dann die ansonsten ruhenden Bindewebs- und Mesenchymalzellen (s. o.).

Wenn sog. **permanente Zellen** untergegangen sind, können sie nicht mehr ersetzt werden, da diese Zellen nicht teilungsfähig sind. Dazu gehören v. a. die Nervenzellen des Er-

wachsenen; aber auch die Regenerationsfähigkeit seiner Herz- und Skelettmuskelzellen ist sehr begrenzt (→ z. B. Herzinfarkt, S. 220).

Eine **Anpassung** (**Adaptation**) an geänderte physiologische oder an unphysiologische Anforderungen kann mit einer Erhöhung oder Verringerung der **Zellzahl** (*Hyperplasie* bzw. *Aplasie*; → **D, E**) erreicht werden. Dies kann *hormonal* ausgelöst sein (z. B. Entwicklung der sekundären Geschlechtsmerkmale; Wachstum des Brustdrüsenepithels während der Schwangerschaft) oder der *Kompensation* dienen, wie etwa bei der Wundheilung oder nach Verminderung des Leberparenchyms (→ **B**). Wenn sich die **Zellgröße** ändert, spricht man von *Hypertrophie* bzw. *Atrophie* (→ **E**). Auch diese Adaptation kann hormonell oder durch erhöhte bzw. verminderte Beanspruchung ausgelöst werden. Während der Uterus in der Schwangerschaft sowohl hyperplasiert als auch hypertrophiert, können Skelett- und Herzmuskel ihre Kraft nur durch Hypertrophie steigern. So hypertrophiert die Skelettmuskulatur durch Training (Bodybuilding!) bzw. atrophiert bei Ruhigstellung (Gipsbein; Innervationsverlust). Eine Herzhypertrophie entwickelt sich bei Sportlern mit hohem Herzzeitvolumenbedarf (Radfahrer, Skilangläufer!) oder, pathologischerweise, z. B. bei Hypertoniepatienten (→ S. 208 ff.). Atrophische Zellen sind nicht tot, sie können, mit Ausnahme der permanenten Zellen (Hirnatrophie!), wieder reaktiviert werden. Allerdings führen ähnliche Signalwege zur Atrophie wie zur Apoptose, dem „programmierten Zelltod" (→ S. 12), so daß in einem atrophischen Gewebe auch vermehrt Zellen untergehen können (→ **D**).

Metaplasie ist eine reversible Umwandlung von einem Erwachsenenzelltyp in einen anderen (→ **E**). Auch dies ist meist ein adaptiver Vorgang. So metaplasiert z. B. das Übergangsepithel der Harnblase bei traumatisierenden Harnsteinen zu einem Plattenepithel, ebenso das Speiseröhrenepithel bei Refluxösophagitis (→ S. 136 ff.) oder das respiratorische Flimmerepithel bei starken Rauchern. Das Ersatzepithel mag zwar der unphysiologischen Beanspruchung besser widerstehen, doch können die Reize, die eine dauerhafte Metaplasie unterhalten, auch die Entwicklung von Karzinomzellen fördern (→ S. 14).

C. Steuerung von Zellproliferation, -beweglichkeit, -differenzierung

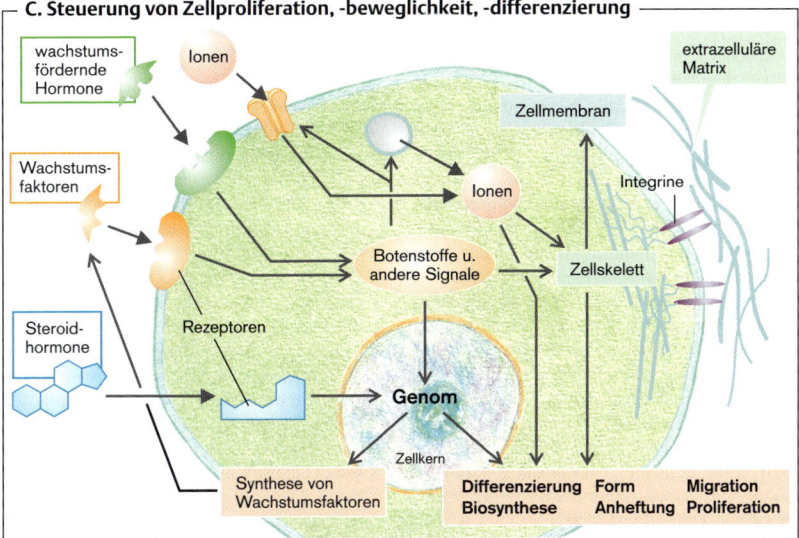

wachstums-
fördernde
Hormone

Ionen

extrazelluläre
Matrix

Zellmembran

Wachstums-
faktoren

Integrine

Ionen

Steroid-
hormone

Botenstoffe u.
andere Signale

Zellskelett

Rezeptoren

Genom

Zellkern

Synthese von
Wachstumsfaktoren

Differenzierung   Form   Migration
Biosynthese   Anheftung   Proliferation

D. Änderungen der Zellpopulation

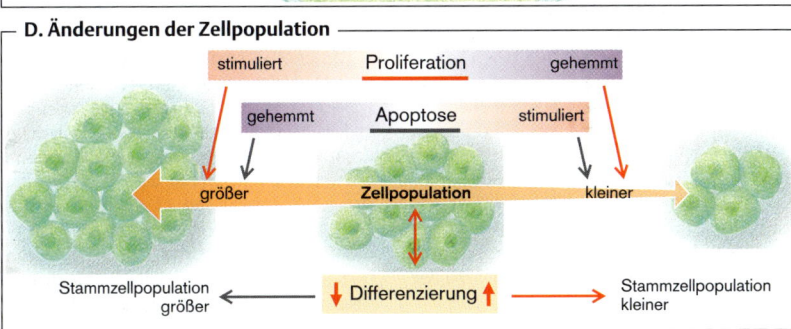

stimuliert   Proliferation   gehemmt

gehemmt   Apoptose   stimuliert

größer   **Zellpopulation**   kleiner

Stammzellpopulation
größer

↓ Differenzierung ↑

Stammzellpopulation
kleiner

E. Zelladaptation

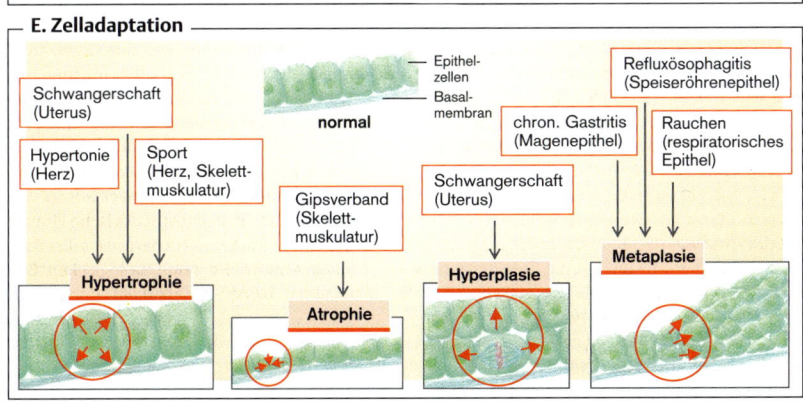

Epithel-
zellen
Basal-
membran

normal

Schwangerschaft
(Uterus)

Refluxösophagitis
(Speiseröhrenepithel)

chron. Gastritis
(Magenepithel)

Rauchen
(respiratorisches
Epithel)

Hypertonie
(Herz)

Sport
(Herz, Skelett-
muskulatur)

Gipsverband
(Skelett-
muskulatur)

Schwangerschaft
(Uterus)

Hypertrophie

Atrophie

Hyperplasie

Metaplasie

Störungen der intrazellulären Signalübertragung

Hormone beeinflussen die Zellfunktionen in der Regel nicht direkt, sondern über sekundäre, intrazelluläre Signale. Diese Signalübertragung ist bei einigen Erkrankungen gestört und kann durch bestimmte Pharmaka und Toxine beeinflußt werden.

Ein Teil der Hormone bindet an **Rezeptoren der Zellmembran** ($\rightarrow$ **A 1–3**). Meist unter Vermittlung von **G**(uaninnukleotid-bindenden)-**Proteinen** bewirkt die Hormon-Rezeptor-Interaktion eine Freisetzung eines **intrazellulären Botenstoffs** (*Second messenger*), der das Hormonsignal innerhalb der Zelle weitergibt. Ein und dasselbe Hormon kann, je nach Zielzelle und Rezeptor, die Bildung unterschiedlicher intrazellulärer Botenstoffe veranlassen. **Störungen** treten u. a. dann auf, wenn die *Rezeptoranzahl* vermindert ist (z. B. Down-Regulation bei anhaltend hohen Hormonkonzentrationen), wenn die *Affinität* des Rezeptors für das Hormon herabgesetzt ist oder wenn die Koppelung an die intrazelluläre Signalkette beeinträchtigt ist ($\rightarrow$ **A**: *Rezeptordefekte*).

Die sogenannten großen, heterotrimeren **G-Proteine** bestehen aus drei Untereinheiten, α, β und γ. Bindet das Hormon an den Rezeptor, so wird GTP im Austausch gegen GDP an die α-Untereinheit gebunden und diese von der β-Untereinheit gelöst. Die derart aktivierte α-Untereinheit wird dann wieder inaktiviert, indem das GTP zu GDP dephosphoryliert wird (intrinsische GTPase) und sie dadurch wieder mit der β-Untereinheit zusammentritt.

Eine Vielzahl von **Peptidhormonen** benützt zyklisches Adenosinmonophosphat (**cAMP**) als sekundären Botenstoff, wobei unter Vermittlung eines *stimulierenden G-Proteins* (G_s) die *Adenylylcyclase* (AC) stimuliert und damit cAMP vermehrt gebildet wird ($\rightarrow$ **A 1**). cAMP aktiviert eine *Proteinkinase A* (PKA), welche u. a. Enzyme und Transportmoleküle phosphoryliert und auf diese Weise aktiviert oder inaktiviert. Über PKA und Phosphorylierung eines „cAMP-responsive element-binding protein" (CREB) kann cAMP auch in die Genexpression eingreifen. Durch intrazelluläre *Phosphodiesterasen* wird cAMP in nichtzyklisches AMP umgewandelt und dadurch das Signal abgeschaltet. Über den **Anstieg der cAMP-Konzentration** in der Zelle wirken z. B. Corticotropin (= ACTH),

Lutropin (= LH), Thyrotropin (= TSH), Prolactin, Somatotropin, ein Teil der Liberine (releasing hormones, RH) und Statine (release inhibiting hormones, RIH), Glucagon, Parathyrin (= PTH), Calcitonin, Adiuretin (= ADH, V_2-Rezeptor), Gastrin, Sekretin, VIP, Oxytocin, Adenosin (A_2-Rezeptor), Serotonin (S_2-Rezeptor), Dopamin (D_1-Rezeptor), Histamin (H_2-Rezeptor) und z. T. die Prostaglandine.

Andere Peptidhormone bzw. Neurotransmitter, z. B. Somatostatin, Adenosin (A_1-Rezeptor), Dopamin (D_2-Rezeptor), Serotonin ($S_{1\alpha}$-Rezeptor), Angiotensin II, Acetylcholin (M_2-Rezeptor), wirken dadurch, daß sie über ein *inhibierendes G-Protein* (G_i) die AC hemmen und damit die intrazelluläre **cAMP-Konzentration absenken** ($\rightarrow$ **A 2**). Einige Hormone können – durch Bindung an unterschiedliche Rezeptortypen – die cAMP-Konzentration sowohl erhöhen (Adrenalin: β-Rezeptor; Dopamin: D_1-Rezeptor) als auch absenken (Adrenalin: α_2-Rezeptor; Dopamin: D_2-Rezeptor).

Die cAMP-Signalkette kann durch **Toxine** und **Medikamente** beeinflußt werden: Das *Choleratoxin* aus dem Erreger der Cholera und andere Toxine verhindern die Deaktivierung der α_s-Untereinheit. Die Folgen sind eine unkontrollierte Aktivierung der AC und folglich von cAMP-abhängigen Cl^--Kanälen, so daß eine ungezügelte Sekretion von Kochsalz in das Darmlumen massive Durchfälle auslöst ($\rightarrow$ S. 150). *Pertussistoxin,* ein Gift aus dem Erreger des Keuchhustens (Pertussis), blockiert das G_i-Protein und erhöht dadurch u. a. die cAMP-Konzentration (Desinhibierung der AC). *Forskolin* stimuliert die AC direkt, während *Xanthinderivate,* z. B. Theophyllin, die Phosphodiesterase und damit den cAMP-Abbau hemmen, was ebenfalls zur cAMP-Erhöhung führt ($\rightarrow$ **A 4**). Die Xanthinderivate werden therapeutisch u. a. eingesetzt, um bei Asthma über Steigerung der cAMP-Konzentration eine Dilatation der Bronchialmuskulatur zu erzwingen.

Neben cAMP dient zyklisches Guanosinmonophosphat (**cGMP**) als zellulärer Botenstoff ($\rightarrow$ **A 5**). cGMP wird durch die *Guanylylcyclase* gebildet. Auch cGMP erzielt seine Wirkungen in erster Linie über Aktivierung einer Proteinkinase (*G-Kinase*). Über cGMP wirken u. a. der atriale natriuretische Faktor (ANF) und Stickoxid (NO).

Weitere intrazelluläre Transmitter sind 1,4,5-Inositoltrisphosphat (IP_3), 1,3,4,5-Inositoltetrakisphosphat (IP_4) und Diacylglycerin (DAG): Eine membranständige Phospholipase C (PLC) spaltet nach Aktivierung durch ein sog. G_0-Protein Phosphatidylinositol-diphosphat (PIP_2) in IP_3 und DAG. Diese Reaktion wird u. a. durch Adrenalin (α_1), Acetylcholin (M_1-Rezeptor), Histamin (H_1), ADH (V_1-Rezeptor), CCK (= Pankreozymin), Angiotensin II, Thyroliberin, Substanz P und Serotonin (S_1-Rezeptor) ausgelöst. IP_3 setzt u. a. Ca^{2+} aus intrazellulären Speichern frei. Die Entleerung der Speicher öffnet Ca^{2+}-Kanäle der Zellmembran ($\rightarrow$ A 6). Außerdem kann Ca^{2+} über Liganden-gesteuerte Kanäle eindringen. Ca^{2+} beeinflußt, z. T. an Calmodulin gebunden und z. T. über eine Calmodulin-abhängige Kinase (CaM-Kinase), eine Vielzahl von zellulären Funktionen, wie epithelialen Transport, Hormonausschüttung und Zellproliferation. **DAG** stimuliert u. a. die Proteinkinase C (PKC), die auch durch Ca^{2+} aktiviert wird. Die PKC reguliert wiederum weitere Kinasen, Transkriptionsfaktoren (s. u.), Zytoskelett und Na^+/H^+-Austauscher. Letzteres führt zu zytosolischer Alkalisierung und Zellvolumenzunahme. Auf diese Weise wird wiederum eine Vielzahl von Zellfunktionen beeinflußt, wie Stoffwechsel, K^+-Kanal-Aktivitäten, Zellteilung usw.

Die Bildung von Inositol aus Inositolmonophosphat wird durch das antidepressiv wirkende **Lithium** (Li) gehemmt ($\rightarrow$ A 7). Die Proteinkinase C wird durch **Phorbolester** aktiviert ($\rightarrow$ A 8).

Aus Membranlipiden, inklusive DAG, kann durch *Phospholipase A* **Arachidonsäure** abgespalten werden ($\rightarrow$ A 9), eine mehrfach ungesättigte Fettsäure. Arachidonsäure hat selbst einige zelluläre Wirkungen (z. B. auf Ionenkanäle), kann aber auch durch *Cyclooxygenase* zu *Prostaglandinen* und *Thromboxan* umgebaut werden, die ihre Wirkungen z. T. über Aktivierung von Adenylyl- und Guanylylcyclase entfalten. Arachidonsäure kann ferner durch *Lipoxygenase* zu *Leukotrienen* umgebaut werden. Prostaglandine und Leukotriene spielen v. a. bei Entzündungen eine entscheidende Rolle ($\rightarrow$ S. 48 ff.) und dienen nicht nur als intrazelluläre Botenstoffe, sondern auch als extrazelluläre Mediatoren ($\rightarrow$ S. 296). **Lipoxygenasehemmer** und die therapeutisch (z. B. als Entzündungs- und Thrombozytenaggregationshemmer) häufig eingesetzten **Cyclooxygenasehemmer** unterbinden die Bildung von Leukotrienen bzw. Prostaglandinen.

Insulin und eine Vielzahl von Wachstumsfaktoren aktivieren **Tyrosinkinasen** ($\rightarrow$ A 10), die über Phosphorylierung von anderen Kinasen, Enzymen und Transportproteinen zelluläre Wirkungen vermitteln. Die Tyrosinkinasen können selbst Teil des Rezeptors sein oder sich bei Aktivierung an den Rezeptor anlagern. Häufig wirken Kinasen durch Phosphorylierung weiterer Kinasen und lösen damit eine *Kinasekaskade* aus. So wird die MAP(mitogen activated)-Kinase von einer anderen Kinase (MAP-Kinase-Kinase) aktiviert. Durch diesen „Schneeballeffekt" kommt es zu einer lawinenartigen Verstärkung des zellulären Signals. Über solche Kaskaden werden auch die p38-Kinase und die Jun-Kinase aktiviert, die u. a. über Transkriptionsfaktoren die Genexpression regulieren.

Bei der Signaltransduktion von Wachstumsfaktoren ($\rightarrow$ S. 14) und bei der Apoptose ($\rightarrow$ S. 12) spielen weitere Signalmoleküle eine Rolle, wie *kleine G-Proteine* (p_{21}Ras) oder *Transkriptionsstimulatoren* (z. B. c-Jun, c-Fos, c-Myc, NFκB, AP-1).

Mutationen der (Protoonko-)Gene von Rezeptoren für Wachstumsfaktoren, von Tyrosinkinasen, Ras, Jun oder Myc zu **Onkogenen** können autonome Zellproliferation, also Entwicklung von *Tumorzellen* begünstigen ($\rightarrow$ S. 14).

Einige Mediatoren (z. B. der Tumornekrosefaktor [TNF] und der CD95[Fas/Apo1]-Ligand) aktivieren eine saure Sphingomyelinase, die aus Sphingomyelin *Ceramid* abspaltet ($\rightarrow$ A 11). Ceramid löst wiederum eine Reihe von zellulären Wirkungen aus, wie Aktivierung von kleinen G-Proteinen (z. B. Ras), von Kinasen, Phosphatasen usw. Die Wirkungen von Ceramid spielen v. a. bei der Signaltransduktion der Apoptose Zelltodes eine Rolle ($\rightarrow$ S. 12).

Steroidhormone (z. B. Aldosteron) wirken gewöhnlich nicht über Rezeptoren an der Zellmembran, sondern überschreiten wegen ihrer Lipidlöslichkeit leicht die Zellmembran und binden an *intrazelluläre Rezeptorproteine* ($\rightarrow$ A 12). Der Hormon-Rezeptor-Komplex lagert sich an die DNA des Zellkerns an und reguliert auf diese Weise die Proteinsynthese.

A. Intrazelluläre Signalübertragung und mögliche Störungen

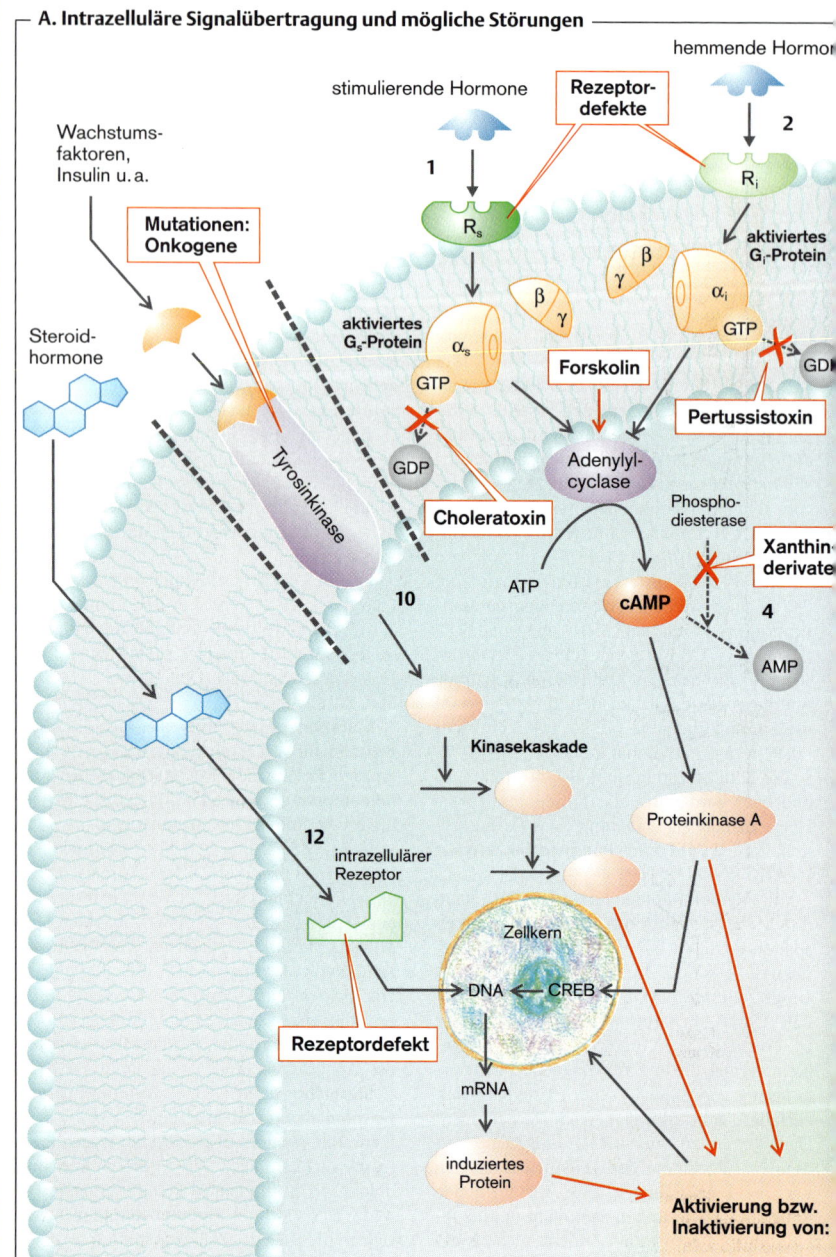

hemmende Hormon

stimulierende Hormone

**Rezeptor-
defekte**

Wachstums-
faktoren,
Insulin u. a.

2

R$_i$

**Mutationen:
Onkogene**

R$_s$

aktiviertes
G$_i$-Protein

β

γ

β

α$_i$

γ

GTP

GD

Steroid-
hormone

aktiviertes
G$_s$-Protein

α$_s$

Forskolin

Pertussistoxin

GTP

Tyrosinkinase

GDP

Adenylyl-
cyclase

Choleratoxin

Phospho-
diesterase

**Xanthin-
derivate**

10

ATP

cAMP

4

AMP

Kinasekaskade

Proteinkinase A

12
intrazellulärer
Rezeptor

Zellkern

DNA ← CREB ←

Rezeptordefekt

mRNA

induziertes
Protein

**Aktivierung bzw.
Inaktivierung von:**

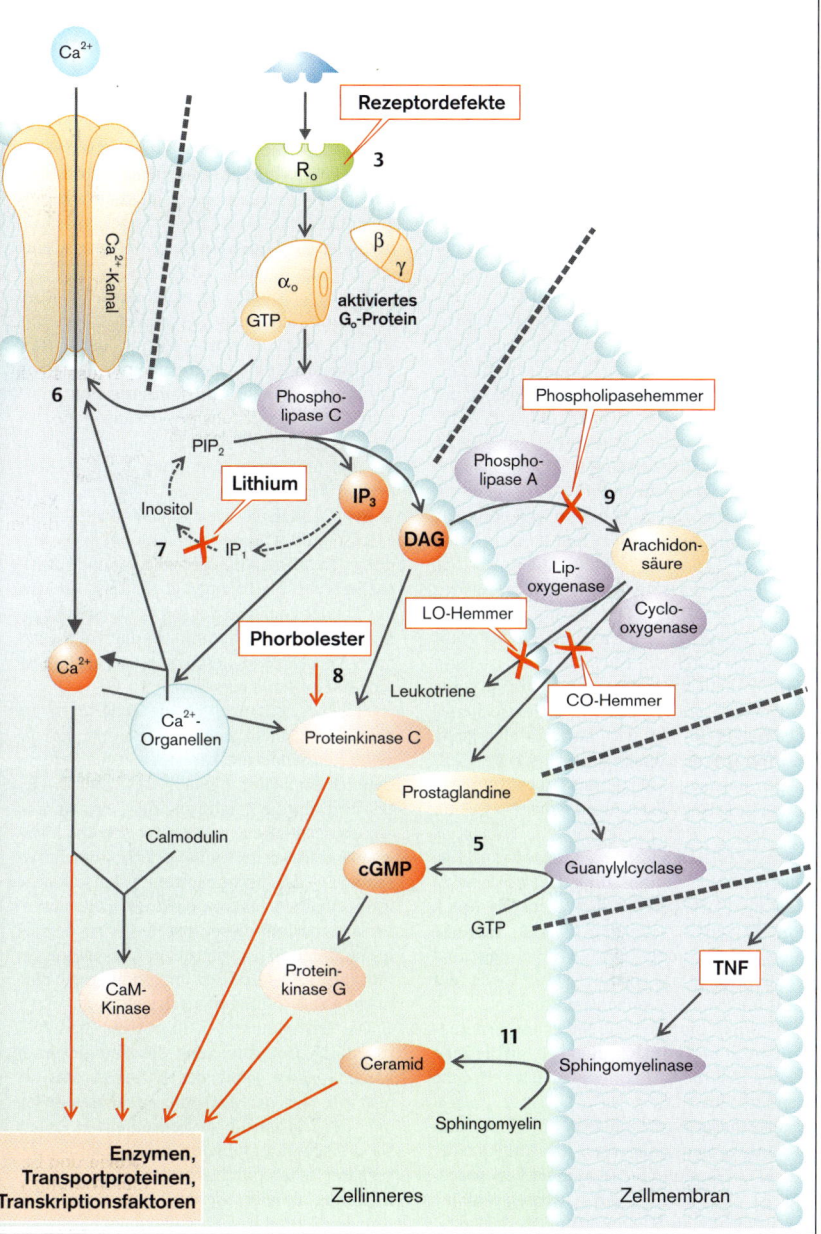

Ca²⁺

Rezeptordefekte

Rₒ 3

β
γ

αₒ
GTP **aktiviertes Gₒ-Protein**

Ca²⁺-Kanal

6

Phospho-lipase C

PIP₂

Lithium

Inositol

7 IP₁

IP₃

DAG

Phospho-lipase A

Phospholipasehemmer

9

Arachidon-säure

Lip-oxygenase

Cyclo-oxygenase

LO-Hemmer

Phorbolester

8

Ca²⁺

Ca²⁺-Organellen

Proteinkinase C

Leukotriene

CO-Hemmer

Prostaglandine

Calmodulin

cGMP 5 Guanylylcyclase

GTP

CaM-Kinase

Protein-kinase G

TNF

11

Ceramid Sphingomyelinase

Sphingomyelin

**Enzymen,
Transportproteinen,
Transkriptionsfaktoren**

Zellinneres

Zellmembran

Nekrotischer Zelltod

Das Überleben der Zelle ist an die Aufrechterhaltung von Zellvolumen und intrazellulärem Milieu gebunden (→ A). Da die Zellmembran für Wasser meist sehr gut permeabel ist und Wasser dem osmotischen Gradienten folgt (→ A 1), muß die Zelle zur Verteidigung ihres **Volumens** für ein osmotisches Gleichgewicht über die Zellmembran sorgen. Zum Ausgleich für die hohe intrazelluläre Proteinkonzentration sowie für die Aufnahme der von ihr benötigten organischen Substrate (z.B. Aminosäuren, → A 7) senkt sie die zytosolische Ionenkonzentration. Dafür sorgt die Na^+/K^+-ATPase, die Na^+ im Austausch gegen K^+ aus der Zelle pumpt (→ A 2). Die Zellmembran ist normalerweise für Na^+ wenig (→ A 3), für K^+ jedoch gut permeabel, so daß K^+ wieder nach außen diffundiert (→ A 4). Dieser K^+-Ausstrom erzeugt ein innen negatives Potential (→ A 5), das jetzt auch Cl^- aus der Zelle treibt (→ A 6). Bei dieser ATP-verbrauchenden Ionenverschiebung ist die Senkung der zytosolischen Konzentration von Na^+ und Cl^- (um zusammen ca. 230 mosm/l) wesentlich größer als der Anstieg der K^+-Konzentration (ca. 140 mosm/l).

Die Senkung der intrazellulären Na^+-Konzentration durch die Na^+/K^+-ATPase ist nicht nur für die Vermeidung von Zellschwellung notwendig, sondern das steile elektrochemische Gefälle für Na^+ wird auch für eine Reihe von **Transportprozessen** ausgenutzt. Der Na^+/H^+-Austauscher (→ A 9) eliminiert ein H^+ gegen ein Na^+, der 3 Na^+/Ca^{2+}-Austauscher (→ A 8) ein Ca^{2+} gegen 3 Na^+. Na^+-gekoppelte Transportprozesse erlauben auch die (sekundär-)aktive Aufnahme von Aminosäuren, Glucose usw. in die Zelle (→ A 7). Schließlich dient die durch Öffnung von Na^+-Kanälen (→ A 10) erzeugte Depolarisation der Signalverarbeitung und -weiterleitung im Nervensystem sowie der Auslösung von Muskelkontraktionen.

Da durch die Tätigkeit Na^+-transportierender Carrier und Kanäle laufend Na^+ in die Zelle gelangt, erfordert das Überleben der Zellen die ständige Aktivität der Na^+/K^+-ATPase. Zu **Störungen** dieser intrazellulären Na^+-Homöostase kann es kommen, wenn die Tätigkeit der Na^+/K^+-ATPase durch **ATP-Mangel** beeinträchtigt ist (Ischämie, Hypoxie, Hypoglykämie). Das intrazelluläre K^+ sinkt dabei ab, das extra-

zelluläre K^+ steigt an, und die Zellmembran depolarisiert. Folglich strömt Cl^- in die Zelle, und die Zelle schwillt (→ B). Diese Störungen treten auch auf, wenn zwar die Energiezufuhr normal ist, der Na^+-Einstrom jedoch so ansteigt, daß die Na^+/K^+-ATPase überfordert wird. Eine Vielzahl endogener Substanzen (z.B. der Neurotransmitter Glutamat) und exogener Gifte (z.B. Oxidantien) steigern den **Na^+- und/oder Ca^{2+}-Einstrom** über Aktivierung entsprechender Kanäle (→ B).

Die Zunahme der intrazellulären Na^+-Konzentration führt nicht nur zu Zellschwellung, sondern, über Beeinträchtigung des 3 Na^+/Ca^{2+}-Austauschers, auch zu einer Zunahme der zytosolischen **Ca^{2+}-Konzentration**. Ca^{2+} löst eine Reihe zellulärer Wirkungen aus (→ S. 6 ff.), u.a. dringt es auch in Mitochondrien ein und führt über Hemmung der mitochondrialen Atmung zu einem ATP-Mangel (→ B).

Bei O_2-Mangel weicht der Energiestoffwechsel auf anaerobe Glykolyse aus. Die Bildung von Milchsäure, die zu Lactat und H^+ dissoziiert, verursacht eine zytosolische **Azidose**, die mit der Funktion der intrazellulären Enzyme interferiert und somit in der Folge jetzt auch die Glykolyse hemmt, so daß auch diese letzte ATP-Quelle versiegt (→ B).

Bei Energiemangel ist die Zelle vermehrt **oxidativen Schädigungen** ausgesetzt, da die zellulären Schutzmechanismen gegen Oxidantien (O_2-Radikale) ATP-abhängig sind (→ B). Damit droht die Zerstörung der Zellmembran (Lipidperoxidation) und die **Freisetzung intrazellulärer Makromoleküle** in den Extrazellulärraum. Da das Immunsystem normalerweise intrazellulären Makromolekülen nicht ausgesetzt ist, besteht diesen gegenüber auch keine Immuntoleranz. Es kommt zur Aktivierung des Immunsystems und zur Entzündung, die eine weitere Zellschädigung nach sich zieht.

Die Zeitspanne bis zum nekrotischen Zelltod durch Unterbrechung der Energiezufuhr hängt von der Höhe des Na^+-Einstroms ab, also z.B. von der **Aktivität** erregbarer Zellen oder der Transportleistung epithelialer Zellen. Da die spannungsabhängigen Na^+-Kanäle erregbarer Zellen durch Depolarisation der Zellmembran aktiviert werden, kann Depolarisation den Zelltod beschleunigen.

A. Volumen- und Elektrolythomöostase der Zelle

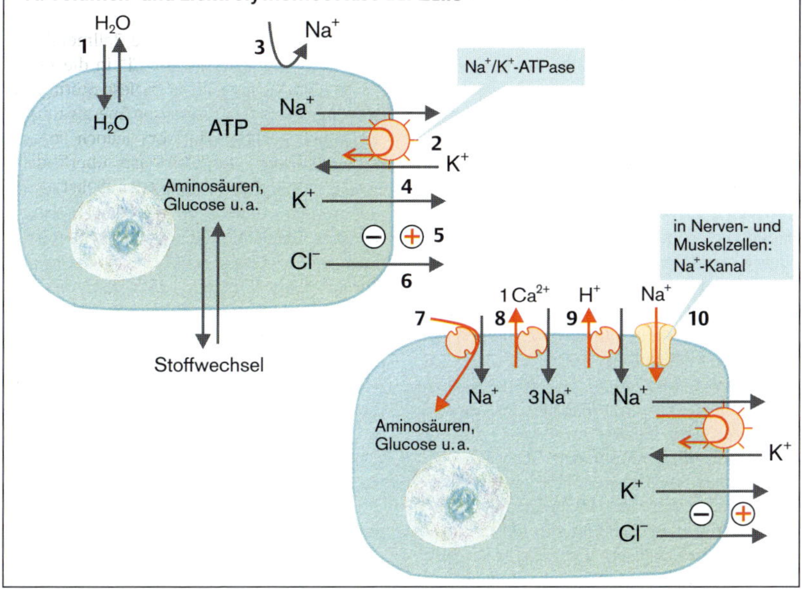

Na$^+$/K$^+$-ATPase

in Nerven- und
Muskelzellen:
Na$^+$-Kanal

H$_2$O

Na$^+$

ATP   Na$^+$

K$^+$

Aminosäuren,
Glucose u.a.

K$^+$

Cl$^-$

Stoffwechsel

1 Ca^{2+} H$^+$ Na$^+$

Na$^+$ 3Na$^+$ Na$^+$

Aminosäuren,
Glucose u.a.

K$^+$

Cl$^-$

B. Nekrose

Hypoglykämie   Hypoxie, Ischämie   Vergiftung
(z.B. Oxidantien)   endogene Substanzen
(z.B. Glutamat)   Zellaktivität
(Erregung,
Transport)

Glucose-
mangel   O$_2$-Mangel   Phospholipase A$_2$

Lactat

H$^+$ mitochondriale
Atmung ↓   Ca^{2+} ↑   Na$^+$ ↑

anaerobe Glykolyse   ATP ↓   K$^+$ ↓

Oxidantien ↑   H$_2$O   Depolarisation

Makromoleküle   Cl$^-$ ↑

Membranzerstörung →   **Zellschwellung**

Entzündung   **Zelltod**

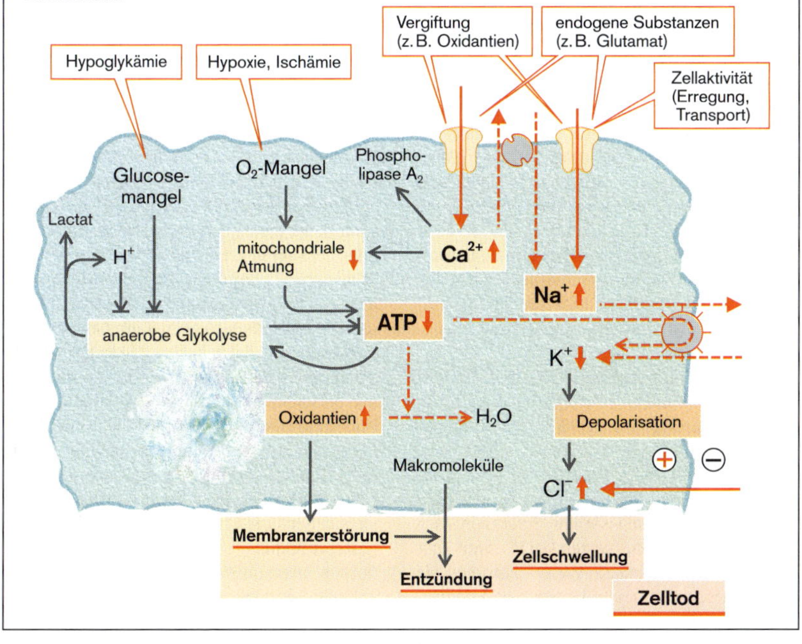

Apoptotischer Zelltod

Täglich werden Hunderte von Milliarden an Zellen in unserem Körper eliminiert und durch Teilung bestehender Zellen ersetzt ($\rightarrow$ S. 2 ff.). Im Gegensatz zur Nekrose ($\rightarrow$ S. 10) ist die **Apoptose** ein **programmierter Zelltod** und, ebenso wie die Zellteilung ($\rightarrow$ S. 2 ff., 14), ein fein regulierter physiologischer Mechanismus. Sie dient der *Anpassung* des Gewebes an wechselnde Belastungen, der Eliminierung überflüssig gewordener Zellen bei der *Embryonalentwicklung* sowie der *Entfernung schädlicher Zellen*, wie etwa Tumorzellen, virusbefallener Zellen oder immunkompetenter Zellen, die sich gegen körpereigene Antigene richten.

Apoptose wird durch eine **Signalkaskade** vermittelt ($\rightarrow$ A): Proteinspaltende Caspasen aktivieren die Sphingomyelinase, die aus Sphingomyelin Ceramid abspaltet. U. a. folgt Aktivierung der kleinen G-Proteine Ras und Rac, O_2^--Bildung und Zerstörung der Mitochondrien mit Freisetzung von Cytochrom c. Durch Aktivierung von Tyrosinkinasen führt Ceramid zur Hemmung von K^+-Kanälen, zur Aktivierung von Cl^--Kanälen und letztlich zur Ansäuerung der Zelle. Bei der Apoptose spielen außerdem MAP-Kinase-Kaskaden und die zytosolische Konzentration von Ca^{2+} eine Rolle.

Apoptose kann durch bestimmte Gene begünstigt (z. B. *bax*) oder gehemmt (z. B. *bcl2*) werden. Die Aktivierung einer *Endonuklease* führt letztlich zur Zerlegung der DNA (**DNA-Fragmentierung**), die Zelle verliert Elektrolyte und organische Osmolyte, baut Proteine ab und **schrumpft** schließlich unter Abgabe kleiner Partikel, die von Makrophagen aufgenommen werden. Damit verschwindet die Zelle, ohne daß intrazelluläre Makromoleküle freigesetzt werden und eine Entzündung auslösen.

Auslöser der Apoptose ($\rightarrow$ A) sind u. a. der Tumornekrosefaktor (*TNFα*), *Glucocorticoide*, eine Aktivierung des *CD95(Fas/Apo1)-Rezeptors* oder der *Entzug von Wachstumsfaktoren*. Über ein *p53-Protein* begünstigen *DNA-Schäden* die Apoptose. Bei Ischämie z. B. exprimieren die betroffenen Zellen bisweilen den CD95-Rezeptor und setzen sich somit der Apoptose aus. Auf diese Weise „kommen sie dem nekrotischen Zelltod zuvor" und verhindern damit zumindest die Freisetzung intra-

zellulärer Makromoleküle nach außen, die ja eine Entzündung auslösen würde ($\rightarrow$ S. 10).

Zu einem vom Körper nicht geplanten Untergang der Zelle kommt es bei **pathologisch gesteigerter Apoptose** ($\rightarrow$ B). Dies kann durch lokale Bildung apoptotisch wirksamer Mediatoren, durch (fälschliche) Expression von Rezeptoren für diese oder durch rezeptorunabhängige Auslösung der Signalkaskade zustandekommen. Ursachen dafür sind *Ischämie*, *Toxine*, massive osmotische *Zellschrumpfung*, *Bestrahlung* oder *Entzündungen* (Infektionen, Autoimmunerkrankungen). Die Folge ist der inadäquate Untergang funktionell erforderlicher Zellen, der zur Organinsuffizienz führen kann ($\rightarrow$ B). Apoptose führt auf diese Weise z. B. zu *Transplantatabstoßung*, *Neurodegeneration* (Morbus Parkinson, Morbus Alzheimer, amyotrophe Lateralsklerose, Querschnittslähmung, multiple Sklerose usw.) sowie toxischem, ischämischem und/oder entzündlichem Untergang von Zellen in der Leber (*Leberinsuffizienz*), von B-Zellen der Pankreasinseln (*Diabetes mellitus, Typ I*), von erythropoietischen Zellen (*aplastische Anämie*) oder von Lymphozyten (Immunschwäche, z. B. bei *HIV-Infektion*).

Eine **pathologisch herabgesetzte Apoptose** führt zum Überschuß der betroffenen Zellen ($\rightarrow$ C). Ursachen können unter anderem *Störungen der endokrinen* bzw. *parakrinen Regulation*, *genetische Defekte* oder *Virusinfektionen* (z. B. Epstein-Barr-Virus) sein. Über einen Überschuß an antiapoptotisch wirksamen Wachstumsfaktoren, über gesteigerte Expression z. B. von Bcl2, oder herabgesetzte Expression von funktionsfähigem p53 oder CD95-Ligand verhindern sie die physiologische Apoptose. Fehlende Apoptose virusbefallener Zellen kann *persistierende Infektionen* zur Folge haben. Zellen, die sich der Apoptose entziehen, können sich zu *Tumorzellen* entwickeln. Ungenügende Apoptose von immunkompetenten Zellen, die sich gegen körpereigene Strukturen richten, ist eine Ursache für *Autoimmunerkrankungen*. Ferner kann der Überschuß an Zellen *Funktionsstörungen* nach sich ziehen, wie etwa eine persistierende Progesteronbildung bei fehlender Apoptose der Corpus-luteum-Zellen. Schließlich kann mangelhafte Apoptose zu *Störungen der Embryonalentwicklung* führen (z. B. Syndaktylie).

A. Auslösung und Ablauf der Apoptose

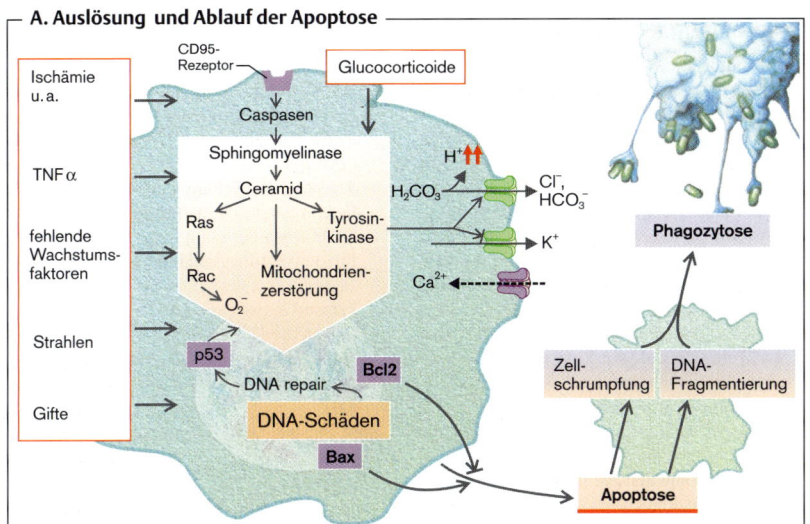

B. Folgen gesteigerter Apoptose

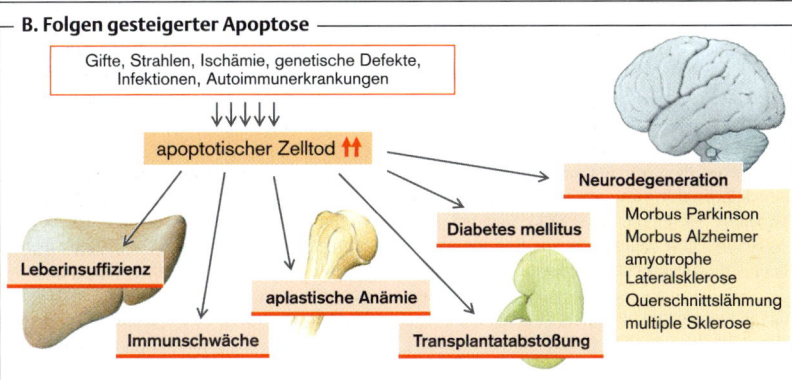

C. Verminderte Apoptose

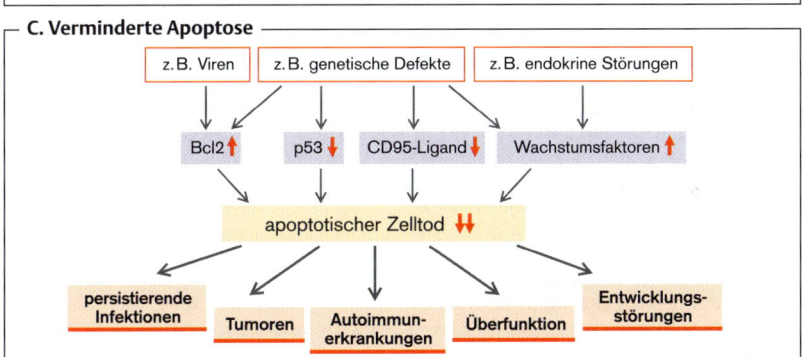

Entstehung von Tumorzellen

1 Grundlagen

Die Zellteilung bzw. Mitose wird normalerweise über lokale Ausschüttung von Wachstumsfaktoren präzise dem jeweiligen Bedarf an Zellen angepaßt (→ S. 4). Die **Wachstumsfaktoren** (GF) stimulieren Rezeptoren in der Zellmembran, die entweder selbst Tyrosinkinaseaktivität aufweisen oder Tyrosinkinasen stimulieren (→ **A 1**). An bestimmte Phosphotyrosine bindet unter Vermittlung von Adapterproteinen (GRB$_2$) der GDP/GTP-Austauschfaktor SOS, der nun das das kleine G-Protein Ras aktiviert. Ras stimuliert über die Serin/Threonin-Kinase Raf (→ **A 2**) eine Kaskade von Kinasen (mitogen-aktivierte Proteinkinase-Kinase-Kaskade, MAPK-Kaskade) und führt damit zur Aktivierung von Transkriptionsfaktoren, welche die Expression der für die Zellteilung erforderlichen Gene veranlassen. Für die Zellteilung bedeutende Transkriptionsfaktoren sind u. a. Fos, Jun, Myc, Myb, Rel, E2F und DP1. Schilddrüsenhormone binden an zytosolische Rezeptoren (ErbA; → **A 3**), der Hormon-Rezeptor-Komplex wandert in den Zellkern und fördert ebenfalls Genexpression und Zellteilung.

Den proliferationssteigernden Mechanismen stehen **wachstumshemmende Faktoren** gegenüber, die normalerweise eine überschießende Zellteilung unterbinden. Sie werden u. a. wirksam, wenn die Zelle DNA-Schäden aufweist und eine Zellteilung zur Bildung genetisch defekter Tochterzellen führen würde. Zu den wachstumshemmenden Faktoren gehört das Retinoblastom-Protein (Rb), das die Transkriptionsfaktoren E2F und DP1 bindet und damit inaktiviert (→ **A 4**). Rb wird seinerseits durch den Komplex aus Cyclin E und der Kinase CDK$_2$ (= E-CDK$_2$) sowie den Komplex aus Cyclin D und der Kinase CDK$_4$ (= D-CDK$_4$) inaktiviert gehalten. Damit fördern E-CDK$_2$ und D-CDK$_4$ die Zellteilung, doch wird ihre Wirkung durch das p21-Protein aufgehoben, das unter dem Einfluß des Transkriptionsfaktors p53 exprimiert wird. p53 hemmt also die Zellteilung (→ **A 4**).

Durch *Mutationen proliferationsrelevanter Gene* können **Onkogene** entstehen, deren Produkte, die **Onkoproteine**, auch ohne physiologische Stimulatoren aktiv sind und daher Mitosen unabhängig von physiologischen Wachstumsfaktoren auslösen können. Zu den Onkoproteinen (→ **A**, violette Kästen) zählen

– *Wachstumsfaktoren*, die von Tumorzellen gebildet werden und autokrin deren eigene Zellteilung stimulieren (z. B. Sis, ein Fragment des platelet derived growth factor, PDGF),
– *Rezeptoren* für Schilddrüsenhormone (ErbA),
– *Rezeptoren für Wachstumsfaktoren* (z. B. ErbB für EGF [epidermal growth factor] und Fms für den Monozytenkolonie-stimulierenden Faktor),
– *Tyrosinkinasen* (z. B. Abl, Src, Fes),
– *G-Proteine* (Ras),
– *Serin/Threonin-Kinasen* (z. B. Raf, Mos),
– *Transkriptionsfaktoren* (Fos, Jun, Myc, Myb, Rel).

Zum Beispiel wird die Inaktivierung von **Ras** durch ein GTPase-aktivierendes Protein (GAP) beschleunigt (→ **B**). Bestimmte Mutationen von Ras heben dessen Empfindlichkeit gegenüber GAP auf, und Ras bleibt aktiv.

Mutationen können jedoch auch einen **Defekt proliferationshemmender Proteine** bewirken. So begünstigt ein Ausfall von Rb oder p53 die unkontrollierte Zellteilung (→ **A 5**). Ein Defekt von p53 behindert darüber hinaus die Apoptose (→ S. 13 A).

Auslöser von Mutationen (→ **A** links) können chemische *Kanzerogene* oder *Strahlen* sein, wobei *Störungen der DNA-Reparatur* bleibende Mutationen begünstigen. Die Zellen sind v. a. während der Mitose für Mutationen empfindlich, d. h., proliferierende Gewebe sind häufiger Mutationen unterworfen als ausdifferenzierte Gewebe. Das gilt besonders für *Entzündungen* und *Gewebsläsionen*, da diese die Zellteilung stimulieren. Tumorbegünstigende Mutationen können auch *ererbt* werden. Schließlich können *Viren* Onkogene in die Wirtszellen einbringen (→ **A 6, B 1**) oder durch Inaktivierung (Rb, p53) oder Aktivierung (z. B. Bcl2) wirtsspezifischer Proteine die Entartung fördern.

Eine einzelne Mutation ist für die Entwicklung eines Tumors nicht ausreichend; vielmehr müssen *mehrere Mutationen* auftreten (→ **C 2**), bis die Zelle zu einer Tumorzelle entartet. **Tumorpromotoren** (z. B. Phorbolester, → S. 6) fördern die Vermehrung mutierter Zellen und damit die Tumorentwicklung, ohne selbst Mutationen auszulösen (→ **C 3**).

A. Mechanismen der Tumorentstehung

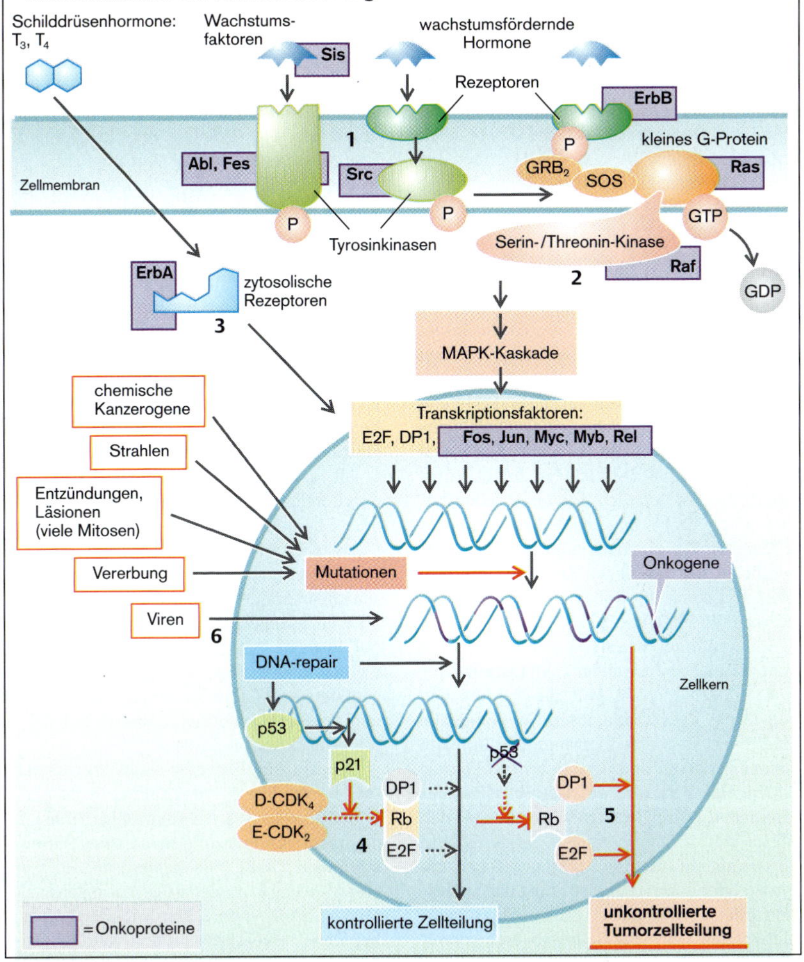

Schilddrüsenhormone: T_3, T_4

Wachstums-faktoren

wachstumsfördernde Hormone

Sis

Rezeptoren

ErbB

1

kleines G-Protein

Zellmembran

Abl, Fes

Src

P

GRB$_2$

SOS

Ras

P

Tyrosinkinasen

P

GTP

ErbA

zytosolische Rezeptoren

Serin-/Threonin-Kinase

2

Raf

GDP

3

MAPK-Kaskade

chemische Kanzerogene

Transkriptionsfaktoren:
E2F, DP1, **Fos, Jun, Myc, Myb, Rel**

Strahlen

Entzündungen, Läsionen (viele Mitosen)

Onkogene

Vererbung

Mutationen

Viren

6

DNA-repair

Zellkern

p53

p21

p53

DP1

D-CDK$_4$

DP1

E-CDK$_2$

Rb

Rb

5

4

E2F

E2F

kontrollierte Zellteilung

unkontrollierte Tumorzellteilung

= Onkoproteine

B. Fehlfunktion von Ras

Ras aktiv GTP

Ras mutiert GTP

GAP

Ras inaktiv

Ras aktiv GTP

P GDP

Zellteilung

kontrolliert

unkontrolliert

C. Entwicklung von Tumorzellen

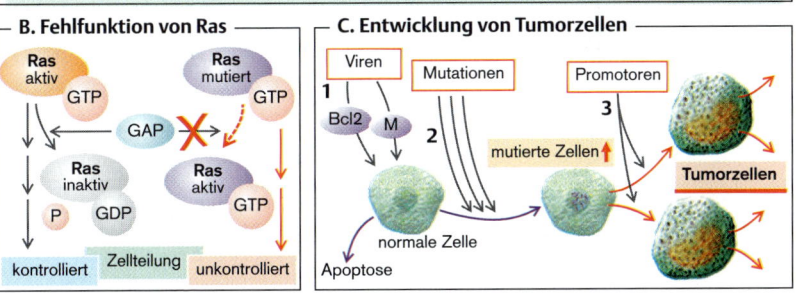

Viren

Mutationen

Promotoren

1

3

Bcl2

M

2

mutierte Zellen

Tumorzellen

normale Zelle

Apoptose

15

Tumorfolgen

Bei unkontrollierter Zellteilung ($\rightarrow$ S. 14) durchlaufen die Zellen eine zunehmende **Entdifferenzierung**. Dabei wird die veränderte Zelle vom **Immunsystem** häufig erkannt und eliminiert. Dem können sich die Tumorzellen entziehen, indem sie z. B. den Liganden für den CD95-Rezeptor auf ihrer Zelloberfläche exprimieren ($\rightarrow$ **A 1**) und damit die Lymphozyten in die Apoptose treiben ($\rightarrow$ S. 12). Auch eine *Immunschwäche* (z. B. HIV-Infektion, $\rightarrow$ S. 58) begünstigt das Überleben von Tumorzellen.

Proliferiert die Tumorzelle, dann entwickelt sich ein Tumor, der bereits durch die **lokale Ausdehnung** schwere Auswirkungen haben kann. Ein Hirntumor z. B. verdrängt benachbarte Neurone und kann auf diese Weise u. a. Epilepsie auslösen ($\rightarrow$ **A 2** u. S. 338). Da die knöcherne Hülle des Schädels keine nennenswerte Volumenzunahme des Gehirns zuläßt, führt ein Hirntumor letztlich zur einer lebensbedrohlichen Steigerung des Hirndrucks ($\rightarrow$ S. 358). Ein Bronchialkarzinom kann die Luftzufuhr zu den jeweiligen Alveolen unterbrechen und damit die Kollabieren der Alveolen provozieren (Atelektase, $\rightarrow$ S. 72).

Stark entdifferenzierte Tumoren können in andere Gewebe auswandern (**Metastasierung**, $\rightarrow$ **A 3**). Dazu müssen sich die Tumorzellen von ihrem Zellverband lösen, in Blutgefäße eindringen, in anderen Organen die Blutbahn wieder verlassen und dort eine neue Kolonie bilden. Das Verlassen des Gewebeverbandes erfordert die Fähigkeit zu *Migration* und den Abbau von Gewebeschranken. Letzteres wird durch Ausschüttung von proteolytischen Enzymen oder durch Unterdrückung der Expression oder Wirksamkeit von Proteinasehemmern erzielt. Die in das Gefäß eingeschwemmten Tumorzellen bleiben meist im nächsten Kapillarbett hängen. Um die Blutbahn zu verlassen, müssen sie an jeweils spezifische Adhäsionsmoleküle des Endothels andocken und durch die Gefäßwand brechen.

Eine Größenzunahme des Tumors bzw. seiner Metastasen erfordert die entsprechende Kapillarisierung zur Versorgung mit O_2 und Substraten. Die **Angiogenese** wird durch Freisetzung von Mediatoren stimuliert und kann durch Angiogenese-Hemmer (Angiostatin, Endostatin) gehemmt werden. Bei großen Tumoren belastet die zusätzlich erforderliche Durchblutung den Kreislauf (HZV $\uparrow$, $\rightarrow$ **B**).

Der **Energiebedarf** der Tumorzellen wird selbst bei hinreichendem O_2-Angebot häufig durch *anaerobe Glykolyse* gedeckt, wobei die Energieausbeute pro mol Glucose nur 5 % des oxidativen Glucoseabbaus beträgt. Als Folgen treten *Hypoglykämie* und *Azidose* auf ($\rightarrow$ **B**). Die Hypoglykämie stimuliert die Ausschüttung von Glucagon, Adrenalin und Glucocorticoiden, die den Fett- und Proteinabbau fördern. Letztlich magert der Patient stark ab: **Tumorkachexie** ($\rightarrow$ **B**). Tumorzellen können Gerinnung und/oder Fibrinolyse aktivieren, so daß es zu Störungen der Blutstillung und *Blutverlusten* kommt. Blutungen, der hohe Eisenbedarf der Tumorzellen sowie die Tumorkachexie führen häufig zu einer **Anämie** ($\rightarrow$ S. 38).

Oft verursachen Tumorzellen Störungen durch *Steigerung gewebespezifischer Leistungen* oder Übernahme neuer Leistungen. So bilden Plasmazelltumoren häufig große Mengen meist abnormer **Antikörper**, die u. a. die Niere schädigen können ($\rightarrow$ S. 102). Durch ihre Entdifferenzierung exprimieren Tumorzellen ferner Proteine, gegen die Antikörper gebildet werden können. Von oder gegen Tumorzellen gebildete Antikörper können u. a. Ionenkanäle und Rezeptoren blockieren und so z. B. Myasthenie auslösen ($\rightarrow$ S. 304).

Bereits kleine Tumoren endokriner Gewebe sowie entdifferenzierte Tumoren nicht-endokriner Gewebe (v. a. das kleinzellige Bronchialkarzinom) führen häufig zu massiven **Hormonstörungen** ($\rightarrow$ **B**). Die gesteigerte Hormonausschüttung kann vielfältige Störungen auslösen ($\rightarrow$ Kap. 9), wie z. B. Blutdrucksteigerungen, hypotone Hyperhydratation, Katabolismus, Akromegalie, Hypoglykämie, Knochenabbau, Hyperkalzämie und Nierensteine, Polyglobulie, Hyperthyreose, Virilisierung, Galaktorrhö, Durchfälle und Ulzera. Hormone werden umgekehrt auch als **Tumormarker** zur Diagnose bestimmter Tumoren verwendet, z. B. *Calcitonin* (medulläres Schilddrüsenkarzinom), *Choriongonadotropin* (u. a. Hodenkarzinom) oder *ACTH* (Lungentumoren). Bei Untergang von Tumorzellen führt freiwerdendes zelluläres K^+ zu **Hyperkaliämie** und der Abbau der Nukleinsäuren zu **Hyperurikämie** ($\rightarrow$ **B** u. S. 250).

A. Tumoren: Versagen der lymphozytären Abwehr, lokale Schäden und Metastasen

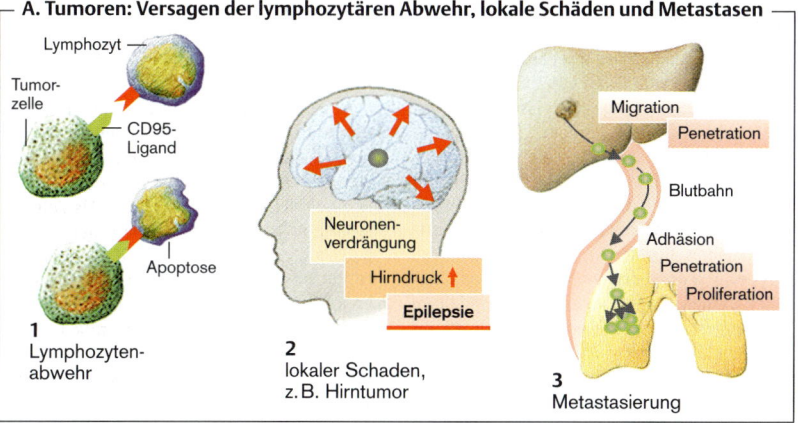

Lymphozyt

Tumor-
zelle

CD95-
Ligand

Apoptose

1
Lymphozyten-
abwehr

Neuronen-
verdrängung

Hirndruck ↑

Epilepsie

2
lokaler Schaden,
z. B. Hirntumor

Migration

Penetration

Blutbahn

Adhäsion

Penetration

Proliferation

3
Metastasierung

B. Tumorfolgen

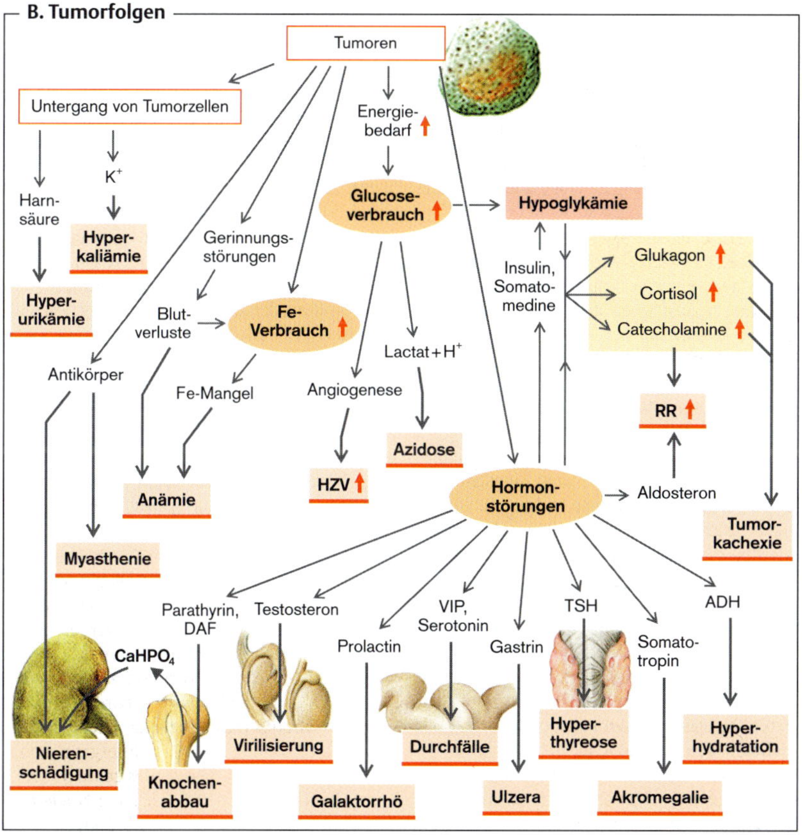

Tumoren

Untergang von Tumorzellen

Energie-
bedarf ↑

Harn-
säure

K⁺

**Hyper-
kaliämie**

**Hyper-
urikämie**

Gerinnungs-
störungen

**Glucose-
verbrauch** ↑ → **Hypoglykämie**

Insulin,
Somato-
medine

Glukagon ↑

Cortisol ↑

Catecholamine ↑

Blut-
verluste

**Fe-
Verbrauch** ↑

Lactat + H⁺

RR ↑

Antikörper

Fe-Mangel

Angiogenese

Azidose

Anämie

HZV ↑

Hormon-
störungen

→ Aldosteron

**Tumor-
kachexie**

Myasthenie

Parathyrin,
DAF

Testosteron

VIP,
Serotonin

TSH

ADH

CaHPO₄

Prolactin

Gastrin

Somato-
tropin

**Nieren-
schädigung**

Virilisierung

Durchfälle

**Hyper-
thyreose**

**Hyper-
hydratation**

**Knochen-
abbau**

Galaktorrhö

Ulzera

Akromegalie

Altern und Lebenserwartung

Altern ist ein normaler, unvermeidlicher Prozeß, der mit dem *Tod* endet. Während die **mittlere Lebenserwartung** eines Neugeborenen vor 50 000 Jahren (J.) auf nur ca. 10 J. und im alten Rom auf ca. 25 J. geschätzt wird (→ **A 1**), beträgt sie heute zwischen 38 (Sierra Leone) und 80 J. (Japan). V. a. bedingt durch die verringerte Säuglingssterblichkeit und die Beherrschung der meisten Infektionskrankheiten (Kinder!) ist die Lebenserwartung in den Industrienationen in den letzten hundert Jahren stark angestiegen (z. B. in den USA von 47 auf 72 J. bei Männern bzw. 79 J. bei Frauen). Daher stehen heute die Krankheiten des höheren Alters an der Spitze der **Todesursachen**: ca. 50 % Herz-Kreislauf-Erkrankungen (Männer > Frauen), 25 % Tumoren.

Es sind also meist Krankheiten, die ein Erreichen der **maximalen Lebensspanne** verhindern, die heute wie ehedem etwa 100 J. beträgt (→ **A 1**). So leben von den 98jährigen nach drei Jahren noch 10 % und nach 10 Jahren noch 0,005 % (→ **A 2**). Der „Weltrekord" der Französin Jeanne Calment (122 J.) ist also eine ganz extrem seltene Ausnahme.

Die **Ursachen des Alterns** sind unklar. Schon einzelne, kultivierte Zellen „altern", d. h., sie hören nach einer bestimmten Anzahl von Zyklen auf, sich zu teilen (fetale Lungenfibroblasten etwa beim 60. Mal, → **B**). Nur wenige Zellen sind „unsterblich" (unlimitierte Proliferation, z. B. Keim-, Tumor- und hämopoietische Stammzellen). Lebensspanne und Altern sind **genetisch mitbestimmt**. So kann die Mutation des Gens *age-1* die Lebensspanne eines Nematoden verdoppeln und die eines menschlichen Gens, das für DNA-Helicase kodiert, zu vorzeitiger Alterung führen (*Progeria adultorum* = Morbus Werner). Bei der *age-1*-Mutation tritt u. a. eine erhöhte Resistenz gegen freie Radikale auf. Für eine Rolle der **oxidativen Schäden** beim Altern spricht, daß sich durch O_2-Radikale geschädigte Membranlipide, DNA und Proteine altersbedingt anhäufen und zugleich die Aktivität von Oxidationsschutz-Enzymen absinkt. Dagegen sammeln sich beim Defekt des Helicase-Gens schädliche somatische DNA-Mutationen an und die Telomerlänge nimmt ab, was die Teilungsfähigkeit der Zelle begrenzt. Kürzlich wurde ein Gen (MORF4) entdeckt, dessen Ausschaltung durch Mutation kultivierte Zellen unsterblich macht; überträgt man das normale MORF4-Gen in (unsterbliche) Krebszellen, so stoppt es deren Proliferation. In „alten" Zellen ist MORF4 hoch-, in proliferierenden Zellen herabreguliert.

Einen *sekundären Einfluß* auf die Lebensspanne haben viele **Erbkrankheiten** und (oft polygenetisch) **erbliche Risiken**, z. B. für bestimmte Tumoren. Studien mit eineiigen Zwillingen zeigen jedoch, daß mindestens ⅔ der Variabilität der Lebensspanne *nicht genetisch bedingt* sind.

Während des Alterns kommt es zu einer **Reduktion von Körperfunktionen** (→ **C**), so des Atemgrenzwerts, des Herzzeitvolumens (HZV), der maximalen O_2-Aufnahme, der glomerulären Filtrationsrate (GFR) u. v. a. Die Muskel- und Knochenmasse nimmt ab, während die von Fett zunimmt, was großteils *endokrine Ursachen* hat (→ **D**). So ist es für die meisten (ansonsten gesunden) ganz alten Menschen die *Gebrechlichkeit*, die zum limitierenden Faktor wird. Diese „Altersschwäche" ist gekennzeichnet durch verminderte Muskelkraft, verlangsamte Reflexe, eingeschränkte Beweglichkeit, Gleichgewichtsstörungen und fehlende Ausdauer. Die Folgen sind Stürze, Frakturen, Einschränkung der alltäglichen körperlichen Aktivitäten und Verlust der Unabhängigkeit. Ursachen der Muskelschwäche sind nicht nur physiologische Alterungsprozesse (→ **D**) und Abnützungsprozesse (z. B. Gelenkschäden), sondern auch ein Bewegungsmangel, was zu einem Teufelskreis führt.

Ursache rein altersbedingter *Gedächtnisprobleme* (v. a. Orientierungsprobleme in ungewohnter Umgebung) scheint die gestörte Langzeitpotenzierung in Kortex und Hippokampus zu sein (verminderte Dichte der Glutamatrezeptoren, Typ NMDA, im Gyrus dentatus). Daß ein ins Gewicht fallender Untergang von Neuronen, wie er bei der Alzheimer-Krankheit oder arteriosklerosebedingten Durchblutungsdefiziten auftritt, eine normale Alterserscheinung ist, wird heute bezweifelt.

A. Lebenserwartung

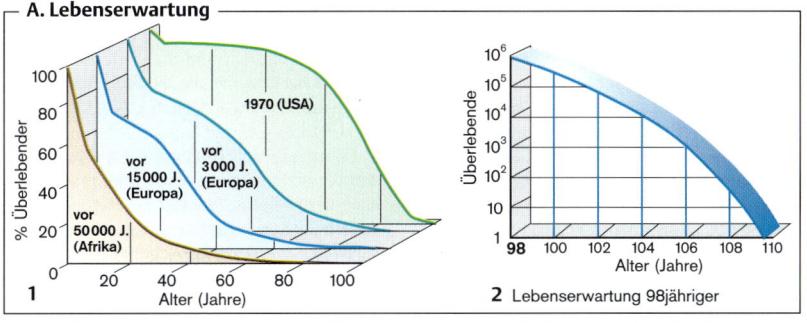

1

2 Lebenserwartung 98jähriger

B. Teilungsfähigkeit kultivierter Zellen

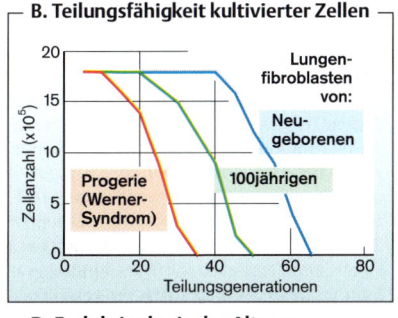

Lungen-fibroblasten von:

Neugeborenen

100jährigen

Progerie (Werner-Syndrom)

C. Altersabhängige Körperfunktionen

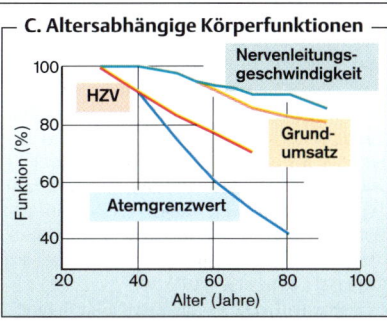

Nervenleitungs-geschwindigkeit

HZV

Grundumsatz

Atemgrenzwert

D. Endokrinologie des Alterns

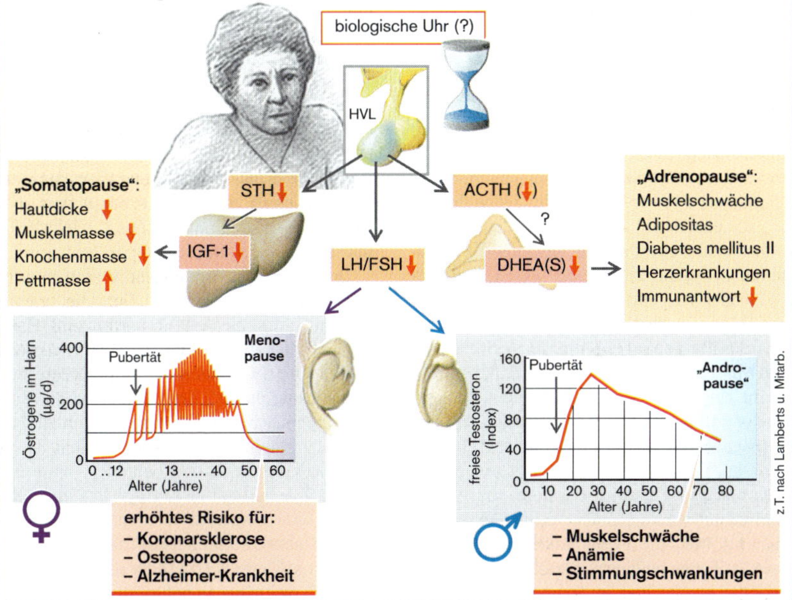

biologische Uhr (?)

HVL

„Somatopause":
Hautdicke ↓
Muskelmasse ↓
Knochenmasse ↓
Fettmasse ↑

STH ↓

IGF-1 ↓

LH/FSH ↓

ACTH (↓)

?

DHEA(S) ↓

„Adrenopause":
Muskelschwäche
Adipositas
Diabetes mellitus II
Herzerkrankungen
Immunantwort ↓

Menopause

Pubertät

Östrogene im Harn (µg/d)

Alter (Jahre)

♀

erhöhtes Risiko für:
– Koronarsklerose
– Osteoporose
– Alzheimer-Krankheit

„Andropause"

Pubertät

freies Testosteron (Index)

Alter (Jahre)

♂

– Muskelschwäche
– Anämie
– Stimmungschwankungen

z.T. nach Lamberts u. Mitarb.

19

Fieber

Ziel der Thermoregulation ist es, den *Istwert* der Körperkerntemperatur auf einem „*Sollwert*" um 37 °C (mit tageszeitlichen Schwankungen) konstant zu halten. Im Gegensatz zur Hyperthermie (→ S. 22) ist bei Fieber der Sollwert erhöht; in diesem Fall sorgen also die thermoregulatorischen Mechanismen für die Einhaltung der erhöhten Temperatur (→ **A5**, grüne Kurve). Dies macht sich beim *Fieberanstieg* bemerkbar: Wegen der Abweichung des Istwerts vom plötzlich erhöhten Sollwert wird die Wärmeabgabe durch *Verminderung der Hautdurchblutung* herabgesetzt, so daß die Haut abkühlt (*Kältegefühl*). Außerdem wird die Wärmeproduktion durch Zittern erhöht (*Schüttelfrost*). Dies dauert an, bis sich der Istwert (→ **A5**, rote Kurve) dem erhöhten Sollwert angeglichen hat (*Plateau*). Beim *Fieberabfall* sinkt der Sollwert wieder, so daß nun der Istwert zu hoch ist und es zu verstärkter Hautdurchblutung mit *Hitzegefühl* und starkem Schwitzen kommt (→ **A5**).

Fieber tritt v. a. bei Infektionen im Rahmen der *Akutphase-Reaktion* auf (→ S. 49 ff.), wobei fiebererzeugende Stoffe (Pyrogene) die „Sollwertverstellung" verursachen. **Exogene Pyrogene** sind Erregerbestandteile, von denen die Lipopolysaccharid-Komplexe („Endotoxine") gramnegativer Bakterien besonders wirksam sind. Solche Erreger bzw. Pyrogene werden durch Komplement opsonisiert (→ S. 42 ff.) und mittels Komplementrezeptoren von Makrophagen, z. B. von den *Kupffer-Zellen* der Leber, phagozytiert (→ **A1**). Diese schütten daraufhin zahlreiche *Zytokine* aus, u. a. die **endogenen Pyrogene** Interleukin 1α, 1β, 6, 8 und 11, Interferon α₂ und γ, die Tumornekrosefaktoren TNFα (Cachectin) und TNFβ (Lymphotoxin), das Makrophagen-inflammatorische Protein MIP 1 u. a. m. Man nimmt an, daß diese Zytokine (M_r = ca. 15–30 kDa) auf dem Blutweg zu den *zirkumventrikulären Organen* des Gehirns gelangen, die keine Blut-Hirn-Schranke besitzen, um dort bzw. von dort aus in der *Area praeoptica* und im *Organum vasculosum laminae terminalis* (OVLT) mittels des Prostaglandins **PGE₂** die Fieberreaktion auszulösen (→ **A2**). Fiebersenkende Medikamente (*Antipyretika*) greifen hier an: So hemmt Acetylsalicylsäure die Enzyme, die die PGE_2-Bildung aus Arachidonsäure katalysieren (Cyclooxygenasen 1 und 2).

Da nach i. v. Injektion von Lipopolysacchariden die oben genannten Zytokine erst 30 min nach der Fieberauslösung auftreten und diese zudem durch subdiaphragmatische Vagotomie verhindert werden kann, scheinen exogene Pyrogene die Area praeoptica und das OVLT auch über *neuronale Afferenzen* aus dem Bauchraum zu aktivieren. So könnten von den Kupffer-Zellen der Leber freigesetzte Signalstoffe (Zytokine? PGE₂?) nahegelegene afferente Vagusfasern aktivieren, die das pyrogene Signal über den Nucleus solitarius weiter zu den noradrenergen Zellgruppen A1 und A2 leiten, die ihrerseits im ventralen noradrenergen Bündel zu den fiebersteuernden Neuronen in der Area praeoptica und im OVLT projizieren (→ **A3**). Dort freigesetztes Noradrenalin löst schließlich die Bildung von PGE₂ und damit das Fieber aus. Dabei kommt es auch zur Ausschüttung von Adiuretin (ADH; V_1-Rezeptorwirkung), α-Melanozyten-stimulierendem Hormon (α-MSH) und Corticoliberin (CRH), die in einer negativen Rückkopplungsschleife dem Fieber als **endogene Antipyretika** entgegenwirken (→ **A4**).

Als **Folgen des Fiebers** erhöhen sich *Herzfrequenz* (8 – 12 min⁻¹/°C) und *Energieumsatz*; es kommt zu Abgeschlagenheit, Glieder- und Kopfschmerzen (s. a. S. 49 ff.), zu vermehrtem *Slow-wave-Schlaf* (dem restaurative Funktion für das Gehirn zukommt) sowie u. U. zu Bewußtseins- und Sinnestrübung (*Fieberdelir*) und zerebralen Krämpfen (s. u.).

Der **Nutzen des Fiebers** liegt wohl darin, der Infektion entgegenzuwirken. Die erhöhte Temperatur hemmt die Vermehrung mancher Erreger und tötet andere sogar ab. Auch sinken die Plasmakonzentrationen der für die Bakterienvermehrung essentiellen Metalle Eisen, Zink und Kupfer. Schließlich fallen virusgeschädigte Zellen vermehrt der Zerstörung anheim, so daß die Virusreplikation behindert wird. Aus diesen Gründen sollten Antipyretika in der Regel nur dann eingesetzt werden, wenn das Fieber zu **Fieberkrämpfen** führt (häufig bei Säuglingen und Kleinkindern) oder so hoch ansteigt (> 39 °C), daß diese zu befürchten sind.

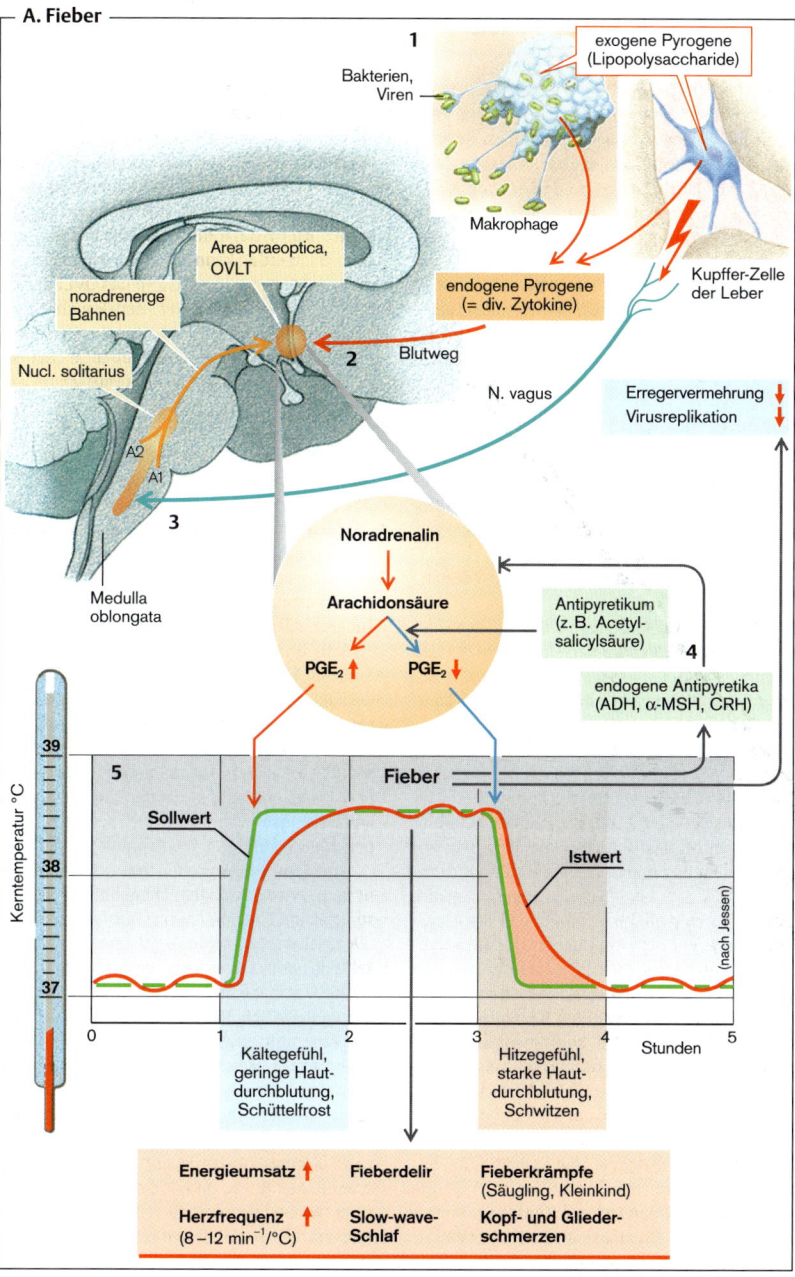

1 exogene Pyrogene (Lipopolysaccharide)

Bakterien, Viren

Makrophage

Kupffer-Zelle der Leber

endogene Pyrogene (= div. Zytokine)

Area praeoptica, OVLT

noradrenerge Bahnen

Nucl. solitarius

2 Blutweg

N. vagus

Erregervermehrung ↓
Virusreplikation ↓

A2
A1

3

Medulla oblongata

Noradrenalin

Arachidonsäure

Antipyretikum (z.B. Acetyl-salicylsäure)

PGE₂ ↑   PGE₂ ↓

4 endogene Antipyretika (ADH, α-MSH, CRH)

Kerntemperatur °C

39
38
37

5 Fieber

Sollwert

Istwert

(nach Jessen)

0   1   2   3   4   5   Stunden

Kältegefühl, geringe Haut-durchblutung, Schüttelfrost

Hitzegefühl, starke Haut-durchblutung, Schwitzen

Energieumsatz ↑   Fieberdelir   Fieberkrämpfe (Säugling, Kleinkind)

Herzfrequenz ↑ (8–12 min⁻¹/°C)   Slow-wave-Schlaf   Kopf- und Glieder-schmerzen

Hyperthermie, Hitzeschäden

Bei starker körperlicher Anstrengung (erhöhte Wärmebildung) und/oder heißer Umgebung (verminderte Nettowärmeabgabe) sind die thermoregulatorischen Mechanismen des Organismus – insbesondere bei Wassermangel und hoher Luftfeuchtigkeit – überfordert: Die Körperkerntemperatur kann nicht mehr auf dem im Gegensatz zum Fieber (→ S. 20) unveränderten „Sollwert" von etwa 37 °C gehalten werden, so daß es zu **Hyperthermie** kommt (→ **A** oben). Im Stehen läßt die wärmebedingte Vasodilatation einen Teil des Blutes in den Beinen „versacken", und durch Schwitzen verringert sich das Extrazellulärvolumen. Folglich sinken Herzzeitvolumen und Blutdruck, zumal die Vasodilatation der Haut den peripheren Widerstand mindert. Schon bei Kerntemperaturen von unter 39 °C können als Folge des *erniedrigten Blutdrucks* Schwächegefühl, Schwindel, Übelkeit und Ohnmacht auftreten: **Hitzekollaps** (→ **A 1**). Flachlagerung und Flüssigkeitsersatz lassen den Blutdruck wieder ansteigen.

Wesentlich gefährlicher wird es, wenn die Körperkerntemperatur 40,5 °C erreicht, da das Gehirn solche Temperaturen nicht mehr toleriert. Zum **Schutz vor einem Hitzschlag** kann das Gehirn vorübergehend kühler als der übrige Körperkern gehalten werden, indem eine steigende Kerntemperatur (auch bei Dehydratation) starkes Schwitzen am Kopf, v. a. im Gesicht, auslöst (→ **A 2**). Das solcherart gekühlte Blut erreicht das endokraniale Venensystem und den Sinus cavernosus, wo es die Bluttemperatur in den begleitenden Arterien senkt. Nur so ist es wohl zu erklären, daß ein Marathonläufer, bei dem ein kurzzeitiger Kerntemperaturanstieg auf 41,9 °C gemessen worden war, nicht vom Hitzschlag getroffen wurde.

Bei einem längerfristigen Kerntemperaturanstieg auf 40,5 bis 43 °C kommt es zum *Versagen der thermoregulatorischen Zentren* im Zwischenhirn (→ S. 20), das Schwitzen hört auf. Der/die Betroffene wird verwirrt, teilnahmslos und verliert das Bewußtsein (**Hitzschlag**). Es kommt zum *Hirnödem* mit Schädigung des Zentralnervensystems, und ohne rasche Hilfe von außen tritt der Tod ein. Kinder sind dabei gefährdeter als Erwachsene, da das Verhältnis Oberfläche : Masse bei ihnen größer, ihre Schweißproduktion jedoch geringer ist. Die *Therapie* für den Hitzschlagpatienten besteht darin, ihn ins Kühle zu bringen und/oder ihn in kühles Wasser einzutauchen. Allerdings sollte die Körperoberfläche dabei nicht zu kalt werden, da die dadurch verursachte Vasokonstriktion die Senkung der Kerntemperatur verzögern würde. Ein überstandener Hitzschlag kann bleibende Schäden der thermoregulatorischen Zentren hinterlassen, was die zukünftige Toleranz gegenüber extremen Umgebungstemperaturen einschränkt.

Die **maligne Hyperthermie** (→ **B**) ist die potentiell tödliche Folge von heterogenen genetischen Defekten des sarkoplasmatischen Ca^{2+}-Transports, wobei häufig der als *Ryanodinrezeptor* bezeichnete Ca^{2+}-Freisetzungskanal betroffen ist. Bestimmte Inhalationsnarkotika (Halothan, Enfluran, Isofluran) und depolarisierende Muskelrelaxantien (Typ Succinylcholin) lösen in der Skelettmuskulatur plötzlich eine exzessive *Freisetzung von Ca^{2+}* aus dem sarkoplasmatischen Retikulum aus, so daß es zu generalisierten, unkoordinierten Muskelzuckungen mit sehr hohem O_2-Verbrauch und enormer Wärmebildung kommt. Azidose, Hyperkaliämie, Tachykardie, Arrhythmie und rasch zunehmende Hyperthermie sind die Folge. Rechtzeitig erkannt, kann die maligne Hyperthermie durch Absetzen des Narkotikums bzw. Muskelrelaxans, durch Gabe des Ca^{2+}-Freisetzungsblockers *Dantrolen* sowie durch Körperkühlung erfolgreich behandelt werden.

Hitzekrämpfe kommen bei schwerer körperlicher Arbeit in hoher Umgebungstemperatur (z. B. am Hochofen) vor, wenn zwar das mit dem Schweiß verlorene Wasser, aber nicht auch das Kochsalz ersetzt wird.

Von der Hyperthermie zu unterscheiden ist der **Sonnenstich**, der durch unmittelbare Sonneneinstrahlung auf Kopf und Nacken entsteht und von Übelkeit, Schwindel, heftigen Kopfschmerzen sowie von Gehirnhyperämie und einer serösen Meningitis begleitet ist und ebenfalls tödlich enden kann. Auf der **Haut** kann Kontakt- oder Strahlungshitze zu *Verbrennungen* 1., 2. und 3. Grades führen (Rötung, Blasenbildung bzw. Nekrosen). Häufige und starke Sonneneinwirkung erhöht außerdem das Risiko eines *Melanoms*.

A. Hitzekollaps, Hitzschlag

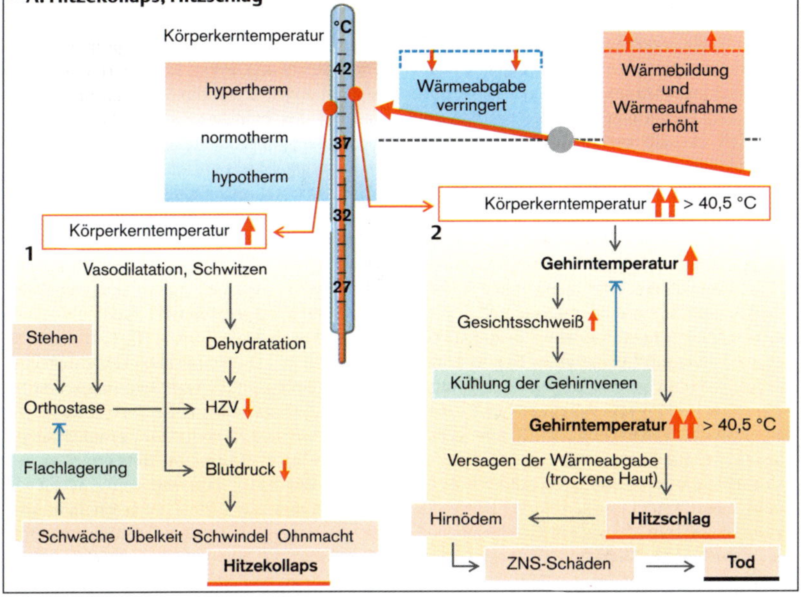

Körperkerntemperatur °C

hypertherm

normotherm

hypotherm

Wärmeabgabe verringert

Wärmebildung und Wärmeaufnahme erhöht

1

Körperkerntemperatur ⬆

Vasodilatation, Schwitzen

Stehen

Orthostase ⟶ HZV ⬇

Flachlagerung

Dehydratation

Blutdruck ⬇

Schwäche Übelkeit Schwindel Ohnmacht

Hitzekollaps

2

Körperkerntemperatur ⬆⬆ > 40,5 °C

Gehirntemperatur ⬆

Gesichtsschweiß ⬆

Kühlung der Gehirnvenen

Gehirntemperatur ⬆⬆ > 40,5 °C

Versagen der Wärmeabgabe (trockene Haut)

Hirnödem ⟵ **Hitzschlag**

ZNS-Schäden ⟶ **Tod**

B. Maligne Hyperthermie

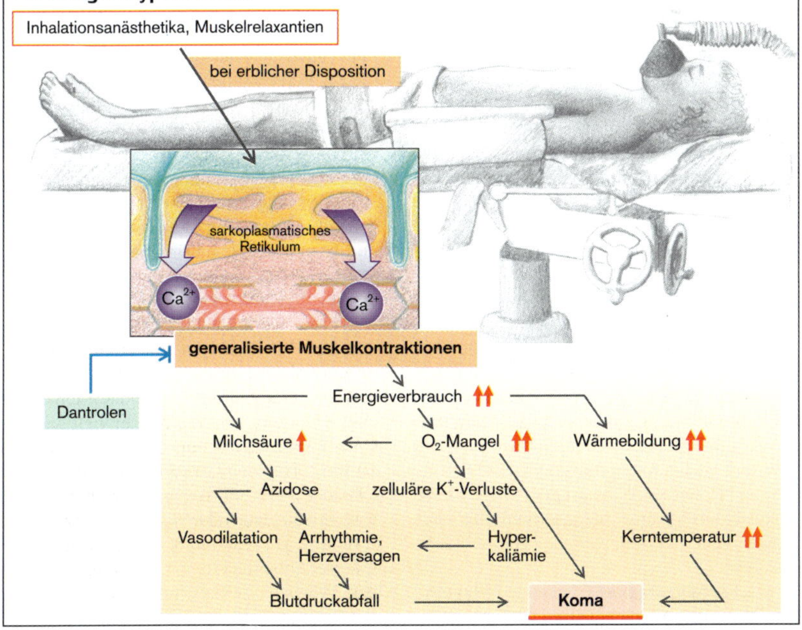

Inhalationsanästhetika, Muskelrelaxantien

bei erblicher Disposition

sarkoplasmatisches Retikulum

Ca^{2+} Ca^{2+}

generalisierte Muskelkontraktionen

Dantrolen

Energieverbrauch ⬆⬆

Milchsäure ⬆ ⟵ O_2-Mangel ⬆⬆   Wärmebildung ⬆⬆

Azidose   zelluläre K^+-Verluste

Vasodilatation Arrhythmie, Herzversagen ⟵ Hyperkaliämie   Kerntemperatur ⬆⬆

Blutdruckabfall   **Koma**

Hypothermie, Kälteschäden

Droht die Körperkerntemperatur abzusinken, so kommt es zur (gegen)regulatorischen Wärmeproduktion (*Muskelzittern* und *-bewegungen*) (→ **A**). Deren enge Grenzen werden gewöhnlich deshalb nicht überschritten, weil die drohende Auskühlung eine *Verhaltensänderung* auslöst (Windschutz, zusätzliche Kleidung, Verlassen des Schwimmbeckens). Bleibt diese Reaktion aus – sei es dadurch, daß ein Entkommen aus der Situation physisch nicht möglich ist, daß die Gefährlichkeit der Situation nicht erkannt wird oder daß metabolische, hormonale oder neurologische Störungen vorliegen –, so kommt es zu einer **Hypothermie** oder Unterkühlung, d. h., die Kerntemperatur sinkt **unter 35 °C** (→ **A**). Aufenthalt in 5 – 10 °C kaltem Wasser kann schon nach 10 min („Fettpolster"-abhängig) zu einer Hypoth. führen; das Tragen nasser Kleidung bei starkem Wind und 0 °C Lufttemperatur kann in < 1 h in einer irreversiblen Hypoth. enden. Gefährdet sind vor allem *ältere Menschen* (eingeschränkte Thermoregulationsbreite) und *Säuglinge* (v. a. *Frühgeborene*), die ein relativ großes Verhältnis Oberfläche : Masse, eine geringe Ruhewärmeproduktion und eine dünne subkutane Fettschicht aufweisen. Während ein unbekleideter jüngerer Erwachsener seine Kerntemperatur bis herab zu einer Umgebungstemperatur von ca. 27 °C durch Ruhewärmeproduktion konstant halten kann, droht einem Neugeborenen bereits bei einer Lufttemperatur < 34 °C eine Hypothermie.

Die **akuten Folgen** und **Symptome** einer Hypoth. können in **3 Stadien** eingeteilt werden (→ **A**, I – III):

◆ **Erregungsstadium** (milde Hypoth., 35 – 32 °C): Maximales Muskelzittern; dadurch steigt der Ruhestoffwechsel stark an, alle Glucosequellen werden in Anspruch genommen (Hyperglykämie), und der O_2-Verbrauch erhöht sich auf das ca. 6fache. Tachykardie und Vasokonstriktion lassen den Blutdruck ansteigen, und an den Akren führt die Vasokonstriktion zu Schmerzen. Dabei ist der Patient zuerst hellwach-erregt und später verwirrt bis apathisch, sein Beurteilungsvermögen schränkt sich ein.

◆ **Erschöpfungsstadium** (mäßige Hypoth., 32 – 28 °C): Die Glucosequellen versiegen (Hypoglykämie). Bradykardie, Arrhythmien und Atemdepression treten beim nun halluzinierenden und sich paradox verhaltenden Patienten auf, der bald bewußtlos wird und keine Schmerzen mehr spürt.

◆ **Lähmungsstadium** (schwere Hypoth., < ca. 28 °C): Koma; die Pupillenreaktion erlischt (hier kein Zeichen des Hirntodes!), schließlich folgen Kammerflimmern, Asystolie und Apnoe. Je tiefer allerdings die Temperatur bis zum Ausfall der Gehirnperfusion abgefallen war, desto länger toleriert das Gehirn den Kreislaufstillstand (30 °C: 10 – 15 min; 18 °C: 60 – 90 min!). Dieser Tatsache verdanken einige Patienten mit extremer Hypothermie (< 20 °C!) ihr Leben, und sie wird auch bei der *therapeutischen Hypothermie* genutzt (offene Herzchirurgie; Transplantatkonservierung).

Die **Wiederaufwärmung** sollte selbst bei Hypoth. von unter 20 °C noch versucht werden. Allerdings ist die Aufwärmung, insbesondere wenn sie von außen und zu rasch, d. h. schneller als wenige °C/h, erfolgt, von u. U. tödlichen Komplikationen begleitet (→ **B**). Bei Phase I (> 32 °C) wird *passiv extern* erwärmt (warmer Raum, Decke, Folie). Bei Phase II muß (unter Monitorüberwachung) *aktiv* Wärme zugeführt werden (Heizdecken, warme Infusionen, u. U. Hämodialyse). Bei Phase-III-Hypoth. mit Kreislaufstillstand ist die aktive Aufwärmung mittels extrakorporaler Zirkulation (Herz-Lungen-Maschine) am wirksamsten.

Zu den **Langzeitfolgen** einer überstandenen Hypoth. zählen eine Herzinsuffizienz, Leber- und Nierenversagen, Erythropoiesestörungen, Myokardinfarkte, eine Pankreatitis und neurologische Dysfunktionen.

Erfrierungen. Schon bei leichter Hypoth. und/oder bei niedrigen Umgebungstemperaturen wird die Haut- und Extremitätendurchblutung stark gedrosselt, um hin und wieder kurz gelockert zu werden (Lewis-Reaktion: bei Hauttemperaturen < 10 °C etwa alle 20 min). Trotzdem kann es zu Erfrierungen 1. Grades (erst Blässe und Gefühllosigkeit, nach Erwärmung Schwellung und Schmerzen), 2. Grades (Blasenbildung nach 12 – 24 h mit späterer Abheilung) und 3. Grades (nach Tagen und Wochen: tiefgreifende Gewebsnekrosen mit Defektheilung) kommen.

A. Hypothermie

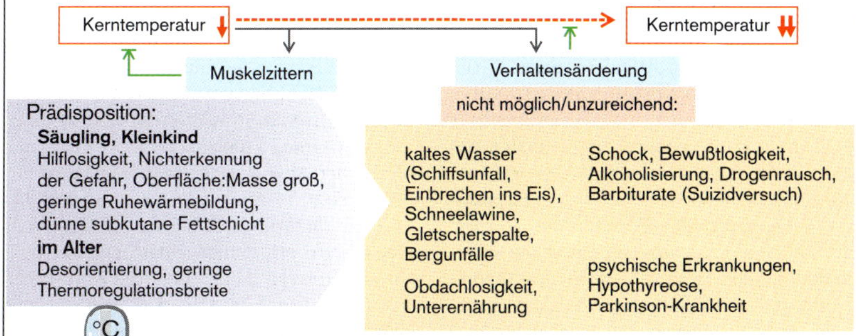

Kerntemperatur ↓ ----------→ Kerntemperatur ↓↓

Muskelzittern   Verhaltensänderung

Prädisposition:

Säugling, Kleinkind
Hilflosigkeit, Nichterkennung
der Gefahr, Oberfläche:Masse groß,
geringe Ruhewärmebildung,
dünne subkutane Fettschicht
im Alter
Desorientierung, geringe
Thermoregulationsbreite

nicht möglich/unzureichend:

kaltes Wasser   Schock, Bewußtlosigkeit,
(Schiffsunfall,   Alkoholisierung, Drogenrausch,
Einbrechen ins Eis),   Barbiturate (Suizidversuch)
Schneelawine,
Gletscherspalte,
Bergunfälle

Obdachlosigkeit,   psychische Erkrankungen,
Unterernährung   Hypothyreose,
    Parkinson-Krankheit

akzidentielle Unterkühlung

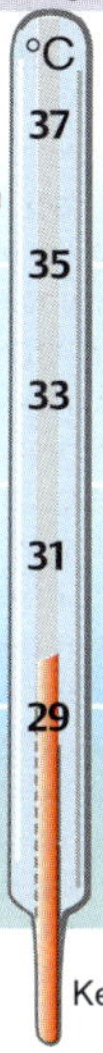

Stadium	Symptome	Stoffwechsel	Bewußtseins-lage	Herz-Kreislauf, Atmung	Wieder-erwärmung
I Erregung (37–33 °C)	Kältezittern, Schmerzen (Akren)	Stoffwechsel ↑↑ Hyperglykämie O_2-Verbrauch ↑	hellwach-erregt ↓ verwirrt	Tachykardie, periphere Vasokonstriktion Blutdruck ↑	warmer Raum, Decke
II Erschöpfung (33–29 °C)	Muskelstarre Pupillenreflex noch auslösbar	Hypoglykämie Stoffwechsel ↓	Halluzinationen, somnolent ↓ bewußtlos	Bradykardie Atemdepression **Arrhythmien**	Heizdecken, warme Infusion, u.U. Hämodialyse
III Lähmung (< 29 °C)	weite, lichtstarre Pupillen	Stoffwechsel ↓↓	Koma	**Kammerflimmern** **Asystolie** **Apnoe**	extrakorporale Zirkulation

Kerntemperatur

B. Komplikationen der Wiedererwärmung

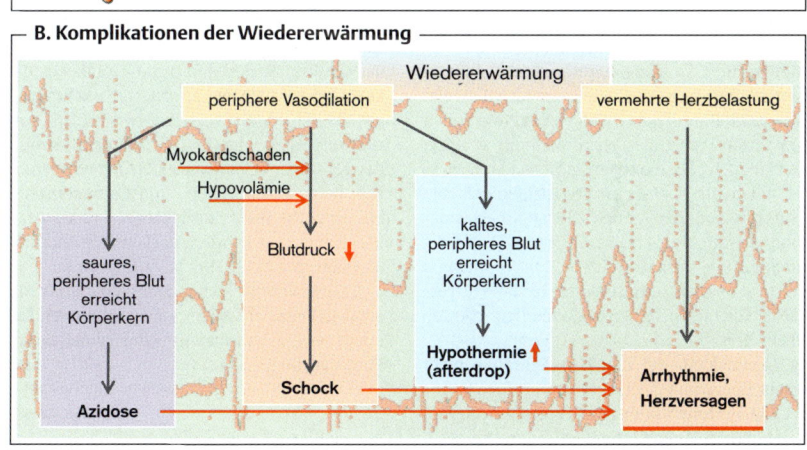

Wiedererwärmung

periphere Vasodilation   vermehrte Herzbelastung

Myokardschaden →
Hypovolämie →

saures, peripheres Blut erreicht Körperkern

Blutdruck ↓

kaltes, peripheres Blut erreicht Körperkern

Azidose   Schock   Hypothermie ↑ (afterdrop)   Arrhythmie, Herzversagen

Fettsucht, Eßstörungen

Für die **Regelung des Körpergewichts** werden mehrere Regelkreise diskutiert, wobei in jedem Fall der *Hypothalamus* das Regelzentrum ist, so u. a. mit dem Nucleus ventromedialis als „*Sattheitszentrum*" und dem lateralen Hypothalamus als „*Eßzentrum*". Der längerfristig wohl entscheidende Regelkreis ist der *Lipostase-Mechanismus:* Die Fettmasse des Körpers wird anhand eines von den Fettzellen sezernierten Stoffes (wahrscheinlich des *Leptins*, s. u.) festgestellt, und eine Rückkopplungsschleife hält diese Fettmasse über Änderungen von Appetit und körperlicher Aktivität konstant ($\rightarrow$ **A**). So wird z. B. auch operativ abgetragenes Fett rasch wieder ersetzt.

Fettsucht (*Übergewicht, Adipositas, Obesitas*) ist ein *Risikofaktor* für Hypertonie, Typ-II-Diabetes mellitus, Hyperlipidämie, Arteriosklerose sowie Nieren- und Gallensteine. Mehr als 40 % Übergewicht sind mit einer verdoppelten Wahrscheinlichkeit eines vorzeitigen Todes verbunden. Fettsucht ist z. T. (poly)-genetischen Ursprungs, z. T. umweltbedingt. Die Ursachen der Fettsucht sind wenig bekannt. Bei zwei Mäusestämmen mit extremer Fettsucht und Typ-II-Diabetes wurde je ein defektes Gen entdeckt: Ist das *ob*[esitas]-Gen defekt, das nur im weißen Fettgewebe exprimiert wird, so fehlt das vom *ob*-Gen kodierte 16-kDa-Protein **Leptin** im Plasma. Injektion von Leptin in Mäuse mit der homozygoten *ob*-Mutation normalisiert die Symptome des Gendefekts, Verabreichung an normale Mäuse führt zu deren Abmagerung. Ist hingegen das *db*-Gen mutiert, so ist der **Leptinrezeptor** im Hypothalamus (u. a. im Nucleus arcuatus) defekt. Zwar zirkulieren hohe Leptin-Konzentrationen im Plasma, aber der Hypothalamus reagiert darauf nicht. Bei manchen adipösen Menschen ist ebenfalls das *Leptin-Gen defekt,* bei den meisten anderen jedoch die Leptin-Plasmakonzentration erhöht. Bei ihnen muß also die dem Leptin nachgeschaltete Rückkopplungskette irgendwo unterbrochen sein ($\rightarrow$ **A**, rote „X"). Folgende Defektmöglichkeiten werden diskutiert:

◆ Leptin kann die Blut-Hirn-Schranke nicht mehr überwinden (defekte Transzytose?).

◆ Die Hemmwirkung von Leptin auf die Sekretion von *Neuropeptid Y* (*NPY*) im Hypothalamus, das die Nahrungsaufnahme stimuliert und den Energieverbrauch senkt, ist gestört.

◆ Leptin löst im Hypothalamus die Ausschüttung von α-*MSH* (= α-Melanozyten-stimulierendes Hormon = Melanocortin) nicht aus, das dort über MCR-4-Rezeptoren wirkt und die umgekehrte Wirkung wie NPY hat.

Ganz kürzlich wurde bei drei stark adipösen Schwestern ein homozygoter *Leptinrezeptor-Defekt* entdeckt. Da bei ihnen auch die Pubertät ausblieb und die STH- und TRH-Sekretion vermindert ist, scheint Leptin auch in anderen endokrinen Regelkreisen eine Rolle zu spielen.

Eßstörungen betreffen in über 90 % junge Frauen, wobei die **Bulimia nervosa** („Eß-Brechsucht") häufiger ist als die **Anorexia nervosa** (Magersucht). Eßstörungen sind von einer Verzerrung der Wahrnehmung des eigenen Körpers („zu dick" trotz Normal- oder Untergewichts) und einem krankhaft veränderten Eßverhalten gekennzeichnet (Verknüpfung des Selbstwertgefühls mit dem Körpergewicht). Ursächlich beteiligt sind eine *genetische Veranlagung* (50 %ige Konkordanz bei eineiigen Zwillingen), ohne daß man den primären Genschaden kennt, *psychologische Faktoren* wie eine gestörte Familieninteraktion (Überbehütung, Konfliktvermeidung, Rigidität) und sexuell-pubertäre Konflikte sowie *soziokulturelle Einflüsse* (Schönheitsideal, soziale Erwartungen).

Die Eßstörung bei der *Magersucht* ($\rightarrow$ **B**) besteht in der Einhaltung einer sehr restriktiven Diät bis hin zur völligen Nahrungsverweigerung sowie Laxantienabusus. Folge ist ein starker Gewichtsverlust hin bis zur Kachexie, die künstliche Ernährung erfordert. Es kommt zu schwerwiegenden *vegetativ-endokrinen Störungen*, z. B. zu erhöhter Cortisol- und verminderter Gonadotropinausschüttung (Amenorrhö, beim Mann Libido- und Potenzverlust), zu Hypothermie, Bradykardie, Haarausfall u. a. m. Bei langjährigem Verlauf sind Mortalitätsraten von bis zu 20 % zu beklagen.

Bei der *Bulimie* stehen *Freßsuchtanfälle* mit anschließendem willentlichen Erbrechen bei einigermaßen normalem Körpergewicht im Vordergrund.

A. Fettsucht

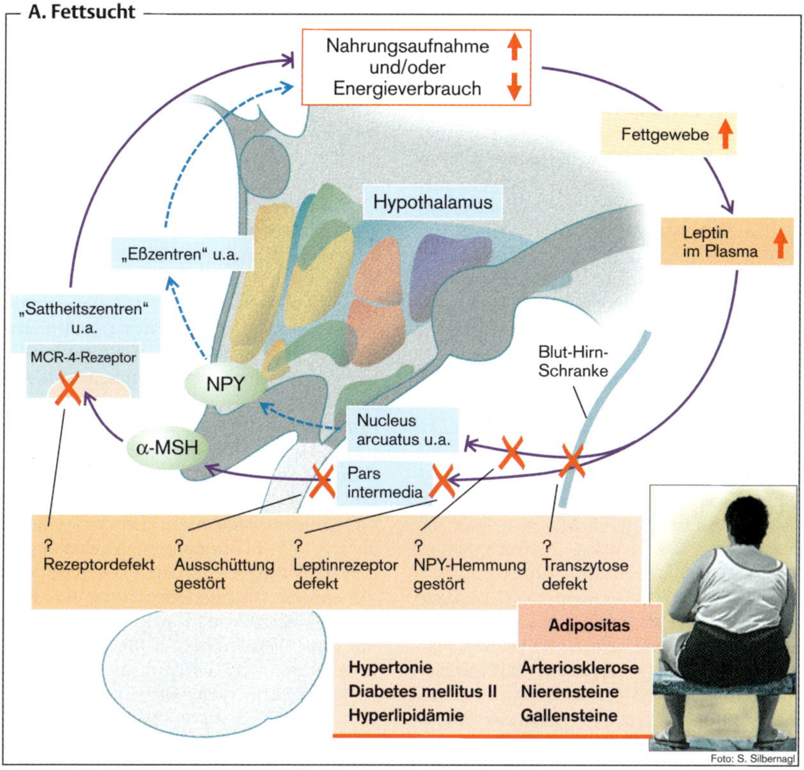

Nahrungsaufnahme
und/oder
Energieverbrauch ↑↓

Fettgewebe ↑

Hypothalamus

„Eßzentren" u.a.

Leptin
im Plasma ↑

„Sattheitszentren"
u.a.

MCR-4-Rezeptor ✗

NPY

Blut-Hirn-
Schranke

α-MSH

Nucleus
arcuatus u.a. ✗

Pars
intermedia ✗

✗

?	?	?	?	?
Rezeptordefekt	Ausschüttung gestört	Leptinrezeptor defekt	NPY-Hemmung gestört	Transzytose defekt

Adipositas

Hypertonie	Arteriosklerose
Diabetes mellitus II	Nierensteine
Hyperlipidämie	Gallensteine

Foto: S. Silbernagl

B. Magersucht

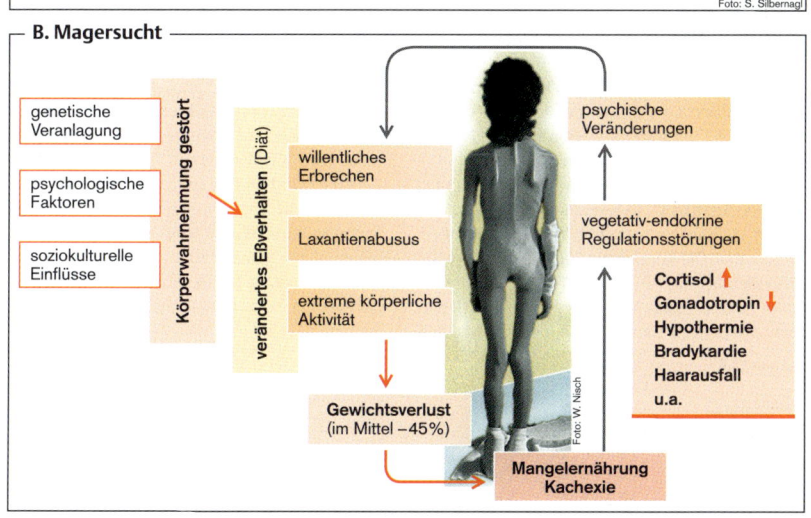

genetische
Veranlagung

psychologische
Faktoren

soziokulturelle
Einflüsse

Körperwahrnehmung gestört

verändertes Eßverhalten (Diät)

willentliches
Erbrechen

Laxantienabusus

extreme körperliche
Aktivität

Gewichtsverlust
(im Mittel –45%)

psychische
Veränderungen

vegetativ-endokrine
Regulationsstörungen

**Cortisol ↑
Gonadotropin ↓
Hypothermie
Bradykardie
Haarausfall
u.a.**

Mangelernährung
Kachexie

Foto: W. Nisch

Übersicht

Das Gesamtvolumen des Blutes korreliert mit der (fettfreien) Körpermasse ($\to$ Tab.) und beträgt im Durchschnitt bei Frauen 3,6 l und bei Männern 4,5 l. Zu seinen **Aufgaben** gehören u. a. der *Transport* zahlreicher Stoffe (O_2, CO_2, Nahrungsstoffe, Stoffwechselprodukte, Vitamine, Elektrolyte usw.), der Transport von Wärme (Heizung, Kühlung), die *Signalübermittlung* (Hormone), die *Pufferung* sowie die *Abwehr* körperfremder Stoffe und Mikroorganismen. Daran beteiligt sind die **Blutzellen** ($\to$ **A** und Tab.), wovon die *Erythrozyten* für den O_2-Transport und einen Teil des CO_2-Transports und der pH-Pufferung sorgen. Von den *Leukozyten* sind die neutrophilen *Granulozyten* für die unspezifische Immunabwehr und die *Mono-* und *Lymphozyten* für spezifische Immunreaktionen verantwortlich. Die *Thrombozyten* haben wesentlichen Anteil an der Blutstillung. Das Verhältnis Blutzellvolumen/Gesamtblutvolumen wird *Hämatokrit* (**Hkt**) genannt ($\to$ S. 31 A). Er wird zu > 99 % durch Erythrozyten repräsentiert.

In der flüssigen Phase des Blutes, dem **Plasma**, sind Elektrolyte, Nährstoffe, Stoffwechselprodukte, Vitamine und Gase sowie Proteine gelöst ($\to$ Tab.). Zu den **Aufgaben der Plasmaproteine** zählen u. a. die humorale Immunabwehr, die Aufrechterhaltung des kolloidosmotischen (onkotischen) Druckes, der für die Konstanz des Blutvolumens sorgt, sowie der Transport wasserunlöslicher Stoffe und der Schutz mancher Substanzen vor dem Abbau im Blut und der Ausscheidung über die Nieren (z. B. Häm). Eine solche Proteinbindung kleinerer Moleküle verringert einerseits ihre osmotische Wirksamkeit, andererseits können sie dadurch als Haptene antigene Wirkung erlangen ($\to$ S. 52 f.). Die Koppelung von Hormonen, Medikamenten und Giften an Plasmaproteine setzt deren signalisierende, therapeutische bzw. toxische Wirkung herab, verhindert aber gleichzeitig ihre schnelle Ausscheidung. Schließlich sind zahlreiche Plasmaproteine an Blutgerinnung und Fibrinolyse beteiligt. Gerinnt Blut, wird das Fibrinogen des Plasmas verbraucht, und es entsteht *Serum*.

Bildung der Blutzellen ($\to$ **A**): Das hämopoietische Gewebe, also beim Erwachsenen das *rote Knochenmark* und beim Fetus *Milz und Leber*, enthalten *pluripotente Stammzellen*, die sich unter der Wirkung von hämopoietischen Wachstumsfaktoren (s. u.) zu myeloiden, erythroiden und lymphoiden Vorläuferzellen differenzieren. Diese Stammzellen reproduzieren sich selbst, so daß ihr Bestand lebenslang aufrechterhalten wird ($\to$ S. 2 ff.). Während von den lymphoiden Vorläuferzellen abstammenden Lymphozyten noch einer Prägung bedürfen (z. T. im Thymus, z. T. im Knochenmark) und später nicht nur im Knochenmark, sondern auch in Milz und Lymphknoten gebildet werden (*Lymphopoiese*), proliferieren und reifen alle anderen Vorläuferzellen bis zu ihrer Endstufe im Knochenmark heran (*Myelopoiese*), um schließlich von dort ins Blut zu gelangen ($\to$ **A**). Daran sind u. a. zwei renale *Hormone* beteiligt, nämlich *Erythropoietin* für die Reifung und Proliferation von Erythrozyten ($\to$ **A** und S. 32) und *Thrombopoietin* für die der Megakaryozyten bzw. Thrombozyten ($\to$ **A**). Daneben existieren weitere Faktoren, die die Blutzellbildung im Knochenmark *parakrin* steuern. Aufgrund ihrer Wirkung in Zellkulturen werden sie z. T. auch *CSFs* (colony-stimulating factors) genannt. Weitere Stammzell-Wachstumsfaktoren sind *SCF* (= stem cell factor = steel factor = c-*kit*-Ligand) und *FL* (= flt 3-Ligand). Sie lösen die Ausschüttung von synergistisch wirkende Faktoren wie CSF und Interleukinen aus (IL-3, -6, -11, -12) und werden u. a. von TGF-β (transforming growth factor β) und TNF-α (tumor necrosis factor α) gehemmt.

Gesamtblut	Blutvolumen (l)	♂ 0,041 · kgKG + 1,53;	♀ 0,047 · kgKG + 0,86
	Hämatokrit (l_{Zellen}/l_{Blut})	♂ 0,40 – 0,54;	♀ 0,37 – 0,47
Erythrozyten	Zahl ($10^{12}/l_{Blut} = 10^6/\mu l_{Blut}$)	♂ 4,6 – 6,2;	♀ 4,2 – 5,4
	Hämoglobin (g/l_{Blut})	♂ 140 – 180;	♀ 120 – 160
Leukozyten	Zahl ($10^9/l_{Blut} = 10^3/\mu l_{Blut}$)	3 – 11 (davon 63 % Granuloz., 31 % Lymphoz., 6 % Monoz.)	
Thrombozyten	Zahl ($10^9/l_{Blut} = 10^3/\mu l_{Blut}$)	♂ 170 – 360;	♀ 180 – 400
Plasmaproteine	(g/l Serum)	66 – 85, davon 55 – 64 % Albumin	

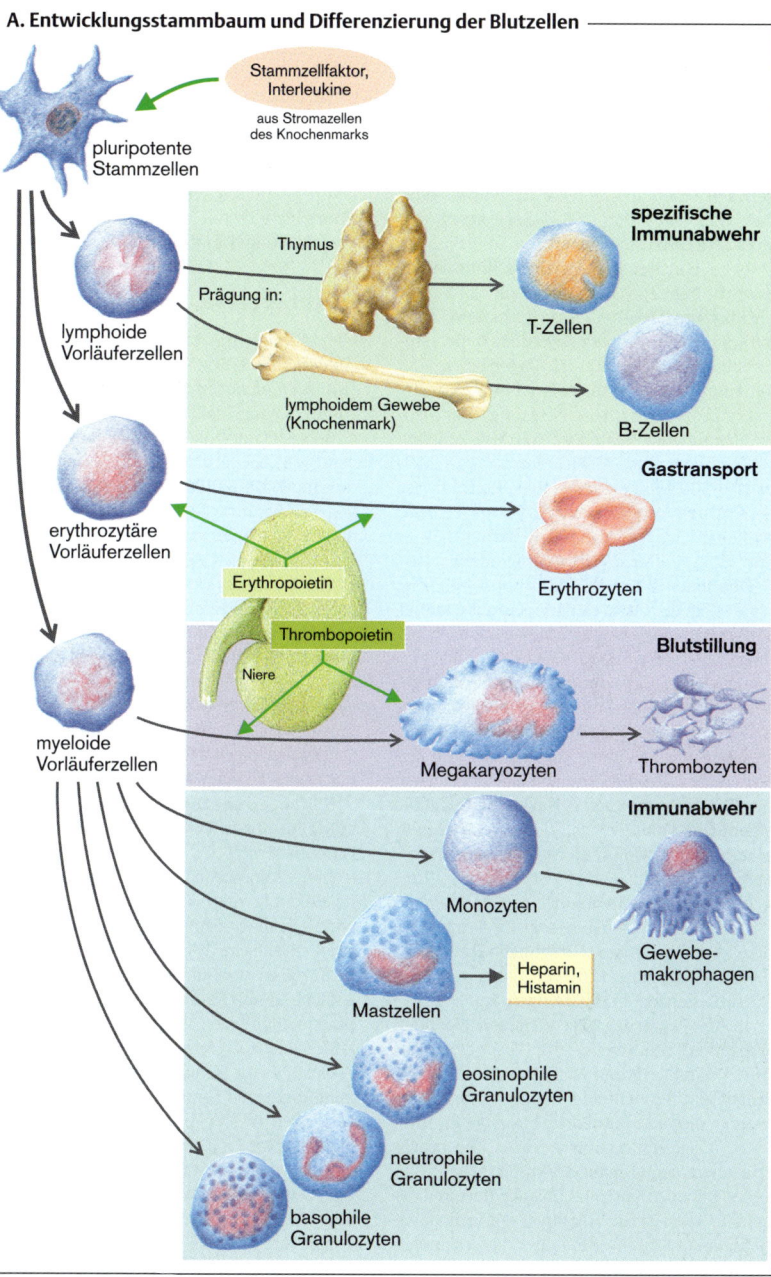

pluripotente Stammzellen

Stammzellfaktor, Interleukine

aus Stromazellen des Knochenmarks

lymphoide Vorläuferzellen

Prägung in:

Thymus

spezifische Immunabwehr

T-Zellen

lymphoidem Gewebe (Knochenmark)

B-Zellen

erythrozytäre Vorläuferzellen

Erythropoietin

Gastransport

Erythrozyten

Thrombopoietin

Niere

Blutstillung

myeloide Vorläuferzellen

Megakaryozyten

Thrombozyten

Immunabwehr

Monozyten

Gewebe-makrophagen

Mastzellen

Heparin, Histamin

eosinophile Granulozyten

neutrophile Granulozyten

basophile Granulozyten

Erythrozyten

Erythrozyten werden im Knochenmark aus kernhaltigen, erythroiden Vorläuferzellen gebildet (→ **B** und S. 29 A) und gelangen als kern- und mitochondrienlose, scheibchenförmige Zellen (ca. $7,5 \times 2\,\mu m$) in die Blutbahn. Sie können in den Blutkapillaren stark deformiert werden, was ihnen dort die Passage sowie den Stoff- und Gasaustausch mit dem umliegenden Gewebe sehr erleichtert. Frisch ins Blut gelangte Erythrozyten enthalten noch für 1–2 Tage netzförmige Reste der Organellen (*Retikulozyten*). Bei der normalen *Lebensdauer* der Erythrozyten von etwa 110–120 Tagen beträgt der Retikulozytenanteil normalerweise 1–2 %.

Erythrozyten enthalten in sehr großer Menge **Hämoglobin** (**Hb**), ihre mittlere zelluläre Hb-Konzentration (*MCHC*) beträgt normalerweise 300–360 g pro Liter Erythrozyten (→ **A**). Da ein normal großer Erythrozyt ein Volumen (*MCV*) von 80–100 fl hat, enthält er 26–35 pg Hb (*MCH* = Hb$_E$ = Färbeindex).

Der hohe Hb-Gehalt der Erythrozyten trägt wesentlich zur **intrazellulären Osmolalität** bei, so daß zur Vermeidung eines osmotisch bedingten Wassereinstroms die intrazelluläre Ionenkonzentration auf einem tieferen Wert gehalten werden muß als er im Plasmawasser herrscht. Essentiell dafür ist die *Na$^+$-K$^+$-ATPase*, wobei das benötigte *ATP* in den Erythrozyten (wegen des Fehlens von Mitochondrien) nur aus der *anaeroben Glykolyse* stammt. Die eigentliche *Volumenregulation* geschieht indirekt v. a. über volumensensitive Ionentransporter, die den K$^+$- und Cl$^-$-Gehalt der Erythrozyten bei Zellschwellung senken können (S. 10 f.). Beim Versiegen der ATP-Produktion oder bei Membranschädigungen schwellen die Erythrozyten und haben daher eine verkürzte Lebensdauer (vorzeitige Hämolyse).

In der Pulpa der **Milz** verlassen die roten Blutzellen regelmäßig die Arteriolen, um durch schmale Poren in die Milzsinus zu gelangen. Im Bereich dieser Poren („Härtetest") werden alte oder krankhaft brüchige Erythrozyten ausgesondert und zerstört. Die Bruchstücke werden von den Makrophagen in Milz, Leber, Knochenmark u. a. phagozytiert und abgebaut: **extravasale Hämolyse** im retikuloendothelialen System (**RES**) oder, besser, mononukleären phagozytotischen System (**MPS**;

→ S. 44). Das freiwerdende *Häm* wird zu *Bilirubin* abgebaut (→ S. 168), das freiwerdende *Eisen* wird wiederverwendet (→ S. 38). Bei einer **intravasalen Hämolyse** kann freiwerdendes Hb bis zu einem bestimmten Ausmaß an *Haptoglobin* gebunden werden (→ S. 38), was die glomeruläre Filtration von Hb und damit seine Ausscheidung (Hämoglobinurie) verhindert.

Erythropoiese, Anämie

Mit Anämie (An.) bezeichnet man eine *Verminderung der Erythrozytenzahl, der Hb-Konzentration und/oder des Hämatokrits* unter der Voraussetzung, daß das Gesamtblutvolumen normal ist. Kurz nach akuten größeren Blutverlusten, bei Exsikkose oder Hyperhydratation muß das Blutvolumen zur Diagnose Anämie also erst normalisiert werden. Mit Hilfe der Erythrozytenparameter MCV und MCH (→ **A**) lassen sich An. nach dem *Zellvolumen* (MCV: mikro-, normo- oder makrozytär) und nach der *Hb-Masse/Ery* (MCH: hypo-, normo- oder hyperchrom) klassifizieren. Eine pathogenetische Einteilung der An. spiegelt die einzelnen *Schritte der Erythropoiese* sowie die *Lebensdauer* der zirkulierenden Erythrozyten im Blut wider (*hämolytische Anämie*; → **B**). Schließlich kann auch akuter oder chronischer *Blutverlust* zu einer Anämie führen.

Störungen der Erythropoiese (→ **B**) können auftreten durch 1. Mangel an oder fehlende Differenzierung der pluripotenten, hämopoietischen Stammzellen (*Aplastische An.* bei Panmyelopathie oder akuter myeloischer Leukämie); 2. eine vorübergehende (Virusinfekte) oder chronische Verminderung nur der erythrozytären Vorläuferzellen (*isolierte aplastische An.*) durch Autoantikörper gegen Erythropoietin oder gegen Membranproteine der Vorläuferzellen; 3. Erythropoietinmangel bei Niereninsuffizienz (*renale An.*); 4. chronische Entzündungen und Tumoren, die u. a. Interleukine aktivieren, welche die Erythropoiese hemmen (*sekundäre An.*); 5. Störungen der Zelldifferenzierung (ineffektive Erythropoiese), wobei neben Gendefekten v. a. ein Mangel an Folsäure oder Vit. B12 zugrunde liegen kann (*megaloblastische An.;* → S. 34); 6. Störungen der Hb-Synthese (*mikrozytär-hypochrome An.;* → S. 36 ff.).

A. Die Erythrozytenparameter MCH, MCV und MCHC

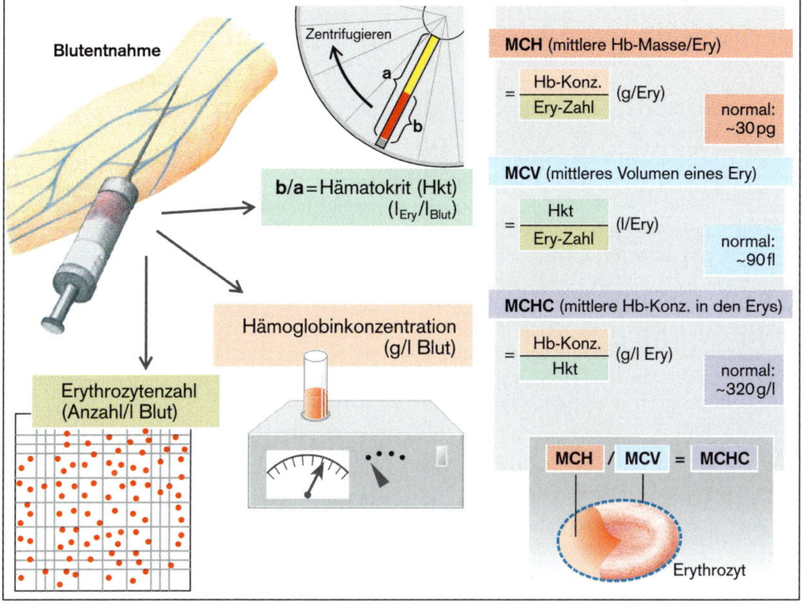

Blutentnahme

Zentrifugieren

a

b

b/a = Hämatokrit (Hkt)
(l_{Ery}/l_{Blut})

Erythrozytenzahl
(Anzahl/l Blut)

Hämoglobinkonzentration
(g/l Blut)

MCH (mittlere Hb-Masse/Ery)

$$= \frac{\text{Hb-Konz.}}{\text{Ery-Zahl}} \quad \text{(g/Ery)}$$

normal: ~30 pg

MCV (mittleres Volumen eines Ery)

$$= \frac{\text{Hkt}}{\text{Ery-Zahl}} \quad \text{(l/Ery)}$$

normal: ~90 fl

MCHC (mittlere Hb-Konz. in den Erys)

$$= \frac{\text{Hb-Konz.}}{\text{Hkt}} \quad \text{(g/l Ery)}$$

normal: ~320 g/l

MCH / MCV = MCHC

Erythrozyt

B. Formen der Anämie

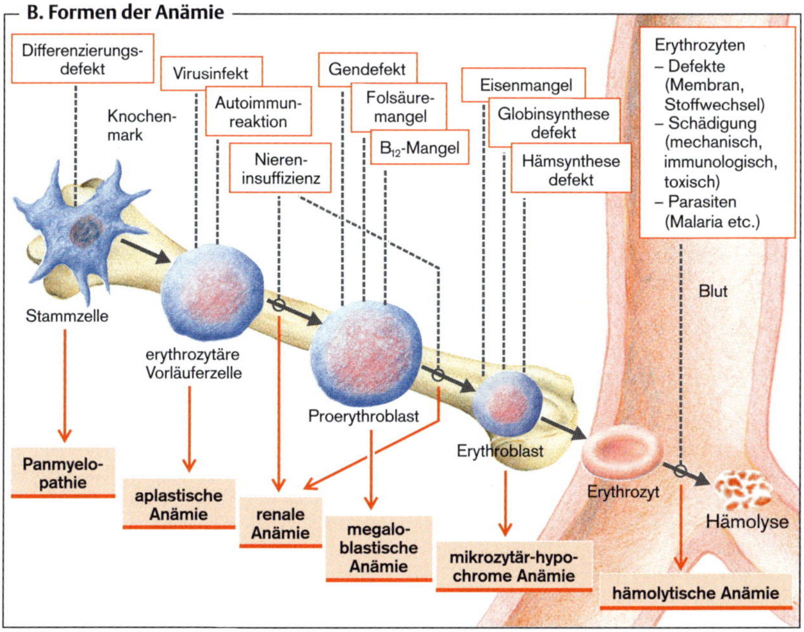

Differenzierungs-defekt

Knochen-mark

Virusinfekt

Autoimmun-reaktion

Nieren-insuffizienz

Gendefekt

Folsäure-mangel

B_{12}-Mangel

Eisenmangel

Globinsynthese defekt

Hämsynthese defekt

Erythrozyten
– Defekte (Membran, Stoffwechsel)
– Schädigung (mechanisch, immunologisch, toxisch)
– Parasiten (Malaria etc.)

Blut

Stammzelle

erythrozytäre Vorläuferzelle

Proerythroblast

Erythroblast

Erythrozyt

Hämolyse

Panmyelo-pathie

aplastische Anämie

renale Anämie

megalo-blastische Anämie

mikrozytär-hypo-chrome Anämie

hämolytische Anämie

Erythrozytenumsatz: Störungen, Kompensation und Diagnostik

Die Proliferation und Differenzierung der erythroiden Vorläuferzellen bis hin zu den fertigen Erythrozyten (Erys) dauert nur knapp eine Woche. Diese Zeit kann auf wenige Tage verkürzt werden, wenn die Erythropoese z. B. durch erhöhten Zellverlust (Hämolyse, Blutung) stimuliert wird. Da die **Verweildauer** der Erys im peripheren Blut mehr als 100 Tage beträgt, macht sich eine kurzzeitige Zellbildungsstörung nicht bemerkbar, ein erhöhter Zellverlust führt jedoch schnell zur Anämie. (Bei den neutrophilen Granulozyten, deren Differenzierungszeit etwa gleich lang ist, ist es gerade umgekehrt, da ihre Verweildauer im peripheren Blut nur rund 10 Stunden beträgt: Eine Neutropenie tritt bei einer akuten Zellbildungsstörung, nicht jedoch nach einem Zellverlust auf.)

Bei einer Lebensdauer von ca. 10^7 s und einer Ery-Gesamtzahl von $1,6 \times 10^{13}$ im Blut errechnet sich eine **Bildungsrate** von 1,6 Mill. Erys/s. Diese Produktionsrate steigt bei Bedarf bis auf das 10fache an, ohne daß es zu einer Erschöpfung des Knochenmarks kommt. Damit kann z. B. auch eine lebenslang bestehende hämolytische Anämie weitgehend kompensiert werden.

Störungen des Erythrozytenumsatzes, seien es solche der Erythropoese mit ihren verschiedenen Schritten ($\rightarrow$ **A**), eine verkürzte Lebensdauer oder ein chronischer Blutverlust, lassen sich durch eine Reihe von *diagnostischen Parametern* differenzieren:

◆ Durch Knochenmarkspunktion gewonnene Stammzellen können in der Zellkultur mit Erythropoietin zur Proliferation und Differenzierung stimuliert werden. Dabei bilden sich Kolonien weniger oder mehr differenzierter, hämoglobinhaltiger Zellen („E"): *burst-forming units* (**BFU-E**), bzw. *colony-forming units* (**CFU-E**). Ihre Anzahl ist vermindert, wenn die Anämie auf einer Zellbildungsstörung beruht; sie ist erhöht, wenn die Zellen in einem späten Differenzierungsstadium (Erythroblast, -zyt) verlorengehen ($\rightarrow$ **A 1**).

◆ **Erythroblasten** lassen sich im angefärbten Knochenmarkpunktat morphologisch erkennen und quantifizieren: Ihre Anzahl ist bei Aplasie und Defekten der Stammzelldifferenzierung vermindert, bei stimulierter Erythro-

poiese, z. B. wegen gesteigerter Hämolyse, erhöht ($\rightarrow$ **A 2**).

◆ Mit der Bestimmung der **Retikulozytenzahl** ($\rightarrow$ S. 30) kann die *Effizienz der gesamten Erythropoiese* erfaßt werden. Sind die Retikulozyten vermindert, so muß auf eine Zellbildungsstörung geschlossen werden ($\rightarrow$ **A 3**), da die zweite theoretisch mögliche Ursache, eine Verlängerung der Erythrozytenlebensdauer, nicht vorkommt. Andererseits ist eine längerfristig erhöhte Retikulozytenanzahl (*Retikulozytose*) ein Beleg für eine chronisch verkürzte Verweildauer der Erys im Kreislauf (chronische Blutung oder Hämolyse). Eine vorübergehende Retikulozytose ist ein Zeichen für eine stimulierte Erythropoiese, etwa nach akutem Blutverlust, im Gefolge einer akuten Hämolyse oder nach Behebung einer Zellbildungsstörung (mit hohen Erythropoietinspiegeln; $\rightarrow$ **B 2,3**).

◆ Beim Abbau der Erys in den Makrophagen ($\rightarrow$ S. 30) entsteht aus dem freiwerdenden Häm **Bilirubin**, das nach seiner Konjugierung in der Leber mit der Galle ausgeschieden wird. Die Konzentration des unkonjugierten („indirekten") Bilirubins im Serum erhöht sich bei Hämolyse ($\rightarrow$ **A 4**; s. a. S. 164 ff.), u. U. aber auch bei erhöhtem Hämoglobinumsatz infolge ineffektiver Erythropoiese.

◆ Die **Lebensdauer** der Erys (bei hämolytischen Anämien verkürzt; $\rightarrow$ **A 5**) sowie ihr **Gesamtvolumen** lassen sich dadurch bestimmen, daß Erys in vitro mit ^{51}Cr radioaktiv markiert (Cr-Bindung an Hb-β-Kette) und anschließend reinfundiert werden. Da das ^{51}Cr bei Hämolyse frei wird und renal ausgeschieden wird, kann aus dem Absinken der täglich gemessenen Radioaktivität im Blut die Ery-Lebenszeit errechnet werden. Das Ery-Gesamtvolumen läßt sich nach dem Prinzip der Indikatorverdünnung aus der injizierten ^{51}Cr-Menge und der initialen ^{51}Cr-Konzentration im Blut bestimmen.

◆ **Erythropoietinbestimmung** ($\rightarrow$ **A 6**): Eine erniedrigte Erythropoietinkonzentration im Plasma läßt auf einen nephrogenen Ursprung einer Anämie schließen ($\rightarrow$ **B 4**). Die meisten Anämien gehen jedoch mit einer (kompensatorisch) erhöhten Erythropoietinkonzentration einher ($\rightarrow$ **B 2,3**).

A. Diagnostische Parameter bei Anämien

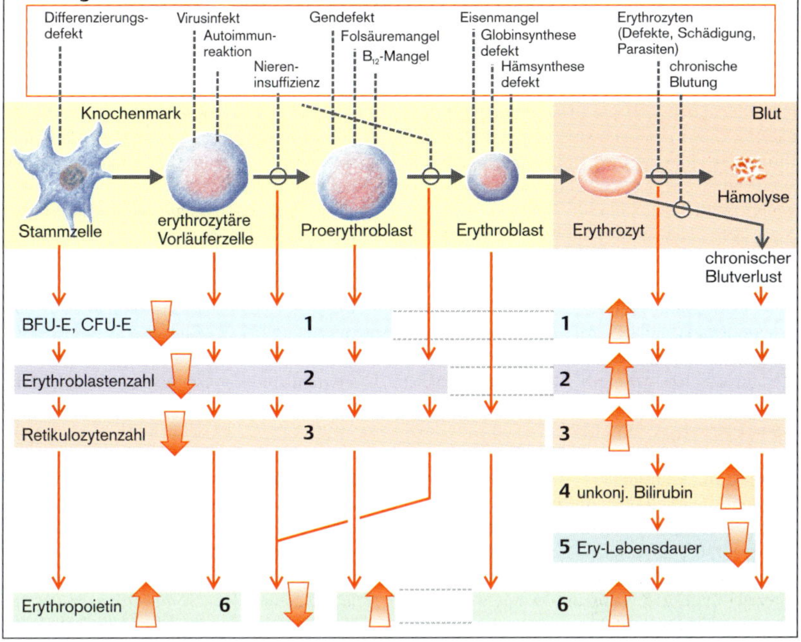

Differenzierungs-defekt | Virusinfekt | Gendefekt | Eisenmangel | Erythrozyten
Autoimmun-reaktion | Folsäuremangel | Globinsynthese defekt | (Defekte, Schädigung, Parasiten)
Nieren-insuffizienz | B_{12}-Mangel | Hämsynthese defekt | chronische Blutung

Knochenmark

Blut

Stammzelle | erythrozytäre Vorläuferzelle | Proerythroblast | Erythroblast | Erythrozyt

Hämolyse

chronischer Blutverlust

BFU-E, CFU-E   1   1

Erythroblastenzahl   2   2

Retikulozytenzahl   3   3

4 unkonj. Bilirubin

5 Ery-Lebensdauer

Erythropoietin   6   6

B. Erythropoietinkonzentration als Anämie-Indikator

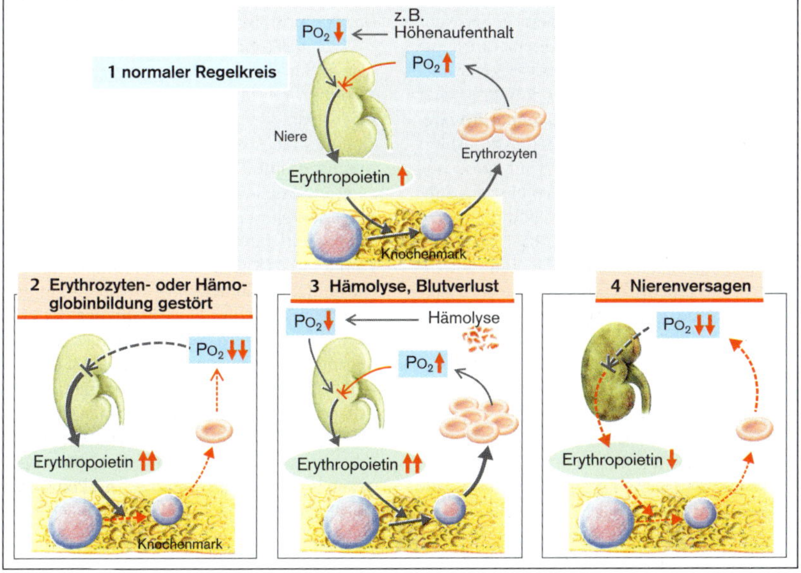

1 normaler Regelkreis

z.B. Höhenaufenthalt
PO_2 ↓
PO_2 ↑

Niere
Erythropoietin ↑
Erythrozyten
Knochenmark

2 Erythrozyten- oder Hämo-globinbildung gestört

PO_2 ↓↓
Erythropoietin ↑↑
Knochenmark

3 Hämolyse, Blutverlust

Hämolyse
PO_2 ↓
PO_2 ↑
Erythropoietin ↑↑

4 Nierenversagen

PO_2 ↓↓
Erythropoietin ↓

Megaloblastische Anämien durch Störung der DNA-Synthese

Einige erworbene Anämieformen entstehen durch **Aufnahme-** oder **Stoffwechselstörungen** von **Folat** oder **Cobalamin** (**Vit. B$_{12}$**) ($\rightarrow$ **A**). Diese haben zur Folge, daß die *DNA-Synthese behindert* und damit der Zellzyklus während der Erythropoiese verzögert wird. Die Hämoglobinsynthese im Zytoplasma läuft währenddessen weiter, so daß sich die Erythroblasten vergrößern (*Megaloblasten*) und ins Blut übergroße, ovale Erythrozyten übertreten (*Megalozyten*: MCV > 100 fl). Auch die Bildung von Granulozyten und Megakaryozyten ist gestört. Neben der Proliferationsverzögerung tragen zur Anämie auch die vorzeitige Zerstörung der Megaloblasten im Knochenmark (*erhöhte ineffiziente Erythropoiese*; $\rightarrow$ S. 38) sowie eine verkürzte Lebensdauer der ins Blut abgegebenen Megalozyten bei (*vorzeitige Hämolyse*).

Folat: Der Folatmetabolit N^5,N^{10}-Methylentetrahydrofolat wird für die Synthese von *Desoxythymidylat* benötigt ($\rightarrow$ **A3**), das die einzige Quelle für das bei der DNA-Synthese benötigte Thymin darstellt. Folatmangel hemmt daher die DNA-Synthese, was sich besonders auf die Bildungsraten schnell proliferierender Zellen auswirkt, so u.a. auf die Erythropoiese und die Tumorbildung. In der Leber ist der Folatbedarf für 2–4 Monate gespeichert. In der Nahrung liegt es überwiegend als Pteroylpolyglutamat vor, von dem die überzähligen Glutamatreste abgespalten werden müssen, bevor es in Form von *Pteroylmonoglutamat* im oberen Dünndarm über einen Carrier absorbiert werden kann ($\rightarrow$ **A1**). In der Darmmukosa entsteht dann N^5-Methyltetrahydrofolat, das Substrat für die Tetrahydrofolat-Bildung ($\rightarrow$ **A2**). Für diesen Schritt ist Methyl-Cobalamin essentiell (s.u.). Aus Tetrahydrofolat wird N^5,N^{10}-Methylentetrahydrofolat gebildet, das zusammen mit Desoxyuridylat von der Thymidylatsynthase zu *Desoxythymidylat* und 7,8-Dihydrofolat umgesetzt wird. Schließlich wird das verbrauchte Tetrahydrofolat wieder aus 7,8-Dihydrofolat regeneriert ($\rightarrow$ **A3**).

Folgende **Störungen von Folataufnahme** bzw. **-stoffwechsel** behindern die DNA-Synthese und damit die Erythropoiese ($\rightarrow$ **A**, rote Pfeile):

◆ *Zu geringe Folataufnahme* mit der Nahrung (< 50 µg/d; langes Kochen z.B. zerstört Folat);

◆ *Bedarfserhöhung* (*Schwangerschaft*);

◆ *Malabsorption*, z.B. bei Dünndarmerkrankungen oder Hemmung des Folatcarriers durch Methotrexat ($\rightarrow$ **A1**);

◆ *Cobalaminmangel* ($\rightarrow$ **A4**);

◆ *Hemmung der Thymidylatsynthase* durch den Fluoruracil-Metaboliten Fluordesoxyuridylat;

◆ *Hemmung der Dihydrofolatreduktase* durch Aminopterin oder Methotrexat, dessen Affinität zum Enzym 100mal höher ist als die des natürlichen Substrats 7,8-Dihydrofolat ($\rightarrow$ **A3**).

Da eine Hemmung des Folatstoffwechsels auch das Tumorwachstum bremst, werden die genannten Medikamente Fluoruracil, Methotrexat und Aminopterin als *zytostatische Chemotherapeutika* eingesetzt. Ihre Wirkung auf die Erythropoiese ist dabei meist unerwünscht und häufig limitierend für die Dosis.

Cobalamin (**Vitamin B$_{12}$**) muß vom Menschen mit der Nahrung aufgenommen werden (Bedarf 3–5 µg/d). Die etwa tausendfache Menge ist in der Leber gespeichert. Gebunden an unterschiedliche Proteine wird es von der Nahrung an den Wirkort im Organismus transportiert, wo es in Form von *Methylcobalamin* als Coenzym bei der Demethylierung von N^5-Methyltetrahydrofolat dient ($\rightarrow$ **A2**). **Ursachen eines Cobalaminmangels** können sein ($\rightarrow$ **A4**):

◆ *Verminderte Aufnahme* (z.B. streng vegetarische Ernährung);

◆ *Mangel an Intrinsic factor* (IF; bei atrophischer Gastritis u.a.; s.a. S. 142): IF ist für die Bindung und Absorption des Cobalamins notwendig, das im Dünndarmlumen aus der Bindung an Speichelproteine freigesetzt wird;

◆ *Konkurrenz* um das Cobalamin und Spaltung von IF durch Bakterien (Blind-loop-Syndrom; $\rightarrow$ S. 148) oder durch einen Fischbandwurm im Darmlumen;

◆ *Fehlen* (kongenital; Resektion) oder *Entzündung des terminalen Ileums*, also des Absorptionsortes von Cobalamin ($\rightarrow$ S. 152 f.);

◆ *Defekt des Transcobalamin II* (TC II), das für den Cobalamintransport im Zytoplasma sorgt.

Wegen des großen Cobalaminvorrats in der Leber treten die Symptome des Cobalaminmangels (*perniziöse Anämie*, neurologische Störungen) erst nach Jahren der blockierten Zufuhr auf.

A. Anämien durch Störungen der DNA-Synthese

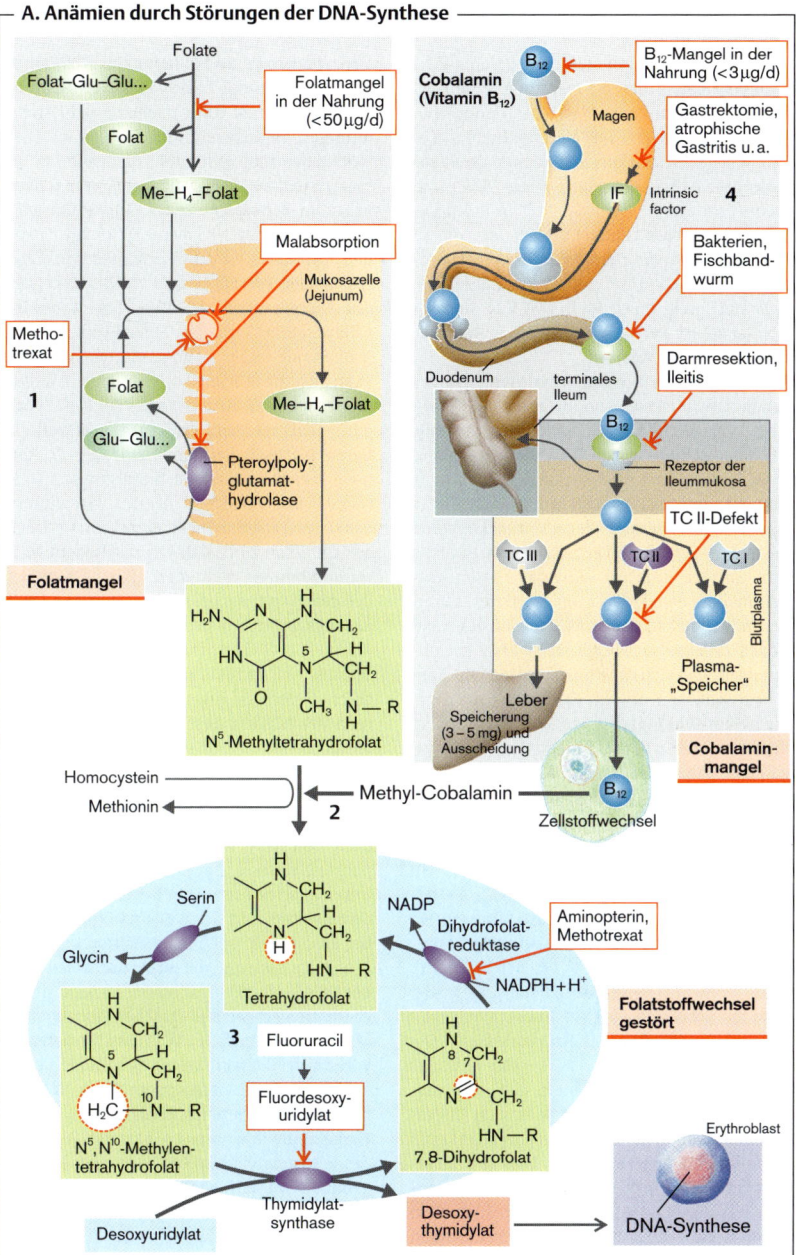

Folate

Folat–Glu–Glu...

Folat

Me–H₄–Folat

Folatmangel in der Nahrung (<50 µg/d)

Malabsorption

Mukosazelle (Jejunum)

Methotrexat

1

Folat

Glu–Glu...

Me–H₄–Folat

Pteroylpolyglutamathydrolase

Folatmangel

N^5-Methyltetrahydrofolat

Cobalamin (Vitamin B₁₂)

B₁₂-Mangel in der Nahrung (<3 µg/d)

Magen

Gastrektomie, atrophische Gastritis u.a.

IF — Intrinsic factor

4

Bakterien, Fischbandwurm

Duodenum

terminales Ileum

Darmresektion, Ileitis

B₁₂

Rezeptor der Ileummukosa

TC II-Defekt

TC III — TC II — TC I

Blutplasma

Leber Speicherung (3–5 mg) und Ausscheidung

Plasma-„Speicher"

Cobalaminmangel

Homocystein → Methionin ← Methyl-Cobalamin ← B₁₂ Zellstoffwechsel

2

Serin

Glycin

Tetrahydrofolat

NADP

Dihydrofolatreduktase

Aminopterin, Methotrexat

NADPH+H⁺

Folatstoffwechsel gestört

3 Fluoruracil

N^5,N^{10}-Methylentetrahydrofolat

Fluordesoxyuridylat

7,8-Dihydrofolat

Erythroblast

Desoxyuridylat

Thymidylatsynthase

Desoxythymidylat

DNA-Synthese

Anämien durch Störungen der Hämoglobinsynthese

Erythrozyten (Erys) dienen dem O_2- *und* CO_2-*Transport* sowie der *pH-Pufferung*. Essentiell für alle drei Funktionen ist das **Hämoglobin** (**Hb**). Es besteht aus *vier* Untereinheiten (2 α, 2 β), von denen jede aus *drei Komponenten* gebildet wird: *Protoporphyrin, Eisen* (*Fe²⁺*) und *Globin* (α oder β). Wird das Fe^{2+} in Protoporphyrin eingebaut, entsteht **Häm**. Bei einem Mangel oder einem Defekt von einer der Komponenten ist die Hb-Synthese behindert. Die Erys sind dann meist klein (MCV↓), und ihr Hb-Gehalt ist vermindert (MCH↓): **mikrozytär-hypochrome Anämie**.

Störungen der Protoporphyrinsynthese beruhen auf erblichen Enzymdefekten (→ S. 254), so z. B. die *hereditäre sideroblastische Anämie*, bei der die Bildung von δ-Aminolävulinsäure (δ-ALA) aus Glycin und Succinyl-CoA vermindert ist und damit auch die Hämsynthese (→ **A 1**). Häm hemmt negativ rückkoppelnd die δ-ALA-Synthase. Verringert sich nun die Hämkonzentration, so wird das Enzym enthemmt und es werden trotz des Defekts einigermaßen ausreichende Mengen an Häm gebildet. Defekte nachgeschalteter Enzyme führen dazu, daß sich die Konzentration von Zwischenprodukten erhöht. Dadurch wird zwar die Häm-Bildungsrate wieder angehoben, doch lösen diese Verbindungen andere Störungen aus: *Porphyrien* (→ S. 254).

Störungen der Globinsynthese: Normalerweise besteht Hb aus 2 α-Ketten mit je 141 Aminosäuren und 2 β-Ketten mit je 146 Aminosäuren (**HbA₁** = Hbα₂β₂). Nur 2–3% des Hb enthalten statt der β-Ketten sog. δ-Ketten (**HbA₂** = Hbα₂δ₂). Vor der Geburt wird ein Hb gebildet, das eine höhere O_2-Affinität besitzt (Anpassung an geringen P_{O_2} in der Plazenta). Dieses fetale Hb (**HbF**) enthält statt der β- sog. γ-Ketten (Hbα₂γ₂).

Die Eigenschaften des Hb (Löslichkeit, O_2-Affinität, Oxidierbarkeit u. a.) sind von der Aminosäuresequenz abhängig. Bei den meisten der über 300 genetisch bedingten Hb-Varianten, die man kennt, ist allerdings die Funktion nur wenig beeinträchtigt. Daß aber andererseits bereits eine einzige „falsche" Aminosäure (Valin statt Glutamat an Position 6 in der β-Kette = **HbS**; → **A 2**) zu weitreichenden Funktionsstörungen führen kann, zeigt die **Si-chelzellenämie**, die bei homozygotem Gendefekt auftritt. In der desoxygenierten Form aggregiert HbS und führt dabei zu einer sichelförmigen Veränderung der Erys (→ **A**). Diese *Sichelzellen* sind nicht mehr deformierbar und bleiben in den Kapillaren hängen, was schließlich zum *Verstopfen kleiner Gefäße* führt. Die Aggregation des HbS benötigt einige Sekunden, so daß besonders Kapillaren mit *langer Passagezeit* betroffen sind (Milz; Vasa recta des Nierenmarks; → S. 106). Bei systemisch *verlangsamter Strömung* (Schock) oder *Hypoxie* (Höhenaufenthalt, Flugpassagen, Narkose) kann sich die Störung auch auf andere Organe erstrecken (z. B. Herz). Wegen der Gefäßverlegung wird die Strömung in den betroffenen Bereichen noch langsamer und der P_{O_2} sinkt noch weiter, so daß ein Teufelskreis entsteht (*Krise*). Die Krankheit kommt fast nur bei Schwarzen vor, die selbst oder deren Vorfahren aus Gebieten Zentralafrikas mit hohem Malaria-Vorkommen stammen. Das „Überleben" des defekten Gens bei 40% der dortigen Bevölkerung trotz der (bis vor kurzem) bereits in der Kindheit tödlichen Krankheit der Homozygoten läßt sich damit erklären, daß die heterozygoten Genträger gegen die gefährlichen Formen der Malaria geschützt sind (Selektionsvorteil).

Bei der **β-Thalassämie** ist die Produktion der β-Kette eingeschränkt, was zu einem Mangel an HbA führt. Er kann durch gesteigerte Bildung von HbA₂ und HbF nur teilweise kompensiert werden. Der Einbau von Fe^{2+} ist vermindert, so daß es in den Erys liegenbleibt (*Sideroachresie*) und sich u. U. im Körper übermäßig ansammelt (sekundäre Hämochromatose; → S. 252). Obwohl die osmotische Resistenz der Erys (→ S. 40) sogar erhöht ist, sind sie mechanisch verletzbarer (rascher Abbau in der Milz, frühe Hämolyse). Während die heterozygote Form (*T. minor*) wenig Symptome hervorruft, verläuft die homozygote Form (*T. major*) bereits vor der Pubertät tödlich. Die seltene α-**Thalassämie** führt meist schon zum Absterben des Fetus, da ohne α-Ketten ja auch kein HbF gebildet werden kann. Das fetal gebildete Hbγ₄ und das postnatal auftretende Hbβ₄ sind offenbar nur ein unzureichender Ersatz für die normalen Hb-Formen.

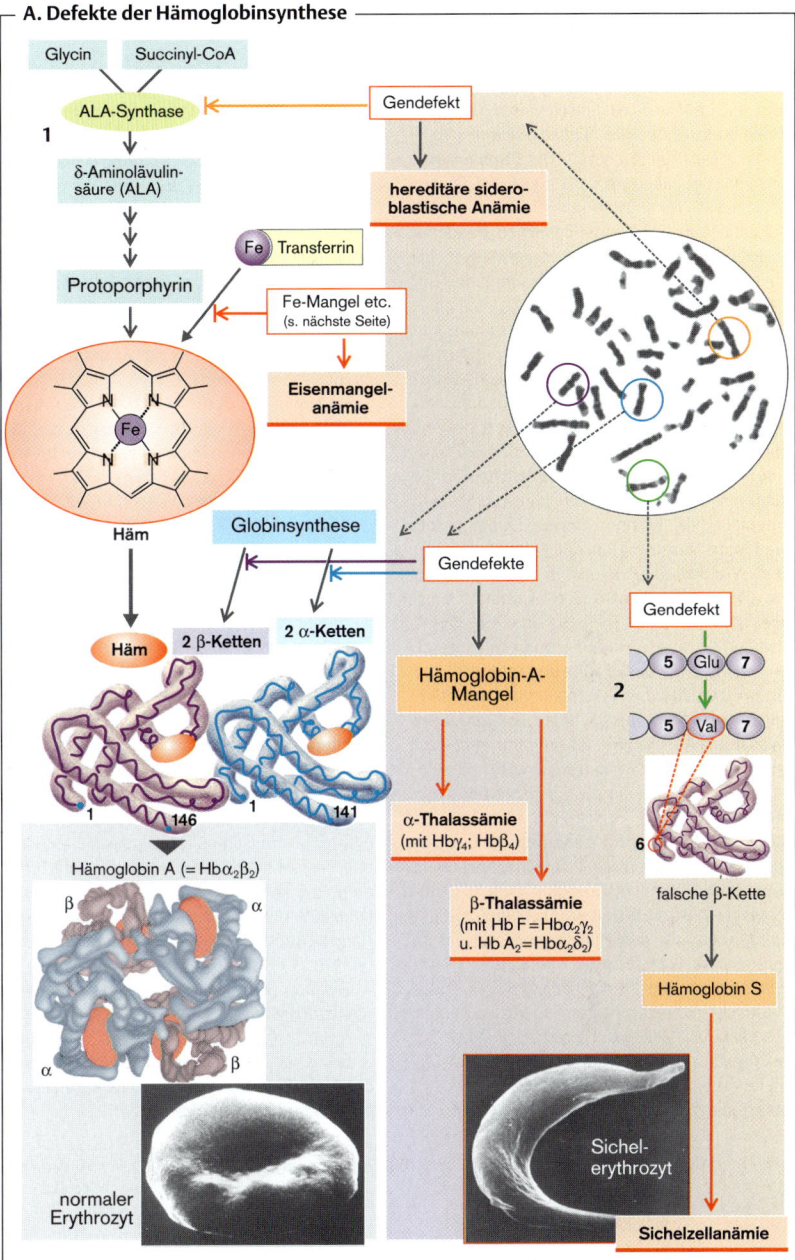

A. Defekte der Hämoglobinsynthese

Glycin   Succinyl-CoA

1

ALA-Synthase ← Gendefekt

δ-Aminolävulin-säure (ALA)

Protoporphyrin

Fe Transferrin

Fe-Mangel etc. (s. nächste Seite)

hereditäre sidero-blastische Anämie

Eisenmangel-anämie

Häm

Globinsynthese ← Gendefekte

Häm   **2 β-Ketten**   **2 α-Ketten**

1   146   1   141

Hämoglobin A (= Hbα$_2$β$_2$)

β   α
α   β

normaler Erythrozyt

Hämoglobin-A-Mangel

α-Thalassämie (mit Hbγ$_4$; Hbβ$_4$)

β-Thalassämie (mit Hb F = Hbα$_2$γ$_2$ u. Hb A$_2$ = Hbα$_2$δ$_2$)

Gendefekt

2

5   Glu   7

5   Val   7

6

falsche β-Kette

Hämoglobin S

Sichel-erythrozyt

Sichelzellanämie

Eisenmangelanämien

Vom **Eisen**(**Fe**)-Bestand des Körpers (2 g [Frau] – 5 g [Mann]) sind ca. $\frac{2}{3}$ an *Hämoglobin* (Hb) gebunden, $\frac{1}{4}$ ist *Speichereisen* (Ferritin, Hämosiderin), der Rest *Funktionseisen* (Myoglobin, Fe-haltige Enzyme). Die **Eisenverluste** betragen bei Männern ca. 1 mg/d, bei Frauen bis 2 mg/d (Menstruation, Schwangerschaft, Geburt). Vom Nahrungs-Fe werden duodenal 3 – 15 % absorbiert ($\rightarrow$ **A**), bei Fe-Mangel bis über 25 % (s. u.). Die **Eisenaufnahme** mit der Nahrung sollte daher mindestens 10 – 20 mg/d betragen (Frauen > Kinder > Männer).

Eisenabsorption ($\rightarrow$ **A 1**): Fe kann relativ effizient als **Häm-Fe²⁺** (Fleisch und Fisch) absorbiert werden, wobei das (vom Häm abgespaltene) Fe ins Blut gelangt oder als *Ferritin-Fe³⁺* in der Mukosa verbleibt und bei der Zellmauserung ins Lumen zurückkehrt. **Nicht-Häm-Fe** kann nur als Fe^{2+} absorbiert werden, das von einem Fe^{2+}-H⁺-Symportcarrier (DCT1) absorbiert wird (Kompetition mit Mn^{2+}, Co^{2+}, Cd^{2+} u. a.). Wichtig dafür ist ein *niedriger pH-Wert des Chymus*, da er a) den H⁺-Gradienten erhöht, der Fe^{2+} über DCT1 in die Zelle treibt, und b) Nahrungs-Fe aus Komplexen freisetzt. Nicht-Häm-Fe^{3+} in der Nahrung muß erst von einer *Ferrireduktase* (+ Ascorbat) auf der luminalen Mukosazelloberfläche zu Fe^{2+} reduziert werden ($\rightarrow$ **A 1**: FR). Die Fe-Aufnahme ins Blut wird *von der Darmmukosa geregelt*: Bei Fe-Mangel wird die mukosale Ferritin-Translation durch Bindung des Fe-regulierenden Proteins IRP1 an Ferritin-mRNA gehemmt, so daß absorbiertes Fe^{2+} vermehrt ins Blut gelangen kann. Dort wird es von Coeruloplasmin (+ Kupfer) zu Fe^{3+} oxidiert und an ein *Apotransferrin* gebunden, das für den **Fe-Transport** im Plasma sorgt ($\rightarrow$ **A**). Transferrin (= Apotransferrin mit 2 Fe^{3+}) wird über *Transferrinrezeptoren* endozytotisch in Erythroblasten sowie in Leber-, Plazenta- u. a. Zellen aufgenommen. Nach der Fe-Abgabe an die Zielzellen steht Apotransferrin erneut zur Fe-Aufnahme aus Darm und Makrophagen (s. u.) zur Verfügung.

Eisenspeicher ($\rightarrow$ **A 2**): *Ferritin* (in Darmmukosa, Leber, Knochenmark, Erys u. Plasma), das eine „Tasche" für 4500 Fe^{3+}-Ionen besitzt, ist eine rasch verfügbare Eisenreserve (ca. 600 mg), während das Fe aus *Hämosiderin* schwerer mobilisierbar ist (250 mg Fe in Makrophagen von Leber u. Knochenmark). Aus fehlgebildeten Erythroblasten (sog. *ineffiziente Erythropoiese*) und hämolysierten Erys freigesetztes Hb-Fe und Häm-Fe wird an *Haptoglobin* bzw. *Hämopexin* gebunden, von den Makrophagen des Knochenmarks bzw. von Leber und Milz per Endozytose aufgenommen und zu 97 % wiederverwertet.

Eisenmangel (Serum-Fe < 0,4 mg/l; Serum-Ferritin ↓) hemmt die Hb-Synthese (s. a. S. 36), so daß es zu einer **hypochrom-mikrozytären Anämie** kommt: MCH < 26 pg, MCV < 70 fl, Hb < 110 g/l. **Ursachen** dafür sind ($\rightarrow$ **A** u. **Tab.**):
◆ *Blutverlust* (Magen-Darm-Trakt, vermehrte Menstruationsblutung) ist beim Erwachsenen die weitaus *häufigste Ursache* für einen Eisenmangel (pro ml Blut gehen 0,5 mg Fe verloren);
◆ *Fe-Recycling vermindert:* Diese (weltweit zweithäufigste) Anämieform tritt bei *chronischen Infektionen* auf. Dabei wird das von den Makrophagen wiedergewonnene Fe nicht mehr ausreichend abgegeben, so daß es der Wiederverwertung entgeht;
◆ *Fe-Aufnahme zu gering* (Mangelernährung, v. a. in der Dritten Welt);
◆ *Fe-Absorption vermindert* wegen a) Achlorhydrie (atrophische Gastritis, nach Gastrektomie; $\rightarrow$ S. 142,148) sowie wegen b) *Malabsorption* bei Erkrankungen des oberen Dünndarms oder in Anwesenheit von Fe-bindenden Nahrungsbestandteilen (Phytat in Getreide und Gemüse; Gerbsäure im Tee, Oxalat u. a.);
◆ *Erhöhter Fe-Bedarf* (Wachstum, Schwangerschaft, Stillen);
◆ Apotransferrin defekt (selten).

Bei einer **Fe-Überladung** des Körpers werden v. a. Leber, Pankreas und Myokard geschädigt: **Hämochromatosen** ($\rightarrow$ S. 252).

	normal	Fe-Mangel	Apotrans-ferrin defekt	Fe-Verwer-tung defekt	Fe-Recycling defekt
Serum-Fe : Fe-Bindungskapazität	1 mg/l : 3,3 mg/l	↓ : ↑	↓ : ↓	↑ : normal	↓ : ↓
Transferrinsättigung	ca. 33 %	< 10 %	0	> 50 %	> 10 %

A. Eisen (Fe)-Mangel hemmt die Hämoglobinsynthese

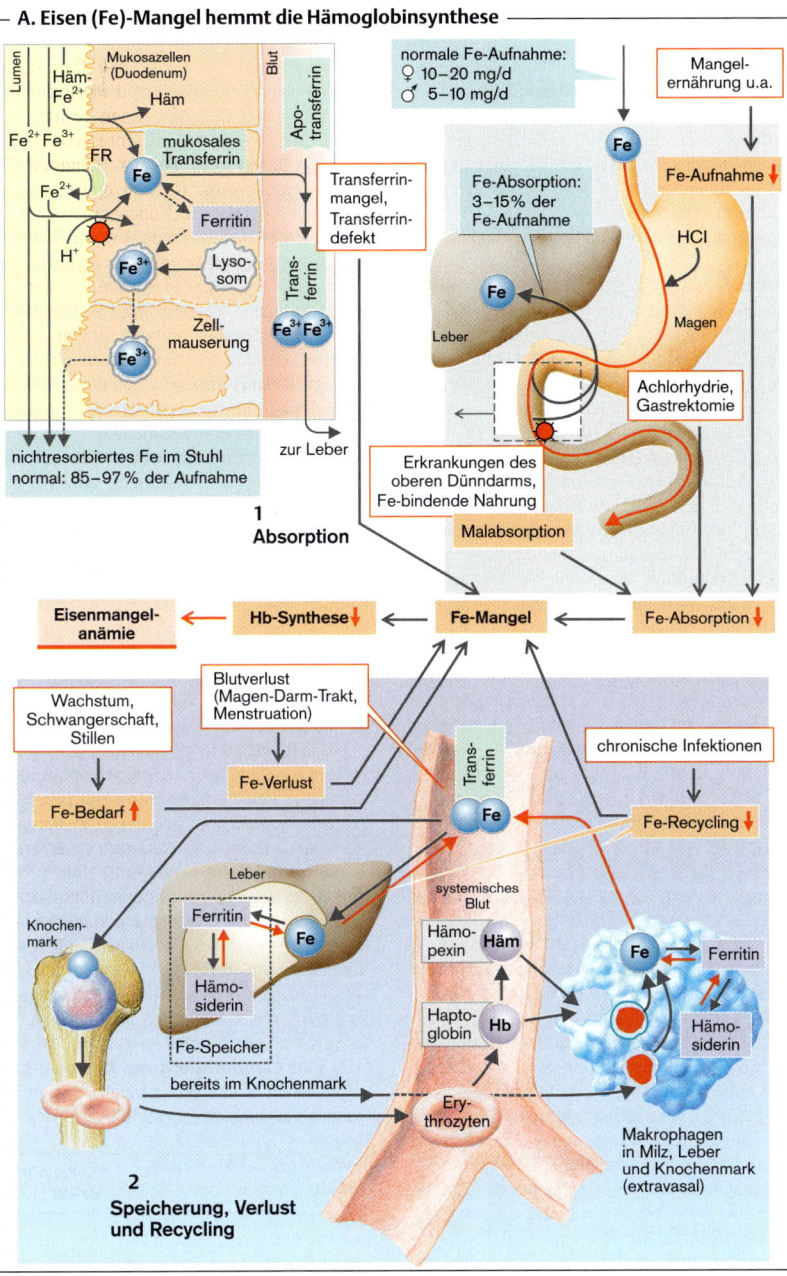

Mukosazellen (Duodenum)

Lumen — Blut

Häm-Fe²⁺ → Häm

Fe^{2+} Fe^{3+}

FR

Fe²⁺

Apo-transferrin

mukosales Transferrin

Fe

Ferritin

H⁺

Lyso-som

Fe^{3+}

Zell-mauserung

Fe^{3+}

Trans-ferrin

Fe^{3+} Fe^{3+}

nichtresorbiertes Fe im Stuhl
normal: 85–97 % der Aufnahme

zur Leber

1 Absorption

Transferrin-mangel, Transferrin-defekt

normale Fe-Aufnahme:
♀ 10–20 mg/d
♂ 5–10 mg/d

Mangel-ernährung u.a.

Fe

Fe-Aufnahme ↓

Fe-Absorption:
3–15% der Fe-Aufnahme

HCl

Fe

Leber

Magen

Achlorhydrie, Gastrektomie

Erkrankungen des oberen Dünndarms, Fe-bindende Nahrung

Malabsorption

Fe-Absorption ↓

Eisenmangel-anämie ← **Hb-Synthese ↓** ← **Fe-Mangel** ← **Fe-Absorption ↓**

Wachstum, Schwangerschaft, Stillen

Blutverlust (Magen-Darm-Trakt, Menstruation)

chronische Infektionen

Fe-Verlust

Fe-Bedarf ↑

Fe-Recycling ↓

Leber

Trans-ferrin

Fe

Knochen-mark

Ferritin

Fe

Hämo-siderin

Fe-Speicher

systemisches Blut

Hämo-pexin — Häm

Hapto-globin — Hb

Fe — Ferritin

Hämo-siderin

bereits im Knochenmark

Ery-throzyten

Makrophagen in Milz, Leber und Knochenmark (extravasal)

2 Speicherung, Verlust und Recycling

Hämolytische Anämien

Erythrozyten (Erys) können ihre normale Lebensdauer nur erreichen, wenn ihre Flexibilität, ihre osmotische und mechanische Belastbarkeit, ihr reduktives Potential und ihre Energieversorgung normal sind (→ S. 30). Defekte dieser Eigenschaften führen zu einer Verkürzung der Ery-Lebensdauer (u. U. bis auf wenige Tage): *korpuskuläre hämolytische Anämie*. Andererseits gibt es viele Ursachen, die die Lebenszeit normaler Erys verkürzen: *extrakorpuskuläre hämolytische Anämien*. Diesen Anämien gemeinsam ist eine *erhöhte Erythropoietinkonzentration*, die die Erythropoiese kompensatorisch stimuliert (→ S. 33 A u. B 3).

Ursachen korpuskulärer hämolytischer Anämien (→ **A**) sind meist Gendefekte:

◆ Zu den *Membranopathien* gehört die *hereditäre Sphärozytose* (Kugelzellanämie). Sie beruht auf einer Funktionsstörung (defektes Ankyrin) oder einem Mangel an Spectrin, das als wesentlicher Bestandteil des Zytoskeletts für dessen Stabilität essentiell ist (→ **A 1**). Die Sphärozyten haben ein normales Volumen, doch führt der Zytoskelettdefekt dazu, daß die Erys statt der normalen, flexiblen Scheibchenform eine Kugelform besitzen. Die *osmotische Resistenz* dieser Zellen ist *verringert*, d. h., sie hämolysieren bereits bei einer rel. geringen Hypotonie des Außenmediums. Sie werden vorzeitig in der *Milz* ausgesondert; eine Splenektomie ist daher therapeutisch wirksam.

◆ *Enzymdefekte* stören den Glucosestoffwechsel der Erys (→ **A 2**): a) Ist die *Pyruvatkinase* betroffen, stockt der ATP-Nachschub; Energiemangel hemmt die Na$^+$-K$^+$-ATPase, es kommt zur Zellschwellung, womit die Erys vulnerabler werden und frühzeitig hämolysieren. b) Eine defekte *Glucose-6-Phosphat-Dehydrogenase* (Glu-6-PDH; → **A 3**) verlangsamt den Pentosephosphat-Zyklus, so daß das bei oxidativem Streß gebildete, oxidierte Glutathion (GSSG) nicht mehr ausreichend zur reduzierten Form (GSH) regeneriert werden kann. Dadurch sind freie SH-Gruppen von Enzymen und Membranproteinen sowie Phospholipide nicht mehr ausreichend vor der Oxidierung geschützt, was zu vorzeitiger Hämolyse führt. Ernährung mit Saubohnen (führt zu Favismus) oder bestimmte Medikamente (z. B. Primaquin oder Sulfonamide) erhöhen den oxidativen

Streß und aggravieren damit die Situation. c) Ein Defekt der *Hexokinase* führt sowohl zu ATP- als auch zu GSH-Mangel (→ **A 2, 3**).

◆ Die *Sichelzellanämie* und die *Thalassämien* (→ S. 36) haben ebenfalls eine hämolytische Komponente (→ **A 4**).

◆ Bei der (erworbenen) *paroxysmalen nächtlichen Hämoglobinurie* (PNH) besitzt ein Teil der Erys (die von einer somatisch mutierten Stammzelle abstammen) eine *erhöhte Komplementsensitivität*. Sie beruht auf einem Defekt bestimmter Membranproteine, die an der Regulation des Komplementsystems beteiligt sind (v. a. DAF, decay accelerating factor; → **A 5**). Eine Komplementaktivierung endet dann mit einer Perforation der Ery-Membran. Warum die Hämolyse meist im Schlaf auftritt, ist nicht geklärt.

Zu den **Ursachen extrakorpuskulärer hämolytischer Anämien** zählen

◆ *mechanische Ursachen* wie eine Schädigung der Erys durch Kollision mit künstlichen Herzklappen oder Gefäßprothesen, insbesondere bei erhöhtem Herzzeitvolumen;

◆ *immunologische Ursachen*, z. B. bei ABO-Fehltransfusionen oder bei Rh-Inkompatibilität zwischen Fetus und Mutter;

◆ *Toxine*, z. B. bestimmte Schlangengifte.

Bei den meisten hämolytischen Anämien werden die Erys, wie normalerweise auch, extravasal in Knochenmark, Milz und Leber von den Makrophagen phagozytiert und „verdaut" (*extravasale Hämolyse*), das Fe wird wiederverwendet (→ S. 38). In geringem Maß intravasal freiwerdendes Hb wird an Haptoglobin gebunden (→ S. 38). Bei massiver **akuter intravasaler Hämolyse** (→ **B**) wird das Haptoglobin jedoch überladen und freies Hb wird renal filtriert. Dies führt nicht nur zu einer *Hämoglobinurie*, sondern kann auch durch Verstopfung der Tubuli ein *akutes Nierenversagen* auslösen (→ S. 108). **Chronische Hämoglobinurie** hat zusätzlich eine *Fe-Mangel-Anämie* zur Folge, das Herzzeitvolumen steigt, und die dadurch bedingte mechanische Hämolyse schließt einen Teufelskreis (→ **B**). Schließlich lösen die bei der intravasalen Hämolyse entstehenden Ery-Fragmente u. U. *Thrombosen* und *Embolien* aus, die in Gehirn, Herzmuskel, Niere und anderen Organen zur *Ischämie* führen können.

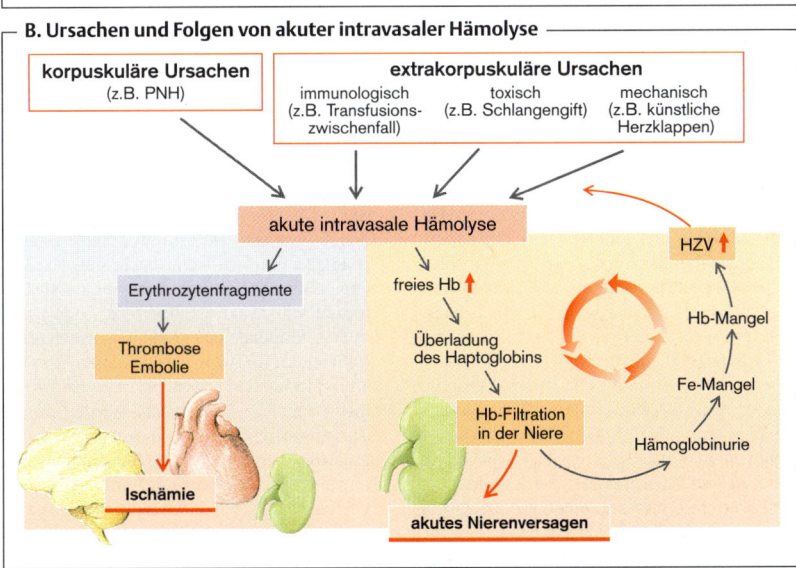

A. Ursachen korpuskulärer hämolytischer Anämien

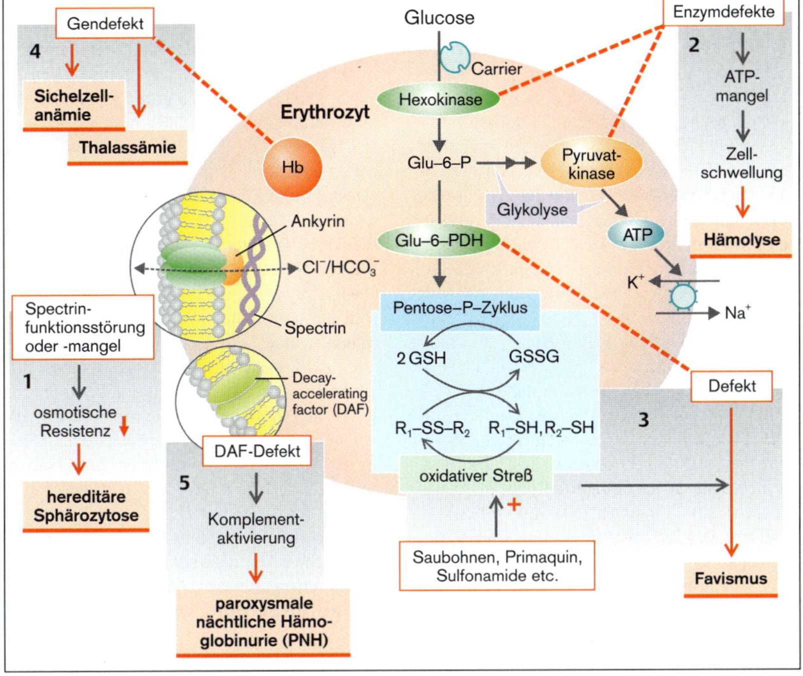

Glucose

Gendefekt

4

**Sichelzell-
anämie**

Thalassämie

Erythrozyt

Hb

Carrier

Hexokinase

Glu–6–P

Glu–6–PDH

Glykolyse

Pyruvat-
kinase

ATP

Enzymdefekte

2

ATP-
mangel

Zell-
schwellung

Hämolyse

K^+

Na^+

Ankyrin

Cl^-/HCO_3^-

Spectrin

Decay-
accelerating
factor (DAF)

Pentose–P–Zyklus

2 GSH   GSSG

R_1–SS–R_2 R_1–SH, R_2–SH

oxidativer Streß

**Spectrin-
funktionsstörung
oder -mangel**

1

osmotische
Resistenz ↓

**hereditäre
Sphärozytose**

DAF-Defekt

5

Komplement-
aktivierung

**paroxysmale
nächtliche Hämo-
globinurie (PNH)**

Saubohnen, Primaquin,
Sulfonamide etc.

Defekt

3

Favismus

B. Ursachen und Folgen von akuter intravasaler Hämolyse

korpuskuläre Ursachen
(z.B. PNH)

extrakorpuskuläre Ursachen

immunologisch
(z.B. Transfusions-
zwischenfall)

toxisch
(z.B. Schlangengift)

mechanisch
(z.B. künstliche
Herzklappen)

akute intravasale Hämolyse

Erythrozytenfragmente

Thrombose
Embolie

Ischämie

freies Hb ↑

Überladung
des Haptoglobins

Hb-Filtration
in der Niere

Hämoglobinurie

akutes Nierenversagen

HZV ↑

Hb-Mangel

Fe-Mangel

Tafel 3.7   **Hämolytische Anämien**

41

Immunabwehr

Gegen Mikroorganismen (Bakterien, Viren, Pilze, Parasiten) und als „fremd" identifizierte Makromoleküle besitzt der Körper eine *unspezifische, angeborene* und eine (damit verzahnte) *spezifische, erworbene* oder *adaptive* Immunabwehr. Erregerteile und großmolekulare Fremdstoffe stellen **Antigene** dar, auf die das spezifische Abwehrsystem mit der *Aktivierung* und *Vermehrung* monospezifischer **T- und B-Lymphozyten** (kurz: B- bzw. T-Zellen) reagiert. B-Zellen differenzieren dabei zu Plasmazellen, die **Antikörper** (**Immunglobuline, Ig**, mit den Untergruppen IgA, IgD, IgE, IgG, IgM) produzieren. Deren Aufgabe ist es, Antigene a) zu neutralisieren und b) zu opsonisieren sowie c) das Komplementsystem zu aktivieren (s.u.). Diese hochspezifischen Mechanismen der Immunabwehr dienen der *Erkennung* des jeweiligen Antigens, dessen Eliminierung dann relativ unspezifisch erfolgt. Außerdem wird das Antigen (mit T- bzw. B-Gedächtniszellen) „in Erinnerung" behalten: *immunologisches Gedächtnis.*

Aus den lymphatischen Vorläuferzellen, die noch keine Antigenrezeptoren besitzen, wird bei der **Prägung** im Thymus (T-Zellen) bzw. im Knochenmark (B-Zellen) ein Repertoire von rund $> 10^8$ verschiedenen monospezifischen, also jeweils gegen ein bestimmtes Antigen gerichteten, Lymphozytentypen gebildet. Solche, noch „naive" Lymphozyten kreisen durch den Organismus (Blut → peripheres lymphatisches Gewebe → Lymphe → Blut). Entdecken sie dabei „ihr" Antigen, was meist im lymphatischen Gewebe geschieht, vermehrt sich genau dieser Lymphozytentyp (**klonale Selektion** und **Proliferation**), und es entstehen zahlreiche, monospezifische Tochterzellen. Diese differenzieren sich zu „bewaffneten" T-Zellen bzw. Plasmazellen, die schließlich für die Eliminierung des Antigens sorgen.

Lymphozyten mit Rezeptoren gegen körpereigenes Gewebe werden nach der Erkennung „ihres" Antigens frühzeitig im Thymus bzw. im Knochenmark eliminiert. Diese **klonale Deletion** bewirkt also eine (*zentrale*) *immunologische Toleranz*. Solcherart zwischen fremden und körpereigenen Antigenen zu unterscheiden, „lernt" das Immunsystem etwa zum Zeitpunkt der Geburt. Die Stoffe, mit denen es zu dieser Zeit Kontakt bekommt, erkennt es normalerweise lebenslang als körpereigen, alle später dazukommenden als „fremd". Versagt diese Unterscheidung, kommt es zu Autoimmunerkrankungen (→ S. 56).

Das unspezifische System alleine kann, z. B. bei einer erstmaligen Maserninfektion, selten verhindern, daß sich die Viren im Körper vermehren und ausbreiten, d. h., es kommt zur Erkrankung. Die spezifische Immunabwehr mit T-Killerzellen (→ **B 2**; Tafel B → S. 46 f.) und Immunglobulinen (zuerst IgM, dann IgG; → **B 5**) tritt nur langsam in Aktion (**Primärantwort** oder **Sensibilisierung**), schafft es aber dann doch, die Erreger unschädlich zu machen, d. h. die Masern heilen ab. Bei einer Zweitinfektion setzt die Antikörperproduktion (v. a. IgG) schlagartig ein (**Sekundärantwort**), die Viren werden gleich anfangs eliminiert, und eine erneute Erkrankung bleibt aus: *Immunität*. (Die Primärantwort mit anschließender Immunität kann auch durch *Impfung* mit Erreger-Antigen erreicht werden: *aktive Immunisierung*.)

Der **unspezifischen Abwehr** (→ **A**) dienen **gelöste Abwehrstoffe** wie *Lysozym* und *Komplementfaktoren* (→ **A 1**) sowie **Phagozyten**, also v. a. *Makrophagen* (entstehen im Gewebe aus eingewanderten Monozyten) und *neutrophile Granulozyten* (→ **A 2**). Letztere werden, ebenso wie Monozyten und eosinophile Granulozyten, im Knochenmark gebildet, durchstreifen den Körper und werden schließlich an Orte, wo sich Erreger befinden, durch *Chemokine* angelockt (*Chemotaxis*). Dort setzen sie über die Ausschüttung weiterer Mediatoren die *Entzündung* in Gang (→ **A 2, 4** u. S. 48 ff.). Die Phagozyten endozytieren den Erreger, schädigen ihn (vor allem nach ihrer Aktivierung, s. u. und **B 6**) durch *Lysozym*, durch *Oxidantien* wie Wasserstoffperoxid (H_2O_2) und Sauerstoffradikale (O_2^-, $OH\cdot$, $^1O_2$), durch *Stickstoffmonoxid* (*NO*) u. a. und „verdauen" ihn mit ihren lysosomalen Enzymen (*Lyse*). Ist das Antigen zu groß (z. B. Würmer), werden die genannten Abwehrstoffe auch exozytiert (in diesem Fall v. a. von eosinophilen Granulozyten). Normalerweise wird die Konzentration der genannten Oxidantien durch reduzierende Enzyme wie *Katalase* und *Superoxid-Dismutase* auf niedrigem Niveau gehalten. Diese „Zügelung"

▶

A. Unspezifische Immunabwehr, verstärkt durch spezifische Antikörper

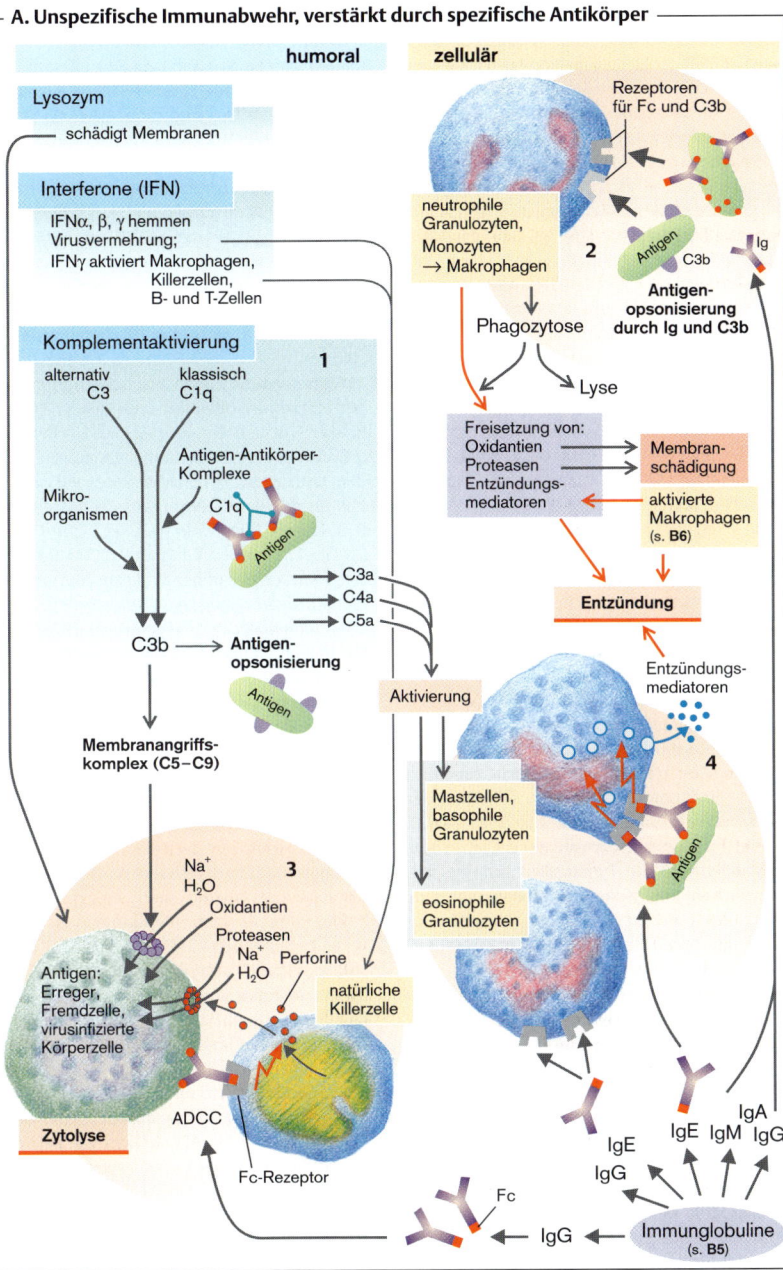

humoral

zellulär

Lysozym
schädigt Membranen

Rezeptoren für Fc und C3b

Interferone (IFN)
IFNα, β, γ hemmen Virusvermehrung; IFNγ aktiviert Makrophagen, Killerzellen, B- und T-Zellen

neutrophile Granulozyten, Monozyten → Makrophagen

2

Antigen C3b Ig

Antigen-opsonisierung durch Ig und C3b

Phagozytose

Komplementaktivierung   **1**

alternativ C3   klassisch C1q

Antigen-Antikörper-Komplexe

Mikro-organismen

C1q Antigen

Lyse

Freisetzung von: Oxidantien Proteasen Entzündungs-mediatoren

→ Membran-schädigung

aktivierte Makrophagen (s. **B6**)

C3a
C4a
C5a

Entzündung

C3b → **Antigen-opsonisierung**

Antigen

Aktivierung

Entzündungs-mediatoren

4

Membranangriffs-komplex (C5–C9)

Antigen

Na⁺ H₂O   **3**

Oxidantien

Proteasen Na⁺ Perforine H₂O

Mastzellen, basophile Granulozyten

Antigen: Erreger, Fremdzelle, virusinfizierte Körperzelle

natürliche Killerzelle

eosinophile Granulozyten

Zytolyse

ADCC

IgA
IgE IgM IgG

Fc-Rezeptor

IgE
IgG

Fc

IgG ← **Immunglobuline** (s. **B5**)

wird bei der Aktivierung des Phagozyten aufgegeben, um die bakterizide Wirkung der Oxidantien voll zur Entfaltung kommen zu lassen, wobei auch der Phagozyt selbst und u. U. sogar andere körpereigene Zellen in Mitleidenschaft gezogen werden.

Phagozytose und lysosomale Verdauung werden verstärkt (und bei Bakterien mit Polysaccharidkapsel erst ermöglicht), wenn die Antigenoberfläche mit IgM, IgG oder der Komplementkomponente C3b „gespickt" ist (**Opsonisierung**, → **A1, 2**): Die Phagozyten besitzen Rezeptoren für den antigenunabhängigen Fc-Teil der Immunglobuline und für C3b, über die sie an das opsonisierte Antigen andocken können (wichtig v. a. bei TI-Antigenen; s. u.). Damit wird die an sich unspezifische Phagozytose in die spezifische Immunabwehr einbezogen. Darüber hinaus scheint das *Mannose-Bindungsprotein* (*MBP*), das an Mannan-Gruppen auf der Oberfläche von Bakterien und manchen Viren bindet, als „unspezifischer Antikörper" opsonisierend zu wirken.

Mit Ig opsonisierte (sog. klassischer Weg), aber auch nichtopsonisierte Erreger (sog. alternativer Weg) und evtl. auch MBP setzen außerdem die **Komplementkaskade** in Gang (→ **A1**). An deren Ende wird aus den Komponenten C5 – C9 der *Membranangriffskomplex* gebildet, mit dem die Außenwand von (gramnegativen) Bakterien perforiert wird, was deren Tod bedeutet. Gleichzeitig baut **Lysozym** (auch in Plasma, Lymphe und Sekreten) die Wand der Bakterien enzymatisch ab: *Zytolyse* (→ **A3**).

Auf die unspezifische Abwehr v. a. von *Viren*, *Mykobakterien* und *Tumorzellen* sind die sog. **natürlichen Killerzellen** (**NK-Zellen**) spezialisiert. Sie erkennen ihr „Opfer", die infizierte Zelle oder die Tumorzelle, an der „fremden" Oberfläche (Fehlen körpereigener HLA; s. u.) oder koppeln sich mit ihren Fc-Rezeptoren an IgG-opsonisierte Antigene auf der Oberfläche der Opferzelle an (ADCC = *a*ntigen-*d*ependent *c*ell-mediated *c*ytotoxicity; → **A3**). In jedem Fall durchlöchern die Killerzellen die Opfer-Zellmembran durch exozytierte *Perforine*, was die attackierte Zelle absterben läßt (*Zytolyse*; → **A3**). Dies entzieht eingedrungenen Viren nicht nur ihre Vermehrungsmöglichkeit (Enzymapparat der Zelle!), sondern macht sie (und auch andere intrazellulär weiterlebende Erreger) für das übrige Abwehrsystem angreif-

barer. Aktiviert werden die NK-Zellen durch **Interferone** (**IFN**), nämlich durch *IFN*α und *IFN*β, die u. a. von Leukozyten und Fibroblasten freigesetzt werden, sowie durch *IFN*γ, das von aktivierten T-Zellen und von den NK-Zellen selbst ausgeschüttet wird. Interferone, die besonders von infizierten Zellen freigesetzt werden, induzieren zudem in noch nicht infizierten Zellen eine erhöhte Virusresistenz. **Defensine** sind Peptide (mit ca. 30 Aminosäuren), die von Phagozyten freigesetzt werden und (u. a. durch Ionenkanalbildung in der Zielzellmembran) unspezifisch zytotoxisch auch auf Erreger wirken, die gegen NK-Zellen resistent sind.

Makrophagen bilden sich aus eingewanderten Monozyten oder sind (mit lokaler Beweglichkeit) ortsständig, so etwa in den Lebersinus (*Kupffer-Sternzellen*), den Lungenalveolen, auf der Darmserosa, in den Milzsinus, den Lymphknoten, der Haut (*Langerhans-Zellen*), den Gelenkspalten (*synoviale A-Zellen*), im Gehirn (*Mikroglia*) und am Endothel (z. B. in den Nierenglomeruli). Man nennt sie zusammen auch *mononukleäres phagozytotisches System* (**MPS**) oder *retikuloendotheliales System* (**RES**). Makrophagen erkennen relativ unspezifisch Kohlenhydratkomponenten auf der Oberfläche von Bakterien und phagozytieren und verdauen diese daraufhin. Um mit Erregern fertig zu werden, die den Phagosomen überleben, müssen die Makrophagen aktiviert werden (s. u. und **B6**).

Die **spezifische zelluläre Immunabwehr** durch „bewaffnete" T-Effektorzellen, die relativ langsam (Tage) aktiviert wird (sog. *verzögerte Immunantwort*), setzt voraus, daß das aufbereitete Antigen (Peptidfragmente) den vorbeikommenden „naiven" T-Zellen durch „professionelle" **antigenpräsentierende Zellen** (**APC**) „vorgezeigt" wird: *Präsentation* (→ **B1**). Dabei wird das Antigen in eine molekulare „Tasche" der **MHC-Klasse-I-** und **-II-Proteine** eingebaut, beim Menschen auch HLA-Klasse-I bzw. -II (*h*uman *l*eukocyte *a*ntigen) genannt. (MHC, *m*ajor *h*istocompatibiliy *c*omplex, ist der zugehörige Genort.) Als APC wirken v. a. *dendritische Zellen*, die ihren Sitz vorwiegend im lymphatischen Gewebe haben. Zur Präsentation (→ **B1**) bindet ICAM auf der APC-Oberfläche an LFA1 (lymphocyte function-associated antigen-1) auf der T-Zell-Membran. Wenn eine für das Antigen spezifische T-Zelle andockt, wird die Bindung verstärkt und die T-Zelle durch ein **Doppelsignal** aktiviert, das die Klonselektion auslöst (→ **B 1**). Das Doppelsignal besteht aus 1. der Erkennung des (MHC-I- oder -II-gebundenen) Antigens durch den *T-Zell-Rezeptor* mit seinem *Corezeptor* (CD8 bei zytotoxischen T-Zellen bzw. CD4 bei T-Helferzellen, s. u.) sowie 2. dem *Costimulierungssignal*, d. h. der Bindung des B7-Proteins (auf der APC) an das CD28-Protein der T-Zelle. (Bei einer Antigenbindung *ohne* Costimulation [z. B. in der Leber, wo es gewöhnlich keine APCs gibt], wird der Lymphozyt sogar *inaktiviert*, d. h., er wird *anergisch*: *periphere Immuntoleranz*.) Die T-Zelle kann das APC-Doppelsignal auch von infizierten Makrophagen oder von B-Zellen bekommen, die ihr Antigen mittels ihrer Rezeptoren aufgenommen haben (z. B. Insekten- oder Schlangengifte, Allergene). Das APC-Doppelsignal löst in der T-Zelle die Expression von **Interleukin-2** (**IL-2**) sowie den Einbau des zugehörigen *IL-2-Rezeptors* in der Zellmembran aus. IL-2 (alternativ auch IL-4, -7, -15) ist das eigentliche (auto- und parakrin wirkende) Signal für die *klonale Expansion* dieser monospezifischen T-Zelle. Dabei differenzieren sich die T-Zellen zu drei „bewaffneten" Typen (T-Killerzellen, T_{H1}- und T_{H2}-Zellen), die keine Costimulierung mehr benötigen und neue Adhäsionsmoleküle exprimieren (VLA-4 statt L-Selektine), so daß sie nun am Endothel von entzündeten Gewebeabschnitten „ankern" (statt im lymphatischen Gewebe wie ihre „naiven" Mutter-Zellen). Die Bedeutung des IL-Signals geht daraus hervor, daß bei seiner Hemmung mit IL-2-Hemmern wie *Cyclosporin A* oder *Rapamycin* eine hochwirksame *Immunsuppression* durchgeführt werden kann (z. B. bei der Organtransplantation).

Zytotoxische T-Zellen (**T-Killerzellen**) entstehen aus „naiven" CD8-T-Zellen nach MHC-I-assoziierter Antigenpräsentation, wobei MHC I sein Antigen meist aus dem *Zytosol* der APC aufgenommen hat (Viren, zytosolische Proteine: *endogene Antigenpräsentation*). Die zytotoxischen T-Zellen erkennen dann mit ihrem CD8-assoziierten T-Zell-Rezeptor das MHC-I-gebundene zugehörige Antigen auf (virus-)infizierten Körperzellen, auf Tumorzellen und auf Zellen transplantierter Organe wieder und töten diese ab (→ **B 2**): *Perforine* bilden Poren, durch die *Granzym B* (Protease) ins Zellinnere gelangt und *Apoptose* sowie *Zytolyse* auslöst. Auch die Ankoppelung des Fas-Liganden an das Fas-Protein (= CD95) löst Apoptose aus (→ **B 2** u. **S. 12**).

Die „naiven" CD4-T-Zellen wandeln sich nach MHC-II-assoziierter Präsentation des Antigens (aus intrazellulären Vesikeln, z. B. phagozytierte Bakterien oder Virushüllproteine: exogene Antigenpräsentation) in unreife T-Effektorzellen um (T_{H0}). Aus diesen entstehen bei der Differenzierung T-Helferzellen, und zwar entweder **inflammatorische T-Zellen** (T_{H1}), die Makrophagen mittels IFNγ aktivieren (→ **B 6**), oder **T-Helferzellen vom Typ 2** (T_{H2}), die für die B-Zell-Aktivierung notwendig sind (→ **B 4**). Diese beiden Zelltypen hemmen sich gegenseitig (*Suppression*), so daß, ist die Weiche einmal gestellt, nur einer der beiden Typen vorherrscht (→ **B 6**).

Die **spezifische humorale Immunabwehr** nimmt ihren Ausgang von **B-Lymphozyten** (→ **B 3**). Auf deren Oberfläche sind *IgD* und Monomere des *IgM* verankert (gelöstes IgM liegt als Pentamer vor), von denen mehrere an das zugehörige Antigen binden. Die dadurch ausgelöste *Antikörpervernetzung* löst in der B-Zelle die *Internalisierung* und *Aufarbeitung* des Antigen-Antikörper-Komplexes aus. Zur anschließenden Aktivierung der B-Zelle ist aber noch ein zweites Signal notwendig. Das kann bei sog. thymusunabhängigen oder TI-Antigenen (thymus-*i*ndependent) vom Antigen selbst herrühren (z. B. bakterielle Polysaccharide); bei thymusabhängigen oder TD-Antigenen (thymus-*d*ependent) stammt es von T_{H2}-Zellen, denen die B-Zellen das MHC-II-assoziierte TD-Antigen präsentieren (→ **B 4**). „Erkennt" der T-Zell-Rezeptor der T_{H2}-Zelle das Antigen, so exprimiert diese auf der Oberfläche den *CD40-Liganden* (der an das CD40-Protein der B-Zelle bindet) und sezerniert außerdem IL-4. CD40-Ligand und IL-4 (später auch IL-5 und IL-6) lösen die klonale Selektion der B-Zelle aus, die Sekretion von monospezifischem IgM sowie die Differenzierung zu **Plasmazellen**. Diese produzieren, je nach Umcodierung für die Fc-Region (*Klassensprung*, „*Switch*") nun IgA, IgG oder IgE, wobei alle Ig, die von einem B-Zell-Klon stammen, für das gleiche Antigen spezifisch sind.

B. Spezifische Immunabwehr

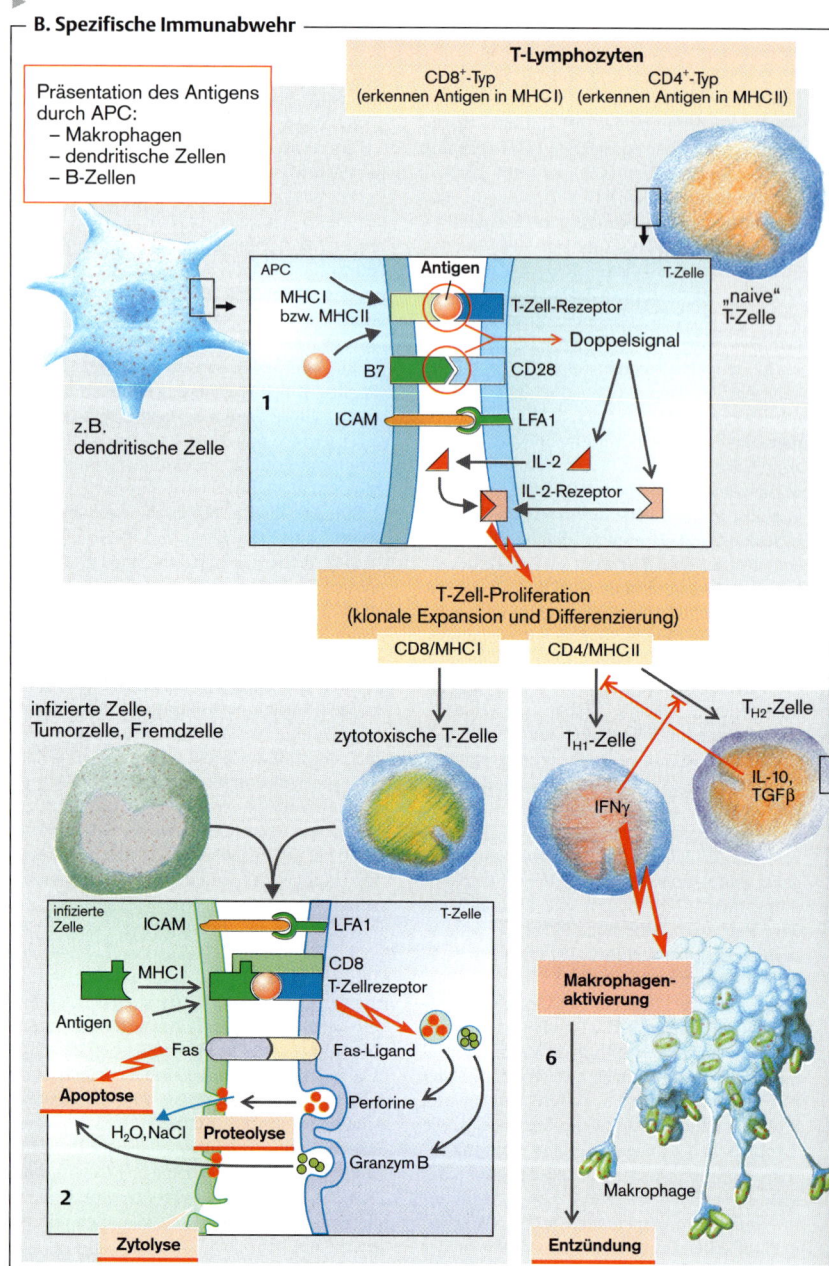

T-Lymphozyten

CD8⁺-Typ
(erkennen Antigen in MHC I)

CD4⁺-Typ
(erkennen Antigen in MHC II)

Präsentation des Antigens
durch APC:
– Makrophagen
– dendritische Zellen
– B-Zellen

„naive"
T-Zelle

APC
Antigen
T-Zelle

MHC I
bzw. MHC II
T-Zell-Rezeptor

B7
CD28
Doppelsignal

z.B.
dendritische Zelle

ICAM
LFA1

1

IL-2
IL-2-Rezeptor

**T-Zell-Proliferation
(klonale Expansion und Differenzierung)**

CD8/MHC I
CD4/MHC II

infizierte Zelle,
Tumorzelle, Fremdzelle

zytotoxische T-Zelle

T$_{H1}$-Zelle
T$_{H2}$-Zelle

IL-10,
TGFβ

IFNγ

infizierte
Zelle
ICAM
LFA1
T-Zelle

MHC I
CD8
T-Zellrezeptor

**Makrophagen-
aktivierung**

Antigen

Fas

6

Apoptose
Fas-Ligand

H$_2$O, NaCl
Proteolyse
Perforine

2
Granzym B

Makrophage

Zytolyse

Entzündung

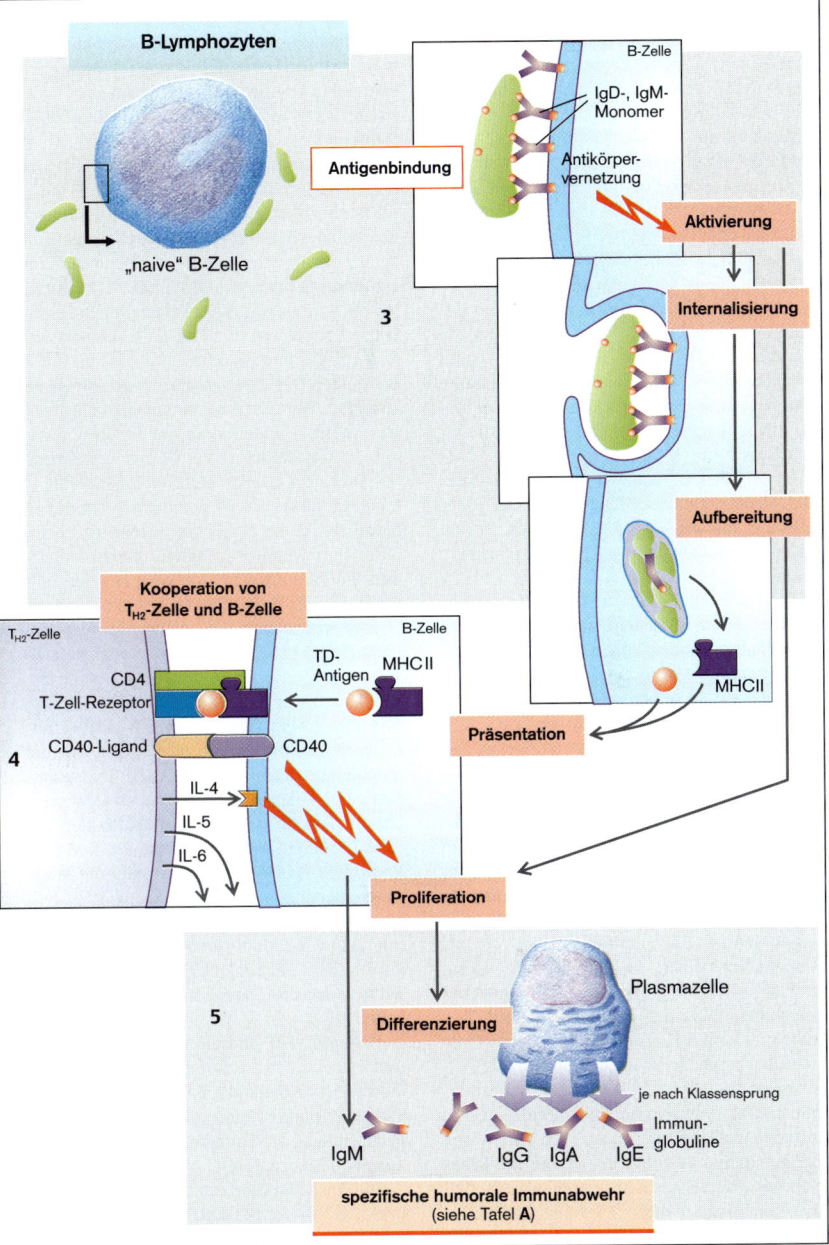

B-Lymphozyten

"naive" B-Zelle

3

B-Zelle

IgD-, IgM-Monomer

Antikörper-vernetzung

Antigenbindung

Aktivierung

Internalisierung

Aufbereitung

MHC II

Kooperation von T_H2-Zelle und B-Zelle

T_H2-Zelle

B-Zelle

CD4
T-Zell-Rezeptor

TD-Antigen   MHC II

CD40-Ligand   CD40

IL-4
IL-5
IL-6

Präsentation

4

Proliferation

5

Plasmazelle

Differenzierung

je nach Klassensprung

Immun-globuline

IgM   IgG IgA IgE

spezifische humorale Immunabwehr
(siehe Tafel **A**)

Entzündung

Entzündung ist eine **Abwehrreaktion** des Organismus und seiner Gewebe gegen schädigende Reize. Ziel ist, den Schaden zu beheben oder ihn zumindest lokal zu begrenzen und außerdem die Schadensursache, also etwa Bakterien oder Fremdkörper, zu beseitigen.

Auslöser einer Entzündung können sein:
◆ *Mikroorganismen* (→ **A**) wie Bakterien, Viren, Pilze oder Parasiten,
◆ *Fremdkörper* (Fremdeiweiß, z.B. Pollen; Asbest- oder Silicatkristalle) oder
◆ *Gewebezerstörung* mit der Bildung von Gewebetrümmern, etwa durch *mechanische Schädigung* wie Schnitt, Stich, Reibung oder Fremdkörper, *chemische Noxen* wie Säuren oder Basen und *physikalische Einflüsse* wie Kälte, Hitze, Strahlen (UV, Röntgen, Radioaktivität), sowie durch *körpereigene Auslöser,* wie z.B. zerfallende Tumorzellen, extravasales Blut, Autoimmunreaktionen (→ S. 56) oder Kristalle von im Körper ausgefällten Stoffen (Harnsäure, Calciumoxalat und -phosphat, Cholesterin).

Die akute Entzündung äußert sich als **lokale Reaktion** mit den seit dem Altertum bekannten Symptomen *Schmerz* (dolor), *Schwellung* (tumor), *Rötung* (rubor) und *Erwärmung* (calor). Außerdem treten **allgemeine Entzündungsreaktionen** auf (*Akutphase-Antwort;* s. u.).

Die rasche Aktivierung von *Mastzellen* (im Gewebe) oder ihrer Gegenstücke im Blut, den *basophilen Granulozyten,* ist ein Beispiel für die Auslösung einer sehr starken **akut-entzündlichen Reaktion** (→ **A**), die besonders bei den Überempfindlichkeitsreaktionen vom Typ I (→ S. 52) im Mittelpunkt steht. War der Organismus zuvor bereits mit einem Antigen (= Allergen bei Überempfindlichkeit), z.B. mit Bienengiftproteinen, in Kontakt gekommen, so sind als Reaktion darauf B-Lymphozyten sensibilisiert worden (Kooperation mit T_{H2}-Zellen; → S. 47, B 4). Davon abstammende Plasmazellen produzieren IgE, das sich an die Fc_ε-Rezeptoren der Mastzellen bindet. Bei erneutem Kontakt mit dem Antigen wird dieses nun mit den antigenspezifischen Fab-Enden des IgE gebunden. Wichtig für die weitere Reaktion der Mastzelle scheint dabei zu sein, daß das Allergen an mehrere IgE-Moleküle gebunden wird (*Antikörpervernetzung*); große Anti-

gene, die mit unterschiedlichen Molekülteilen mehrfach antigen wirken können (Polyvalenz), sind dabei also besonders wirksam (z.B. Parasiten, Proteine mit mehreren gebundenen Haptenen).

Die Antikörpervernetzung setzt in der Mastzelle Second messenger frei (cGMP, Inositoltrisphosphat, Ca^{2+}), die eine rasche *Degranulation* der Mastzellen auslösen, d.h. die Exozytose der in den Granula gespeicherten **Entzündungsmediatoren**: *Histamin, IL-8* (Interleukin 8), *Eotaxin, NCF* (Neutrophilenchemotaktischer Faktor) u.a. Das Ca^{2+} aktiviert außerdem die Phospholipase A_2, die aus Phospholipiden der Zellmembran Arachidonsäure abspaltet. Diese ist Ausgangssubstanz für weitere wichtige Entzündungsmediatoren, nämlich *Prostaglandine* (E_2 u.a.) und *Leukotriene* (C4, D4 und E4, zusammen auch SRS-A [slow reacting substance of anaphylaxis] genannt, sowie B4). Auch der *Platelet-activating factor* (*PAF*), ein weiterer wichtiger Entzündungs- und Blutstillungsmediator, wird aus der Zellmembran der Mastzellen freigesetzt.

Leukotriene und PAF werden im weiteren Verlauf der Entzündungsreaktion auch von eosinophilen und neutrophilen Granulozyten, von Makrophagen sowie (PAF) von Thrombozyten freigesetzt, was wesentlich zur Verstärkung der Reaktion sowie zur *Einbeziehung des Blutstillungssystems* beiträgt. Diese Zellen werden durch **Chemokine** angelockt (**Chemotaxis**). Chemotaktisch auf eosinophile Granulozyten (und T_{H2}-Zellen) wirken Eotaxin, PAF und Leukotrien B4. Da PAF u.a. auch wieder die Mastzellen aktiviert, entsteht eine *Kooperation* zwischen den beiden Zelltypen. Neutrophile Granulozyten und Monozyten werden durch Leukotrien B4, C5a (s. u.), NCF, IL-8, TNFα (tumor necrosis factor α) sowie IL-1, -4 und -8 angelockt (→ **A**).

Histamin, PAF und die Leukotriene C4, D4 und E4 bewirken zusammen mit anderen Mediatoren (Prostaglandin E_2, Bradykinin) a) eine Vasodilatation, b) eine erhöhte parazelluläre Permeabilität des Endothels sowie c) eine Reizung von Nozizeptoren (→ **A**).

Die **Vasodilatation** ist Ursache der Rötung und Erwärmung des Entzündungsortes (s. o.) und läßt die Strömungsgeschwindigkeit des

▶

A. Akute Entzündung

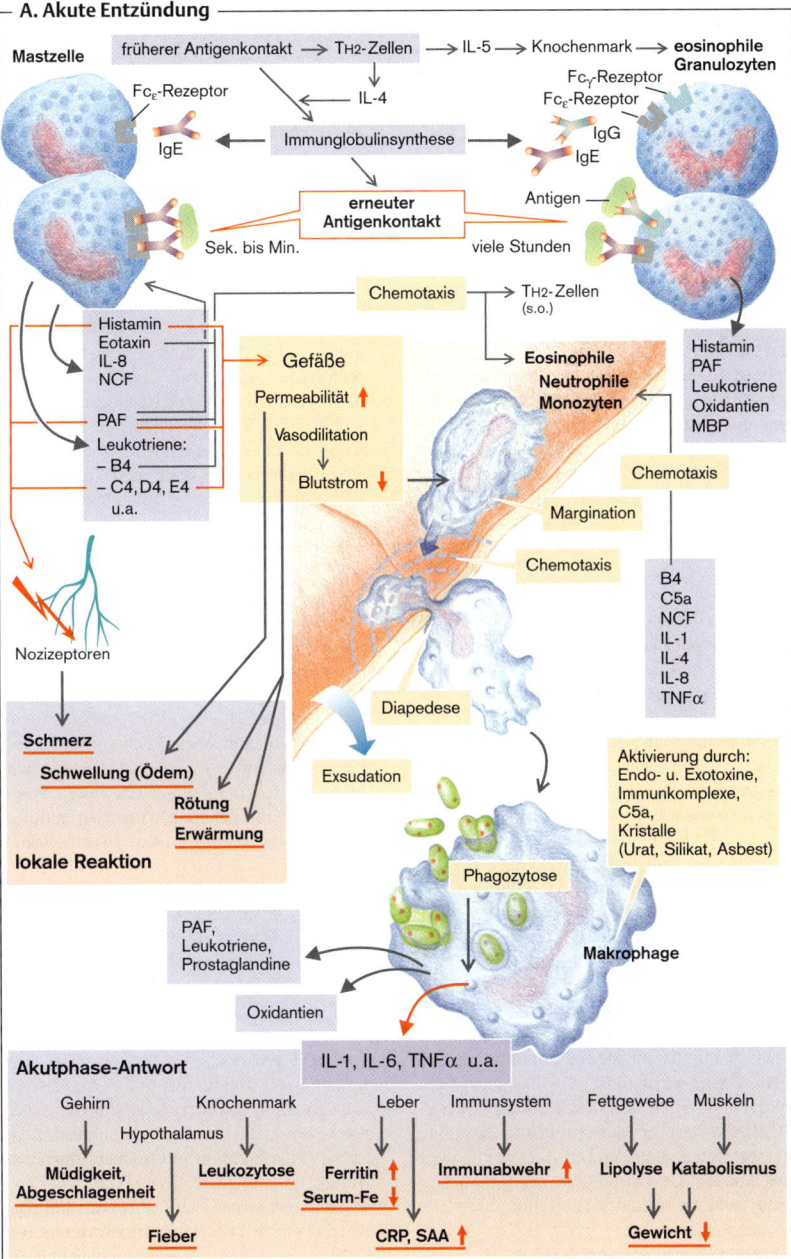

Mastzelle

früherer Antigenkontakt → TH2-Zellen → IL-5 → Knochenmark → **eosinophile Granulozyten**

Fcε-Rezeptor

IL-4

Fcγ-Rezeptor
Fcε-Rezeptor

IgE ← Immunglobulinsynthese → IgG
IgE

Antigen

erneuter Antigenkontakt

Sek. bis Min.   viele Stunden

Chemotaxis → TH2-Zellen (s.o.)

Histamin
Eotaxin
IL-8
NCF

→ **Eosinophile Neutrophile Monozyten**

Histamin
PAF
Leukotriene
Oxidantien
MBP

PAF

Leukotriene:
– B4
– C4, D4, E4
u.a.

Gefäße

Permeabilität ↑

Vasodilitation

Blutstrom ↓

Chemotaxis

Margination

Chemotaxis

B4
C5a
NCF
IL-1
IL-4
IL-8
TNFα

Nozizeptoren

Diapedese

Schmerz

Schwellung (Ödem)

Exsudation

Rötung

Erwärmung

lokale Reaktion

Aktivierung durch:
Endo- u. Exotoxine,
Immunkomplexe,
C5a,
Kristalle
(Urat, Silikat, Asbest)

Phagozytose

PAF,
Leukotriene,
Prostaglandine

Makrophage

Oxidantien

Akutphase-Antwort

IL-1, IL-6, TNFα u.a.

Gehirn   Knochenmark   Leber   Immunsystem   Fettgewebe   Muskeln

Hypothalamus

Müdigkeit, Abgeschlagenheit   **Leukozytose**   Ferritin ↑   **Immunabwehr** ↑   Lipolyse   Katabolismus

Serum-Fe ↓

Fieber   CRP, SAA ↑   Gewicht ↓

Blutes absinken, was den chemotaktisch ange-lockten Leukozyten ein Schwimmen in endothelnahen Bereichen erlaubt. Das im Entzündungsbereich u. a. von IL-4 (aus T_{H2}-Lymphozyten) aktivierte Endothel fährt *Selectine* ins Lumen aus, die als Adhäsionsmoleküle ein Entlangrollen der Leukozyten auf dem Endothel und damit die Aktivierung weiterer *Adhäsionsmoleküle* bewirken (Integrine; ICAM-1, VCAM). Diese ermöglichen den Leukozyten ein Festhaften an der Gefäßwand (*Margination*). Die **erhöhte Endotheldurchlässigkeit** (Lockerung des Endothelzellverbandes) läßt die Leukozyten in den extravasalen Raum durchschlüpfen (*Diapedese*, → **A**). Außerdem gelangt jetzt vermehrt proteinreiche Flüssigkeit (*entzündliches Exsudat*) ins Interstitium und führt zur **ödematösen Schwellung**. Im Extremfall verlassen sogar Erythrozyten die Blutbahn: *hämorrhagische Entzündung*. Schließlich werden **Schmerzen** ausgelöst, die die Schädigung bewußt machen (Verhaltensänderung) und reflektorisch eine Schonung des Entzündungsgebietes (z. B. einer Extremität) auslösen.

Die zum Entzündungsort migrierten *neutrophilen Granulozyten* und die aus eingewanderten Monozyten differenzierten *Makrophagen* versuchen nun, die Entzündungsverursacher zu **phagozytieren** und lysosomal zu „verdauen". „Appetitsteigernd" wirkt dabei eine *Opsonisierung* mit IgG oder C3b (→ S. 44).

Bei der Entzündung wird auch das **Komplementsystem** aktiviert, und zwar auf dem raschen, „klassischen" Weg in Anwesenheit von Antigen-Antikörper-Komplexen oder auf dem langsameren, sog. alternativen Weg durch weniger spezifische Bindung an Bakterien oder virusinfizierte Zellen. Beidesmal wird die Komponente **C3b** gebildet. Sie dient nicht nur der Opsonisierung von Antigenen, sondern ruft auch die Polymerisation weiterer Komponenten (C5-C9) auf der Zellmembran des attackierten Erregers hervor, die den Membranangriffskomplex bilden und damit die Lyse des Erregers herbeiführen (→ S. 44). Das Komplementsystem kann darüber hinaus auch Viruspartikel und Antigen-Antikörper-Komplexe zerstückeln. Nebenprodukte des Komplementsystems (C3a, C4a und C5a, sog. *Anaphylatoxine*) wirken chemotaktisch und aktivieren Makrophagen.

Makrophagen werden v. a. durch Exo- und Endotoxine von Erregern sowie durch Antigen-Antikörper-Komplexe, C5a oder Kristalle (s. o.) sowie durch den Phagozytosevorgang *aktiviert*, woraufhin Oxidantien wie O_2^-, OH·, $^1O_2$ und H_2O_2 freigesetzt werden, um die Erreger zu schädigen (→ **A**). Darüber hinaus sezernieren die Makrophagen Entzündungsmediatoren. Neben PAF, Leukotrienen und Prostaglandinen sind dies IL-1, IL-6 und TNFα, die nicht nur lokal chemotaktisch wirken, sondern nun auch den gesamten Organismus in die Entzündungsreaktion miteinbeziehen: **Akutphase-Antwort** (→ **A**). Über spezifische Rezeptoren werden u. a. durch IL-1, IL-6 und TNFα
– im Gehirn Schlafreaktionen ausgelöst (*Müdigkeit, Abgeschlagenheit*),
– im Hypothalamus der Sollwert der Körpertemperatur verstellt (*Fieber*; → S. 20),
– das Knochenmark zur vermehrten Leukozytenausschüttung veranlaßt,
– die Leber zu erhöhter Aufnahme von Eisen stimuliert (um es den Bakterien im Serum zu entziehen) sowie zur Produktion von sog. *Akutphase-Proteinen* anregt (u. a. C-reaktives Protein = CRP und Serumamyloid-A = SAA),
– das Immunsystem stimuliert (Antikörperbildung usw.) und
– Lipolyse und Katabolismus ausgelöst (*Gewichtsverlust*).

Reparatur des Gewebes: Nach vorübergehender Bildung von zellreichem *Granulationsgewebe* (Makrophagen u. a.), das durch eingesproßte Gefäße gekennzeichnet ist, stimulieren PDGF (platelet-derived growth factor) und andere Mediatoren die Vermehrung und Einwanderung von *Fibroblasten*. Sie produzieren *Glykosaminoglykane*, die quellen und sich an Kollagenfasern anlagern. Auch neues *Kollagen* wird gebildet, das durch seine *Schrumpfung* die Wundränder schließt. Schließlich werden die Kollagenfasern (*Narbe*) durch das für diesen Ort normale Gewebe ersetzt (*Restitutio ad integrum*; → **B**). Letzteres gilt allerdings nur für kleine, nichtinfizierte Gewebsschäden. Kann die Entzündungsursache nicht gleich beseitigt werden (z. B. Fremdkörper oder Wundinfektion), verzögert sich die Wundheilung und der Abwehrkampf der Phagozyten intensiviert sich. Dabei wird viel Energie verbraucht (vermehrte Erwärmung), das gleichzeitig aktivierte Gerinnungssystem ver-

B. Entzündung: Störungen und Folgen

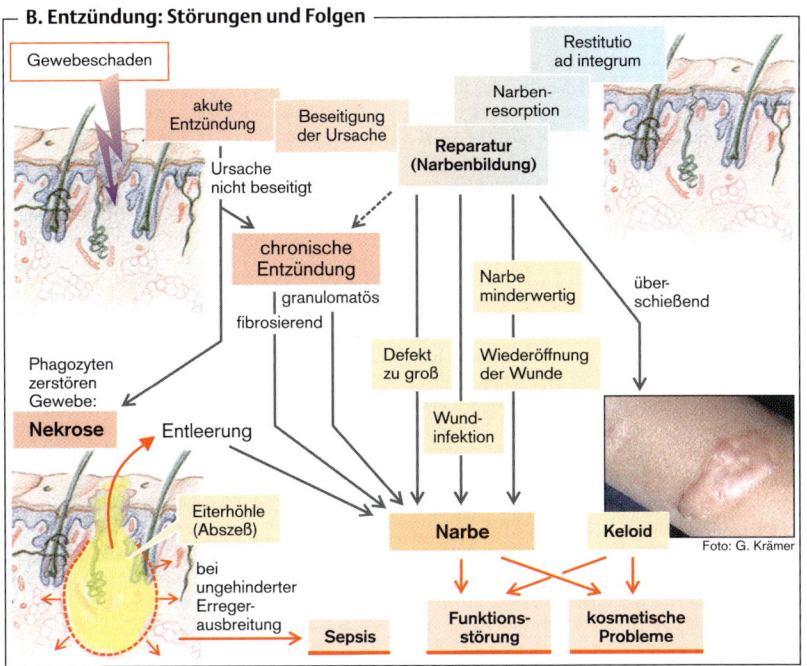

Foto: G. Krämer

schließt Gefäße in der Umgebung, so daß ATP auch wegen des O_2-Mangels knapp wird und der pH-Wert abfällt (anaerobe Milchsäurebildung). Die freigesetzten Oxidantien schädigen auch die körpereigenen Zellen. Bei deren Untergang werden lysosomale Enzyme frei, so daß schließlich auch die Leukozyten und die Zellen des entzündeten Gewebes selbst zugrundegehen. Dieser Gewebsuntergang (*Nekrose*, → S. 10), der bis zur Höhlenbildung (*Abszeß*) gehen kann (→ **B**), ist der Preis für die Verhinderung der Entzündungsausbreitung und hinterläßt meist eine dauerhafte **Narbe**. Sie entsteht auch dann, wenn der Defekt zu groß ist (z. B. klaffende Wunde).

Zu einer **Störung der Wundheilung** (→ **B**) kommt es auch dann, wenn sich Entzündungs- und Heilungsprozesse die Waage halten: **chronische Entzündung** (z. B. bei Raucherbronchitis oder Leberschädigung durch Alkohol). Wird dabei besonders viel Kollagen gebildet, entsteht eine *fibrosierende Entzündung* (z. B. Leberzirrhose, → S. 172 ff.), während eine übermäßige Bildung von Granulationsgewebe eine

granulomatöse Entzündung kennzeichnet (z. B. bei Tuberkulose, Fremdkörper).

Ist das *Narbengewebe minderwertig*, z. B. bei einer Hemmung der Kollagensynthese durch Corticoide oder einer Kollagenvernetzungsstörung bei Vitamin-C-Mangel, kann eine Belastung zur Wiedereröffnung der Wunde führen, so etwa beim gefürchteten „Platzbauch" nach Bauchoperationen. Größere Narben, insbesondere im Gesicht, können zu **kosmetischen Problemen** führen, v. a. aber eine überschießende Narbenbildung (*Keloid*, → **B**). Narben haben u. U. auch erhebliche **Funktionsstörungen** zur Folge, so z. B. an der Kornea (Sehstörungen), an den Herzklappen (Stenose, Insuffizienz; → S. 194 ff.) oder im Bauchraum (Adhäsionen und Strikturen des Darmes; → S. 156).

Gelingt es nicht, eine erregerbedingte Entzündung lokal einzugrenzen, breitet sie sich, meist über das Lymphsystem, auf den gesamten Organismus aus: **Sepsis**. Sie entsteht auch dann, wenn z. B. das großflächige Bauchfell akut mit Erregern überschwemmt wird (Darmruptur, Abszeßeröffnung).

51

Überempfindlichkeitsreaktionen (Allergien)

Allergie ist eine spezifische Überreaktion des Immunsystems auf eine körperfremde (ansonsten oft harmlose) Substanz, also auf ein Antigen (→ S. 42), das damit zum *Allergen* wird. Durch Bindung kleinmolekularer Fremdstoffe (sog. *Haptene*) können auch körpereigene Proteine allergen wirksam werden. Während die verstärkte Immun-(Sekundär-)reaktion bei wiederholtem Antigenkontakt normalerweise protektiv wirkt (*Immunisierung;* → S. 42 ff.), führt sie bei der Allergie über prinzipiell ganz ähnliche Immunmechanismen zur *Zerstörung* von intaktem Gewebe. Der Primärkontakt hat hier also eine *Allergisierung* ausgelöst. Zu ähnlichen Zerstörungen kommt es aber auch, wenn das Immunsystem körpereigene Proteine fälschlicherweise nicht als solche erkennt, so daß *Autoantikörper* gebildet werden (→ S. 54). Es sind in jedem Fall *Entzündungsreaktionen* (→ S. 48 ff.), die den Schaden anrichten.

Die Überempfindlichkeitsreaktionen werden in die (z. T. überlappenden) Typen I – V eingeteilt. Häufig ist die **Typ-I-Reaktion.** Ihr geht die Allergisierung voraus: Bei der Kooperation von B- und T_{H2}-Zellen wird das Allergen präsentiert sowie u. a. IL-4 und IL-5 freigesetzt. Durch IL-4 proliferieren antigenspezifische B-Zellen (→ IgE-Bildung; → S. 47, B 4), und durch IL-5 werden eosinophile Granulozyten im Knochenmark zu Differenzierung und Übertritt ins Blut angeregt (→ S. 49, oben). Beim Zweitkontakt kommt es dann in Sekunden bis Minuten zur *Sofortreaktion* (*Anaphylaxis*), der nach Stunden *Spätreaktionen* folgen können. Der Sofortreaktion liegt die rasche Freisetzung und Neubildung von gefäßaktiven Entzündungsmediatoren aus *IgE*-besetzten Mastzellen zugrunde, während die Spätreaktionen von angelockten eosinophilen und neutrophilen Granulozyten und *IgG* vermittelt sind (→ S. 49, oben). Die Typ-I-Sofortreaktion kann je nach Allergenexposition *lokal* oder mehr oder weniger *generalisiert* ablaufen. Allergene in der Luft (z. B. Pollen, Milbenstaub, Tierhaare) lösen Reaktionen im *Respirationstrakt* aus, wo es zu Schleimhautödemen mit Übersekretion (z. B. Heuschnupfen) und Bronchospasmus (Asthma) kommt, während Nahrungsallergene (z. B. Milch-, Früchte- oder Fischbestandteile) in erster Linie zu *Magen-Darm-Symptomen* wie Bauchschmerzen, Übelkeit, Erbrechen und Durchfall führen. Dabei helfen sowohl die Übersekretion im Respirationstrakt als auch Erbrechen und Durchfall, das Allergen zu entfernen. Die *Haut* reagiert auf Allergene (z. B. auf Bienenproteine) mit Jucken, Schwellung, Urtikaria sowie atopischer Dermatitis. Gelangt das Allergen durch Injektion direkt ins Blut (z. B. Serum oder Haptene wie z. B. Penicillin), kommt es zu einer systemischen Sofortreaktion, wobei die Freisetzung von gefäßaktiven Mediatoren zu einem lebensbedrohlichen Blutdruckabfall führen kann: *anaphylaktischer Schock* (→ S. 230 ff.). Er kann, etwas verzögert, auch nach starker gastrointestinaler oder respiratorischer Allergenexposition auftreten, ebenso wie es bei einer Lebensmittelallergie zu einer Urtikaria kommen kann.

Bei der **Typ-II-** oder **zytotoxischen Überempfindlichkeit** (→ **A**) stehen meist antigen wirksame *Zellen* oder extrazelluläre Matrixproteine im Mittelpunkt, sei es, daß sich *Haptene* (z. B. Medikamente) an körpereigene (Blut-)Zellen binden oder daß körperfremde Blutzellen in den Organismus gelangen. Nach der Allergisierung beim Erstkontakt mit dem Allergen werden bei nachfolgenden Antigenexpositionen in großen Mengen allergenspezifische *IgM* und *IgG* gebildet, die sich in hoher Dichte ($10^4 – 10^5$ pro Zelle) an die allergene Zelloberfläche binden (*Opsonisierung;* → **A**). Dadurch wird das *Komplementsystem* aktiviert (→ S. 43, A 1), und NK-Zellen entfalten ihre zytotoxische Wirkung (ADCC; → S. 43, A 3). Beides führt nach einigen *Stunden* zur Zerstörung der allergenen Zelle: *Zytolyse* (→ **A**). Haptenbindung an körpereigene Erythrozyten hat daher eine hämolytische Anämie (→ S. 40) und eine an Thrombozyten eine Thrombozytopenie zur Folge. (Diese beiden Zelltypen sind der Komplementattacke besonders ausgeliefert, weil sie wenig komplementregulierende Proteine besitzen; s. a. S. 40). Fremderythrozyten werden (z. B. bei ABO-Unverträglichkeit) agglutiniert, d. h. über IgM miteinander verbunden, und rasch hämolysiert (akuter Transfusionszwischenfall; → S. 41 B). In prinzipiell ähnlicher (nicht ganz geklärter) Weise führen Autoantikörper gegen die Basalmembran zu Gewebezerstörungen in Niere und Lunge (*Goodpas-*

A. Typ-II- (zytotoxische) Überempfindlichkeit auf zellständige Antigene

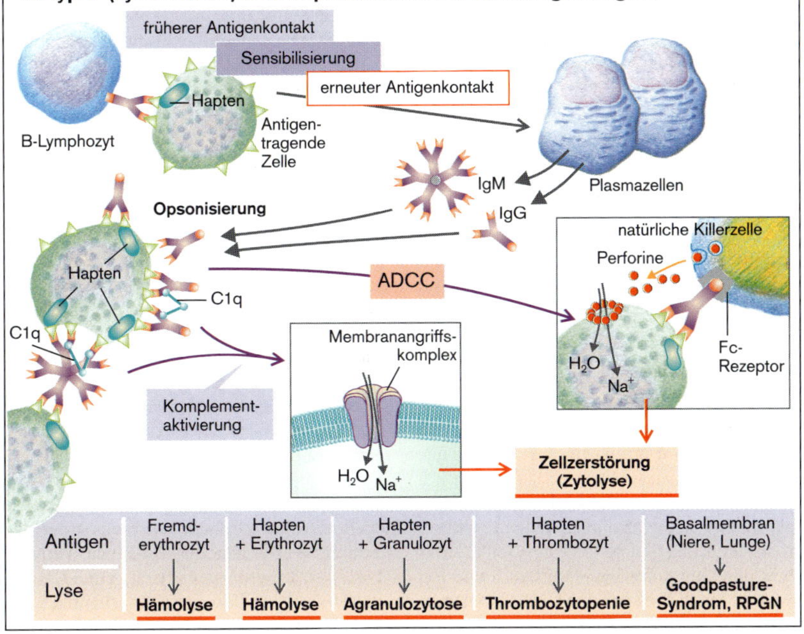

früherer Antigenkontakt

Sensibilisierung

erneuter Antigenkontakt

Hapten

B-Lymphozyt

Antigen-tragende Zelle

Plasmazellen

IgM

IgG

Opsonisierung

natürliche Killerzelle

Perforine

Hapten

C1q

ADCC

Fc-Rezeptor

H_2O

Na^+

C1q

Membranangriffs-komplex

H_2O Na^+

Komplement-aktivierung

Zellzerstörung (Zytolyse)

Antigen	Fremd-erythrozyt	Hapten + Erythrozyt	Hapten + Granulozyt	Hapten + Thrombozyt	Basalmembran (Niere, Lunge)
Lyse	Hämolyse	Hämolyse	Agranulozytose	Thrombozytopenie	Goodpasture-Syndrom, RPGN

B. Typ-III-Überempfindlichkeit auf Antigen-Antikörper-Komplexe

Antikörper (IgG)

C1q

Komplement-aktivierung

Komplexablagerung in Kapillaren

Fc-Rezeptor

Zirkulation kleiner, löslicher Antigen-Antikörper-Komplexe

Überschuß an Antigenen

Phagozyten

Chemotaxis

Endothel

Basal-membran

(nach Kownatzki)

Entzündung

Gewebeschäden

Serumkrankheit

Niere

Knochen

Haut

Lymph-knoten

Glomerulo-nephritis

Arthritis

Urticaria

Fieber, Myalgie, Lymph-adenopathie

Konzentration im Blut

Antigene

Krankheits-symptome

Antigen-Antikörper-Komplexe

freie Antikörper

5   10   15   20

Tage nach Antigen-Erstkontakt

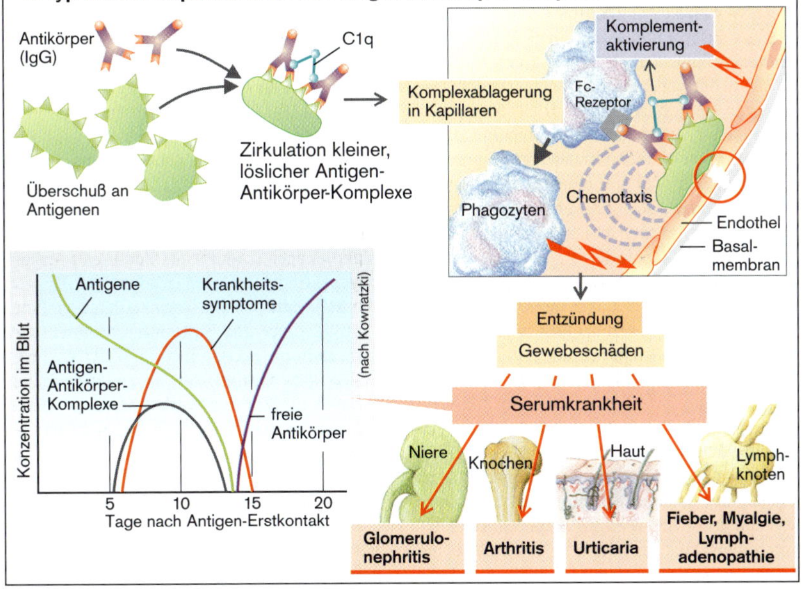

ture-Syndrom). Das IgG wird renal entlang der Glomeruluskapillaren abgelagert, was dort starke Entzündungsreaktionen auslöst (rasch progrediente Glomerulonephritis mit drohender Niereninsuffizienz [RPGN]; → S. 102 ff.), während die Lungenbeteiligung durch lebensbedrohliche Blutungen gekennzeichnet ist.

Die **Typ-III-Reaktion** (→ **B**) wird durch Bildung und Ablagerung von *Immunkomplexen* (Antigen-Antiköper-Komplexen) ausgelöst, wobei die Antigene häufig über die beteiligten Immunglobuline (IgM, IgG) miteinander vernetzt sind. Solche Immunkomplexe aktivieren sowohl das *Komplementsystem* (→ S. 43, A 1) als auch Makrophagen, Granulozyten und Thrombozyten (über deren Fc-Rezeptoren). Insbesondere wenn das Antigen im Vergleich zum Antikörper im Überschuß vorhanden ist, zirkulieren über längere Zeit *kleine, lösliche Immunkomplexe* im Blut (→ **B**, Kurven), die nur langsam abgebaut werden. Sie lagern sich v.a. in den Kapillaren der Nierenglomeruli (granulär) ab, finden sich aber auch in den Gelenken, in der Haut und andernorts. Die Kapillarwand wird nun vom Komplementsystem sowie von chemotaktisch angelockten und aktivierten Phagozyten attackiert. Diese setzen Proteasen, Oxidantien und Entzündungsmediatoren frei, so daß es zu (Immunkomplex-)Glomerulonephritis, Gelenkschmerzen, Urtikaria, Lymphknotenentzündung und Fieber kommt – Symptomen, die nach der früher durchgeführten passiven Immunisierung mit dem Serum von Tieren (Rind, Schaf, Pferd) auftraten und als **Serumkrankheit** bezeichnet wurden.

Auch Infektionen können eine systemische Typ-III-Reaktion auslösen, und zwar, wenn es dem Immunsystem nicht gelingt, die Erreger (z.B. Streptokokken oder bestimmte Malariaerreger) ganz zu eliminieren, es aber doch genug Antikörper bildet, um die Konzentration von Immunkomplexen im Blut hochzuhalten. Auch der systemische Lupus erythematodes ist eine Typ-III-Reaktion unklarer Ätiologie.

Eine *lokale* Typ-III-Reaktion kann, z.B. nach einer Impfung, in der Haut vorkommen (**Arthus-Reaktion**) oder dann in der Lunge auftreten, wenn wiederholt kleine Antigenmengen eingeatmet werden: Bei weiteren Kontakten werden große IgG-Mengen ausgeschüttet (Antigenüberschuß), es bilden sich Komplexe, die in der Lunge präzipitieren (*exogene allergische*

Alveolitis). Beispiele sind *Taubenzüchterlunge* (Antigene im Taubenkot) und Farmerlunge (Dreschfieber; Schimmelpilzantigene im Heu).

Die **Typ-IV-Reaktion** (→ **C, D**) wird v.a. durch T_{H1}-Zellen, T-Killerzellen und Makrophagen getragen und erreicht ihr Maximum nach 2 – 4 Tagen („verzögerter" Reaktionstyp oder **delayed type hypersensitivity, DTH**). Auslösend sind v.a. *Erregerproteine* (Viren, Tuberkulose, Lepra, Bilharziose, Leishmaniose, Listeriose, Pilzinfektionen), andere Fremdproteine (z.B. das Weizenprotein Gliadin, das die *Zöliakie* auslöst) und *Haptene*, z.B. Medikamente, Metalle (z.B. Nickel, → **D**), Kosmetika, Pflanzenbestandteile (z.B. Pentdekacatechol im nordamerikanischen *poison ivy* [*Rhus radicans*] oder im Gift-Sumach [*Rhus toxicodendron*]). Auch die *primäre Abstoßung transplantierter Organe* ist eine Typ-IV-Reaktion.

Das Antigen wird von *Makrophagen* phagozytiert, aufgearbeitet und den (DTH-)T_H-Zellen präsentiert (→ **C**). Die Sensibilisierung dauert mehr als fünf Tage. Beim Zweitkontakt werden zahlreiche T-Zellen zu T_{H1}-Zellen aktiviert (→ S. 45 ff.). Diese regen über IL-3 und GM-CSF die Monozytenbildung im Knochenmark an, locken mittels MIC und MIF Monozyten bzw. Makrophagen herbei, aktivieren diese über Interferon γ (IFNγ) und führen mit ihnen (sowie mit TNFβ) zu einer starken *Entzündungsreaktion*, bei der körpereigenes bzw. transplantiertes Gewebe in großem Umfang zerstört werden kann (Tbc, Lepra, Organabstoßung).

Auf der *Haut* sind es Haptene, die eine Typ-IV-Reaktion in Form einer **Kontaktdermatitis** hervorrufen. Aus nickelhaltigen Armbanduhren z.B. gelangt Ni in die Haut, wo es, gebunden an körpereigenes Protein, von den Hautmakrophagen (Langerhans-Zellen) als Antigen phagozytiert und aufgearbeitet wird (→ **D**). Die Makrophagen wandern zu den regionalen Lymphknoten und präsentieren dort (nach Umwandlung zu dendritischen, B7-positiven Zellen) das Antigen den antigenspezifischen T-Zellen aus Blut und Lymphe. Diese proliferieren und differenzieren sich (zu T-Killerzellen und T_{H1}-Zellen), um nun in großer Zahl den Ort der Antigenexposition (v.a. auf dem Blutweg) zu erreichen (→ **C, D**).

Typ-V-Reaktionen werden durch Autoantikörper gegen Transmitter- oder Hormon-Rezeptoren hervorgerufen (→ S. 56).

C. Verzögerte Überempfindlichkeit (Typ IV)

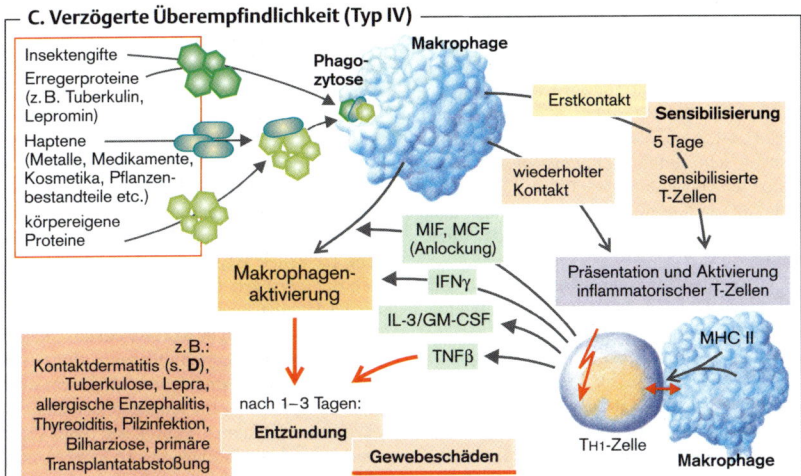

Insektengifte
Erregerproteine
(z.B. Tuberkulin,
Lepromin)

Haptene
(Metalle, Medikamente,
Kosmetika, Pflanzen-
bestandteile etc.)

körpereigene
Proteine

**Phago-
zytose**

Makrophage

Erstkontakt

Sensibilisierung

5 Tage

sensibilisierte
T-Zellen

wiederholter
Kontakt

MIF, MCF
(Anlockung)

Makrophagen-
aktivierung

IFNγ

IL-3/GM-CSF

TNFβ

Präsentation und Aktivierung
inflammatorischer T-Zellen

MHC II

z.B.:
Kontaktdermatitis (s. **D**),
Tuberkulose, Lepra,
allergische Enzephalitis,
Thyreoiditis, Pilzinfektion,
Bilharziose, primäre
Transplantatabstoßung

nach 1–3 Tagen:

Entzündung

Gewebeschäden

T$_{H}$1-Zelle

Makrophage

D. Entstehung einer Kontaktdermatitis

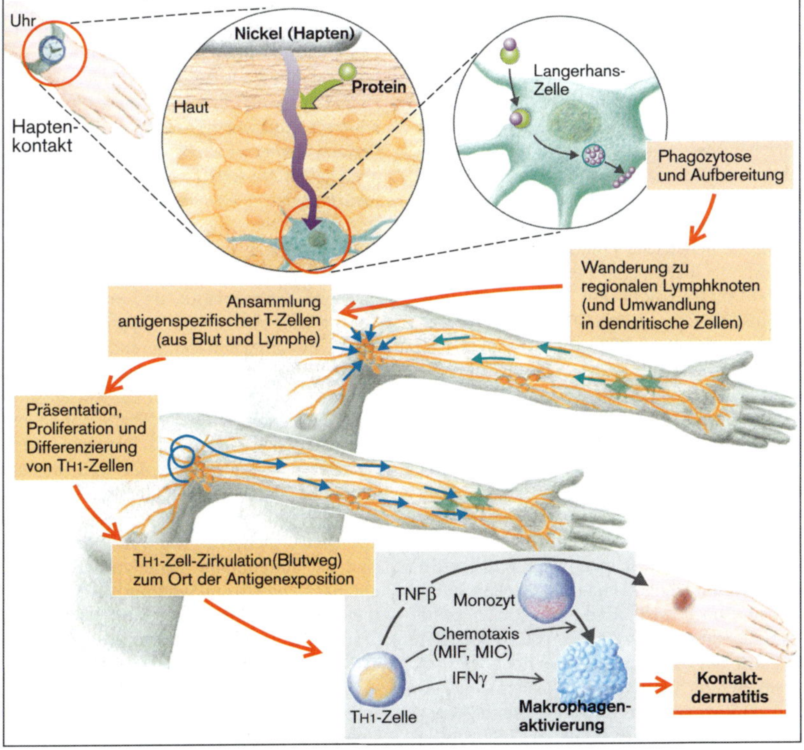

Uhr

Hapten-
kontakt

Nickel (Hapten)

Haut

Protein

Langerhans-
Zelle

Phagozytose
und Aufbereitung

Wanderung zu
regionalen Lymphknoten
(und Umwandlung
in dendritische Zellen)

Ansammlung
antigenspezifischer T-Zellen
(aus Blut und Lymphe)

Präsentation,
Proliferation und
Differenzierung
von T$_{H}$1-Zellen

T$_{H}$1-Zell-Zirkulation (Blutweg)
zum Ort der Antigenexposition

TNFβ   Monozyt

Chemotaxis
(MIF, MIC)

IFNγ

T$_{H}$1-Zelle

**Makrophagen-
aktivierung**

**Kontakt-
dermatitis**

Autoimmunkrankheiten

Wenn das Immunsystem gegen ein körpereigenes Antigen kontinuierlich *Autoantikörper* (*AAK*) bildet bzw. T-Zellen aktiviert, so kann dies Ursache von Gewebe- und Organschädigungen sein: *Autoimmunkrankheit* (*AIK*). (Das Auftreten von AAK alleine ist kein Beweis für eine AIK, da AAK oft auch als vorübergehende Folge einer Gewebeschädigung nachweisbar sind.)

AIK werden normalerweise verhindert, weil
– unreife T-Zellen, die die häufigen, ubiquitären Autoantigene (*AAG*) erkennen, der **klonalen Deletion** im Thymus unterliegen (→ S. 42);
– reife T-Zellen **klonal inaktiviert** werden (*Anergie;* → S. 45). Der Grund dafür ist, daß Zellen im Gewebeverband *kein Costimulationssignal* abgeben (z. B. B7-Protein, → S. 46, B 1);
– die AAG-spezifischen T-Zellen in bestimmten Fällen trotz Erkennung nicht aktiviert werden (**immunologische Ignoranz**; s. u., Punkt 3).

Ätiologie und Pathogenese der AIK sind nur unzureichend geklärt, doch beruht die AAK-Bildung bzw. die T-Zell-Aktivierung auf den gleichen Mechanismen, wie sie bei Immunreaktion auf Fremdantigene ablaufen (→ S. 42 ff. u. 52 ff.). Folgende (Teil-)Ursachen für die Entstehung von AIK kommen in Frage (→ **A**):

1. Eine **genetische Prädisposition** ist durch bestimmte HLA-Allele bedingt: Träger der HLA-II-Allele DR3 + DR4 erkranken z. B. 500mal häufiger an Typ-I-Diabetes (→ S. 286) als Träger der Allele DR2 + DR2.

2. Eine besonders in der Pubertät deutliche Geschlechtsabhängigkeit weist auf **hormonelle Einflüsse** hin. So beträgt das Verhältnis Frau/Mann beim *systemischen Lupus erythematodes* 10 : 1, bei der *Spondylitis ankylosans* 1 : 3.

3. AAG aus **immunologisch privilegierten Regionen** (Gehirn, Auge, Hoden, Uterus) können diese zwar verlassen (über Blut-, nicht über Lymphbahnen) und mit T-Zellen interagieren, doch wird dabei gewöhnlich keine AIK ausgelöst, da die AAG von TGFβ begleitet werden, das wahrscheinlich bewirkt, daß (anstelle der zerstörerischen T_{H1}-Zellen) T_{H2}-Zellen aktiviert werden. Trotzdem lösen AAG gerade aus diesen Regionen AIK aus, so z. B. MBP

(myelin basic protein) des Gehirns die Multiple Sklerose, eine der häufigsten AIK. Tierexperimentell läßt sich zeigen, daß MBP keine Toleranz oder Anergie der T-Zellen auslöst, sondern eine *immunologische Ignoranz*; diese schlägt in eine Myelinzerstörung um, wenn (etwa im Zusammenhang mit Infektionen) an anderer Stelle MBP-spezifische, inflammatorische T_{H1}-Zellen aktiviert werden, die dann ins Gehirn eindringen. In ähnlicher Weise können bei Verletzung eines Auges Proteine freiwerden und die Immunantwort darauf das intakte Auge gefährden (Ophthalmia sympathica). Infertilität durch Spermatozoen-AAK ist ein weiteres Beispiel. Warum hingegen der Embryo bzw. Fetus mit seinen zahlreichen (vom Vater ererbten) Fremdantigenen immunologisch völlig toleriert wird, ist unbekannt.

4. **Infektionen** können an der Entstehung von AIK beteiligt sein. So werden z. B. MBP-spezifische T-Zellen (s. o.) dann aktiviert, wenn bestimmte Bakterien anwesend sind (experimentell z. B. durch Tbc-Erreger im sog. *Freund-Adjuvans*). Evtl. lösen diese Erreger das fehlende Costimulationssignal aus (s. o.). Außerdem können gegen bestimmte Erregerantigene gerichtete Antikörper bzw. T-Zellen mit AAG *kreuzreagieren* (*„molekulares Mimikry"*), so etwa Antikörper gegen A-Streptokokken mit AAG in Herz (Endokarditis), Gelenken (Polyarthritis) und Niere (Glomerulonephritis).

5. Eine **Fehlregulation des Immunsystems** unbekannter Art (Fehlen suppressiver CD8-Zellen, die antigenpräsentierende CD4-Zellen abtöten?) könnte ebenfalls mitbeteiligt sein.

Die Immunmechanismen der AIK entsprechen den Typen II – V der Überempfindlichkeitsreaktionen (→ S. 52 ff.). Daneben unterscheidet man *systemische AIK* (z. B. der systemische Lupus erythematodes [Typ-III-Reaktion]) von *organ-* und *gewebespezifischen AIK* (→ **B**): Beispiele für Typ-II-Reaktionen sind die autoimmune hämolytische Anämie und das Goodpasture-Syndrom, für Typ IV die rheumatoide Arthritis, die Multiple Sklerose (?) und der Typ-I-Diabetes mellitus (bei dem CD8-T-Zellen die eigenen β-Zellen zerstören; → S. 286). Zu Typ V zählen u. a. die Hormonrezeptor-aktivierenden (Morbus Basedow) oder -blockierenden AAK (Myasthenia gravis).

A. Ursachen von Autoimmunkrankheiten

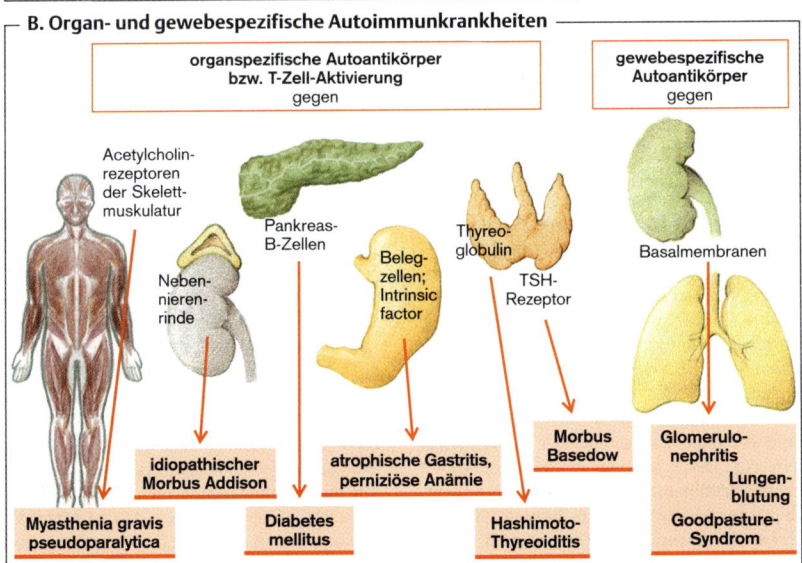

genetische
Prädisposition
v.a. HLA-II-Genotyp

hormonelle
Einflüsse
↓
Geschlechts-
prävalenz

psychische
Faktoren

Aufhebung der
immunologischen
Ignorierung von
Autoantigenen
aus immunologisch
privilegierten Regionen
z.B. Auge, Gehirn, Uterus,
Spermien, Thyreoglobulin

Autoimmun-
erkrankung

Immunregulation
verändert
z.B. Aktivität von
T-Suppressor-
zellen verändert (?)

Infektion

Kreuzreaktion von
Antifremd-Antikörpern
z.B. Anti-Streptokokken-AK
gegen Endo- u. Myokard

Mutation
immunkompetenter
Zellen (?)
z.B. Lymphomzellen

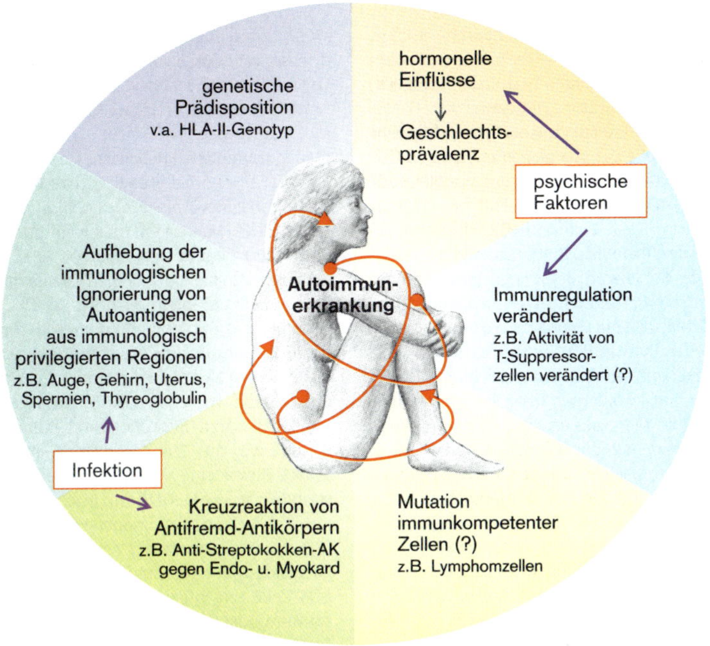

B. Organ- und gewebespezifische Autoimmunkrankheiten

organspezifische Autoantikörper
bzw. T-Zell-Aktivierung
gegen

gewebespezifische
Autoantikörper
gegen

Acetylcholin-
rezeptoren
der Skelett-
muskulatur

Pankreas-
B-Zellen

Nebennieren-
rinde

Beleg-
zellen;
Intrinsic
factor

Thyreo-
globulin

TSH-
Rezeptor

Basalmembranen

idiopathischer
Morbus Addison

atrophische Gastritis,
perniziöse Anämie

Morbus
Basedow

Glomerulo-
nephritis

Lungen-
blutung

Myasthenia gravis
pseudoparalytica

Diabetes
mellitus

Hashimoto-
Thyreoiditis

Goodpasture-
Syndrom

Immundefekte

Immundefekte äußern sich durch *häufige, langwierige* und oft *lebensbedrohliche Infektionen* (auch mit ansonsten harmlosen Erregern) sowie durch bestimmte *Tumoren*.

Zu den Defekten der **unspezifischen Abwehr** gehören solche des *Komplementsystems* (Infektion mit extrazellulären Erregern, v. a. Neisserien), der *NK-Zellen* (Infektion mit intrazellulären Erregern, z. B. Listerien oder Herpesviren) sowie des *Mannose-Bindungsproteins* (*MBP*; → S. 44). Störungen der *Phagozytose* können die Zellzahl betreffen (z. B. Neutropenie durch G-CSF-Mangel; Agranulozytose durch Bestrahlung oder Zytostatika) oder funktionell sein: Beim Leukozyten-Adhäsionsdefekt (LAD) verhindert ein Defekt der Integrin-Untereinheit (CD 18) die Margination, beim Lazy-Leukozyten-Syndrom ist die Migration verlangsamt, bei der chronischen (oder septischen) Granulomatose fehlt die Oxidantienbildung und beim Chediak-Higashi-Syndrom ist die Fusion von Phagosomen mit Lysosomen gestört.

Humorale Immundefekte können durch *Reifungs-, Funktions-* oder *Aktivierungsstörungen der B-Zellen* verursacht sein. Ohne Antikörper ist der Körper v. a. gegen Eitererreger machtlos, da sie wegen ihrer Polysaccharidhülle ohne Opsonisierung nicht phagozytiert werden können. Beispiele sind a) der mit (1 : 700 sehr häufige) selektive IgA-Mangel, bei dem der mangelnde Schleimhautschutz häufig zu Atemwegs- und Magen-Darm-Infektionen sowie zu erhöhter Allergieanfälligkeit führt; b) die Agammaglobulinämie, bei der ein Defekt der Bruton-Tyrosinkinase die B-Zell-Reifung stört; c) das Hyper-IgM-Syndrom, das durch überhöhte IgM-, aber niedrige IgG- und IgA-Konzentrationen gekennzeichnet ist (fehlender Klassensprung wegen Defekts des CD40-Liganden; → S. 47, B 4) sowie d) der sog. variable Immundefekt (mangelhafte B-Zell-Stimulierung durch CD4-T-Zellen).

Störungen der **zellulären Immunabwehr** treten bei *Thymusaplasie* (*DiGeorge-Syndrom*) und kombiniert mit humoralen Immundefekten auf. Diese reichen von einer gestörten Stammzelldifferenzierung (*retikuläre Dysgenese*) über eine defekte HLA-Bildung (*Syndrom der nackten Lymphozyten*) bis hin zur bedrohlichen kombinierten B- und T-Zell-Störung (*SCID*, severe combined immunodeficiency disease, z. B. durch Adenosindeaminase- oder Purinukleosidphosphorylase-Mangel).

AIDS (acquired immunodeficiency syndrome) wird durch HIV-1 oder HIV-2 (HIV = human immunodeficiency virus) hervorgerufen (→ **A**). Das Genom dieser Retroviren ist in zwei fast identischen Molekülen einer Einzelstrang-RNA (ssRNA) kodiert. In die Virionhülle sind u. a. das gp120-Protein eingebaut (→ **A 1**), das an *CD4* und gleichzeitig an einen *Chemokinrezeptor* (= CCR5 bei Infektionsbeginn; = CXCR4 im Endstadium) der Wirtszellmembran andockt, was Membranfusion und Virionendozytose auslöst (→ **A 2**). (Menschen mit einem CCR5-Defekt sind vor einer HIV-Infektion weitgehend geschützt.) Betroffen sind (neben CD8-Zellen) v. a. die *CD4-T_H-Zellen*, in denen die ssRNA durch eine virioneigene *reverse Transkriptase* in eine cDNA umgeschrieben wird, um schließlich als doppelsträngige dsDNA (Provirus) ins Genom der Wirtszelle eingesetzt zu werden (*latentes Stadium*). *Aktivierung der CD4-Zelle* (zu Infektionsbeginn im Spätstadium) löst die Expression des Provirus aus. Die dabei entstehenden Proteine *tat* und *rev* sowie *NF-κB* aus der Wirtszelle sind an der Bildung neuer Virionen beteiligt, die exozytiert werden (*Virämie*; → **A 3, 4**). Dabei kann die CD4-Zelle zugrundegehen (Foto), zumal sie von der eigenen Immunabwehr attackiert wird (Anti-gp120-IgG + Komplement; Viruspeptiderkennung durch zytotoxische T-Zellen). Auch nichtinfizierte CD4-Zellen sterben ab (MHC-unabhängige Apoptose), so daß im Spätstadium ein gravierender *CD4-T-Zell-Mangel* entsteht (→ **A 4**). Die Änderungen der Zytokinkonzentrationen (→ **A 5**) bewirken eine Dezimierung von T_{H1}- und zytotoxischen T-Zellen. Der Körper ist nun ansonsten harmlosen Erregern (z. B. Pilzen) und bestimmten Tumorzellen (Kaposi-Sarkom, Lymphome) zunehmend hilfloser ausgesetzt (< 500 CD4-Zellen/µl Blut: ARC = AIDS-related complex; < 200: AIDS-Vollbild). Zwischen der anfänglichen Virämie (hohe p24-Antigen-Spiegel mit IgM-Bildung) und dem ARC mit erneuter Virämie (kein IgM mehr) können viele Jahre vergehen (→ **A 4**), in denen die Proviren in relativ wenigen (10^6), inaktiven CD4-Zellen (v. a. in Lymphknoten) überleben.

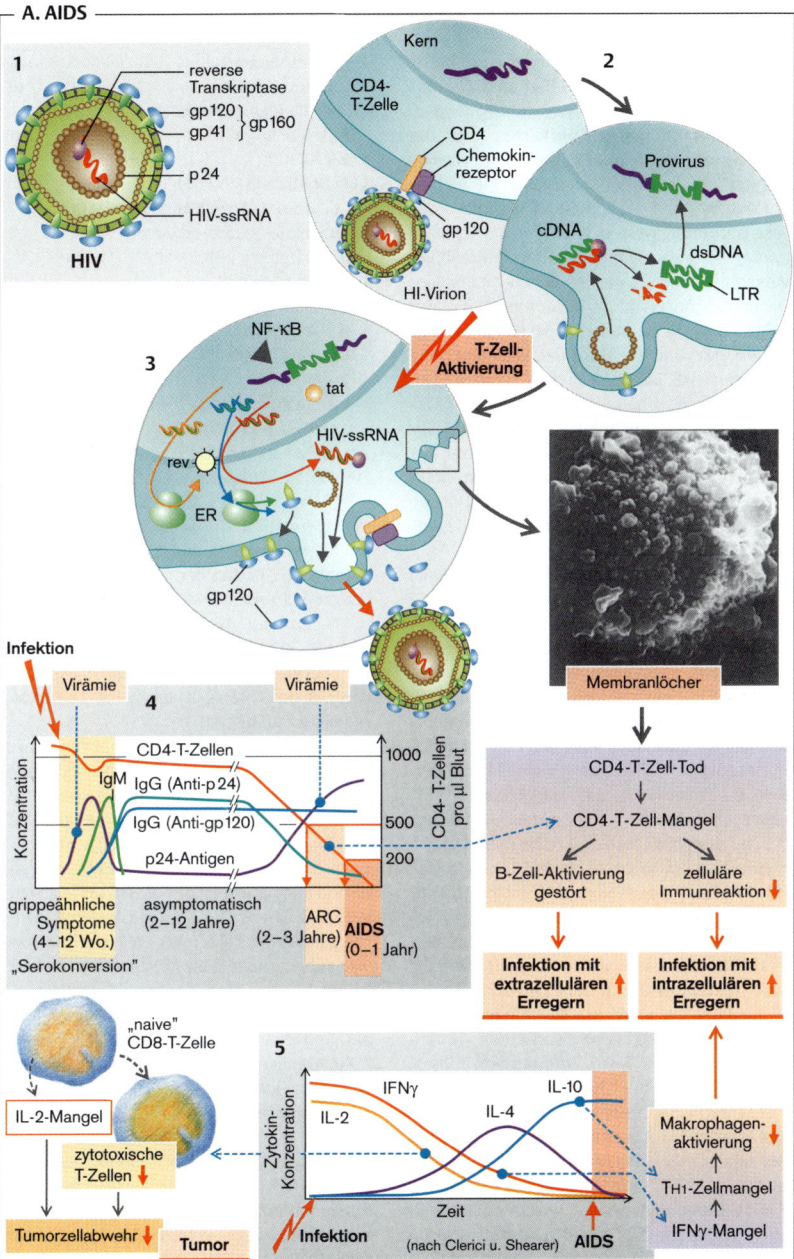

A. AIDS

1

- reverse Transkriptase
- gp120
- gp41 } gp160
- p24
- HIV-ssRNA

HIV

Kern

CD4-T-Zelle

CD4
Chemokin-rezeptor
gp120

HI-Virion

2

Provirus

cDNA
dsDNA
LTR

3

NF-κB

tat

T-Zell-Aktivierung

rev
ER
HIV-ssRNA
gp120

Membranlöcher

4

Infektion

Virämie   Virämie

CD4-T-Zellen

IgM
IgG (Anti-p24)
IgG (Anti-gp120)
p24-Antigen

Konzentration

1000
500
200

CD4-T-Zellen pro μl Blut

grippeähnliche
Symptome
(4–12 Wo.)
„Serokonversion"

asymptomatisch
(2–12 Jahre)

ARC
(2–3 Jahre)

AIDS
(0–1 Jahr)

CD4-T-Zell-Tod

CD4-T-Zell-Mangel

B-Zell-Aktivierung
gestört

zelluläre
Immunreaktion ↓

**Infektion mit
extrazellulären
Erregern** ↑

**Infektion mit
intrazellulären
Erregern** ↑

„naive"
CD8-T-Zelle

IL-2-Mangel

zytotoxische
T-Zellen ↓

Tumorzellabwehr ↓   **Tumor**

5

IFNγ
IL-2
IL-4
IL-10

Zytokin-Konzentration

Zeit

Infektion   (nach Clerici u. Shearer)   AIDS

Makrophagen-aktivierung ↓

TH1-Zellmangel

IFNγ-Mangel

Foto aus: Gallo RC. J. Acquired Immune Deficiency Syndromes. 1988; 521-535. ©1988 Raven Press.
Mit freundlicher Genehmigung von Lippincott-Raven Publishers, Philadelphia, PA, USA

Blutstillung (Hämostase) und ihre Störungen

Das hämostatische System schützt vor Blutungen und Blutverlusten. Beteiligt sind *Plasmafaktoren, Thrombozyten* sowie die *Gefäßwand*. Deren Interaktionen gewährleisten lokal die Abdichtung des Gefäßlecks, wobei die Thrombozyten es vorläufig „verkleben" („weißer Thrombus") und anschließend das plasmatische Gerinnungssystem einen festen Fibrinfilz („roter Thrombus") und damit einen stabilen Verschluß bildet. Dabei muß eine überschießende Gerinnselbildung (*Thromben*) mit der Folge des Verschlusses größerer Gefäße (*Thrombose*) und der Thrombenverschleppung (*Embolie*; → S. 240) vermieden werden. Um diese Balance zu halten, wird das Hämostasesystem bei Bedarf zwar lokal sehr rasch (Minuten) aktiviert, aber ein Ausufern der Hämostase wird durch (z. T. rückgekoppelte) Hemmfaktoren verhindert. Für eine Wiederauflösung überschüssiger Fibringerinnsel sorgt das *Fibrinolysesystem.*

Thrombozyten (TZ; $170 – 400 \times 10^3 / \mu l$ Blut) sind kernlose Abschnürungen aus den Megakaryozyten des Knochenmarks (→ S. 28). Endothelverletzungen führen mittels des in den Endothelzellen gebildeten von-Willebrand-Faktors (vWF) zu einer sofortigen Anheftung (*Adhäsion*) der TZ an freigelegtes Kollagen, wozu u. a. das Glykoprotein Ib auf der TZ-Oberfläche notwendig ist (→ **F1**). Durch die Adhäsion werden die TZ *aktiviert*, d. h. sie verkleben sehr rasch miteinander (*Aggregation,* gefördert durch Thrombin), ändern ihre Form und sezernieren u. a. *vasokonstriktorische* (Serotonin, PDGF = platelet-derived growth factor, Thromboxan A_2) und *aggregationsfördernde Stoffe* (Fibronectin, vWF, Fibrinogen). Außerdem verstärkt Thromboxan A_2 zusammen mit ebenfalls sezerniertem ADP und dem Entzündungsmediator PAF (s. a. S. 48) die TZ-Aktivierung. Bei der Aggregation contrahieren sich die TZ und ändern stark ihre Form (Bildung von Mikrovilli), wobei u. a. die Glykoproteine IIb/IIIa auf ihrer Oberfläche exponiert werden; diese dienen sowohl zur Anheftung an das Fibronectin der subendothelialen Matrix als auch an Fibrinogen, das die TZ untereinander vernetzt (→ **F**).

Das **Gerinnungssystem** wird von zahlreichen Faktoren (F.) gebildet. Dazu gehören (→ **D**):

- F. I (Fibrinogen),
- F. II (Prothrombin)
- F. III (Gewebsthromboplastin)
- F. IV (Ca^{2+})
- F. VII – XIII,
- Präkallikrein (PKK; Fletcher-Faktor),
- hochmolekulares Kininogen (HMK; Fitzgerald-Faktor) sowie die

Hemmfaktoren (→ **E**):
- Antithrombin III,
- α_2-Makroglobulin,
- α_1-Antitrypsin,
- Protein C^K und
- Protein S^K.

Mit Ausnahme des Ca^{2+} handelt es sich dabei um globuläre Proteine mit einer Molekülmasse zwischen 54 kDa (α_1-Antitrypsin) und 2000 kDa (F. VIII), die großteils in der Leber (F I, II^K, V, VII^K, IX^K, X^K, XIII, Kininogen) synthetisiert werden. Für die Bildung der mit ^{K} gekennzeichneten Faktoren und Proteine ist *Vitamin K* erforderlich, das an der posttranslationalen γ-*Carboxylierung* einer Reihe von Glutamylresten im N-Terminus der Peptidkette beteiligt ist. Diese γ-Carboxyglutamylgruppen werden zur Ca^{2+}-vermittelten Fixierung an Phospholipiden z. B. der Thrombozytenmembran benötigt (*Komplexbildung*).

Gerinnung (→ **D, E**). Die meisten Gerinnungsfaktoren sind normalerweise nicht aktiv. Ihre *Aktivierung* (Index a) läuft in einer *Kaskade* ab. Meist wird der Faktor von seiner inaktiven Form (= Proenzym = Zymogen) zu einer aktiven Endopeptidase umgewandelt, die wiederum den nachgeschalteten Faktor in gleicher Weise aktiviert. Die Kaskade beginnt im Bereich des Endotheldefekts (negative Ladungen von subendothelialem Kollagen und Sulfatidgruppen) mit der Kontaktaktivierung von F. XII zu F. XIIa (*endogene Aktivierung*). F. XIIa aktiviert dann PKK zu Kallikrein (KK), das die F. XII-Aktivierung verstärkt (*Kontaktphase* mit positiver Rückkopplung zur Verstärkung). F. XIIa aktiviert F. XI zu F. XIa, der wiederum F. IX zu F. IXa aktiviert usw., bis sich schließlich aus Fibrinogen (F. I) Fibrinmonomere bilden, die durch F. XIII (Transamidase) kovalent zu einem Fibrinfilz verbunden werden. Bei größeren Verletzungen kommt die sog. Gewebsthrombokinase (F. III) mit dem Blut in Berüh-

A. Ursachen und Folgen einer Blutungsneigung

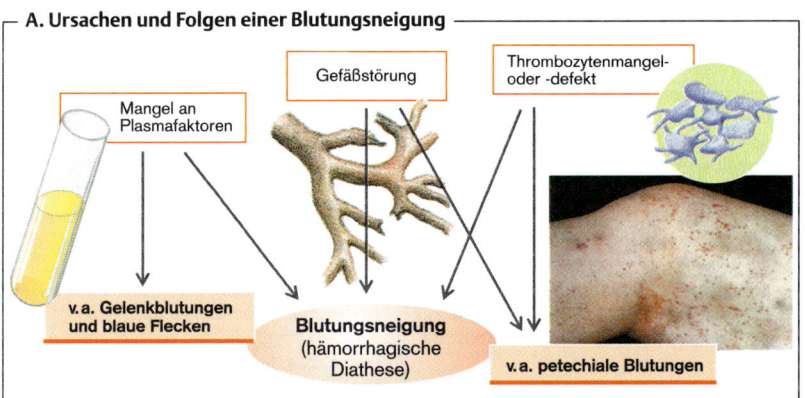

Mangel an Plasmafaktoren

Gefäßstörung

Thrombozytenmangel- oder -defekt

v.a. Gelenkblutungen und blaue Flecken

Blutungsneigung (hämorrhagische Diathese)

v.a. petechiale Blutungen

B. Gerinnungstests zur Erfassung plasmatischer hämorrhagischer Diathesen

exogenes System: Faktor VII

gemeinsame Endstrecke beider Systeme: Faktor II, V, X sowie Fibrinogen

endogenes System: Faktor VIII, IX, XI, XII sowie HMK und Präkallikrein

Quick-Wert

Thrombinzeit

partielle Thrombo- plastinzeit (PTT)

C. Interpretation von Gerinnungstestergebnissen

Quick- Wert	PTT	Thrombo- zytenzahl	Blutungs- zeit	wahrscheinliche Ursachen der hämorrhagischen Diathesen (gilt für mittelschwere bis schwere Störungen)
normal	normal	normal	normal	vaskuläre Ursache, Faktor-XIII-Mangel
↓	normal	normal	normal	Faktor-VII-Mangel
normal	↑	normal	normal	Heparingabe, Faktormangel VIII, IX, XI, XII, HMK, Präkallikrein
normal	normal	↓	↑	Thrombozytopenie
↓	↑	normal	normal	Cumaringabe, Vitamin-K-Mangel, Faktormangel I, II, V, X
normal	normal	normal	↑	v. Willebrand-Krankheit
↓	↑	↓	↑	Leberschaden, Verbrauchskoagulopathie, Sepsis

(nach E. Lechler)

↓ erniedrigt   ↑ verlängert

61

Foto aus: Siegenthaler W. Differentialdiagnose innerer Krankheiten. 17. Aufl. Stuttgart: Thieme; 1993.

rung und aktiviert F. VII, der wiederum im Komplex mit Ca^{2+} und Phospholipiden F. X aktiviert (*exogene Aktivierung*).

Einer **Blutungsneigung** (**hämorrhagische Diathese**, H. D.) können Störungen des Gerinnungs- oder Fibrinolysesystems (plasmatische H. D.), solche der TZ (thrombozytäre H. D.) sowie Gefäßdefekte (vaskuläre H. D.) zugrunde liegen. Während bei plasmatischen Störungen alltägliche mechanische Belastungen Hämatome ("blaue Flecken") und Gelenkblutungen verursachen, sind thrombozytäre und vaskuläre H. D. durch punktförmige, flohstichähnliche Hautblutungen (Petechien) gekennzeichnet (→ **A**, Foto).

Mit einigen einfachen **Gerinnungstests** kann bereits die wahrscheinliche Ursache einer ausgeprägteren H.D. eruiert werden (→ **B**). Beim **Quick-Test** wird Plasma mit Ca^{2+}-Komplexbildnern (Citrat, Oxalat oder EDTA) vorübergehend ungerinnbar gemacht; nun gibt man Ca^{2+} und Gewebsthromboplastin im Überschuß zu und vergleicht die resultierende Gerinnungszeit mit Verdünnungsreihen normaler Plasmen. Gerinnt z. B. das Probandenplasma nach der gleichen Zeit wie ein 1 : 1 verdünntes Normalplasma, ist der Quick-Wert 50 % (Normalwert: 70–125 %). Erniedrigte Quick-Werte bedeuten, daß entweder F. VII (exogenes System) oder die Kaskade ab F. X gestört oder durch Vitamin-K-Antagonisten beeinflußt ist (→ **B, C, D**). Bei der **partiellen Thromboplastinzeit** (**PTT**) werden dem Citratplasma (neben Ca^{2+}) Kephalin und Kaolin (Ersatz für Kontaktaktivierung) zugesetzt und die anschließende Gerinnungszeit (= PTT) gemessen (normal: 25–38 s). Ist sie verlängert, liegt die Störung entweder in der endogenen Aktivierung oder wieder in der gemeinsamen Endstrecke ab F. X (→ **B, C**). Zur Messung der (**Plasma-**)**Thrombinzeit** wird dem Citratplasma Thrombin zugegeben und die Gerinnungszeit gemessen (normal: 18–22 s); hiermit kann ein Mangel an Fibrinogen aufgedeckt (→ **B**) oder eine Therapie mit Heparin überwacht werden, das die hemmende Wirkung des Antithrombin III auf Thrombin verstärkt (→ **E**). Eine thrombozytäre Störung geht gewöhnlich mit einer verlängerten **Blutungszeit** einher (Blutung > 5 min, z. B. nach Stich ins Ohrläppchen). Dabei kann ein Mangel an TZ (Thrombopenie; < $50 \times 10^3/\mu l$ Blut) von einer TZ-Funk-

tionsstörung (Thrombozytopathie) durch die *Thrombozytenzählung* unterschieden werden (→ **C**).

Plasmatische hämorrhagische Diathesen (Koagulopathien) entstehen durch angeborenen oder erworbenen Faktormangel. Die **hereditären Koagulopathien** (→ **D 1**) können praktisch jeden der Plasmafaktoren betreffen, doch ist der Mangel einiger Faktoren relativ symptomarm (z. B. Faktoren der Kontaktphase, F. XI). Die häufigste (1 : 10^4 neugeborene Knaben), X-chromosomal-rezessiv vererbte Form ist die *"klassische" Hämophilie* (*Typ A*), die z. B. von der Königin Victoria von England auf zahlreiche männliche Nachkommen europäischer Herrscherhäuser vererbt wurde (Frauen sind Überträgerinnen). Häufigste Blutungslokalisationen sind die Muskulatur und die großen Beingelenke, wobei letztere chronisch stark deformiert werden (hämophile Arthropathie). Die Ursache der Hämophilie A ist ein Fehlen, eine verminderte Bildung oder ein Defekt des F. VIII. Auch die fünfmal seltenere *Hämophilie B* (F. IX-Mangel) entspricht in ihrer Vererbung und Symptomatik der A-Form. Der (relativ selten) homozygot auftretende hereditäre Mangel an F. I (Afibrinogenämie), F. II (Hypoprothrombinämie), F. V, F. VII und F. X führt v. a. bei schweren Verletzungen oder Operationen zu starken Blutungen. Das homozygote Auftreten des Mangels an α_2-Antiplasmin, eines wichtigen Hemmers der Fibrinolyse (→ **D 3**), führt ebenfalls zu einer hämophilieartigen Blutungsneigung. Der F. XIII-Mangel ist durch eine Instabilität des Fibrins gekennzeichnet, so daß Blutungen erst nach einem längeren Intervall (bis zu 1,5 Tagen) auftreten. Mit den gewöhnlichen Blutgerinnungstests (→ **B**) ergeben sich beim F. XIII-Mangel meist normale Befunde, da die eigentliche Gerinnung ja nicht gestört ist.

Erworbene Koagulopathien (→ **D 2**) treten auf, wenn die Bildung der Faktoren zu gering ist, wenn sie gehemmt werden (z. B. durch Heparingabe [→ **E**] oder bei Immunkoagulopathien, z. B. F.-VIII-Antikörper) oder wenn ihr Verbrauch zu hoch ist (Verbrauchskoagulopathie). Da die meisten Gerinnungsfaktoren in der Leber gebildet werden, haben *Leberschäden* (v. a. die Leberzirrhose; → S. 172 ff.) Gerinnungsstörungen zur Folge. Dabei erhöht ein gleichzeitig auftretender portaler Hochdruck

D. Angeborener und erworbener Faktormangel als Ursache einer Blutungsneigung

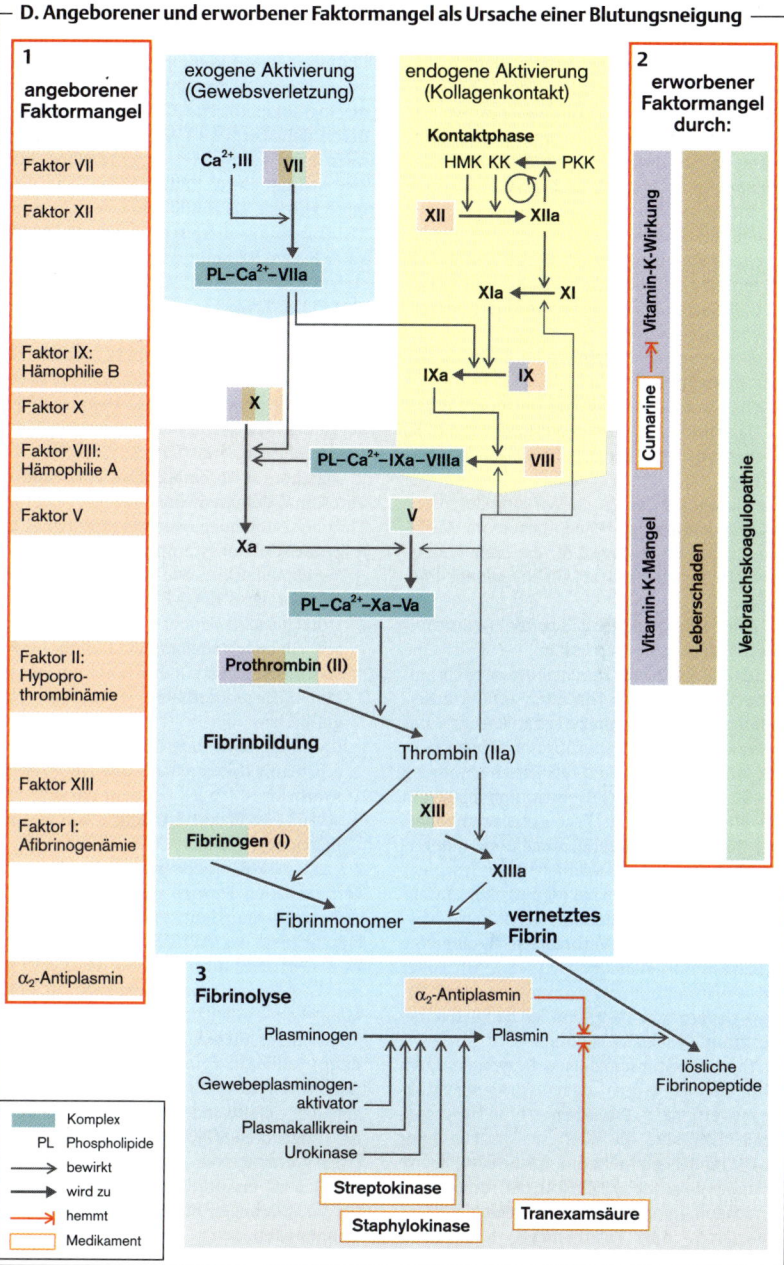

1 angeborener Faktormangel

- Faktor VII
- Faktor XII
- Faktor IX: Hämophilie B
- Faktor X
- Faktor VIII: Hämophilie A
- Faktor V
- Faktor II: Hypoprothrombinämie
- Faktor XIII
- Faktor I: Afibrinogenämie
- α_2-Antiplasmin

exogene Aktivierung (Gewebsverletzung)

Ca^{2+}, III — VII

PL–Ca^{2+}–VIIa

endogene Aktivierung (Kollagenkontakt)

Kontaktphase

HMK KK ← PKK

XII → XIIa

XIa ← XI

IXa ← IX

PL–Ca^{2+}–IXa–VIIIa ← VIII

X

V

Xa

PL–Ca^{2+}–Xa–Va

Fibrinbildung

Prothrombin (II)

Thrombin (IIa)

Fibrinogen (I)

XIII → XIIIa

Fibrinmonomer → **vernetztes Fibrin**

2 erworbener Faktormangel durch:

- Vitamin-K-Wirkung
- Cumarine
- Vitamin-K-Mangel
- Leberschaden
- Verbrauchskoagulopathie

3 Fibrinolyse

α_2-Antiplasmin

Plasminogen → Plasmin → lösliche Fibrinopeptide

Gewebeplasminogenaktivator

Plasmakallikrein

Urokinase

Streptokinase

Staphylokinase

Tranexamsäure

Legende:
- Komplex
- PL Phospholipide
- → bewirkt
- → wird zu
- → hemmt
- Medikament

Tafel 3.18 **Hämostase II**

63

▶

die Blutungsgefahr (meist aus Ösophagusvarizen; → S.170) zusätzlich dadurch, daß TZ in der gestauten Milz sequestriert werden und somit eine Thrombozytopenie entsteht (s. u.). Da eine Reihe von Gerinnungsfaktoren Vitamin-K-abhängig ist (s. o.), kann eine Koagulopathie auch durch *Vitamin-K-Mangel* oder *-Hemmung* verursacht sein (→ **D2**). Gründe für Vitamin-K-Mangel sind:

- ein Verschlußikterus, bei dem die fettlöslichen Vitamine (z. B. Vit. K_1 aus Grünpflanzen oder synthetisches Vit. K_3) wegen des Gallensalzmangels nicht absorbiert werden können (→ S.168),
- eine generelle Malabsorption (→ S.152ff.), z. B. bei Sprue,
- eine Antibiotika-bedingte Dezimierung der Darmflora, die mit der Synthese von Vit. K_2 wesentlich zur Versorgung des Körpers beiträgt.

Die Hemmung der Vit.-K.-Wirkung durch Cumarinabkömmlinge (Phenprocoumon, Warfarin, Acenocumarol) wird für die orale Thromboseprophylaxe genutzt (*Antikoagulantientherapie*).

Eine *Verbrauchskoagulopathie* (= disseminierte intravasale Gerinnung; → **D2**) ist eine Blutstillungsstörung durch akute oder chronische Aktivierung von Thrombin mit Gerinnselbildung und Thrombozytenaktivierung, was sekundär mit einer Hyperfibrinolyse beantwortet wird. Ursachen sind die Einschwemmung großer Mengen von Gewebsthromboplastin in die Blutbahn, etwa bei Fruchtwasserembolien, bei größeren Gehirnverletzungen, bei Tumorerkrankungen (z. B. Leukämien) oder bei einer Sepsis (z. B. Petechien bei Meningokokkensepsis: Waterhouse-Friderichsen-Syndrom). Vaskulär bedingt ist eine Verbrauchskoagulopathie z. B. beim Aortenaneurysma (→ S. 236 ff.) oder bei Gefäßmißbildungen, immunologisch bei AB0-Unverträglichkeit und enzymatisch bei bestimmten Schlangengiften.

Thrombozytär bedingte H. D. werden durch Thrombozytopenien oder Thrombozytopathien verursacht. **Erworbene Thrombozytopenien** (TZP) sind die häufigste Ursache einer H. D. Eine TZP entsteht durch eine *verminderte Bildung* (aplastische TZP; z. B. bei Tumoren im Knochenmark, bei Strahlungsschäden oder bei Cobalamin- oder Folatmangel), durch einen *vermehrten Abbau* (thrombozytoklastische

TZP) oder eine *TZ-Sequestrierung* in einer vergrößerten Milz. Zu einer wesentlich erhöhten Blutungsneigung kommt es, wenn die TZ-Zahl unter $20 \times 10^3/\mu l$ Blut abfällt. Relativ häufig ist die sog. idiopathische TZP (Morbus Werlhof), deren akute Form 1 – 3 Wochen nach einem viralen Infekt auftritt (verkürzte TZ-Überlebenszeit bedingt durch Immunkomplexe). Chronisch tritt sie als Autoimmunerkrankung auf. Medikamentös-allergische TZP durch Pharmaka (z. B. durch Chinin oder Sulfonamide) entstehen durch deren Wirkung als Haptene (→ S. 52). **Erworbene Thrombozytopathien** kommen bei urämischen Patienten und Dysproteinämien (TZ-Beschichtung) vor. Sie können auch durch Medikamente wie z. B. Acetylsalicylsäure (Zyklooxygenase-Hemmung) hervorgerufen werden, ein Effekt, der zur *Thromboseprophylaxe* genutzt wird.

Angeborene thrombozytäre H. D. sind die autosomal-dominant und -rezessiv vererbten Thrombozytopenien (Bildungsstörungen) und folgende Funktionsstörungen:

- *Membrandefekte*, wie a) Mangel des TZ-Glykoproteins Ib (→ **F1**), was die Adhäsion stört (Bernard-Soulier-Syndrom), b) Mangel am Glykoproteinkomplex IIa/IIIb (→ **F2**), was die Aggregation und Adhäsion vermindert (Thrombasthenie Glanzmann-Naegeli);
- diverse *Speicher-* oder *Sekretionsdefekte*, wie z. B. der Cyklooxygenase- und Thromboxansynthetase-Mangel, bei dem die ADP-Freisetzung reduziert ist (engl.: storage pool deficiency; → **F3**).

Zu den **vaskulär bedingten H. D.** zählen die verschiedenen Formen der hereditären von-Willebrand-Krankheit, ein Gefäßendotheldefekt, bei dem der vWF vermindert oder defekt ist (→ **F4**). Dies führt zu einer Abschwächung der TZ-Adhäsion sowie sekundär zu einem Mangel an F. VIII, da der vWF eine Art Carrierfunktion für diesen Faktor hat (Komplexbildung). Schließlich gibt es eine Reihe von Funktionsstörungen und gewebliche Veränderungen der Gefäßwand und des Bindegewebes, die angeboren (Purpura simplex; Morbus Osler-Weber-Rendu; Purpura Schoenlein-Henoch) oder erworben sein können (Skorbut bei Vit.-C-Mangel; medikamentös vermittelte Immunreaktionen).

3 Blut

64

E. Hemmung des Gerinnungssystems

Heparin

exogene Aktivierung

endogene Aktivierung

PL–Ca²⁺–VIIa

XIIa ← XI

XIa ← IX

Antithrombin III

X

PL–Ca²⁺–IXa–VIIIa

Protein S

Protein Ca

V

PL–Ca²⁺–Xa–Va

negative Rückkopplung

Prothrombin → Thrombin

Thrombomodulin

Protein C

α₂-Makroglobulin
α₁-Antitrypsin

Fibrinopeptide ⇄ **Fibrin**

F. Ursachen thrombozytärer und vaskulärer Blutungsneigungen

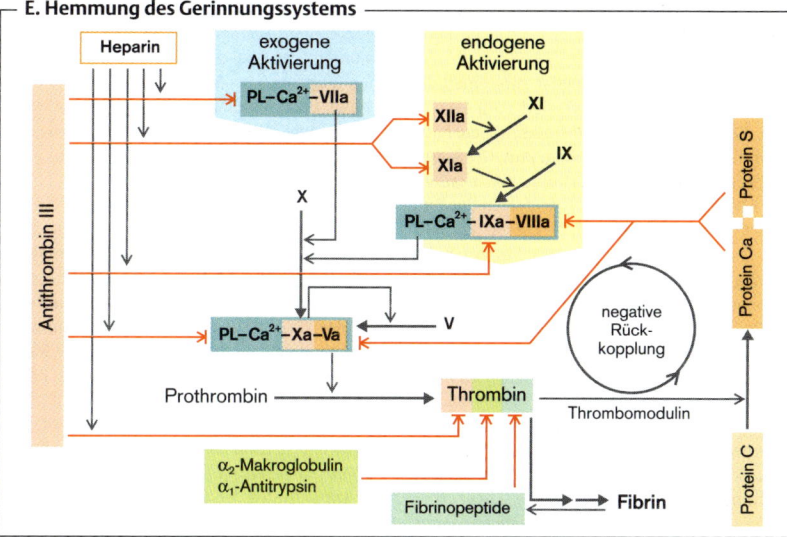

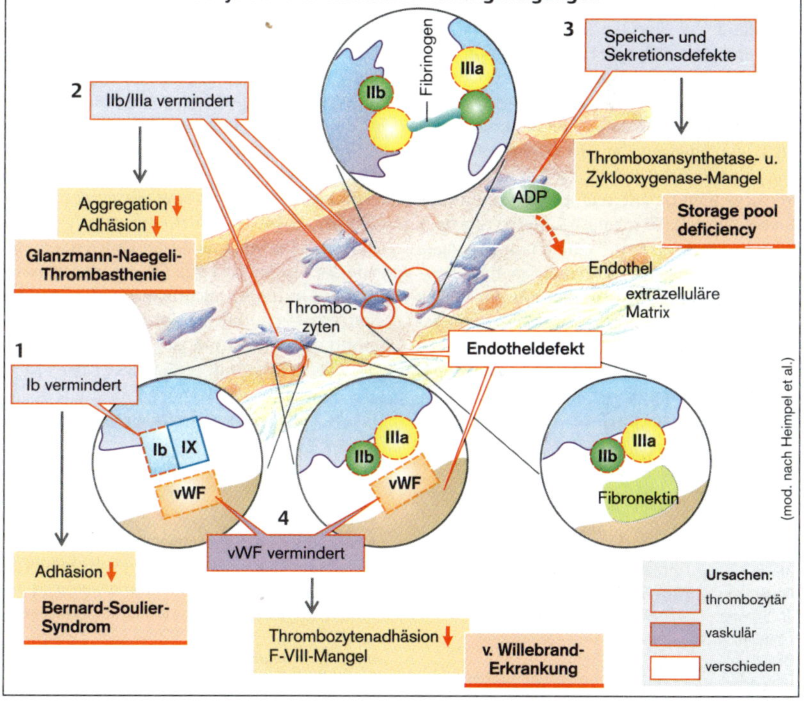

2 IIb/IIIa vermindert

3 Speicher- und Sekretionsdefekte

Fibrinogen

IIb IIIa

ADP

Aggregation ↓
Adhäsion ↓

Glanzmann-Naegeli-Thrombasthenie

Thromboxansynthetase- u.
Zyklooxygenase-Mangel

Storage pool deficiency

Endothel

extrazelluläre Matrix

Thrombo-zyten

Endotheldefekt

1 Ib vermindert

Ib IX

IIb IIIa

vWF

vWF

IIb IIIa

Fibronektin

Adhäsion ↓

Bernard-Soulier-Syndrom

4 vWF vermindert

Thrombozytenadhäsion ↓
F-VIII-Mangel

v. Willebrand-Erkrankung

(mod. nach Heimpel et al.)

Ursachen:

thrombozytär

vaskulär

verschieden

Tafel 3.19 **Hämostase III**

65

Übersicht

Aufgabe der Lungenatmung ist zum einen die Beladung des Blutes mit O_2 und zum andern die Regulation des Säure-Basen-Haushalts über die CO_2-Konzentration im Blut. Die Atemmechanik dient der Belüftung (Ventilation) der Alveolen, durch deren Wand O_2 in das Blut und CO_2 aus dem Blut diffundieren können. Der Transport der Atemgase im Blut geschieht zum größten Teil in gebundener Form, die transportierte Menge hängt u. a. von der Konzentration im Blut und der Lungendurchblutung (Perfusion) ab. Aufgabe der Atemregulation ist es, die Ventilation dem jeweiligen Bedarf anzupassen.

Eine Reihe von **Störungen** kann die Atmung in einer Weise behindern, daß schließlich eine hinreichende O_2-Aufnahme und CO_2-Abgabe nicht mehr gewährleistet ist.

Bei **obstruktiven Lungenerkrankungen** ($\rightarrow$ S. 76) ist der Strömungswiderstand (Resistance) der Atemwege erhöht und damit die Ventilation der Alveolen behindert ($\rightarrow$ **A 1**). Folge ist in erster Linie eine Hypoventilation eines Teiles (Verteilungsstörungen, $\rightarrow$ S. 72) oder aller (globale Hypoventilation) Alveolen. Fällt die Ventilation einer Alveole vollkommen aus, entsteht ein funktioneller arteriovenöser Shunt. Die Hypoxie führt jedoch zur Kontraktion der versorgenden Gefäße und mindert damit den Blutfluß durch die minderbelüfteten Alveolen.

Bei **restriktiven Lungenerkrankungen** ($\rightarrow$ S. 74) reduziert der Verlust an funktionstüchtigem Lungengewebe die Diffusionsfläche und beeinträchtigt auf diese Weise den Gasaustausch. Eine verminderte Diffusionsfläche liegt auch beim Emphysem vor ($\rightarrow$ S. 78), das durch großlumige, in der Zahl verminderte Alveolen gekennzeichnet ist. Diffusionsstörun-

gen können auch durch eine verlängerte Diffusionsstrecke zwischen Alveole und Blutkapillare auftreten ($\rightarrow$ **A 2**; $\rightarrow$ S. 70, 80). Werden Alveole und Kapillare völlig voneinander getrennt, ensteht einerseits ein funktioneller Totraum (nicht durchblutete Alveole) und andererseits ein arteriovenöser Shunt.

Restriktive und obstruktive Lungenerkrankungen sowie Erkrankungen des Kreislaufs können die **Lungenperfusion** in Mitleidenschaft ziehen ($\rightarrow$ **A 3**; $\rightarrow$ S. 68). Eine herabgesetzte Perfusion hat zur Folge, daß trotz adäquater O_2-Sättigung und CO_2-Entladung des Blutes in den Alveolen eine geringere Menge Gas durch das Blut transportiert wird. Bei erhöhtem Perfusionswiderstand sind auch erhebliche Konsequenzen für den Kreislauf zu befürchten, muß doch das gesamte Herzzeitvolumen die Lunge passieren ($\rightarrow$ S. 214).

Die Atmung ist ferner bei **Fehlfunktionen der atemregulierenden Neurone** ($\rightarrow$ S. 82), sowie der von ihnen kontrollierten Motoneurone, Nerven und Muskeln beeinträchtigt ($\rightarrow$ S. 68). Die bei gestörter Atemregulation auftretenden Änderungen der Atembewegungen ($\rightarrow$ Tab. 1) führen jedoch nicht notwendigerweise zu gleichsinnigen Änderungen der alveolären Belüftung [Ventilation].

Konsequenzen inadäquater Atmung können **Hypoxämie** ($\rightarrow$ **A 5**; $\rightarrow$ S. 84), **Hyperkapnie** oder **Hypokapnie** (erhöhter bzw. verminderter CO_2-Gehalt, $\rightarrow$ **A 4**; $\rightarrow$ S. 86 ff.) im arterialisierten Blut sein. Die Versorgung der Zellen mit O_2 sowie der Abtransport von CO_2 aus der Peripherie hängen freilich nicht nur von der Atmung, sondern auch von der Intaktheit der Sauerstofftransportfunktion des Blutes ($\rightarrow$ Kapitel 3) und des Kreislaufs ($\rightarrow$ Kapitel 7) ab.

Tabelle 1   Begriffe zur Beschreibung der Atemtätigkeit

Hyperpnoe	gesteigerte Atembewegungen
Eupnoe	normale Atembewegungen
Hypopnoe	verminderte Atembewegungen
Apnoe	Atemstillstand
Bradypnoe	verminderte Atemfrequenz
Tachypnoe	gesteigerte Atemfrequenz
Dyspnoe	Atemnot
Asphyxie	Atemlähmung
Orthopnoe	Atmung erfordert aufrechten Körper

Tabelle 2   Definition einiger Lungenfunktionsparameter

Atemzugvolumen (V_T)	ein- und ausgeatmetes Volumen
Vitalkapazität (VC)	max. Atemzugvolumen
Atemgrenzwert ($\dot{V}_{max}$)	max. mögliche Ventilationsstromstärke
Compliance (C)	Dehnbarkeit der Lunge
Sekundenkapazität (FEV_1)	maximales in 1 Sekunde ausgeatmetes Volumen
funktionelle Residualkapazität (FRC)	endexspiratorisches Lungenvolumen

A. Pathophysiologie der Atmung (Übersicht)

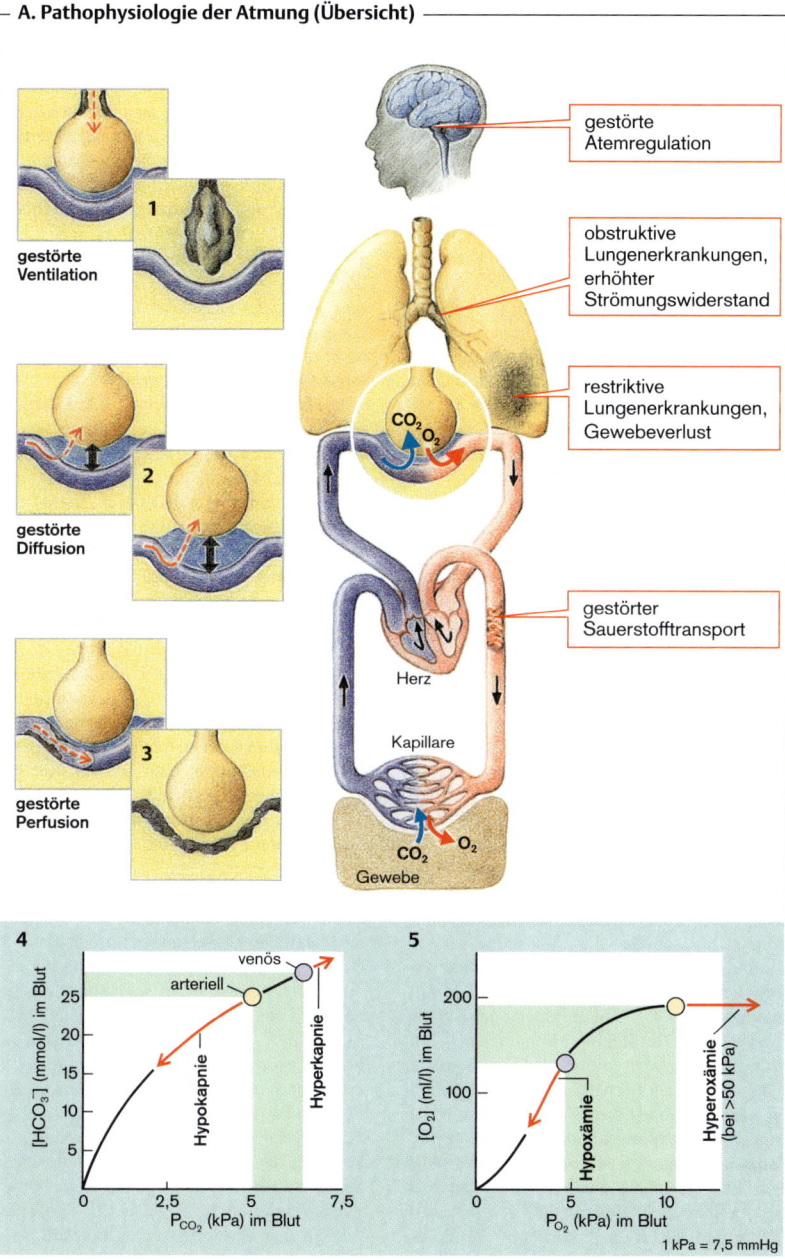

gestörte Atemregulation

obstruktive Lungenerkrankungen, erhöhter Strömungswiderstand

restriktive Lungenerkrankungen, Gewebeverlust

gestörter Sauerstofftransport

gestörte Ventilation

1

gestörte Diffusion

2

gestörte Perfusion

3

CO_2 O_2

Herz

Kapillare

CO_2 O_2

Gewebe

4

$[HCO_3^-]$ (mmol/l) im Blut

venös
arteriell
Hyperkapnie
Hypokapnie

P_{CO_2} (kPa) im Blut

5

$[O_2]$ (ml/l) im Blut

Hypoxämie
Hyperoxämie (bei >50 kPa)

P_{O_2} (kPa) im Blut

1 kPa = 7,5 mmHg

Ventilation, Perfusion

Inspirierte Luft muß, um zu den Alveolen zu gelangen, die Atemwege passieren, in denen kein Gasaustausch stattfindet (Totraum), also normalerweise Mund, Rachenraum, Trachea, Bronchien und Bronchiolen. Auf diesem Weg wird die Luft erwärmt, mit Wasserdampf gesättigt und gereinigt.

Das **Atemzugvolumen** (V_T) enthält neben der Luft, welche bis zu den Alveolen vordringt (V_A), auch diejenige Luft, die im Totraum verbleibt (V_D). Ist das Atemzugvolumen geringer als das V_D (normalerweise 150 ml), werden die Alveolen nicht ventiliert ($\rightarrow$ **A** rechts). Bei Atemzugvolumina, die größer sind als das V_D, steigt der Anteil alveolärer Ventilation mit zunehmender Atemtiefe. Selbst bei Hyperpnoe kann die alveoläre Ventilation vermindert sein, wenn die Atemtiefe gering ist und in erster Linie der Totraum belüftet wird.

Eine **gesteigerte Ventilation** kann durch physiologisch (z. B. Arbeit) oder pathophysiologisch (z. B. metabolische Azidose, S. 88) erhöhten Bedarf (Mehrventilation) oder durch eine inadäquate Überaktivität der atemregulierenden Zellen ($\rightarrow$ S. 82) zustande kommen.

Eine **verminderte Ventilation** kann, außer bei herabgesetztem Bedarf, bei Schädigung der atemregulierenden Zellen oder Störungen der neuralen und neuromuskulären Übertragung auftreten. Weitere Ursachen sind Erkrankungen der Atemmuskulatur, eine eingeschränkte Beweglichkeit des Thorax (z. B. Deformierungen, Entzündungen der Gelenke), eine Vergrößerung des Pleuraraumes durch Pleuraergüsse und Pneumothorax ($\rightarrow$ S. 74) sowie restriktive und obstruktive Lungenerkrankungen ($\rightarrow$ S. 74 ff.).

Änderungen der alveolären Ventilation wirken sich nicht gleichermaßen auf die **O_2-Aufnahme** in das Blut und die **CO_2-Abgabe** an die Alveolen aus: Der sigmoide Verlauf der O_2-Bindungskurve macht die O_2-Aufnahme in der Lunge in weiten Grenzen unabhängig vom alveolären O_2-Partialdruck ($P_{A_{O_2}}$). Bei einer *geringgradigen Hypoventilation* ist zwar der O_2-Partialdruck in den Alveolen und damit auch im Blut vermindert, die O_2-Bindungskurve ist jedoch im flachen Teil, so daß sich der Sättigungsgrad des Hämoglobins und damit die O_2-Aufnahme ins Blut praktisch nicht verän-

dert ($\rightarrow$ **B** rechts). Andererseits führt die gleichzeitige Zunahme des CO_2-Partialdruckes in Alveolen und Blut zu einer spürbaren Behinderung der CO_2-Abgabe ($\rightarrow$ **B** links). Eine *massive Hypoventilation* senkt den O_2-Partialdruck in Alveolen und Blut allerdings bis zum steilen Teil der Hämoglobinbindungskurve und beeinträchtigt damit die O_2-Aufnahme viel stärker als die CO_2-Abgabe. Eine *Hyperventilation* erhöht den O_2-Partialdruck in Alveolen und Blut, kann aber wegen des bereits gesättigten Hämoglobins die O_2-Aufnahme in das Blut nicht nennenswert steigern. Hyperventilation fördert jedoch die CO_2-Abgabe.

Die **Lungenperfusion** wird z. B. bei körperlicher Arbeit gesteigert. Vermindert werden kann sie durch Herz- bzw. Kreislaufinsuffizienz ($\rightarrow$ S. 224) oder durch Kontraktion oder Verschluß von Lungengefäßen ($\rightarrow$ S. 214).

Eine mäßige Zunahme der Lungenperfusion bei gleichbleibender Ventilation steigert die **O_2-Aufnahme** praktisch proportional zur Blutstromstärke ($\rightarrow$ **C** rechts). Zwar sinkt durch die erhöhte O_2-Aufnahme aus den Alveolen der alveoläre O_2-Partialdruck leicht ab, dies hat aber zunächst keinen Einfluß auf die O_2-Sättigung des Blutes (s. o.). Erst wenn der alveoläre O_2-Partialdruck in den steilen Bereich der O_2-Bindungskurve abfällt, kann die Sauerstoffaufnahme durch eine weitere Zunahme der Lungenperfusion nur wenig gesteigert werden. Bei sehr hohen Lungenperfusionsraten ist ferner die Kontaktzeit mit den Alveolen nicht ausreichend, um einen weitgehenden Angleich des O_2-Partialdruckes im Blut an den in der Alveole zu garantieren ($\rightarrow$ S. 70). Bei einer herabgesetzten Lungenperfusion ist die O_2-Aufnahme proportional vermindert.

Die **CO_2-Abgabe** ist in geringerem Ausmaß von der Lungenperfusion abhängig als die O_2-Aufnahme ($\rightarrow$ **C** links). Bei herabgesetzter Lungenperfusion (aber konstant bleibender Ventilation und venöser CO_2-Konzentration) sinkt der CO_2-Partialdruck in der Alveole und begünstigt damit die CO_2-Abgabe, wodurch die Wirkung der verminderten Perfusion wieder abgeschwächt wird. Bei gesteigerter Lungenperfusion nimmt die alveoläre CO_2-Konzentration zu und verhindert einen proportionalen Anstieg der CO_2-Abgabe.

A. Totraum (V_D), Alveolenvolumen (V_A) und Atemzugvolumen (V_T)

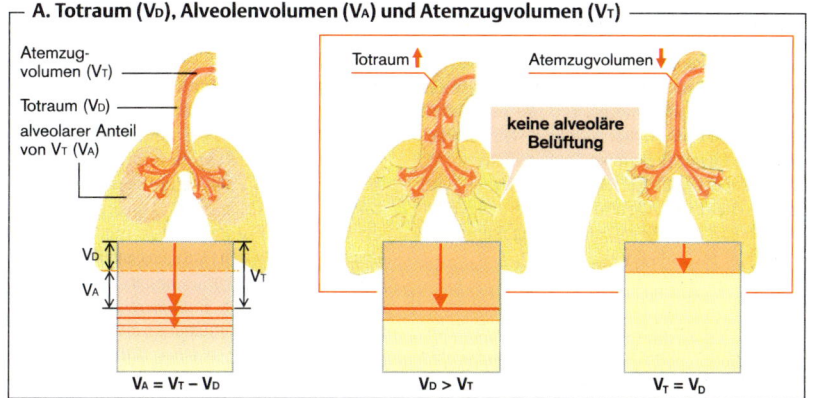

Atemzug-volumen (V_T)
Totraum (V_D)
alveolarer Anteil von V_T (V_A)

Totraum ↑   Atemzugvolumen ↓

keine alveoläre Belüftung

$V_A = V_T - V_D$ $V_D > V_T$ $V_T = V_D$

B. O_2 und CO_2 im arteriellen Blut bei gestörter Ventilation

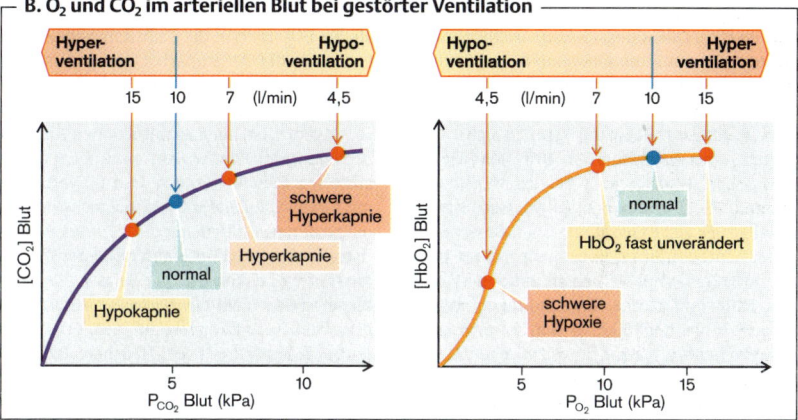

Hyper-ventilation   Hypo-ventilation
15 10 7 (l/min) 4,5

[CO_2] Blut

schwere Hyperkapnie

normal   Hyperkapnie

Hypokapnie

P_{CO_2} Blut (kPa)
5   10

Hypo-ventilation   Hyper-ventilation
4,5 (l/min) 7 10 15

[HbO_2] Blut

normal

HbO_2 fast unverändert

schwere Hypoxie

P_{O_2} Blut (kPa)
5   10   15

C. CO_2-Abgabe und O_2-Aufnahme bei unterschiedlicher Perfusion

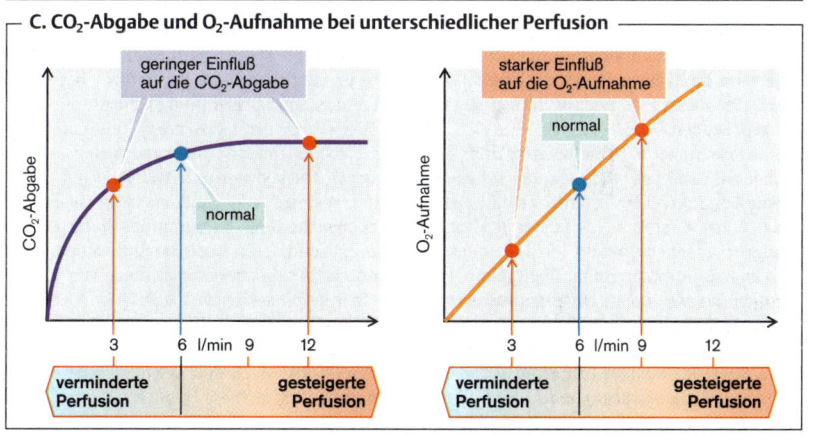

geringer Einfluß auf die CO_2-Abgabe

CO_2-Abgabe

normal

3   6 l/min 9   12

verminderte Perfusion   gesteigerte Perfusion

starker Einfluß auf die O_2-Aufnahme

normal

O_2-Aufnahme

3   6 l/min 9   12

verminderte Perfusion   gesteigerte Perfusion

Diffusionsstörungen

O_2 muß von den Alveolen zum Hämoglobin der Erythrozyten und CO_2 von den Erythrozyten in die Alveolen diffundieren. Die pro Zeiteinheit durch die Diffusionsbarrieren zwischen Alveolen und Blut diffundierenden *Gasmengen* ($\dot{M}$) sind proportional zur Diffusionsfläche (F) und zur Partialdruckdifferenz zwischen Alveolarluft (P_A) und Blut (P_{Blut}), sowie umgekehrt proportional zur Diffusionsstrecke (d):

$$\dot{M} = K \cdot F (P_A - P_{Blut})/d$$

Der Proportionalitätsfaktor K (Krogh-Diffusionskoeffizient) ist für CO_2 etwa 20 mal größer als für O_2. Die *Diffusionskapazität* D = K · F/d erreicht beim Gesunden einen Wert von etwa 230 ml/min · kPa.

Von einer **Diffusionsstörung** spricht man bei einem verminderten Quotienten aus Diffusionskapazität und Lungendurchblutung (bzw. Herzzeitvolumen = HZV).

Die Diffusionskapazität kann zunächst aufgrund einer **verlängerten Diffusionsstrecke** herabgesetzt sein ($\rightarrow$ A): Bei einem Lungenödem ($\rightarrow$ S. 80) führt ein gesteigerter intravasaler Druck zur Exsudation von Plasmawasser in das Interstitium des Lungengewebes bzw. in die Alveolen und verlängert auf diese Weise die Diffusionsstrecke. Entzündungen führen über Ödeme und Bildung von Bindegewebe zur Verbreiterung des Spaltes zwischen Alveole und Blutkapillare. Bei der interstitiellen Lungenfibrose ($\rightarrow$ S. 74) drängt das Bindegewebe die Alveolen und Blutkapillaren auseinander. Entscheidend ist der Abstand zwischen Hämoglobin und Alveolarluft, die Diffusionsstrecke kann daher auch durch Gefäßdilatation (Entzündung) und Anämie geringfügig verlängert werden.

Eine verringerte Diffusionskapazität kann ferner auf einer **Verminderung der Diffusionsfläche** beruhen ($\rightarrow$ A), wie z. B. nach Resektion eines Lungenflügels, bei Verlust von Alveolarsepten (Lungenemphysem, $\rightarrow$ S. 78) oder bei Ausfall von Alveolen durch Pneumonie, Lungentuberkulose oder Lungenfibrose (s. o.). Auch ein Kollabieren von Alveolen (Atelektase, $\rightarrow$ S. 72), ein Lungenödem oder -infarkt ($\rightarrow$ S. 80) reduzieren die Diffusionsfläche.

Eine Diffusionsstörung macht sich vor allem dann bemerkbar, wenn das **Herzzeitvolumen** (HZV) groß ist ($\rightarrow$ A), das Blut die Lunge also schnell durchströmt und damit die Kontaktzeit des Blutes in den Alveolen kurz ist. Letztlich wird durch Verminderung der Diffusionsfläche (z. B. Resektion eines Lungenflügels) gleichfalls eine Verminderung der Kontaktzeit im verbleibenden Lungengewebe erzwungen, da pro Zeiteinheit nun mehr Blut das noch verbliebene Lungengewebe passieren muß. Der gesteigerte O_2-Bedarf bei Muskelarbeit erzwingt eine Erhöhung des HZV und kann daher eine Diffusionsstörung entlarven.

Die **Auswirkungen einer Diffusionsstörung** betreffen in erster Linie den O_2-Transport: Damit jeweils die gleiche Gasmenge diffundiert, muß der Gradient für O_2 20mal größer sein als für CO_2. Ist nun die Diffusionskapazität in einer Alveole bei zunächst gleichbleibender Ventilation vermindert, dann sinkt der O_2-Partialdruck im pulmonal-venösen Schenkel dieser Alveole. Ist die Gesamtheit der Alveolen betroffen, sinkt der O_2-Partialdruck im arterialisierten Blut. Bei konstantem O_2-Verbrauch muß folglich auch der O_2-Partialdruck im desoxygenierten Blut sinken ($\rightarrow$ B2). Aus diesem Grund bekommen Patienten mit einer Diffusionsstörung bei körperlicher Belastung schnell blaue Lippen (*zentrale Zyanose*; $\rightarrow$ S. 84). Die primären Auswirkungen auf den CO_2-Transport und den Säure-Basen-Haushalt sind weitaus geringer. Durch die Hypoxie kommt es zu einer Stimulation des Atemzentrums, und die folgende Zunahme der Ventilation kann eine *Hypokapnie* nach sich ziehen. Die Hypoxämie infolge von Diffusionsstörungen kann durch Hyperventilation nur geringfügig beeinflußt werden. Im Beispiel ($\rightarrow$ B3) steigert eine Verdoppelung der alveolären Ventilation bei gleichbleibendem O_2-Verbrauch den alveolären O_2-Partialdruck um etwa 4 kPa auf 17 kPa, der gesteigerte O_2-Gradient normalisiert jedoch nicht die O_2-Sättigung des Blutes. Gleichzeitig kommt es trotz der Diffusionsstörung durch die verstärkte Abatmung von CO_2 zu einer *respiratorischen Alkalose* ($\rightarrow$ S. 86). Die Hypoxämie durch Diffusionsstörung kann mit O_2-reicher Inspirationsluft aufgehoben werden ($\rightarrow$ B4). Auch durch Senkung des O_2-Verbrauchs läßt sich die Hypoxämie vermindern.

A. Entstehung von Diffusionsstörungen

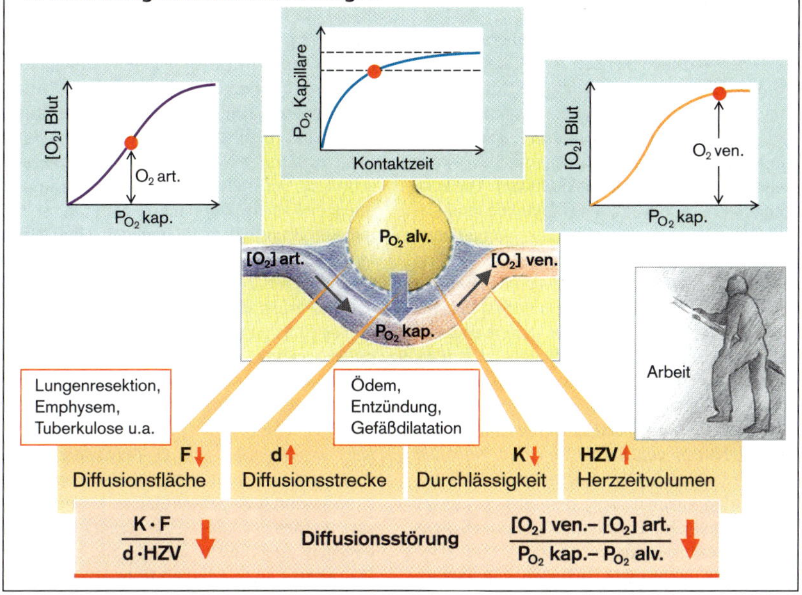

$[O_2]$ Blut

P_{O_2} kap.

O_2 art.

P_{O_2} Kapillare

Kontaktzeit

$[O_2]$ Blut

P_{O_2} kap.

O_2 ven.

P_{O_2} alv.

$[O_2]$ art.

$[O_2]$ ven.

P_{O_2} kap.

Arbeit

Lungenresektion, Emphysem, Tuberkulose u.a.	Ödem, Entzündung, Gefäßdilatation		
F ↓ Diffusionsfläche	d ↑ Diffusionsstrecke	K ↓ Durchlässigkeit	HZV ↑ Herzzeitvolumen

$$\frac{K \cdot F}{d \cdot HZV} \downarrow \qquad \text{Diffusionsstörung} \qquad \frac{[O_2] \text{ven.} - [O_2] \text{art.}}{P_{O_2} \text{kap.} - P_{O_2} \text{alv.}} \downarrow$$

B. Diffusionsstörung: CO_2- und HbO_2-Konzentration im Blut

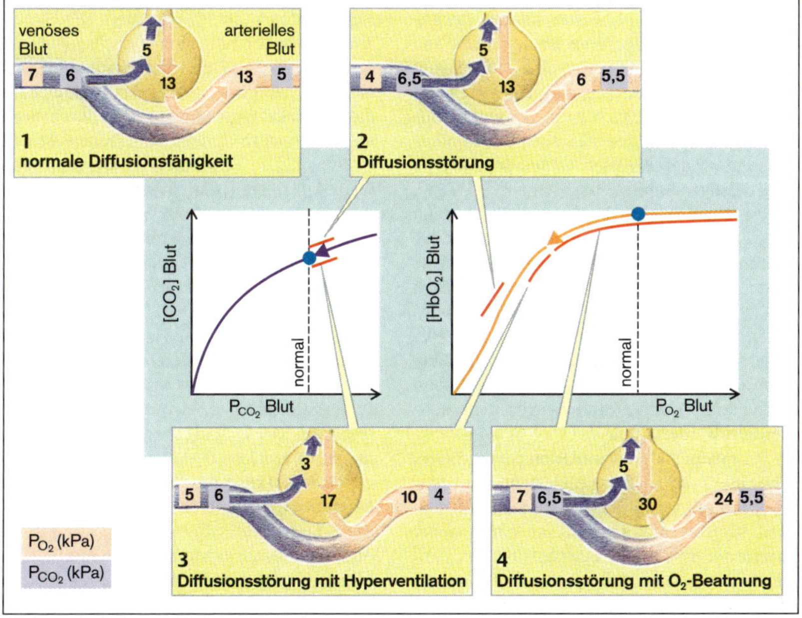

venöses Blut   arterielles Blut

5
7 6   13   13   5

1 normale Diffusionsfähigkeit

5
4 6,5   13   6   5,5

2 Diffusionsstörung

$[CO_2]$ Blut

P_{CO_2} Blut

normal

$[HbO_2]$ Blut

P_{O_2} Blut

normal

3
5 6   17   10 4

3 Diffusionsstörung mit Hyperventilation

5
7 6,5   30   24 5,5

4 Diffusionsstörung mit O_2-Beatmung

P_{O_2} (kPa)
P_{CO_2} (kPa)

71

Verteilungsstörungen

O_2- und CO_2-Konzentration in einer Alveole und der dazugehörenden Kapillare hängen vom Verhältnis der Belüftung (Ventilation, $\dot{V}_A$) zur Durchblutung (Perfusion, $\dot{Q}$) ab. Im Idealfall ist das Verhältnis der Ventilation zur Perfusion ($\dot{V}_A/\dot{Q}$) und damit die O_2- und CO_2-Konzentration in allen Alveolen identisch. Die Lungengefäße kontrahieren bei Hypoxie und garantieren so normalerweise eine weitgehende Anpassung der Perfusion an die Ventilation einzelner Alveolen. Bei aufrechter Haltung sind Ventilation und Perfusion in den basalen Lungenabschnitten größer als in den apikalen Lungenabschnitten. Die Perfusion ist stärker betroffen, und $\dot{V}_A/\dot{Q}$ damit normalerweise apikal etwas höher als basal.

Von **Verteilungsstörung** spricht man, wenn das Verhältnis von Ventilation und Perfusion einzelner Alveolen in einem funktionell bedeutenden Ausmaß von dem der gesamten Lunge abweicht. Dabei sind prinzipiell zwei Möglichkeiten denkbar:

◆ Eine **eingeschränkte Perfusion** einzelner Alveolen im Verhältnis zur Ventilation tritt bei Gefäßverschlüssen auf, wie z.B. bei der Lungenembolie ($\rightarrow$ S. 214). Ferner können die Kapillaren durch wucherndes Bindegewebe von den dazugehörenden Alveolen abgedrängt werden, was bei der Lungenfibrose der Fall ist ($\rightarrow$ S. 70, 74). Schließlich kann bei einem Untergang von Alveolarsepten auch die Kapillarversorgung der Alveolen schwinden, wie es beim Lungenemphysem geschieht ($\rightarrow$ S. 78).

Die fehlende Perfusion ventilierter Alveolen *vergrößert den funktionellen Totraum*, denn die Luft in diesen Alveolen nimmt ja am Gasaustausch nicht mehr teil. Die Störung kann durch vertiefte Atmung kompensiert werden. Wird ein großer Teil ventilierter Alveolen nicht perfundiert, macht sich zusätzlich die *verminderte Diffusionsfläche* bemerkbar ($\rightarrow$ S. 70), die dann auch durch vertiefte Atmung nicht mehr kompensiert werden kann.

◆ Bei **mangelhafter Ventilation** perfundierter Alveolen ($\rightarrow$ **A**) wird das Blut nicht mehr hinreichend mit O_2 aufgesättigt und von CO_2 befreit. Im Extremfall entsteht ein funktioneller arteriovenöser Shunt. Bei obstruktiven Lungenerkrankungen (z.B. Asthma, chronische Bronchitis; $\rightarrow$ S. 76) sind die Bronchien zum Teil verengt und lassen eine normale Belüftung ihrer Alveolen nicht zu. Die Ventilation einzelner Bronchi(ol)en kann bei Verlegung durch Tumoren unterbunden sein. Die Entfaltung und damit Belüftung von Teilen der Lunge kann auch durch Narben, wie eine sog. Pleuraschwarte, verhindert werden. Gleiche Konsequenzen hat eine Zwerchfell-Lähmung, welche die Entfaltung basaler Lungenabschnitte unterbindet. Funktionelle arteriovenöse Shunts treten schließlich auch bei Lungenfibrosen auf.

Die Perfusion mangelhaft ventilierter Alveolen führt zu einer *Zumischung nicht-arterialisierten Blutes* zum Blut der Lungenvene. Folge ist eine *Hypoxämie* ($\rightarrow$ **A**; P_A = Partialdrücke in der Alveolarluft), die auch durch Hyperventilation der „intakten" Alveolen nicht kompensiert werden kann (die O_2-Aufnahme in das Blut, welches ventilierte Alveolen passiert, kann ja durch Hyperventilation kaum gesteigert werden; $\rightarrow$ S. 68). Eine Hyperkapnie tritt dagegen meist nicht auf, da die reduzierte CO_2-Abgabe in minderbelüftete Alveolen ($\rightarrow$ **A** rechts) durch die vermehrte Abgabe in hyperventilierte Alveolen ($\rightarrow$ **A** links) gut kompensiert werden kann. Im Gegenteil: Die Hypoxämie erzwingt häufig eine *überschießende Hyperventilation* mit Entwicklung einer *Hypokapnie*. Bei erheblicher venöser Zumischung kann die arterielle Hypoxämie selbst durch Beatmen mit reinem O_2 nicht aufgehoben werden.

Bei völligem Verschluß zuführender Atemwege kollabieren die Alveolen (**Atelektase**): Im Gewebe wird normalerweise mehr O_2 aufgenommen als CO_2 abgegeben, der O_2-Partialdruck sinkt also stärker als der CO_2-Partialdruck ansteigt ($\rightarrow$ **B 1**). Das Blut nimmt daher aus der Alveole mehr O_2 auf als es CO_2 abgibt, und das Alveolenvolumen sinkt. Dadurch wird alveoläres N_2 konzentriert, das dem Gradienten folgend gleichfalls ins Blut diffundiert. Schließlich wird das gesamte Alveolarvolumen resorbiert. Der Vorgang wird durch die Abnahme der alveolären O_2-Konzentration und folgende Kontraktion der Gefäße (s. o.) verzögert. Beatmung mit O_2 kann die Entwicklung von Atelektasen begünstigen ($\rightarrow$ **B 2**), da die O_2-Aufnahme durch den hohen alveolären O_2-Partialdruck gesteigert wird und die Kontraktion der zuführenden Gefäße wegfällt.

A. Auswirkungen von Verteilungsstörungen auf O_2-Aufnahme und CO_2-Abgabe

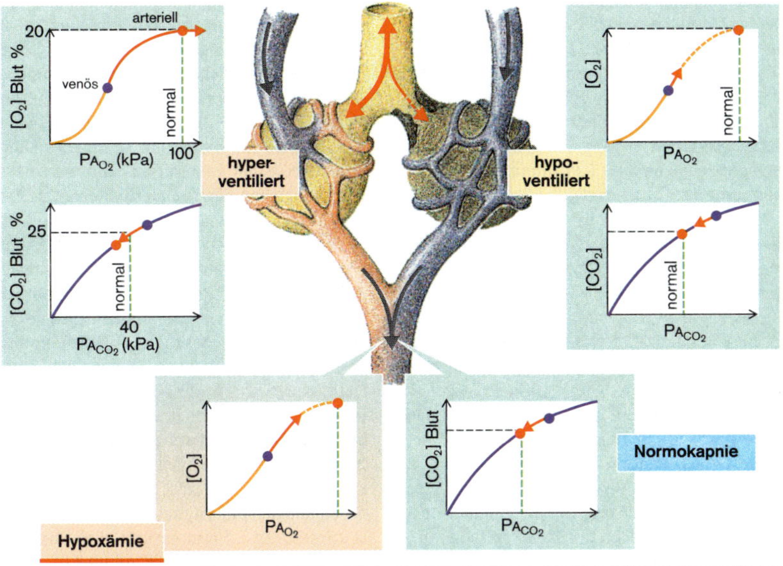

arteriell
20
[O2] Blut %
venös
normal
PAO2 (kPa)
100
hyper-ventiliert
hypo-ventiliert
[O2]
normal
PAO2
25
[CO2] Blut %
normal
40
PACO2 (kPa)
[CO2]
normal
PACO2
[O2]
PAO2
[CO2] Blut
PACO2
Normokapnie
Hypoxämie

B. Entstehung der Atelektase

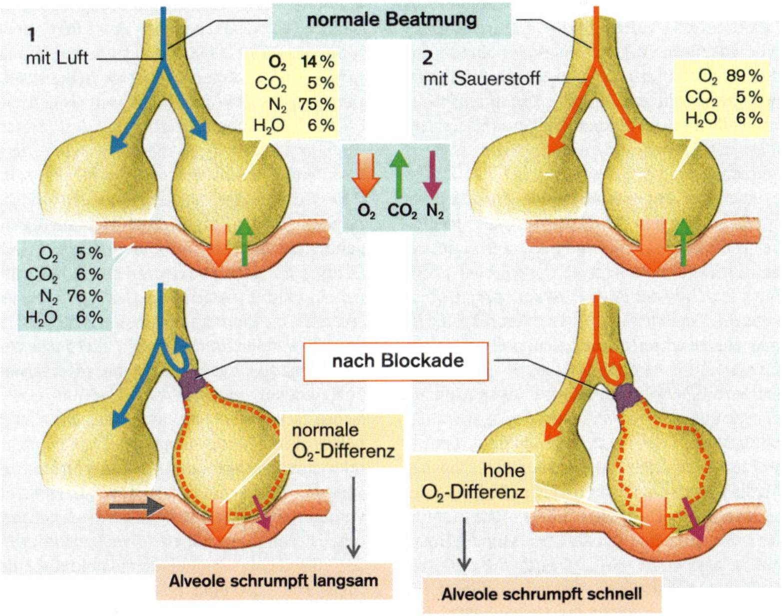

normale Beatmung
1
mit Luft
O2 14 %
CO2 5 %
N2 75 %
H2O 6 %
2
mit Sauerstoff
O2 89 %
CO2 5 %
H2O 6 %
O2 CO2 N2
O2 5 %
CO2 6 %
N2 76 %
H2O 6 %
nach Blockade
normale O2-Differenz
hohe O2-Differenz
Alveole schrumpft langsam
Alveole schrumpft schnell

Restriktive Lungenerkrankungen

Bei anatomischem oder funktionellem Verlust an Gasaustauschfläche spricht man von restriktiver Lungenerkrankung.

Ein **anatomischer Verlust** liegt nach Entfernung (Resektion) oder Verdrängung (z. B. durch Karzinome) von Lungengewebe vor. Auch Atelektasen ($\rightarrow$ S. 72) führen u. a. zu einer Abnahme der Diffusionsfläche.

Eine **funktionelle Einschränkung** der Gasaustauschfläche liegt bei *Exsudation von Plasmawasser* in Alveolen vor, wie etwa beim Lungenödem ($\rightarrow$ S. 80) oder bei Entzündung (gesteigerte Gefäßpermeabilität, z. B. bei Pneumonie). Bei der *Lungenfibrose* verdrängt proliferierendes Bindegewebe intaktes Lungenparenchym (Abnahme der Diffusionsfläche), drängt sich zwischen Kapillaren und Alveolen (Verlängerung der Diffusionsstrecke) und behindert das normale Entfaltung der Lunge (Einschränkung der alveolären Belüftung). Eine Lungenfibrose kann u. a. durch Entzündungsreaktionen gegen das Bindegewebe (sog. Kollagenkrankheiten) oder durch Inhalation von silikat- oder asbesthaltigem Staub ausgelöst werden. Bisweilen ist keine Ursache erkennbar (idiopathische Lungenfibrose Hamman–Rich). Eine lokale oder generalisierte Behinderung der Lungenentfaltung kann ferner durch *Thoraxdeformierungen*, *Zwerchfell-Lähmungen* sowie *Verklebungen* der beiden Pleurablätter (infolge von Entzündungen, sog. *Pleuraschwarte*) auftreten.

Auch der **Pneumothorax** zählt zu den restriktiven Lungenerkrankungen ($\rightarrow$ **B**). Bei *offener Verbindung* zwischen Pleuraraum und Außenluft (Thoraxverletzungen, $\rightarrow$ **B** oben) oder Alveolen (Riß der Alveolarwand durch Überdehnung) dringt Luft in den Pleuraspalt ein, und der gleichseitige Lungenflügel kollabiert. Aber auch die Atmung im anderen Lungenflügel wird behindert, da der bei Inspiration auf der gesunden Seite sinkende Pleuradruck das Mediastinum auf diese Seite verzieht. Bei Exspiration läßt der Unterdruck nach, und das Mediastinum wandert wieder in Richtung der kranken Seite. Dieses Mediastinalflattern mindert die Atemexkursionen des Lungenflügels auf der gesunden Seite. Wenn die verletzte Stelle einen Ventilmechanismus ausbildet, der zwar Luft hinein, nicht aber hinaus läßt, ent-

steht ein sog. *Spannungs-Pneumothorax* ($\rightarrow$ **B** unten). Vor allem geplatzte Alveolen wirken häufig als Ventile, da sich der kollabierte Lungenflügel bei jeder Inspiration entfaltet und damit Luft durch die geschädigte Alveole in den Pleuraraum eindringen kann, aber Lunge und Alveole bei Exspiration kollabieren und ein Entweichen der Luft verhindern. Das Mediastinum wird zunehmend zur gesunden Seite verschoben und die Atmung entsprechend behindert. Die Zunahme des intrathorakalen Druckes schränkt ferner den Rückstrom von venösem Blut zum rechten Herzen ein. Die herabgesetzte Füllung des rechten Ventrikels mindert das Herzzeitvolumen. In der *Ganzkörper-Plethysmographie* ist die Luft in der Pleura nicht von der Alveolarluft zu unterscheiden, da beide bei Exspiration gleichermaßen abnehmen. Eingeatmetes Testgas verteilt sich jedoch nur in der Lunge. Bei Pneumothorax ist daher das durch Ganzkörper-Plethysmographie ermittelte intrathorakale Volumen größer als das durch Testgas ermittelte alveoläre Volumen.

Auswirkungen einer restriktiven Lungenerkrankung sind die Verminderung von Compliance (C), Vitalkapazität (VC), funktioneller Residualkapazität (FRC) und Diffusionskapazität ($\rightarrow$ S. 66). Letzteres führt zu *Diffusionsstörungen* ($\rightarrow$ S. 70) und damit zur *Hypoxämie* ($\rightarrow$ **A**; S_{O_2} = Sauerstoffsättigung des Blutes). Atemgrenzwert ($\dot{V}_{max}$ = maximale willkürliche Ventilation) und absolute Sekundenkapazität (FEV_1 = das in einer Sekunde max. exspirierbare Volumen) sind meist erniedrigt, die relative Sekundenkapazität (normalerweise 80% von VC) ist jedoch meist normal. Um ein bestimmtes Volumen einzuatmen, ist ein stärkerer Unterdruck im Pleuraraum (P_{pl}) erforderlich als beim Gesunden, und es muß daher insgesamt mehr Energie für die Atmung (Atemarbeit) aufgewendet werden ($\rightarrow$ **A**; $\dot{V}$ = Ventilationsstromstärke). Die Einschränkung des Gefäßbettes durch Entfernung von Lungengewebe oder durch Verdrängung von Blutgefäßen steigert den Gefäßwiderstand. Um das Herzzeitvolumen durch den Lungenkreislauf zu pumpen, ist daher ein höherer Druck erforderlich, der vom rechten Herzen aufgewendet werden muß. Folge ist eine *erhöhte Rechtsherzbelastung* (Cor pulmonale, $\rightarrow$ S. 214).

A. Ursachen und Auswirkungen restriktiver Lungenerkrankungen

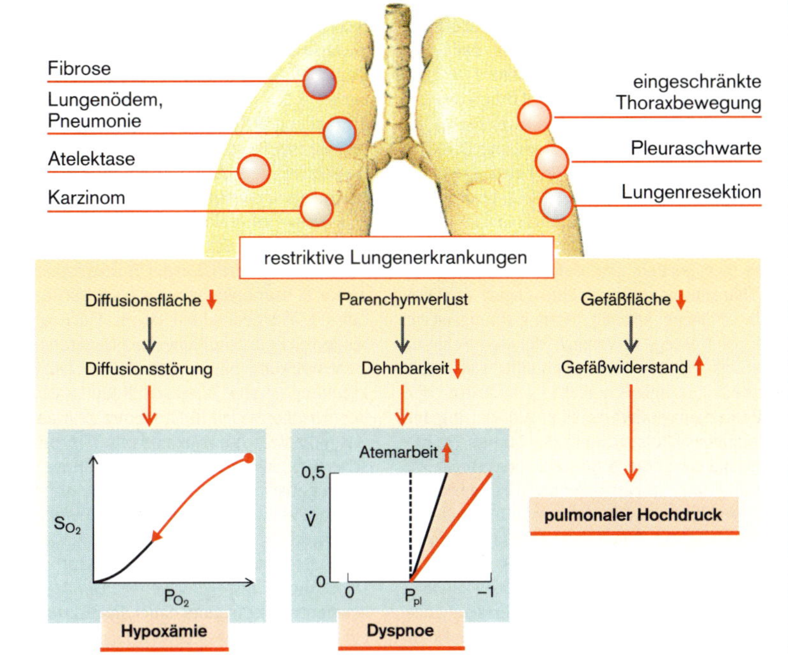

Fibrose

Lungenödem,
Pneumonie

Atelektase

Karzinom

eingeschränkte
Thoraxbewegung

Pleuraschwarte

Lungenresektion

restriktive Lungenerkrankungen

Diffusionsfläche ↓

Diffusionsstörung

Parenchymverlust

Dehnbarkeit ↓

Gefäßfläche ↓

Gefäßwiderstand ↑

Atemarbeit ↑

S_{O_2}

P_{O_2}

0,5

$\dot{V}$

0

0   P_{pl} −1

pulmonaler Hochdruck

Hypoxämie

Dyspnoe

B. Pneumothorax

Mediastinal-
flattern

offener Pneumothorax

Loch mit
Ventilfunktion

normal

Spannungs-Pneumothorax

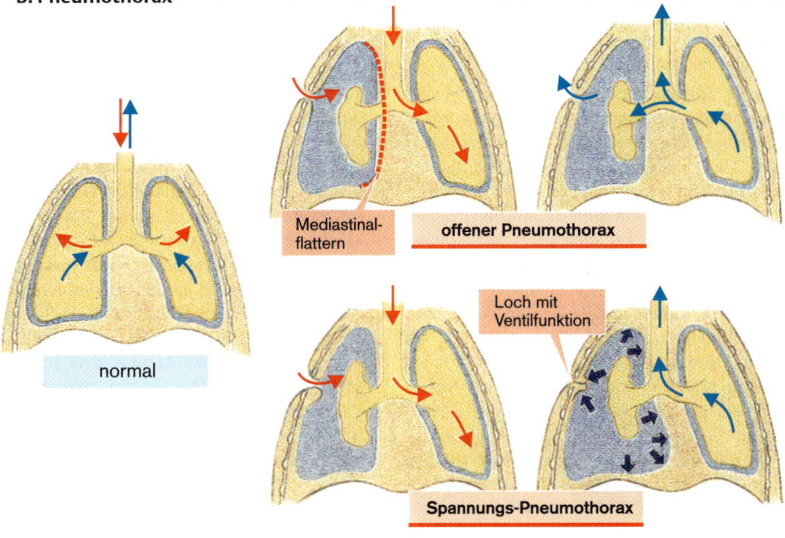

Obstruktive Lungenerkrankungen

Um in die Alveolen zu gelangen, muß Luft die Atemwege passieren ($\rightarrow$ S. 68), die der Strömung einen Widerstand (Resistance) entgegensetzen. Der Widerstand wird durch das Lumen der Atemwege, v. a. der mittleren Bronchien, diktiert. Das Lumen kann durch Schleim und durch Kontraktion der Bronchialmuskulatur eingeengt werden. Der *Schleim* wird sezerniert, um Erreger und Schmutzpartikel abzufangen. Über Flimmerhaare wird er zum Rachen transportiert und dann verschluckt. Da die Flimmerhaare im zähflüssigen Schleim nicht schlagen können, wird normalerweise Elektrolytlösung sezerniert, die den Schleim von den Flimmerhaaren abhebt. Auf einer dünnen Flüssigkeitsschicht schwimmt der Schleim dann oralwärts. Über Aktivierung der Bronchialmuskulatur kann das Lumen engegestellt und damit die Wahrscheinlichkeit erhöht werden, daß Erreger im Schleim hängen bleiben. Der Preis ist eine Widerstandszunahme. Bei gesteigerter Resistance spricht man von *obstruktiven Lungenerkrankungen*.

Eine **intrathorakale Zunahme der Resistance** ist meist auf Verengung bzw. Verlegung der Bronchien zurückzuführen, sei es durch Kompression von außen, durch Kontraktion der Bronchialmuskulatur, durch Verdickung der die Atemwege auskleidenden Schleimhaut oder durch Verlegung des Lumens mit Schleim. Meist sind die genannten Veränderungen Folgen von *Asthma* oder *chronischer Bronchitis*. Bei Asthma liegt eine Allergie gegen inhalierte Antigene vor (z. B. Blütenstaub, Pollen). Diese Antigene lösen eine Entzündung der Bronchialschleimhaut aus, die zur Freisetzung von Histamin und Leukotrienen (sog. SRS-A = slow reacting substances of anaphylaxis) führt. Unter dem Einfluß dieser Mediatoren kontrahiert die Bronchialmuskulatur, und Schleimsekretion sowie Gefäßpermeabilität (Schleimhautödem) sind gesteigert ($\rightarrow$ **A** oben). Neben inhalierten Antigenen können auch in der Schleimhaut sitzende Mikroorganismen antigen wirken (infektallergisches Asthma). Hier sind die Grenzen zur chronischen Bronchitis fließend. Eine obstruktive Lungenerkrankung kann auch Folge von *Mukoviszidose* sein: Durch einen genetischen Defekt des CFTR ($\rightarrow$ S. 162) überwiegt die Flüssigkeits-

resorption, und der Schleim kann nicht mehr abtransportiert werden. Auch eine herabgesetzte Retraktionskraft der Lunge (sog. *schlaffe Lunge*, $\rightarrow$ S. 78) kann zu obstruktiven Lungenerkrankungen führen, da bei gesteigerter Compliance zur Exspiration ein Überdruck aufgewendet werden muß, der die intrathorakalen Atemwege komprimiert (s. u.).

Eine **extrathorakale Zunahme der Resistance** tritt z. B. bei Stimmbandlähmung, Glottisödem und Kompression der Trachea von außen auf (z. B. Tumoren, Struma [$\rightarrow$ S. 280 ff.]). Bei der sog. Tracheomalazie ist die Tracheawand aufgeweicht und kollabiert bei Inspiration.

Auswirkung einer obstruktiven Lungenerkrankung ist eine eingeschränkte Ventilation. Bei *extrathorakalen Hindernissen* ist meist vorwiegend die Inspiration betroffen (inspiratorischer Stridor), da der bei Exspiration steigende prästenotische Druck im Lumen der Atemwege die Engstelle weitet. *Intrathorakale Hindernisse* beeinträchtigen vorwiegend die Exspiration, da der bei Inspiration sinkende intrathorakale Druck die Atemwege erweitert. Der Atemzeitquotient (Exspirationsdauer/Inspirationsdauer) nimmt zu. Die erschwerte Exspiration überbläht die Ductuli alveolares (*zentrilobuläres Emphysem*, $\rightarrow$ S. 78), die Retraktionskraft der Lunge nimmt ab (Zunahme der Compliance), und die Atemmittellage wird in Richtung Inspiration verschoben (*Faßthorax*, $\rightarrow$ S. 78). Dabei ist die funktionelle Residualkapazität erhöht. Durch die Zunahme von Compliance und Resistance muß zur Exspiration ein intrathorakaler Überdruck erzeugt werden. Dieser bewirkt eine Kompression der Bronchiolen, so daß der Atemwegswiderstand weiter zunimmt. Während die Arbeit zur Überwindung der elastischen Lungenwiderstände normal oder sogar vermindert sein kann, ist die Arbeit zur Überwindung der viskösen Widerstände und damit die *Gesamt-Atemarbeit* massiv gesteigert ($\rightarrow$ **A** Mitte). Die Obstruktion schränkt Atemgrenzwert ($\dot{V}_{max}$) und Sekundenkapazität ein, die unterschiedliche Ventilation verschiedener Alveolen führt zu *Verteilungsstörungen* ($\rightarrow$ S. 72). Die Hypoxie hypoventilierter Alveolen führt zu Vasokonstriktion, Widerstandszunahme im kleinen Kreislauf, pulmonaler Hypertonie und Rechtsherzbelastung (Cor pulmonale, $\rightarrow$ S. 214).

A. Obstruktive Lungenerkrankungen

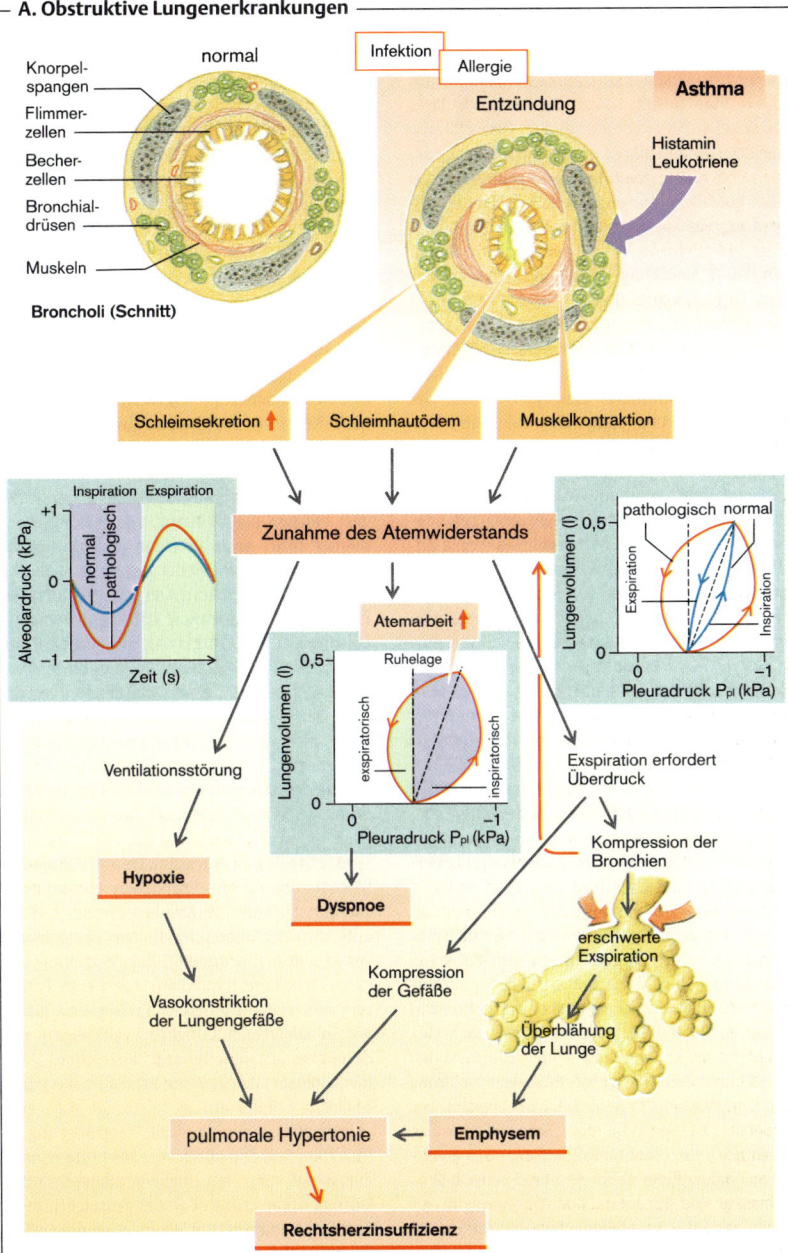

normal

Knorpel-
spangen

Flimmer-
zellen

Becher-
zellen

Bronchial-
drüsen

Muskeln

Broncholi (Schnitt)

Infektion

Allergie

Entzündung

Asthma

Histamin
Leukotriene

Schleimsekretion ↑

Schleimhautödem

Muskelkontraktion

Inspiration | Exspiration

Alveolardruck (kPa)

+1

normal
pathologisch

0

−1

Zeit (s)

Zunahme des Atemwiderstands

pathologisch normal

Lungenvolumen (l)

0,5

Exspiration

Inspiration

0

0   −1
Pleuradruck P_{pl} (kPa)

Atemarbeit ↑

Lungenvolumen (l)

0,5

Ruhelage

exspiratorisch

inspiratorisch

0

0   −1
Pleuradruck P_{pl} (kPa)

Ventilationsstörung

Hypoxie

Vasokonstriktion
der Lungengefäße

Exspiration erfordert
Überdruck

Kompression der
Bronchien

erschwerte
Exspiration

Dyspnoe

Kompression
der Gefäße

Überblähung
der Lunge

pulmonale Hypertonie ← **Emphysem**

Rechtsherzinsuffizienz

Lungenemphysem

Das Emphysem ist gekennzeichnet durch Volumenzunahme der Lufträume distal der Bronchioli. Man unterscheidet ein **zentrilobuläres Emphysem** mit vorwiegender Überblähung der Ductuli alveolares und Bronchioli respiratorii von einem **panlobulären Emphysem**, bei dem vor allem die endständigen Alveolen erweitert sind ($\rightarrow$ **A**). Bei der sog. **schlaffen Lunge** liegt lediglich ein Verlust an Retraktionskraft vor. Die Erkrankung kann einen umschriebenen Lungenbezirk (lokales Emphysem) oder die gesamte Lunge (generalisiertes Emphysem) in Mitleidenschaft ziehen. Das Emphysem gehört zu den häufigsten Todesursachen.

Das zentrilobuläre Emphysem wird v. a. durch **obstruktive Lungenerkrankungen** hervorgerufen, bei der schlaffen Lunge liegt eine Verarmung an Bindegewebe ohne erkennbare Ursache, beim panlobulären Emphysem ein zusätzlicher Untergang von Alveolarscheidewänden vor. Im **Alter** tritt regelmäßig eine Zunahme des Alveolarvolumens im Verhältnis zur Alveolaroberfläche auf. Bei einigen Patienten (ca. 2 %) wird ein **Mangel an α_1-Proteinase-Inhibitor** (α-Antitrypsin) gefunden, der normalerweise die Wirkung von Proteinasen (z. B. Leukozytenelastase) hemmt. Das Enzym wird in der Leber gebildet, Mutationen können seine Sekretion und/oder Funktion in Mitleidenschaft ziehen. In beiden Fällen führt die herabgesetzte Hemmung der Proteinasen zu Abbau und damit zu Elastizitätsverlust des Lungengewebes. Bei gestörter Sekretion kann die Akkumulation des defekten Proteins in den Leberzellen zusätzlich die Leber schädigen. Schließlich macht sich die mangelnde Hemmung von Proteinasen auch in anderen Geweben bemerkbar, u. a. werden Nierenglomeruli und Pankreas geschädigt. Durch Rauchen wird der α_1-Proteinasen-Inhibitor oxidiert und damit gehemmt. Rauchen fördert so auch beim genetisch Gesunden die Entwicklung eines Emphysems.

Neben einem Mangel an Inhibitoren kommt eine **gesteigerte Produktion von Elastase** als Ursache in Frage (v. a. einer Serinelastase aus Granulozyten, einer Metalloelastase aus alveolären Makrophagen) sowie verschiedene Proteinasen von Erregern. Das Übergewicht an Elastasen führt bei chronischen Entzündungen u. a. zum Abbau von elastischen Lungenfasern.

Bei den **Auswirkungen** stehen die Folgen der *verminderten Retraktionskraft* im Vordergrund. Die Retraktion der Lunge erzeugt letztlich den zur normalen Exspiration notwendigen Überdruck in den Alveolen im Vergleich zur Außenluft. Zwar kann ein Überdruck in den Alveolen auch durch Kompression von außen erzeugt werden, also durch die Tätigkeit der Exspirationsmuskulatur, dabei kommt es allerdings auch zu einer Kompression der Bronchiolen und damit zu einer massiven Zunahme der Resistance. Die maximale Exspirations-Stromstärke ($\dot{V}_{max}$) ist daher eine Funktion des Verhältnisses von Retraktionskraft (K) und Resistance (R_L) ($\rightarrow$ **A** rechts). Eine verminderte Retraktionskraft kann somit die gleichen Auswirkungen wie eine obstruktive Lungenerkrankung haben ($\rightarrow$ S. 76). Die Retraktionskraft kann durch Vertiefung der Inspiration gesteigert werden ($\rightarrow$ **A** rechts). Die erhöhte Compliance führt auch zu einer *Verschiebung der Atemruhelage* in Richtung Inspiration (*Faßthorax*, $\rightarrow$ **B**): Bei gleichem Atemzugvolumen sind funktionelle Residualkapazität und Residualvolumen gesteigert, bisweilen auch die Totalkapazität. Die Vitalkapazität ist allerdings wegen der eingeschränkten Exspiration vermindert. Der Verlust von Alveolarwänden führt zu einer *verminderten Diffusionsfläche* ($\rightarrow$ S. 70), der Verlust an Lungenkapillaren zu einer *Zunahme des funktionellen Totraums* sowie einem erhöhten Widerstand und Druck im kleinen Kreislauf mit Entwicklung eines *Cor pulmonale* ($\rightarrow$ S. 214). Beim zentrilobulären – nicht jedoch beim panlobulären – Emphysem kommt es zusätzlich zu einer *Verteilungsstörung* ($\rightarrow$ S. 72) aufgrund der unterschiedlichen Resistance in verschiedenen Bronchioli. Die Verteilungsstörung zieht eine *Hypoxämie* nach sich, Patienten mit zentrilobulärem Emphysem infolge von obstruktiven Lungenerkrankungen werden daher als „blue bloater" bezeichnet ($\rightarrow$ **A**). Im Gegensatz dazu bieten Patienten mit panlobulärem Emphysem in Ruhe das Bild eines „pink puffers", da ihnen die Vergrößerung des funktionellen Totraums eine vertiefte Atmung aufzwingt. Erst bei massiv eingeschränkter Diffusionskapazität oder bei gesteigertem O_2-Verbrauch (Arbeit) resultiert auch die Diffusionsstörung in einer Hypoxämie ($\rightarrow$ S. 70).

A. Emphysem

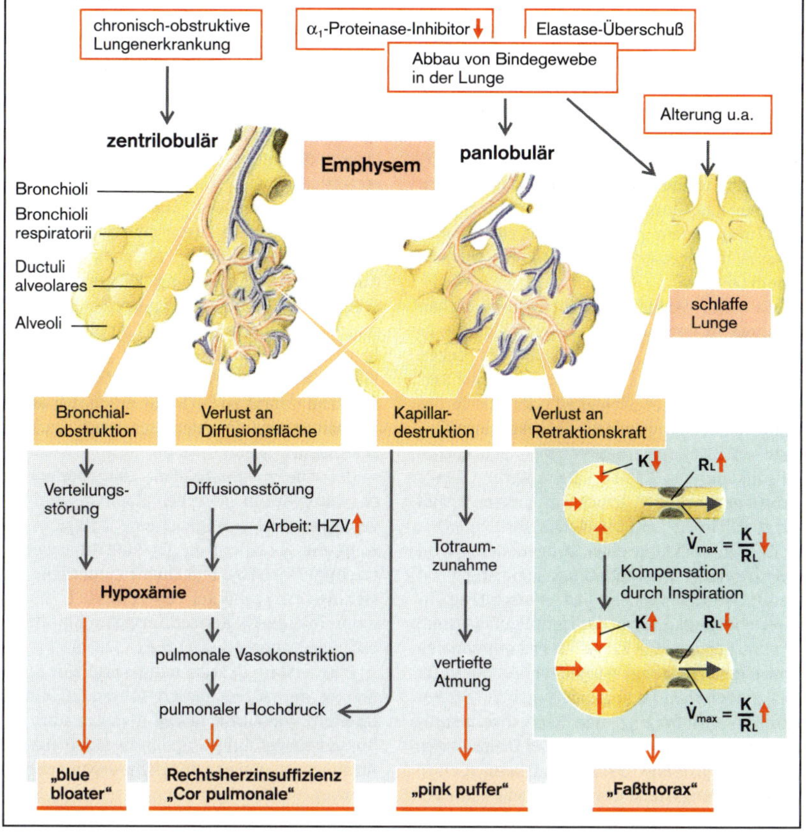

chronisch-obstruktive Lungenerkrankung

α_1-Proteinase-Inhibitor ↓

Elastase-Überschuß

Abbau von Bindegewebe in der Lunge

Alterung u. a.

zentrilobulär

Emphysem

panlobulär

Bronchioli
Bronchioli respiratorii
Ductuli alveolares
Alveoli

schlaffe Lunge

Bronchialobstruktion

Verlust an Diffusionsfläche

Kapillardestruktion

Verlust an Retraktionskraft

Verteilungsstörung

Diffusionsstörung

Arbeit: HZV ↑

Hypoxämie

pulmonale Vasokonstriktion

pulmonaler Hochdruck

Totraumzunahme

vertiefte Atmung

$$\dot{V}_{max} = \frac{K}{R_L} \downarrow$$

Kompensation durch Inspiration

$$\dot{V}_{max} = \frac{K}{R_L} \uparrow$$

„blue bloater"

Rechtsherzinsuffizienz „Cor pulmonale"

„pink puffer"

„Faßthorax"

B. Atemruhelage beim Emphysem

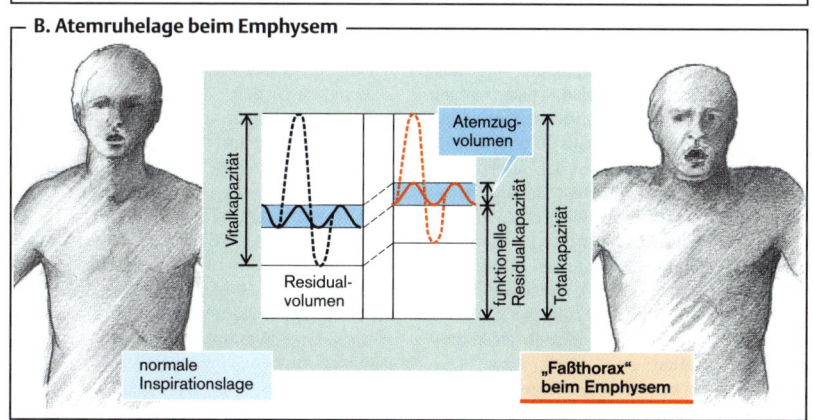

Vitalkapazität

Atemzugvolumen

Residualvolumen

funktionelle Residualkapazität

Totalkapazität

normale Inspirationslage

„Faßthorax" beim Emphysem

Lungenödem

Wie in peripheren Kapillaren ($\rightarrow$ S. 234) entscheidet auch in Lungenkapillaren über die Filtration der effektive Filtrationsdruck, d. h. die Differenz zwischen hydrostatischem und onkotischem Druckgradienten. Bei einem gesteigerten Druck in den Lungengefäßen spricht man von **Lungenstauung**, bei Filtration von Plasmawasser ins Interstitium von **interstitiellem Lungenödem** und bei Austritt von Plasmawasser in Alveolen von **alveolärem Lungenödem** (A Mitte).

Zu einer **Steigerung des hydrostatischen Druckes** in den Lungenkapillaren kommt es bei mangelhafter Förderleistung des linken Herzens ($\rightarrow$ A rechts). Ursachen sind eine herabgesetzte Leistungsfähigkeit oder Überforderung der Herzmuskulatur (Myokardinsuffizienz, $\rightarrow$ S. 224), und eine verengte oder undichte Mitralklappe ($\rightarrow$ S. 194 ff.). Der aufgrund dieser Störungen erhöhte Druck im linken Vorhof setzt sich in die Pulmonalgefäße fort.

Die Entwicklung eines Lungenödems wird durch **gestörten Lymphabfluß** begünstigt ($\rightarrow$ A links). Normalerweise wird überschüssig filtrierte Flüssigkeit über das Lymphgefäßsystem abtransportiert. Die Kapazität des pulmonalen Lymphgefäßsystems ist jedoch schon unter physiologischen Bedingungen gering. Tritt zur Linksherzinsuffizienz eine Rechtsherzinsuffizienz hinzu, dann steigt auch der Druck in den Venen des großen Kreislaufs und damit auch an der Mündungsstelle der Lymphgefäße im Venenwinkel, wodurch der Lymphabfluß behindert wird.

Der **onkotische Druck** in den Kapillaren ist bei *Hypoproteinämie* herabgesetzt ($\rightarrow$ A links); dies begünstigt die Entwicklung eines Lungenödems. Die Hypoproteinämie ist meist Folge einer Hyperhydratation, etwa durch inadäquat hohe Zufuhr von Flüssigkeit bei Patienten, deren Fähigkeit zur renalen Ausscheidung herabgesetzt ist (z. B. bei Niereninsuffizienz, $\rightarrow$ S. 110 ff.). Natürlich führt auch eine reduzierte Bildung von Plasmaproteinen in der Leber (Leberinsuffizienz, $\rightarrow$ S. 174) oder deren Verlust z. B. über die Niere (nephrotisches Syndrom, $\rightarrow$ S. 104) zu einer verminderten Plasmaproteinkonzentration.

Schließlich kann eine **gesteigerte Kapillarpermeabilität** ein Lungenödem auslösen ($\rightarrow$ A

rechts). Die Durchlässigkeit der Kapillarwand für Proteine mindert den onkotischen Druckgradienten und erhöht damit den effektiven Filtrationsdruck. Die Kapillarpermeabilität wird z. B. durch Inhalation ätzender Gase oder längere Beatmung mit reinem O_2 ($\rightarrow$ S. 84) gesteigert.

Auswirkungen der Lungenstauung sind eine herabgesetzte Lungenperfusion und damit eine Einschränkung der maximalen O_2-Aufnahme. Die Aufblähung der gestauten Gefäße behindert die Weitung der Alveolen und mindert die Dehnbarkeit (Compliance) der Lunge. Ferner werden durch die gestauten Gefäße die Bronchien eingeengt und der Atemwiderstand nimmt zu ($\rightarrow$ S. 76), erkennbar an einer Minderung des Atemgrenzwerts und der Sekundenkapazität ($\rightarrow$ S. 66).

Bei einem **interstitiellen Lungenödem** ist das Interstitium zwischen Kapillare und Alveole verbreitert. Folge ist eine Diffusionsstörung, die vor allem die O_2-Aufnahme beeinträchtigt ($\rightarrow$ S. 70). Tritt durch körperliche Belastung ein erhöhter O_2-Verbrauch hinzu, dann sinkt die O_2-Konzentration im Blut (Hypoxämie, Zyanose; $\rightarrow$ A unten).

Eine weitere Druckzunahme und eine Schädigung der Alveolarwand führen zu einem **Übertritt von Filtrat in den Alveolarraum**. Die flüssigkeitsgefüllten Kapillaren fallen für die Atmung aus, und es entstehen funktionelle arteriovenöse Shunts mit Abnahme der O_2-Sättigung im arterialisierten Mischblut (zentrale Zyanose). Die Flüssigkeit dringt in die Atemwege ein und erhöht somit auch den Atemwiderstand. Durch gesteigerte Filtration von Flüssigkeit in den Pleuraraum (Pleuraerguß) wird die Atmung zusätzlich behindert.

Das Lungenödem zwingt den Patienten zu Atmung in aufrechter Körperhaltung (**Orthopnoe**): Beim Wechsel vom Liegen zur aufrechten Haltung (Orthostase) sinkt der zentrale Venendruck ($\rightarrow$ S. 178) im Bereich des rechten Vorhofs. Dies führt zu einem besseren Lymphabfluß aus der Lunge, vermindert die Förderleistung des rechten Herzens und bewirkt dadurch eine Abnahme des hydrostatischen Druckes in den Lungenkapillaren. Auf diese Weise werden Lungenstauung, interstitielles und alveoläres Lungenödem zurückgedrängt.

A. Lungenödem

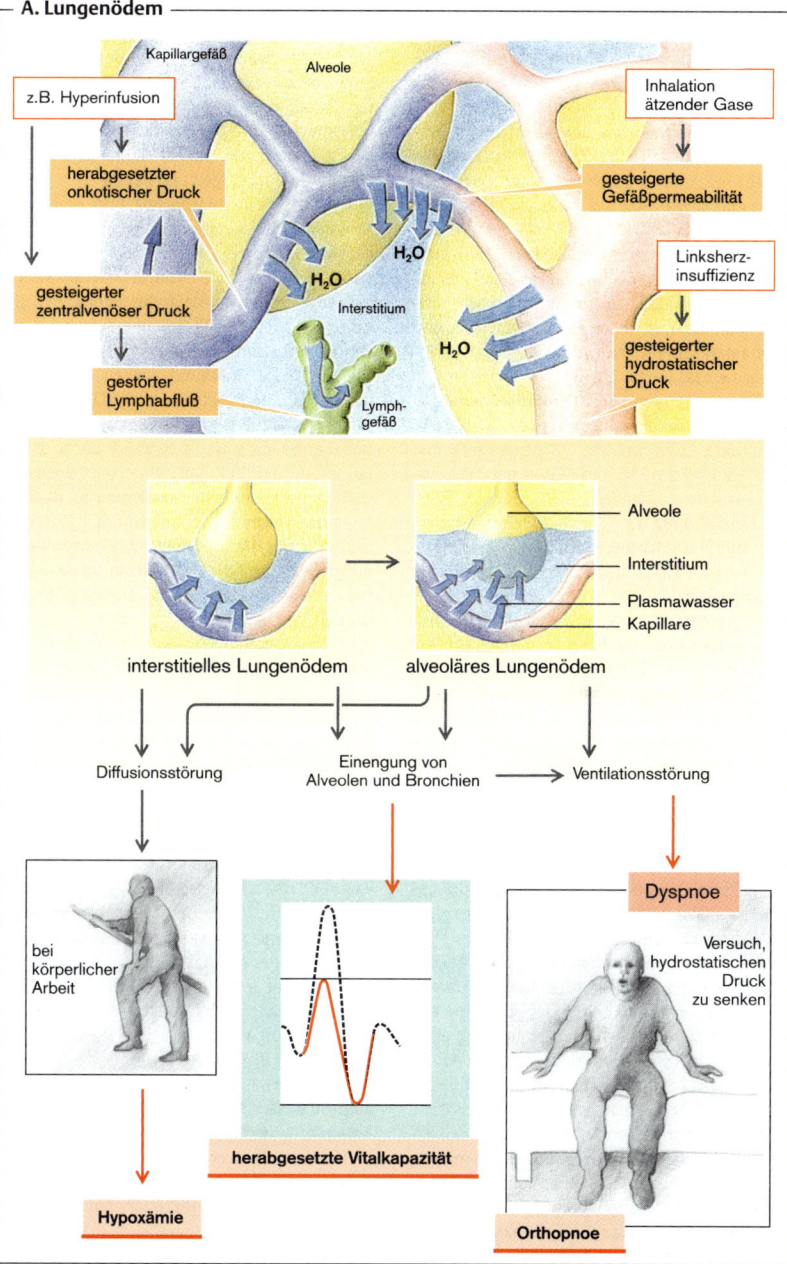

z.B. Hyperinfusion

herabgesetzter onkotischer Druck

gesteigerter zentralvenöser Druck

gestörter Lymphabfluß

Kapillargefäß

Alveole

H₂O

H₂O

Interstitium

H₂O

Lymph-gefäß

Inhalation ätzender Gase

gesteigerte Gefäßpermeabilität

Linksherz-insuffizienz

gesteigerter hydrostatischer Druck

interstitielles Lungenödem → alveoläres Lungenödem

Alveole
Interstitium
Plasmawasser
Kapillare

Diffusionsstörung

Einengung von Alveolen und Bronchien → Ventilationsstörung

bei körperlicher Arbeit

herabgesetzte Vitalkapazität

Hypoxämie

Dyspnoe

Versuch, hydrostatischen Druck zu senken

Orthopnoe

Störungen der Atemregulation

Eine Vielzahl von Faktoren beeinflußt die atemregulierenden Zellen in der Medulla oblongata ($\rightarrow$ **A**):

Die **Ventilation wird gesteigert** durch Azidose, Hyperkapnie, Hypoxie, Ca^{2+}- und Mg^{2+}-Abfall im Liquor. Auch Schmerz, intensive Kalt- und Warmreize auf der Haut, ein Anstieg oder mäßiger Abfall der Körpertemperatur, Blutdruckabfall sowie Muskelarbeit (Mitinnervation) verstärken die Ventilation. Weitere stimulierende Faktoren sind Adrenalin und Noradrenalin im Blut, Histamin, Acetylcholin und Prostaglandine im ZNS sowie Progesteron, Testosteron und Corticotropin.

Umgekehrt wird die **Ventilation herabgesetzt** durch Alkalose, Hypokapnie, periphere Hyperoxie, Ca^{2+}- und Mg^{2+}-Anstieg im Liquor. Auch Hypoxie im ZNS, tiefe Hypothermie, Blutdruckanstieg, Ganglienblocker sowie hohe Konzentrationen an Atropin, Catecholaminen, Endorphinen und Glycin im ZNS mindern die Ventilation. Auch im Schlaf ist die Ventilation herabgesetzt.

Normalerweise übt der **pH um die atemregulierenden Neurone** bzw. der Liquor-pH den entscheidenden Einfluß auf die Ventilation aus. Die pH-Verschiebungen im Gehirn bei schnellen Änderungen des P_{CO_2} werden durch die geringe Pufferkapazität des Liquors (geringe Eiweißkonzentration) begünstigt. Da CO_2, nicht aber HCO_3^- und H^+, sehr schnell die Blut-Liquor- bzw. Blut-Hirn-Schranke passiert, führen Änderungen der CO_2-Konzentration im Blut zu sehr schneller Anpassung der Ventilation, während dies bei Änderungen des Blut-pH oder des Blut-HCO_3^- erst mit einer Verzögerung von Stunden bis Tagen geschieht. Bei plötzlich eintretender *metabolischer Azidose* ($\rightarrow$ **B** oben, s.a. S. 88 ff.) setzt die respiratorische Kompensation daher nur langsam ein. Umgekehrt bleibt nach der Behandlung einer respiratorisch teilweise kompensierten Azidose, z. B. durch Infusion von HCO_3^-, häufig eine *respiratorische Alkalose* zurück ($\rightarrow$ **B** unten). Auch bei plötzlichem Abfall des O_2-Partialdrucks in der Inspirationsluft (Höhenaufenthalt) wird die Ventilation nicht sofort adäquat gesteigert: Die beginnende Hyperventilation führt zur Hypokapnie, und die resultierende intrazerebrale Alkalose hemmt dann vorübergehend den weiteren Anstieg der Ventilation. Eine vollständige Anpassung der Atmung an das herabgesetzte O_2-Angebot erfordert erhöhte renale HCO_3^--Ausscheidung mit folgender Abnahme der HCO_3^--Konzentration im Plasma und (verzögert) im Liquor.

Barbiturate (Schlafmittel) und **chronische Ateminsuffizienz** mindern die Empfindlichkeit der atemregulierenden Neurone für den Liquor-pH bzw. für CO_2. Damit wird *O_2-Mangel zum wichtigsten Atemstimulus*. In beiden Fällen führt das Angebot O_2-reicher Luft zu Hypoventilation und respiratorischer Azidose ($\rightarrow$ S. 88 f.). Verstärkend wirken u. a. Urämie ($\rightarrow$ S. 110 f.) oder Schlaf. Da die O_2-Aufnahme in weiten Grenzen von der alveolären Ventilation unabhängig ist ($\rightarrow$ S. 68), kommt es erst bei einer deutlich verminderten alveolären O_2-Konzentration mit Abnahme der O_2-Sättigung des Blutes zum Atemstimulus. Die resultierende Ventilationssteigerung wird wieder eingestellt, sobald die O_2-Sättigung des Blutes wieder normalisiert ist; die Atmung ist daher unregelmäßig.

Herabgesetzte CO_2-Empfindlichkeit der atemregulierenden Neurone kann auch **Schlafapnoe** auslösen, ein mehrere Sekunden dauerndes Aussetzen der Atmung im Schlaf. Sie wird durch metabolische Alkalose begünstigt.

Schädigung oder massive Stimulation der atemregulierenden Neurone können zu sog. **pathologischer Atmung** führen ($\rightarrow$ **C**):

Die **Kussmaul-Atmung** ($\rightarrow$ **C 1**) ist eine adäquate Reaktion der Atemregulation auf eine metabolische Azidose. Die Atemzüge sind stark vertieft, die Atmung jedoch regelmäßig.

Die **Cheyne-Stokes-Atmung** ($\rightarrow$ **C 2**) ist hingegen unregelmäßig: Die Atemtiefe wird periodisch tiefer und wieder flacher. Ursache ist eine verspätete Reaktion der Atemregulation auf Änderungen der Blutgase, die eine überschießende Reaktion erfordert. Dies ist dann der Fall, wenn eine Mangeldurchblutung des Gehirns vorliegt oder wenn die Atmung durch Sauerstoffmangel reguliert wird (s. o.).

Die **Biot-Atmung** ($\rightarrow$ **C 3**) ist durch Atempausen unterbrochen. Sie ist Ausdruck einer Schädigung atemregulierender Neurone. Auch die **Schnappatmung** ($\rightarrow$ **C 4**), signalisiert eine massive Störung der Atemregulation.

A. Einflüsse auf die atemregulierende Neurone

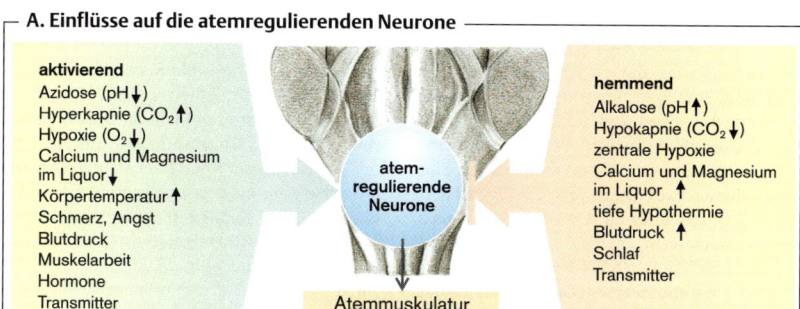

aktivierend
Azidose (pH ↓)
Hyperkapnie (CO_2 ↑)
Hypoxie (O_2 ↓)
Calcium und Magnesium
im Liquor ↓
Körpertemperatur ↑
Schmerz, Angst
Blutdruck
Muskelarbeit
Hormone
Transmitter

atem-
regulierende
Neurone

hemmend
Alkalose (pH ↑)
Hypokapnie (CO_2 ↓)
zentrale Hypoxie
Calcium und Magnesium
im Liquor ↑
tiefe Hypothermie
Blutdruck ↑
Schlaf
Transmitter

Atemmuskulatur

B. Einfluß der Blut-Liquor-Schranke

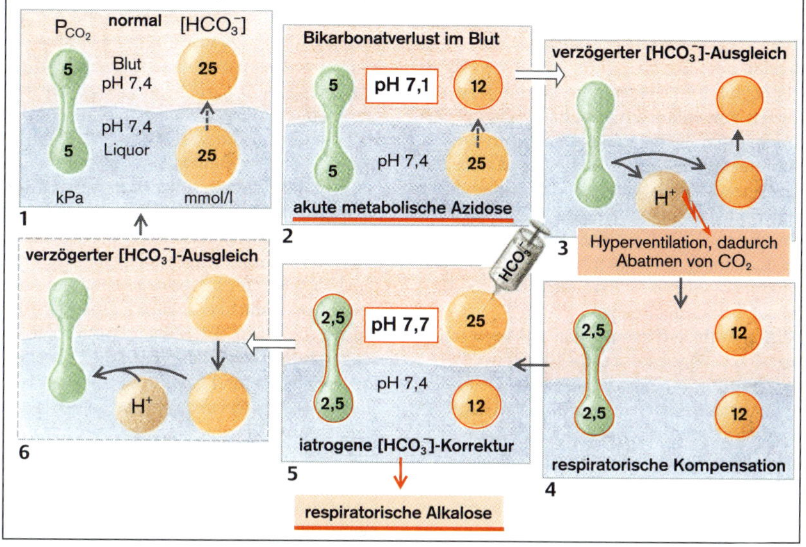

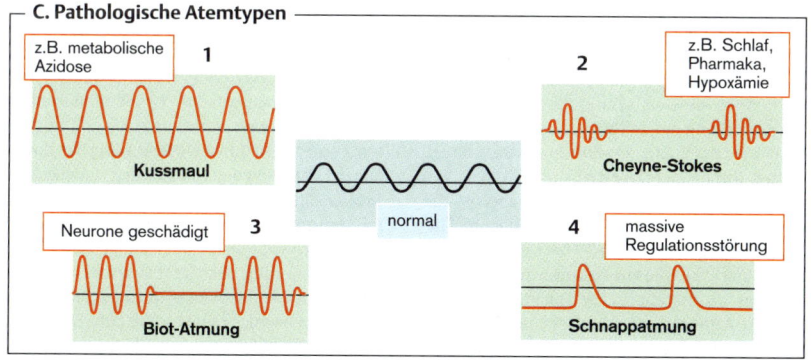

P_{CO_2} normal   [HCO_3]

Blut
pH 7,4   5   25

pH 7,4
Liquor   5   25

kPa   mmol/l

1

Bikarbonatverlust im Blut

5   pH 7,1   12

5   pH 7,4   25

akute metabolische Azidose

2

verzögerter [HCO_3^-]-Ausgleich

H⁺

Hyperventilation, dadurch
Abatmen von CO_2

3

2,5   12

2,5   12

respiratorische Kompensation

4

iatrogene [HCO_3^-]-Korrektur

2,5   pH 7,7   25

2,5   pH 7,4   12

respiratorische Alkalose

5

verzögerter [HCO_3]-Ausgleich

H⁺

6

C. Pathologische Atemtypen

z.B. metabolische
Azidose   **1**

Kussmaul

normal

z.B. Schlaf,
Pharmaka,
Hypoxämie   **2**

Cheyne-Stokes

Neurone geschädigt   **3**

Biot-Atmung

4   massive
Regulationsstörung

Schnappatmung

Hypoxie und Hyperoxie

Bei Behinderung des O_2-Transports von der Außenluft zur Zelle kommt es zur **Hypoxie**. Folgende Ursachen kommen in Frage ($\rightarrow$ **A**):

$\blacklozenge$ **Hypoventilation** vermindert den Diffusionsgradienten zum pulmonal-arteriellen Blut und behindert auf diese Weise die O_2-Aufnahme. Allerdings muß die Ventilation erheblich eingeschränkt sein, um die O_2-Aufnahme spürbar zu reduzieren ($\rightarrow$ S. 68).

$\blacklozenge$ Eine **herabgesetzte Diffusionskapazität** ($\rightarrow$ S. 70) verhindert den Konzentrationsausgleich zwischen Alveolen und Kapillarblut.

$\blacklozenge$ Eine **herabgesetzte O_2-Aufnahmefähigkeit des Blutes** liegt bei Anämie vor ($\rightarrow$ S. 30ff.) oder bei Unfähigkeit des Hämoglobins, O_2 zu binden oder abzugeben. So bindet z. B. CO an Hämoglobin mit einer Affinität, die jene von O_2 um den Faktor 200 übertrifft. Ein an eine Häm-Gruppe gebundenes CO steigert die O_2-Affinität der übrigen 3 Häm-Gruppen des betroffenen Hämoglobins, so daß dieses nicht nur weniger O_2 binden kann, sondern den gebundenen O_2 auch weniger leicht abgibt. Eine gesteigerte O_2-Affinität mit verminderter peripherer O_2-Abgabe liegt auch bei 2,3-BPG-Mangel und Alkalose vor.

$\blacklozenge$ **Kreislaufinsuffizienz** ($\rightarrow$ S. 224) beeinträchtigt den O_2-Transport im Gefäßsystem.

$\blacklozenge$ Die **Diffusion im Gewebe** ist bei vergrößertem Abstand einer Zelle zur nächsten Kapillare behindert, wie bei Gewebshypertrophie ohne adäquate Kapillarisierung oder bei Ödemen. Auch Kontraktion des präkapillären Sphinkters der nächstgelegenen Kapillare verlängert die Diffusionsstrecke, weil die Versorgung aus der übernächsten Kapillare erfolgen muß.

$\blacklozenge$ Durch einige **Gifte der Atmungskette** kann die O_2-Verwertung unterbunden sein.

Wichtigste **Auswirkung** aller genannten Ursachen ist die Gefährdung der aeroben Energieversorgung der Zellen.

Bei mangelhafter O_2-Zufuhr können einige Zellen ihren Energiebedarf durch Abbau von Glucose zu Milchsäure decken. Dabei ist die Energieausbeute jedoch gering (2 ATP pro Glucose im Vergleich zu 36 ATP bei oxidativer Verbrennung), und die Dissoziation der Milchsäure führt zu metabolischer (nicht respiratorischer!) **Azidose** ($\rightarrow$ S. 88). Der Energiemangel bewirkt zunächst eine reversible Funktionseinschränkung und schließlich eine irreversible Schädigung der Zellen (z. B. S. 218).

Hypoventilation, pulmonale Diffusionsstörungen und Kreislaufinsuffizienz führen zu einer **Zyanose** (Blaufärbung der Haut), wenn die Konzentration an desoxigeniertem Hämoglobin in den Kapillaren im Mittel etwa 0,7 mmol/l (5 g/100 ml) erreicht ($\rightarrow$ **A**). Bei Hypoventilation und pulmonalen Diffusionsstörungen ist bereits das arterialisierte Blut hypoxisch, man spricht daher von *zentraler Zyanose*. Es muß betont werden, daß Zyanose nicht immer mit O_2-Mangel einhergeht: Bei erhöhter Hämoglobinkonzentration im Blut tritt relativ leicht eine Zyanose auf, ohne daß ein O_2-Mangel vorliegen muß (**Pseudozyanose**). Umgekehrt kann bei Hämoglobinmangel (Anämie) ein O_2-Mangel vorliegen, ohne daß die zur Zyanose erforderliche Konzentration an desoxigeniertem Hämoglobin erreicht wird.

Nicht nur Hypoxie, sondern auch **Hyperoxie** ist wegen der Reaktionsfreudigkeit von O_2 für den Organismus gefährlich ($\rightarrow$ **B**). Hyperoxie, etwa durch Überdruckbeatmung beim Gerätetauchen oder durch tagelange Beatmung mit reinem O_2, kann die zelluläre *Oxidation von Glucose* hemmen. Ein hoher O_2-Partialdruck senkt das Herzzeitvolumen und die Durchblutung von Niere und Gehirn. Klinische Folgen sind u. a. *Schwindel und Krämpfe*. In der Lunge treten durch Reizung der Atemwege *Husten und Schmerzen* auf, oxidative Schädigung der Alveolarepithelien und Endothelien führt zu Permeabilitätssteigerungen mit Entwicklung eines *Lungenödems* ($\rightarrow$ S. 80). Auch Surfactant, der normalerweise die Oberflächenspannung von Alveolen herabsetzt und deren gleichmäßige Entfaltung gewährleistet, kann oxidiert und dadurch inaktiviert werden. Damit kann durch unterschiedliche Größenänderungen der Alveolen eine Verteilungsstörung auftreten. Ferner wird durch O_2-Beatmung das Kollabieren von Alveolen begünstigt (*Atelektase*, $\rightarrow$ S. 72). Bei Neugeborenen führen bereits Gemische mit über 40% O_2 zur Ausbildung von *hyalinen Membranen* in der Lunge und damit zur Behinderung des Gasaustauschs. In Glaskörper und Netzhaut kommt es zu Gefäß- und Bindegewebswucherungen, die zum Erblinden führen können (*retrolentale Fibroplasie*).

A. Ursachen von Sauerstoffmangel

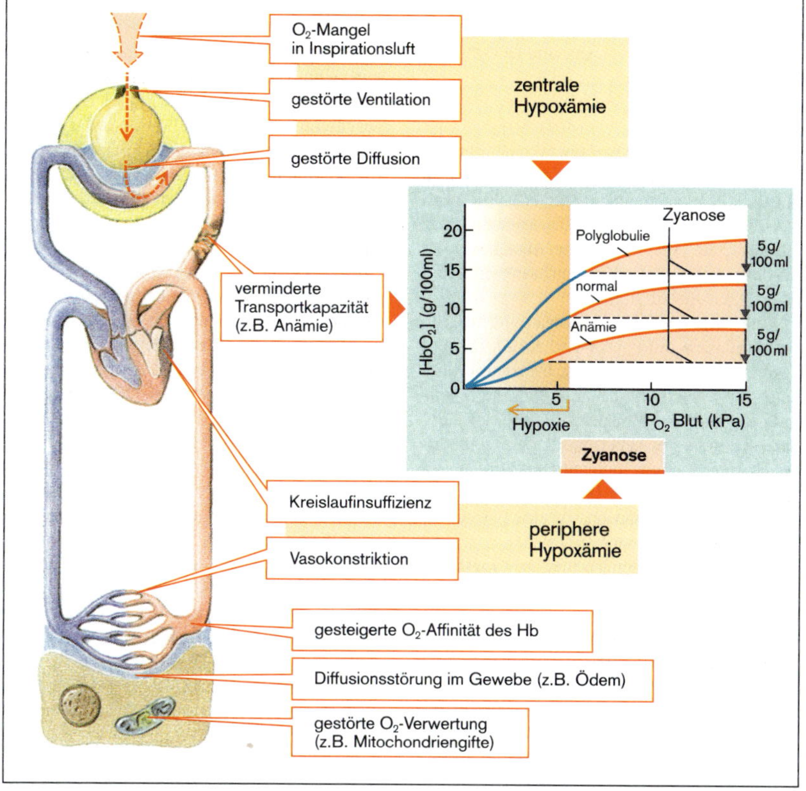

O₂-Mangel in Inspirationsluft

gestörte Ventilation

gestörte Diffusion

zentrale Hypoxämie

verminderte Transportkapazität (z.B. Anämie)

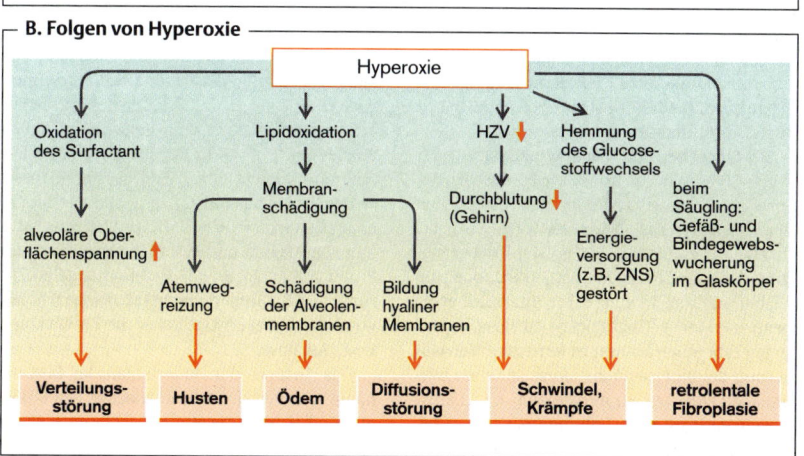

Kreislaufinsuffizienz

Vasokonstriktion

periphere Hypoxämie

gesteigerte O₂-Affinität des Hb

Diffusionsstörung im Gewebe (z.B. Ödem)

gestörte O₂-Verwertung (z.B. Mitochondriengifte)

Diagram labels: Zyanose, Polyglobulie, normal, Anämie, [HbO₂] (g/100ml), 20, 15, 10, 5, 0, 5g/100ml, P_{O_2} Blut (kPa), 5, 10, 15, Hypoxie, **Zyanose**

B. Folgen von Hyperoxie

Hyperoxie

- Oxidation des Surfactant → alveoläre Oberflächenspannung ↑ → **Verteilungsstörung**

- Lipidoxidation → Membranschädigung
  - → Atemwegreizung → **Husten**
  - → Schädigung der Alveolenmembranen → **Ödem**
  - → Bildung hyaliner Membranen → **Diffusionsstörung**

- HZV ↓ → Durchblutung (Gehirn) ↓ → **Schwindel, Krämpfe**

- Hemmung des Glucosestoffwechsels → Energieversorgung (z.B. ZNS) gestört

- beim Säugling: Gefäß- und Bindegewebswucherung im Glaskörper → **retrolentale Fibroplasie**

Entstehung von Alkalosen

Der Blut-pH-Wert ist abhängig vom Verhältnis der Konzentrationen von CO_2 und HCO_3^-:

$$pH = pK + \lg \frac{[HCO_3^-]}{[CO_2]}$$

pK beinhaltet die Dissoziationskonstante von H_2CO_3 und die Reaktionskonstante von CO_2 zu H_2CO_3. Eine Alkalose (pH > 7,45) entsteht somit entweder durch zu geringe CO_2-Konzentration (Hypokapnie, respiratorische Alkalose) oder durch zu hohe HCO_3^--Konzentration (metabolische Alkalose) im Blut.

Eine **respiratorische Alkalose** tritt bei **Hyperventilation** auf ($\rightarrow$ A3 und S. 82). Ursache können psychische Erregung, Intoxikation mit Salizylaten oder eine Schädigung der atemregulierenden Neurone (u. a. durch Entzündungen, Verletzungen, Leberinsuffizienz) sein. Bisweilen erzwingt ein mangelhaftes O_2-Angebot in der Inspirationsluft (z. B. in großer Höhe) eine verstärkte Ventilation, die eine gesteigerte Abatmung von CO_2 nach sich zieht.

Mehrere Störungen können zur **metabolischen (= nicht-respiratorischen) Alkalose** führen:

◆ Bei **Hypokaliämie** steigt an der Zellmembran der chemische Gradient für K^+. Dadurch kommt es in einigen Zellen zur Hyperpolarisation, die das negativ geladene HCO_3^- aus der Zelle treibt. Im proximalen Tubulus z. B. steigert die Hyperpolarisation den HCO_3^--Ausstrom über den $Na^+(HCO_3^-)_3$-Cotransport ($\rightarrow$ A4). Die folgende intrazelluläre Azidose stimuliert den luminalen Na^+/H^+-Austauscher und fördert damit die proximal-tubuläre H^+-Sekretion und HCO_3^--Produktion. Beide Prozesse führen schließlich zur (extrazellulären) Alkalose.

◆ Bei **Erbrechen von Mageninhalt** verliert der Körper H^+ ($\rightarrow$ A6). Zurück bleibt das bei der Sekretion von Salzsäure in den Belegzellen produzierte HCO_3^-. Normalerweise wird das im Magen gebildete HCO_3^- bei der Neutralisierung des sauren Mageninhalts im Duodenum wieder verbraucht und führt nur vorübergehend zu einer (geringfügigen) Alkalose.

◆ Bei Erbrechen kommt es ferner zur **Verminderung des Blutvolumens**. Unter anderem führen auch Ödeme, extrarenale und renale Flüssigkeitsverluste zum Volumenmangel ($\rightarrow$ A4, s. a. S. 122). Der Mangel an Blutvolumen stimu-

liert den Na^+/H^+-Austauscher im proximalen Tubulus und zwingt der Niere selbst bei Alkalose eine vermehrte HCO_3^--Resorption auf. Ferner wird bei Volumenmangel Aldosteron ausgeschüttet, das die H^+-Sekretion im distalen Nephron stimuliert ($\rightarrow$ A5). Folge ist eine sog. **Volumen-Depletions-Alkalose**. Auch ohne Volumenmangel führt **Hyperaldosteronismus** zur Alkalose.

◆ Parathyrin hemmt die proximal-tubuläre HCO_3^--Resorption. Ein **Hypoparathyreoidismus** kann daher eine Alkalose auslösen.

◆ Die Leber bildet aus dem beim Aminosäureabbau freiwerdenden NH_4^+ entweder Glutamin oder Harnstoff. Für die Bildung von Harnstoff ist neben zwei NH_4^+ der Einsatz von zwei HCO_3^- erforderlich, die mit der Ausscheidung von Harnstoff verloren gehen. (Aus Glutamin wird hingegen in der Niere NH_4^+ abgespalten und als solches ausgeschieden.) Bei **Leberinsuffizienz** ist die hepatische Harnstoffproduktion eingeschränkt ($\rightarrow$ A7), die Leber verbraucht weniger HCO_3^-, und es entwickelt sich eine Alkalose. Allerdings überwiegt bei Leberinsuffizienz häufig eine respiratorische Alkalose infolge einer Schädigung der atemregulierenden Neurone (s. o.).

◆ Eine gesteigerte Zufuhr **alkalischer Salze** oder die Mobilisierung alkalischer Salze aus dem Knochen ($\rightarrow$ A2), z. B. bei Immobilisierung, können zu Alkalose führen.

◆ Im Stoffwechsel können sich **organische Säuren**, wie Milchsäuren und Fettsäuren, anhäufen. Beim Blut-pH sind diese Säuren praktisch vollständig dissoziiert, d. h. pro Säure wird ein H^+ freigesetzt. Werden die Säureanionen verstoffwechselt, dann verschwindet auch wieder das H^+ ($\rightarrow$ A1). Der Verbrauch der Säuren kann daher eine Alkalose hervorrufen.

◆ Durch Abbau von Cystein und Methionin entsteht normalerweise $SO_4^- + 2\,H^+$, durch Abbau von Arginin und Lysin H^+. Herabgesetzter Proteinabbau (z. B. bei Proteinmangelernährung; $\rightarrow$ A8) mindert die metabolische Bildung von H^+ und begünstigt daher die Entwicklung einer Alkalose.

Das Ausmaß der Änderungen des Blut-pH hängt u. a. von der **Pufferkapazität** des Blutes ab, die bei herabgesetzter Plasmaproteinkonzentration vermindert ist.

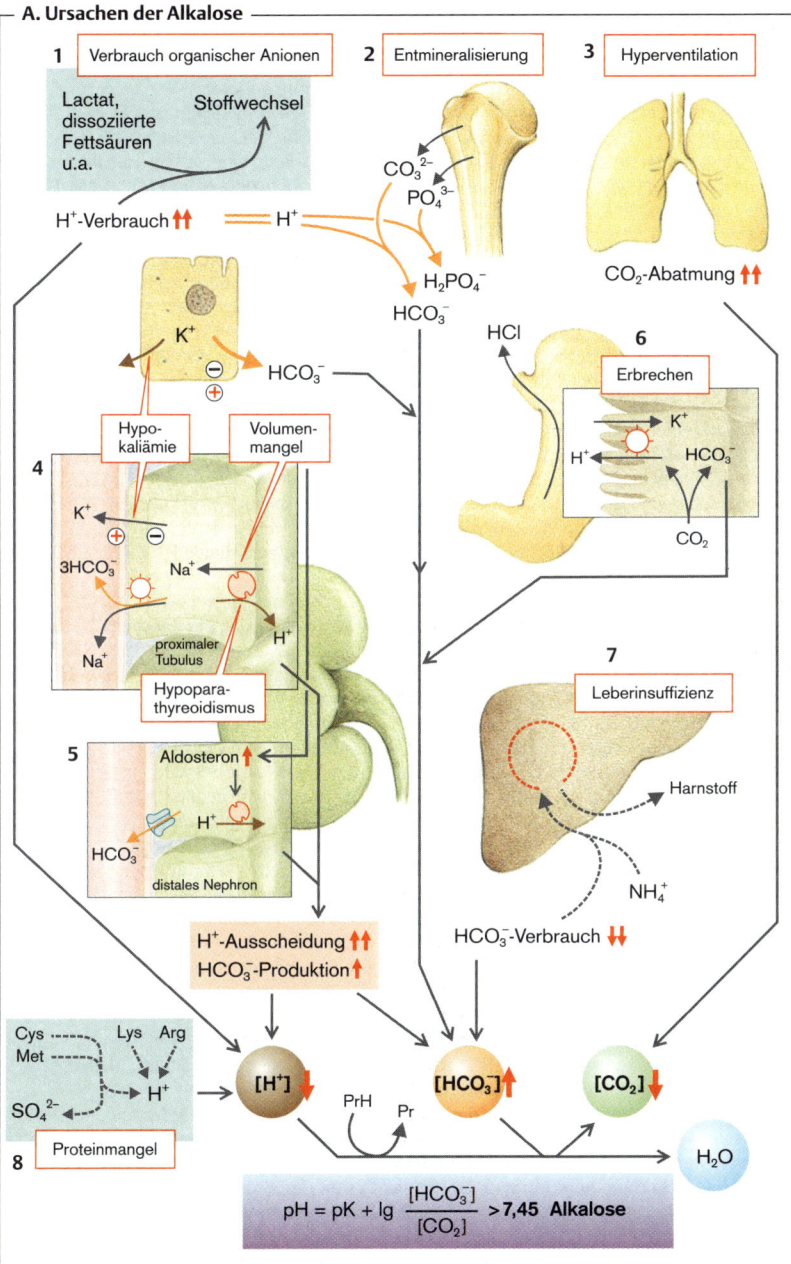

A. Ursachen der Alkalose

1 Verbrauch organischer Anionen

Lactat, dissoziierte Fettsäuren u.a. → Stoffwechsel

H^+-Verbrauch ↑↑ ══ H^+

2 Entmineralisierung

CO_3^{2-}
PO_4^{3-}

$H_2PO_4^-$
HCO_3^-

3 Hyperventilation

CO_2-Abatmung ↑↑

K^+ ⊖ ⊕ → HCO_3^-

Hypo-kaliämie   Volumen-mangel

4
K^+ ⊕ ⊖
$3HCO_3^-$ Na^+
Na^+ H^+
proximaler Tubulus

Hypopara-thyreoidismus

6 Erbrechen

HCl
K^+
H^+ ← HCO_3^-
CO_2

5
Aldosteron ↑
H^+
HCO_3^-
distales Nephron

7 Leberinsuffizienz

Harnstoff

NH_4^+

H^+-Ausscheidung ↑↑
HCO_3^--Produktion ↑

HCO_3^--Verbrauch ↓↓

Cys — Lys Arg
Met ——→ H^+
SO_4^{2-}
8 Proteinmangel

[H^+] ↓   PrH → Pr   **[HCO_3^-]** ↑   **[CO_2]** ↓ H_2O

$$pH = pK + \lg \frac{[HCO_3^-]}{[CO_2]} > 7{,}45 \text{ Alkalose}$$

Entstehung von Azidosen

Der Blut-pH ist eine Funktion der Konzentrationen von HCO_3^- und CO_2 ($\rightarrow$ S. 86). Eine Azidose (pH < 7,35) entsteht durch zu hohe CO_2-Konzentrationen (Hyperkapnie, respiratorische Azidose) oder zu geringe HCO_3^--Konzentrationen (metabolische oder nicht-respiratorische Azidose) im Blut.

Erkrankungen des Atemapparates ($\rightarrow$ S. 66–80) sowie Störungen der Atemregulation ($\rightarrow$ S. 82) können **respiratorische Azidose** hervorrufen ($\rightarrow$ **A3**). Auch Hemmung der erythrozytären Carboanhydrase führt zu respiratorischer Azidose, da in der Lunge die Bildung von CO_2 aus HCO_3^- verzögert und die CO_2-Abatmung daher beeinträchtigt ist.

Ursachen einer **metabolischen Azidose:**

◆ Bei **Hyperkaliämie** ($\rightarrow$ **A4**) nimmt der chemische K^+-Gradient über die Zellmembran ab. Die folgende Depolarisation mindert die elektrische Triebkraft für den elektrogenen HCO_3^--Transport aus der Zelle. Im proximalen Tubulus bremst sie den HCO_3^--Ausstrom über den $Na^+(HCO_3^-)_3$-Cotransport. Die folgende intrazelluläre Alkalose hemmt den luminalen Na^+/H^+-Austauscher und schränkt damit die proximal-tubuläre H^+-Sekretion und HCO_3^--Produktion ein. Diese Prozesse führen schließlich zur (extrazellulären) Azidose.

◆ Weitere Ursachen einer verminderten renalen H^+-Ausscheidung und HCO_3^--Produktion sind **Niereninsuffizienz** ($\rightarrow$ S. 110 ff.), renal-tubuläre **Transportdefekte** ($\rightarrow$ S. 96 ff.) und **Hypoaldosteronismus** ($\rightarrow$ **A5**). (Aldosteron stimuliert normalerweise die H^+-Sekretion im distalen Nephron; $\rightarrow$ S. 270.)

◆ Parathyrin hemmt die proximal-tubuläre HCO_3^--Resorption; bei *Hyperparathyreoidismus* ist daher die renale HCO_3^--Ausscheidung gesteigert. Da Parathyrin gleichzeitig die Mobilisierung alkalischer Mineralien im Knochen fördert ($\rightarrow$ S. 132), kommt es dabei jedoch selten zur Azidose. Massive renale HCO_3^--Verluste treten bei **Hemmung der Carboanhydrase** auf, deren Aktivität Voraussetzung für die proximal-tubuläre HCO_3^--Resorption ist.

◆ Bicarbonatverluste über den Darm ($\rightarrow$ **A6**) treten bei **Erbrechen von Darminhalt**, bei **Durchfällen** oder offenen Verbindungen von Darm oder Drüsenausführungsgängen nach außen auf (**Fisteln**). So gehen bei einer Pankreasgangfistel große Mengen an alkalischem Pankreassaft verloren.

◆ Da die Leber beim Einbau von zwei NH_4^+ in Harnstoff jeweils zwei HCO_3^--Ionen benötigt ($\rightarrow$ S. 86), kann eine gesteigerte Harnstoffproduktion zur Azidose führen. Auf diese Weise erzeugt **Zufuhr von NH_4Cl** eine Azidose ($\rightarrow$ **A7**).

Unter Umständen kann auch die **Infusion großer Mengen NaCl-Lösungen** zur Azidose führen, da auf diese Weise extrazelluläres HCO_3^- „verdünnt" wird. Außerdem hemmt die Expansion des Extrazellulärvolumens den proximal-tubulären Na^+/H^+-Austauscher, wodurch nicht nur die proximal-tubuläre Na^+-Resorption, sondern auch die H^+-Sekretion und HCO_3^--Resorption beeinträchtigt wird.

◆ Bei **Infusionen von $CaCl_2$** wird Ca^{2+} teilweise in Form alkalischer Salze (Calciumphosphat, Calciumcarbonat) im Knochen eingelagert. Das bei der Dissoziation von Bicarbonat und Phosphat freiwerdende H^+ kann eine Azidose auslösen.

◆ Auch ohne Infusion von $CaCl_2$ begünstigt die **Mineralisierung des Knochens** die Entwicklung einer Azidose ($\rightarrow$ **A2**).

◆ Zur Azidose kann es ferner bei gesteigerter Bildung bzw. bei vermindertem Abbau von **organischen Säuren** kommen ($\rightarrow$ **A1**). Die Säuren dissoziieren beim Blut-pH praktisch vollständig, d. h. pro Säure entsteht ein H^+. *Milchsäure* wird immer dann gebildet, wenn die Energieversorgung aus anaerober Glykolyse gedeckt wird, wie etwa bei O_2-Mangel ($\rightarrow$ S. 84), Kreislaufinsuffizienz ($\rightarrow$ S. 232), schwerer Muskelarbeit, Fieber ($\rightarrow$ S. 20), Tumoren ($\rightarrow$ S. 16) oder Diabetes mellitus ($\rightarrow$ S. 288). Der *Milchsäureabbau* ist bei Leberinsuffizienz und einigen Enzymdefekten herabgesetzt. Fettsäuren, β-Hydroxybuttersäure und Acetessigsäure werden bei einigen Enzymdefekten, vor allem aber bei gesteigerter Mobilisierung von Fett angehäuft, wie z. B. bei Hunger, Diabetes mellitus und Hyperthyreose.

◆ Proteinreiche Kost fördert die Entwicklung einer metabolischen Azidose, da beim Abbau schwefelhaltiger Aminosäuren (Methionin, Cystin, Cystein) $SO_4^{2-} + 2H^+$, beim Abbau von Lysin und Arginin frei werden ($\rightarrow$ **A8**).

Das Ausmaß der Azidose hängt u. a. von der **Pufferkapazität** des Blutes ab.

A. Ursachen der Azidose

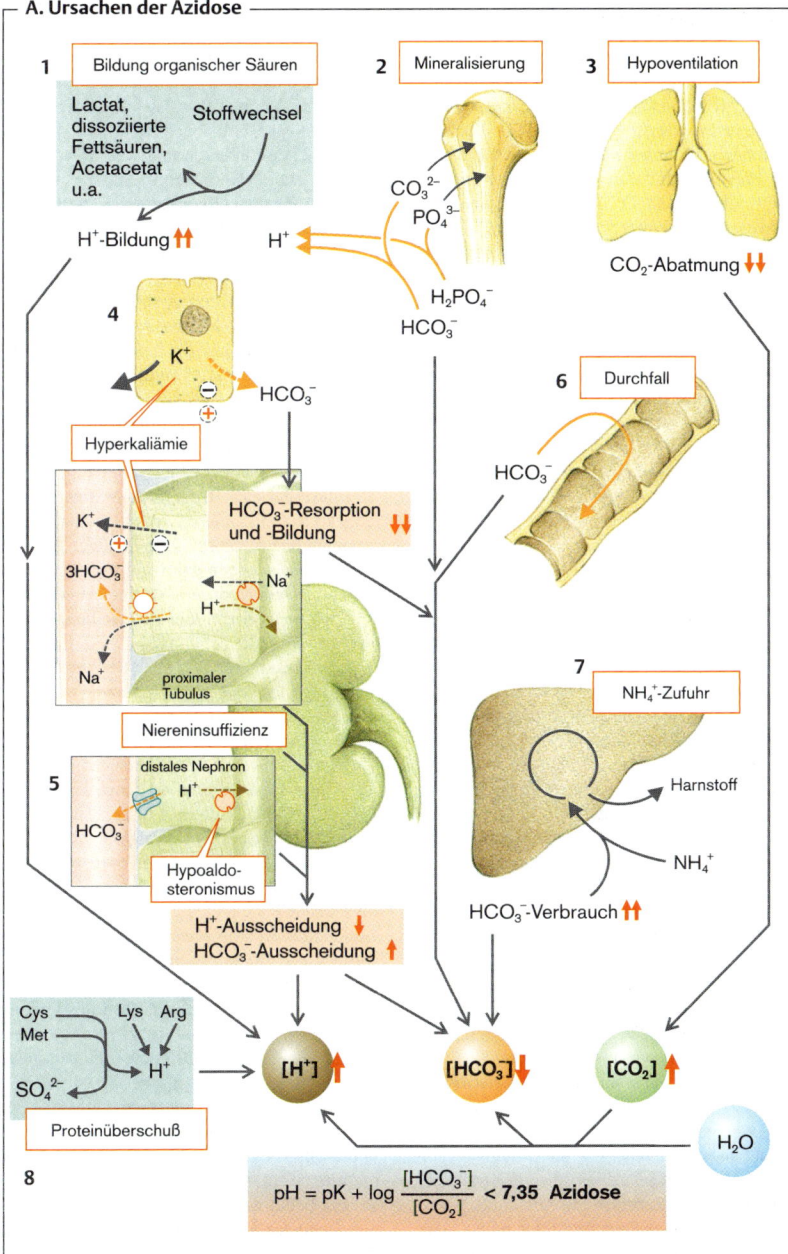

1 Bildung organischer Säuren

Lactat, dissoziierte Fettsäuren, Acetacetat u.a.

Stoffwechsel

H⁺-Bildung ⬆⬆

2 Mineralisierung

CO_3^{2-}
PO_4^{3-}

H⁺

$H_2PO_4^-$
HCO_3^-

3 Hypoventilation

CO_2-Abatmung ⬇⬇

4

K⁺

HCO_3^-

Hyperkaliämie

K⁺

$3HCO_3^-$

Na⁺

H⁺

Na⁺

HCO_3^--Resorption und -Bildung ⬇⬇

proximaler Tubulus

Niereninsuffizienz

5 distales Nephron

H⁺

HCO_3^-

Hypoaldo-steronismus

6 Durchfall

HCO_3^-

7 NH₄⁺-Zufuhr

Harnstoff

NH₄⁺

HCO_3^--Verbrauch ⬆⬆

H⁺-Ausscheidung ⬇
HCO_3^--Ausscheidung ⬆

Cys
Lys Arg
Met

H⁺

SO_4^{2-}

Proteinüberschuß

8

[H⁺] ⬆   **[HCO_3^-]** ⬇   **[CO_2]** ⬆

H_2O

$$pH = pK + \log \frac{[HCO_3^-]}{[CO_2]} < 7{,}35 \text{ Azidose}$$

Tafel 4.12   **Azidose: Ursachen**

89

Auswirkungen von Azidosen und Alkalosen

Atmung und Nieren versuchen, Störungen des Säure-Basen-Haushalts zu kompensieren, den Blut-pH also konstant zu halten. Die Änderungen des pH sowie der HCO_3^-- und CO_2-Konzentrationen im Blut bei Störungen des Säure-Basen-Haushalts und ihre Kompensation können graphisch dargestellt werden. Beispielsweise wird die HCO_3^--Konzentration als Funktion des P_{CO_2} aufgetragen ($\rightarrow$ **A** links) oder der Logarithmus des P_{CO_2} als Funktion des pH ($\rightarrow$ **A** rechts, Siggaard-Andersen-Nomogramm: graue Linien = CO_2-Äquilibrierungslinien). In diesen Graphiken werden folgende **Störungen und ihre Kompensation** sichtbar:

◆ Eine **respiratorische Alkalose** ($\rightarrow$ **A1**) wird durch herabgesetzte HCO_3^--Resorption in der Niere kompensiert.

◆ Eine **metabolische Alkalose** ($\rightarrow$ **A2**) kann theoretisch durch Hypoventilation kompensiert werden; die Notwendigkeit, genügend O_2 aufzunehmen, setzt dieser Kompensation jedoch enge Grenzen.

◆ Eine **metabolische Azidose** ($\rightarrow$ **A3**) kann durch Senkung der CO_2-Konzentration im Plasma respiratorisch, also durch Hyperventilation, kompensiert werden. Je niedriger die CO_2-Konzentration im Plasma wird, desto weniger CO_2 wird jedoch pro Atemzug abgeatmet. Um dennoch die anfallende CO_2-Menge abzuatmen, muß die Hyperventilation also beibehalten werden, bis die HCO_3^--Konzentration im Plasma wieder normalisiert ist, sei es durch gesteigerte renale Säureausscheidung oder durch Abbau organischer Anionen ($\rightarrow$ S. 86).

◆ Eine **respiratorische Azidose** ($\rightarrow$ **A4**) wird durch vermehrte renale Säureausscheidung (bzw. HCO_3^--Bildung) kompensiert. Die so erhöhte HCO_3^--Plasmakonzentration führt dazu, daß mehr HCO_3^- glomerulär filtriert wird. Die Niere muß demnach laufend ein gesteigertes filtriertes HCO_3^--Load resorbieren, sollen renale HCO_3^--Verluste vermieden werden.

Auswirkung einer Alkalose ist meist *Hypokaliämie*, da die Zellen weniger HCO_3^- abgeben, weniger depolarisieren und damit weniger K^+ verlieren. Wird H^+ durch den Na^+/H^+-Austauscher aus der Zelle transportiert, so gelangt Na^+ in die Zelle, das im Austausch gegen K^+ wieder aus der Zelle gepumpt wird ($\rightarrow$ **B**). Bei Alkalose wird ferner mehr Ca^{2+} an Plas-

maproteine gebunden ($\rightarrow$ **B** rechts). Dadurch *sinkt die Konzentration an freiem Ca^{2+} im Plasma*. Da ein Teil des Blut-Ca^{2+} auch an HCO_3^- gebunden wird, fällt das freie Ca^{2+} bei metabolischer Alkalose stärker ab als bei respiratorischer Alkalose. Weitere Folge v. a. der respiratorischen Alkalose (Hypokapnie) ist *gesteigerte neuromuskuläre Erregbarkeit* mit Krämpfen z. T. aufgrund der verminderten Ca^{2+}-Konzentration im Plasma, in erster Linie jedoch durch Kontraktion der Gehirngefäße mit Mangeldurchblutung des Gehirns. Andererseits kann intrazelluläre Alkalose die neuromuskuläre Erregbarkeit durch Aktivierung von K^+-Kanälen hemmen. Hypokapnie stimuliert ferner die *Kontraktion der Bronchialmuskulatur* und erhöht dadurch den Atemwiderstand. Alkalose hemmt die Gluconeogenese und fördert die Glykolyse, so daß *Hypoglykämie und Laktatämie* auftreten können. Schließlich begünstigt intrazelluläre Alkalose die *Zellteilung*.

Die **Auswirkungen der respiratorischen und metabolischen Azidose** ($\rightarrow$ **B**, rote Pfeile) decken sich weitgehend. Bei extrazellulärer Azidose verlieren die Zellen HCO_3^- und durch die Depolarisation auch mehr K^+. Außerdem hemmt Azidose die Na^+/K^+-ATPase. Es entwickelt sich eine *Hyperkaliämie* ($\rightarrow$ S. 124). Intrazelluläre Azidose stimuliert andererseits den Na^+/H^+-Austauscher. Folge ist nicht nur Na^+-Aufnahme, sondern auch Zellschwellung.

Darüber hinaus hemmt intrazelluläre Azidose K^+-Kanäle und wirkt negativ inotrop sowie (durch Blockierung der interzellulären Verbindungen) negativ dromotrop auf den *Herzmuskel* ($\rightarrow$ **B** rechts). Hyperkapnie fördert *Vasodilatation* (Blutdruckabfall, Hirndrucksteigerung) und *Dilatation der Bronchialmuskulatur*. Intrazelluläre Azidose hemmt die Schrittmacherenzyme der Glykolyse, und es kommt zur *Hyperglykämie*. Eine anhaltende Azidose fördert die *Entmineralisierung des Knochens* ($\rightarrow$ **B** rechts), da die alkalischen Knochensalze durch Säure aufgelöst werden ($\rightarrow$ S. 132). Bei intrazellulärer Azidose werden H^+ im Austausch gegen Ca^{2+} in Mitochondrien aufgenommen. Ferner hemmt H^+ die Adenylylcyclase und beeinträchtigt damit Hormonwirkungen. Zelluläre Azidose hemmt schließlich die Zellteilung und begünstigt den Zelltod.

A. pH-Störungen und ihre Kompensationen

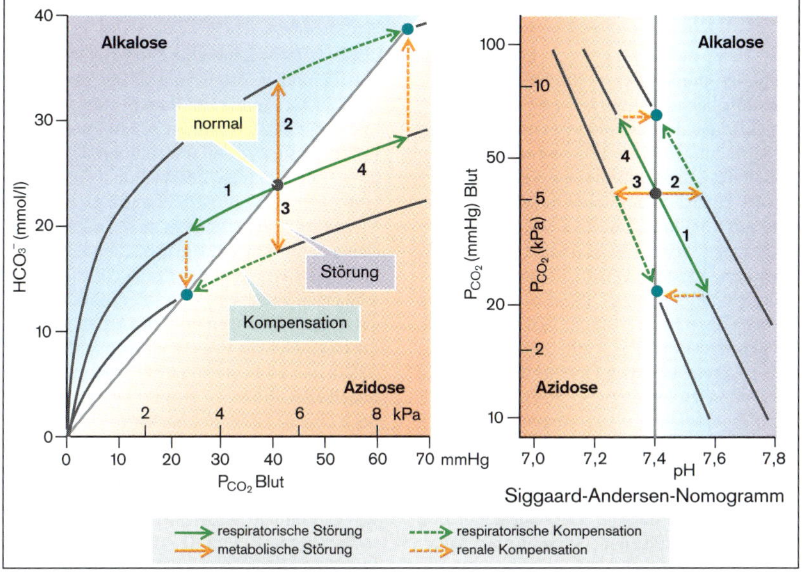

(Linke Grafik: HCO₃⁻ (mmol/l) gegen P_{CO_2} Blut (mmHg / kPa))

Alkalose

normal

Störung

Kompensation

Azidose

(Rechte Grafik: Siggaard-Andersen-Nomogramm, P_{CO_2} (mmHg) Blut / P_{CO_2} (kPa) gegen pH)

Alkalose

Azidose

Siggaard-Andersen-Nomogramm

→ respiratorische Störung   ⇢ respiratorische Kompensation
→ metabolische Störung   ⇢ renale Kompensation

B. Auswirkungen von Azidose und Alkalose

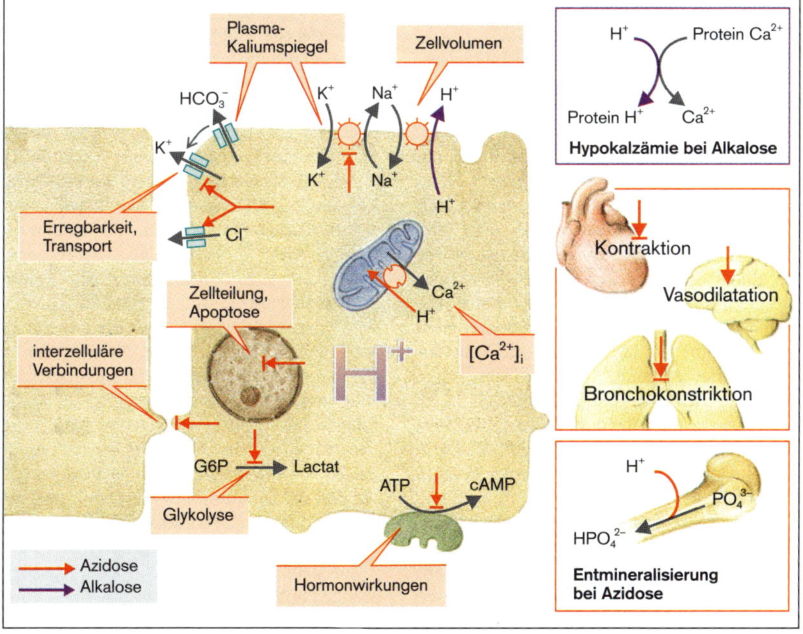

Plasma-Kaliumspiegel

Zellvolumen

HCO_3^- K^+ Na^+ H^+

K^+ Na^+ H^+

Erregbarkeit, Transport

Cl^-

Zellteilung, Apoptose

interzelluläre Verbindungen

H^+

Ca^{2+}

H^+

$[Ca^{2+}]_i$

G6P → Lactat

Glykolyse

ATP   cAMP

Hormonwirkungen

→ Azidose
→ Alkalose

H^+ Protein Ca^{2+}

Protein H^+ Ca^{2+}

Hypokalzämie bei Alkalose

Kontraktion

Vasodilatation

Bronchokonstriktion

H^+

PO_4^{3-}

HPO_4^{2-}

Entmineralisierung bei Azidose

Übersicht

Eine Nierenschädigung kann die **Durchblutung**, die **glomeruläre** und/oder die **tubuläre Funktion** beeinträchtigen (→ **A**). Ferner kann eine inadäquate Zusammensetzung des Urins zu Ausfällungen führen (**Urolithiasis**), die den Abfluß des Harns unterbinden. Folge gestörter renaler Funktion kann eine herabgesetzte **renale Ausscheidung** unnützer oder schädlicher Substanzen sein (z. B. Harnsäure, Harnstoff, Kreatinin, Vanadat [VnO_4], Fremdstoffe, sog. Urämietoxine), deren Plasmakonzentration dann entsprechend ansteigt (→ **A 3**). Ein defekter glomerulärer Filter kann umgekehrt zu renalen Proteinverlusten, eine gestörte tubuläre Resorption zu vermehrter Ausscheidung für den Körper wichtiger Substanzen (Elektrolyte, Mineralien, Bicarbonat, Glucose, Aminosäuren) führen. Eine herabgesetzte renale Ausscheidungsfunktion beeinträchtigt den entscheidenden Beitrag der Niere zur **Regulation des Wasser-, Elektrolyt-, Mineral- und Säure-Basen-Haushalts** (→ S. 122 ff.). Über die Regulation des Wasser- und Elektrolythaushalts steht die Niere auch im Mittelpunkt der langfristigen **Blutdruckregulation** (→ S. 208 ff.).

Die Fähigkeit der Niere, die Zusammensetzung der extrazellulären Flüssigkeit zu regulieren, ist eine Funktion des Volumens, das pro Zeiteinheit der Kontrolle durch ihre Epithelien unterzogen wird. Für Substanzen, die nicht durch Tubuluszellen sezerniert werden können, entspricht das kontrollierte Volumen der **glomerulären Filtrationsrate** (**GFR**). Alle im Filtrat gelösten Substanzen können entweder durch das Tubulusepithel resorbiert oder ausgeschieden werden. Für Substanzen, die durch das Epithel sezerniert werden können (z. B. Kalium) ist das kontrollierte Volumen letztlich das gesamte, die Niere passierende Blutplasma (**renaler Plasmafluß, RPF**).

Die renale Ausscheidung wird durch **Hormone** reguliert bzw. gesteuert (z. B. Adiuretin [ADH], Aldosteron, atrialer natriuretischer Faktor [ANF], Parathyrin, Calcitriol, Calcitonin, Cortisol, Prostaglandin E2, Insulin, Gestagene, Östrogene, Thyroxin, Somatotropin) und damit dem Bedarf angepaßt. Störungen der Hormonausschüttung beeinträchtigen somit auch die renale Ausscheidungsfunktion.

Normalerweise ist die filtrierte Menge an Wasser und gelösten Substanzen ein Vielfaches der Menge, die zur Ausscheidung gelangt: Immerhin passiert binnen 20 Minuten das gesamte Plasmawasser und binnen 3 Stunden das gesamte Extrazellulärvolumen die Nierenepithelien. Die Ausscheidungskapazität der Niere wird also bei weitem nicht ausgeschöpft. Daher kann es zu einer erheblichen Einschränkung der GFR – also des durch die Niere kontrollierten Volumens – kommen, ohne daß eine negative Auswirkungen für den Körper auftreten müssen. Allerdings geht eine Abnahme der GFR schon zu Beginn mit einer **verminderten Regelbreite** einher, die unter entsprechender Belastung sichtbar werden kann.

Die Niere ist nicht nur Zielorgan von Hormonen, sondern so beeinflußt durch **Bildung von Hormonen** selbst ihre eigene Funktion sowie extrarenale Stellglieder des Mineralhaushalts (Calcitriol) und der Blutdruckregulation (Renin/Angiotensin) (→ **A 2**). Die in der Niere gebildeten Prostaglandine und Kinine dienen v. a. der Steuerung renaler Funktion. Bei geschädigter Niere addieren sich die Auswirkungen gestörter renaler Ausscheidungsfunktion und gestörter renaler Hormonausschüttung. Das in der Niere gebildete Hormon Erythropoietin steuert die Erythropoiese. Sein Ausfall führt entsprechend zur Anämie (→ S. 32).

Schließlich erfüllt die Niere **metabolische Aufgaben** (→ **A 1**). So spaltet sie u. a. bei Azidose Ammoniak aus Glutamin ab (Ammoniak wird als NH_4^+ ausgeschieden; → S. 86), und bildet aus dem Kohlenstoffgerüst Glucose (Gluconeogenese). Im proximalen Tubulus wird Glucose ferner aus resorbiertem Lactat aufgebaut. Außerdem werden hier Fettsäuren abgegeben. Die Niere spielt bei der Inaktivierung von Hormonen eine wichtige Rolle. So finden ca. 40 % der Insulininaktivierung in der Niere statt. Die Niere baut auch Steroidhormone ab. Filtrierte Oligopeptide (u. a. Hormone) werden im Tubuluslumen gespalten und die Aminosäuren wieder resorbiert. Eine Reduzierung funktionierenden Nierengewebes zieht zwangsläufig die genannten Stoffwechselleistungen in Mitleidenschaft.

A. Pathophysiologie der Niere (Übersicht)

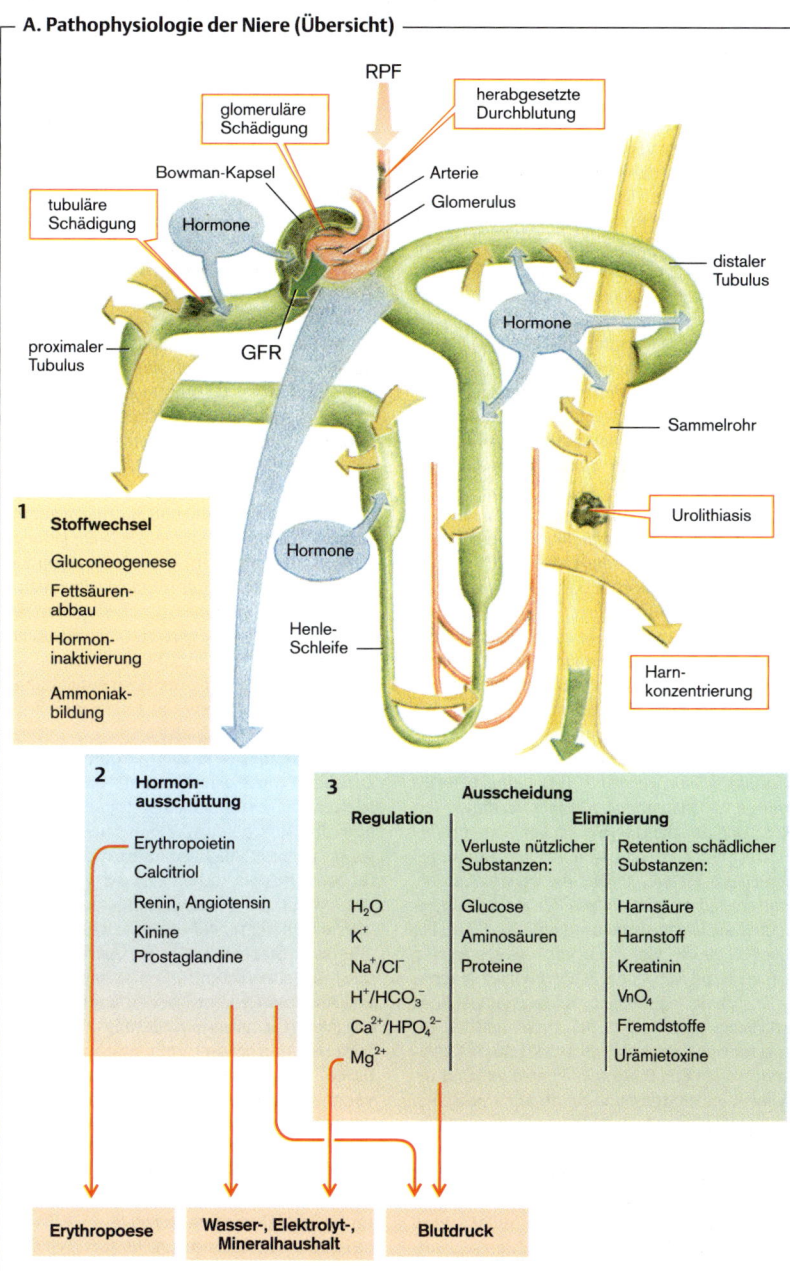

RPF

glomeruläre Schädigung

herabgesetzte Durchblutung

Bowman-Kapsel

Arterie

Glomerulus

tubuläre Schädigung

Hormone

distaler Tubulus

proximaler Tubulus

GFR

Hormone

Sammelrohr

Urolithiasis

1 Stoffwechsel

Gluconeogenese

Fettsäurenabbau

Hormoninaktivierung

Ammoniakbildung

Hormone

HenleSchleife

Harnkonzentrierung

2 Hormonausschüttung

Erythropoietin

Calcitriol

Renin, Angiotensin

Kinine

Prostaglandine

3 Ausscheidung

Regulation	Eliminierung	
	Verluste nützlicher Substanzen:	Retention schädlicher Substanzen:
H_2O	Glucose	Harnsäure
K^+	Aminosäuren	Harnstoff
Na^+/Cl^-	Proteine	Kreatinin
H^+/HCO_3^-		VhO_4
Ca^{2+}/HPO_4^{2-}		Fremdstoffe
Mg^{2+}		Urämietoxine

Erythropoese

Wasser-, Elektrolyt-, Mineralhaushalt

Blutdruck

Störungen der renalen Ausscheidung

Die renale Eliminierung einer Substanz ist bei verminderter Filtration und tubulärer Sekretion eingeschränkt, bei herabgesetzter tubulärer Resorption oder vermehrter Sekretion gesteigert. Dies kann die **Plasmakonzentration** der Substanz ändern. Diese hängt jedoch auch von **extrarenalen Faktoren** ab ($\rightarrow$ **A**), wie Produktion oder Abbau, enteraler Absorption oder extrarenaler Ausscheidung (z. B. Darm, Schweiß) sowie Ablagerung oder Mobilisierung. Die Substanzmenge, die pro Zeiteinheit aus der Summe extrarenaler Prozesse resultiert, ist das sog. **prärenale Load**.

Die richtige Interpretation veränderter Plasmakonzentrationen setzt die Kenntnis des quantitativen **Zusammenhangs zwischen Plasmakonzentration und renaler Ausscheidung** voraus ($\rightarrow$ **B**):

Dieser Zusammenhang ist einfach bei Substanzen, die filtriert aber nicht nennenswert sezerniert oder resorbiert werden (Beispiel: Kreatinin). Die ausgeschiedene Menge (M_a) ist identisch mit der filtrierten Menge (M_f) und damit gleich dem Produkt von Plasmakonzentration (P) und **glomerulärer Filtrationsrate** (GFR): $M_a = M_f = P \cdot GFR$ ($\rightarrow$ **B 1**, grüne Gerade). Die Clearance (M_a/P) ist identisch mit der GFR und damit unabhängig von der Plasmakonzentration ($\rightarrow$ **B 2**, grüne Gerade). Bei konstanter Produktion von Kreatinin führt eine **GFR-Abnahme** vorübergehend zu einer verminderten Kreatininausscheidung ($\rightarrow$ **B 3 a**). Die produzierte Menge ist damit höher als die ausgeschiedene Menge, so daß die Plasmakonzentration und mit ihr die pro Zeiteinheit ausgeschiedene Kreatininmenge steigt ($\rightarrow$ **B 3 b**), bis wieder gleich viel Kreatinin ausgeschieden wird, wie im Körper produziert wird. Die renale Ausscheidung spiegelt im Gleichgewicht das **prärenale Load** wider. Bei ausschließlich filtrierten Substanzen besteht eine lineare Korrelation zwischen Plasmakonzentration und renaler Ausscheidung und damit auch zwischen prärenalem Load und Plasmakonzentration ($\rightarrow$ **B 4**, grüne Gerade).

Bei **Resorption durch Transportprozesse mit hoher Affinität** (Beispiele: Glucose, die meisten Aminosäuren, Phosphat, Sulfat) wird praktisch die gesamte filtrierte Menge resorbiert und nichts ausgeschieden, solange die Plasmakonzentration niedrig ist ($\rightarrow$ **B 1**, blaue Kurve). Übersteigt jedoch die filtrierte Menge die maximale Transportrate, so wird die gesamte im Überschuß filtrierte Menge ausgeschieden. Die Plasmakonzentration, bei der filtrierte Menge und Transportmaximum identisch sind, wird als *Nierenschwelle* bezeichnet ($\rightarrow$ **B 1**, roter Bereich der blauen Kurve).

Transportprozesse mit geringer Affinität (Beispiele: Harnsäure, Glycin) resorbieren auch bei niedrigen Plasmakonzentrationen nicht alles. Bei zunehmender Plasmakonzentration steigen sowohl Resorptionsrate als auch renale Ausscheidung ($\rightarrow$ **B 1**, gelbe Kurve).

Bei **Sekretion** (Bsp.: Paraaminohippursäure, PAH) wird nicht nur die filtrierte, sondern auch die sezernierte Substanz ausgeschieden ($\rightarrow$ **B 1**, violette Kurve). Bei hoher Affinität des Transportsystems und geringen Plasmakonzentrationen wird die gesamte in die Niere gelangte Menge ausgeschieden. Die renale Clearance entspricht damit dem renalen Plasmafluß, d. h. dem pro Zeiteinheit durch die Niere fließenden Blutplasma. Übersteigt die angebotene Substanzmenge die maximale Transportrate, kann die Ausscheidung nur noch durch Zunahme der filtrierten Menge ansteigen und die renale Clearance sinkt ($\rightarrow$ **B 2**).

Eine **Störung prärenaler Faktoren** kann über Zunahme von Plasmakonzentration und filtrierter Menge trotz intaktem tubulären Transport die Ausscheidung der betroffenen Substanz steigern. Auch bei normalem renalen Glucosetransport kommt es daher zur Glukosurie, wenn die Glucoseplasmakonzentration über die Nierenschwelle hinaus gesteigert ist, wie beim Diabetes mellitus (**Überlaufglukosurie**). Gleichermaßen führen Abbaustörungen von Aminosäuren zur Überlaufaminoazidurie. Umgekehrt kann eine Änderung der Plasmakonzentration bei gestörtem renalen Transport durch extrarenale Regulationsmechanismen verhindert werden ($\rightarrow$ **A**). So wird bei eingeschränkter renaler Ca^{2+}-Resorption eine Hypokalzämie durch Ausschüttung von Parathyrin verhindert, das Ca^{2+} aus dem Knochen mobilisiert und über Calcitriolausschüttung die enterale Ca^{2+}-Absorption steigert ($\rightarrow$ S. 128). Folge ist also Hyperkalzurie, nicht aber Hypokalzämie.

A. Determinanten der Plasmakonzentration

prärenal

Nahrung

Darm

Faeces

Knochen, Gelenke

Stoffwechsel

hormonelle Steuerung

Einlagerung

Leber

Plasmakonzentration

Mobilisierung

renal

Ausscheidung

Niere

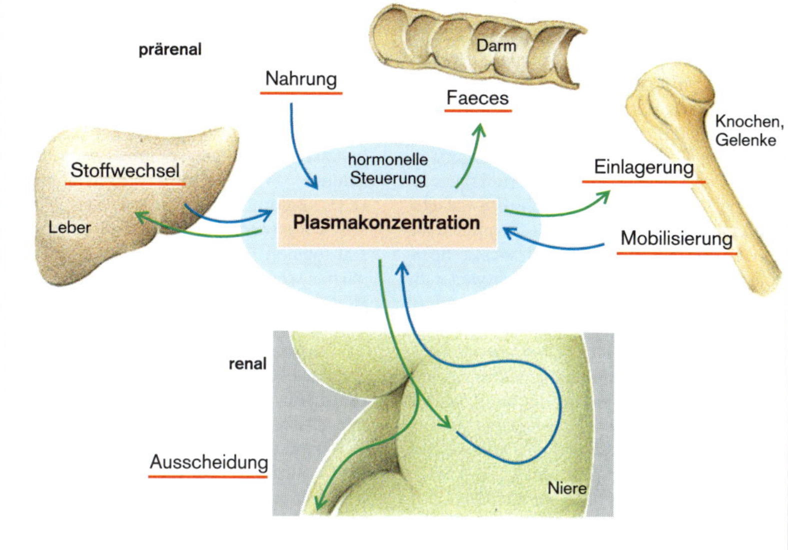

B. Plasmakonzentration, renale Ausscheidung, Clearance

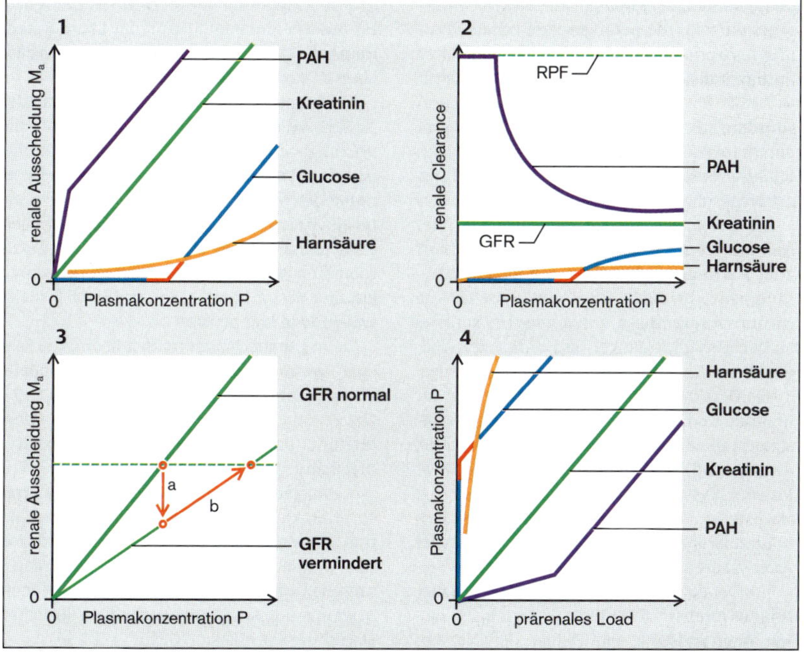

1

renale Ausscheidung M_a

PAH

Kreatinin

Glucose

Harnsäure

0

0 Plasmakonzentration P

2

renale Clearance

RPF

PAH

Kreatinin

GFR

Glucose

Harnsäure

0

0 Plasmakonzentration P

3

renale Ausscheidung M_a

GFR normal

a

b

GFR vermindert

0

0 Plasmakonzentration P

4

Plasmakonzentration P

Harnsäure

Glucose

Kreatinin

PAH

0

0 prärenales Load

Pathophysiologie renaler Transportprozesse

Genetische oder toxische Ursachen, Pharmaka oder Hormonstörungen können tubuläre Transportprozesse in Mitleidenschaft ziehen.

Mindestens zwei luminale Transporter bewerkstelligen die proximal-tubuläre Glucoseresorption. Ein genetischer Defekt des renalen und intestinalen Na⁺-Glucose/Galactose-Transporters ($\rightarrow$ **A 1**) führt zur **Glucose-Galactose-Malabsorption**. Ein Defekt des zweiten renalen Glucosetransporters zieht die klassische **renale Glukosurie** nach sich, wobei entweder das maximale Transportrate (Typ A) oder die Affinität (Typ B) eingeschränkt sind ($\rightarrow$ **D 3**). Übersteigt bei Typ A die Plasmakonzentration die herabgesetzte Nierenschwelle, kommt es zur quantitativen Ausscheidung der zusätzlich filtrierten Glucose; bei Plasmakonzentrationen unterhalb der Nierenschwelle wird die Glucose vollständig resorbiert. Bei renaler Glukosurie Typ B wird hingegen schon bei niedrigen Plasmakonzentrationen Glucose ausgeschieden.

Der Na⁺-Phosphat-Cotransport ($\rightarrow$ **A 2**) kann bei genetischem Defekt (**renaler Phosphatdiabetes**) oder Mangel an *Calcitriol* eingeschränkt sein. Die herabgesetzte renale Phosphatresorption führt über Phosphatmangel zu Entmineralisierung des Knochens (Rachitis, $\rightarrow$ S. 132). Eine **gesteigerte renale Phosphatresorption**, z.B. bei Mangel an Parathyrin (*Hypoparathyreoidismus*) oder gestörter Parathyrinwirkung (*Pseudohypoparathyreoidismus*), führt zur Hyperphosphatämie ($\rightarrow$ S. 130).

Ein Defekt des Na⁺-Cotransports neutraler Aminosäuren ($\rightarrow$ **A 3**) in Niere und Darm führt zum **Hartnup-Syndrom** mit erhöhter Aminosäurenausscheidung. Da Tryptophan für die Nicotinsäuresynthese notwendig ist, kann es zu Nicotinsäure-Mangel und damit zu Schäden von Nervensystem und Haut kommen.

Ein Defekt des Aminosäureaustauschers für neutrale und dibasische Aminosäuren ($\rightarrow$ **A 4**) steigert die Ausscheidung von Ornithin, Lysin, Arginin und Cystin (**Zystinurie**). Das schwer lösliche Cystin fällt dabei aus und erzeugt Harnsteine ($\rightarrow$ S. 120). Bei der **familiären Proteinintoleranz** ist die Resorption basischer Aminosäuren gestört.

Ein Defekt des Na⁺-Cotransporters für saure Aminosäuren ($\rightarrow$ **A 5**) führt zur harmlosen **sauren Aminoazidurie**, ein Defekt des Na⁺-Co-transports von zyklischen Aminosäuren wie Prolin zur harmlosen **Iminoglyzinurie** ($\rightarrow$ **A 6**).

Unzureichende Aktivität des Na⁺/H⁺-Austauschers ($\rightarrow$ **A 7**), des Na⁺,3HCO₃⁻-Cotransporters ($\rightarrow$ **A 8**) oder Hemmung der Carboanhydrase (CA) führen zur **proximal-tubulären Azidose** ($\rightarrow$ S. 88 ff.). Da die herabgesetzte HCO₃⁻-Resorption im proximalen Tubulus durch die (auch normalerweise geringe) distal-tubuläre Transportkapazität nicht ausgeglichen werden kann, kommt es bei normalem HCO₃⁻-Load zur Bikarbonaturie ($\rightarrow$ **E 2**). Bei verminderter HCO₃⁻-Plasmakonzentration kann das proximale Nephron jedoch den größten Teil der filtrierten Bicarbonatmenge resorbieren, und das distale Nephron erzeugt dann einen normal sauren Urin ($\rightarrow$ **E 3**).

Der Na⁺,3HCO₃⁻-Cotransport ist in hohem Maße abhängig vom Membranpotential und damit vom K⁺-Flux durch K⁺-Kanäle ($\rightarrow$ **A 15**) und von der extrazellulären K⁺-Konzentration. Hyperkaliämie depolarisiert die Zellmembran und hemmt die proximal-tubuläre HCO₃⁻-Resorption, Hypokaliämie steigert sie. Die renale H⁺-Ausscheidung und damit der **Säure-Basen-Haushalt** ist also eine **Funktion der extrazellulären K⁺-Konzentration** ($\rightarrow$ S. 86 ff.).

Dehydratation stimuliert die Aktivität des Na⁺/H⁺-Austauschers ($\rightarrow$ **A 7**) und damit die proximal-tubuläre HCO₃⁻-Resorption. Folge ist eine **Volumendepletions-Alkalose**. Hemmung des Na⁺/H⁺-Austauschers bzw. der Carboanhydrase steigert die Kochsalzausscheidung (**Salurese**). Die Hemmung der proximal-tubulären Na⁺-Resorption wird jedoch durch erhöhte Resorption v.a. in der Henle-Schleife weitgehend kompensiert.

Beim genetisch oder toxisch bedingten **Fanconi-Syndrom** sind mehrere Na⁺-gekoppelte Transportprozesse beeinträchtigt ($\rightarrow$ **A 1 – 7**); Folgen sind Glukosurie, Aminoazidurie, Phosphaturie, proximal tubuläre Azidose und Hypokaliämie (s. u.).

Gesteigerte proximale Na⁺- und Wasserresorption konzentriert die luminale Harnsäure und fördert somit die Harnsäureresorption über luminale und basolaterale Anionenaustauscher und -kanäle ($\rightarrow$ **A 9**). Folge ist Hyperurikämie mit Ausfällung der schwer löslichen Harnsäure in Gelenken (**Gicht**; $\rightarrow$ S. 250).

A. Transportprozesse im proximalen Tubulus

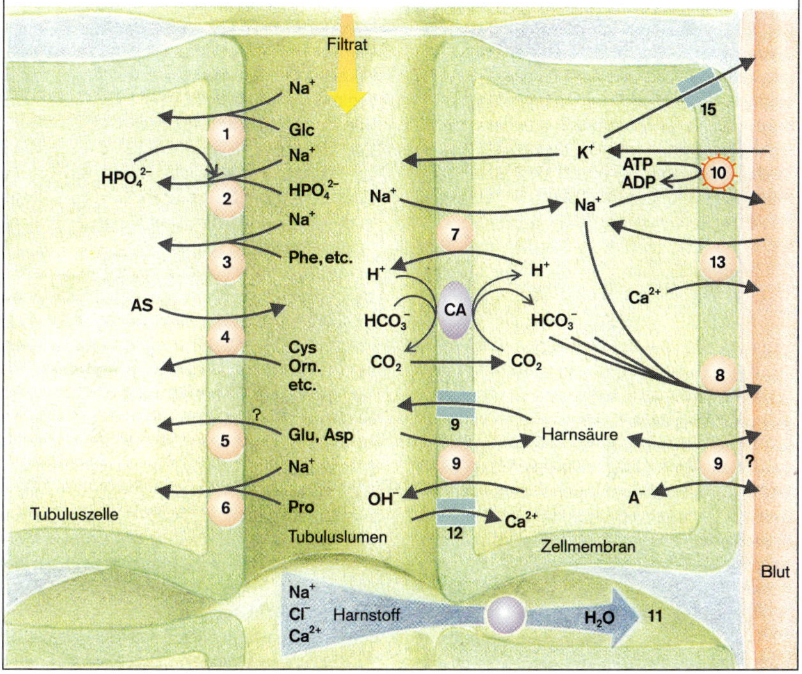

Filtrat

Na⁺
Glc
1

HPO₄²⁻
Na⁺
2
HPO₄²⁻
Na⁺
3
Phe, etc.

AS
4
Cys
Orn.
etc.

5 ?
Glu, Asp
Na⁺
6
Pro

Tubuluszelle

Na⁺
7
H⁺
H⁺
HCO_3^-
CA
HCO_3^-
CO_2
CO_2

9
Harnsäure
9
OH⁻
9 ?
A⁻
12
Ca^{2+}

Tubuluslumen
Zellmembran

15
K⁺
ATP
10
ADP
Na⁺
13
Ca^{2+}
8

Blut

Na⁺
Cl⁻
Ca^{2+}
Harnstoff
H_2O
11

B. Transportprozesse im dicken, auf-steigenden Teil der Henle-Schleife

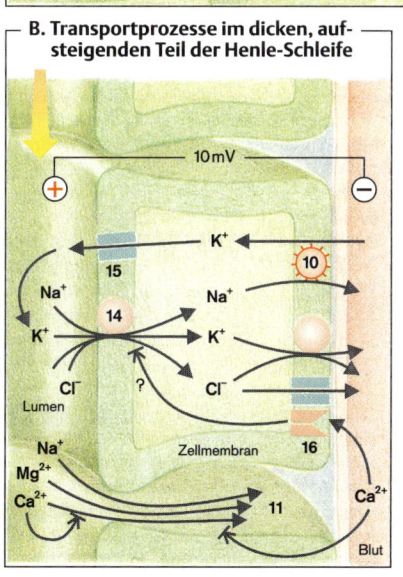

10 mV
+ —

K⁺
15
10
Na⁺
Na⁺
14
K⁺
K⁺
Cl⁻
Cl⁻ ?

Lumen
Zellmembran
16
Ca^{2+}

Na⁺
Mg^{2+}
Ca^{2+}
11

Blut

C. Transportprozesse im distalen Nephron

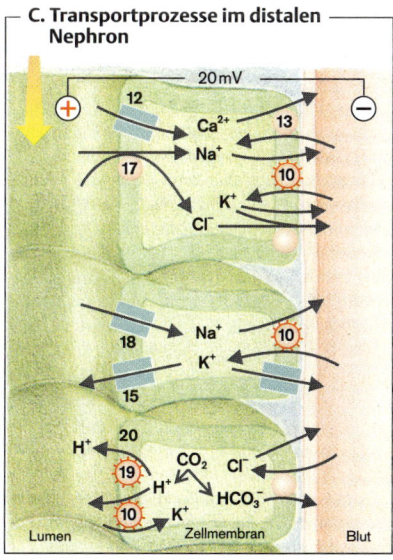

20 mV
+ —

12
Ca^{2+}
13
Na⁺
17
10
K⁺
Cl⁻

18
Na⁺
10
K⁺
15

20
H⁺
CO_2
Cl⁻
19
H⁺
HCO_3^-
10
K⁺

Lumen
Zellmembran
Blut

Bei Energiemangel (z. B. Mangeldurchblutung) ist die **Na$^+$/K$^+$-ATPase** (→ **ABC 10**) beeinträchtigt mit eingeschränkter Elektrolytresorption (Salzverlustniere), Zellschwellung und Zelltod.

Die **Ca^{2+}-Resorption** wird in proximalem Tubulus und Henle-Schleife z. T. durch parazellulären Transport (→ **AB 11**), durch Ca^{2+}-Kanäle in der luminalen (→ **AC 12**) und 3 Na$^+$/Ca^{2+}-Austauscher in der peritubulären Membran (→ **AC 13**) bewerkstelligt. Gesteigerte intrazelluläre Na$^+$-Konzentration mindert den Na$^+$-Gradienten für den 3 Na$^+$/Ca$^+$-Austauscher (→ **C 13**) und beeinträchtigt so die Ca^{2+}-Resorption. Parathyrin stimuliert die Ca^{2+}-Resorption, Hypoparathyreoidismus führt daher zu Hyperkalzurie. Der parazelluläre Shunt (→ **B 11**) wird durch hohe Ca^{2+}-Konzentrationen (Hyperkalzämie) blockiert. Dabei wird nicht nur die Resorption von Ca^{2+}, sondern auch von Mg^{2+} (Magnesium-Verluste!) und Na$^+$ (Natriurese, Störung der Harnkonzentrierung, → S. 100) eingeschränkt. Folge einer Hyperkalzurie ist neben Ca^{2+}-Mangel die Ausfällung von Ca^{2+}-Salzen im Urin (→ S. 120).

Hemmung des Na$^+$-K$^+$-2 Cl$^-$-Cotransporters (→ **B 14**) durch **Schleifendiuretika** unterbindet die NaCl-Resorption in der Henle-Schleife und damit die Harnkonzentrierung (→ S. 100). Es kommt zu massiver Salurese und Diurese. Distaler Tubulus und Sammelrohr werden durch Na$^+$ überflutet und resorbieren Na$^+$ im Austausch gegen K$^+$ (s. u.), was zu Kaliurese und Hypokaliämie führt. Der Na$^+$-K$^+$-2 Cl$^-$-Cotransport benötigt als Substrat K$^+$, das über K$^+$-Kanäle (ROMK, → **B 15**) rezirkulieren muß. Bei K$^+$-Mangel bzw. Hypokaliämie wird der K$^+$-Kanal verschlossen, so daß die NaCl-Resorption in der Henle-Schleife beeinträchtigt ist. Ein genetischer Defekt von Na$^+$-K$^+$-2 Cl$^-$-Cotransporter, Cl$^-$- oder K$^+$-Kanal ist Ursache des **Bartter-Syndroms** mit gestörter Harnkonzentrierung, Natriurese, Hypokaliämie und erniedrigtem Blutdruck trotz gesteigerter Bildung von Renin, Angiotensin und Aldosteron (→ S. 114). Die Niere bildet infolge der gestörten Na$^+$-Resorption große Mengen Prostaglandine, die eine lebensbedrohliche periphere Vasodilatation bewirken. Die Kochsalzresorption in der Henle-Schleife ist schließlich bei Hyperkalzämie eingeschränkt, u. a. durch Blockierung des parazellulären Shunts (s. o.) sowie durch Aktivierung

eines Ca^{2+}-Rezeptors (→ **B 16**). Im frühdistalen Tubulus wird Kochsalz über einen Na$^+$Cl$^-$-Cotransporter (→ **C 17**) resorbiert. **Thiazid-Diuretika** bewirken über Hemmung des Carriers Salurese und Kaliurese (s. o.). Sie steigern über Senkung der intrazellulären Na$^+$-Konzentration den Gradienten für den 3 Na$^+$/Ca^{2+}-Austauscher und fördern auf diese Weise die renale Ca^{2+}-Resorption (s. o. und → **D 1**). Ein genetischer Defekt des Transporters führt zum **Gittelman-Syndrom**, einer milden Variante des Bartter-Syndroms.

Im spätdistalen Tubulus und im Sammelrohr wird Na$^+$ über luminale **Na$^+$-Kanäle** (→ **C 18**) und die basolaterale Na$^+$/K$^+$-ATPase resorbiert. Der Na$^+$-Einstrom depolarisiert die luminale Zellmembran und fördert damit die Sekretion von K$^+$ über luminale K$^+$-Kanäle. Bei Hemmung der Na$^+$-Resorption in proximalem Tubulus, Schleife oder frühdistalem Tubulus gelangt mehr Na$^+$ in das distale Nephron und wird dort im Austausch gegen K$^+$ resorbiert. Folgen sind renale K$^+$-Verluste (s. o.). Na$^+$-Kanäle und Na$^+$/K$^+$-ATPase werden durch **Aldosteron** aktiviert (→ **D 1**). Mangel an (*Hypoaldosteronismus*) oder herabgesetzte Wirkung (*Pseudohypoaldosteronismus*, z. B. durch defekten Na$^+$-Kanal) von Aldosteron führt zu renalen Na$^+$-Verlusten, Volumenmangel und niedrigem Blutdruck. **Distale Diuretika** wirken über Blockierung der Aldosteronrezeptoren (Aldosteronantagonisten) oder über direkte Hemmung des Na$^+$-Kanals. Sie führen zu milder Natriurese und renaler K$^+$-Retention. Umgekehrt führt ein überaktiver Na$^+$-Kanal (**Liddle-Syndrom**) zu Na$^+$-Retention und Hypertonie.

Die distal-tubuläre H$^+$-Sekretion wird durch H$^+$-ATPasen (→ **C 19**) und K$^+$/H$^+$-ATPasen (→ **C 20**) bewerkstelligt. Ein Defekt führt zur **distal tubulären Azidose** (→ **D 2, E 4**). Die Betroffenen können auch bei erniedrigten HCO$_3^-$-Konzentrationen im Plasma nur mäßig sauren Urin produzieren. Darüber hinaus leiden sie unter CaHPO$_4$-Steinen, da Phosphat im alkalischen Harn leicht ausfällt (→ S. 120).

Wasser kann – außer in der aufsteigenden Henle-Schleife – im gesamten Nephron resorbiert werden. Die Wasserresorption in distalem Tubulus und Sammelrohr erfordert allerdings ADH. Ein Mangel an ADH oder Unempfindlichkeit des Nephrons gegenüber ADH führt zum **Diabetes insipidus** (→ S. 100).

D. Mechanismen renaler K⁺-Verluste

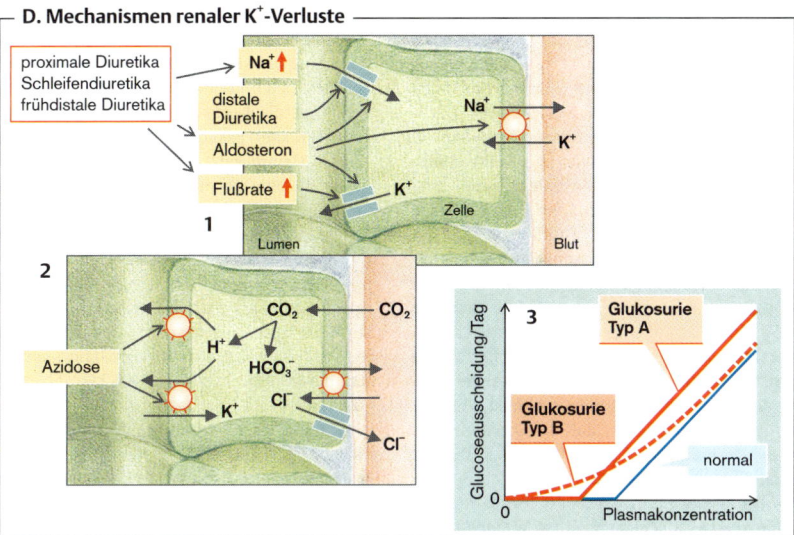

proximale Diuretika
Schleifendiuretika
frühdistale Diuretika

Na⁺ ↑

distale Diuretika

Aldosteron

Flußrate ↑

Na⁺

K⁺

K⁺

Zelle

Lumen

Blut

1

2

CO₂ ← CO₂

H⁺

HCO₃⁻

Azidose

K⁺

Cl⁻ ← Cl⁻

Cl⁻

3

Glukosurie Typ A

Glukosurie Typ B

normal

Glucoseausscheidung/Tag

Plasmakonzentration

0

E. Renal-tubuläre Azidosen

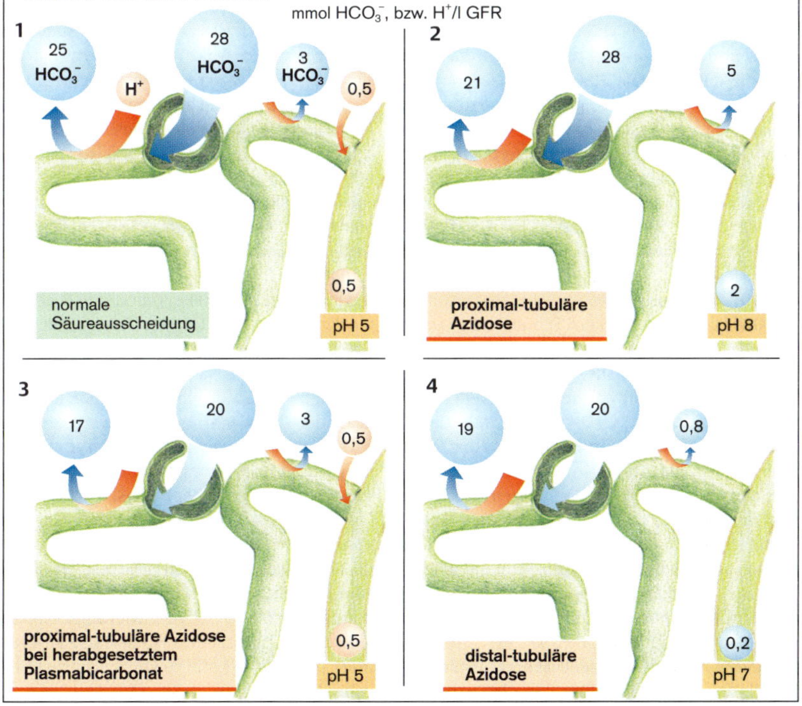

mmol HCO₃⁻, bzw. H⁺/l GFR

1

25 HCO₃⁻

H⁺

28 HCO₃⁻

3 HCO₃⁻

0,5

normale Säureausscheidung

0,5

pH 5

2

21

28

5

proximal-tubuläre Azidose

2

pH 8

3

17

20

3

0,5

proximal-tubuläre Azidose bei herabgesetztem Plasmabicarbonat

0,5

pH 5

4

19

20

0,8

distal-tubuläre Azidose

0,2

pH 7

99

Störungen der Harnkonzentrierung

Normalerweise kann die Niere je nach Bedarf hypotonen (< 100 mosmol/l) oder hypertonen (> 1200 mosmol/l) Harn ausscheiden. Harnkonzentrierung und -verdünnung sind in erster Linie Folge der Vorgänge im **dicken aufsteigenden Schenkel der Henle-Schleife** (Pars ascendens), die Kochsalz (→ **A**, rote Pfeile) in das Nierenmark-Interstitium transportiert (s. a. S. 96), ohne daß Wasser (blaue Pfeile) folgen kann. Die Tubulusflüssigkeit wird dadurch bis zum Ende der Pars ascendens hypoton (50–100 mosmol/l) und das Interstitium hyperosmolar. Das hyperosmolare Interstitium entzieht dem **absteigenden Schenkel der Henle-Schleife** mehr Wasser (blaue Pfeile) als Elektrolyte (rote Pfeile), so daß die Osmolalität in der absteigenden Tubulusflüssigkeit bis zur Schleifenspitze ansteigt.

Die Anordnung der Nierenmarkgefäße (**Vasa recta**) in Schleifen verhindert ein Auswaschen der Markhyperosmolalität.

Harnstoff (violette Pfeile) folgt in proximalem Tubulus, Henle-Schleife und distalem Tubulus nur teilweise dem resorbierten Wasser, so daß die luminale Harnstoffkonzentration bis zum Sammelrohr steigt. Die Harnstoffpermeabilität des Sammelrohrs ist im Nierenmark hoch, und Harnstoff diffundiert ins Interstitium. Die hohen Harnstoffkonzentrationen im Nierenmark entziehen dem absteigenden Teil der Henle-Schleife Wasser. Harnstoff diffundiert z. T. in das Tubuluslumen und gelangt über Henle-Schleife und distalen Tubulus erneut in das Sammelrohr.

ADH bewirkt in distalem Tubulus und Sammelrohr den Einbau von Wasserkanälen in die Zellmembran und schafft so die Voraussetzung für die Wasserresorption in diesen Nephronsegmenten. Wasser verläßt das Lumen dem osmotischen Gradienten folgend. Im distalen Tubulus ist die Tubulusflüssigkeit zunächst hypoton (s. o.), erreicht jedoch gegen Ende des distalen Tubulus die Blutosmolalität. Im Nierenmark wird dem Sammelrohr weiterhin Wasser entzogen, bis die Osmolalität zwischen Nierenmark und Harn ausgeglichen ist.

Bei **ADH-Mangel** (zentraler Diabetes insipidus) oder bei Unempfindlichkeit des distalen Nephrons für ADH (renaler Diabetes insipidus) ist die Wasserpermeabilität von distalem Tu-

bulus und Sammelrohr gering (→ **A 1**) und bis zu 20 l/d hypotonen Urins werden ausgeschieden. Auch die Ausscheidung von Natrium und Harnstoff kann gesteigert sein.

Bei **Hemmung der Schleifenresorption** bricht die Hyperosmolalität des Nierenmarks zusammen. Die therapeutisch eingesetzten Schleifendiuretika hemmen den Na^+-K^+-2 Cl^--Cotransport. Hyperkalzämie hemmt die Resorption über einen Ca^{2+}-Rezeptor am Tubulus und durch Hemmung der parazellulären Resorption. Hypokaliämie oder defekte K^+-Kanäle (ROMK) hemmen die Rezirkulation von K^+ und damit indirekt den Na^+-K^+-2 Cl^--Cotransport (→ S. 97 B).

Gesteigerte Durchblutung des Nierenmarks wäscht die Markhyperosmolalität aus (→ **A 3**). Bei Entzündung freigesetzte Mediatoren (u. a. Kinine, Prostaglandine) wirken vasodilatatorisch, senken also die Markosmolalität und schränken damit die Harnkonzentrierung ein. Auch Koffein wirkt dilatierend auf die Vasa recta. Schließlich kann ein erhöhter Blutdruck die Perfusion der Vasa recta steigern und das Nierenmark auswaschen (Druckdiurese).

Die Resorption von Wasser kann auch durch **Ansteigen der luminalen Osmolalität** herabgesetzt werden, wenn in der Tubulusflüssigkeit schlecht oder gar nicht resorbierbare Substanzen enthalten sind. Durch Flüssigkeitsresorption werden diese Substanzen konzentriert und halten Wasser zurück (→ **A 4**). Es entsteht eine osmotische Diurese. Die eingeschränkte Wasserresorption führt sekundär zu herabgesetzter Kochsalz- und Harnstoffresorption. Dadurch wird die Osmolalität im Nierenmark verringert und die Harnkonzentrierung beeinträchtigt. Therapeutisch wird osmotische Diurese durch Mannitol, einen schwer resorbierbaren Zucker, ausgelöst. Sie tritt ferner bei gesteigerter Ausscheidung von Glucose, Bicarbonat, Harnstoff und Phosphat auf.

Proteinarme Ernährung beeinträchtigt die Konzentrierungsfähigkeit der Niere wegen des herabgesetzten Beitrages von Harnstoff zum Konzentrierungsmechanismus (→ **A 5**).

Eingeschränkte Konzentrierungsfähigkeit fällt durch nächtliches Wasserlassen (**Nykturie**), **Durst**, und große, unkonzentrierte **Harnvolumina** auf.

A. Störungen der Harnkonzentrierung

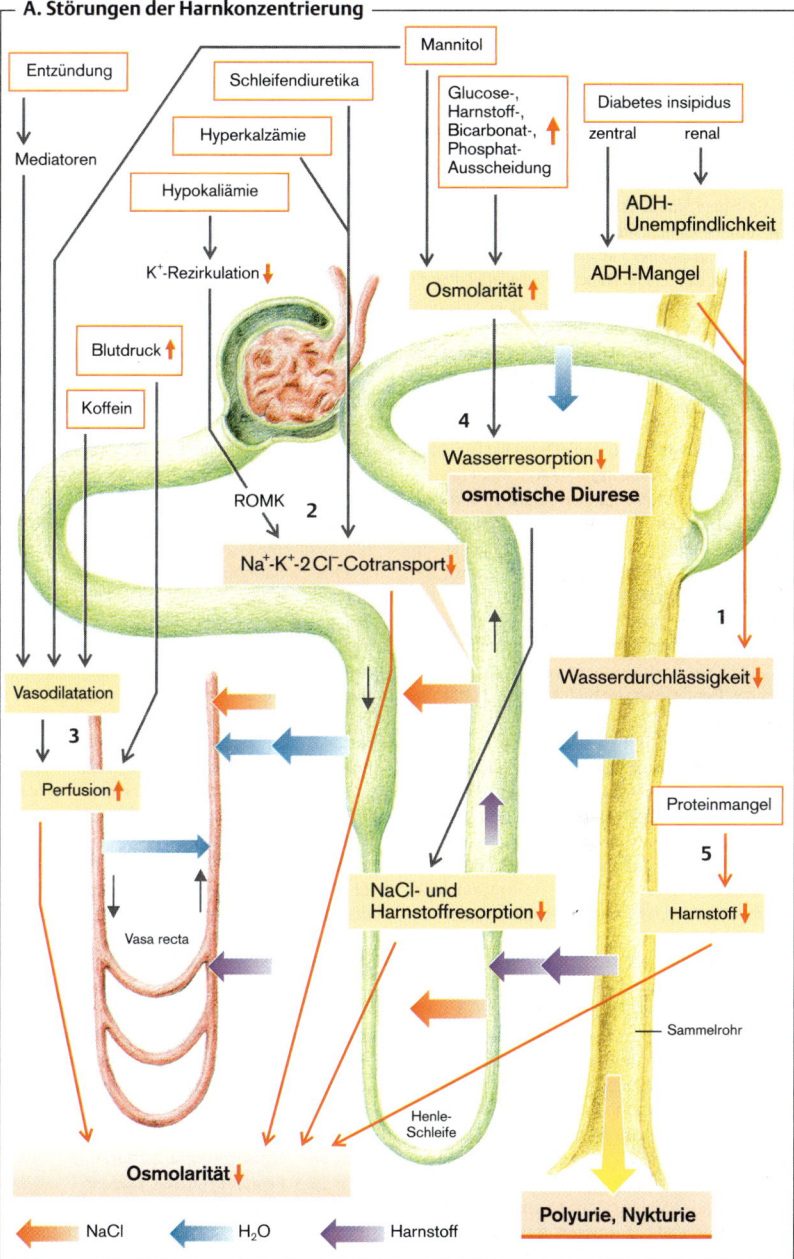

Entzündung

Mediatoren

Mannitol

Schleifendiuretika

Hyperkalzämie

Hypokaliämie

Glucose-, Harnstoff-, Bicarbonat-, Phosphat-Ausscheidung ↑

Diabetes insipidus

zentral   renal

ADH-Unempfindlichkeit

K⁺-Rezirkulation ↓

Blutdruck ↑

Koffein

ROMK   2

Osmolarität ↑

ADH-Mangel

4

Wasserresorption ↓

osmotische Diurese

Na^+-K^+-$2Cl^-$-Cotransport ↓

Vasodilatation

3

Perfusion ↑

Vasa recta

1

Wasserdurchlässigkeit ↓

Proteinmangel

5

Harnstoff ↓

NaCl- und Harnstoffresorption ↓

Sammelrohr

Henle-Schleife

Osmolarität ↓

NaCl   H₂O   Harnstoff

Polyurie, Nykturie

Störungen der glomerulären Funktion

Aufgabe der Glomeruli ist die Erzeugung einer ausreichenden glomerulären Filtrationsrate (**GFR**), also desjenigen Volumens an Plasmawasser, das der Kontrolle durch das Nierenepithel unterzogen wird. Die Permselektivität des Filters ($\rightarrow$ S. 104) gewährleistet dabei die Bildung eines annähernd proteinfreien Filtrats. Da das gesamte die Niere durchströmende Blut die Gefäße der Glomeruli passieren muß, bestimmt der Widerstand dieser Gefäße auch den renalen Plasmafluß (**RPF**).

Die GFR wird durch den effektiven Filtrationsdruck (P_{eff}), die hydraulische Leitfähigkeit (k) und die Filterfläche (F) diktiert: $GFR = k \cdot F \cdot P_{eff}$. Der **effektive Filtrationsdruck** wiederum setzt sich aus dem hydrostatischen (ΔP) und onkotischen ($\Delta \pi$) Druckgefälle über den Filter zusammen ($\rightarrow$ **A**): $P_{eff} = \Delta P - \Delta \pi$. Selbst bei defektem Filter ist π im glomerulären Kapselraum vernachlässigbar, d. h., $\Delta \pi$ ist praktisch gleich dem onkotischen Druck im Plasma (π_{kap}). Durch die Filtration nimmt die Proteinkonzentration im Plasma zu, und π_{kap} erreicht in der Regel gegen Ende der glomerulären Kapillarschlinge das hydrostatische Druckgefälle (Filtrationsgleichgewicht).

Eine **herabgesetzte hydraulische Leitfähigkeit** ($\rightarrow$ **A 2**) bzw. eine verminderte Filtrationsfläche senkt die GFR. Es kann sich kein Filtrationsgleichgewicht einstellen; durch die geringere Zunahme von π_{kap} steigt schließlich P_{eff}.

Eine **Kontraktion des Vas afferens** ($\rightarrow$ **A 3**) bei konstantem systemischem Blutdruck mindert den Filtrationsdruck und damit den Anteil filtrierten Plasmawassers (Filtrationsfraktion = GFR/RPF). Gleichzeitig sinkt wegen der Widerstandzunahme die renale Durchblutung und mit ihr die GFR.

Eine **Kontraktion des Vas efferens** ($\rightarrow$ **A 4**) steigert den effektiven Filtrationsdruck und damit GFR/RPF. Gleichzeitig senkt sie aber die glomeruläre Durchblutung, so daß eine Kontraktion des Vas efferens (z. B. Infusion von Angiotensin II) oder eine Behinderung des venösen Abflusses (z. B. Nierenvenenthrombose) letztlich doch die GFR senken kann.

Die Glomeruli können entzündlich geschädigt werden (**Glomerulonephritis**, $\rightarrow$ **B**). Ursache können lösliche Antigen-Antikörper-Komplexe sein, die in den Glomeruli hängenbleiben und über Komplementaktivierung eine lokale Entzündung auslösen ($\rightarrow$ S. 48 ff.). Dadurch werden die glomerulären Kapillaren verlegt und der Filter zerstört (**Immunkomplexnephritis**). Als Antigen kommt eine Vielzahl von Medikamenten, Allergenen und Erregern in Frage. Besonders häufig sind Streptokokken (Gruppe A, Typ 12) verantwortlich. Die Antikörper sind IgG, IgM und häufig IgA (IgA-Nephritis).

Wesentlich seltener als die Immunkomplexnephritis ist die sog. **Masugi-Nephritis**, die durch Autoantikörper gegen die Basalmembran hervorgerufen wird. Folgen der lokalen Entzündung sind initial Hyperämie, Einschwemmung von neutrophilen Granulozyten (exsudative Phase) und Schädigung der Basalmembran, die oft deutlich verdickt ist. Häufig kommt es zur Proliferation von Endothelzellen, Mesangiumzellen oder Kapselepithelzellen und schließlich zur überschießenden Bildung von mesangialer Matrix (Sklerosierung).

Eine Schädigung von Glomeruli ist auch ohne lokale Entzündung möglich, z. B. durch **Ablagerung** von Amyloid bei Amyloidose, durch hohe Konzentrationen filtrierbarer Proteine im Plasma (z. B. Plasmozytom), durch **hohen Druck** in den Glomeruluskapillaren (z. B. arterielle Hypertonie, Nierenvenenthrombose, venöser „Rückstau" bei Rechtsherzinsuffizienz, Hyperfiltration bei diabetischer Nephropathie) sowie durch **mangelhafte Perfusion** (z. B. Arteriosklerose, Arteriolosklerose).

Bei Glomerulonephritis nimmt der Widerstand von Vas afferens und efferens zu, und der RPF sinkt bei i. d. R. erhöhtem Filtrationsdruck. Die reduzierte hydraulische Leitfähigkeit verhindert das Erreichen des Filtrationsgleichgewichts und senkt die GFR. Die eingeschränkte renale Durchblutung stimuliert die Ausschüttung von Renin, das über Angiotensin und Aldosteron den Blutdruck steigert. Ferner begünstigt die wegen der GFR-Abnahme eingeschränkte NaCl- und H_2O-Ausscheidung die Entwicklung einer **Hypertonie** ($\rightarrow$ S. 114).

Durch Schädigung des glomerulären Filters geht die Permselektivität verloren, es entwickeln sich **Proteinurie** und **Ödeme** ($\rightarrow$ S. 104).

Die Schädigung der Nieren kann u. a. Erythropoetin-bildende Zellen zerstören und zur Entwicklung einer **Anämie** führen.

A. Glomeruläre Filtration: Gefäßwiderstand und hydraulische Leitfähigkeit

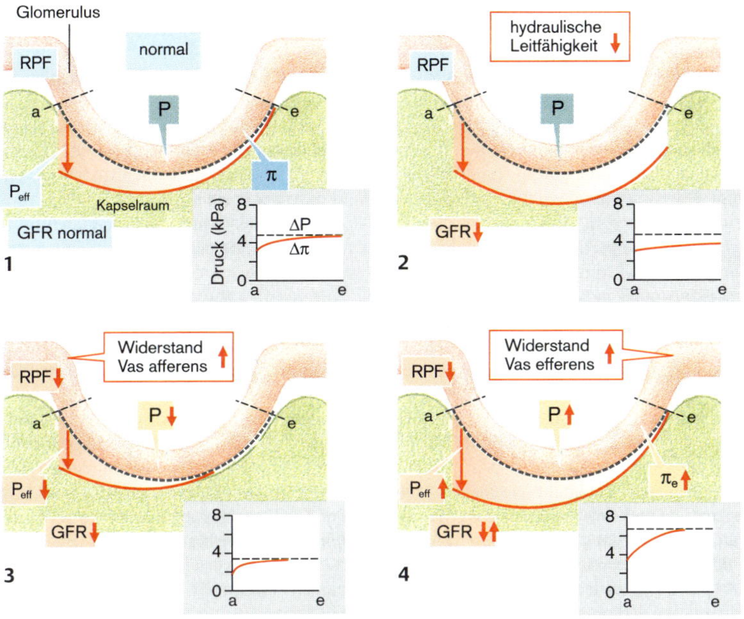

B. Glomeruläre Erkrankungen

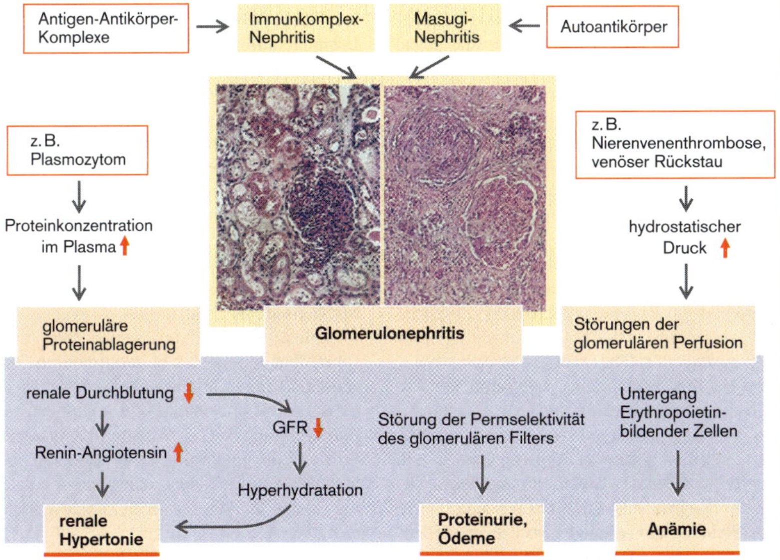

Fotos aus: Doerr, W. ed. Organpathologie. Stuttgart: Thieme; 1974

Störung der glomerulären Permselektivität, nephrotisches Syndrom

Der **glomeruläre Filter** (Endothelzellfenster, Basalmembran, Podozyten-Schlitzmembran) ist nicht für alle Bestandteile des Blutes in gleichem Maße durchlässig (Permselektivität). Moleküle, deren Durchmesser größer ist als der Porendurchmesser, passieren den Filter überhaupt nicht. Moleküle mit deutlich kleinerem Durchmesser passieren praktisch so gut wie Wasser, d. h., ihre Konzentration im Filtrat ist annähernd die gleiche wie ihre Konzentration im Plasmawasser. Werden diese Substanzen renal nicht resorbiert, so ist ihre Clearance (C) mit der GFR identisch, und die fraktionelle Ausscheidung (C/GFR) beträgt 1,0. Moleküle, die nur wenig kleiner sind als der Porendurchmesser, können dem Wasser nur teilweise folgen, ihre Konzentration ist im Filtrat also geringer als im Plasma (→ **A 1**).

Für die Permeabilität ist jedoch nicht nur die Größe, sondern auch die **Ladung der Moleküle** maßgebend: Normalerweise werden negative Moleküle viel schlechter durchgelassen als neutrale oder positiv geladene Moleküle (→ **A 1**). Verantwortlich für dieses Verhalten sind negative Fixladungen, die den Durchtritt von negativen Teilchen erschweren.

Bei **Glomerulonephritis** (→ S. 102) kann die Integrität des glomerulären Filters durchbrochen sein, so daß Plasmaproteine und sogar Erythrozyten Zugang zum Kapselraum gewinnen (→ **A 2**). Folgen sind Proteinurie und Hämaturie. Eine genauere Betrachtung der Proteinurie zeigt, daß vor allem die Durchlässigkeit für negativ geladene Proteine zugenommen hat. Dieses Verhalten kann besonders eindrucksvoll durch Infusion von unterschiedlich geladenen Polysacchariden gezeigt werden, da Polysaccharide im Gegensatz zu Proteinen tubulär kaum resorbiert werden. Normalerweise werden negativ geladene Dextrane (−) wesentlich schlechter filtriert als neutrale (n) und kationische (+) Dextrane. Diese Selektivität geht bei Glomerulonephritis verloren, und die Filtration negativ geladener Dextrane ist massiv gesteigert (→ **A 2**). Ursache ist u. a. ein Abbau negativ geladener Proteoglykane, z. B. durch lysosomale Glykosaminoglykan-spaltende Enzyme aus Entzündungszellen. Wie die Elektrophorese zeigt, werden vor allem die relativ kleinen, stark **negativ geladenen Al**bumine durchgelassen (→ **A 3**). Auch ein intakter Glomerulus läßt eine Reihe von Proteinen durch, die dann im **proximalen Nephron** wieder resorbiert werden. Die geringe Transportkapazität kann jedoch mit dem massiven Angebot filtrierter Proteine bei geschädigtem glomerulären Filter nicht Schritt halten, und es kommt zur Proteinurie.

Der renale Verlust von Proteinen führt zu einer **Hypoproteinämie**. In der Serumelektrophorese fällt v. a. eine Abnahme der Albumine auf (→ **A 4**), während die Konzentration größerer Proteine eher zunimmt. Der verminderte onkotische Druck im Gefäßsystem führt nämlich zur gesteigerten Filtration von Plasmawasser in der Peripherie und damit zur Konzentrierung der übrigen Blutbestandteile.

Die Filtration in peripheren Kapillaren wird nicht nur durch den verminderten onkotischen Druck, sondern auch durch Schädigung der Kapillarwand begünstigt, die bei Glomerulonephritis gleichfalls entzündlichen Veränderungen unterworfen sein kann. Durch Filtration von Proteinen in der Peripherie steigen Proteinkonzentration und onkotischer Druck im Interstitium, so daß sich das Filtrationsgleichgewicht zugunsten des interstitiellen Raums verschiebt (→ **A 5**). Kann der Abtransport über Lymphgefäße nicht Schritt halten, dann entwickeln sich **Ödeme** (→ **A 7**).

Bei Vorliegen von Proteinurie, Hypoproteinämie und peripheren Ödemen spricht man vom **nephrotischen Syndrom**. Da die Lipoproteine auch bei geschädigtem Filter nicht filtriert werden, die Hypoproteinämie aber ihre Bildung in der Leber stimuliert, kommt es zur Hyperlipidämie und damit auch zur Hypercholesterinämie (→ **A 6**). Ob zu dieser Wirkung auch ein glomerulärer Lipoproteinlipase-Verlust beiträgt, ist umstritten.

Verlust von Plasmawasser ins Interstitium führt über Mangel an Blutvolumen zu *Durst*, Ausschüttung von *antidiuretischem Hormon* (ADH) sowie über Renin und Angiotensin von *Aldosteron* (→ S. 122). Vermehrte Wasserzufuhr und die gesteigerte Resorption von Kochsalz und Wasser liefern den „Nachschub" für die Ödeme. Da Aldosteron die renale Ausscheidung von K^+ und H^+ fördert, (→ S. 98), kommt es zu *Hypokaliämie* und *Alkalose*.

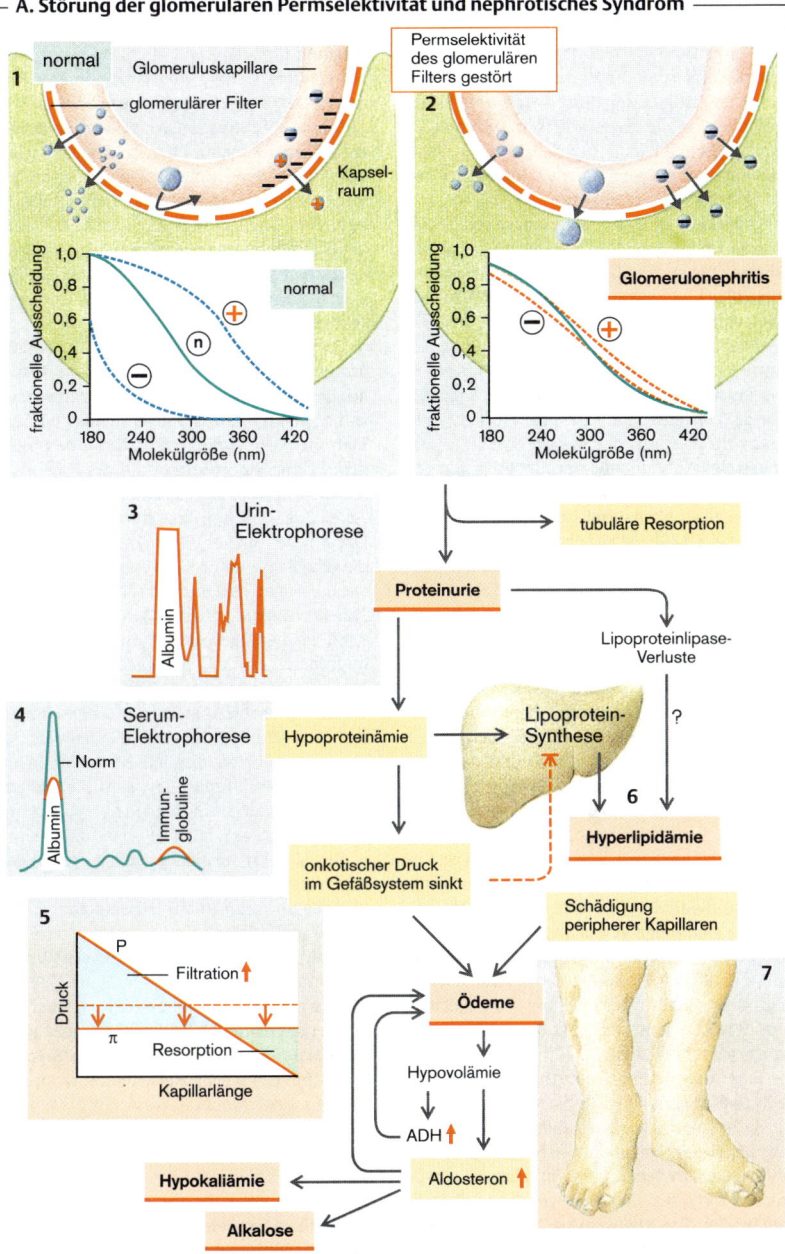

A. Störung der glomerulären Permselektivität und nephrotisches Syndrom

1 normal

Glomeruluskapillare
glomerulärer Filter
Permselektivität des glomerulären Filters gestört
Kapselraum

fraktionelle Ausscheidung

1,0
0,8
0,6
0,4
0,2
0

normal

$\oplus$
(n)
$\ominus$

180 240 300 360 420
Molekülgröße (nm)

2

fraktionelle Ausscheidung

1,0
0,8
0,6
0,4
0,2
0

Glomerulonephritis

$\ominus$
$\oplus$

180 240 300 360 420
Molekülgröße (nm)

3 Urin-Elektrophorese

Albumin

tubuläre Resorption

Proteinurie

Lipoproteinlipase-Verluste

4 Serum-Elektrophorese

Norm

Albumin
Immunglobuline

Hypoproteinämie

Lipoprotein-Synthese

?

6

Hyperlipidämie

onkotischer Druck im Gefäßsystem sinkt

5

Druck

P
Filtration $\uparrow$
π
Resorption

Kapillarlänge

Schädigung peripherer Kapillaren

Ödeme

7

Hypovolämie

ADH $\uparrow$

Aldosteron $\uparrow$

Hypokaliämie

Alkalose

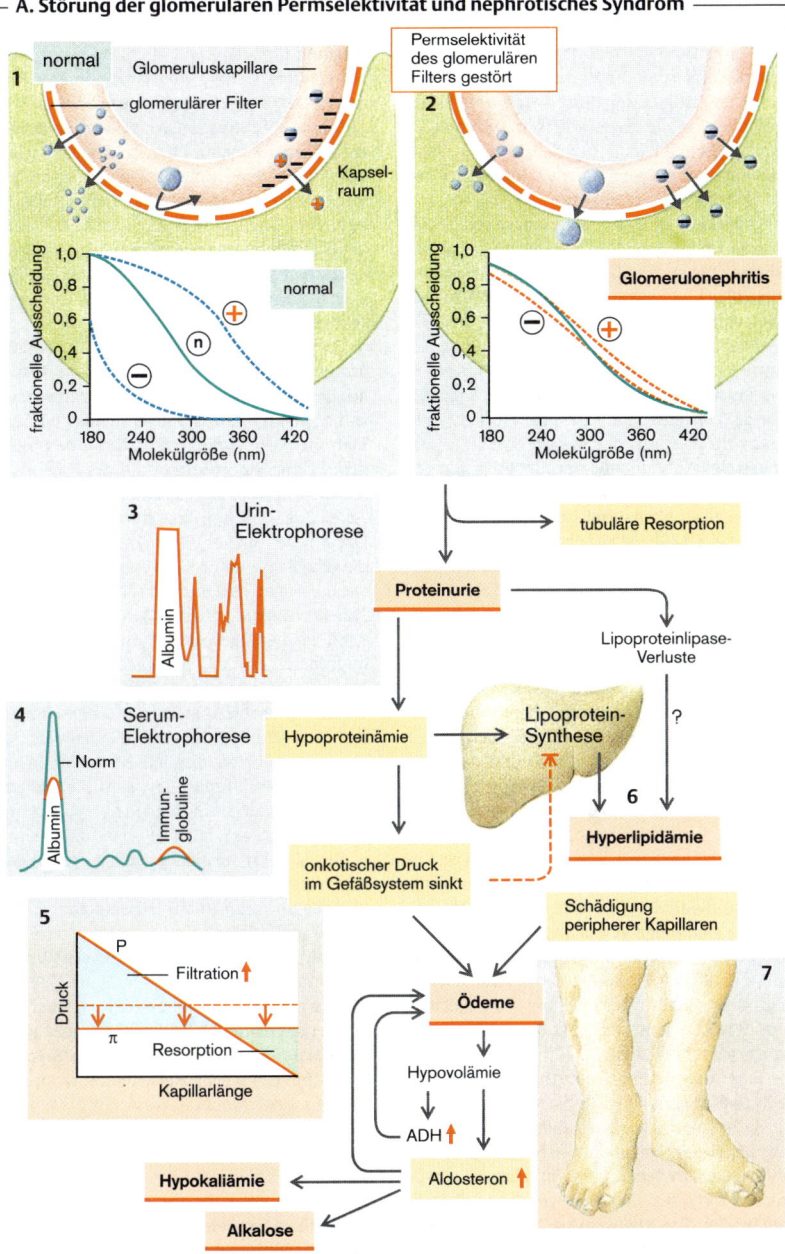

Interstitielle Nephritis

Von interstitieller Nephritis spricht man bei entzündlichen Veränderungen der Niere, wenn die Entzündung nicht von den Glomeruli ausgeht. Das Nierengewebe ist dabei von Entzündungszellen (v. a. Granulozyten) übersät. Die Entzündung kann zur lokalen Zerstörung des Nierengewebes führen.

Die häufigste Form der interstitiellen Nephritis ist die bakterielle Nephritis (**Pyelonephritis**). Meist geht die Infektion vom Harnweg aus (Blase → Ureter → Niere: *aszendierende* Pyelonephritis, seltener von der Blutseite (*deszendierende* Pyelonephritis) (→ **A 1**). Praktisch immer ist das Nierenmark zuerst befallen, da bei dessen hoher Azidität, Tonizität und Ammoniakkonzentration die Abwehrmechanismen des Körpers geschwächt sind. Auswaschen des Nierenmarks vermindert somit die Gefahr einer Infektion. Die Infektion wird durch eine Harnabflußstörung (Harnleiterstein [→ S. 120], Schwangerschaft [→ S. 116], Prostatahyperplasie, Tumoren) und durch herabgesetzte Immunabwehr (z. B. Diabetes mellitus [→ S. 290]) begünstigt.

Eine interstitielle Nephritis kann auch ohne Infektion durch **Ablagerung von Konkrementen** (Calciumsalze, Harnsäure) im Nierenmark hervorgerufen werden (→ **A 2**). Harnsäureablagerungen in der Niere entstehen in erster Linie bei übermäßiger diätetischer Zufuhr von Purinen, die im Körper zu Harnsäure abgebaut werden, sowie bei massiv gesteigerter endogener Harnsäureproduktion, wie sie unter zytostatischer Therapie z. B. von Leukämien und in seltenen Fällen bei Enzymdefekten des Harnsäurestoffwechsels auftritt. Calciumablagerungen sind Folge von Hyperkalzurie, wie sie bei gesteigerter enteraler Absorption von Calcium (z. B. bei Vitamin-D-Überschuß) sowie bei gesteigerter Mobilisierung von Calcium aus dem Knochen (z. B. Tumoren, Immobilisierung, → S. 132) auftritt.

Eine interstitielle Nephritis kann schließlich **toxisch** (z. B. Phenacetin-Niere), **allergisch** (z. B. Penicillin), bei Bestrahlung oder als **Abstoßungsreaktion** einer transplantierten Niere auftreten. Das Nierenmark ist besonders hypoxisch, da O_2 aus den absteigenden in die aufsteigenden Schenkel der Vasa recta diffundiert. Bei **Sichelzell-Anämie** (→ S. 36) führt die Des-

oxigenierung daher vor allem im Nierenmark zur Polymerisierung von Hämoglobin und damit zu Gefäßverschlüssen.

Massive Applikation von **Prostaglandinsynthesehemmern** kann über Ischämie zur Schädigung des Nierenmarks führen: Normalerweise wird die Nierenmarkdurchblutung bei geringem Perfusionsdruck durch Ausschüttung vasodilatierend wirkender Prostaglandine aufrecht erhalten. Eine Hemmung der Prostaglandinsynthese unterbindet diesen protektiven Mechanismus.

Entsprechend der Lokalisation der Entzündungsvorgänge entstehen die ersten **Auswirkungen** durch die Läsion der Nephronsegmente im Nierenmark (Henle-Schleife und Sammelrohr). Bereits relativ früh tritt eine **verminderte Urinkonzentrierung** auf als Folge einer Schädigung der Pars ascendens, eines Auswaschens des Nierenmarks durch entzündliche Hyperämie sowie einer Unempfindlichkeit des geschädigten distalen Nephrons für ADH. Die gesteigerten Urinvolumina zwingen den Patienten zum nächtlichen Wasserlassen (Nykturie). Die herabgesetzte K^+-Sekretion im Sammelrohr kann eine *Hyperkaliämie* verursachen, eine verminderte Na^+-Resorption *Hypovolämie* (→ **A 3**). Allerdings kann die eingeschränkte Na^+-Resorption in der Henle-Schleife auch zu einer vermehrten distalen K^+-Sekretion mit *Hypokaliämie* führen, v. a. wenn die Aldosteronausschüttung aufgrund der Hypovolämie gesteigert ist (→ S. 266).

Die Säureausscheidung kann eingeschränkt sein, wodurch zum einen ein alkalischer Urin gebildet und zum andern eine *systemische Azidose* ausgelöst wird.

Funktionen des **proximalen Tubulus** (Resorption von Glucose und Aminosäuren, PAH-Sekretion) und der **Glomeruli** (GFR) werden erst bei fortgeschrittener Pyelonephritis gestört.

Infektion mit **Urease-spaltenden Erregern** führt zum Abbau von Harnstoff zu Ammoniak im Urin. Da Ammoniak Wasserstoffionen bindet (→ **A 4**), entsteht alkalischer Urin. Dieser fördert die Ausfällung von phosphathaltigen Konkrementen (→ S. 120), die wiederum zu Abflußstörungen führen können und damit die Entwicklung einer aszendierenden Pyelonephritis fördern (Circulus vitiosus).

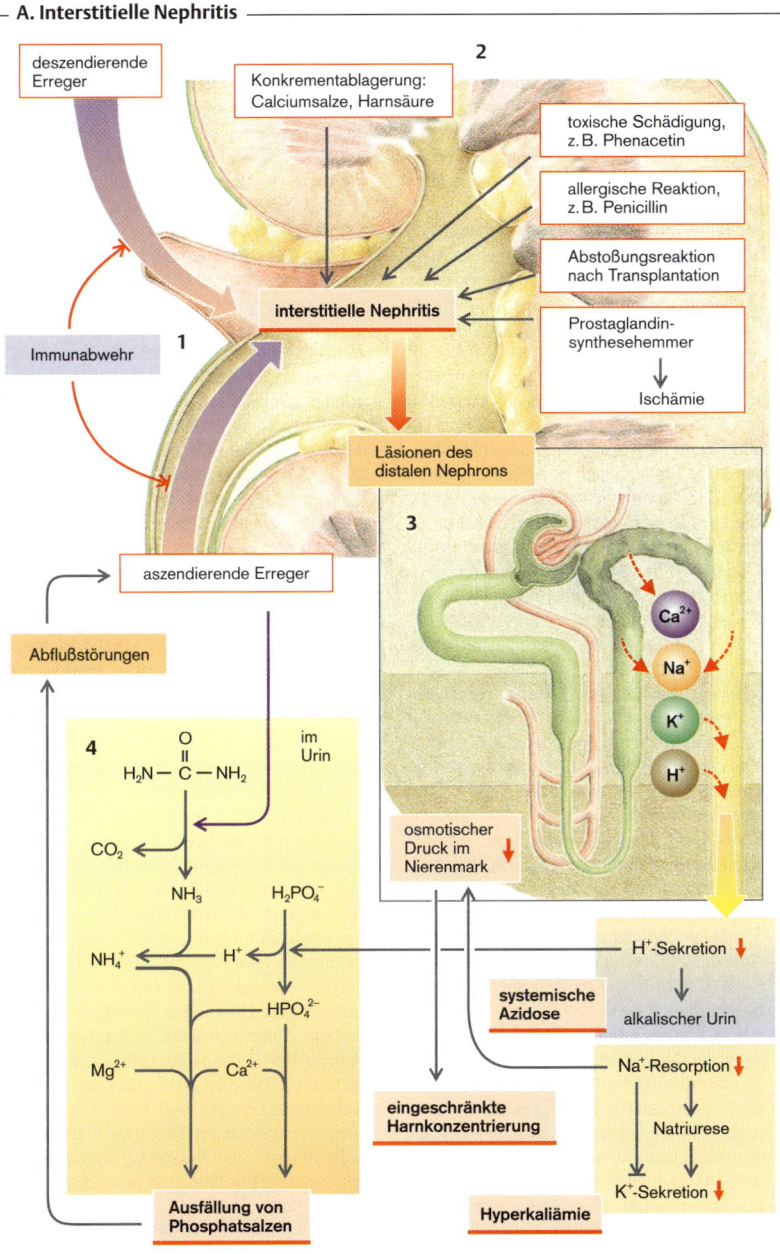

deszendierende Erreger

Konkrementablagerung: Calciumsalze, Harnsäure

2

toxische Schädigung, z. B. Phenacetin

allergische Reaktion, z. B. Penicillin

Abstoßungsreaktion nach Transplantation

Prostaglandin-synthesehemmer

Ischämie

Immunabwehr

1

interstitielle Nephritis

Läsionen des distalen Nephrons

3

Ca^{2+}

Na^+

K^+

H^+

aszendierende Erreger

Abflußstörungen

4

$$H_2N - \overset{\overset{\textstyle O}{\|}}{C} - NH_2$$

im Urin

CO_2

NH_3

$H_2PO_4^-$

NH_4^+ ← H^+

HPO_4^{2-}

Mg^{2+} Ca^{2+}

osmotischer Druck im Nierenmark

H^+-Sekretion ↓

systemische Azidose

alkalischer Urin

eingeschränkte Harnkonzentrierung

Na^+-Resorption ↓

Natriurese

K^+-Sekretion ↓

Ausfällung von Phosphatsalzen

Hyperkaliämie

Akutes Nierenversagen

Eine Vielzahl verschiedener Störungen kann zu einer mehr oder weniger plötzlichen Einstellung der Nierenfunktion führen (→ **A 1**):

Die Harnausscheidung kann auch bei zunächst intakter Niere durch **Verlegung der abführenden Harnwege**, z. B. durch Harnsteine (→ S. 120), unterbunden werden.

Bei **Hämolyse** und bei Untergang von Muskelzellen (**Myolyse**) werden Hämoglobin bzw. Myoglobin filtriert und fallen im sauren Tubuluslumen aus, zumal ihre Konzentration im Tubulus durch die Volumenresorption ansteigt. Die resultierende Obstruktion führt zur Unterbrechung der Harnbildung.

Auch schnell verlaufende Nierenerkrankungen (z. B. **Glomerulonephritis**, → S. 102) und **toxische Schädigung** der Niere können die Nierenfunktion zum Erliegen bringen.

Blut- und Flüssigkeitsverluste ziehen renale Durchblutung und glomeruläre Filtration in Mitleidenschaft, da die Niere bei der Zentralisation des Kreislaufs (→ S. 230) wie ein peripheres Organ behandelt wird, d. h., die Aktivierung des Sympathikus führt über α-Rezeptoren zur Kontraktion der Nierengefäße. Folge ist ein ischämisches akutes Nierenversagen.

Mehrere **pathophysiologische Mechanismen** können auch nach überstandenem Schock und nach Normalisierung des Blutdrucks eine Erholung der GFR bzw. die normale Ausscheidung glomerulär filtrierter Substanzen verhindern (→ **A 1**):

♦ **Kontraktion der Vasa afferentia:**
- Der **Energiemangel** beeinträchtigt die Na^+/K^+-ATPase; die dadurch erhöhte intrazelluläre Na^+-Konzentration zieht über den $3 Na^+/Ca^{2+}$-Austauscher auch eine Steigerung der intrazellulären **Ca^{2+}-Konzentration** (→ S. 10, 112) und damit Vasokonstriktion nach sich.
- Die Ischämie fördert primär und über gesteigertes NaCl-Angebot an der Macula densa (herabgesetzte Na^+-Resorption in der Pars ascendens) die Reninausschüttung und damit die intrarenale Bildung von vasokonstriktorisch wirkendem **Angiotensin**.
- Bei Energiemangel wird **Adenosin** aus ATP frei. Dieses wirkt in der Niere – im Gegensatz zu anderen Organen – stark vasokonstriktorisch.

♦ **Verlegen des glomerulären Filters** durch Fibrin und Erythrozytenaggregate.
♦ **Versiegen filtrierter Flüssigkeit** in geschädigten Tubuli.
♦ **Verlegung der Tubuluslumina** durch abgeschilferte Tubuluszellen, Kristalle oder als Folge der Schwellung von Tubuluszellen.
♦ **Intravasale Stase** („Sludge"), die im Gefäßnetz zwischen Nierenmark und Nierenrinde nicht mehr ausgespült werden kann, selbst wenn der Perfusionsdruck wieder zunimmt.

In den ersten 1 – 3 Tagen des akuten Nierenversagens wird in der Regel kein Urin (Anurie) oder wenig, gering konzentrierter Urin (Oligurie) ausgeschieden (**oligurische Phase**, → **A 2**). Das Harnvolumen selbst ist ein sehr schlechter Indikator für die Leistungsfähigkeit der Niere im akuten Nierenversagen, da die tubulären Transportprozesse massiv eingeschränkt sind und damit die Resorption filtrierter Flüssigkeit herabgesetzt ist. Trotz normal erscheinender Urinvolumina kann daher die renale Ausscheidung „harnpflichtiger" Substanzen stark vermindert sein. Die Bestimmung der Kreatininkonzentration im Plasma schafft in diesem Fall Klarheit über die wahre Funktionseinschränkung der Niere.

Nach der oligurischen Phase kann – im Zuge der Erholung – eine **polyurische Phase** einsetzen, die durch allmähliche Zunahme der glomerulären Filtrationsrate bei noch eingeschränkter Resorptionstätigkeit des Nephronepithels charakterisiert ist (Salzverlustniere, → **A 3**). Bei Schädigung der Nierentubuli (z. B. durch Schwermetalle) kommt es bereits primär zum polyurischen Nierenversagen, d. h. zur Ausscheidung eher großer Urinvolumina trotz erheblich eingeschränkter GFR.

Die **Gefahren** des akuten Nierenversagens liegen in der Unfähigkeit der Niere, die Wasser- und Elektrolytbilanz zu regulieren. In der oligurischen Phase drohen vor allem Hyperhydratation (besonders bei Infusion zu großer Flüssigkeitsmengen) und Hyperkaliämie (vor allem bei gleichzeitigem Freiwerden von intrazellulärem K^+, wie bei Verbrennungen, Quetschungen, Hämolyse usw.). In der polyurischen Phase können die Na^+-, Wasser-, HCO_3^-- und v. a. K^+-Verluste lebensbedrohende Ausmaße annehmen.

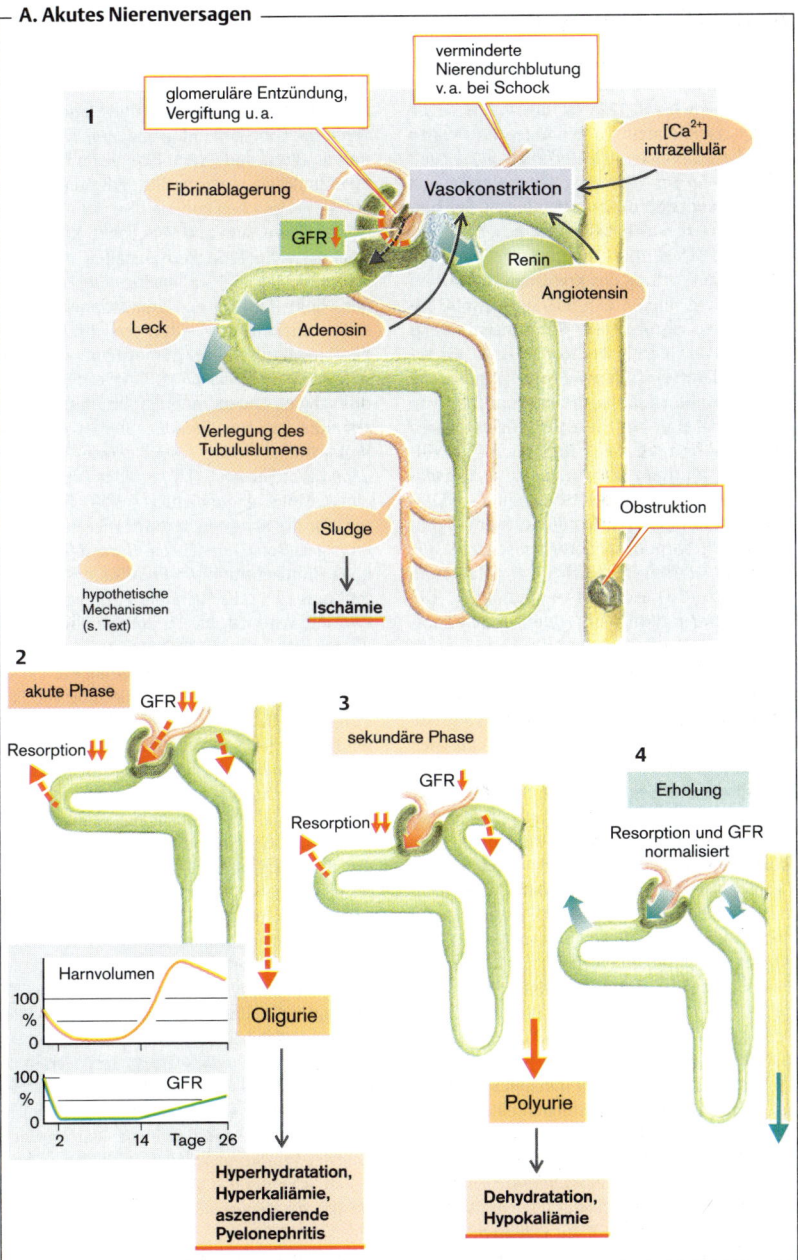

1

glomeruläre Entzündung, Vergiftung u. a.

verminderte Nierendurchblutung v.a. bei Schock

[Ca²⁺] intrazellulär

Fibrinablagerung

Vasokonstriktion

GFR ↓

Renin

Angiotensin

Leck

Adenosin

Verlegung des Tubuluslumens

Obstruktion

Sludge

hypothetische Mechanismen (s. Text)

Ischämie

2

akute Phase

GFR ⇊

Resorption ⇊

3

sekundäre Phase

GFR ↓

Resorption ⇊

4

Erholung

Resorption und GFR normalisiert

Harnvolumen

100 %

0

100 %

0

GFR

2   14   Tage 26

Oligurie

Polyurie

Hyperhydratation, Hyperkaliämie, aszendierende Pyelonephritis

Dehydratation, Hypokaliämie

Chronische Niereninsuffizienz: Gestörte Funktion

Eine Reihe von Nierenerkrankungen kann letztlich zum Untergang von Nierengewebe führen (→ S. 102 ff., 114). Ist das verbleibende Nierengewebe nicht in der Lage, die renalen Aufgaben hinreichend zu erfüllen, entwickelt sich das Bild der Niereninsuffizienz.

Entscheidende Bedeutung kommt der **herabgesetzten renalen Ausscheidung** zu. Die verminderte GFR führt zu einem umgekehrt proportionalen Anstieg des **Kreatinin**-Spiegels im Plasma (→ **A** oben, s. a. S. 94). Die Plasmakonzentration **resorbierter Substanzen** steigt ebenfalls an, jedoch weniger steil, da die renal-tubuläre Resorption bei Niereninsuffizienz eingeschränkt ist. So wird die Resorption von Na^+ und Wasser bei Niereninsuffizienz durch eine Reihe von Faktoren gehemmt, wie natriuretisches Hormon, Parathyrin und Vanadat (→ S. 112). Die herabgesetzte proximal-tubuläre Na^+-Resorption mindert direkt oder indirekt auch die Resorption anderer Substanzen, wie Phosphat, Harnsäure, HCO_3^-, Ca^{2+}, Harnstoff, aber auch Glucose und Aminosäuren. Die Phosphatresorption wird zudem durch Parathyrin gehemmt.

Herabgesetzte NaCl-Resorption in der Pars ascendens bringt v. a. den Konzentrierungsmechanismus zum Erliegen (→ S. 100). Das große Volumen- und NaCl-Angebot aus proximalen Nephronabschnitten fördert die distale Na^+-Resorption und begünstigt die distal-tubuläre K^+- und H^+-Sekretion. Die Konzentration an Elektrolyten kann daher auch bei erheblich reduzierter GFR noch annähernd normal bleiben (**kompensierte Niereninsuffizienz**). Störungen treten oft erst auf, wenn die GFR auf weniger als ein Viertel der Norm abgesunken ist. Die Anpassung geschieht freilich auf Kosten der Regelbreite, und die geschädigte Niere kann (z. B. bei gesteigerter oraler Zufuhr) die Ausscheidung von Wasser, Na^+, K^+, H^+, Phosphat usw. nicht adäquat steigern.

Für die Entwicklung der meisten **Symptome** ist wahrscheinlich die gestörte renale Wasser- und Elektrolytausscheidung zumindest teilweise verantwortlich. Der *Volumenüberschuß* und die *veränderten Elektrolytkonzentrationen* führen entweder direkt oder über Aktivierung von Hormonen (→ S. 112) zu **Ödemen, Hypertonie, Osteomalazie, Azidose, Pruritus** und **Ar-**

thritis. Auch **Störungen an erregbaren Zellen** (Polyneuropathie, Verwirrtheit, Koma, Krampfanfälle, Hirnödem), der **Magen-Darm-Funktion** (Übelkeit, Magenulzera, Durchfall), und an **Blutzellen** (Hämolyse, gestörte Leukozytenfunktion, gestörte Blutgerinnung) gehen auf diese Ursachen zurück.

Harnsäure kann zwar bei hohen Konzentrationen v. a. in Gelenken ausfallen und **Gicht** auslösen (→ S. 250), allerdings werden genügend hohe Harnsäurekonzentrationen bei Niereninsuffizienz eher selten erreicht. Die Rolle herabgesetzter renaler Elimineirung von sogenannten *Urämietoxinen* (z. B. Azetonin, 2,3-Butylenglykol, Guanidinbernsteinsäure, Methylguanidin, Indole, Phenole, aliphatische und aromatische Amine usw.) sowie von sog. „middle molecules" (Lipide oder Peptide mit einem Molekulargewicht von 300 – 2000 Dalton) für die Symptomatik der Niereninsuffizienz ist äußerst umstritten. *Harnstoff* kann in hohen Konzentrationen Proteine destabilisieren und zu Zellschrumpfung führen, seine Wirkung wird jedoch z. T. durch zelluläre Aufnahme stabilisierender Osmolyte (v. a. Betain, Glycerophosphorylcholin) aufgehoben.

Die eingeschränkte renale Bildung von *Erythropoietin* führt zur Entwicklung einer renalen **Anämie** (→ S. 30 ff.), die herabgesetzte Bildung von *Calcitriol* trägt zu den **Störungen des Mineralhaushalts** bei (→ S. 112). Je nach Ursache und Verlauf der Erkrankung kann die intrarenale Bildung von Renin und Prostaglandinen gesteigert (→ S. 114) oder vermindert sein (Untergang von Renin- bzw. Prostaglandin-produzierenden Zellen). Vermehrte Bildung von *Renin* fördert, herabgesetzte Bildung verzögert die Entwicklung der bei Niereninsuffizienz häufigen **Hypertonie** (→ S. 112 ff.). *Prostaglandine* lösen hingegen eher Vasodilatation und **Blutdruckabfall** aus (→ S. 296). Der Ausfall renaler *Inaktivierung von Hormonen* (→ S. 92) sollte die Trägheit hormoneller Regelkreise steigern. Es ist jedoch unklar, welche Rolle diese Veränderungen bei der Entwicklung der Symptome spielen.

Der verminderte Verbauch von Fettsäuren könnte zur **Hyperlipidämie** beitragen, die herabgesetzte Gluconeogenese begünstigt die Entwicklung von **Hypoglykämie**.

A. Chronische Niereninsuffizienz

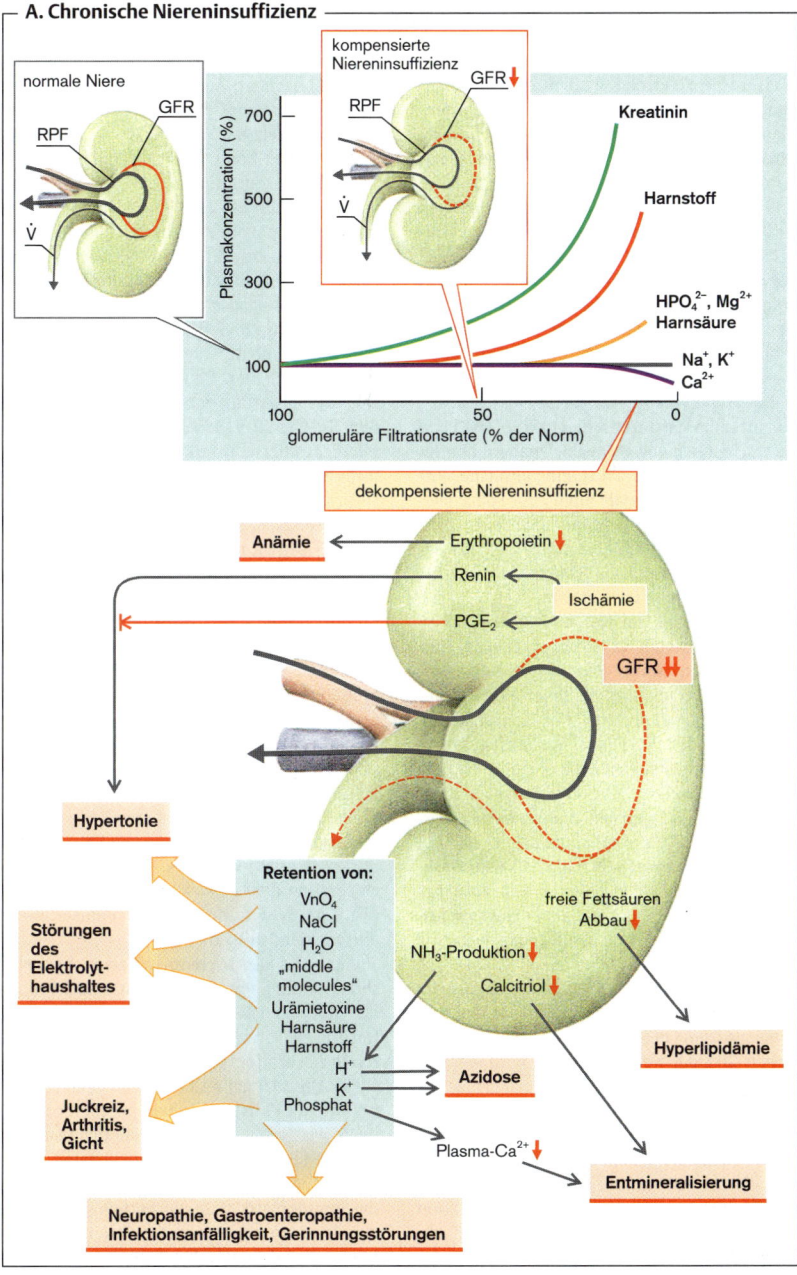

normale Niere

RPF — GFR

V̇

kompensierte
Niereninsuffizienz GFR ↓

RPF

V̇

Plasmakonzentration (%)

700
500
300
100

Kreatinin

Harnstoff

HPO$_4^{2-}$, Mg^{2+}
Harnsäure

Na$^+$, K$^+$
Ca^{2+}

100   50   0
glomeruläre Filtrationsrate (% der Norm)

dekompensierte Niereninsuffizienz

Anämie ← Erythropoietin ↓

Renin ←

Ischämie

PGE$_2$ ←

GFR ⇓

Hypertonie

Retention von:
VnO$_4$
NaCl
H$_2$O
„middle molecules"
Urämietoxine
Harnsäure
Harnstoff
H$^+$
K$^+$
Phosphat

freie Fettsäuren
Abbau ↓

NH$_3$-Produktion ↓

Calcitriol ↓

Hyperlipidämie

**Störungen
des
Elektrolyt-
haushaltes**

Azidose

**Juckreiz,
Arthritis,
Gicht**

Plasma-Ca^{2+} ↓

Entmineralisierung

**Neuropathie, Gastroenteropathie,
Infektionsanfälligkeit, Gerinnungsstörungen**

Chronische Niereninsuffizienz: Gestörte Regulation

Die herabgesetzte renale Ausscheidung von Wasser und Elektrolyten spielt eine entscheidende Rolle bei der Entwicklung von Symptomen der Niereninsuffizienz (s. a. S. 110). Bei Überschuß an Kochsalz und Wasser ($\rightarrow$ **A**) wird das Extrazellulärvolumen expandiert, und es kommt zu **Hypervolämie** und **Ödemen** ($\rightarrow$ S. 122), wobei das *Lungenödem* die gefährlichste Komplikation darstellt ($\rightarrow$ S. 80). Bei vorwiegendem Überschuß an Wasser nimmt aufgrund des osmotischen Wassereinstroms das Intrazellulärvolumen zu ($\rightarrow$ **A**), und es droht die Entwicklung eines *Hirnödems* ($\rightarrow$ S. 358).

Die Hypervolämie führt zur Ausschüttung von atrialem natriuretischen Faktor (**ANF**) und wahrscheinlich von **Ouabain**. Ouabain hemmt die Na^+/K^+-ATPase ($\rightarrow$ **A 1**). Eine ähnliche Wirkung entfaltet **Vanadat** (VnO_4), ein Spurenelement, das hauptsächlich über die Niere ausgeschieden wird. Seine Clearance liegt im Bereich der GFR, und sein Plasmaspiegel ist bei Niereninsuffizienz stark erhöht.

Die **Hemmung der Na^+/K^+-ATPase** führt zu einer verminderten Na^+-Resorption in der Niere. Außerdem nimmt die intrazelluläre K^+-Konzentration ab, und die Zellen depolarisieren. Die intrazelluläre Na^+-Konzentration steigt, was den $3 Na^+/Ca^{2+}$-Austausch beeinträchtigt ($\rightarrow$ **A 2**), so daß auch die intrazelluläre Ca^{2+}-Konzentration zunimmt. Folgen der Depolarisation sind **gestörte neuromuskuläre Erregbarkeit**, zelluläre Akkumulation von Cl^- und **Zellschwellung** ($\rightarrow$ **A**, s. a. S. 10). Die erhöhte Ca^{2+}-Konzentration bewirkt u. a. **Vasokonstriktion** sowie eine gesteigerte **Hormonausschüttung** (u. a. Gastrin, Insulin) und -wirkung (u. a. Adrenalin).

Auch die Entgleisung des **Mineralhaushalts** trägt entscheidend zur Symptomatik der Niereninsuffizienz bei ($\rightarrow$ **B**). Ist die GFR auf weniger als 20% der Norm reduziert, wird weniger *Phosphat* filtriert als enteral absorbiert. Selbst wenn die gesamte filtrierte Phosphatmenge ausgeschieden wird, also die Resorption völlig unterbunden wird, kann daher die renale Ausscheidung nicht mit der enteralen Absorption Schritt halten, und die Plasmakonzentration von Phosphat nimmt zu. Wenn das Löslichkeitsprodukt überschritten wird, verbindet

sich Phosphat mit Ca^{2+} zu schwer löslichem Calciumphosphat. Ausfallendes Calciumphosphat lagert sich in Gelenken und Haut ab (**Gelenkschmerzen** bzw. **Juckreiz**).

Durch die Komplexierung mit Phosphat sinkt die Konzentration an Ca^{2+}. Die *Hypokalzämie* stimuliert in der Nebenschilddrüse die Ausschüttung von **Parathyrin**, das Calciumphosphat aus dem Knochen mobilisiert ($\rightarrow$ **B**). Folge ist eine Entmineralisierung des Knochens (**Osteomalazie**). Normalerweise erreicht Parathyrin durch gleichzeitige Hemmung der renalen Phosphatresorption, daß die Plasmakonzentration von Phosphat sinkt, daß also trotz Mobilisierung von Calciumphosphat aus dem Knochen das Löslichkeitsprodukt im Plasma nicht überschritten wird und die Konzentration an Ca^{2+} ansteigen kann. Bei Niereninsuffizienz kann die renale Phosphatausscheidung jedoch nicht weiter gesteigert werden, das aus dem Knochen mobilisierte Calciumphosphat fällt aus, und die Konzentration an Ca^{2+} bleibt niedrig. Daher bleibt der Stimulus für die Parathyrinausschüttung erhalten. Unter dem ständigen Sekretionsreiz hypertrophieren die Nebenschilddrüsen und schütten immer größere Mengen Parathyrin aus (Circulus vitiosus).

Da Rezeptoren für Parathyrin außer in Niere und Knochen in einer Vielzahl von Organen gefunden worden sind (Nervensystem, Magen, Blutzellen, Gonaden), wird eine Rolle von Parathyrin bei der Entwicklung von Störungen in diesen Organen vermutet. In der Tat soll die Entfernung der Nebenschilddrüsen eine Vielzahl von Symptomen der Niereninsuffizienz entscheidend bessern.

Auch die bei Niereninsuffizienz herabgesetzte Bildung von **Calcitriol** ist ursächlich an den Störungen des Mineralhaushalts beteiligt. Das Hormon stimuliert normalerweise die enterale Absorption von Calcium und Phosphat ($\rightarrow$ **B**). Der Mangel an Calcitriol mindert zwar die enterale Phosphatabsorption, verschärft jedoch die Hypokalzämie. Auch für Calcitriol wurden Rezeptoren in verschiedensten Organen gefunden. Calcitriolsubstitution bessert die Symptomatik nicht wesentlich und gefährdet den niereninsuffizienten Patienten durch Stimulation der enteralen Phosphatabsorption.

A. Störungen des Kochsalz- und Wasserhaushalts bei Niereninsuffizienz

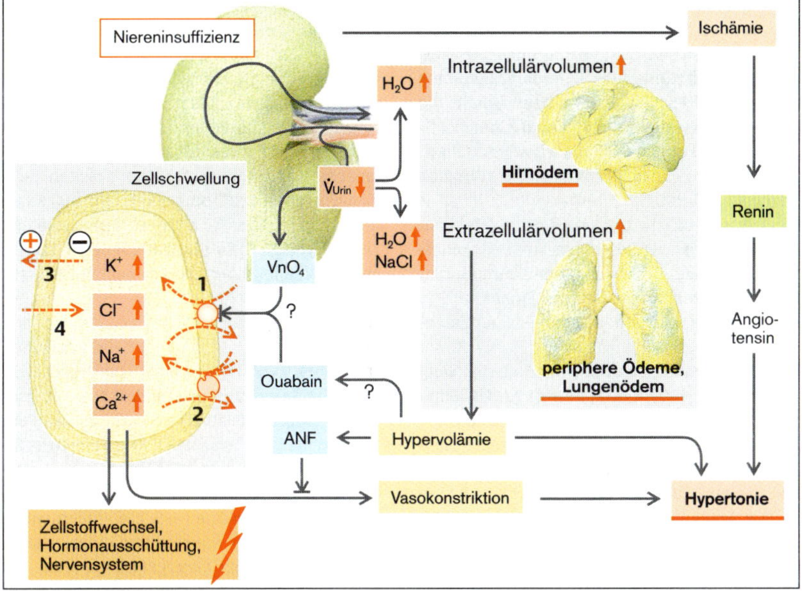

Niereninsuffizienz

Ischämie

Intrazellulärvolumen ↑

H_2O ↑

Zellschwellung

$\dot{V}_{Urin}$ ↓

Hirnödem

Renin

$+$ $−$

3 K⁺ ↑ 1

H_2O
$NaCl$ ↑

Extrazellulärvolumen ↑

4 Cl⁻ ↑

VnO₄

?

Angio-
tensin

Na⁺ ↑

Ca²⁺ ↑ 2

Ouabain

?

periphere Ödeme,
Lungenödem

ANF ← Hypervolämie

Hypertonie

Zellstoffwechsel,
Hormonausschüttung,
Nervensystem

Vasokonstriktion

B. Einflüsse der Niereninsuffizienz auf den Mineralhaushalt

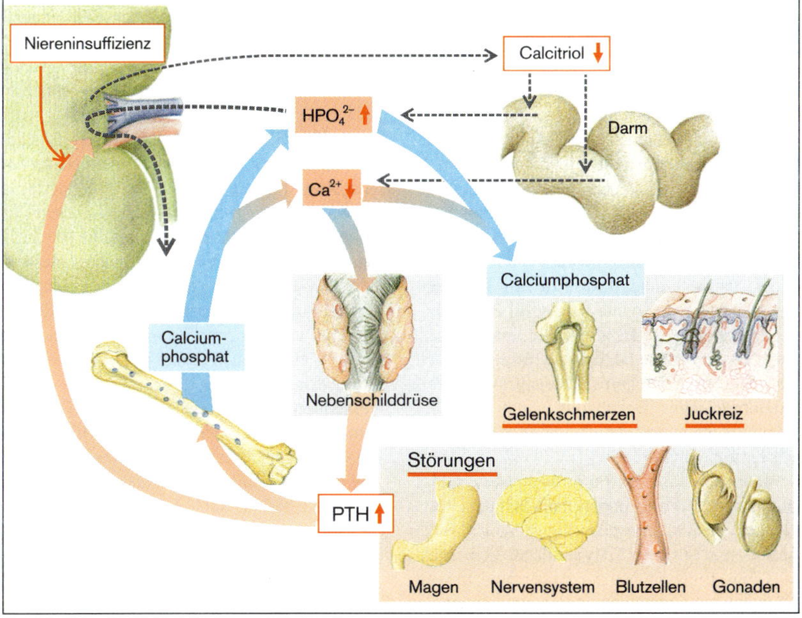

Niereninsuffizienz

Calcitriol ↓

HPO_4^{2-} ↑

Darm

Ca^{2+} ↓

Calciumphosphat

Calcium-
phosphat

Nebenschilddrüse

Gelenkschmerzen   Juckreiz

Störungen

PTH ↑

Magen   Nervensystem   Blutzellen   Gonaden

Renale Hypertonie

Die meisten Nierenerkrankungen können Hypertonie auslösen, und immerhin sind etwa 7% aller Hypertonien auf Nierenerkrankungen zurückzuführen. Darüber hinaus spielt die Niere bei Entwicklung und Verlauf von Hochdruckerkrankungen eine entscheidende Rolle, auch wenn primär keine Nierenerkrankung vorliegt ($\rightarrow$ S. 208 ff.).

Eine wesentliche **Ursache** für durch Nierenerkrankungen ausgelöste Hypertonie ist **renale Ischämie**: Eine Drosselung der Nierendurchblutung führt auch im Tierexperiment zur Hypertonie (Goldblatt-Niere). Dabei ist es gleichgültig, wo die Behinderung der renalen Durchblutung zustande kommt: Innerhalb der Niere im Zuge von Nierenerkrankungen (z.B. Glomerulonephritis [$\rightarrow$ S. 102], Pyelonephritis [$\rightarrow$ 106]), an der Arteria renalis (Nierenarterienstenose) oder an der Aorta oberhalb der Nierenarterien (Aortenisthmusstenose) ($\rightarrow$ A 1).

Die Mangeldurchblutung der Niere führt über die Stimulierung des **Renin-Angiotensin-Mechanismus** zur Hypertonie ($\rightarrow$ A 2): Renin wird u. a. bei renaler Ischämie im juxtaglomerulären Apparat freigesetzt und spaltet von dem aus der Leber kommenden Plasmaprotein Angiotensinogen das Angiotensin I ab, aus dem durch Vermittlung des in vielen Geweben vorliegenden Converting enzyme Angiotensin II gebildet wird. Angiotensin II wirkt stark vasokonstringierend und steigert damit den Blutdruck. Gleichzeitig stimuliert Angiotensin II die Ausschüttung von Aldosteron und ADH, die über Aktivierung von Na^+-Kanälen bzw. Wasserkanälen eine Retention von Kochsalz bzw. Wasser bewirken ($\rightarrow$ A 3).

Die Plasmakonzentration des in der Leber gebildeten Angiotensinogens ist für Renin normalerweise nicht sättigend, d. h., eine Zunahme der Angiotensinogenkonzentration kann den Blutdruck steigern. Überexpression von Angiotensinogen begünstigt somit die Entwicklung eines Hochdruckes ebenso wie Überexpression von Renin.

Retention von Natrium und Wasser löst auch ohne Renin-Angiotensin-Mechanismus Hochdruck aus. Eine primär gesteigerte Aldosteronausschüttung (Hyperaldosteronismus, $\rightarrow$ S. 266) führt ebenso zur Hypertonie wie ein überaktiver Na^+-Kanal (Liddle-Syndrom, $\rightarrow$

S. 98) und – bei sog. „salzsensitiven" Personen – exzessive Na^+-Zufuhr. Möglicherweise fördert Hypervolämie die Ausschüttung von Ouabain, das über Hemmung des Na^+/K^+-ATPase und folgende Zunahme der intrazellulären Na^+-Konzentration, Umkehr des $3 Na^+/Ca^{2+}$-Austauschers und Anstieg der zytosolischen Ca^{2+}-Konzentration den Tonus der Gefäßmuskelzellen steigert ($\rightarrow$ S. 112). Diese Hypothese hat sich allerdings nicht eindeutig belegen lassen. Hypervolämie führt jedoch regelmäßig zur Hypertonie ($\rightarrow$ S. 208 ff.).

Auch andere renale Erkrankungen können Hypertonie auslösen, ohne daß die genannten primären Ursachen eine Rolle spielen. So kann z. B. ein Renin-produzierender **Nierentumor** oder – auf ungeklärte Weise – eine **Zystenniere** auch ohne Ischämie zum Hyperreninismus und damit zur Hypertonie führen.

Wegfall der renalen Produktion vasodilatierender **Prostaglandine** ($\rightarrow$ S. 296) spielt wahrscheinlich bei der Entwicklung einer renalen Hypertonie nur eine untergeordnete Rolle.

Auswirkungen der Hypertonie sind in erster Linie Schädigung von Herz und Gefäßen ($\rightarrow$ A unten). Jede Form der Hypertonie führt auch zur Schädigung der Niere. Eine länger andauernde Hypertonie schädigt die renalen Arteriolen ($\rightarrow$ S. 208 ff.) und Glomeruli (Nephrosklerose) und führt in der Folge zur renalen Ischämie. Über die Entwicklung einer Nephrosklerose kann sich somit eine primär extrarenal ausgelöste Hypertonie zur renalen Hypertonie entwickeln. Dadurch kommt es zu einem Circulus vitiosus, in dem sich renale Ischämie und Hypertonie gegenseitig fördern. Eine Niere mit Nierenarterienstenose oder beide Nieren bei Aortenisthmusstenose sind von diesem Circulus vitiosus verschont, da ja hinter der Stenose ein normaler oder sogar erniedrigter Blutdruck herrscht, so daß die Arteriolen nicht geschädigt werden. Ein besonderer Fall liegt vor, wenn durch die Stenose einer Nierenarterie eine Hypertonie hervorgerufen wird, welche die – ursprünglich gesunde – kontralaterale Niere schädigt. Nach Beseitigung der Stenose kann die Hypertonie durch die kontralaterale Niere aufrecht erhalten bleiben.

A. Renale Hypertonie

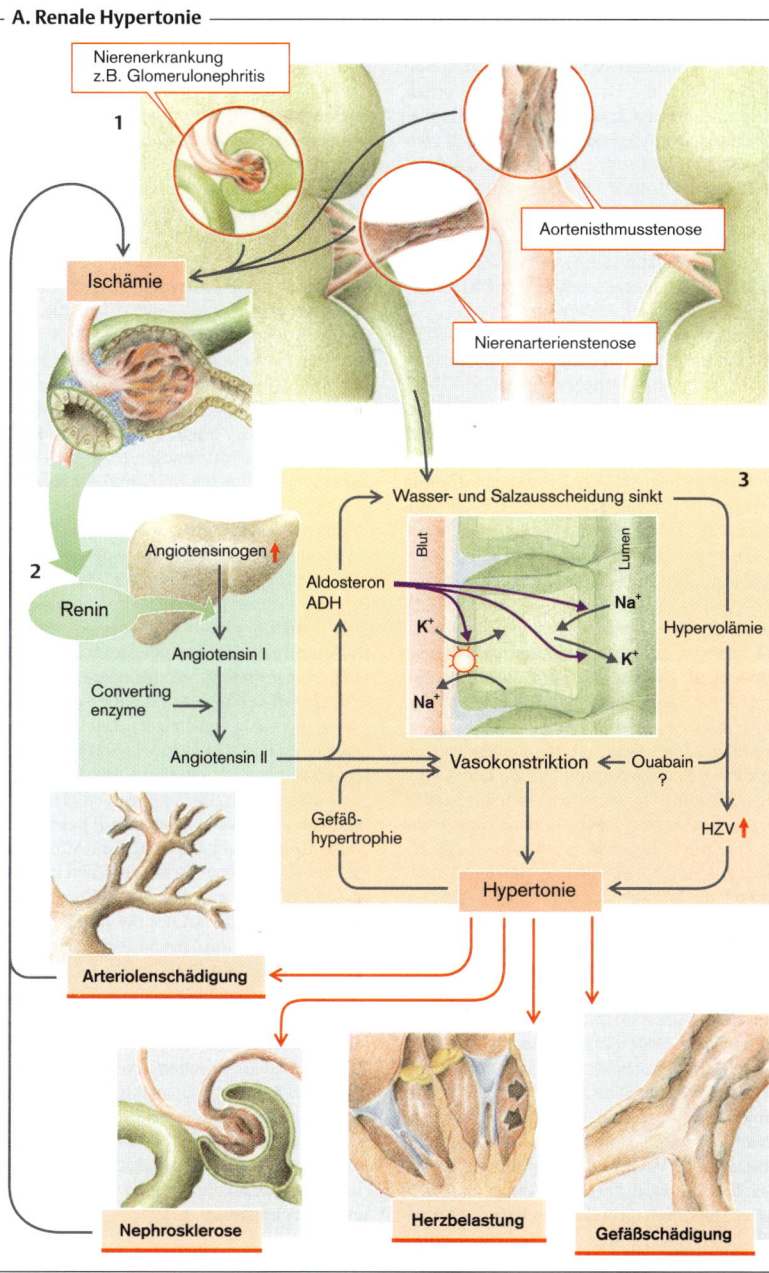

Nierenerkrankung
z.B. Glomerulonephritis

1

Aortenisthmusstenose

Ischämie

Nierenarterienstenose

2

Angiotensinogen ↑

Renin

Angiotensin I

Converting
enzyme

Angiotensin II

3

Wasser- und Salzausscheidung sinkt

Blut

Lumen

Aldosteron
ADH

K⁺

Na⁺

Na⁺

K⁺

Hypervolämie

Vasokonstriktion ← Ouabain
?

Gefäß-
hypertrophie

HZV ↑

Hypertonie

Arteriolenschädigung

Nephrosklerose

Herzbelastung

Gefäßschädigung

Schwangerschaftsnephropathie

In einer **normalen Schwangerschaft** ($\rightarrow$ **A**) werden durch die Plazenta vasodilatatorisch wirksame *Prostaglandine* (v. a. PGE_2) und möglicherweise weitere Substanzen gebildet, welche die Reaktivität der Gefäße für vasokonstriktorische Stimuli herabsetzen. Dadurch wird der periphere Widerstand (R) herabgesetzt und der Blutdruck sinkt. Auch in der Niere sinkt der Gefäßwiderstand, der renale Plasmafluß (RPF) und die glomeruläre Filtrationsrate (GFR) sind deutlich erhöht.

Die Na^+-Resorption im proximalen Tubulus hält mit der hohen GFR nicht Schritt. Darüber hinaus hemmen *Östrogene* den proximal-tubulären K^+-Kanal IsK. Die resultierende Depolarisation hält HCO_3^- in der Zelle zurück, und die intrazelluläre Alkalose hemmt den Na^+/H^+-Austauscher ($\rightarrow$ S. 97 A). Die Depolarisation hemmt ferner die elektrogenen Transportprozesse für Glucose, Aminosäuren usw. Durch die herabgesetzte Na^+-und Flüssigkeitsresorption wird Harnsäure luminal weniger konzentriert und damit gleichfalls weniger resorbiert. Folgen der herabgesetzten proximal-tubulären Resorption sind u. a. ein Sinken der Nierenschwelle für Glucose (Neigung zu Glucosurie) und für Bicarbonat (Absinken der Plasmabicarbonat-Konzentration).

Möglicherweise durch das gesteigerte Angebot von Kochsalz an die Macula densa wird die Ausschüttung von *Renin* stimuliert. Die Plasmaspiegel von Renin und demnach von Angiotensin II und Aldosteron sind erhöht. Aldosteron steigert die distale Na^+-Resorption. Insgesamt kommt es bei einer normalen Schwangerschaft trotz erhöhter GFR also zu einer Retention von Kochsalz und Wasser, Extrazellulärvolumen und Plasmavolumen nehmen zu. Wegen der geringen Reaktivität peripherer Gefäße für vasokonstriktorische Stimuli entwickelt sich jedoch trotz hoher Angiotensinspiegel und Hypervolämie keine Hypertonie.

Bei ca. 5 % aller Schwangeren treten Ödeme, Proteinurie und Hypertonie auf (sog. **Präeklampsie** oder **EPH-Gestose** [„**e**dema, **p**roteinuria, **h**ypertension"]. Die Symptome weisen auf eine Schädigung der Niere hin, man spricht daher auch von **Schwangerschaftsnephropathie** ($\rightarrow$ **B**). Die Pathogenese der EPH-Gestose ist noch nicht hinreichend geklärt.

Ein Faktor könnte die Einschwemmung von *Thrombokinase* in der Plazenta sein. Durch Stimulation der Blutgerinnung ($\rightarrow$ **B 1**) kommt es zu Fibrinablagerungen u. a. in den Glomeruli, die zu Verdickungen der Basalmembran und der Endothelzellen führen. Die Schädigung der Glomeruli könnte die **Proteinurie** erklären. Eine entsprechende Schädigung peripherer Gefäße führt zur Entwicklung von **Ödemen** auf Kosten des Plasmavolumens, das dadurch reduziert wird.

Bei Patientinnen mit EPH-Gestose wird ferner eine herabgesetzte Fähigkeit der Plazenta zur Bildung vasodilatatorisch wirksamer *Prostaglandine* (und weiterer Vasodilatoren?) beobachtet ($\rightarrow$ **B 2**). Die Empfindlichkeit der Gefäße für konstriktorische Einflüsse (z. B. Angiotensin II) ist aus diesem Grund erheblich gesteigert. Dadurch kommt es einerseits zur peripheren Vasokonstriktion und zur Hypertonie, andererseits zur Zunahme des Widerstandes von Nierengefäßen ($\rightarrow$ **B 3**). RPF und GFR sind herabgesetzt. Als Folge des Volumenmangels wird im proximalen Tubulus vermehrt Na^+ resorbiert, die luminale Stromstärke ist reduziert, die Kontaktzeit mit dem resorbierenden Epithel verlängert und die Resorption von Harnsäure daher gesteigert. Der Harnsäurespiegel im Plasma nimmt zu, was einen wertvollen diagnostischen Hinweis liefert.

Umstritten ist, ob die Plasmakonzentrationen von *Renin* und *Angiotensin II* bei EPH-Gestose erhöht sind oder nicht. Eine Stimulation der renalen Reninausschüttung könnte durch die eingeschränkte Nierendurchblutung erklärt werden. Jedenfalls ist die vasokonstriktorische Wirkung von Angiotensin II bei EPH-Gestose durch die erhöhte Gefäßreaktivität massiv gesteigert (s. o.). Neben einer Zunahme des peripheren Widerstands führt die erhöhte Gefäßreaktivität auch zum Auftreten **lokaler Gefäßspasmen**. Diese sollen in verschiedenen Organen vorkommen, so auch im Gehirn, wo sie in einigen wenigen Fällen zu Krampfanfällen und Koma (Eklampsie) führen können. Bereits einige Tage vor Ausbruch der Eklampsie sind bisweilen Gefäßverengungen am Augenhintergrund nachweisbar.

A. Normale Schwangerschaft

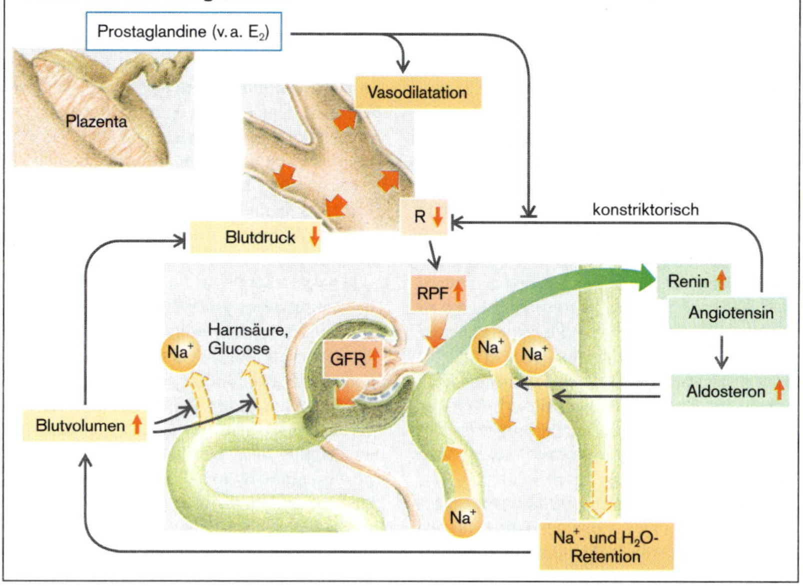

Prostaglandine (v. a. E₂)

Plazenta

Vasodilatation

konstriktorisch

Blutdruck ↓

R ↓

RPF ↑

Renin ↑

Angiotensin

Harnsäure, Glucose

Na⁺

GFR ↑

Na⁺ Na⁺

Aldosteron ↑

Blutvolumen ↑

Na⁺

Na⁺- und H₂O-Retention

B. Schwangerschaftsnephropathie

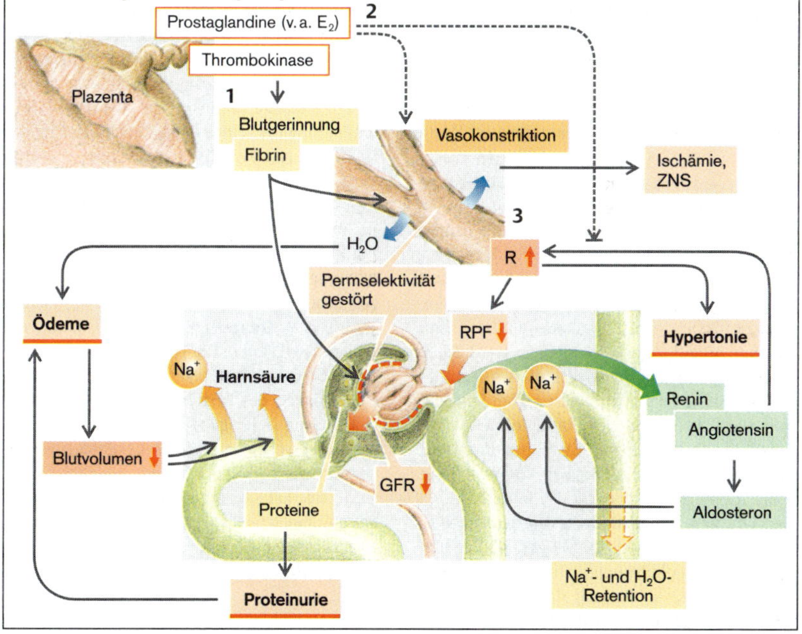

Prostaglandine (v. a. E₂)   2

Thrombokinase

Plazenta

1

Blutgerinnung
Fibrin

Vasokonstriktion

Ischämie,
ZNS

H₂O

3

R ↑

Ödeme

Permselektivität
gestört

RPF ↓

Hypertonie

Na⁺   Harnsäure

Na⁺ Na⁺

Renin

Angiotensin

Blutvolumen ↓

GFR ↓

Aldosteron

Proteine

Na⁺- und H₂O-Retention

Proteinurie

Hepatorenales Syndrom

Bei Patienten mit Leberzirrhose kommt es relativ häufig zu renaler Ischämie und letztlich zum oligurischen Nierenversagen, ein Krankheitsverlauf, den man als hepatorenales Syndrom bezeichnet. Eine Reihe von Faktoren trägt zur Entwicklung eines hepatorenalen Syndroms bei, wobei zur Zeit keineswegs geklärt ist, welchem der Faktoren entscheidende Bedeutung zukommt oder ob noch weitere Faktoren eine wesentliche Rolle spielen:

Bei Leberzirrhose kommt es zunächst durch die Einengung des Gefäßbettes in der Leber zu einem Blutrückstau im Pfortaderkreislauf (→ S. 170). Der hydrostatische Druck in den Kapillaren nimmt zu, und es wird vermehrt Flüssigkeit in die Bauchhöhle filtriert (**Aszites**, → S. 170). Wegen der hohen Proteinpermeabilität der Lebersinusoide gehen dabei auch Plasmaproteine in den Extrazellulärraum verloren. Zudem werden im geschädigten Leberparenchym weniger Plasmaproteine produziert. Die resultierende Hypoproteinämie zieht eine gesteigerte Filtration von Plasmawasser und damit die Entwicklung **peripherer Ödeme** nach sich (→ S. 234). Die Bildung von Aszites und peripheren Ödemen geschieht auf Kosten des zirkulierenden Plasmavolumens, Folge ist **Hypovolämie**.

Des weiteren wird dem Kreislauf eine **periphere Vasodilatation** aufgezwungen. Im Darm gebildete vasodilatatorisch wirkende Mediatoren (u. a. Substanz P) und von Bakterien freigesetzte Endotoxine werden normalerweise in der Leber entgiftet. Bei Leberzirrhose führen der Verlust an Lebergewebe und das verstärkte Passieren von Blut aus dem Pfortaderkreislauf in den systemischen Kreislauf unter Umgehung der Leber (→ S. 170) dazu, daß diese Substanzen ungehindert in den systemischen Kreislauf gelangen. Die Mediatoren wirken direkt vasodilatierend, Endotoxine über Stimulation der Expression von induzierbarer NO-Synthase. Damit droht ein Blutdruckabfall, der zu massiver Aktivierung des Sympathikus führt. Gemeinsam mit der Hypovolämie bewirkt diese eine **verminderte Nierendurchblutung** und damit einen Abfall der GFR. Die herabgesetzte Nierendurchblutung fördert die Freisetzung von Renin und damit die Bildung von Angiotensin II, ADH und Aldosteron

(→ S. 266). ADH und Aldosteron steigern die tubuläre Rückresorption von Wasser und Kochsalz (Kaliumverluste! → S. 124), und die Niere scheidet kleine Volumina hochkonzentrierten Harns aus (**Oligurie**).

Zur renalen Vasokonstriktion trägt auch die unvollständige hepatische Inaktivierung von Mediatoren bei, die eine direkte vasokonstriktorische Wirkung in der Niere ausüben (z. B. **Leukotriene**).

Renale Ischämie stimuliert normalerweise die Freisetzung vasodilatatorischer **Prostaglandine**, die eine weitere Einschränkung der Nierendurchblutung verhindern (→ S. 296). Bei mangelhafter Bildung von Prostaglandinen (z. B. Verabreichung von Prostaglandinsynthese-Hemmern) ist dieser Schutzmechanismus unterbunden und die Entwicklung eines Nierenversagens begünstigt. Bei Patienten mit hepatorenalem Syndrom wurde in der Tat eine herabgesetzte Fähigkeit zur Prostaglandinsynthese beobachtet (Mangel an Vorstufen?).

Eine renale Vasokonstriktion kann möglicherweise auch durch **hepatische Enzephalopathie** (→ S. 174) ausgelöst werden. Die herabgesetzte Stoffwechselleistung der Leber führt zu Veränderungen der Aminosäurekonzentrationen und einem Anstieg der NH_4^+-Konzentration in Blut und Gehirn. Folge ist eine Gliazellschwellung und eine tiefgreifende Störung des Transmitterstoffwechsels im Gehirn, die über Aktivierung des sympathischen Nervensystems eine Vasokonstriktion der Nierengefäße auslöst.

Aufgrund der eingeschränkten Syntheseleistung der Leber wird ferner zu wenig **Kininogen** gebildet und damit auch zu wenig vasodilatatorische Kinine (z. B. Bradykinin), was die Vasokonstriktion in der Niere begünstigt.

Zur Schädigung der Niere könnte schließlich eine **Störung des Fettstoffwechsels** bei Leberinsuffizienz beitragen: Unter anderem bildet die Leber weniger Lecithin-Cholesterin-Acyltransferase (LCAT), ein Enzym, welches Cholesterin mit Fettsäuren verestert (→ S. 246) und beim Abbau bzw. Umbau der Lipoproteine eine wesentliche Rolle spielt. Bei familiärem LCAT-Mangel (durch Enzymdefekt) kommt es regelmäßig zum Nierenversagen, wahrscheinlich durch Lipidablagerungen in der Niere.

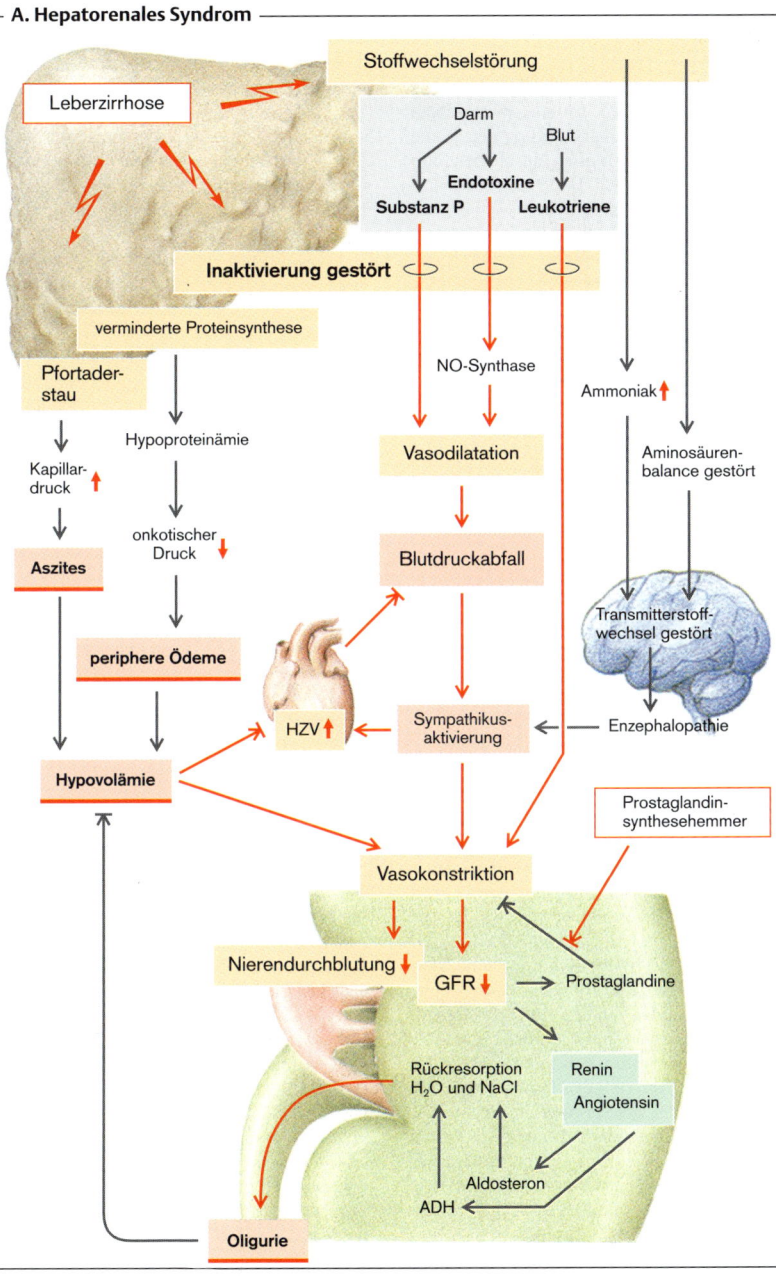

A. Hepatorenales Syndrom

Leberzirrhose

Stoffwechselstörung

Darm

Blut

Substanz P **Endotoxine** **Leukotriene**

Inaktivierung gestört

verminderte Proteinsynthese

Pfortader-
stau

Hypoproteinämie

NO-Synthase

Ammoniak ↑

Kapillar-
druck ↑

onkotischer
Druck ↓

Vasodilatation

Aminosäuren-
balance gestört

Aszites

Blutdruckabfall

periphere Ödeme

Transmitterstoff-
wechsel gestört

HZV ↑

Sympathikus-
aktivierung

Enzephalopathie

Hypovolämie

Prostaglandin-
synthesehemmer

Vasokonstriktion

Nierendurchblutung ↓

GFR ↓

Prostaglandine

Rückresorption
H_2O und NaCl

Renin

Angiotensin

Aldosteron

ADH

Oligurie

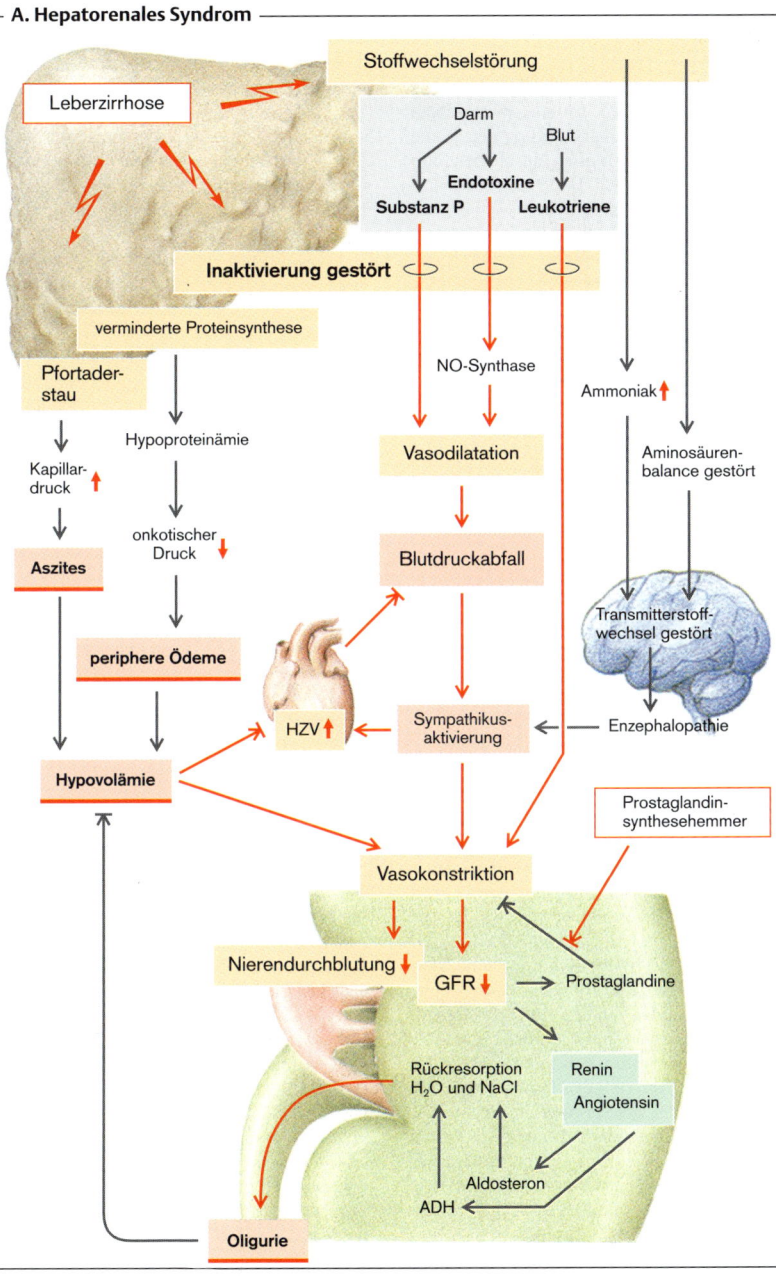

Urolithiasis

Lithogene Substanzen ($\rightarrow$ A1) können im Harn Konzentrationen erreichen, die über ihrer Löslichkeitsgrenze liegen. Im sog. **metastabilen Bereich** kann trotz Übersättigung der Lösung die Bildung von Kristallen ausbleiben oder sehr langsam ablaufen. Übersteigen die Konzentrationen jedoch den metastabilen Bereich, so kommt es zur Kristallisation. Ein Auflösen bereits gebildeter Kristalle ist nur durch Senkung der Konzentrationen unter den metastabilen Bereich möglich.

Die **häufigsten in Nierensteinen gefundenen Substanzen** sind Calciumoxalat (ca. 70%), Calciumphosphat oder Magnesium-Ammonium-Phosphat (ca. 30%), Harnsäure oder Urat (ca. 30%) sowie Xanthin oder Cystin (< 5%). Häufig sind an der Bildung von Steinen mehrere Substanzen beteiligt, da bereits gebildete Kristalle als **Kristallisationskern** wirken und die Anlagerung weiterer metastabil gelöster Substanzen begünstigen (deshalb Summe > 100%).

Bestimmte **Komplexbildner**, wie Citrat, Pyrophosphat und (saures) Phosphat, können Ca^{2+} binden und durch Senkung der Ca^{2+}-Konzentration das Ausfallen von Calciumphosphat und Calciumoxalat verhindern.

Ursachen der Steinbildung: Die gesteigerte Konzentration lithogener Substanzen kann sowohl prärenale als auch renale Ursachen haben:

Prärenale Ursachen erzwingen über eine **erhöhte Plasmakonzentration** die gesteigerte Filtration und Ausscheidung lithogener Substanzen ($\rightarrow$ S. 94). So sind prärenale Hyperkalzurien und Phosphaturien Folge gesteigerter enteraler Absorption oder Mobilisierung aus dem Knochen, z. B. bei Überschuß an Parathyrin oder Calcitriol ($\rightarrow$ A2). Hyperoxalämie kann durch einen Stoffwechseldefekt beim Aminosäurenabbau oder durch vermehrte enterale Absorption hervorgerufen werden ($\rightarrow$ A3). Zu Hyperurikämie kommt es bei übermäßiger Zufuhr, gesteigerter De-novo-Synthese von Purinkörpern oder bei vermehrtem Purinabbau ($\rightarrow$ A3). Xanthinsteine können auftreten, wenn die Bildung von Purinkörpern massiv gesteigert und der Abbau von Xanthin zu Harnsäure gehemmt ist. Xanthin ist jedoch wesentlich besser löslich als Harnsäure, so daß diese Steine sehr selten sind.

Die Ursache für eine gesteigerte *renale Ausscheidung* liegt bei Hyperkalzurie häufig, bei Zystinurie stets in einer **gestörten renalen Resorption** ($\rightarrow$ S. 96). Die Ca^{2+}-Konzentration im Blut wird dann durch enterale Absorption und Mobilisierung von Knochenmineralien aufrecht erhalten, die Cystinkonzentration durch verminderten Abbau.

Ausschüttung von ADH (Volumenmangel, Streß usw. $\rightarrow$ S. 260) führt über **Harnkonzentrierung** zur Steigerung der Konzentrationen lithogener Substanzen ($\rightarrow$ A4).

Die **Löslichkeit** einiger Substanzen hängt vom **Urin-pH** ab: Phosphate sind im sauren Milieu gut, im alkalischen Milieu schlecht löslich. Phosphatsteine findet man daher in der Regel nur in alkalischem Urin. Umgekehrt ist dissoziierte Harnsäure (Urat) besser löslich als undissoziierte, die Bildung von Harnsäuresteinen ist daher im sauren Urin begünstigt. Bei herabgesetzter Bildung von NH_3 ist zur Säureeliminierung eine stärkere Ansäuerung des Urins notwendig, wodurch die Bildung von Harnsäuresteinen begünstigt wird.

Schließlich ist die **Verweildauer** bereits gebildeter Kristalle im übersättigten Urin bedeutsam. Sie hängt von der Diurese und den Strömungsverhältnissen im ableitenden Harntrakt ab, die z. B. zum Hängenbleiben von Kristallen führen können (*postrenale Ursache*).

Auswirkung der Urolithiasis ist die Blockierung der abführenden Harnwege ($\rightarrow$ A5). Die Dehnung der Uretermuskulatur löst äußerst schmerzhafte Kontraktionen aus (*Nierenkoliken*). Die Abflußbehinderung führt zu einem Rückstau bis zur Niere mit Unterbrechung der Ausscheidung. Auch nach Entfernung des Steins kann die Niere geschädigt bleiben. Der Stau begünstigt die Vermehrung von Erregern (*Harnwegsinfekt, Pyelonephritis*; $\rightarrow$ S. 106). Harnstoff-spaltende Erreger bilden aus Harnstoff NH_3, das den Harn alkalisiert ($\rightarrow$ S. 106). Dies begünstigt wiederum die Bildung von Phosphatsteinen (Circulus vitiosus). Intrarenale Ablagerungen von Harnsäure (*Gichtniere*) oder von Calciumsalzen (*Nephrokalzinose*) können auch ohne bakterielle Besiedelung zu Entzündung und Zerstörung des Nierengewebes führen.

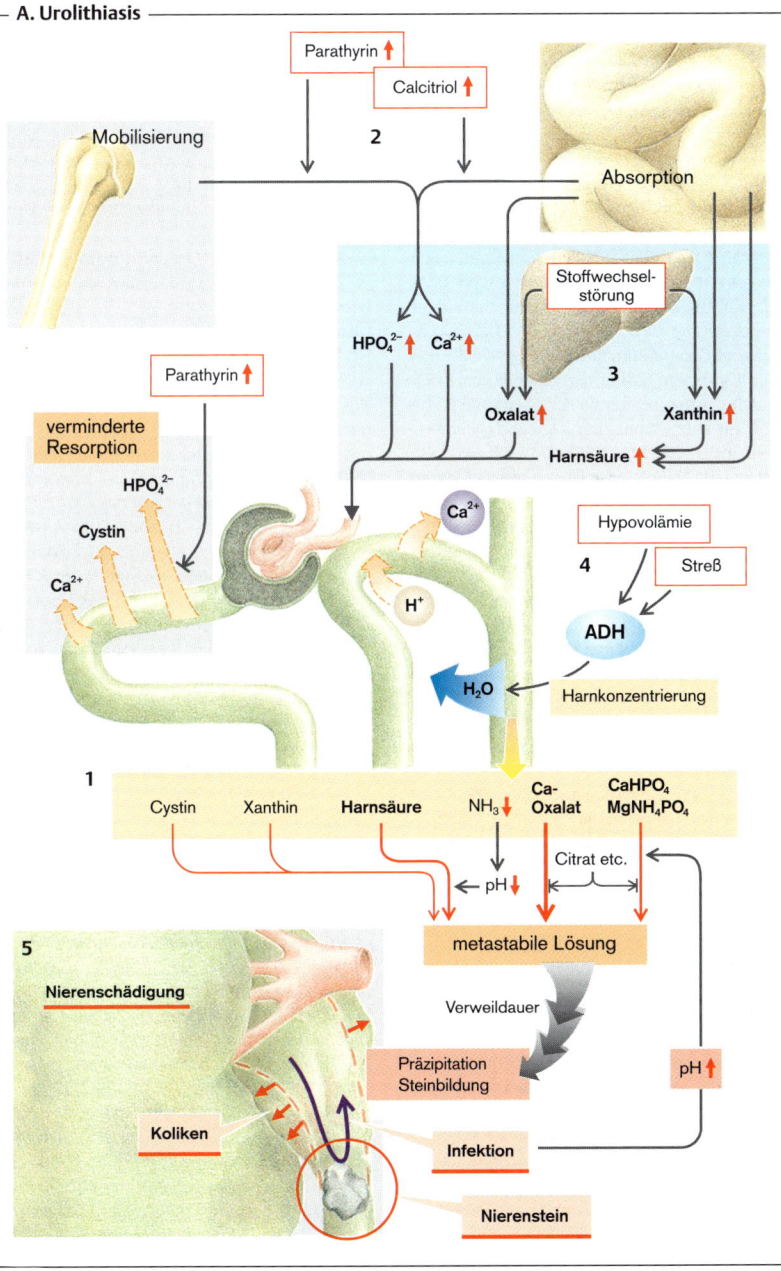

A. Urolithiasis

Parathyrin ↑

Calcitriol ↑

Mobilisierung

Absorption

2

Stoffwechsel-
störung

HPO₄²⁻ ↑   Ca²⁺ ↑

Oxalat ↑   Xanthin ↑

3

Harnsäure ↑

Parathyrin ↑

verminderte
Resorption

HPO₄²⁻

Cystin

Ca²⁺

Ca²⁺

H⁺

Hypovolämie

4

Streß

ADH

H₂O

Harnkonzentrierung

1

Cystin   Xanthin   **Harnsäure**   NH₃ ↓   **Ca-Oxalat**   **CaHPO₄ MgNH₄PO₄**

pH ↓   Citrat etc.

metastabile Lösung

Verweildauer

Präzipitation
Steinbildung

pH ↑

5

Nierenschädigung

Koliken

Infektion

Nierenstein

Störungen des Wasser- und Kochsalzhaushalts

Wasserüberschuß hemmt normalerweise über Herabsetzung der Osmolalität (Rezeptoren in Leber und Gehirn) und über Hypervolämie (Rezeptoren im rechten Vorhof des Herzens) die ADH-Ausschüttung und löst damit Diurese aus (→ S. 100). Der durch die Hypervolämie erhöhte Blutdruck hemmt das Renin-Angiotensin-Aldosteron-System. Gleichzeitig wird die Ausschüttung des atrialen natriuretischen Faktors (ANF) und möglicherweise von Ouabain stimuliert. Folge ist Natriurese und damit – verzögert – die Korrektur von Plasmavolumen und Osmolalität. *Kochsalzüberschuß* führt über Hyperosmolalität zu gesteigerter ADH-Ausschüttung und damit zur Antidiurese und ebenfalls zum Osmolalitätsausgleich

Ein **Überschuß an NaCl und Wasser** (→ A) tritt u. a. bei Zufuhr von Flüssigkeit auf, deren Osmolalität die maximale Urinosmolalität übersteigt (*Trinken von Meerwasser* durch Schiffbrüchige). Die renale Ausscheidung von Wasser und NaCl ist ferner bei *eingeschränkter Nierenfunktion* (GFR↓) beeinträchtigt. Unkontrollierte Infusion von isotonen NaCl-Lösungen kann dann zu Überschuß an NaCl und Wasser führen, Infusion isotoner Glucoselösungen zu Überschuß an Wasser, das nach Verstoffwechselung der Glucose im Körper zurückbleibt. Auch bei intakter Niere entsteht ein Überschuß an Wasser oder Kochsalz, wenn die *Ausschüttung von Mineralocorticoiden oder ADH* inadäquat gesteigert ist (z. B. durch hormonproduzierende Tumoren, → S. 260, 266). Ist das Filtrationsgleichgewicht in peripheren Gefäßen verschoben, entstehen *Ödeme* auf Kosten des Plasmavolumens (→ S. 234). Folge ist ein vermindertes Plasmavolumen, wodurch die Ausschüttung natriuretischer Faktoren unterbunden und die von Renin stimuliert wird. Die renale Retention von Kochsalz führt dann zur Korrektur des Plasmavolumens und damit zur Zunahme des Extrazellulärvolumens.

Ein **Mangel an NaCl und Wasser** (→ B) kann Folge von *Flüssigkeitsverlusten nach außen* sein, wie bei exzessivem Schwitzen (Fieber!), bei Durchfällen, Blutverlusten, Verbrennungen oder bei Salzverlustniere (→ S. 108). Renale Wasserverluste treten ferner bei ADH-Mangel (zentraler Diabetes insipidus, → S. 260) sowie bei Unempfindlichkeit der Niere für ADH (re-

naler Diabetes insipidus, → S. 100) auf. Auch bei völlig ausgeglichener Bilanz nach außen können gefährliche *„Verluste nach innen"* auftreten, wie eine Verschiebung von Plasmavolumen in das Darmlumen (bei Darmlähmung, „Ileus", → S. 156), in die Bauchhöhle (Aszites, → S. 170) oder in die Peripherie (Ödeme, → S. 234).

Wasserüberschuß (**Hyperhydratation**) führt zwangsläufig zur Vergrößerung eines Körperkompartiments (→ C). Bei gleichzeitigem Überschuß an NaCl (isotone oder hypertone Hyperhydratation) ist der Extrazellulärraum vergrößert. Bei *hypertoner Hyperhydratation* nimmt der Extrazellulärraum z. T. durch osmotischen Wasserzug aus den Zellen zu. Bei normalem oder herabgesetztem NaCl-Bestand (*hypotone Hyperhydratation*) ist vorwiegend der Intrazellulärraum vergrößert.

Bei Wassermangel (**Dehydratation**) ist der Extrazellulärraum vor allem dann vermindert, wenn gleichzeitig ein Salzmangel vorliegt (isotone bzw. hypotone Dehydratation). Der intrazelluläre Raum ist bei einem isolierten Wassermangel vermindert (hypertone Dehydratation), bei einem isolierten Salzmangel erhöht (hypotone Dehydratation).

Die *Verminderung des Extrazellulärraums* ist vor allem wegen der Abnahme des Plasmavolumens (**Hypovolämie**) gefährlich. Klinische Zeichen sind ein verminderter zentraler Venendruck, Tachykardie und Kollapsneigung. Bei Blutdruckabfall ist die Funktion der Niere beeinträchtigt, und die Ausschüttung von ADH und Aldosteron führt zur **Oligurie** (Gefahr der Urolithiasis!). Umgekehrt führt eine *Vergrößerung des Extrazellulärvolumens* zu einer **Blutdrucksteigerung**, wenn ein Teil des Volumens im intravasalen Raum bleibt (→ S. 114). Die Verdünnung intravasaler Proteine begünstigt andererseits die Filtration in peripheren Kapillaren und damit die Bildung von **Ödemen** (→ S. 234), im gefährlichsten Fall kommt es zum Lungenödem (→ S. 80).

Bei Vergrößerung des *intrazellulären Volumens* ist vor allem die Entwicklung des **Hirnödems** bedrohlich (→ S. 358). Auch eine Verminderung des Intrazellulärraums zieht v. a. Störungen im ZNS nach sich, die zu Bewußtlosigkeit und Tod führen können.

A. Ursachen der Hyperhydratation

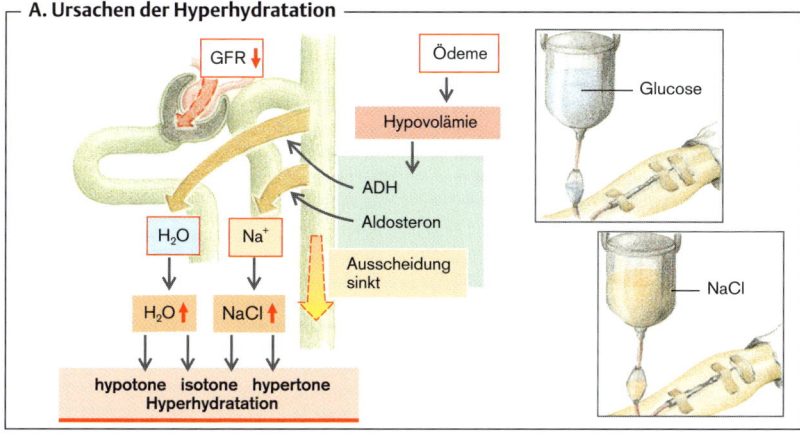

GFR ↓

Ödeme

Hypovolämie

Glucose

ADH

Aldosteron

H₂O   Na⁺

Ausscheidung sinkt

NaCl

H₂O ↑   NaCl ↑

hypotone isotone hypertone
Hyperhydratation

B. Ursachen der Dehydratation

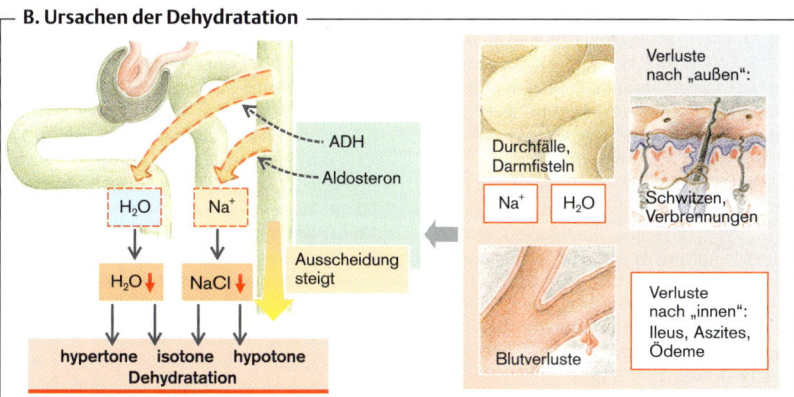

ADH

Aldosteron

H₂O   Na⁺

Ausscheidung steigt

Verluste nach „außen":

Durchfälle, Darmfisteln

Na⁺   H₂O

Schwitzen, Verbrennungen

H₂O ↓   NaCl ↓

Verluste nach „innen":
Ileus, Aszites, Ödeme

Blutverluste

hypertone isotone hypotone
Dehydratation

C. Wichtigste Folgen von Hyper- und Dehydratation

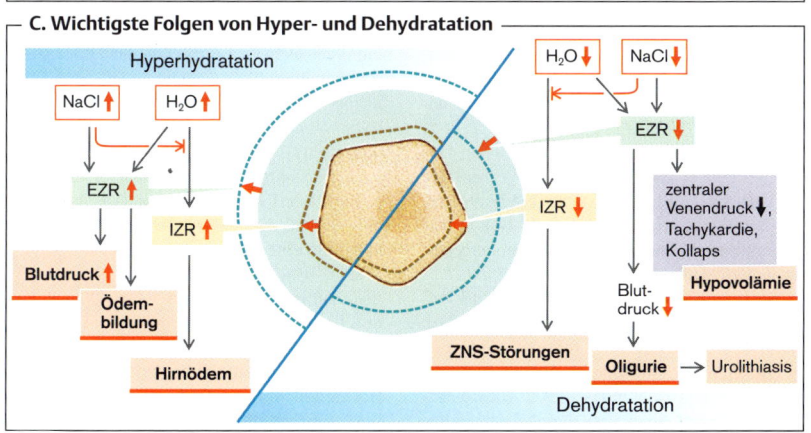

Hyperhydratation

NaCl ↑   H₂O ↑

H₂O ↓   NaCl ↓

EZR ↑

EZR ↓

Blutdruck ↑

IZR ↑

IZR ↓

zentraler Venendruck ↓, Tachykardie, Kollaps

Ödem-
bildung

Blut-
druck ↓

Hypovolämie

Hirnödem

ZNS-Störungen

Oligurie → Urolithiasis

Dehydratation

Störungen des Kaliumhaushalts

Ein pathologischer Kaliumplasmaspiegel ist das Ergebnis einer gestörten K^+-Bilanz oder K^+-Verteilung zwischen Intra- und Extrazellulärraum.

Störungen der Kaliumbilanz nach außen treten z. B. bei *inadäquater Zufuhr* auf ($\rightarrow$ **A 1**). Intravenöse Zufuhr von K^+ erfolgt zunächst über ein Kompartiment (Plasma), in dem die Konzentration niedrig ist. Schnelle K^+-Zufuhr kann daher selbst bei K^+-Mangel zu gefährlichen Hyperkaliämien führen. Für die *renale K^+-Eliminierung* ist die distal-tubuläre Sekretion im Austausch gegen Na^+ maßgebend ($\rightarrow$ **A 2**, s. a. S. 96 ff.). Renale K^+-Verluste entstehen u. a. bei Hyperaldosteronismus ($\rightarrow$ S. 266) oder gesteigertem distalem Na^+-Angebot ($\rightarrow$ S. 98 D). Die renale K^+-Eliminierung ist umgekehrt bei eingeschränkter distal-tubulärer Na^+-Resorption herabgesetzt, wie bei Hypoaldosteronismus, unter distalem Diuretika-Einfluß oder bei vermindertem Na^+-Angebot (u. a. bei Niereninsuffizienz). Bei *Alkalose* werden distal weniger H^+-Ionen sezerniert und es geht mehr K^+ verloren, umgekehrt mindert *Azidose* die distale K^+-Sekretion. K^+-Verluste sind auch über den *Darm* möglich ($\rightarrow$ **A 3**): Bei gesteigertem Na^+-Angebot und bei Hyperaldosteronismus wird im Kolon vermehrt Na^+ im Austausch gegen K^+ absorbiert.

Auch geringfügige **Verschiebungen zwischen intra- und extrazellulärer Flüssigkeit** führen zu massiven Änderungen des Plasma-K^+-Konzentration, da in den Zellen mehr als das 30fache an K^+ vorliegt als im Extrazellulärraum. Zelluläre K^+-Verluste und Hyperkaliämie treten z. B. bei zellulärem Energiemangel auf ($\rightarrow$ **A 4**), bei schwerer körperlicher Arbeit (muskuläre K^+-Verluste), Zelluntergang (z. B. Hämolyse, Myolyse), und bei Transfusion länger gelagerter Blutkonserven (erythrozytäre K^+-Verluste). Andererseits kann Hämolyse bei der Blutabnahme die K^+-Konzentration im abgenommenen Plasma steigern und eine Hyperkaliämie vortäuschen.

Bei (extrazellulärer) **Alkalose** geben die Zellen vermehrt H^+ im Austausch gegen Na^+ ab (Na^+/H^+-Austauscher) und pumpen das so aufgenommene Na^+ wieder im Austausch gegen K^+ (Na^+/K^+-ATPase) hinaus ($\rightarrow$ **A 5**). Die K^+-Aufnahme erzeugt dabei eine Hypokaliämie. Umgekehrt führt *Azidose* zu Hyperkaliämie. Glucose stimuliert die Ausschüttung von **Insulin**, das durch Aktivierung von Na^+/H^+-Austauscher, $Na^+, K^+, 2\,Cl^-$-Cotransporter und Na^+/K^+-ATPase die zelluläre K^+-Aufnahme stimuliert. Bei Insulinmangel oder Hypoglykämie (Fasten) verlieren die Zellen K^+. Insulingabe bei diabetischer Hyperglykämie ($\rightarrow$ S. 286 f.) oder Nahrungszufuhr an ausgehungerte Patienten führt dann über zelluläre K^+-Aufnahme zu gefährlichen Hypokaliämien.

Catecholamine fördern über β-Rezeptoren die zelluläre K^+-Aufnahme und über α-Rezeptoren den K^+-Ausstrom.

Auswirkungen veränderter Plasma-K^+-Konzentrationen werden z. T. durch Änderungen des Membranpotentials vermittelt. Hypokaliämie hyperpolarisiert, Hyperkaliämie depolarisiert das K^+-Gleichgewichtspotential und damit das Membranpotential K^+-selektiver Zellen. Auf diese Weise mindert Hypokaliämie die Erregbarkeit von Nervenzellen (Hyporeflexie), quergestreiften (Adynamie) und glatten Muskeln (Darm, Blase usw.) ($\rightarrow$ **A 6**). Hyperkaliämie kann umgekehrt die Erregbarkeit des Nervensystems (Hyperreflexie) und der glatten Muskulatur steigern ($\rightarrow$ **A 7**).

Andererseits mindert eine Abnahme der K^+-Konzentration die Leitfähigkeit der K^+-Kanäle, und der hyperpolarisierende Einfluß von K^+ auf das Membranpotential sinkt. Damit wird heterotope Automatie am Herzen begünstigt, die u. U. Kammerflimmern auslöst ($\rightarrow$ S. 188 ff.). Die Abnahme der K^+-Leitfähigkeit ist auch für die verzögerte Repolarisation der Purkinje-Fasern verantwortlich, die sich im EKG als U-Welle niederschlägt ($\rightarrow$ **A 6**). Umgekehrt steigert Hyperkaliämie die K^+-Leitfähigkeit, das Aktionspotential ist verkürzt und entsprechend auch die ST-Strecke im EKG ($\rightarrow$ **A 7**).

K^+-Mangel fördert die zelluläre Aufnahme von H^+ und die distal-tubuläre H^+-Sekretion. Folge ist eine Alkalose ($\rightarrow$ S. 86). Umgekehrt führt K^+-Überschuß zur Azidose ($\rightarrow$ S. 88). Hypokaliämie bewirkt ferner Polyurie ($\rightarrow$ S. 100) und kann letztlich zu irreversibler Schädigung der Tubuluszellen führen. Bei K^+-Mangel ist schließlich die Ausschüttung einer Reihe von Hormonen (v. a. Insulin [$\rightarrow$ S. 286], Aldosteron [$\rightarrow$ S. 266]) gestört.

A. Störungen des Kaliumhaushalts

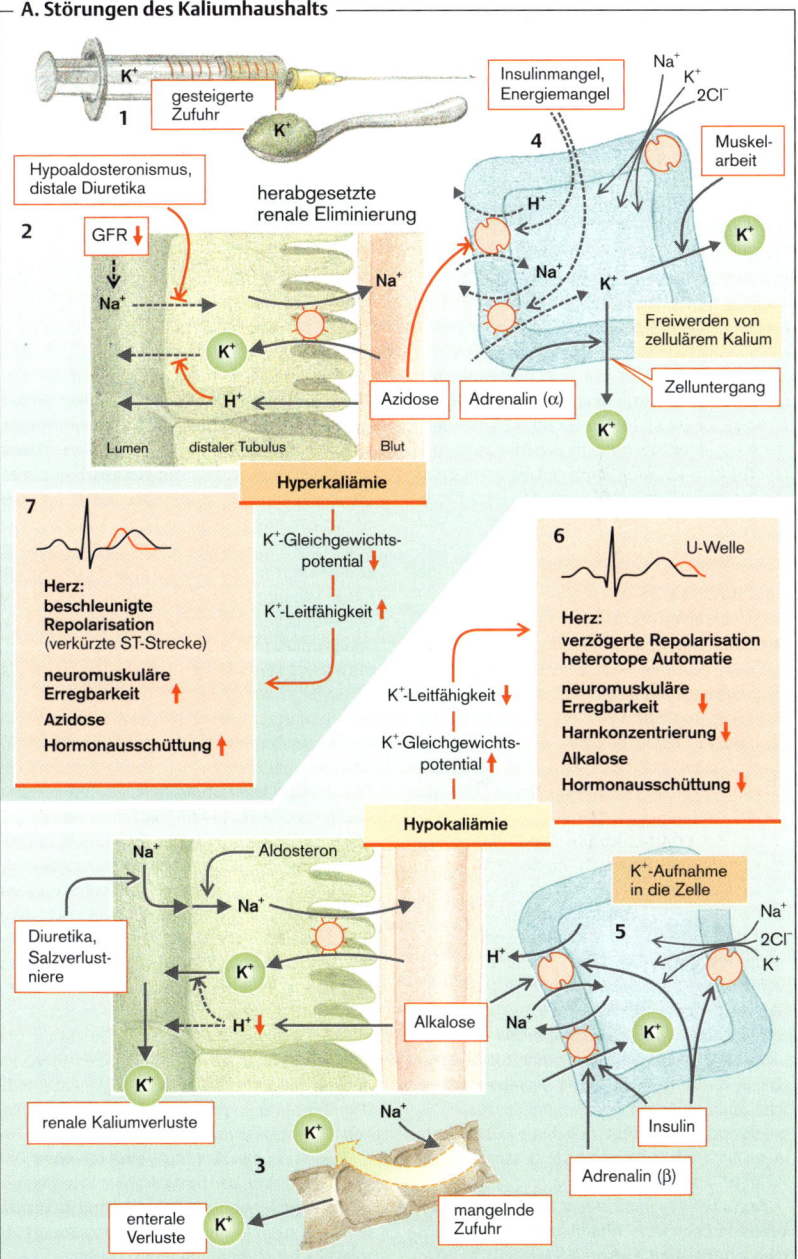

1 gesteigerte Zufuhr

K⁺

2 Hypoaldosteronismus, distale Diuretika

GFR ↓

herabgesetzte renale Eliminierung

Na⁺

GFR ↓

Na⁺

K⁺

H⁺

Lumen | distaler Tubulus | Blut

Azidose

Adrenalin (α)

4 Insulinmangel, Energiemangel

Na⁺
K⁺
2Cl⁻

Muskelarbeit

H⁺

Na⁺

K⁺

K⁺

Freiwerden von zellulärem Kalium

Zelluntergang

K⁺

Hyperkaliämie

K⁺-Gleichgewichtspotential ↓

K⁺-Leitfähigkeit ↑

7

Herz: beschleunigte Repolarisation (verkürzte ST-Strecke)

neuromuskuläre Erregbarkeit ↑

Azidose

Hormonausschüttung ↑

6

U-Welle

Herz: verzögerte Repolarisation heterotope Automatie

neuromuskuläre Erregbarkeit ↓

Harnkonzentrierung ↓

Alkalose

Hormonausschüttung ↓

K⁺-Leitfähigkeit ↓

K⁺-Gleichgewichtspotential ↑

Hypokaliämie

Na⁺

Aldosteron

Na⁺

Diuretika, Salzverlustniere

K⁺

H⁺ ↓

Alkalose

renale Kaliumverluste

K⁺

3

K⁺

Na⁺

enterale Verluste

K⁺

mangelnde Zufuhr

K⁺-Aufnahme in die Zelle

5

H⁺

Na⁺
2Cl⁻
K⁺

Na⁺

K⁺

Insulin

Adrenalin (β)

Störungen des Magnesiumhaushalts

Die Hälfte des Körper-Magnesiums ist im Knochen gebunden, die andere Hälfte liegt intrazellulär vor. Mg^{2+} ist für die Aktivität zahlreicher Enzyme erforderlich. Bei einer Reihe von Funktionen wirkt es antagonistisch zu Ca^{2+}, das es aus seiner Bindung an Proteine verdrängen kann. Auf diese Weise kann Mg^{2+} in Synapsen des Nervensystems die Ausschüttung von Transmitter und damit die synaptische Übertragung hemmen. Wie für K^+ ($\rightarrow$ S. 124) gilt auch für Mg^{2+}, daß die nach Blutentnahme gemessene Plasmakonzentration ein unzuverlässiger Indikator ist.

Mg^{2+}-Mangel tritt bei unzureichender Zufuhr sowie bei Verlusten über Darm (*Malabsorption*, $\rightarrow$ **A1**, s. a. S. 152 ff.) oder Niere auf. In der Niere wird Mg^{2+} v. a. in der Pars ascendens resorbiert ($\rightarrow$ S. 96). Seine Resorption erfolgt hier parazellulär durch Tight junctions, getrieben durch das transepitheliale Potential, welches indirekt durch die NaCl-Resorption aufgebaut wird ($\rightarrow$ **A2**). Die Durchlässigkeit der Tight junctions ist bei *Hyperkalzämie* und *Alkalose* herabgesetzt; Folge ist u. a. Magnesiurie. Darüber hinaus hemmt Ca^{2+} über einen Ca^{2+}-Rezeptor den Na^+-K^+-2 Cl^--Cotransport. Folge ist eine Abnahme des transepithelialen Potentials und damit der Mg^{2+}-Resorption. Ein genetischer Defekt des Na^+-K^+-2 Cl^--Cotransporters, des Cl^--Kanals oder des luminalen K^+-Kanals (*Bartter-Syndrom*) führt gleichermaßen zur Magnesiurie.

Die Kochsalzresorption und damit das transepitheliale Potential in der Pars ascendens wird durch ADH gesteigert. Bei *Alkoholismus* wird die ADH-Ausschüttung unterbunden und die NaCl- und Mg^{2+}-Resorption sinkt.

Die Resorption von Mg^{2+} ist ferner in *Salzverlustnieren*, bei osmotischer Diurese (z. B. Glukosurie bei Diabetes mellitus) und unter der Wirkung von *Schleifendiuretika* herabgesetzt. Bei *Hyperaldosteronismus* kommt es ebenfalls zu renalen Mg^{2+}-Verlusten, wahrscheinlich über eine Volumenexpansion, die eine herabgesetzte Na^+- und Mg^{2+}-Resorption in proximalem Tubulus und Pars ascendens erzwingt ($\rightarrow$ **A2**).

Auch bei ausgeglichener Mg^{2+}-Bilanz nach außen können **Verschiebungen von Mg^{2+} zwischen Intra- und Extrazellulärraum** die Plasma-Mg^{2+}-Konzentration ändern. Da Insulin nicht nur die Aufnahme von K^+ ($\rightarrow$ S. 124) sondern auch von Mg^{2+} in die Zellen stimuliert ($\rightarrow$ **A3, A7**), treten bei Diabetes mellitus oder bei längerem Fasten auch Mg^{2+}-Verluste auf, und Substitution von Insulin bzw. Realimentation führt dann zur Hypomagnesiämie.

Eine Abnahme ionisierten Mg^{2+} kann bei akuter **Pankreatitis** auftreten ($\rightarrow$ **A4**): Aktivierte Lipasen aus dem geschädigten Pankreas spalten im Fettgewebe Triglyzeride (TG), und die frei werdenden Fettsäuren (FS) bilden mit Mg^{2+} unlösliche Komplexe ($Mg[FS]_2$).

Auswirkungen eines Mg^{2+}-Mangels sind gesteigerte neuromuskuläre Erregbarkeit, Hyperreflexie und Krämpfe ($\rightarrow$ **A5**). Die Krämpfe gleichen bisweilen einem Ausfall der Basalganglien ($\rightarrow$ S. 312 ff.). Am Herzen können Tachykardie und Rhythmusstörungen bis zum Kammerflimmern auftreten, und es werden Blutdrucksteigerungen beobachtet. Die Symptome werden (wenn nicht Hyperkalzämie Ursache ist) durch eine Hypokalzämie verstärkt, die möglicherweise durch herabgesetzte Parathyrinausschüttung zustande kommt (Mg^{2+} stimuliert die Parathyrinausschüttung). Meist ist ein Mg^{2+}-Mangel mit einem K^+-Mangel vergesellschaftet (gemeinsame Ursachen, $\rightarrow$ S. 124), wodurch sich die Symptome der Hypokaliämie addieren.

Ein **Mg^{2+}-Überschuß** ist meist Folge einer *Niereninsuffizienz* ($\rightarrow$ **A6**). Bei einer verminderten glomerulären Filtrationsrate (GFR $\downarrow$) kann die Mg^{2+}-Ausscheidung zunächst durch Herabsetzung der Resorption aufrecht erhalten werden. Erst bei Absinken der GFR unter etwa 30 ml/min kann die Verminderung der Filtration tubulär nicht mehr kompensiert werden. Eine Hypermagnesiämie (ohne Mg^{2+}-Überschuß) tritt ferner bei *Diabetes mellitus* auf ($\rightarrow$ **A7**). Schließlich kann *exzessive Zufuhr* von Mg^{2+} (Mg^{2+}-haltige Einläufe, parenterale Ernährung oder therapeutische Mg^{2+}-Zufuhr zur Minderung der neuromuskulären Erregbarkeit) Hypermagnesiämie erzeugen.

Auswirkungen des Mg^{2+}-Überschusses sind eingeschränkte neuromuskuläre Erregbarkeit (Hyporeflexie) bis zum Atemstillstand, kardiale Erregungsbildungs- und -ausbreitungsstörungen, Erbrechen und Obstipation ($\rightarrow$ **A8**).

A. Störungen des Magnesiumhaushalts

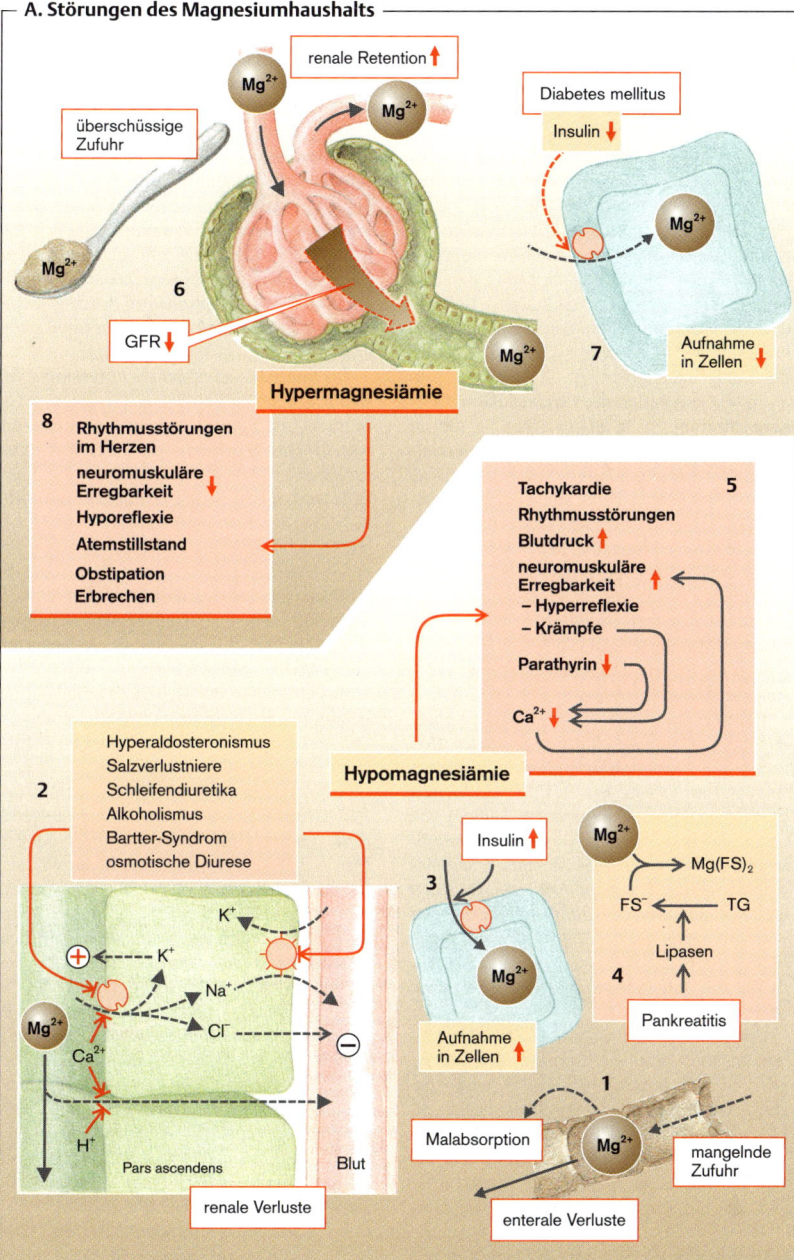

renale Retention ⬆

Diabetes mellitus

Insulin ⬇

überschüssige
Zufuhr

Mg²⁺

Mg²⁺

Mg²⁺

6

GFR ⬇

Mg²⁺

Mg²⁺

Aufnahme
in Zellen ⬇

7

Hypermagnesiämie

8   **Rhythmusstörungen
im Herzen**

**neuromuskuläre
Erregbarkeit** ⬇

Hyporeflexie

Atemstillstand

**Obstipation
Erbrechen**

Tachykardie   5

Rhythmusstörungen

Blutdruck ⬆

neuromuskuläre ⬆
Erregbarkeit
– Hyperreflexie
– Krämpfe

Parathyrin ⬇

Ca²⁺ ⬇

Hyperaldosteronismus
Salzverlustniere
Schleifendiuretika
Alkoholismus
Bartter-Syndrom
osmotische Diurese

2

Hypomagnesiämie

Insulin ⬆

Mg²⁺

→ Mg(FS)₂

3

FS⁻ ← TG

Lipasen

4

K⁺

⊕ K⁺

Na⁺

Mg²⁺

Cl⁻

⊖

Pankreatitis

Mg²⁺

Ca²⁺

Aufnahme
in Zellen ⬆

H⁺

Pars ascendens   Blut

1

Malabsorption

Mg²⁺

mangelnde
Zufuhr

renale Verluste

enterale Verluste

127

Störungen des Calciumhaushalts

Ca^{2+} vermittelt als „intrazellulärer Transmitter" die elektromechanische Koppelung. Es stimuliert die Ausschüttung von Neurotransmittern (synaptische Übertragung) und Hormonen, die Sekretionstätigkeit exokriner Drüsen sowie eine Reihe von Enzymen (u.a. Glykogenolyse, Phospholipase A, Adenylylcyclase, Phosphodiesterasen). Ca^{2+} aktiviert einige K^+-Kanäle, wie etwa im Herz, wo Ca^{2+}-empfindliche K^+-Kanäle an der Repolarisation beteiligt sind. Extrazelluläres Ca^{2+} stabilisiert Na^+-Kanäle, setzt die Durchlässigkeit von Basalmembranen bzw. Tight junctions herab und ist an der Blutgerinnung beteiligt.

Für die **Regulation der extrazellulären Ca^{2+}-Konzentration** ist in erster Linie Parathyrin verantwortlich: Parathyrin wird normalerweise bei Hypokalzämie ausgeschüttet, und seine Wirkungen zielen auf eine Steigerung der Plasma-Ca^{2+}-Konzentration ab (→**A1, A2**). Es stimuliert die Mobilisierung von Calciumphosphat aus dem Knochen, senkt die Plasmaphosphatkonzentration durch Hemmung der renalen Resorption und stimuliert die Bildung von Calcitriol, das die enterale Ca^{2+}- und Phosphatabsorption fördert und damit die Mineralisierung der Knochen begünstigt.

Hypokalzämie (→**A1**) kann Folge *herabgesetzter Parathyrinausschüttung* (Hypoparathyreoidismus) oder *-wirkung* (Pseudohypoparathyreoidismus) sein. Ferner führt ein *Mangel an Vitamin D* über verminderte Bildung von Calcitriol zur Hypokalzämie. Bei *Niereninsuffizienz* ist die renale Phosphateliminierung eingeschränkt, der Plasmaphosphatspiegel steigt und Calciumphosphat fällt im Körper aus (→ S. 110). Folge ist u.a. Hypokalzämie. *Mg^{2+}-Mangel* führt ebenfalls zu Hypokalzämie, v.a. durch die fehlende Stimulation der Parathyrinausschüttung.

Auch bei normaler Gesamt-Ca^{2+}-Konzentration im Blut kann die Konzentration des eigentlich wirksamen ionisierten Ca^{2+} wegen gesteigerter *Komplexierung* an Proteine (bei Alkalose), Bicarbonat (bei metabolischer Alkalose), Phosphat (bei Niereninsuffizienz, s. o.) sowie an Fettsäuren (bei akuter Pankreatitis, → S. 126, 158) erniedrigt sein (→**A3**).

Hyperkalzämie (→**A2**) tritt bei *Hyperparathyreoidismus* und *Vitamin-D-Überschuß* auf.

Bösartige *Tumoren* mit Knochenmetastasierung führen zu vermehrter Mobilisierung von Calciumphosphat aus dem Knochen und damit zur Hyperkalzämie. Gelegentlich bilden bösartige Tumoren auch ohne Skelettmetastasierung knochenmobilisierende Hormone, wie den Osteoklasten-aktivierenden Faktor (OAF). Knochenmineralien werden schließlich bei akuter *Immobilisierung* mit Inaktivitätsatrophie des Skeletts mobilisiert. Eine gesteigerte enterale Ca^{2+}-Absorption wird durch *excessive Zufuhr* von Ca^{2+} und alkalischen Substanzen erzwungen (Milch-Alkali-Syndrom).

Die klinisch bedeutsamste **Auswirkung von Hypokalzämie** ist *gesteigerte Erregbarkeit* von Muskeln und Nervensystem mit Auftreten unwillkürlicher Muskelspasmen (Tetanie) sowie Parästhesien (→**A4**). Die gesteigerte Erregbarkeit wird durch Senkung der Schwelle von Na^+-Kanälen bei Hypokalzämie erklärt. In schweren Fällen kann es zu epileptischen Anfällen kommen (→ S. 338). Im Herz führt die Hypokalzämie zur Verlängerung des Aktionspotentials wegen verzögerter Aktivierung der K^+-Kanäle, die sich im EKG als Verlängerung der ST-Strecke niederschlägt.

Auswirkungen der Hyperkalzämie sind *gastrointestinale Beschwerden* (Aktivierung des Ca^{2+}-Rezeptors: ⇒ Übelkeit, Nausea, Obstipation), *Polyurie* (Hemmung der renalen Resorption durch Verschluß der Tight junctions und Aktivierung des Ca^{2+}-Rezeptors), gesteigerter *Durst* mit Polydipsie sowie Störungen der *Psyche* (→**A5**). Ferner droht eine *Nephrolithiasis*. Bei Ca^{2+}-Konzentrationen über 3,5 mmol/l (sog. Hyperkalzämiesyndrom) treten *Koma*, *Herzrhythmusstörungen* und *Niereninsuffizienz* (v.a. durch Ca^{2+}-Ablagerungen im Nierengewebe) auf. Wichtiger klinischer Hinweis auf das Vorliegen eines Hyperkalzämiesyndroms ist das Ausfallen von Calciumphosphat in der lokal (durch Abrauchen von CO_2) alkalischen Kornea (sog. „Bandkeratitis"). Im EKG ist die ST-Strecke verkürzt, entsprechend der beschleunigten Aktivierung der repolarisierenden K^+-Kanäle. Von großer klinischer Bedeutung ist die gesteigerte Digitalisempfindlichkeit des Herzens bei Hyperkalzämie, da die Digitaliswirkung ja durch Erhöhung der intrazellulären Ca^{2+}-Konzentration vermittelt wird (→ S. 182).

A. Störungen des Calciumhaushalts

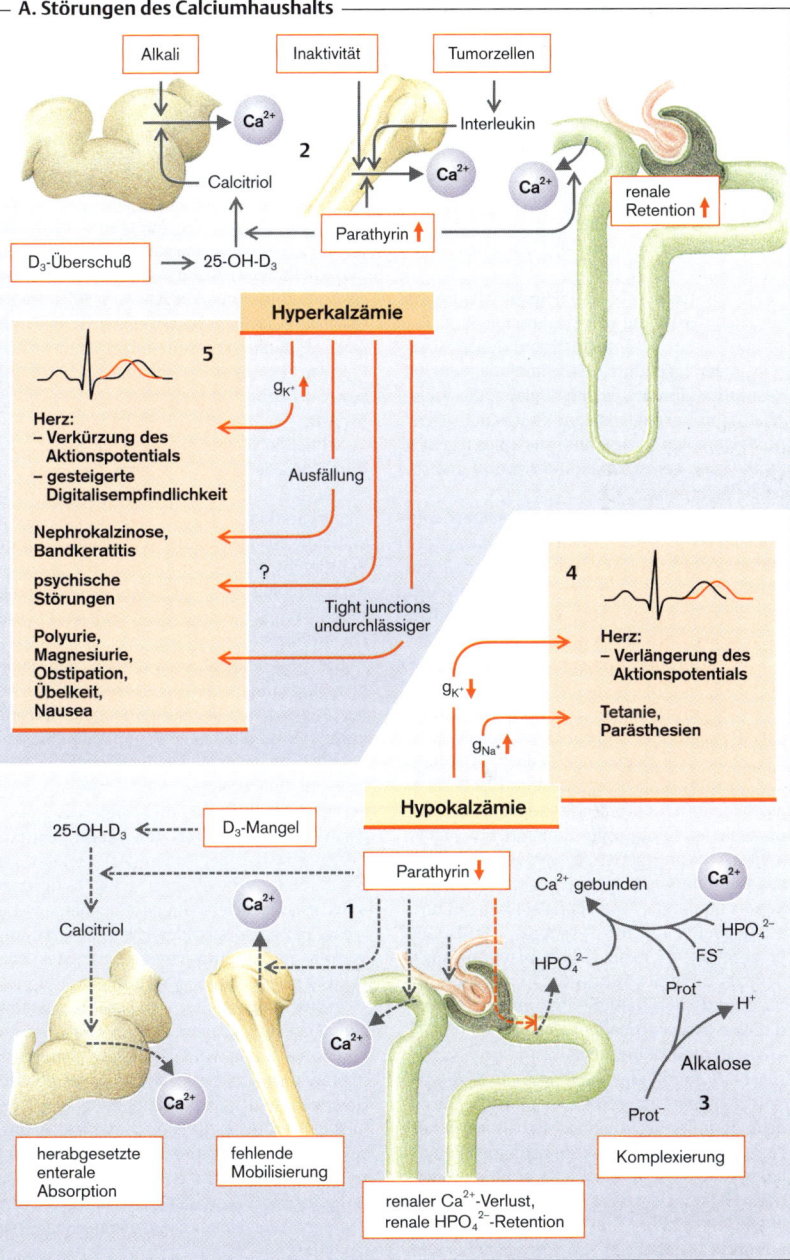

Alkali

Inaktivität

Tumorzellen

Ca^{2+}

2

Calcitriol

Interleukin

Ca^{2+} Ca^{2+}

renale
Retention ⬆

D_3-Überschuß → 25-OH-D_3

Parathyrin ⬆

Hyperkalzämie

5

g_{K^+} ⬆

Herz:
- Verkürzung des
  Aktionspotentials
- gesteigerte
  Digitalisempfindlichkeit

Ausfällung

**Nephrokalzinose,
Bandkeratitis**

?

**psychische
Störungen**

Tight junctions
undurchlässiger

**Polyurie,
Magnesiurie,
Obstipation,
Übelkeit,
Nausea**

4

Herz:
- Verlängerung des
  Aktionspotentials

g_{K^+} ⬇

**Tetanie,
Parästhesien**

g_{Na^+} ⬆

Hypokalzämie

25-OH-D_3 ⬅╌╌ D_3-Mangel

Parathyrin ⬇

Ca^{2+} gebunden Ca^{2+}

Calcitriol

Ca^{2+}

1

HPO_4^{2-}

HPO_4^{2-}

FS⁻

Prot⁻

Ca^{2+}

H⁺

Alkalose

**herabgesetzte
enterale
Absorption**

**fehlende
Mobilisierung**

Prot⁻

3

Komplexierung

**renaler Ca^{2+}-Verlust,
renale HPO_4^{2-}-Retention**

Störungen des Phosphathaushalts

Phosphat ist Bestandteil vieler Verbindungen, wie z. B. von Nukleotiden (ATP, cAMP, cGMP usw.), Nukleinsäuren, Kreatinphosphat, intermediären Substraten des Kohlenhydratstoffwechsels (z. B. Glucosephosphat) und Phospholipiden. Phosphat dient der Aktivierung bzw. Inaktivierung vieler Enzyme und ist wesentlicher Puffer in Zellen und im Urin. Es ist an der Mineralisierung des Knochens entscheidend beteiligt.

Für die **Regulation des Phosphathaushalts** sind Parathyrin und Calcitriol maßgebend. Parathyrin senkt bei intakter Niere den Plasmaphosphatspiegel durch Hemmung der renalen Resorption, fördert jedoch zugleich die Phosphatmobilisierung aus dem Knochen. Calcitriol steigert den Plasmaphosphatspiegel durch Stimulation der enteralen Absorption und renalen Resorption.

Störungen des Phosphatstoffwechsels können durch Unausgeglichenheit der Bilanz nach außen oder durch Umverteilung innerhalb des Körpers (Intrazellulärraum, Extrazellulärraum, Knochen) hervorgerufen werden. Die **Bilanz nach außen** wird durch das Verhältnis von enteraler Absorption und renaler Ausscheidung diktiert:

Ein **Phosphatmangel** kann Folge einer *mangelhaften enteralen Absorption* sein, etwa durch unzureichende diätetische Zufuhr (Alkoholiker!), durch Malabsorption, Vitamin-D-Mangel oder durch chronische Zufuhr von Phosphat-bindendem Aluminiumhydroxid (→ **A 1**). *Renale Verluste* treten bei Hyperparathyreoidismus, Vitamin-D-Mangel, bestimmten proximal-tubulären Transportdefekten (Phosphatdiabetes, Fanconi-Syndrom, → S. 96) und in geringerem Ausmaß bei Salzverlustniere, bei Expansion des Extrazellulärvolumens, unter diuretischer Therapie und unter dem Einfluß von Glucocorticoiden auf.

Ein **Phosphatüberschuß** kann durch exzessive orale Zufuhr sowie durch Vitamin-D-Intoxikation hervorgerufen werden (→ **A 2**). Die renale Eliminierung von Phosphat ist bei herabgesetzter Filtration (Niereninsuffizienz) oder bei gesteigerter renal-tubulärer Rückresorption (Hypoparathyreoidismus) eingeschränkt.

Die Phosphatkonzentration ist in den Zellen wesentlich höher als im Extrazellulärraum (vgl. Kalium, S. 124), daher spielen **Verschiebungen zwischen Intra- und Extrazellulärraum** für den Plasmaphosphatspiegel eine sehr wesentliche Rolle. Eine Aufnahme von Phosphat in die Zellen erfolgt bei Einschleusen von Phosphat in den Stoffwechsel, z. B. Bildung von Glucosephosphat aus freier Glucose. Eine dramatisch gesteigerte Aufnahme wird nach Nahrungszufuhr bei ausgehungerten Patienten und Alkoholikern, nach Insulingabe bei diabetischem Koma sowie in schwerer Alkalose beobachtet (→ **A 3**). Folge ist eine mitunter massive Hypophosphatämie. Umgekehrt wird Phosphat bei Azidose, im diabetischen Koma sowie bei Zellschädigung aus Zellen freigesetzt (→ **A 4**).

Schließlich kann ein Überschuß an Phosphat durch **Mobilisierung aus dem Knochen** auftreten (z. B. durch Tumoren, Immobilisierung, Hyperparathyreoidismus), wenn nicht gleichzeitig die renale Eliminierung stimuliert wird. Bei Niereninsuffizienz trägt eine durch Hyperparathyreoidismus gesteigerte Phosphatmobilisierung aus dem Knochen (→ S. 132) zur Hyperphosphatämie bei.

Die klinischen **Auswirkungen der Hypophosphatämie** hängen von Dauer und Ausmaß der Störung ab. Bei Serumphosphatspiegeln unter 0,3 mmol/l treten Myopathie (Muskelschwäche, Myolyse), Herzinsuffizienz, Hämolyse und Störungen des Nervensystems (Krampfanfälle, Koma) auf (→ **A 5**). Die Störungen werden v. a. durch den beeinträchtigten Energiehaushalt der Zellen (ATP) erklärt. Der Abfall des erythrozytären 2,3-BPG führt zu einer verminderten Sauerstoffabgabe ans Gewebe. Bei langdauernder Hypophosphatämie kommt es zur Entmineralisierung des Knochens (Osteomalazie, → S. 132).

Auswirkungen der Hyperphosphatämie sind Ausfällungen von Calciumphosphat mit der Entwicklung von Weichteilverkalkungen in bradytrophen Geweben (z. B. Schleimbeutel, Gelenke, Haut). Entsprechende Folgen sind Juckreiz (Pruritus), Gelenkschmerzen (Arthrose) usw. Die Plasmakonzentration an ionisiertem Ca^{2+} sinkt, und die Ausschüttung von Parathyrin wird stimuliert. Bei Niereninsuffizienz entwickelt sich auf diese Weise ein Circulus vitiosus (→ S. 110 ff.).

A. Störungen des Phosphat-Haushalts

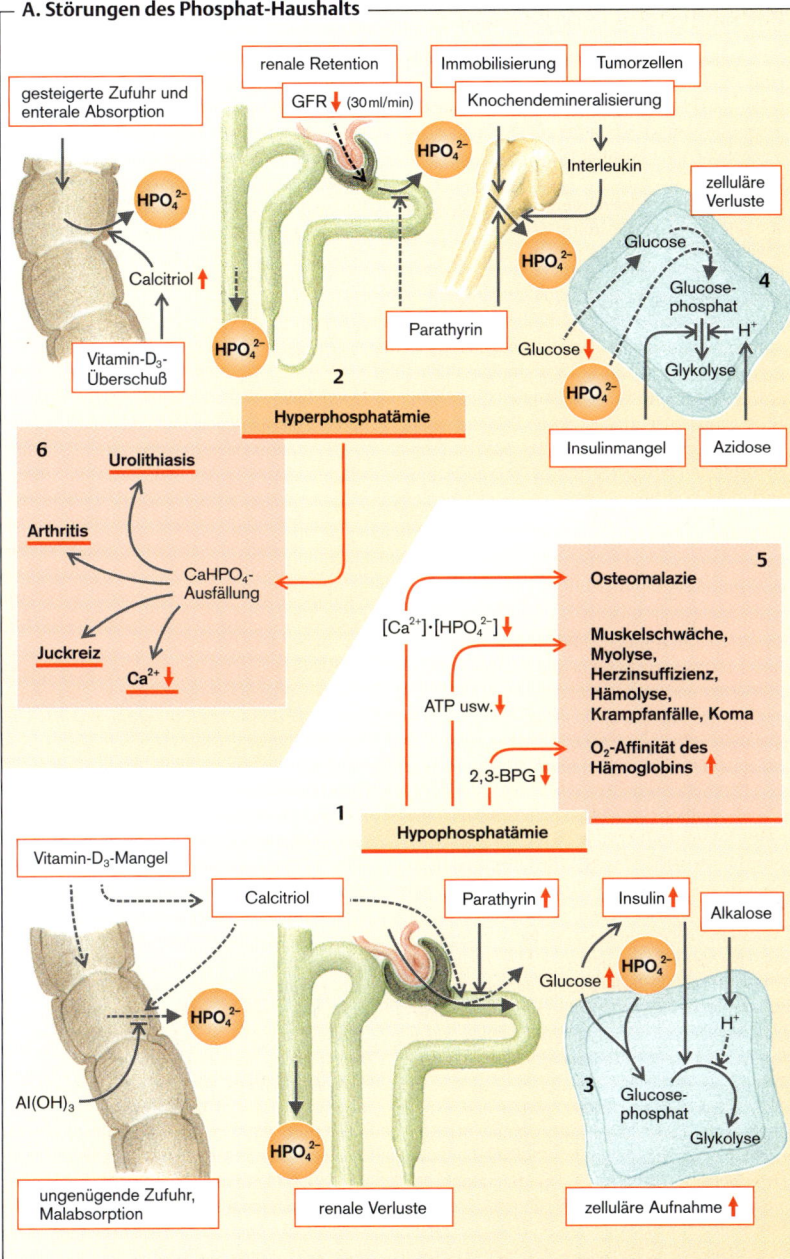

gesteigerte Zufuhr und enterale Absorption

renale Retention

GFR ↓ (30 ml/min)

Immobilisierung

Tumorzellen

Knochendemineralisierung

HPO_4^{2-}

Interleukin

zelluläre Verluste

HPO_4^{2-}

Calcitriol ↑

Vitamin-D_3-Überschuß

HPO_4^{2-}

Parathyrin

Glucose

Glucose-phosphat

4

Glucose ↓

HPO_4^{2-}

H⁺

Glykolyse

2

Hyperphosphatämie

Insulinmangel

Azidose

6

Urolithiasis

Arthritis

CaHPO₄-Ausfällung

Juckreiz

Ca²⁺ ↓

5

Osteomalazie

$[Ca^{2+}] \cdot [HPO_4^{2-}]$ ↓

Muskelschwäche, Myolyse, Herzinsuffizienz, Hämolyse, Krampfanfälle, Koma

ATP usw. ↓

O₂-Affinität des Hämoglobins ↑

2,3-BPG ↓

1

Hypophosphatämie

Vitamin-D_3-Mangel

Calcitriol

Parathyrin ↑

Insulin ↑

Alkalose

Glucose ↑

HPO_4^{2-}

HPO_4^{2-}

H⁺

$Al(OH)_3$

3

Glucose-phosphat

Glykolyse

HPO_4^{2-}

ungenügende Zufuhr, Malabsorption

renale Verluste

zelluläre Aufnahme ↑

Pathophysiologie des Knochens

Der Knochen besteht aus Knochengrundsubstanz (Sulfat-haltige Proteoglykane, Glykoproteine und Hydroxyprolin-haltige Kollagenfasern) und den Knochenmineralien (alkalische Salze von Ca^{2+}, Phosphat, Na^+, CO_3^{2-}, Mg^{2+}, K^+ und F^-).

Aufbau und Mineralisierung: Die Bildung von *Knochengrundsubstanz* wird u. a. durch Insulin gefördert und durch Glucocorticoide gehemmt.

Die *Mineralisierung* des Knochens wird durch Pyrophosphat (zwei veresterte Phosphorsäuren) gehemmt. Sie wird wahrscheinlich von einer Spaltung des Pyrophosphats durch die *alkalische Phosphatase* eingeleitet. Die Plasmakonzentration dieses von Osteoblasten gebildeten Enzyms ist ein Maß für die Osteoblastenaktivität. Die Mineralisierung wird durch Ca^{2+} und Phosphat begünstigt, deren Plasmakonzentrationen durch Calcitriolwirkung erhöht werden. Die Bildung von *Calcitriol* (1,25-[OH]$_2$-D$_3$) erfolgt in mehreren Stufen ($\to$ **A 1**): Aus 7-Dehydrocholesterin wird in der Haut unter Einwirkung von Licht (UV-Strahlung) Vitamin D$_3$ gebildet, das in der Leber unter Stimulation u. a. durch Östrogene zu 25-OH-D$_3$ und in der Niere unter Parathyrineinfluß zu 1,25-(OH)$_2$-D$_3$ umgewandelt wird. Knochenaufbau und Mineralisierung werden außerdem durch *mechanische Beanspruchung* des Knochens stimuliert.

Der **Abbau** von Knochengrundsubstanz führt zur gesteigerten renalen Ausscheidung von Hydroxyprolin ($\to$ **A 2**), die Entmineralisierung zu gesteigerter renaler Ausscheidung von Ca^{2+} und Phosphat (Urolithiasis, $\to$ **A 3**).

Zu einem Abbau des Knochens kommt es u. a. bei fehlender mechanischer Beanspruchung (**Immobilisierung**). Ein lokalisierter Abbau des Knochens kann durch den Osteoklasten-aktivierenden Faktor (OAF) hervorgerufen werden, der bei **Tumoren** zur Entmineralisierung der Knochen führt.

Die wichtigsten Erkrankungen des Knochens sind jedoch Osteopenie (bzw. Osteoporose) und Osteomalazie (bzw. Rachitis). Unter **Osteopenie** verstehen wir eine *Reduktion der Skelettmasse* unter den alters- und geschlechtsbezogenen Normalwert durch ein langfristiges Ungleichgewicht zwischen Knochenauf- und

-abbau. Unter dem Begriff **Osteoporose** werden die als Folge der verminderten Skelettmasse auftretenden klinischen Beschwerden zusammengefaßt ($\to$ **A 4**). Ursachen sind u. a. Glucocorticoidüberschuß, Östrogenmangel (Postmenopause), Insulinmangel (Diabetes mellitus) und Inaktivität (Gipsverband, Tetraplegie, Schwerelosigkeit). Meist bleibt die Ursache jedoch unbekannt (primäre Osteoporose).

Auswirkungen der Osteoporose sind statische Skelettschmerzen, Wirbelkörperprolaps, Unterarm- und Schenkelhalsbrüche. In extremen Fällen kann Hyperkalzämie auftreten. Je nach Ursache ist die Osteoporose lokalisiert (z. B. Gipsverband) oder generalisiert (z. B. Glucocorticoidüberschuß).

Bei **Osteomalazie** und **Rachitis** ist die *Mineralisierung* der Knochengrundsubstanz (Osteoid) bzw. der Grundsubstanz des Wachstumsknorpels gestört ($\to$ **A 5**). Vor Abschluß des Längenwachstums und vor Epiphysenschluß führt die Störung vorzugsweise zu *Rachitis* (Erweiterung der Epiphysenfugen und Fehlwuchs), nach Abschluß des Längenwachstums v. a. zu verminderter Mineralisierung der im Rahmen des normalen Skelettumbaus neu gebildeten Knochengrundsubstanz (*Osteomalazie*). Ursache für beide Krankheitsbilder kann eine herabgesetzte Bildung von Calcitriol sein, etwa bei Mangel an UV-Licht und Vitamin D, Östrogenmangel (Postmenopause) und Niereninsuffizienz ($\to$ S. 110 ff.). Auch ohne Calcitriolmangel können Hypophosphatämie (Phosphatdiabetes, Fanconi-Syndrom, $\to$ S. 96, 110 ff.) oder chronische renal-tubuläre Azidose zu Osteomalazie führen. Die Dialyse-Osteomalazie tritt bei niereninsuffizienten Patienten mit Aluminium-Intoxikation auf. Schließlich wird ein Rachitis- und Osteomalazie-ähnliches Krankheitsbild bei dem seltenen, genetisch bedingten Mangel an alkalischer Phosphatase beobachtet (Hypophosphatasie).

Auswirkungen der Rachitis sind Zwergwuchs, X- oder O-Beine, Wirbelsäulendeformierungen, Auftreibungen der Rippenknorpel (Rosenkranz) und geringe Härte des Schädelknochens (Kraniotabes). **Osteomalazie** führt zu Knochenschmerzen (Bewegungsschmerz). Pseudofrakturen (sog. Looser-Zonen) sowie Muskelschwäche (Ca^{2+}-Mangel).

A. Knochenerkrankungen

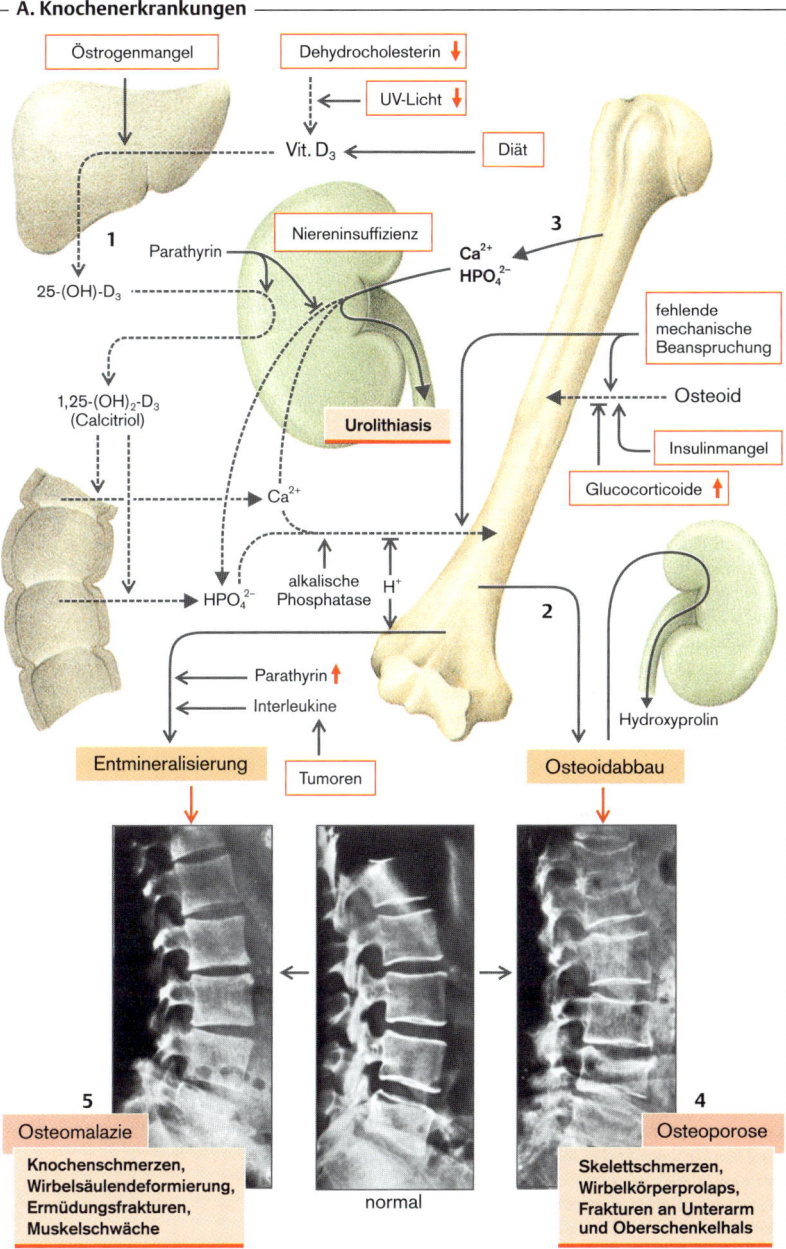

Östrogenmangel

Dehydrocholesterin ↓

UV-Licht ↓

Vit. D₃ ← Diät

1

Parathyrin

Niereninsuffizienz

Ca²⁺
HPO₄²⁻

3

25-(OH)-D₃

1,25-(OH)₂-D₃
(Calcitriol)

Urolithiasis

fehlende
mechanische
Beanspruchung

Osteoid

Insulinmangel

Glucocorticoide ↑

Ca²⁺

HPO₄²⁻

alkalische
Phosphatase

H⁺

2

Parathyrin ↑

Interleukine

Hydroxyprolin

Entmineralisierung

Tumoren

Osteoidabbau

← normal →

5
Osteomalazie

Knochenschmerzen,
Wirbelsäulendeformierung,
Ermüdungsfrakturen,
Muskelschwäche

4
Osteoporose

Skelettschmerzen,
Wirbelkörperprolaps,
Frakturen an Unterarm
und Oberschenkelhals

Fotos: Siegenthaler, W. et al. Innere Medizin. Stuttgart: Thieme; 1992

Funktion des Magen-Darm-Trakts

Um den Stoff- und Energiebedarf des Organismus zu decken, muß die Nahrung geschluckt, aufbereitet und aufgespalten (**Verdauung**) sowie aus dem Darm aufgenommen werden (**Absorption**). Feste Nahrungsmittel werden mit den Zähnen zerkaut, wobei der Bissen auch mit Speichel aus den Speicheldrüsen gemischt wird. Der **Speichel** dient dank seines Muzingehaltes als Schmierfilm und enthält neben Abwehrstoffen (s.u.) auch α-Amylase zur Polysaccharidverdauung. Aufgabe des **Ösophagus** ist der rasche Transport des Bissens vom Rachen in den Magen. Der untere Ösophagussphinkter öffnet sich dabei kurz, verhindert aber ansonsten einen Reflux des aggressiven Magensaftes. Der **proximale Magen** dient in erster Linie der Speicherung der während der Mahlzeiten aufgenommenen Nahrung. Sein Tonus bestimmt den Nachschub für den **distalen Magen**. Hier wird die Nahrung aufbereitet (zerkleinert und emulgiert), Proteine werden durch die Magensäure und Pepsine denaturiert und aufgespalten, und Lipasen beginnen mit der Fettverdauung. Dem distalen Magen obliegt auch die Portionierung des Chymus. Außerdem sezerniert der Magen den für die Cobalaminabsorption essentiellen *Intrinsic factor*.

Im **Dünndarm** wird mit Hilfe der *Enzyme* von **Pankreas** und Dünndarmmukosa die Spaltung der Nahrungsbestandteile vervollständigt. Die HCO_3^--Ionen des Pankreassaftes sind zur Neutralisierung des sauren Chymus notwendig. Für die Fettverdauung sind zusätzlich die mit der **Galle** angelieferten Gallensalze essentiell. Die Verdauungsprodukte (Monosaccharide, Aminosäuren und Dipeptide sowie Monoglyzeride und freie Fettsäuren) werden ebenso im Dünndarm absorbiert wie Wasser, Mineralstoffe und Vitamine.

Mit der von der **Leber** sezernierten Galle gelangen *Ausscheidungsprodukte* (z.B. Bilirubin) in den Stuhl. Darüber hinaus hat die Leber zahlreiche Aufgaben im Stoffwechsel. So ist sie u.a. obligate Zwischenstation für fast alle aus dem Darm aufgenommenen Stoffe und in der Lage, zahlreiche Fremdstoffe und Stoffwechselendprodukte zu *entgiften* und ihrer Ausscheidung zuzuführen.

Der **Dickdarm** ist die letzte Station für die Wasser- und Ionenabsorption. Er ist von *Bakterien* besiedelt, denen eine physiologische Funktion zukommt. Der Dickdarm, insbesondere **Zäkum** und **Rektum**, sind zudem Speicherorte für die Fäzes, so daß die *Defäkation* trotz häufiger Nahrungsaufnahme nur relativ selten erfolgen muß.

Der **Steuerung von Motilität und Sekretion** im Gastrointestinaltrakt dienen die beiden *Plexus* in der Wand von Ösophagus, Magen und Darm, wobei überregionale Reflexe und modulatorische Einflüsse des Zentralnervensystems durch das *vegetative Nervensystem* und *viszeral-afferente Bahnen* vermittelt werden. Außerdem sezerniert der Magen-Darm-Trakt zahlreiche *Peptidhormone* und *Transmitter*, die an Steuerung und Regelung des Magen-Darm-Traktes und seiner Anhangdrüsen beteiligt sind.

Der **Abwehr** von Erregern auf der ca. 100 m² großen Innenoberfläche des Magen-Darm-Traktes dienen zahlreiche unspezifische und spezifische Mechanismen. Bereits im Mund hemmen Speichelbestandteile, wie *Muzine, Immunglobulin A (IgA)* und *Lysozym*, das Eindringen von Erregern. Im Magen wirken *Salzsäure* und *Pepsine* bakterizid, und mit den **Peyer-Plaques** besitzt der Magen-Darm-Trakt ein eigenes immunkompetentes Lymphgewebe. Spezielle *M-Zellen* („membranöse Zellen") der Mukosa verschaffen luminalen Antigenen Zugang zu den Peyer-Plaques, die daraufhin mit der Ausschüttung von IgA antworten können (orale *Immunisierung* oder, pathologischerweise, *Allergisierung*). Im Darmepithel wird dem IgA eine sog. *sekretorische Komponente* angehängt, die das sezernierte IgA gegen Verdauungsenzyme schützt. **Makrophagen** in der Darmwand sowie in den Sinusoiden der Leber (*Kupffer-Sternzellen*) bilden eine weitere Barriere gegen eindringende Erreger.

A. Funktion der Organe des Magen-Darm-Trakts

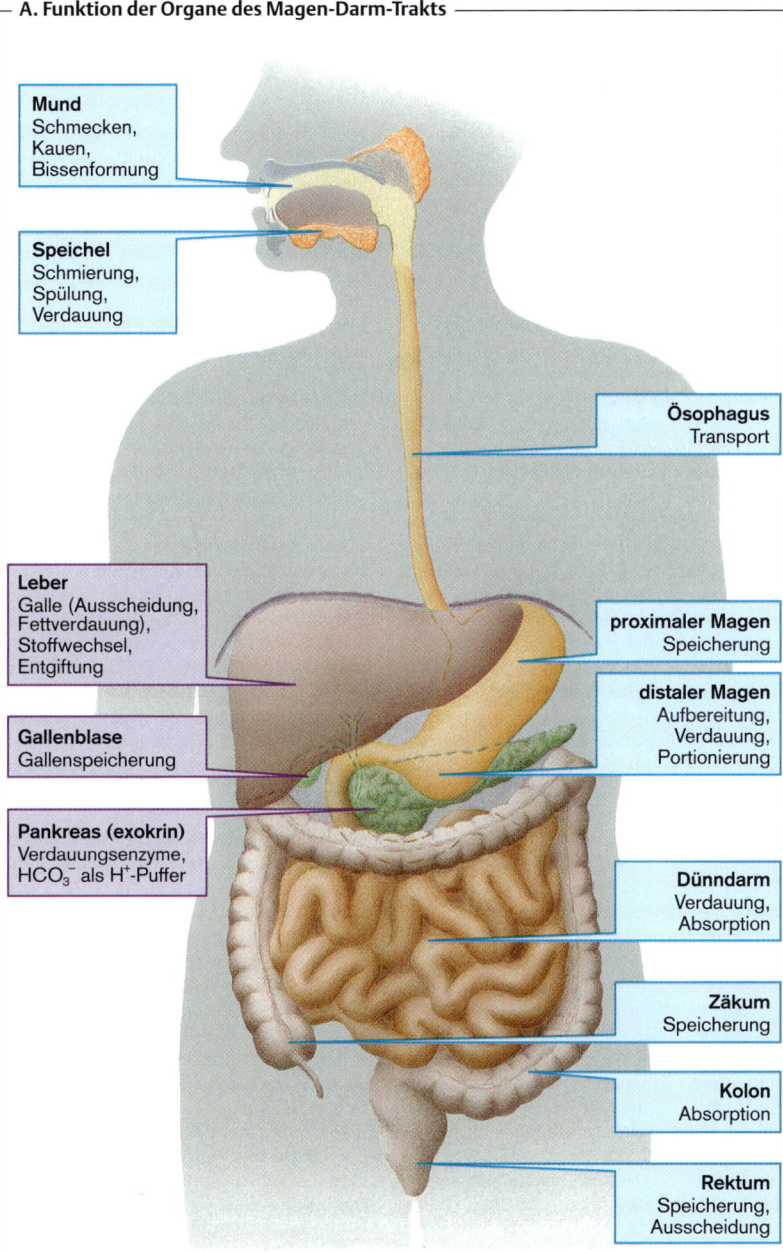

Mund
Schmecken,
Kauen,
Bissenformung

Speichel
Schmierung,
Spülung,
Verdauung

Ösophagus
Transport

Leber
Galle (Ausscheidung,
Fettverdauung),
Stoffwechsel,
Entgiftung

proximaler Magen
Speicherung

distaler Magen
Aufbereitung,
Verdauung,
Portionierung

Gallenblase
Gallenspeicherung

Pankreas (exokrin)
Verdauungsenzyme,
HCO_3^- als H^+-Puffer

Dünndarm
Verdauung,
Absorption

Zäkum
Speicherung

Kolon
Absorption

Rektum
Speicherung,
Ausscheidung

Ösophagus

Die Wandmuskulatur des Ösophagus ist z. T. quergestreift (oberes Drittel), z. T. glatt. Beim **Schlucken** öffnet sich reflektorisch der *obere Ösophagussphinkter*, und eine (primäre) **peristaltische Reflexwelle** befördert den Bissen in den Ösophagus. Dort löst die Dehnung weitere (sekundäre) Peristaltikwellen aus, die so lange anhalten, bis der Bissen den Magen erreicht hat. Schon beim Beginn des Schluckens wird der *untere Ösophagussphinkter* durch einen vagovagalen Reflex geöffnet. Diese **rezeptive Relaxation** wird durch die inhibitorischen nicht-cholinergen-nicht-adrenergen (*NCNA-)Neurone* des Plexus myentericus vermittelt ($\rightarrow$ **A**).

Die Ösophagusmotilität, z. B. das Wandern der Peristaltikwelle, wird meist über **Druckmessungen** in den verschiedenen Ösophagusabschnitten geprüft ($\rightarrow$ **A 1, 2**). Innerhalb des unteren Sphinkters beträgt der Ruhedruck ca. 20 – 25 mmHg. Während der rezeptiven Relaxation fällt er auf die wenigen mmHg ab, die im proximalen Magen herrschen ($\rightarrow$ **A 3**), was ein Öffnen des Sphinkters anzeigt.

Ebenso wie der obere ist auch der **untere Ösophagussphinkter** meist geschlossen. Diese **Barriere gegen den Reflux** des aggressiven Magensafts (Pepsin und HCl) wird verstärkt, wenn der Sphinkterdruck erhöht wird ($\rightarrow$ **B**), etwa durch *Acetylcholin*, das aus Ganglienzellen des Plexus myentericus freigesetzt wird, durch α-adrenerge Agonisten, durch *Hormone* wie Gastrin (Refluxschutz während der digestiven Magenmotorik), Motilin (Refluxschutz während der interdigestiven Motorik), Somatostatin und Substanz P, durch *parakrine Einflüsse* (Histamin, $PGF_{2\alpha}$), durch proteinreiche Kost sowie durch einen *hohen Intraabdominaldruck* (Bauchpresse, Adipositas, Aszites). Dieser würde den Sphinkter sprengen, läge nicht ein Teil des 3 – 4 cm langen unteren Ösophagussphinkters selbst im Bauchraum. Damit wird der Sphinkterdruck (von außen) umso mehr erhöht, je höher der Intraabdominaldruck steigt. Außerdem liegen Teile des Zwerchfells scherenförmig um den unteren Ösophagussphinkter (Crura dextrum et sinistrum), so daß der Sphinkter bei der Zwerchfellanspannung während der Bauchpresse automatisch abgeklemmt wird. Für den *Refluxschutz beim Schlucken* ist auch ein intaktes Ligamentum phrenico-oesophageale ($\rightarrow$ **E 1**) sowie ein relativ spitzer (His-)Winkel zwischen Ösophagusende und Magen wichtig.

Refluxfördernd sind Einflüsse, die den Sphinkterdruck senken. Neben VIP und ATP, den Transmittern der inhibitorischen *NCNA-Neurone*, gehören dazu β-adrenerge Agonisten, *Hormone* wie Sekretin, CCK und GIP, *parakrine Einflüsse* (NO, PGI_2, PGE_2, Dopamin), Schwangerschaft (Progesteronwirkung), fettreiche Kost u. a. m.

Ein **sporadischer Reflux** von Magensaft in den distalen Ösophagus ist ein alltäglich-physiologisches Ereignis, sei es beim unverhofften Druck auf den vollen Magen, beim **Schlucken** (Sphinkteröffnung für mehrere Sekunden; $\rightarrow$ **B 5** rechts) oder bei den sog. **transienten Sphinkteröffnungen** ($\rightarrow$ **B 5** links), die bis zu einer halben Minute dauern und nicht durch den Schluckakt, sondern durch eine starke Dehnung der Magenwand ausgelöst werden. Wahrscheinlich sind diese transienten Sphinkteröffnungen Teil des Aufstoßreflexes, mit dem mitverschluckte Luft und CO_2 aus dem Magen entfernt werden können. Daß dabei ein nicht unerheblicher Reflux stattfindet, ist aus dem starken Absinken des pH-Wertes im distalen Ösophagus abzulesen ($\rightarrow$ **B 4**).

Drei Mechanismen sind für den Schutz der Ösophagusschleimhaut nach einem Reflux verantwortlich:

◆ Die **Volumenclearance**, d.h. die rasche Wiederentleerung des Refluxvolumens in den Magen durch den Peristaltikreflex des Ösophagus. Ein Refluxvolumen von 15 ml bleibt (bis auf einen kleinen Rest) normalerweise nur 5 – 10 s im Ösophagus ($\rightarrow$ **B 1**).

◆ Die Magensaftreste, die die Volumenclearance zurückläßt, haben einen unverändert tiefen pH-Wert. Er steigt erst stufenweise ($\rightarrow$ **B 2**) bei jedem Schluckakt ($\rightarrow$ **B 3**), d.h., der verschluckte *Speichel sorgt für die Pufferung* des Refluxrestvolumens: **pH-Clearance**. Die pH-Clearance hängt von Menge und Pufferkapazität des Speichels ab.

◆ Die Ösophaguswand besitzt ein **Epithel** $\blacktriangleright$

A. Motilität des Ösophagus

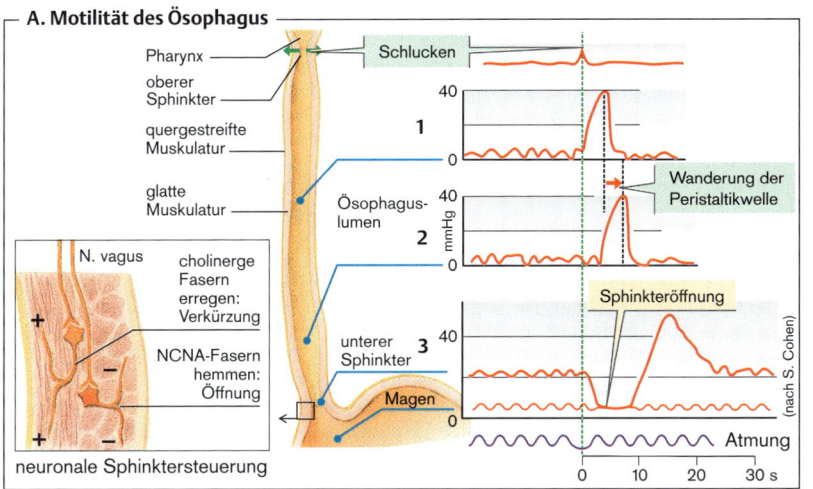

Pharynx
oberer Sphinkter
quergestreifte Muskulatur
glatte Muskulatur
Ösophaguslumen
unterer Sphinkter
Magen

Schlucken

Wanderung der Peristaltikwelle

Sphinkteröffnung

Atmung

(nach S. Cohen)

N. vagus
cholinerge Fasern erregen: Verkürzung
NCNA-Fasern hemmen: Öffnung

neuronale Sphinktersteuerung

B. Druck, Volumen- und pH-Clearance des distalen Ösophagus

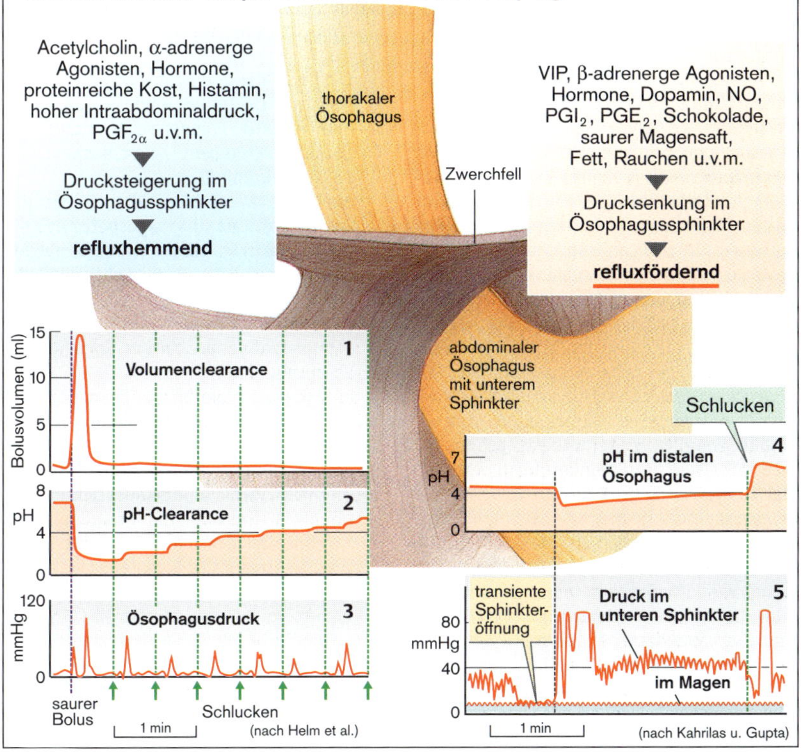

Acetylcholin, α-adrenerge Agonisten, Hormone, proteinreiche Kost, Histamin, hoher Intraabdominaldruck, PGF$_{2α}$ u.v.m.

▼

Drucksteigerung im Ösophagussphinkter

▼

refluxhemmend

thorakaler Ösophagus

Zwerchfell

VIP, β-adrenerge Agonisten, Hormone, Dopamin, NO, PGI$_2$, PGE$_2$, Schokolade, saurer Magensaft, Fett, Rauchen u.v.m.

▼

Drucksenkung im Ösophagussphinkter

▼

refluxfördernd

abdominaler Ösophagus mit unterem Sphinkter

1 Volumenclearance

2 pH-Clearance

3 Ösophagusdruck

saurer Bolus

Schlucken

1 min

(nach Helm et al.)

Schlucken

4 pH im distalen Ösophagus

transiente Sphinkteröffnung

5 Druck im unteren Sphinkter

im Magen

1 min

(nach Kahrilas u. Gupta)

▶ **mit Barriereeigenschaften.** Von seinen 25 – 30 Zelllagen ($\to$ **E** rechts) ist v. a. das luminal lokalisierte Stratum corneum (ca. 10 Zelllagen) besonders dicht. Damit wird das Eindringen aggressiver Magensaftbestandteile (H^+-Ionen, Pepsin und u. U. Gallensalze) weitgehend verhindert. Außerdem werden, ähnlich wie in der Magenmukosa ($\to$ S. 144), in die Zelle eingedrungene H^+-Ionen sehr effektiv wieder nach außen geschafft (Na^+/H^+-Austauschcarrier) und, in geringerem Umfang, HCO_3^--Ionen sezerniert.

Die wichtigsten **funktionellen Störungen des Ösophagus** sind durch eine abnorme Ösophagusmotorik verursacht (Hyper- oder Hypomotilität, gestörte Koordination) oder dadurch, daß die Schutzmechanismen mit dem Reflux nicht mehr fertig werden (gastroösophageale Refluxkrankheit).

Ursache für eine **Hypermotilität** können eine *verdickte Muskelschicht,* eine erhöhte *Empfindlichkeit des Muskels* gegenüber exzitatorischen Transmittern (Acetylcholin) und Hormonen (Gastrin u. a.) oder eine verminderte Empfindlichkeit gegenüber inhibitorischen Einflüssen (z. B. VIP) sein. Auch eine vermehrte *neuronale Aktivität* cholinerger Neurone und eine verminderte Aktivität von hemmenden NCNA-Neuronen können Ursache einer Hypermotilität sein. Letzteres trifft für die **Achalasie** zu ($\to$ **C**), für die eine verminderte Anzahl an intramuralen *NCNA-Neuronen* sowie ein herabgesetztes Reaktionsvermögen dieser Neurone auf präganglionär freigesetztes Acetylcholin verantwortlich gemacht werden. Als **Folge** dieser Störungen ist bei Achalasiepatienten der *Ruhedruck im unteren Ösophagussphinkter* stark *erhöht,* die rezeptive Relaxation setzt spät ein und ist vor allem zu schwach ausgeprägt, so daß der Druck im Sphinkter auch während der rezeptiven Relaxationsphase wesentlich höher ist als der im Magen ($\to$ **C** unten). Folglich sammelt sich die verschluckte Nahrung im Ösophagus an, so daß dort überall der Druck ansteigt und es zu einer u. U. enormen *Ausweitung des Ösophagus* kommt ($\to$ **C**). Auch das Wandern der Peristaltikwelle unterbleibt (vgl. **A 1, 2** mit **C** rechts). **Symptome** der Achalasie sind daher Dysphagie (Schluckbeschwerden), Wiederhochkommen der Nahrung (nicht Erbrechen!), Schmerzen hinter dem Brustbein und Gewichtsverlust. Gravierende **Komplikationen** der Achalasie sind eine *Ösophagitis* und *Pneumonien,* die durch Aspiration des (bakterienhaltigen) Ösophagusinhaltes entstehen.

Eine **Hypomotilität** des Ösophagus hat die umgekehrten Ursachen wie sie oben bei der Hypermotilität genannt wurden. Bei der **Sklerodermie** ($\to$ **D**), einer Autoimmunerkrankung, beruht sie in einem frühen Stadium auf neuronalen Defekten, die später von einer Atrophie der glatten Ösophagusmuskulatur gefolgt werden, so daß die Peristaltik in den distalen Ösophagusteilen schließlich erlischt. Im Gegensatz zur Achalasie ist der *Sphinkterdruck vermindert,* so daß sich eine gastroösophageale Refluxkrankheit entwickelt (s. u.).

Gastroösophageale Refluxkrankheit ($\to$ **E**): Ein Reflux des Magensaftes ist in gewissem Ausmaß ein physiologisches Ereignis (s. o.), doch zeigt *Sodbrennen* eine refluxbedingte Ösophagitis an. **Auslösend** dafür können sein:

- Einflüsse, die den Druck im unteren Ösophagussphinkter vermindern ($\to$ **B, D**),
- eine erhöhte Frequenz von transienten Sphinkteröffnungen (Luftschlucken; CO_2-haltige Getränke),
- eine herabgesetzte Volumenclearance (gestörte distale Ösophagusperistaltik),
- eine verkürzte oder verlangsamte pH-Clearance, z. B. bei vermindertem Speichelfluß (Schlaf, chronischer Speichelmangel [Xerostomie]) oder bei herabgesetzter Pufferkapazität des Speichels (Zigarettenraucher),
- eine Hiatushernie, bei der der abdominale Teil des Ösophagus in den Thoraxraum verlagert wird ($\to$ **E** rechts), so daß ein wichtiger Sphinkterverschlußmechanismus bei erhöhtem Intraabdominaldruck fehlt,
- direkte Irritierung und Schädigung der Ösophagusschleimhaut, z. B. durch Zitrusfrüchte, Speisen auf Tomatenbasis, scharfe Gewürze, hochprozentigen Alkohol, nichtsteroidale Antiphlogistika ($\to$ S. 142).

Die **Folge** einer chronischen gastroösophagealen Refluxkrankheit ist eine *Metaplasie des Epithels* im distalen Ösophagus, was als *Präkanzerose* zu einem *Karzinom* führen kann.

C. Achalasie

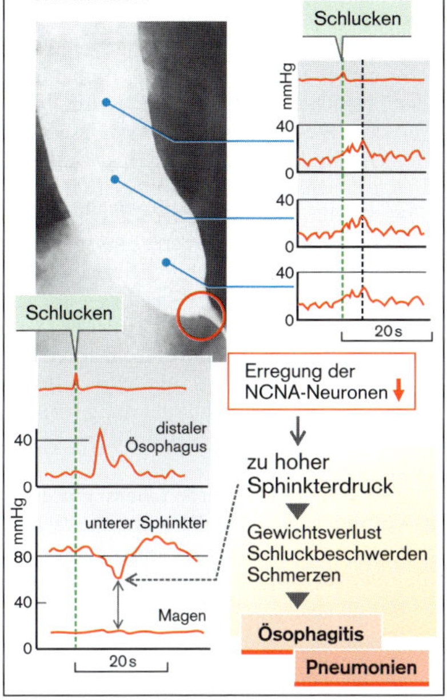

Schlucken

mmHg

40
0

40
0

40
0

20 s

Schlucken

distaler
Ösophagus

40
0

mmHg

unterer Sphinkter

80

40

0

Magen

20 s

Erregung der
NCNA-Neuronen ↓

↓

zu hoher
Sphinkterdruck

Gewichtsverlust
Schluckbeschwerden
Schmerzen

Ösophagitis

Pneumonien

D. Sklerodermie

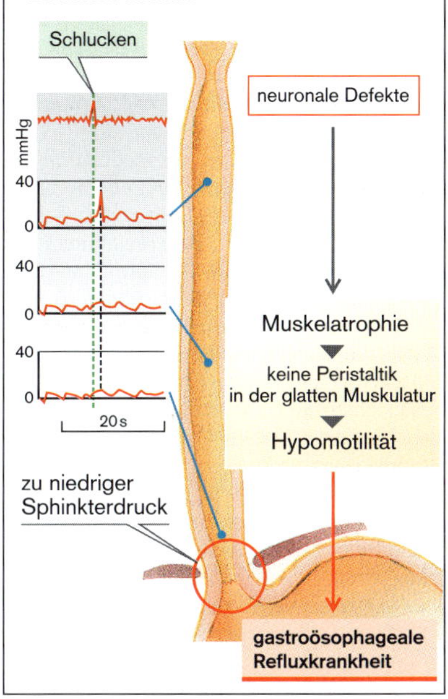

Schlucken

mmHg

40
0

40
0

40
0

20 s

zu niedriger
Sphinkterdruck

neuronale Defekte

↓

Muskelatrophie

keine Peristaltik
in der glatten Muskulatur

Hypomotilität

**gastroösophageale
Refluxkrankheit**

Tafel 6.3 **Ösophagus II**

E. Gastroösophageale Refluxkrankheit

transiente Sphinkter-
öffnung (Luft, CO_2)

Speichelproduktion ↓
(im Schlaf, Xerostomie)

Pufferkapazität des Speichels ↓
(u.a. durch Rauchen)

Sphinkterdruck ↓

Störung der Peristaltik

Volumen-
clearance ↓

pH-
Clearance ↓

Hiatushernie

defekte Mukosa-
schutzmechanismen
(Alkohol u.a.)

Ligamentum
phrenico-
oesophageale

Zwerchfell

Ösophagus-
Magen-
Grenze

His-
Winkel

Reflux

Refluxösophagitis

Epithelmetaplasie

Karzinom

139

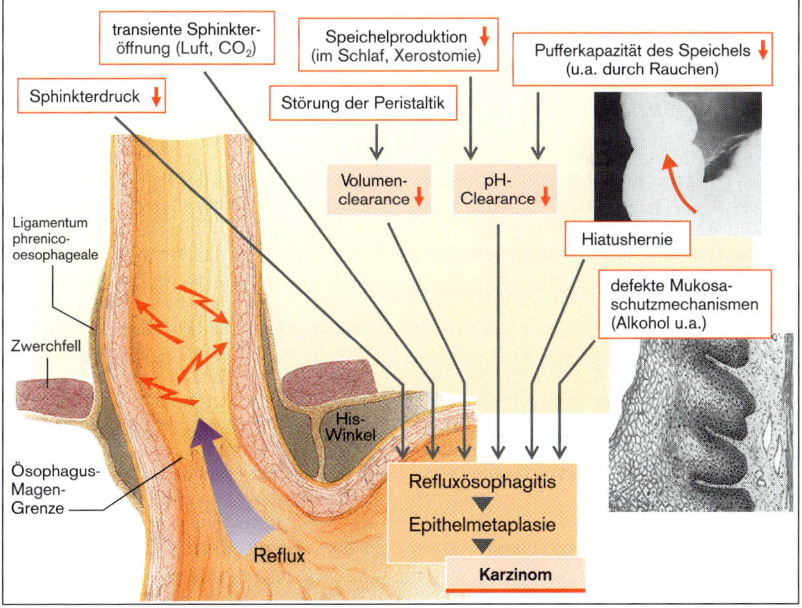

Foto in C.: Thurn P, et al. Einführung in die radiologische Diagnostik. 10. Aufl. Stuttgart: Thieme, 1998
Foto in E.: Treichel J. Doppelkontrastuntersuchung des Magens. 2. Aufl. Stuttgart: Thieme; 1990

Übelkeit und Erbrechen

Erbrechen mit seinen **Vorboten** Übelkeit und Würgen ist v. a. ein *Schutzreflex*, aber auch ein wichtiges *Symptom*. Chronisches Erbrechen ruft schwere *Störungen* hervor.

Das **Brechzentrum** in der Medulla oblongata (→ **A** oben) wird u. a. über **Chemorezeptoren** der Area postrema am Boden des IV. Ventrikels angesteuert (sog. *chemorezeptorische Triggerzone, CTZ*), wo die Blut-Hirn-Schranke weniger dicht ist. Aktiviert wird die CTZ von Dopaminagonisten wie Apomorphin (therapeutisches **Emetikum**), von zahlreichen Medikamenten bzw. Toxinen wie Digitalisglykosiden, Nikotin, Staphylokokken-Enterotoxin sowie bei Hypoxie, Urämie und Diabetes mellitus. Die CTZ-Zellen besitzen auch Rezeptoren für Neurotransmitter (z. B. Noradrenalin, Serotonin, GABA, Substanz P), die eine neuronale Ansteuerung der CTZ ermöglichen.

Auch ohne Vermittlung der CTZ kann das Brechzentrum aktiviert werden, so bei unphysiologischer Reizung des Gleichgewichtsorgans: **Kinetose**. Ebenso lösen **Vestibularerkrankungen** wie die *Menière-Krankheit* Übelkeit und Erbrechen aus.

Über vagale Afferenzen aus dem **Magen-Darm-Trakt** wird das Brechzentrum aktiviert
– bei *Überdehnung* des Magens oder *Schädigung* der Magenschleimhaut, z. B. durch Alkohol,
– bei *verzögerter Magenentleerung*, verursacht durch vegetative Efferenzen (auch aus dem Brechzentrum selbst), durch schwer verdauliche Speisen sowie durch eine Blockade des Magenausgangs (Pylorusstenose, Tumor) oder des Darms (Atresie, Hirschsprung-Erkrankung, Ileus (→ S. 156),
– bei *Überdehnung* und *Entzündungen* des Peritoneums, der Gallenwege, des Pankreas und des Darms.
Schließlich lösen auch viszerale Afferenzen aus dem **Herz**, etwa bei Koronarischämie, Übelkeit und Erbrechen aus. Im ersten Drittel der **Schwangerschaft** tritt häufig Erbrechen auf (*Vomitus matutinus*), wobei es ausnahmsweise auch zu erbrechensbedingten Störungen (s. u.) kommen kann (*Hyperemesis gravidarum*). **Psychogenes Erbrechen** tritt meist bei (nichtschwangeren) jungen Frauen auf, wobei sexuelle Konflikte, Probleme in der häuslichen Umgebung, der Verlust der elterlichen Zuwendung u. ä. Ursachen sind. Mit dem in den Hals gesteckten Finger kann Erbrechen **willkürlich** ausgelöst werden (Afferenzen von Berührungssensoren im Pharynx), was gelegentlich befreiend sein kann, aber von *Bulimia nervosa*-Patienten (→ S. 26) so oft gemacht wird, daß bei ihnen mit gravierenden Folgen zu rechnen ist (s. u.).

Schließlich sind **Strahlenexposition** (z. B. bei Tumorbestrahlung) und ein **erhöhter Hirndruck** (intrakranielle Blutung, Tumor) klinisch wichtige Auslöser für Übelkeit und Erbrechen.

Die **Folgen von chronischem Erbrechen** (→ **A** unten) sind auf die verminderte Nahrungszufuhr (**Unterernährung**) sowie auf den **Verlust von Magensaft** zurückzuführen, wobei auch der verschluckte Speichel, Getränke sowie u. U. auch Dünndarmsekrete verlorengehen. Die Folge ist eine *Hypovolämie*. Die vom Brechzentrum initiierte *ADH-Ausschüttung* retiniert zwar Wasser, aber nun droht wegen der Plasmaverdünnung eine *Hyponatriämie*, die durch eine renale Mehrausscheidung von $NaHCO_3$ noch verstärkt wird. Auslöser für letztere ist eine *nichtrespiratorische Alkalose*. Sie entsteht dadurch, daß die Belegzellen des Magens für jedes ins Lumen sezernierte H^+-Ion ein HCO_3^--Ion ins Blut abgeben. Weil die H^+-Ionen (10 – 100 mmol/l Magensaft!) erbrechen werden und so zu ihrer Pufferung im Duodenum kein HCO_3^- verbrauchen, sammelt sich HCO_3^- im Organismus an. Die Alkalose wird vertieft durch eine *Hypokaliämie*: K^+ geht sowohl mit dem Erbrochenen (Nahrung, Speichel und Magensaft) als auch mit dem Harn verloren (der hypovolämiebedingte *Hyperaldosteronismus* führt im Zuge einer vermehrten Na^+-Resorption zur erhöhten K^+-Ausscheidung, → S. 98 u. 122 ff.).

Der Brechakt und das Erbrochene richten weitere Schäden an: *Magenruptur, Risse in der Ösophaguswand* (Mallory-Weiss-Syndrom), *Karies* (Säure!), Mundschleimhautentzündung und *Aspirationspneumonie* sind die wichtigsten Beispiele.

A. Ursachen und Folgen des Erbrechens

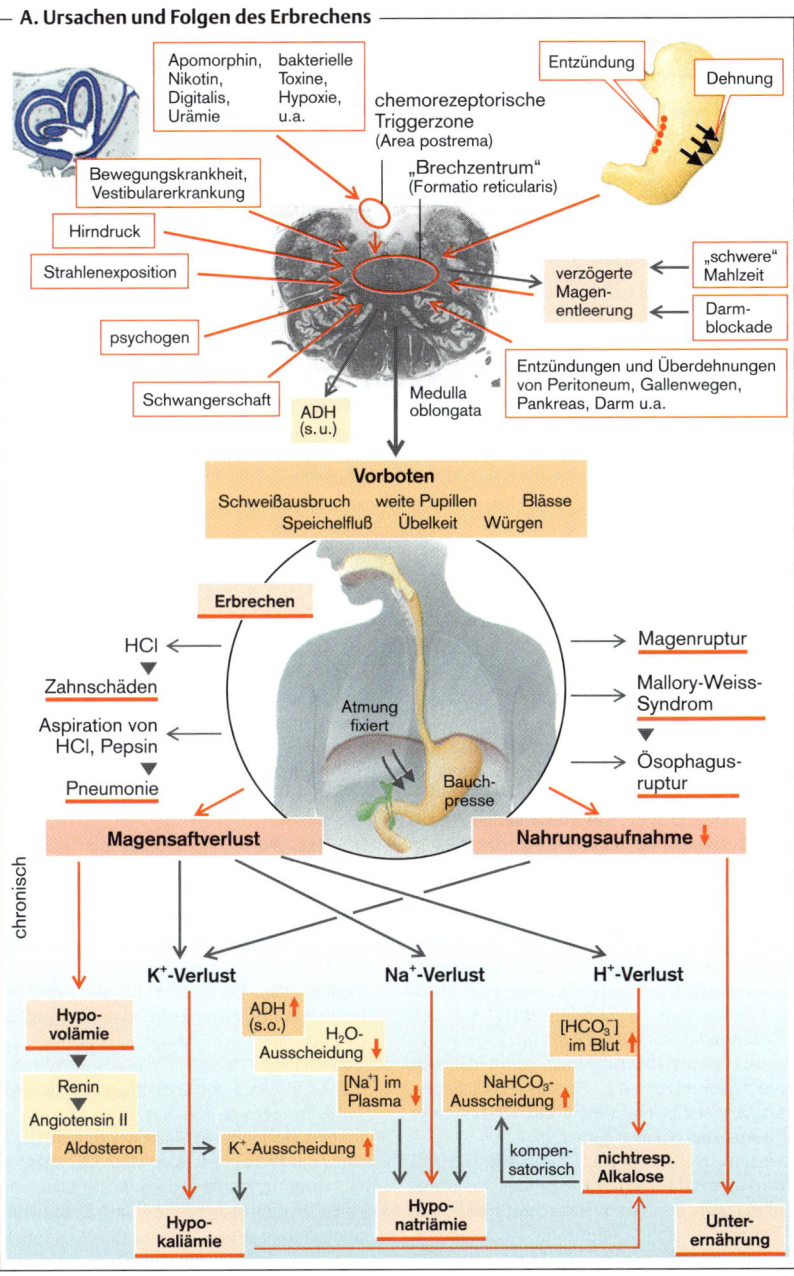

Apomorphin, Nikotin, Digitalis, Urämie | bakterielle Toxine, Hypoxie, u.a.

Entzündung

Dehnung

chemorezeptorische Triggerzone (Area postrema)

„Brechzentrum" (Formatio reticularis)

Bewegungskrankheit, Vestibularerkrankung

Hirndruck

Strahlenexposition

verzögerte Magen-entleerung

„schwere" Mahlzeit

Darm-blockade

psychogen

Entzündungen und Überdehnungen von Peritoneum, Gallenwegen, Pankreas, Darm u.a.

Schwangerschaft

ADH (s. u.)

Medulla oblongata

Vorboten
Schweißausbruch   weite Pupillen   Blässe
Speichelfluß   Übelkeit   Würgen

Erbrechen

HCl
▼
Zahnschäden

Aspiration von HCl, Pepsin
▼
Pneumonie

Atmung fixiert

Bauch-presse

Magenruptur

Mallory-Weiss-Syndrom
▼
Ösophagus-ruptur

Magensaftverlust

Nahrungsaufnahme ↓

chronisch

K^+-Verlust

Na^+-Verlust

H^+-Verlust

Hypo-volämie
▼
Renin
Angiotensin II
Aldosteron

ADH ↑ (s.o.)

H_2O-Ausscheidung ↓

$[Na^+]$ im Plasma ↓

$NaHCO_3$-Ausscheidung ↑

$[HCO_3^-]$ im Blut ↑

K^+-Ausscheidung ↑

kompen-satorisch

nichtresp. Alkalose

Hypo-kaliämie

Hypo-natriämie

Unter-ernährung

Gastritis

Etwas vereinfachend lassen sich drei Haupttypen der Gastritis unterscheiden, nämlich
- die *erosive* und *hämorrhagische Gastritis,*
- die *nichterosive, chronisch aktive Gastritis* und
- die *atrophische (Fundusdrüsen-)Gastritis.*

(Da eine volle Entzündungsreaktion bei vielen Gastritiden fehlt, spricht man neuerdings oft auch von *Gastropathien.*)

Die **erosive** und **hämorrhagische Gastritis** (→ **A 1**) kann zahlreiche Ursachen haben, z. B.
- die Einnahme von **ni**cht**s**teroidalen **a**ntientzündlichen **P**harmaka (NISAP), deren lokale und systemische mukosaschädigende Wirkung auf S. 146 näher beschrieben ist.
- eine Ischämie (z. B. Vaskulitis oder bei extremem Langlauf),
- Streß (Multiorganversagen, Verbrennung, Operation, ZNS-Traumen), wobei die Gastritis wohl z. T. ischämiebedingt ist,
- Alkoholabusus, Verätzungen,
- Traumen (Magensonde, verschluckte Fremdkörper, Würgen und Erbrechen usw.),
- Strahlentrauma.

Dieser Gastritistyp kann rasch zu einem **akuten Ulkus** führen (z. B. durch Streß oder NISAP; → S. 146) mit der Gefahr einer größeren *Magenblutung* oder einer *Perforation* der Magenwand (→ **A 1**).

Die **nichterosive, chronisch aktive Gastritis** („Typ B", → **A 2**) ist meist auf das *Antrum* beschränkt. Wie sich in den letzten Jahren immer deutlicher herauskristallisiert hat, ist die entscheidende Ursache eine bakterielle Besiedelung des Antrums mit **Helicobacter pylori**, die mit Antibiotika therapiert werden kann (s. a. Ulkus, → S. 144 ff.). Die Helicobacter-Besiedelung vermindert nicht nur den Mukosaschutz, sondern kann auch die antrale Gastrinausschüttung und somit die Magensaftsekretion im Fundus stimulieren, eine Konstellation, die die Entstehung eines **chronischen Ulkus** begünstigt.

Eine vierte Form, die sog. **reaktive Gastritis** (→ **A 4**), entsteht in der Umgebung von erosiven Gastritiden (s. o.), von Ulzera oder von Operationswunden. Letzteres mag bei Antrum- und Pylorusoperationen z. T. durch enterogastrischen Reflux bedingt sein (**Refluxgastritis**), wobei Pankreas- und Darmenzyme sowie Gallensalze die Magenmukosa angreifen. Andererseits desinhibiert das alkalische Milieu des Darmsaftes die Gastrinausschüttung. Für Helicobacter pylori ist dies ein feindliches Milieu. (Aus ähnlichen Gründen ist der Helicobacter-Befall bei der atrophischen Gastritis vermindert.)

Ganz andere Ursachen hat die **atrophische (Fundusdrüsen-)Gastritis** („Typ A", → **A 3**), die meist auf den Fundus beschränkt ist. Bei solchen Patienten finden sich in Magensaft und Plasma in den meisten Fällen **Autoantikörper** (hauptsächlich Immunglobulin G; Plasmazellen- und B-Lymphozyten-Infiltration) gegen Teile und Produkte der **Belegzellen** (→ **A** rechts oben), wie mikrosomale Lipoproteine, Gastrinrezeptor, Carboanhydrase, H^+/K^+-ATPase und Intrinsic factor (IF). Dadurch atrophieren die Belegzellen, so daß die Säure- und IF-Sekretion stark absinkt (*Achlorhydrie*). Zudem blockieren IF-Antikörper die Bindung von Cobalaminen (Vit. B12) an IF oder die Endozytose des IF-Cobalamin-Komplexes im Ileum, so daß längerfristig ein Cobalaminmangel mit einer **perniziösen Anämie** entsteht (→ Blut, S. 34). Bei der atrophischen Gastritis steigt reaktiv die Gastrinausschüttung stark an, und die *G-Zellen hypertrophieren.* Wahrscheinlich als Folge der hohen Gastrinspiegel erfolgt eine *Hyperplasie der ECL-Zellen* („enterochromaffine-like"-Zellen), die Gastrinrezeptoren tragen und für die Histaminproduktion in der Magenwand verantwortlich sind. Diese ECL-Zell-Hyperplasie kann sich u. U. zu einem **Karzinoid** ausweiten. Die Hauptgefahr bei der atrophischen Gastritis sind allerdings die ausgedehnten *Metaplasien* der Mukosa, die als Präkanzerose zu **Magenkarzinomen** führen können.

Relativ selten sind **Gastritiden durch spezifische Erreger** wie TBC-Bakterien, Cytomegalie- und Herpesviren, Pilze wie Candida albicans u. a. Gehäuft treten solche Gastritiden bei immungeschwächten Patienten auf (AIDS, Immunsuppression bei Organtransplantationen usw.).

A. Gastritis

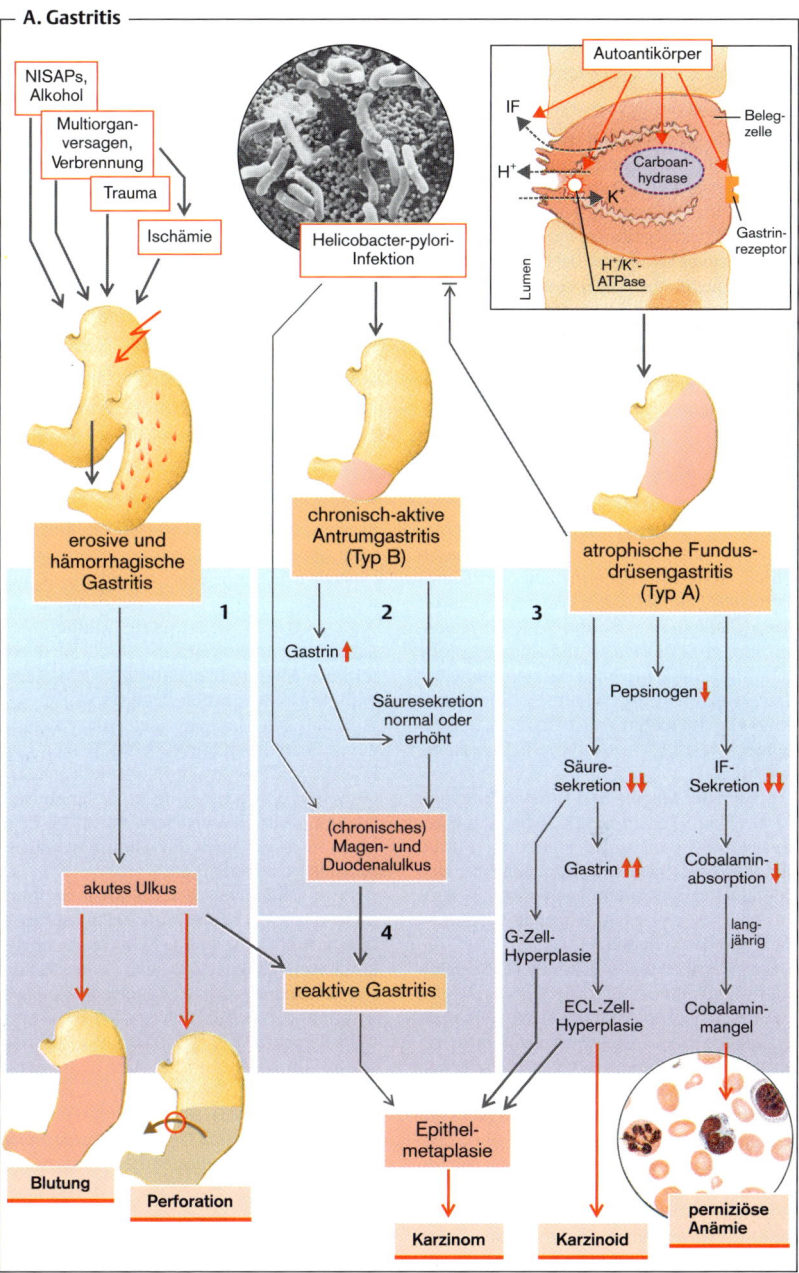

NISAPs, Alkohol

Multiorgan-versagen, Verbrennung

Trauma

Ischämie

Helicobacter-pylori-Infektion

Autoantikörper

IF

H⁺

Carboan-hydrase

K⁺

Belegzelle

Gastrin-rezeptor

Lumen

H⁺/K⁺-ATPase

erosive und hämorrhagische Gastritis **1**

chronisch-aktive Antrumgastritis (Typ B) **2**

atrophische Fundus-drüsengastritis (Typ A) **3**

Gastrin ↑

Säuresekretion normal oder erhöht

Pepsinogen ↓

Säure-sekretion ↓↓

IF-Sekretion ↓↓

Säure-sekretion ↓↓

Gastrin ↑↑

Cobalamin-absorption ↓

(chronisches) Magen- und Duodenalulkus

akutes Ulkus

4

reaktive Gastritis

G-Zell-Hyperplasie

ECL-Zell-Hyperplasie

langjährig

Cobalamin-mangel

Blutung

Perforation

Epithel-metaplasie

Karzinom

Karzinoid

perniziöse Anämie

Ulkus

Die **H⁺-Ionen** des Magensaftes werden von den Belegzellen sezerniert, die dafür in ihrer luminalen Membran eine H^+/K^+-ATPase besitzen, während die Hauptzellen das Drüsensekret mit *Pepsinogenen* anreichern (→ **A**). Durch die hohe H^+-Konzentration (pH 1–2) werden die Nahrungsproteine denaturiert und die Pepsinogene zu *Pepsinen* aktiviert, die als Endopeptidasen bestimmte Peptidbindungen der Nahrungsproteine spalten.

Die **Steuerung der Magensaftsekretion** (→ **A 1**) erfolgt nerval, endokrin, parakrin und autokrin. **Stimulatorisch** wirken *Acetylcholin* (muskarinische M1-Rezeptoren und über GRP[gastrin-releasing-peptide]-Neurone, wobei GRP Gastrin freisetzt), *Gastrin* (endokrin), das aus den G-Zellen des Antrums stammt, und *Histamin* (parakrin; H_2-Rezeptoren), das von den ECL-Zellen („enterochromaffin-like"-Zellen) und Mastzellen der Magenwand sezerniert wird. Als **Inhibitoren** wirken *Sekretin* (endokrin) aus dem Dünndarm, *SIH* (hemmt Gastrinsekretion) sowie *Prostaglandine* (v. a. E_2 und I_2), *TGFα* (transforming growth factor) und *Adenosin* (alle para- und autokrin). Auch die Hemmung der Gastrinsekretion durch hohe H^+-Konzentrationen im Magenlumen ist ein wichtiger Regelmechanismus (negative Rückkopplung, → **A 1** links).

Schutz der Magen- und Duodenalmukosa: Da das Säure-Pepsin-Gemisch des Magenkrets Eiweiß denaturiert und verdaut, muß die ebenfalls proteinhaltige Magen- und Duodenalwand vor dem aggressiven Magensaft geschützt werden. Folgende Mechanismen sind daran beteiligt (→ **A 2**):

a Ein gelartiger, 0,1–0,5 mm dicker **Schleim-** oder **Mukusfilm** schützt die Oberfläche des Epithels, wobei der Mukus von den Nebenzellen (Magen) bzw. den Becherzellen (Darm) sezerniert wird (und von den Pepsinen depolymerisiert und damit aufgelöst werden kann).

b Das **Epithel sezerniert HCO_3^-**, das nicht nur in der Flüssigkeitsschicht direkt über dem Epithel angereichert wird, sondern auch in den Mukusfilm diffundiert, wo es vom Magenlumen her eingedrungene H^+-Ionen abpuffert; wesentliche Stimulatoren dieser HCO_3^--Sekretion sind *Prostaglandine*.

c Auch das **Epithel selbst** (apikale Zellmembran, Tight junctions) *hat Barriere-Eigenschaften*, die ein Eindringen der H^+-Ionen weitgehend verhindern bzw. eingedrungene H^+-Ionen sehr effektiv wieder nach außen schaffen (Na^+/H^+-Austauschcarrier nur basolateral). Reguliert werden diese Eigenschaften u. a. durch *EGF* (epidermal growth factor), der im Speichel enthalten ist und an Rezeptoren der apikalen Epithelzellmembran bindet. Auch glutathionabhängige, antioxidative Mechanismen gehören zu dieser *Zytoprotektion*.

d Als letzte „Verteidigungslinie" dient schließlich eine gute **Mukosadurchblutung**, die u. a. H^+-Ionen rasch wegschafft bzw. für den Nachschub von HCO_3^- und Substraten des Energiestoffwechsels sorgt.

Epithelreparatur und Wundheilung: Für die Reparatur von Defekten im Epithel, die trotz dieser Schutzvorkehrungen entstehen, existieren folgende Mechanismen (→ **B** unten links):

◆ Dem Defekt benachbarte Epithelzellen flachen ab und schließen die Lücke durch seitliche Migration entlang der Basalmembran. Diese **Restitution** dauert etwa 30 min.

◆ Mehr Zeit braucht der Lückenschluß durch **Zellteilung**. Stimulierend wirken hier EGF, TGFα, IGF-I (insulin-like growth factor I), Bombesin und Gastrin. Bei einer Epithelverletzung proliferieren besonders solche Zelltypen rasch, die einen EGF-ähnlichen Wachstumsfaktor sezernieren.

◆ Wird schließlich auch die Basalmembran zerstört, setzen **akute Wundheilungsprozesse** ein: Anlockung von Leukozyten und Makrophagen, Phagozytose nekrotischer Zellreste, Revaskularisierung (Angiogenese), Regeneration der extrazellulären Matrix sowie, nach Reparatur der Basalmembran, Epithelschluß durch Restitution und Zellteilung.

Die Gefahr der *Epithelarrosion* und, in der Folge, eines **Ulkus** entsteht immer dann, wenn die *Schutz- und Reparaturmechanismen geschwächt* sind und/oder die *chemische Aggression* des Säure-Pepsin-Gemisches zu stark ist oder zu lange andauert (→ **A 3** und **B** oben). Magen- und Duodenalulzera können daher ganz verschiedene **Ursachen** haben:

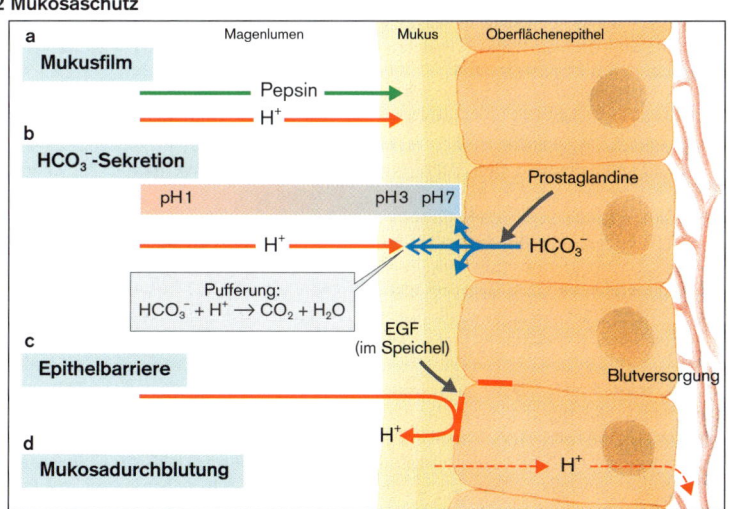

A. Magensaftsekretion, Schutz der Mukosa und Ulkusgefahr

1 Magensaftbildung

N. vagus

H⁺ Pepsin

Gastrin

tubuläre Drüse

Acetylcholin   Gastrin   Histamin

M_1-Rezeptoren H_2-Rezeptoren

Pepsin
H⁺

Belegzelle

Hauptzelle

Eiweiß-
verdauung

siehe 2

Sekretin SIH PG_{E_2} PG_{I_2} Adenosin TGFα

2 Mukosaschutz

a

Magenlumen   Mukus   Oberflächenepithel

Mukusfilm

Pepsin

H⁺

b

HCO_3^--Sekretion

pH1   pH3 pH7

Prostaglandine

H⁺ HCO_3^-

Pufferung:
$HCO_3^- + H^+ \rightarrow CO_2 + H_2O$

c

EGF
(im Speichel)

Epithelbarriere

Blutversorgung

H⁺

d

Mukosadurchblutung   H⁺

3 Ulkusgefahr

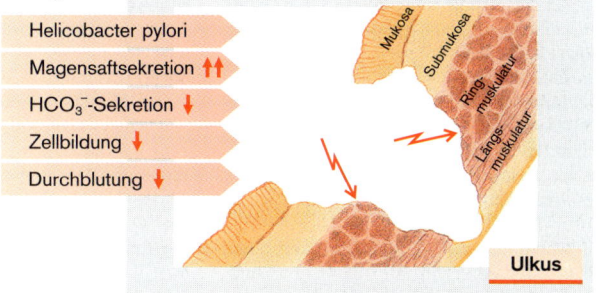

Helicobacter pylori

Magensaftsekretion ↑↑

HCO_3^--Sekretion ↓

Zellbildung ↓

Durchblutung ↓

Mukosa
Submukosa
Ring-
muskulatur
Länge-
muskulatur

Ulkus

Die **Infektion mit Helicobacter pylori** ist die *häufigste Ulkusursache.* Folgerichtig hat sich die Gabe von Antibiotika inzwischen als die wirksamste Therapie bei den meisten Nicht-NISAP-Ulkuspatienten (s. u.) erwiesen. Das Bakterium überlebt die saure Umgebung der Mukusschicht wahrscheinlich deshalb, weil es eine spezielle Urease besitzt. Mit dieser erzeugt es aus Harnstoff CO_2 und NH_3 bzw. HCO_3^- und NH_4^+ und kann so H^+-Ionen in der Umgebung selbst abpuffern. H. pylori wird von Mensch zu Mensch übertragen und verursacht eine Magenschleimhautentzündung (Gastritis, v. a. im Antrum; S. 142), aus der sich ein Magen- oder Duodenalulkus mit mehr als 10fach höherer Wahrscheinlichkeit entwickelt als bei Personen ohne eine solche Gastritis. Ulkusursache ist hier in erster Linie die durch die Infektion *gestörte Barrierefunktion* des Epithels ($\to$ **A, B**).

Wahrscheinlich geht mit dieser infektionsbedingten Ulkusbildung auch eine vermehrte chemische Aggression einher, etwa durch *O_2-Radikale,* die von den Bakterien selbst sowie von den an der Infektionsabwehr beteiligten Leukozyten und Makrophagen gebildet werden, oder durch *Pepsine,* da H. pylori die Pepsinogensekretion stimuliert.

Daß die Infektion des Magenantrums häufig auch zu einem **Ulkus im Duodenum** führt, hängt wahrscheinlich damit zusammen, daß im Antrum infektionsbedingt die *Gastrinsekretion* erhöht ist. Daher ist die Säure- und Pepsinogenausschüttung gesteigert und das Duodenalepithel einer erhöhten chemischen Aggression ausgesetzt. Diese verursacht eine Umbildung des Epithels (*Metaplasie*), die wiederum die Einnistung von H. pylori erleichtert, was zu einer *Duodenitis* mit verstärkter Metaplasie führt usw.

Ebenfalls zu den häufigeren Ulkusursachen gehört die Einnahme von **n**icht**s**teroidalen **a**ntientzündlichen **P**harmaka (**NISAP**), wie Indometacin, Diclofenac, hochdosierte Acetylsalicylsäure u. a. Ihre antientzündliche und analgetische Wirkung beruht v. a. darauf, daß sie die Cyclooxygenase hemmen und so die *Prostaglandinsynthese* (aus Arachidonsäure) *blockieren.* Als unerwünschte Wirkung hemmen die NISAP systemisch auch die Prostaglandinsynthese im Magen- und Duodenalepithel, was dort einerseits die

HCO_3^--Sekretion vermindert (geschwächter Mukosaschutz; $\to$ **B** oben links), andererseits die *Säuresekretion enthemmt* ($\to$ **A 1**). Zusätzlich schädigen sie die Schleimhaut lokal durch nichtionische Diffusion in die Mukosazellen (pH des Magensafts $\ll$ pKa'-Werte der NISAP!). Unter NISAP kann sich so nach Tagen bis Wochen ein akutes Ulkus entwickeln, wobei wegen der Hemmwirkung der NISAP auf die Thrombozytenaggregation die Gefahr von Blutungen aus dem Ulkus erhöht ist.

Akute Ulzera treten bei schwersten Belastungen des Organismus (**Streß**) auf, etwa nach großen Operationen, bei ausgedehnteren Verbrennungen und bei Multiorganversagen („Schock"). Hauptursache sind hier wahrscheinlich die hohen Plasmakonzentrationen von *Cortisol,* die mit *Durchblutungsstörungen* der Mukosa einhergehen.

Bei der Ulkusentstehung stehen oft **psychische Faktoren** im Vordergrund. Starke seelische Belastungen ohne „Ventil" nach außen (erhöhtes Cortisol) und/oder ein gestörtes Bewältigungsverhalten bei „normalen" Belastungen, etwa im Beruf, sind meist die Ursache. Psychogen erhöhte Sekretionsraten von Säure und Pepsinogen sowie belastungsbedingtes Fehlverhalten (starkes Rauchen, Kopfwehtabletten [NISAP!], hochprozentige Alkoholika) sind dabei oft beteiligt.

Rauchen ist ein Risikofaktor für die Ulkusentstehung. Dabei scheinen sich eine ganze Reihe von mäßig wirksamen Einzeleffekten zu summieren ($\to$ **B**). **Alkohol** in großen Mengen oder in hoher Konzentration schädigt die Mukosa, während mäßiger Genuß von Wein und Bier durch nichtalkoholische Bestandteile die Magensekretion steigert.

Seltene Ulkusursachen sind Tumoren, die autonom Gastrin ausschütten (*Gastrinom,* Zollinger-Ellison-Syndrom), eine systemische *Mastozytose* oder eine *Basophilie* mit hohen Histaminkonzentrationen im Plasma.

Die **Ulkustherapie** umfaßt neben der antibiotischen (s. o.) und der (selten notwendigen) operativen Therapie die Senkung der Säure- und Pepsinogensekretion mit Blockern der H_2- und M_1-Rezeptoren ($\to$ **A 1**) und/oder der H^+/K^+-ATPase ($\to$ S. 143, rechts oben). Sog. Antazida wirken z. T. als pH-Puffer im Lumen, haben aber auch weitere, nicht ganz geklärte Wirkungen auf die Mukosa.

B. Ulkusentstehung

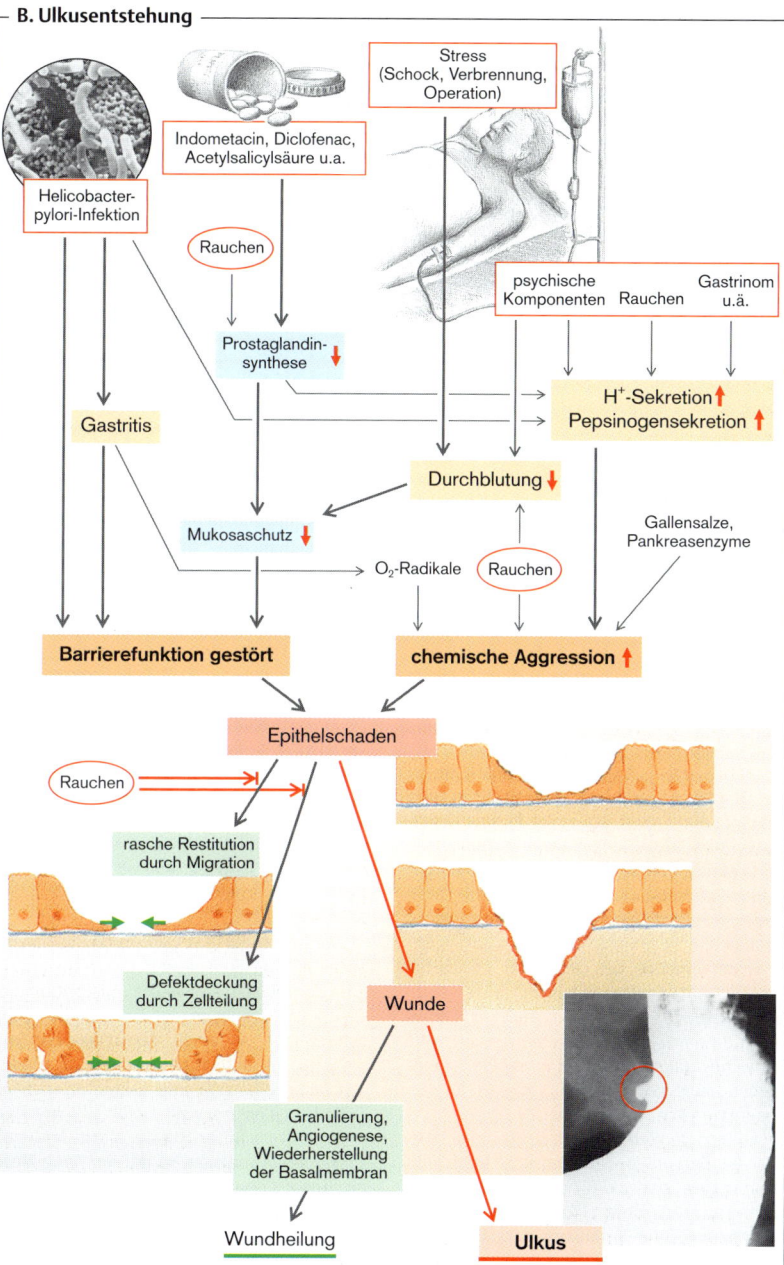

Helicobacter-pylori-Infektion

Indometacin, Diclofenac, Acetylsalicylsäure u.a.

Stress (Schock, Verbrennung, Operation)

Rauchen

Prostaglandin-synthese ↓

psychische Komponenten Rauchen Gastrinom u.ä.

H⁺-Sekretion ↑
Pepsinogensekretion ↑

Gastritis

Durchblutung ↓

Gallensalze, Pankreasenzyme

Mukosaschutz ↓

O₂-Radikale Rauchen

Barrierefunktion gestört

chemische Aggression ↑

Epithelschaden

Rauchen

rasche Restitution durch Migration

Defektdeckung durch Zellteilung

Wunde

Granulierung, Angiogenese, Wiederherstellung der Basalmembran

Wundheilung

Ulkus

Tafel 6.7 Ulkus II

147

Röntgenbild: Treichel J. Doppelkontrastuntersuchung des Magens, 2. Aufl. Stuttgart: Thieme; 1990

Störungen nach Magenoperationen

Die Magenentfernung (**Gastrektomie**) mit Ersatzmagenbildung aus Jejunumschlingen sowie die **Magenresektion** (Billroth I oder II bzw. Roux) gehören zur Therapie von Magentumoren. Therapieresistente Magenulzera wurden auch mit selektiver **Vagotomie** (VT) behandelt. Die unselektive VT ist bei Tumoroperationen oder Blutungen oft unvermeidbar. Diese Eingriffe führen u. U. zu unerwünschten **Funktionsstörungen** (→ A):

Die operative Magenverkleinerung und die Störung von Akkommodations- und rezeptivem Relaxationsreflex (VT) erhöhen die Magenwandspannung beim Essen, was zu *Völlegefühl, Übelkeit* und *Erbrechen* sowie *vorzeitiger Sättigung* führt. Folgenschwer ist die **rasche Magenentleerung**. Sie kommt dadurch zustande, daß 1. der Akkomodationsreflex fehlt und so der Druckgradient vom Magen in Richtung Dünndarm erhöht ist, 2. die „Portionierer" Antrum und Pylorus fehlen und 3. die Magenentleerung nicht mehr aus dem Dünndarm gehemmt wird. Letzteres ist v. a. bei VT (Ausfall vagovagaler Reflexe) der Fall und bei Resektion nach Billroth II oder Roux (Umgehung der duodenalen Chemorezeptoren).

Folgen der zu raschen Magenentleerung sind (→ A unten):

◆ Das **zu hohe Chymusvolumen/Zeit** dehnt die Darmwand und löst *Übelkeit, Erbrechen, Krämpfe* und *Schmerzen* sowie *kutane Gefäßdilatation* (Flush), Tachykardie, Palpitationen und orthostatischen Regulationsstörungen aus. Für dieses (30 – 60 min nach dem Essen auftretende) **frühe Dumpingsyndrom** ist auch eine

◆ **Hypertonizität** des zu rasch entleerten Chymus mitverantwortlich, die über osmotisch bedingte *Wassersekretion* ins Dünndarmlumen 1. die Darmdehnung verstärkt, 2. zu *Durchfällen* führt und 3. wegen der entstehenden *Hypovolämie* zu weiteren kardiovaskulären Reaktionen führt.

◆ Außerdem *verdünnt* das sezernierte Wasser die *Enzyme* und *Gallensalze* im Dünndarmlumen, was u. a. für die Freisetzung von Häm-Eisen aus dem Hämoglobin der Nahrung bzw. für die Fettabsorption (Vit. D, s. u.) kritisch werden kann.

◆ Hohe Kohlenhydrat- und insbesondere Zuckerkonzentrationen (z. B. Marmelade) im Chymus führen auch deswegen zu Beschwerden, weil die rasche Glucoseabsorption einen *hohen Hyperglykämiegipfel* verursacht, der 90 – 180 min nach dem Essen eine insulinbedingte, also *reaktive Hypoglykämie* auslöst (Verwirrtsein, Bewußtseinsverlust): sog. **spätes Dumpingsyndrom**.

◆ Die rasche Chymusentleerung überfordert auch die Verdauungskapazität des oberen Dünndarms, was dadurch verstärkt wird, daß bei VT die Pankreassaftsekretion halbiert ist und bei Billroth II und Roux das Duodenum nicht im Chymusstrom liegt, so daß der normale Reiz für die Sekretin- und CCK-Sekretion fehlt. Die Folge ist, daß auch der *distale Dünndarm* zur Verdauung und Absorption herangezogen wird. Die dortigen Chemorezeptoren sind stark an der Auslösung von Reflexen und Hormonsignalen beteiligt, die Sättigung hervorrufen. Damit wird die **vorzeitige Sättigung** (s. o.) verstärkt, so daß diese Patienten zu wenig essen (**Gewichtsverlust**). Mitschuldig an der Verlagerung der Verdauung nach distal ist die **mangelhafte Chymusaufbereitung**. Nach distaler Magenresektion verlassen zu große Nahrungsteilchen (> 2 mm) den Magen. Da rund ein Drittel des Nahrungseisens aus dem Hämoglobin stammt (Fleisch), vermindert eine unvollständige Verdauung der zu großen Fleischpartikel u. a. die Verfügbarkeit von Häm-Eisen.

Billroth-II- (nicht Roux-Y-)Gastrektomie führt u. U. zum *Blind-Loop-Syndrom* (→ S. 34 u. 152).

Die **verminderte H$^+$-Sekretion** des Magens reduziert die Freisetzung von Nahrungs-Fe aus Komplexen sowie die Absorption von Fe(II). Das Versiegen der Eisenquellen führt schließlich zu einer **Eisenmangelanämie** (→ S. 38). Zusätzlich ist bei einer verminderten Belegzellanzahl und -aktivität auch die Sekretion von *Intrinsic factor* (IF) herabgesetzt. Fällt sie unter 10% der Norm, leidet die *Cobalaminabsorption*, so daß es (langjährig) zu einem **Cobalaminmangel** kommen kann, der die Anämie noch verstärkt (→ S. 34). Durch *Ca^{2+}*- und *Vitamin-D-Mangel* kommt es schließlich zur **Osteomalazie** (→ S. 132).

A. Störungen nach Magenoperationen

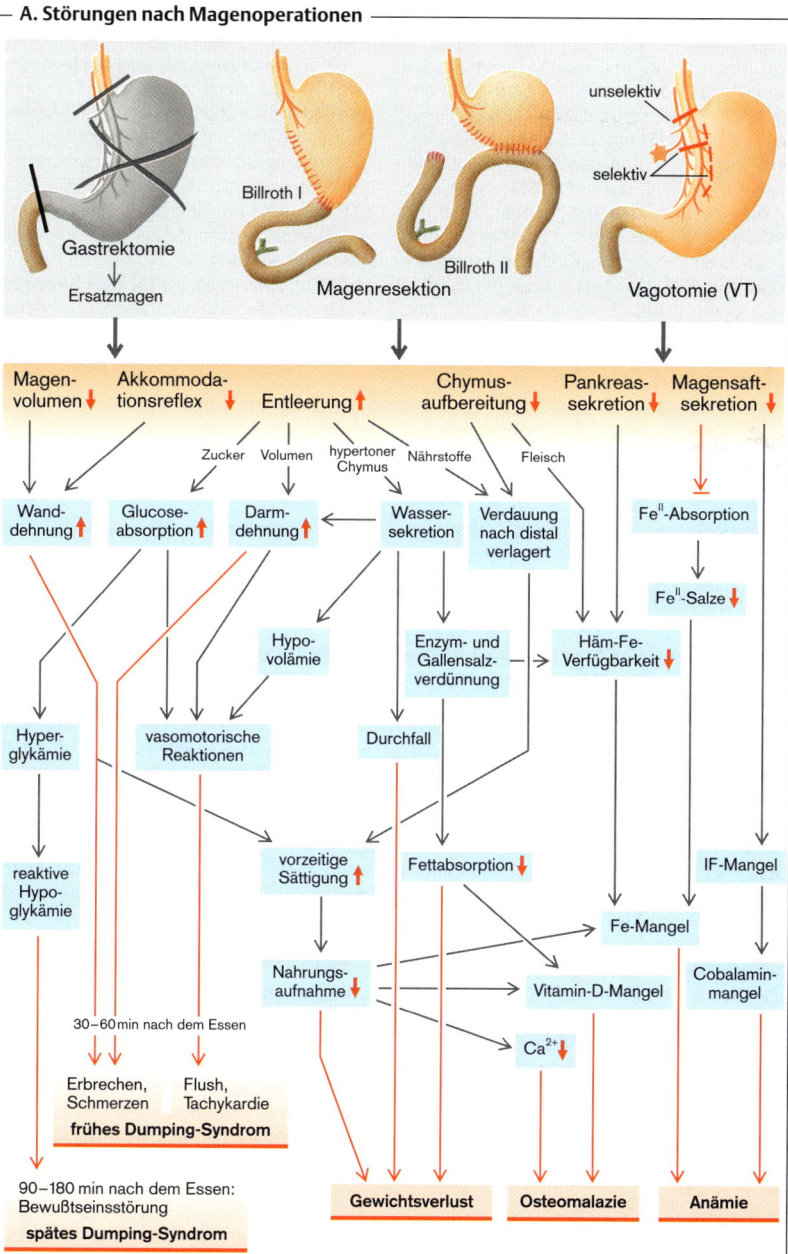

unselektiv

selektiv

Gastrektomie
↓
Ersatzmagen

Billroth I

Billroth II

Magenresektion

Vagotomie (VT)

Magen-volumen ↓
Akkommoda-tionsreflex ↓
Entleerung ↑
Chymus-aufbereitung ↓
Pankreas-sekretion ↓
Magensaft-sekretion ↓

Zucker | Volumen | hypertoner Chymus | Nährstoffe | Fleisch

Wand-dehnung ↑
Glucose-absorption ↑
Darm-dehnung ↑
Wasser-sekretion
Verdauung nach distal verlagert
Fe^{II}-Absorption

Fe^{II}-Salze ↓

Hypo-volämie
Enzym- und Gallensalz-verdünnung
Häm-Fe-Verfügbarkeit ↓

Hyper-glykämie
vasomotorische Reaktionen
Durchfall

reaktive Hypo-glykämie
vorzeitige Sättigung ↑
Fettabsorption ↓
IF-Mangel

Fe-Mangel

Nahrungs-aufnahme ↓
Vitamin-D-Mangel
Cobalamin-mangel

30–60 min nach dem Essen

Ca^{2+} ↓

Erbrechen, Schmerzen | Flush, Tachykardie
frühes Dumping-Syndrom

90–180 min nach dem Essen: Bewußtseinsstörung
spätes Dumping-Syndrom

Gewichtsverlust   **Osteomalazie**   **Anämie**

Durchfall

Von Durchfall oder Diarrhö spricht man, wenn der Stuhl seine normale Festigkeit verliert, was gewöhnlich mit einem Anstieg von Stuhlgewicht (Mann > 235, Frau > 175 g/d) und -frequenz (> 2/d) einhergeht. Durchfall kann unterschiedliche **Ursachen** haben:

Osmotischer Durchfall entsteht bei Aufnahme großer Mengen von Substanzen, die schon normalerweise schlecht absorbierbar sind, oder bei Malabsorption ($\rightarrow$ S. 152 ff.). Zur ersten Gruppe gehören *Sorbit(ol)* (in „zuckerfreien" Arzneizubereitungen und Süßigkeiten oder bestimmten Früchten), *Fructose* (in Limonaden, div. Obstsorten, Honig), *Magnesiumsalze* (Antazida, Laxantien) sowie schlecht absorbierbare *Anionen* wie Natriumsulfat (Glaubersalz), -phosphat und -zitrat.

Die nichtresorbierten Substanzen sind im Dünndarm osmotisch aktiv und „saugen" daher Wasser ins Lumen: **„H_2O-Sekretion"** ($\rightarrow$ B links). Tafel A zeigt dies in einem Modellversuch: Aufnahme von z.B. 150 mmol einer nicht resorbierbaren Substanz (hier: Polyethylenglykol, PEG) in 250 ml Wasser ([PEG] = 600 mmol/l) löst im Duodenum eine osmotische Wassersekretion aus, die das Volumen auf 750 ml erhöht ([PEG] sinkt auf 200 mmol/l). Die Osmolalität hat sich an die des Plasmas angepaßt (290 mosm/l), wobei jetzt 90 mosm/l von Na^+, K^+ und den begleitenden Anionen getragen werden (Ioneneinstrom ins Lumen wegen hoher chemischer Gradienten). In Dünndarmmitte ist das Volumen auf 1000 ml gestiegen, [PEG] auf 150 mmol/l gesunken, und eingeströmte Ionen tragen 140 mosm/l bei. Wegen der hohen „Bergauf"-Absorption v.a. von Na^+ (+ Anion$^-$) in Ileum und Kolon (dichteres Epithel als im Jejunum!) sinkt die ionengetragene Osmolalität auf 90 bzw. 40 mosm/l. Im Stuhl ist K^+ das Hauptkation (hohe Na^+-Absorption in Ileum und Kolon). Fazit: Mit 150 mmol PEG in 250 ml H_2O wird ein Durchfall von 600 ml erzeugt. Ohne die Ionenabsorption in Ileum und Kolon (z.B. bei Resektion, Erkrankung) würde der Durchfall sogar 1000 ml betragen. (PEG wird z.B. zur Darmreinigung vor einer Darmspiegelung [Koloskopie] verabreicht.)

Bei der **Malabsorption von Kohlenhydraten** (**KH**) ($\rightarrow$ B rechts und S. 152 ff.) führt die verminderte Na^+-Absorption im oberen Dünndarm (Wegfall des Na^+-Symports mit Glucose und Galactose) zu einer verminderten Wasserabsorption. Die osmotische Aktivität der nicht resorbierten KH führt zudem zur Wassersekretion. Allerdings können die **Dickdarmbakterien** bis zu 80 g/d (auf vier Mahlzeiten verteilt) an nicht resorbierten KH zu energetisch nutzbaren *organischen Säuren* verstoffwechseln, die im Kolon zusammen mit H_2O absorbiert werden ($\rightarrow$ B Mitte). Nur die hohe Gasproduktion (**Flatulenz**) zeugt hier von der KH-Malabsorption. Werden allerdings > 80 g/d (d.h. > ¼ der normalen KH-Zufuhr) nicht absorbiert oder sind die Darmbakterien durch **Antibiotika** dezimiert, kommt es zum Durchfall.

Sekretorischer Durchfall i.e.S. tritt auf, wenn die Cl^--Sekretion der Dünndarmmukosa aktiviert wird ($\rightarrow$ C). In den Mukosazellen wird Cl^- durch einen basolateralen Na^+-K^+-2 Cl^--Symportcarrier sekundär-aktiv angereichert und über *luminale Cl^--Kanäle* sezerniert. Diese werden durch **cAMP** aktiviert, das u.a. in Anwesenheit von bestimmten *Laxantien* und *Bakterientoxinen* (Clostridium difficile, Choleravibrionen) vermehrt gebildet wird. *Choleratoxin* führt zu extremen Durchfällen (bis zu 1000 ml/h), die wegen des Wasser-, K^+- und HCO_3^--Verlustes (*hypovolämischer Schock, Hypokaliämie, nichtrespiratorische Azidose*) rasch lebensbedrohlich werden können. Gleiches gilt, wenn ein *VIP-sezernierender Tumor* der Pankreasinseln das **cAMP** erhöht (sog. *Pankreatische Cholera*).

Nach einer **Resektion des Ileums** und von Teilen des **Kolons** kommt es aus mehreren Gründen zu Durchfällen ($\rightarrow$ D). Die normalerweise im Ileum resorbierten *Gallensalze* bewirken eine *beschleunigte Kolonpassage* (H_2O-Absorption vermindert). Außerdem werden die nichtresorbierten Gallensalze von den Kolonbakterien dehydroxyliert. Die entstehenden Gallensalzmetabolite stimulieren im Kolon die *Sekretion von NaCl und H_2O*. Schließlich fehlt natürlich die „Bergauf"-Absorption von Na^+ in den resezierten Darmabschnitten.

A. Osmotischer Durchfall

Aufnahme von 150 mmol einer nicht resorbierbaren, osmotisch aktiven Substanz (PEG) in 250 ml H_2O

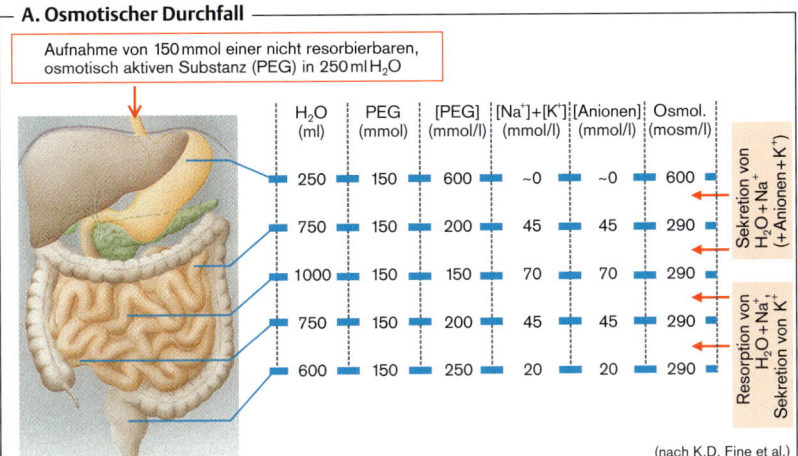

H_2O (ml)	PEG (mmol)	[PEG] (mmol/l)	$[Na^+]+[K^+]$ (mmol/l)	[Anionen] (mmol/l)	Osmol. (mosm/l)	
250	150	600	~0	~0	600	Sekretion von H_2O+Na^+ (+Anionen+K^+)
750	150	200	45	45	290	
1000	150	150	70	70	290	
750	150	200	45	45	290	Resorption von H_2O+Na^+; Sekretion von K^+
600	150	250	20	20	290	

(nach K.D. Fine et al.)

B. Malabsorption von Kohlenhydraten

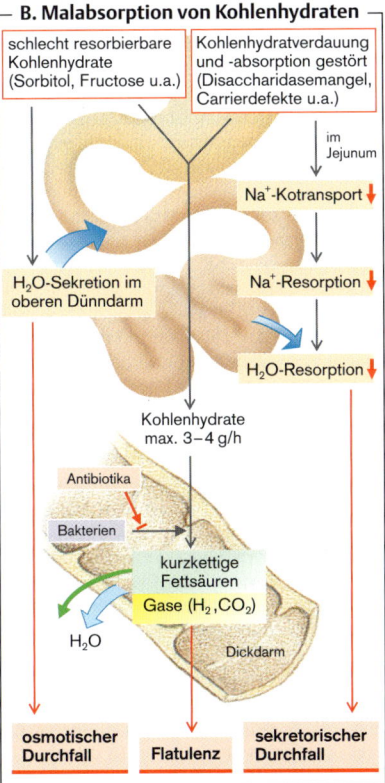

schlecht resorbierbare Kohlenhydrate (Sorbitol, Fructose u.a.)

Kohlenhydratverdauung und -absorption gestört (Disaccharidasemangel, Carrierdefekte u.a.)

im Jejunum

Na^+-Kotransport ↓

H_2O-Sekretion im oberen Dünndarm

Na^+-Resorption ↓

H_2O-Resorption ↓

Kohlenhydrate max. 3–4 g/h

Antibiotika

Bakterien

kurzkettige Fettsäuren
Gase (H_2,CO_2)

H_2O

Dickdarm

osmotischer Durchfall **Flatulenz** **sekretorischer Durchfall**

C. Erhöhte Cl^--Sekretion

Hormone und Neurotransmitter (VIP u.a.)

Laxantien

Toxine (Cholera, Clostridium difficile)

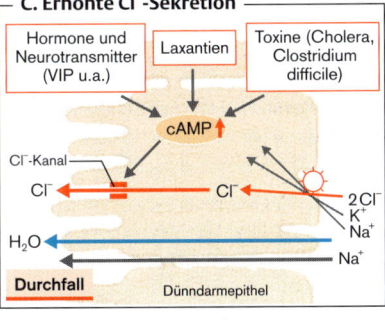

cAMP ↑

Cl^--Kanal

Cl^- Cl^- $2Cl^-$ K^+ Na^+

H_2O Na^+

Durchfall Dünndarmepithel

D. Teilweise Darmresektion

Resektion von Ileum und Teilen des Kolons

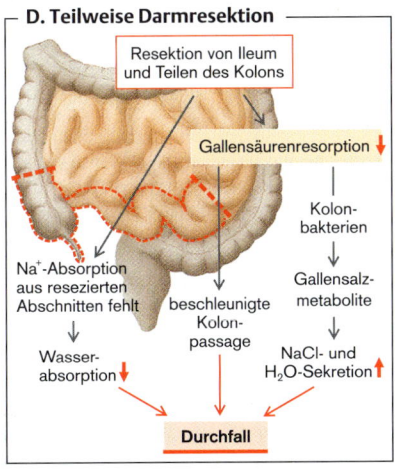

Gallensäurenresorption ↓

Kolon-bakterien

Na^+-Absorption aus resezierten Abschnitten fehlt

beschleunigte Kolonpassage

Gallensalz-metabolite

Wasser-absorption ↓

NaCl- und H_2O-Sekretion ↑

Durchfall

Maldigestion und Malabsorption

Ein Defekt bei der Aufarbeitung und enzymatischen Spaltung im Magen-Darm-Trakt wird *Maldigestion*, eine gestörte Absorption *Malabsorption* i. e. S. genannt. Da beide eng miteinander verzahnt sind, werden sie hier als Malabsorption (i. w. S.) zusammengefaßt.

Von einer Malabsorpion können die drei Energieträger der Nahrung, also Fette, Proteine und Kohlenhydrate, sowie Vitamine, Eisen, Calcium, Magnesium und Spurenelemente, z. B. Zink, betroffen sein (→ **C**). Auch die Malabsorption der enterohepatisch zirkulierenden Gallensalze ist klinisch bedeutsam (→ **D**). Der jeweilige **Absorptionsort** der genannten Stoffe (→ **A**) wird 1. von Anzahl und Dauer der vorangehenden Aufarbeitungs- und Spaltungsschritte und 2. von der Ausstattung der Darmabschnitte mit spezifischen Absorptionsmechanismen bestimmt.

So können Monosaccharide wie Glucose und Galactose bereits am Anfang des Duodenums absorbiert werden. Disaccharide müssen dagegen vorher von den Bürstensaumenzymen gespalten werden und Polysaccharide (ebenso wie Proteine und Fette) sogar erst mit dem Pankreassaft in Kontakt kommen, so daß deren Absorption bis weit ins Jejunum reicht (→ **A**). Eine beschleunigte Magenentleerung kann den Absorptionsort weit nach distal verschieben (→ S. 148), d. h., hier können stromabwärts gelegene Darmabschnitte die Absorption übernehmen, was längerfristig sogar zu einem Umbau der Mukosa führt; so kann das Ileum z. B. jejunumähnliche Eigenschaften bekommen. Dies ist nicht möglich bei Substanzen, für die nur das terminale Ileum spezifische Absorptionsmechanismen besitzt (Cobalamine, Gallensalze).

Die **normale Verdauung und Absorption** beinhaltet folgende serielle Schritte (→ **B**):
1. Die mechanische *Aufbereitung* der Nahrung (Kauen, distale Magenmotorik),
2. die *luminale Verdauung* (Magen-, Darm- und Pankreassaft; Galle),
3. die *mukosale Verdauung* durch Bürstensaumenzyme,
4. die *Absorption* durch das Mukosaepithel,
5. die *Verarbeitung* in der Mukosazelle und
6. den *Abtransport*, also die Ausschleusung in Blut und Lymphe, mit denen die absorbierten Stoffe in die Leber bzw. in den systemischen Kreislauf gelangen.

Die **Ursachen einer Malabsorption** können all diese Schritte betreffen (→ **C, D**):

◆ Nach **Magenresektion** und/oder **Vagotomie** (s. a. S. 148) ist die Stimulation der enteralen Hormonsekretion (CCK u. a.) reduziert und die Synchronisation von Chymusportionierung auf der einen Seite und Stimulation von Pankreassaftsekretion, Gallenblasenentleerung und Cholerese auf der anderen Seite gestört. Außerdem ist die Dünndarmpassage beschleunigt und der pH-Wert im Duodenallumen zu sauer, was dort den Verdauungsprozeß empfindlich stören kann (Enzymaktivierung, Gallensalzfällung). Aus dem gleichen Grund kann ein **Gastrinom** (*Zollinger-Ellison-Syndrom*) Malabsorption verursachen.

◆ **Pankreaserkrankungen** wie chronische Pankreatitis (→ S. 160), ein Pankreaskarzinom, Mukoviszidose (→ S. 162) oder die Resektion des Pankreas führen zu Malabsorption, weil sie einen *Mangel an wichtigen Enzymen* (Lipase, Colipase, Trypsin, Chymotrypsin, Amylase u. a.) sowie an HCO_3^- zur Folge haben, das zur Pufferung des sauren Chymus notwendig ist.

◆ Eine **atrophische Gastritis** mit **Achlorhydrie** (→ S. 142) bringt 1. die Verdauung im Magen zum Erliegen und erleichtert 2. eine *Besiedelung des Dünndarms mit Bakterien*; daran kann auch eine Stase des Dünndarminhalts bei Divertikulose oder einem Dünndarmshunt schuld sein (Blind-loop-Syndrom, → S. 148). Die Bakterien dekonjugieren Gallensalze (→ **D**) und spalten die Bindung zwischen Cobalamin (Vit. B_{12}) und Intrinsic factor (IF). Die daraus resultierende Cobalaminmalabsorption führt ebenso zum **Cobalaminmangel** wie eine verminderte Aufnahme (streng vegetarische Diät; gilt auch für Säuglinge solcher Mütter, da deren Milch ebenfalls cobalaminarm ist), ein Mangel an IF (Achlorhydrie, → S. 142), eine gestörte enzymatische Freisetzung der Cobalamine aus der Bindung anderer Proteine (hoher Magen-pH, Trypsinmangel) oder die Resektion des terminalen Ileums, dem Ort der Absorption des Cobalamin-IF-Komplexes.

A. Absorptionsorte malabsorptionsgefährdeter Substanzen

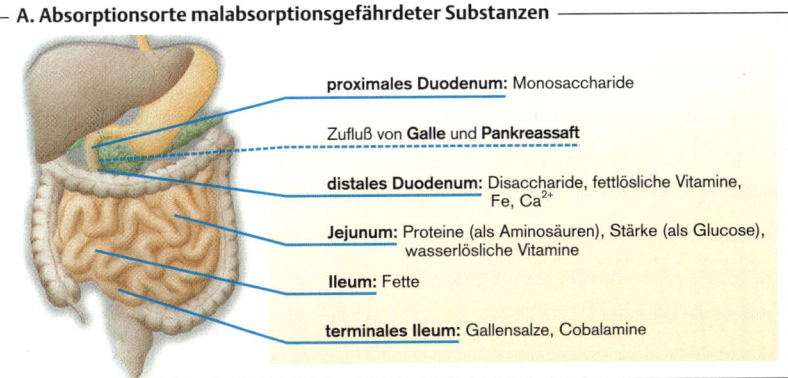

proximales Duodenum: Monosaccharide

Zufluß von **Galle** und **Pankreassaft**

distales Duodenum: Disaccharide, fettlösliche Vitamine, Fe, Ca^{2+}

Jejunum: Proteine (als Aminosäuren), Stärke (als Glucose), wasserlösliche Vitamine

Ileum: Fette

terminales Ileum: Gallensalze, Cobalamine

B. Verdauungsschritte, deren Versagen zu Malabsorption führt

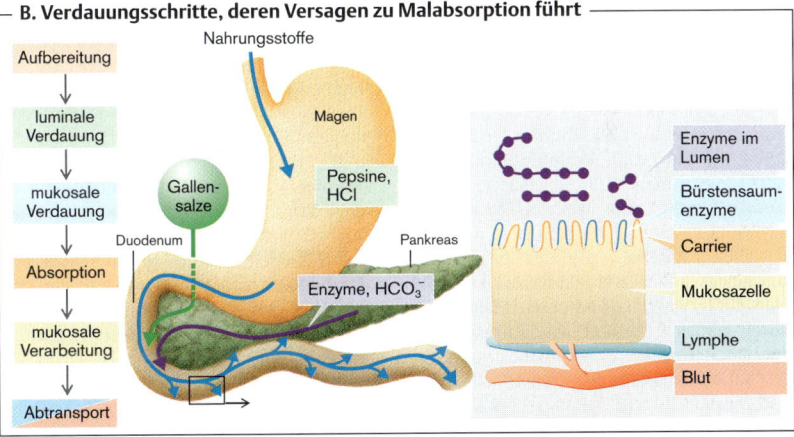

Aufbereitung

luminale Verdauung

mukosale Verdauung

Absorption

mukosale Verarbeitung

Abtransport

Nahrungsstoffe

Magen

Pepsine, HCl

Gallen-salze

Duodenum

Pankreas

Enzyme, HCO_3^-

Enzyme im Lumen

Bürstensaum-enzyme

Carrier

Mukosazelle

Lymphe

Blut

C. Ursachen und Folgen der Malabsorption (siehe auch D.)

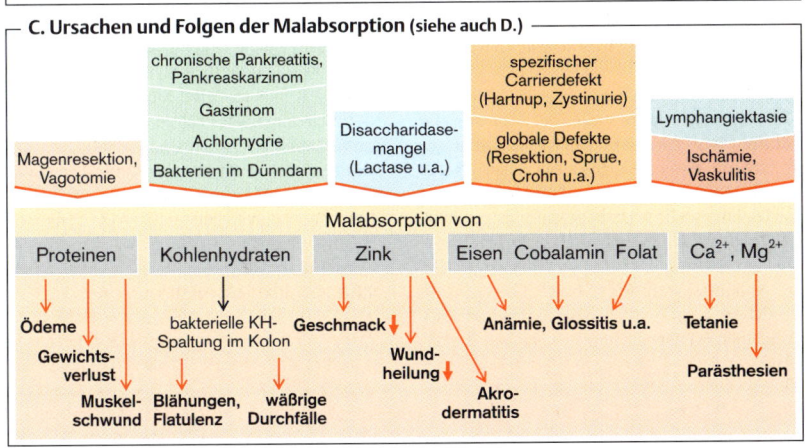

chronische Pankreatitis, Pankreaskarzinom

Gastrinom

Achlorhydrie

Bakterien im Dünndarm

spezifischer Carrierdefekt (Hartnup, Zystinurie)

globale Defekte (Resektion, Sprue, Crohn u.a.)

Lymphangiektasie

Magenresektion, Vagotomie

Disaccharidase-mangel (Lactase u.a.)

Ischämie, Vaskulitis

Malabsorption von

Proteinen | Kohlenhydraten | Zink | Eisen Cobalamin Folat | Ca^{2+}, Mg^{2+}

Ödeme

Gewichts-verlust

Muskel-schwund

bakterielle KH-Spaltung im Kolon

Blähungen, Flatulenz

wäßrige Durchfälle

Geschmack ↓

Wund-heilung ↓

Akro-dermatitis

Anämie, Glossitis u.a.

Tetanie

Parästhesien

◆ Ein **Mangel an Bürstensaum-Disaccharidasen** verursacht Malabsorption der entsprechenden Disaccharide. Häufig ist ein Mangel an *Lactase*, die Milchzucker (Lactose) in Glucose und Galactose spaltet. Lactasemangel, der mit einer Unverträglichkeit von Milch und lactosehaltigen Nahrungsmitteln einhergeht, ist selten angeboren, entwickelt sich aber häufig nach dem Abstillen. Dabei gibt es wesentliche ethnische Unterschiede.

◆ **Defekte spezifischer mukosaler Carrier** führen zur Malabsorption i. e. S. Bei der *Hartnup-Erkrankung* z. B. ist ein bestimmter Carrier für neutrale Aminosäuren defekt, bei der *Zystinurie* einer für kationische („basische") Aminosäuren und Cystin. (Die Aufnahme der betroffenen Aminosäuren als Dipeptid ist ungestört, da die Mukosa für Dipeptide einen eigenen Carrier besitzt.)

◆ **Globale Defekte** der mukosalen Verdauung und Absorption treten bei *diffusen Mukosaerkrankungen* wie Zöliakie, tropischer Sprue, Morbus Crohn, Whipple-Erkrankung, AIDS, Infektionen (z. B. mit Salmonellen), *Strahlenenteritis* sowie nach *Resektion* größerer Dünndarmabschnitte auf.

◆ Neben **Alkohol** (Pankreasinsuffizienz, chronische Lebererkrankung) verursacht eine Reihe von **Medikamenten** Malabsorption: *Colchicin* (hemmt Kryptenzellteilung und Disaccharidasen), *Neomycin* und ähnliche Antibiotika (hemmen Kryptenzellteilung und Disaccharidasen; fällen Gallensalze und mizelläre Fettsäuren aus), *Methotrexat* (hemmt Folatabsorption), *Cholestyramin* (bindet Gallensalze), bestimmte *Laxantien*, *Biguanide* u. a.

◆ Insbesondere bei der Fettabsorption ist die **Verarbeitung innerhalb der Mukosazelle** (Bildung von Chylomikronen) ein wichtiger Teilschritt, dessen Störung bei einer *Abetalipoproteinämie* zur Fettmalabsorption führt (→ **D**). Eine weitere Ursache dafür ist ein *lymphatisches Abflußhindernis* (Lymphangiektasie, Lymphom u. a.).

◆ Schließlich kommt es verständlicherweise zur Malabsorption, wenn die **Darmdurchblutung gestört** ist (Ischämie, z. B. bei Vaskulitis).

Die **Folgen der Malabsorption** hängen von der Art des malabsorbierten Stoffes ab:

◆ **Proteinmalabsorption** (→ **C**) kann zu Proteinmangel mit *Muskelschwund* und *Gewichtsverlust* führen, eine dabei entstehende Hypoproteinämie löst *Ödeme* aus (→ S. 234).

◆ Die **Malabsorption von Kohlenhydraten** im Dünndarm hat zur Folge (→ **C**), daß diese z. T. von den Dickdarmbakterien zu *kurzkettigen Fettsäuren* und zu Gasen (CO_2, H_2) verstoffwechselt werden, was zu **Blähungen und Flatulenz** führt. Entgehen mehr als 80 g/d an Kohlenhydraten der Absorption, treten osmotisch bedingte, wäßrige *Durchfälle* auf (→ S. 150).

◆ **Fettmalabsorption** (→ **D**) zeigt sich an fettigen Stühlen (*Steatorrhö*) und führt wegen des Mangels an diesem hochkalorischen Nahrungsbestandteil zu *Gewichtsverlust*. Besonders wenn die Fettmalabsorption durch einen *Gallensalzmangel* oder eine anderweitig *gestörte Mizellenbildung* verursacht ist (→ **D**), tritt **Malabsorption der fettlöslichen Vitamine A, D, E** und **K** auf, da diese die absorbierende Mukosa nur in einem ununterbrochen lipophilen Milieu erreichen können, wozu Mizellen essentiell sind. Bei **Vitamin-K-Mangel** können die Glutamylreste von Prothrombin und anderen Gerinnungsfaktoren in der Leber nicht γ-carboxyliert werden, so daß es zu *Blutungen* kommen kann. Der **Vitamin-D-Mangel** führt bei Kindern zu *Rachitis* und bei Erwachsenen zu *Osteomalazie*. Bei **Vitamin-A-Mangel** entwickeln sich *Hyperkeratose* und *Nachtblindheit*.

◆ **Malabsorption der wasserlöslichen Vitamine Cobalamin** (B_{12}) (Ursachen s. o.) und **Folat** (z. B. bei globaler Malabsorption oder Methotrexatgabe) führt zu einer makrozytären *Anämie* (→ S. 34), die bei Cobalaminmangel *perniziöse Anämie* genannt wird, zu *Glossitis* und *Aphthen* sowie, im Falle der Cobalamine, zu neurologischen Ausfällen (nervale Degeneration).

◆ **Eisenmalabsorption** führt zu einer hypochromen Anämie (→ S. 38).

D. Fettmalabsorption

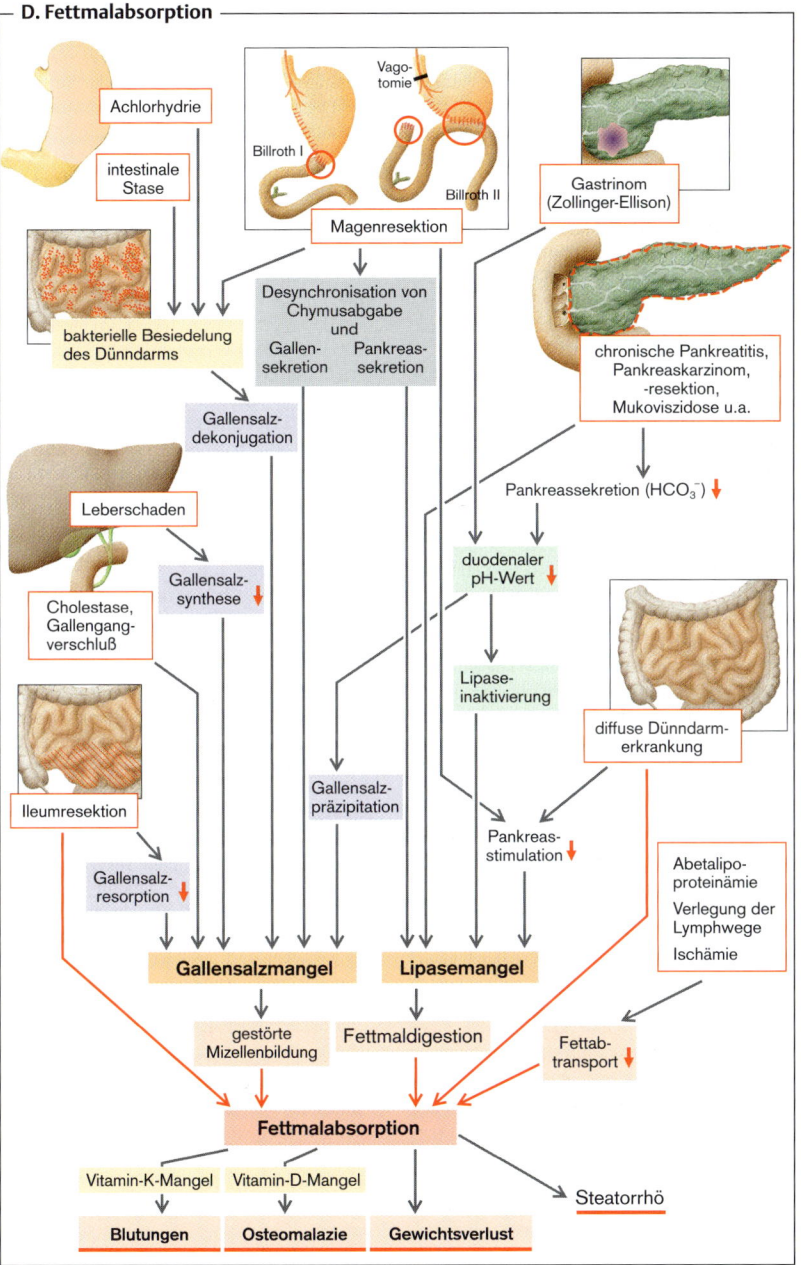

Achlorhydrie

intestinale Stase

Vago-tomie

Billroth I

Billroth II

Magenresektion

Gastrinom (Zollinger-Ellison)

bakterielle Besiedelung des Dünndarms

Desynchronisation von Chymusabgabe und
Gallen-sekretion   Pankreas-sekretion

chronische Pankreatitis, Pankreaskarzinom, -resektion, Mukoviszidose u.a.

Gallensalz-dekonjugation

Pankreassekretion (HCO$_3^-$) ↓

Leberschaden

Gallensalz-synthese ↓

Cholestase, Gallengang-verschluß

duodenaler pH-Wert ↓

Lipase-inaktivierung

diffuse Dünndarm-erkrankung

Ileumresektion

Gallensalz-präzipitation

Pankreas-stimulation ↓

Gallensalz-resorption ↓

Abetalipo-proteinämie

Verlegung der Lymphwege

Ischämie

Gallensalzmangel   **Lipasemangel**

gestörte Mizellenbildung   Fettmaldigestion

Fettab-transport ↓

Fettmalabsorption

Vitamin-K-Mangel   Vitamin-D-Mangel

Steatorrhö

Blutungen   **Osteomalazie**   **Gewichtsverlust**

Obstipation und (Pseudo-)Obstruktion

Das Symptom Obstipation (Verstopfung) kann individuell Unterschiedliches bedeuten, je nachdem, welcher Stuhlgang als „normal" angesehen wird: zu wenig, zu harter, zu seltener Stuhl, eine mühsame Defäkation oder das Gefühl, daß sie unvollständig ist. Obstipation ist oft harmlos, kann aber auch Zeichen zahlreicher Erkrankungen sein.

Ursachen einer Obstipation sind:

◆ Eine **ballaststoffarme Ernährung**, da die Darmmotilität vom Volumen des Darminhalts abhängig ist: Je größer das Volumen, desto höher die Motilität.

◆ **Reflektorische** und/oder **psychogene Störungen**. Dazu gehören 1. eine **Analfissur**, die schmerzt und reflektorisch den Tonus des Analsphinkters erhöht, was den Schmerz vermehrt usw.; 2. ein sog. **Anismus**, also eine Kontraktion (statt der normalen Dilatation) des Beckenbodens bei Dehnung des Rektums. Ein solcher „falscher" Reflex findet sich häufig bei Frauen, die als Kind sexuell mißbraucht worden sind, aber auch bei Parkinson-Patienten; 3. ein **paralytischer Ileus** (akute Pseudoobstruktion), der durch Operationen (vor allem im Bauch), Traumen oder eine Peritonitis reflektorisch ausgelöst wird und im Kolon oft mehrere Tage anhält.

◆ **Funktionelle Transportstörungen**, seien sie neurogenen, myogenen, reflektorischen (s. o.), medikamentösen (z. B. Opiate) oder ischämischen Ursprungs (z. B. Traumen oder Arteriosklerose der Mesenterialarterien). Hier tritt ein funktioneller Darmverschluß auf: **Pseudoobstruktion**.

◆ **Neurogene Ursachen:** Ein kongenitales Fehlen der anusnahen Ganglienzellen (Aganglionose bei der *Hirschsprung-Erkrankung*) führt wegen des Ausbleibens der rezeptiven Relaxation zu einem dauernden Spasmus des befallenen Segments (→ **A** rechts unten) und einem Fehlen des rektoanalen inhibitorischen Reflexes (innerer Analsphinkter öffnet sich nicht bei Rektumfüllung). Bei der *Chagas-Krankheit* denerviert der Erreger (Trypanosoma cruci) die Darmganglien, wobei es meist zu einer Kolondilatation kommt (Megakolon, s. u.). Aber auch *systemische Nervenerkrankungen* (Morbus Parkinson, diabetische Polyneuropathie, Virusneuritis, Tabes dorsalis, multiple Sklerose) oder *Nerven- und Rückenmarksläsionen*, die u. a. die intestinalen Fernreflexe unterbrechen, können eine Pseudoobstruktion verursachen.

◆ **Myogene Ursachen:** Muskuläre Dystrophien, Sklerodermie (vgl. T. 6.**3**), Dermatomyositis und systemischer Lupus erythematosus.

◆ Ein **mechanisches Hindernis** im Darmlumen (z. B. Fremdkörper, Spulwürmer, Gallenstein), in der Darmwand (z. B. Tumor, Divertikel, Stenose, Striktur, Hämatom, Infektion) oder von außen kommend (z. B. Schwangerschaft, Adhäsion, Hernie, Volvulus, Tumor, Zyste). Die Folge ist ein mechanischer Darmverschluß: **Obstruktion**.

◆ Schließlich tritt bei manchen Patienten Obstipation (abwechselnd mit Diarrhöen) auf, ohne daß eine der obigen Ursachen erkennbar ist. Emotionaler oder physischer Streß ist oft der Auslöser, man spricht vom **Colon irritabile**.

Folgen der Obstruktion und Pseudoobstruktion: Ein völliger Verschluß führt zur Ansammlung von Gas und Flüssigkeit proximal davon und weitet dort den Darm aus, der sich anfänglich in mehrminütiger Folge **schmerzhaft** kontrahiert. Die fortschreitende *Dehnung* drosselt die *Durchblutung* und löst, insbesondere wenn der proximale Dünndarm betroffen ist, **Erbrechen** mit der Folge der Dehydratation (**Hypovolämie**) aus. Diese kann deshalb rasch fortschreiten, weil im Darm vermehrt Flüssigkeit sezerniert wird. Neben der Dehnung ist daran ursächlich eine Aszension der Dickdarmbakterien in den Dünndarm beteiligt, deren Endotoxine die Ausschüttung von VIP, PGI_2 und $PGF_{2\alpha}$ auslösen. Eine bakterienbedingte **Entzündung** mit Ödembildung der Darmwand und Peritonitis sowie die evtl. entstehende **Ischämie** (s. o.) können die Situation rasch bedrohlich werden lassen. Ist die (Pseudo-)Obstruktion weit analwärts lokalisiert, kann sich ein **Megakolon** (→ **A**) entwickeln, das bei fulminanter Kolitis, bei Volvulus oder ohne erkennbare Ursache (Ogilvie-Syndrom) *akut* auftreten kann. Die Abgrenzung vom paralytischen Ileus (s. o.) ergibt sich vor allem aus der Anamnese.

A. Ursachen und Folgen von Obstipation und (Pseudo-)Obstruktion

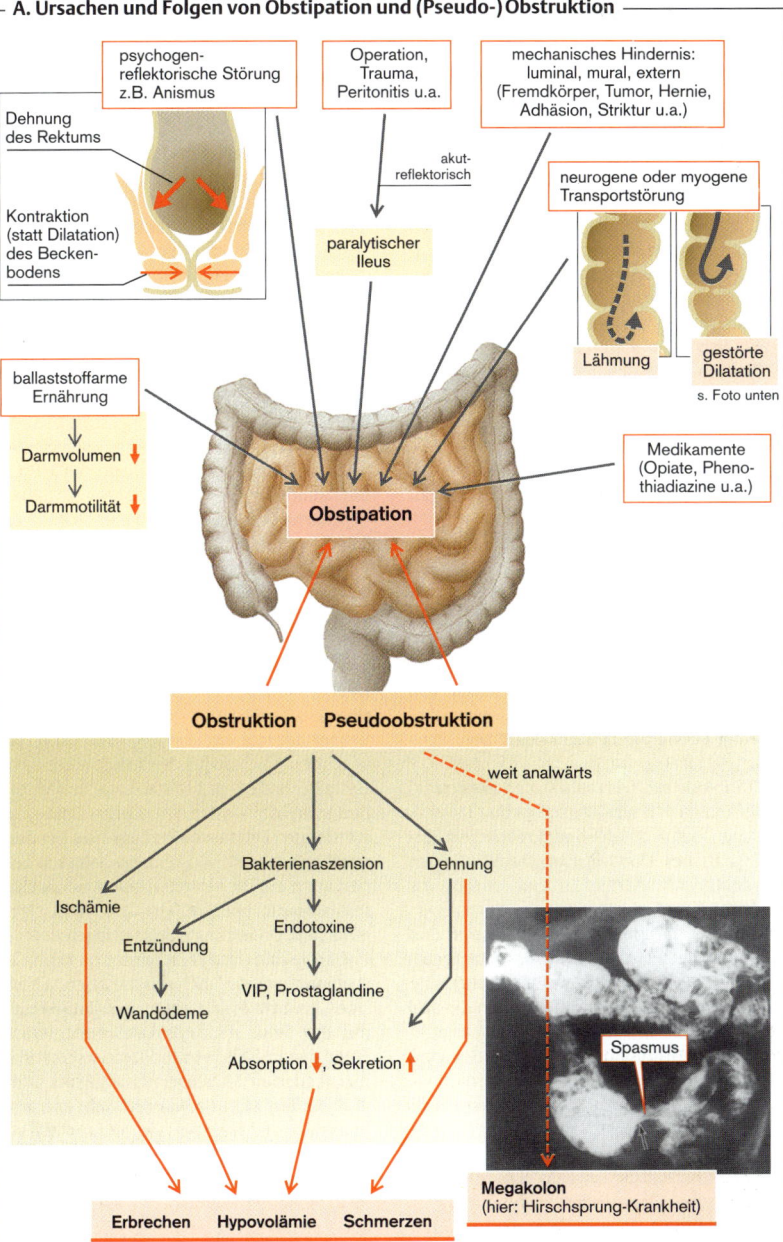

psychogen-reflektorische Störung z.B. Anismus

Dehnung des Rektums

Kontraktion (statt Dilatation) des Beckenbodens

Operation, Trauma, Peritonitis u.a.

mechanisches Hindernis: luminal, mural, extern (Fremdkörper, Tumor, Hernie, Adhäsion, Striktur u.a.)

akut-reflektorisch

paralytischer Ileus

neurogene oder myogene Transportstörung

Lähmung

gestörte Dilatation

s. Foto unten

ballaststoffarme Ernährung

Darmvolumen ↓

Darmmotilität ↓

Obstipation

Medikamente (Opiate, Phenothiadiazine u.a.)

Obstruktion   Pseudoobstruktion

weit analwärts

Bakterienaszension   Dehnung

Ischämie

Entzündung

Endotoxine

Wandödeme

VIP, Prostaglandine

Spasmus

Absorption ↓, Sekretion ↑

Megakolon (hier: Hirschsprung-Krankheit)

Erbrechen   Hypovolämie   Schmerzen

Foto: Schleisenger, Fortran. Gastrointestinal Disease. 5th ed. Philadelphia: WBSaunders; 1993; Vol. 1: 892

Akute Pankreatitis

Die meisten Pankreasenzyme werden erst im Darmlumen durch eine Enteropeptidase aktiviert, wobei die Aktivierung von Trypsinogen zu Trypsin ein Schlüsselschritt ist, da Trypsin weitere Enzyme aktiviert. Wird es in den Azinuszellen aktiviert, sorgt das pankreatische *Trypsin-Inhibitor-Protein* dafür, daß Trypsin dort nicht wirksam wird. Hält dieser Schutzmechanismus mit der Trypsinaktivierung allerdings nicht Schritt oder wird Trypsin im Lumen des Pankreasganges aktiv, kommt es zur **Selbstandauung des Pankreas**, also einer akuten Pankreatitis.

Obwohl chronisch hoher **Alkoholkonsum** und **Gallensteine** in mehr als 80 % der Fälle zur Vorgeschichte gehören, sind die **pathogenetischen Mechanismen** nicht ganz klar. Diskutiert werden die folgenden Möglichkeiten, die wohl z. T. gleichzeitig oder von Fall zu Fall alternativ eine Rolle spielen.

◆ Ein **erhöhter Druck im Pankreasgang** (Abflußwiderstand und/oder Flußrate zu hoch) kann an der Auslösung einer akuten Pankreatitis beteiligt sein ($\rightarrow$ **A1**). Ein *Verschluß des Ausführungsgangs* nach der Einmündung des Gallengangs (z. B. durch einen Gallenstein, $\rightarrow$ **A2**) führt außerdem zu einem **Reflux von Galle** ins Pankreas, die dort das Gangepithel schädigt sowie die Fettandauung beschleunigt.

◆ Während bei Verschluß des Pankreasgangs unklar ist, wie Trypsin aktiviert wird, gelangen beim **duodenopankreatischen Reflux** (z. B. bei Duodenalverschluß) die im Duodenum aktivierten Enzyme zurück ins Pankreas ($\rightarrow$ **A3**).

◆ Alkohol, Acetylsalicylsäure, Histamin u. a. erhöhen die **Permeabilität des Pankreasgangepithels**, so daß es für größere Moleküle durchlässig wird. Daher diffundieren die von den Acini sezernierten Enzyme ins periduktuläre Interstitium und richten dort Schaden an ($\rightarrow$ **A4**). Zudem scheint Alkohol im Gangsystem Proteine auszufällen, was stromaufwärts zu einer Druckerhöhung führt ($\rightarrow$ **A4**).

◆ Untersuchungen an Tiermodellen mit akuter Pankreatitis zeigten, daß die Pankreasenzyme u. U. auch **intrazellulär aktiviert** werden können. Dabei scheint die im Golgi-Apparat normalerweise stattfindende Sortie-

rung in lysosomale Enzyme und H^+-ATPasen (für die Lysosomen) einerseits und in die zu sezernierenden Pankreasenzyme andererseits gestört zu sein ($\rightarrow$ **A5**). Die Exportproteine werden daher zusammen mit den lysosomalen Proteasen in dieselben Vesikel eingebaut, so daß Trypsin dort aktiviert wird. Dazu reichen schon Spuren, da Trypsin sich autokatalytisch selbst aktivieren kann.

Trypsin aktiviert weitere Enzyme (Phospholipase A2, Elastase u. a.), **Gerinnungsfaktoren** (Prothrombin zu Thrombin), **Gewebshormone** (über Kallikrein werden Bradykinin und Kallidin aktiviert) und **zytotoxische Proteine** (Komplementsystem). Am **Pankreas** ($\rightarrow$ **A6**, P im Computertomogramm) kommt es in der Folge zuerst zu einer allgemeinen Zellschwellung (*Pankreasödem*; $\rightarrow$ **A7**, P + E). Vor allem die aktivierte Elastase verursacht *Gefäßarrosionen* mit Blutungen (hämorrhagische Pankreatitis) und ischämischen Organbezirken. Letztere weiten sich durch Thrombusbildung infolge Thrombinaktivierung weiter aus, so daß *Nekrosen* entstehen. Auch die endokrinen Langerhans-Inseln werden zerstört, was Insulinmangel und folglich eine *Hyperglykämie* zur Folge hat ($\rightarrow$ S. 286 ff.). **Peripankreatisch** entstehen Fettnekrosen mit Seifenbildung, ein Prozeß, der Ca^{2+} verbraucht (Ca^{2+}-Sequestrierung) und eine Hypokalzämie (s. u.) mitverursacht. Die Bindung von Mg^{2+}-Ionen des Plasmas an die freiwerdenden Fettsäuren erzeugt eine *Hypomagnesiämie* ($\rightarrow$ S. 126). All diese Schäden können auch auf die retroperitoneal **benachbarten Organe** übergreifen, also Milz, Mesenterium, Omentum, Duodenum usw.

Da die aktivierten Enzyme im Plasma erscheinen, wo sie auch diagnostisch wichtig sind, kommt es zu einer **Hypalbuminämie** mit der Folge der **Hypokalzämie** sowie zu einer systemischen Vasodilatation und Plasmaexsudation (Auslöser: Bradykinin, Kallidin) bis hin zum **Kreislaufschock**. Phospholipase A2 und freie Fettsäuren (aus der vermehrten Lipolyse) im Plasma zerstören den Surfactant am Alveolarepithel mit der Folge der arteriellen **Hypoxie**. Schließlich werden auch die Nieren geschädigt (Gefahr der **Anurie**).

A. Ursachen und Folgen der akuten Pankreatitis

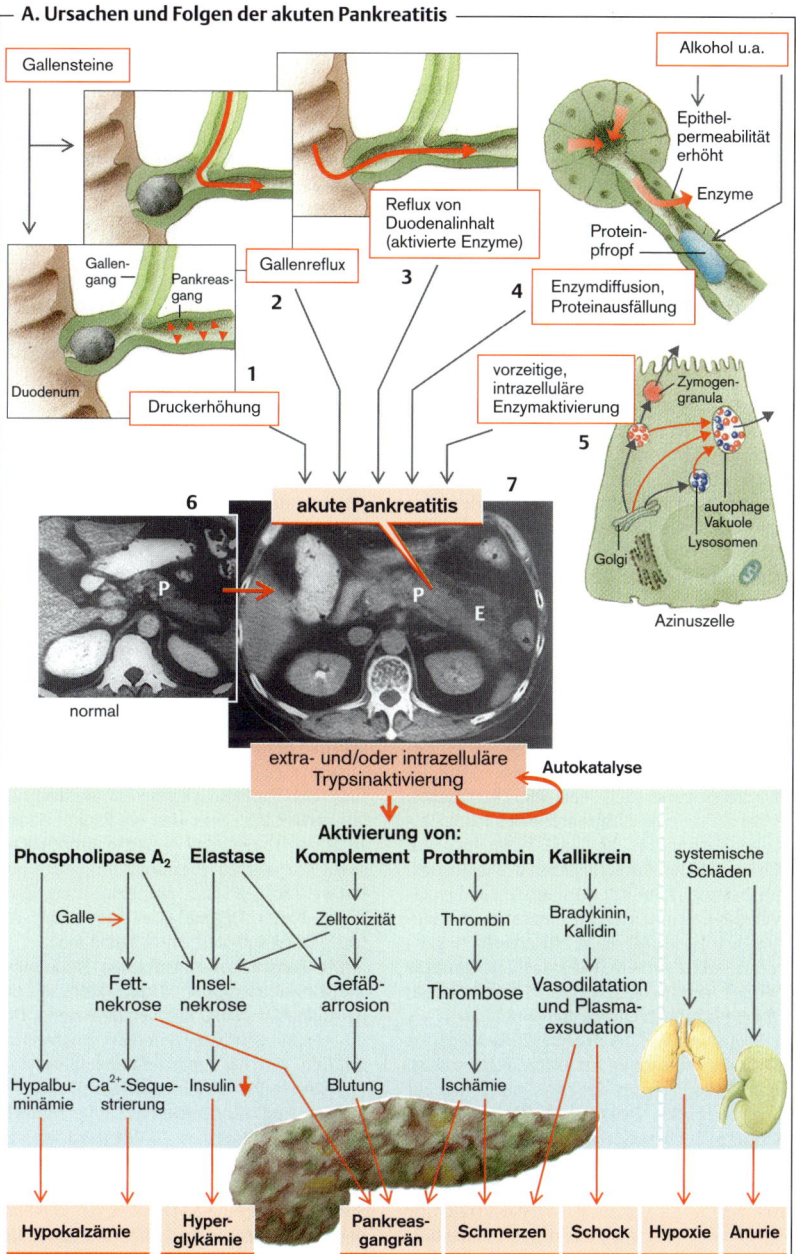

Gallensteine

Alkohol u.a.

Epithel-
permeabilität
erhöht

Enzyme

Protein-
pfropf

Reflux von
Duodenalinhalt
(aktivierte Enzyme)

Gallenreflux

2

Enzymdiffusion,
Proteinausfällung

Gallen-
gang

Pankreas-
gang

3

4

Duodenum

1

Druckerhöhung

vorzeitige,
intrazelluläre
Enzymaktivierung

Zymogen-
granula

5

autophage
Vakuole

Golgi

Lysosomen

6

akute Pankreatitis

7

Azinuszelle

P

normal

P

E

extra- und/oder intrazelluläre
Trypsininaktivierung

Autokatalyse

Aktivierung von:

Phospholipase A$_2$ **Elastase** **Komplement** **Prothrombin** **Kallikrein**   systemische
Schäden

Galle →

Zelltoxizität

Thrombin

Bradykinin,
Kallidin

Fett-
nekrose

Insel-
nekrose

Gefäß-
arrosion

Thrombose

Vasodilatation
und Plasma-
exsudation

Hypalbu-
minämie

Ca^{2+}-Seque-
strierung

Insulin ↓

Blutung

Ischämie

| **Hypokalzämie** | **Hyper-glykämie** | **Pankreas-gangrän** | **Schmerzen** | **Schock** | **Hypoxie** | **Anurie** |

CTs: Schleisenger, Fortran. Gastrointestinal Disease. 5th ed. Philadelphia: WB Saunders; 1993; Vol. 2: 1641 (z. Verfüg. gest. von E.T. Steward M.D.)

Chronische Pankreatitis

Die chronische Pankreatitis ist ein entzündlicher Prozeß, der das exokrine und endokrine Gewebe zerstört und das Organ fibrosiert. Folgende Formen werden unterschieden:

◆ Die **chronisch-kalzifizierende Pankreatitis** (→ **A** links) ist mit 70–80% die häufigste Form. Sie wird verursacht durch **chronischen Alkoholabusus** (> 80 g/d über Jahre) und ist charakterisiert durch unregelmäßig verteilte Gewebsläsionen mit intraduktalen Proteinpfröpfen und Steinen sowie durch Atrophie und Stenose des Gangsystems. Bei der Pathogenese spielen folgende Mechanismen eine Rolle:

1. Während normalerweise der Stimulation der Azini (enzymreiches Sekret) eine erhöhte Sekretion der Ausführungsgänge (HCO_3^-, Wasser) parallelgeht, ist letztere bei der chronischen Pankreatitis vermindert. Daher erhöht sich die Proteinkonzentration des Sekrets, insbesondere bei Stimulation der Pankreassekretion. Dies führt zur Eiweißausfällung in den Ganglumina, wodurch sich dort **Proteinpfröpfe** und **-ablagerungen** bilden.

2. In das ausgefällte Eiweiß lagern sich *Calciumsalze* ein, was die **Bildung von Steinen** im Lumen kleiner Gänge und konzentrische Kalkablagerungen an der Wand größerer Gänge zur Folge hat. Ursache dafür ist möglicherweise, daß bei der chronischen Pankreatitis zwei Bestandteile des Pankreassaftes vermindert sind, die normalerweise die Ausfällung von Kalksalzen aus dem Pankreassaft verhindern: Zum einen ist dies **Citrat**, das Calcium komplex bindet, zum anderen das 14-kDa-Protein **Lithostatin** (= pancreatic stone protein, **PSP**), das Calciumsalze bei der (physiologischerweise bestehenden) Übersättigung in Lösung hält.

3. Ähnlich wie bei der akuten Pankreatitis (→ S. 158) kommt es zur intraduktalen **Aktivierung von Trypsin**, das nicht nur selbst zur Andauung des Pankreasgewebes beiträgt, sondern auch weitere aggressive Enzyme, wie Elastase und Phospholipase A_2, im Gangsystem und u. U. auch interstitiell aktiviert. Ursache für die vorzeitige Enzymaktivierung ist, so vermutet man, der durch die Abflußbehinderung erhöhte intraduktale Druck,

der Epithelläsionen verursacht, im Verein mit dem erhöhten Proenzymgehalt (bei unveränderter Konzentration des Trypsin-Inhibitor-Proteins; → S. 158).

◆ Der selteneren **chronisch-obstruktiven Pankreatitis** (→ **A** rechts) liegt ein *Verschluß des Hauptausführungsgangs* (bzw. beider Ausführungsgänge) zugrunde, wobei u. a. ein Tumor, eine Narbenstriktur oder eine Papillenstenose die Ursache sein kann. Hier fehlen die Verkalkungen, und es steht eine starke **Erweiterung des Gangsystems** stromaufwärts der Stenose im Vordergrund (→ **A**: endoskopische retrograde Pankreatographie [ERP], eine Röntgenkontrastmitteldarstellung des Gangsystems). Kann die Obstruktion rechtzeitig beseitigt werden, ist diese Form der chronischen Pankreatitis (im Gegensatz zur kalzifizierenden) reversibel.

◆ Weitere Formen der chronischen Pankreatitis sind u. a. eine **idiopathische**, nichtalkoholbedingte Pankreatitis bei mangelernährten Jugendlichen in den Tropen und eine chronische Pankreatitis bei **Hyperkalzämie** auf dem Boden eines Hyperparathyreoidismus.

Akute Exazerbationen einer chronischen Pankreatitis sind, besonders bei bestehender Alkoholanamnese, von einer akuten Pankreatitis meist nur schwer zu unterscheiden. In beiden Fällen steht die vorzeitige Aktivierung der Pankreasenzyme im Vordergrund (s. o. und S. 158), was über ein Pankreasödem zu Hämorrhagie und Nekrose führen kann sowie zu akuten Pseudozysten, zu einem Pankreasabszeß und zur Beeinträchtigung benachbarter Organe wie Duodenum, Antrum, Ductus choledochus, Kolon usw.

Die **Folgen** der chronischen Pankreatitis sind Gewebeatrophien, Duktusstenosen und periduktale Fibrose mit Vernarbungen. Dies führt zum schrittweisen *Parenchymverlust* mit der Folge der exokrinen und später auch endokrinen **Pankreasinsuffizienz**. Damit verbunden sind intermittierende oder ununterbrochene *Schmerzen, Malabsorption* (→ S. 152 ff.), Durchfälle (→ S. 150) und *Gewichtsverlust* sowie ein *Diabetes mellitus* (→ S. 286 ff.) und eine *Schädigung der Nachbarorgane* (pankreatischer Aszites, Portal- und Milzvenenthrombose, Stauungsikterus u. a.).

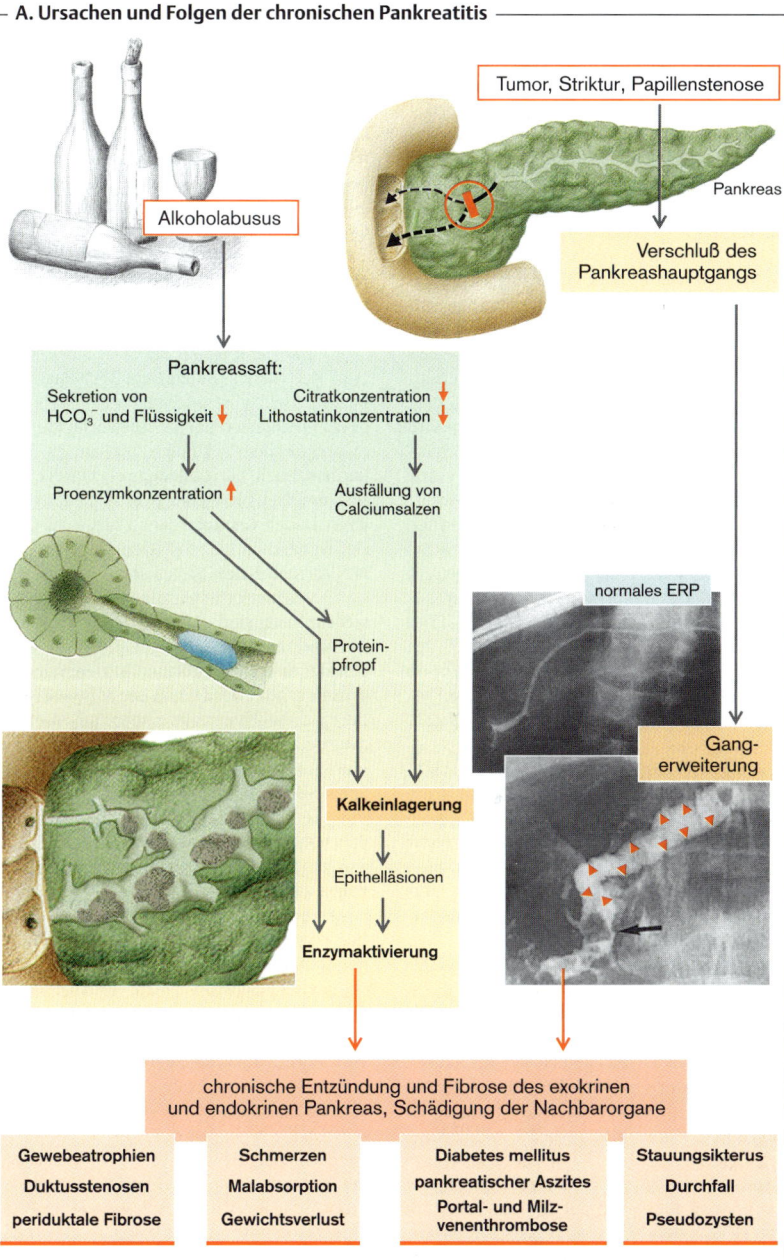

A. Ursachen und Folgen der chronischen Pankreatitis

Tumor, Striktur, Papillenstenose

Alkoholabusus

Pankreas

Verschluß des
Pankreashauptgangs

Pankreassaft:

Sekretion von
HCO₃⁻ und Flüssigkeit ↓

Citratkonzentration ↓
Lithostatinkonzentration ↓

Proenzymkonzentration ↑

Ausfällung von
Calciumsalzen

normales ERP

Protein-
pfropf

Gang-
erweiterung

Kalkeinlagerung

Epithelläsionen

Enzymaktivierung

chronische Entzündung und Fibrose des exokrinen
und endokrinen Pankreas, Schädigung der Nachbarorgane

Gewebeatrophien	Schmerzen	Diabetes mellitus	Stauungsikterus
Duktusstenosen	Malabsorption	pankreatischer Aszites	Durchfall
periduktale Fibrose	Gewichtsverlust	Portal- und Milz-venenthrombose	Pseudozysten

Foto Gangerweiterung: Thurn P. et al. Einführung in die radiologische Diagnostik. 10 Aufl. Stuttgart: Thieme; 1998

Mukoviszidose (zystische Fibrose)

Die Mukoviszidose (cystic fibrosis, CF) ist ein *genetisches Syndrom*, bei dem die epitheliale **Sekretion** u. a. in Lunge, Pankreas, Leber, Genitaltrakt, Darm, Nasenschleimhaut und Schweißdrüsen betroffen ist. Die Mukoviszidose ist bei Weißen die häufigste (im Mittel nach 40 Jahren) letale Gendefekt (1 pro 2500 Geburten).

Der Defekt wird rezessiv vererbt ($\rightarrow$ **A 1**) und betrifft das epitheliale Transportprotein **CFTR** (cystic fibrosis transmembrane conductance regulator). Der CFTR des Gesunden besteht aus 1480 Aminosäuren, die 12 Transmembrandomänen, zwei Nukleotidbindungsdomänen (NBD_1, NBD_2) und eine Regulatordomäne bilden. An letzterer wird CFTR durch eine cAMP-abhängige Proteinkinase A reguliert ($\rightarrow$ **A 2**; CFTR ist nach vorne aufgeklappt gezeichnet). CFTR ist wahrscheinlich ein **Chloridkanal**, der sich öffnet, wenn die intrazelluläre cAMP-Konzentration erhöht und zusätzlich ATP an NBD_1 gebunden (und gespalten?) wird. Darüber hinaus hemmt CFTR bestimmte **Na$^+$-Kanäle** (Typ ENaC). Deren vermehrte Öffnung hat z. B. am Bronchialepithel eine vermehrte Resorption von Na$^+$ und Wasser aus dem ins Lumen sezernierten Schleim zur Folge, so daß dieser eindickt (s. u.).

Mukoviszidose-Patienten haben verschiedene Mutationen des CFTR, doch sind die schweren Verlaufsformen meist mit einem von zwei *Defekten an* NBD_1 korreliert ($\rightarrow$ **A 3**): Entweder fehlt die 508. Aminosäure, Phenylalanin (= F; Mutation Δ F 508) oder das Glyzin (= G) in Position 551 ist durch Aspartat (= D) ersetzt (Mutation G 551 D).

CFTR ist in die apikale (luminale) Zellmembran vieler Epithelien eingebaut. In den Ausführungsgängen des **Pankreas** dient CFTR der Sekretion einer NaHCO$_3$-reichen Flüssigkeit: In diesen Zellen wird HCO$_3^-$ über einen Antiportcarrier gegen Cl$^-$ ausgetauscht ($\rightarrow$ **A 4**). Die Öffnung von CFTR – z. B. durch Sekretin, das die intrazelluläre cAMP-Konzentration erhöht – erlaubt den Wiederausstrom (*Recycling*) des in die Zelle gelangten Cl$^-$, so daß dieses erneut für die Sekretion von HCO$_3^-$, dem Na$^+$ und Wasser folgen, zur Verfügung steht. Sinkt die cAMP-Konzentra-

tion wieder ab, schließt sich CFTR und die Sekretion versiegt.

Beim Mukoviszidose-Patienten öffnet sich CFTR auch bei hoher cAMP-Konzentration nicht, so daß die kleinen Pankreasgänge, insbesondere bei stimulierter Azinussekretion, ein proteinreiches, visköses Sekret enthalten, das die Ausführungsgänge verstopft und damit zu einer *chronischen Pankreatitis* mit ihren Folgen führt (z. B. *Malabsorption* wegen des Mangels an Pankreasenzymen und HCO$_3^-$ im Dünndarm; $\rightarrow$ S. 160).

Am **Darmepithel** hat die CFTR-Störung u. a. zur Folge, daß das Mekonium des Neugeborenen zählklebrig ist und das Ileum nicht, wie gewöhnlich, nach der Geburt verlassen kann (*Mekoniumileus*). Ähnlich wie am Pankreas können auch die **Gallengänge** verlegt sein, was den Neugeborenenikterus prolongieren kann. In den **Genitalorganen** führt der CFTR-Defekt bei männlichen Patienten zur *Infertilität* (Verschluß des Ductus deferens), bei Frauen zu verminderter Fertilität. An der **Nasenschleimhaut** sind Polypen und chronische Entzündung der Nasennebenhöhlen die Folgen der Sekretionsstörung. In den **Schweißdrüsen** erhöht der Defekt die Schweißsekretion, was bei Fieber und hohen Außentemperaturen zu *Hypovolämie* und u. U. zum Kreislaufschock führen kann. Außerdem ist im Schweiß die Elektrolytkonzentration erhöht und die Konzentration von Cl$^-$ ist höher als die von Na$^+$ (normalerweise umgekehrt), was zur *Diagnose der Mukoviszidose* herangezogen wird.

Morbidität und Lebensbedrohlichkeit der Mukoviszidose gehen v. a. auf die Auswirkungen am **Bronchialepithel** zurück. Dessen oberflächlicher Schleim wird normalerweise durch Flüssigkeitssekretion verdünnt. Der CFTR-Defekt hat zur Folge, daß (neben einer vermehrten Schleimsekretion) Flüssigkeit *resorbiert* statt sezerniert wird; es entsteht eine hochvisköse und eiweißreiche Schleimschicht, die nicht nur die Atmung behindert, sondern auch einen Nährboden für *Infektionen* bildet, v. a. mit Pseudomonas aeruginosa. Chronische Bronchitiden, Pneumonien, Bronchiektasen und kardiovaskuläre Sekundärstörungen sind die Folge.

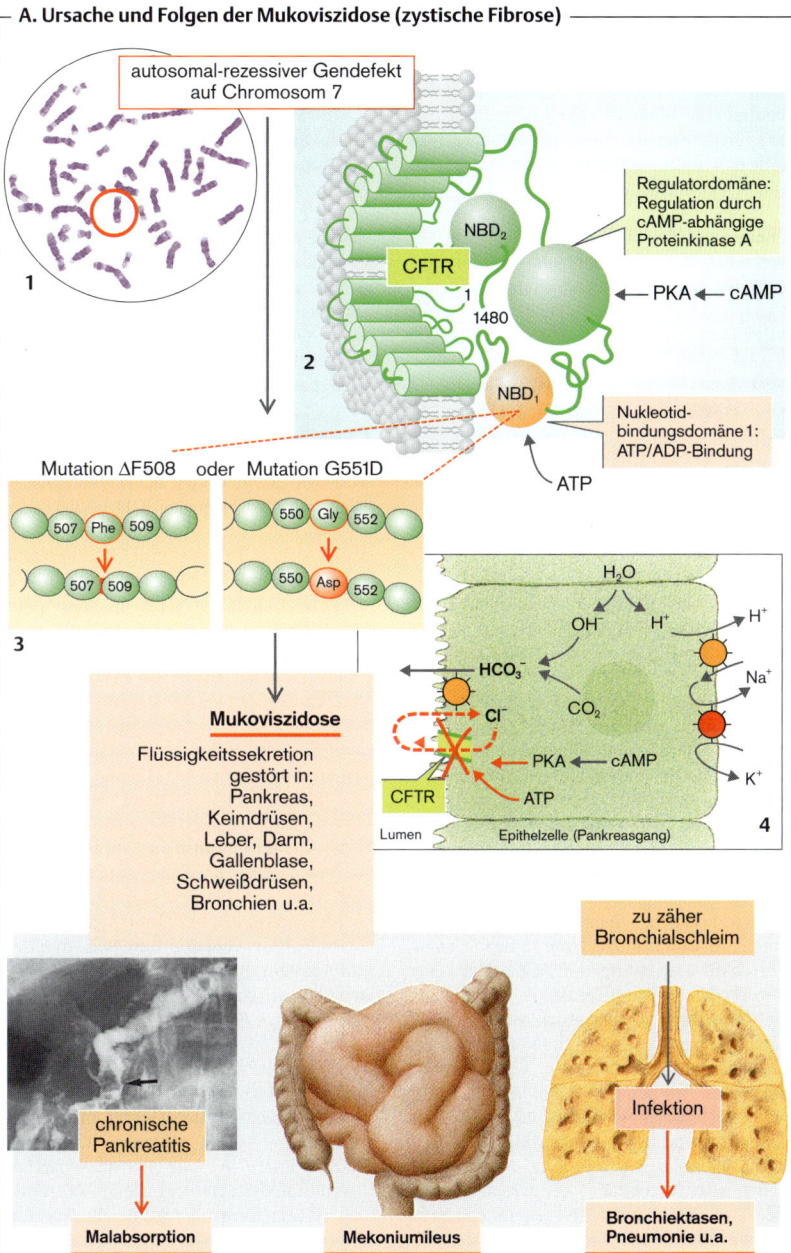

autosomal-rezessiver Gendefekt
auf Chromosom 7

1

CFTR

NBD₂

1

1480

Regulatordomäne:
Regulation durch
cAMP-abhängige
Proteinkinase A

PKA ← cAMP

2

NBD₁

Nukleotid-
bindungsdomäne 1:
ATP/ADP-Bindung

ATP

Mutation ΔF508   oder   Mutation G551D

507 Phe 509

507 509

550 Gly 552

550 Asp 552

3

H₂O

OH⁻   H⁺

H⁺

Mukoviszidose

HCO₃⁻

Na⁺

Flüssigkeitssekretion
gestört in:
Pankreas,
Keimdrüsen,
Leber, Darm,
Gallenblase,
Schweißdrüsen,
Bronchien u.a.

Cl⁻

CO₂

PKA ← cAMP

CFTR

ATP

K⁺

Lumen   Epithelzelle (Pankreasgang)   **4**

zu zäher
Bronchialschleim

chronische
Pankreatitis

Infektion

Malabsorption

Mekoniumileus

**Bronchiektasen,
Pneumonie u.a.**

Foto: Thurn P. et al. Einführung in die radiologische Diagnostik. 10 Aufl. Stuttgart: Thieme; 1998

Gallensteinerkrankung (Cholelithiasis)

Gallensteine bestehen bei rund 75% der Patienten aus Cholesterin (Frauen sind dabei häufiger betroffen als Männer), der Rest sind sog. Pigmentsteine, die v. a. unkonjugiertes Bilirubin enthalten. Beiden gemeinsam ist ihre schlechte Wasserlöslichkeit.

Cholesterin (**Ch**) fällt in der Galle normalerweise nur deswegen nicht aus, weil dort ausreichend konjugierte **Gallensalze** (**GS**), und **Phosphatidylcholin** (**Pch** = Lezithin) zu seiner *mizellären Lösung* zur Verfügung stehen (→ **A 4**, grüne Fläche). Erhöht sich das Konzentrations-*Verhältnis* [Ch]/[GS + Pch], bleibt Ch in einem schmalen Bereich noch in „übersättigter" mizellärer Lösung (→ **A 4**, orange Fläche). Diese scheinbare „Übersättigung" beruht wahrscheinlich darauf, daß die leber Cholesterin auch hochkonzentriert im „Kern" unilamellärer Vesikel in die Galle sezerniert (→ **A 2**), wobei Pch die lösungsvermittelnde „Schale" dieser 50–100 nm großen Vesikel bildet. Erhöht sich der relative Gehalt an Ch weiter, bilden sich multilamelläre Vesikel (bis 1000 nm), die weniger stabil sind und Ch abgeben, das dann in der wäßrigen Umgebung in Form von **Cholesterinkristallen** ausfällt (→ **A 2**; → **A 4**, rote Fläche). Die Kristalle sind die Vorstufe von Gallensteinen.

Wesentliche **Ursachen** der Erhöhung von [Ch]/[GS + Pch] sind:
◆ **Erhöhung der Cholesterinsekretion** (→ **A 2**). Dazu kommt es entweder bei *vermehrter Ch-Synthese* (gesteigerte Aktivität der HMG[3-Hydroxy-3-methylglutaryl]-CoA-Reduktase) oder bei *Hemmung der Ch-Veresterung,* z. B. durch *Progesteron* in der Schwangerschaft (Hemmung der ACAT [Acyl-CoA: Cholesterin-Acyltransferase]).
◆ **Verminderte Gallensalzsekretion** (→ **A 1**). Sie beruht entweder auf einer *Abnahme des GS-Pools,* etwa bei gestörter GS-Resorption im terminalen Ileum (z. B. bei Morbus Crohn oder nach Darmresektion), oder auf einer längerdauernden *Sequestrierung der GS* in der Gallenblase, etwa beim *Fasten* (evtl. schon über Nacht) oder bei *parenteraler Ernährung.* Dadurch ist der enterohepatische Kreislauf der GS vermindert, so daß deren Sekretion in die Galle absinkt. Da die Ch-Sekretion nicht linear zur GS-Sekretion ist (→ **B** rechts), steigt bei niedriger GS-Sekretion das [Ch]/[GS + Pch]-Verhältnis. Dieses erhöht sich weiter unter dem Einfluß von *Östrogenen,* die das Konzentrationsverhältnis Cholat/Chenodeoxycholat ansteigen lassen (Aktivierung der 12α-Hydroxylase; → **B** links), so daß pro mol GS mehr Ch sezerniert wird (→ **B,** vergl. die beiden Kurven).
◆ Eine **verminderte Sekretion von Phosphatidylcholin** als Ursache von Cholesterinsteinen wurde bei chilenischen Frauen gefunden, die sich in hohem Maße von Gemüse ernähren.

Pigmentsteine (→ **C**) bestehen hauptsächlich (ca. 50%) aus *Calciumbilirubinat,* das die Konkremente schwarz oder braun anfärbt. Die *schwarzen Steine* enthalten zudem Calciumcarbonat und -phosphat, die *braunen Steine* Stearat, Palmitat und Cholesterin. Der Pigmentsteinbildung liegt in erster Linie ein erhöhter Gehalt der Galle an **unkonjugiertem Bilirubin** zugrunde, das sich nur in Mizellen „löst". In der Galle ist es normalerweise nur zu 1–2% enthalten. **Ursachen** für einen Anstieg der Konzentration können sein (→ **C**):
◆ Vermehrte Hämoglobinfreisetzung, z. B. bei einer *hämolytischen Anämie,* bei der so viel Bilirubin anfällt, daß der Glukuronidase-vermittelte Konjugierungsprozeß in der Leber überfordert wird (→ S. 169);
◆ Verminderte Konjugierungskapazität in der Leber, z. B. bei *Leberzirrhose* (→ S. 172);
◆ *Nichtenzymatische Dekonjugierung* von zuvor bereits konjugiertem (v. a. monoglukuroniertem) Bilirubin in der Galle;
◆ Enzymatische Dekonjugierung (β-Glucosidase) durch *Bakterien.*

Letztere ist fast immer die Ursache für *braune Pigmentsteine.* Die Bakterien dekonjugieren enzymatisch auch die Gallensalze (verminderte Mizellenbildung mit Ch-Ausfällung) und setzen außerdem mittels ihrer Phospholipase A_2 aus Phosphatidylcholin Palmitat und Stearat frei, die als Calciumsalze ausfallen. *Schwarze Steine,* die v. a. durch die ersten drei Mechanismen entstehen, enthalten u. a. Calciumcarbonat und -phosphat,

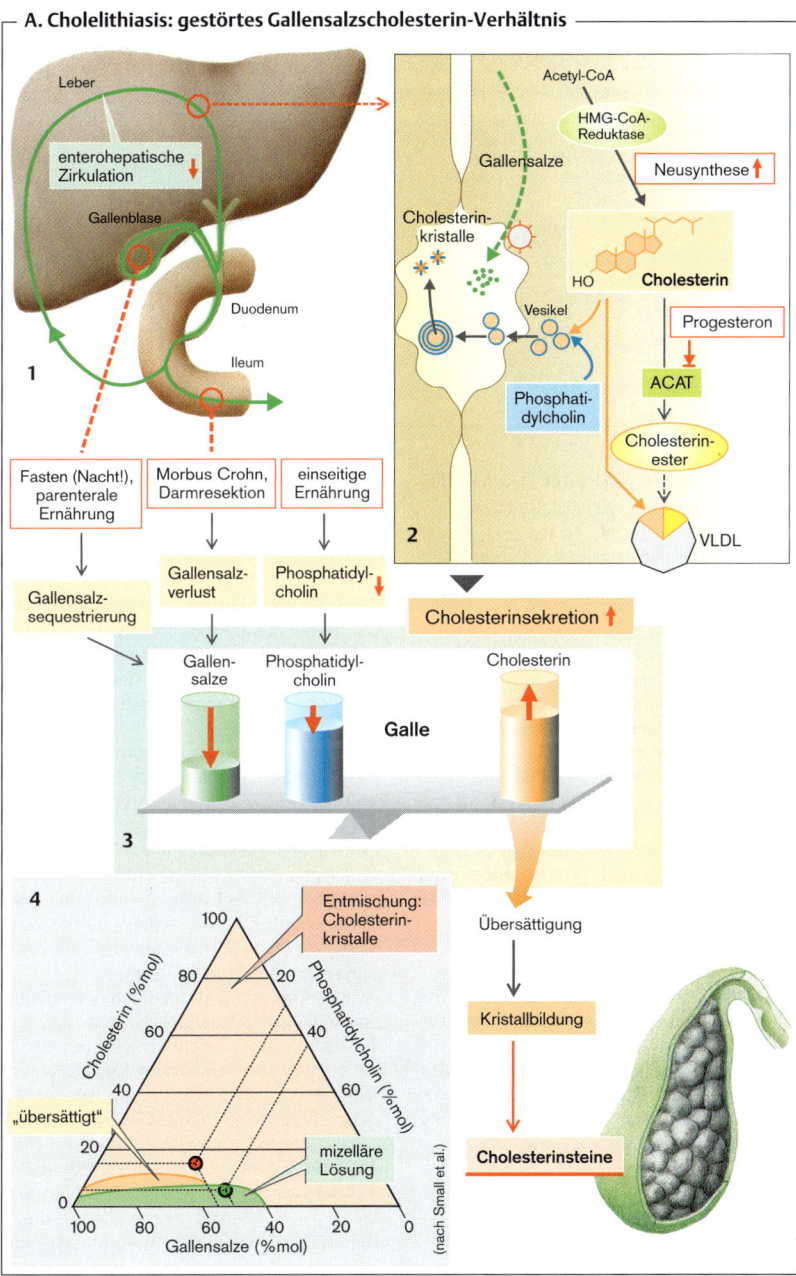

A. Cholelithiasis: gestörtes Gallensalzcholesterin-Verhältnis

Leber

enterohepatische
Zirkulation

Gallenblase

Duodenum

Ileum

1

Acetyl-CoA

HMG-CoA-
Reduktase

Gallensalze

Neusynthese ↑

Cholesterin-
kristalle

HO   **Cholesterin**

Vesikel

Progesteron

ACAT

Phosphati-
dylcholin

Cholesterin-
ester

VLDL

2

Fasten (Nacht!),
parenterale
Ernährung

Morbus Crohn,
Darmresektion

einseitige
Ernährung

Gallensalz-
sequestrierung

Gallensalz-
verlust

Phosphatidyl-
cholin ↓

Cholesterinsekretion ↑

Gallen-
salze

Phosphatidyl-
cholin

Cholesterin

Galle

3

4

Entmischung:
Cholesterin-
kristalle

Cholesterin (%mol)

Phosphatidylcholin (%mol)

„übersättigt"

mizelläre
Lösung

Gallensalze (%mol)

(nach Small et al.)

Übersättigung

Kristallbildung

Cholesterinsteine

B. Cholesterin/Gallensalz: Abhängigkeit von Gallensalztyp und -sekretionsrate

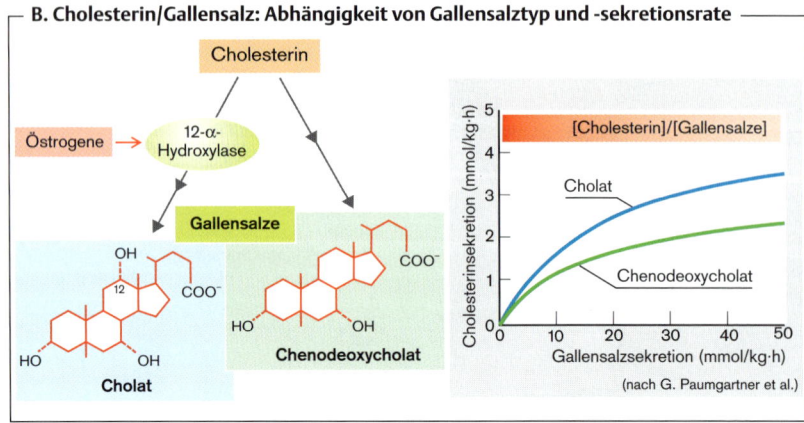

(nach G. Paumgartner et al.)

was auf eine verminderte Ansäuerungsfähigkeit der Gallenblase zurückgeführt wird.

Die **Gallenblase**, in der die spezifischen Gallebestandteile (Ch, GS, Pch) durch Wasserentzug vielfach konzentriert werden, spielt ebenfalls eine wichtige Rolle bei der Entstehung von Gallensteinen (eine Cholelithiasis nach Cholezystektomie ist selten!) (→ **D**). Dabei können **Störungen der Gallenblasenentleerung** kausal beteiligt sein, sei es daß *nicht genug CCK* freigesetzt wird (Mangel an luminal freigesetzten Fettsäuren bei Pankreasinsuffizienz), so daß der Hauptstimulus für die Gallenblasenkontraktion abgeschwächt ist, oder daß nach unselektiver *Vagotomie* (→ S. 148) das zweitwichtigste Kontraktionssignal, das Acetylcholin, fehlt. Auch während der *Schwangerschaft* ist die Gallenblasenkontraktion abgeschwächt. D. h., nicht nur die zu seltene oder ausbleibende Entleerung (s. o.), sondern auch eine *unvollständige* Entleerung erhöht die **Verweildauer der Galle in der Gallenblase**. Damit bleibt genug Zeit, daß sich aus ausgefällten Kristallen größere Konkremente bilden können. Eine erhöhte *Mukussekretion* (stimuliert durch Prostaglandine) kann dabei vermehrt Kristallisationskerne liefern.

Mögliche **Folgen** der Cholelithiasis sind (→ **E**):

◆ **Kolik.** Wird der Ductus cysticus oder der Ductus choledochus durch einen Stein vorübergehend blockiert, lösen Druckerhöhung in den Gallengängen und verstärkte peristaltische Kontraktionen im Bereich der Blockade einen starken viszeralen *Schmerz* im Epigastrium aus, der in den Rücken ausstrahlen sowie *Erbrechen* (→ S. 140) verursachen kann.

◆ Bei der **akuten Cholezystitis** gesellen sich zu obigen Symptomen Fieber und Leukozytose. Wesentliche Ursache sind steinbedingte Traumata des Gallenblasenepithels, aus dem neben Prostaglandinen Phospholipase A_2 freigesetzt wird. Diese spaltet Phosphatidylcholin zu Lysolezithin (= Entfernung der Fettsäure an C 2), das seinerseits die akute Cholezystitis auslöst. Sie kann u. U. zur Perforation der Gallenblase führen.

◆ Eine **Cholangitis** durch Bakterien entsteht meist dann, wenn die Galle wegen einer Choledocholithiasis chronisch gestaut ist. Es kommt zu Druckerhöhung mit Dilatation der Gallenwege sowie u. U. zu posthepatischer Cholestase und biliärer Pankreatitis.

◆ Relativ selten entwickelt sich ein **Gallenblasenkarzinom** auf dem Boden einer Cholelithiasis.

C. Ursachen der Pigmentsteinbildung

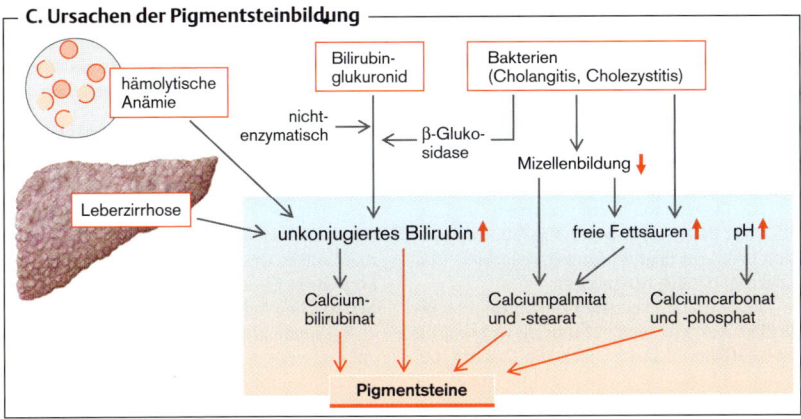

hämolytische Anämie

Bilirubin-glukuronid

Bakterien (Cholangitis, Cholezystitis)

nicht-enzymatisch → ← β-Gluko-sidase

Mizellenbildung ↓

Leberzirrhose → unkonjugiertes Bilirubin ↑   freie Fettsäuren ↑   pH ↑

Calcium-bilirubinat   Calciumpalmitat und -stearat   Calciumcarbonat und -phosphat

Pigmentsteine

D. Rolle der Gallenblase bei Cholelithiasis

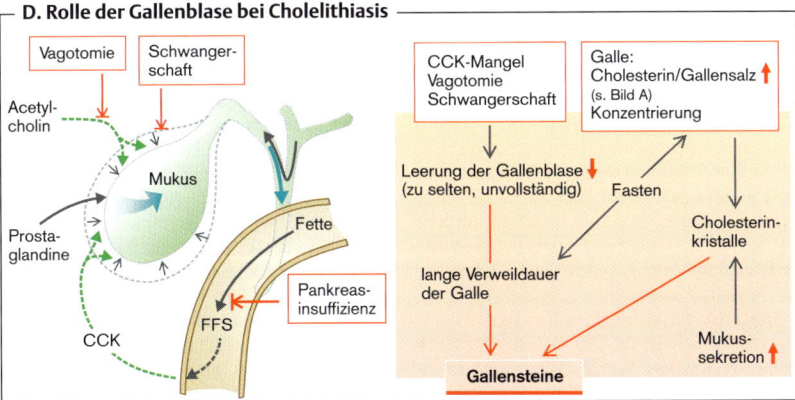

Vagotomie   Schwanger-schaft

Acetyl-cholin

Mukus

Prosta-glandine

Fette

FFS

Pankreas-insuffizienz

CCK

CCK-Mangel Vagotomie Schwangerschaft

Galle: Cholesterin/Gallensalz ↑ (s. Bild A) Konzentrierung

Leerung der Gallenblase ↓ (zu selten, unvollständig)   Fasten

lange Verweildauer der Galle

Cholesterin-kristalle

Mukus-sekretion ↑

Gallensteine

E. Folgen der Cholelithiasis

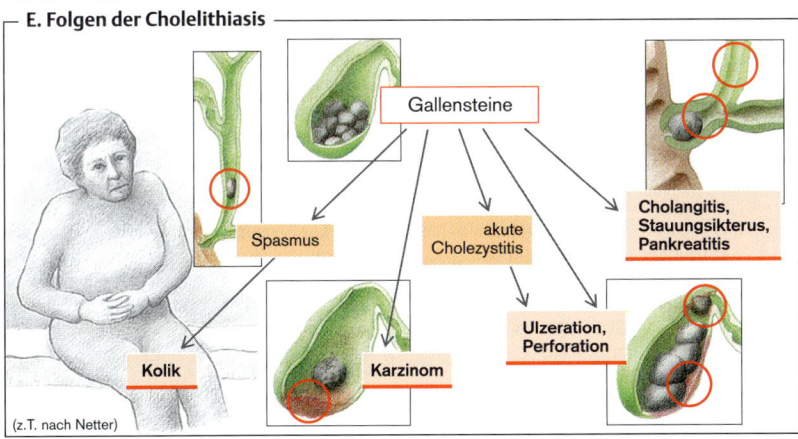

Gallensteine

Spasmus

akute Cholezystitis

Cholangitis, Stauungsikterus, Pankreatitis

Kolik

Karzinom

Ulzeration, Perforation

(z.T. nach Netter)

Ikterus

Das v.a. aus dem **Hämoglobinabbau** stammende Bilirubin (ca. 230 mg/d) wird von den Leberzellen aufgenommen und durch *Glukuronyltransferase* zu Bilirubinmono- und -bisglukuronid gekoppelt. Dieses hydrophilere, **konjugierte** („*direkte*") Bilirubin wird in die Gallenkanälchen sezerniert und zu 85% mit dem Stuhl ausgeschieden. 15% werden im Darm deglukuroniert, resorbiert und enterohepatisch rezirkuliert.

Die normale **Plasmakonzentration von Bilirubin** beträgt max. 17 µmol/l (= 1 mg/dl). Bei > 30 µmol/l färben sich die Skleren, bei noch höheren Konzentrationen auch die Haut gelb: **Ikterus** (Gelbsucht). Dabei werden folgende Formen unterschieden ($\rightarrow$ **A**):

◆ Ein **prähepatischer Ikterus** entsteht durch eine gesteigerte Produktion von Bilirubin, etwa bei *Hämolyse* (hämolytische Anämien, $\rightarrow$ S. 40, Toxine), ineffizienter Erythropoiese (z. B. megaloblastische Anämien, $\rightarrow$ S. 34), massiver Bluttransfusion (transfundierte Erythrozyten sind kurzlebig) oder Resorption größerer Hämatome. Dabei ist das unkonjugierte („*indirekte*") Bilirubin im Plasma erhöht.

◆ Ein **intrahepatischer Ikterus** entsteht entweder durch einen **spezifischen Defekt** der *Bilirubinaufnahme* in die Leberzelle (Gilbert-Syndrom), der *Konjugierung* (Crigler-Najjar-Syndrom, Gilbert-Syndrom, Neugeborenen-ikterus) oder der *Sekretion* von Bilirubin in die Gallenkanälchen (Dubin-Johnson-Syndrom, Rotor-Syndrom).

Bei den ersten beiden Defekten ist v. a. das unkonjugierte, bei der Sekretionsstörung das konjugierte Bilirubin im Plasma erhöht. Alle drei Schritte können bei **Lebererkrankungen und -störungen** betroffen sein (s. a. S. 170 ff.), z. B. bei Virushepatitis, Alkoholabusus, Medikamentennebenwirkungen (Isoniazid, Phenytoin, Halothan u.a.), Stauungsleber (z. B. Rechtsherzinsuffizienz), Sepsis (Endotoxine) oder Vergiftungen (z. B. Knollenblätterpilz).

◆ Beim **posthepatischen Ikterus** sind die extrahepatischen Gallenwege blockiert, wobei v. a. Gallensteine ($\rightarrow$ S. 164 ff.), Tumoren (z. B. Pankreaskopfkarzinom), eine Cholangitis oder eine Pankreatitis ($\rightarrow$ S. 158) die Ursache sein können. Dabei ist v. a. das konjugierte („direkte") Bilirubin im Serum erhöht.

Cholestase

Eine Cholestase ($\rightarrow$ **A, B**), also ein Gallenstau, basiert entweder auf **intrahepatischen Störungen**, z. B. durch Mukoviszidose ($\rightarrow$ S. 162), Granulomatosen, Medikamentennebenwirkungen (z. B. Allopurinol, Sulfonamide), auf hohen Östrogenkonzentrationen (Schwangerschaft, „Pille"), auf Graft-versus-host-Reaktionen nach Transplantationen (= Immunreaktionen des Transplantats gegen den Empfänger), oder, sekundär, auf einem **extrahepatischen Gallenwegsverschluß** (s. o.).

Bei Cholestase sind u.a. die Gallenkanälchen erweitert, die *Fluidität* der kanalikulären **Zellmembran** ist verringert (Cholesterineinlagerung, Gallensalzeinwirkung), deren Bürstensaum ist deformiert (oder er fehlt ganz) und die Funktion des **Zytoskeletts** inkl. der *kanalikulären Motilität* ist gestört. Zudem wird einer der beiden für die kanalikuläre Membran bestimmten, ATP-getriebenen **Gallensalzcarrier** bei Cholestase fälschlicherweise auch in die basolaterale Membran eingebaut. Retinierte Gallensalze wiederum erhöhen die Durchlässigkeit der **Tight junctions** und setzen die mitochondriale **ATP-Synthese** herab. Welche dieser Störungen allerdings Ursachen und welche Folgen der Cholestase sind, ist oft schwer zu sagen. Bestimmte *Medikamente* (z. B. Cyclosporin A) wirken cholestatisch, weil sie die Gallensalzcarrier hemmen und *Östradiol*, weil es die Na^{+}-K^{+}-ATPase hemmt und die Membranfluidität vermindert.

Die meisten **Folgen der Cholestase** ($\rightarrow$ **B**) lassen sich aus der **Retention von Gallebestandteilen** ableiten: Das Bilirubin führt zum *Ikterus* (Neugeborene: Gefahr des Kernikterus), das Cholesterin zum *Cholesterineinbau* in Hautfalten und Sehnen sowie in die Zellmembranen von Leber, Niere und Erythrozyten (Echinozyten, Akanthozyten). Der quälende *Pruritus* (Hautjucken) wird vermutlich durch retinierte *Endorphine* und/oder *Gallensalze* ausgelöst. Das **Fehlen der Galle im Darm** hat schließlich *Fettstühle* und *Malabsorption* zur Folge ($\rightarrow$ S. 152 ff.). Schließlich führt eine Infektion der gestauten Galle zur *Cholangitis*, die ihrerseits wiederum cholestatisch wirkt.

A. Formen des Ikterus

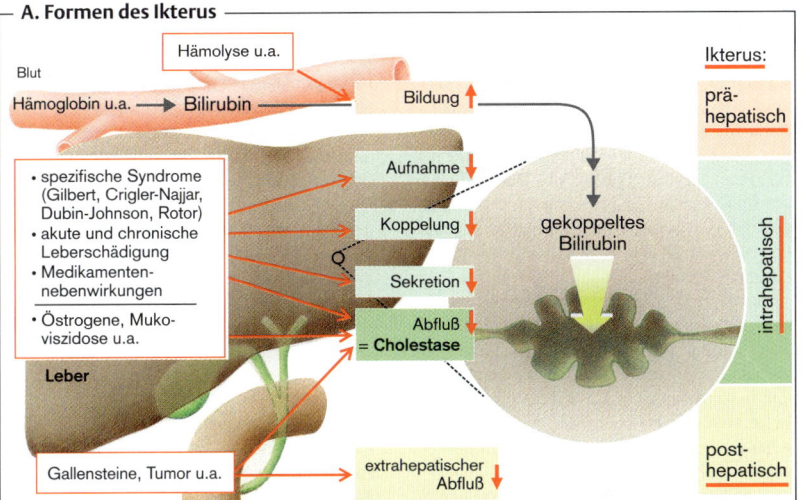

Blut

Hämolyse u.a.

Hämoglobin u.a. → Bilirubin ——— Bildung ⬆

Ikterus:

prä-
hepatisch

Aufnahme ⬇

- spezifische Syndrome
  (Gilbert, Crigler-Najjar,
  Dubin-Johnson, Rotor)
- akute und chronische
  Leberschädigung
- Medikamenten-
  nebenwirkungen
- Östrogene, Muko-
  viszidose u.a.

Koppelung ⬇

gekoppeltes
Bilirubin

Sekretion ⬇

intrahepatisch

Abfluß ⬇
= Cholestase

Leber

Gallensteine, Tumor u.a.

extrahepatischer
Abfluß ⬇

post-
hepatisch

B. Mechanismen und Folgen der Cholestase

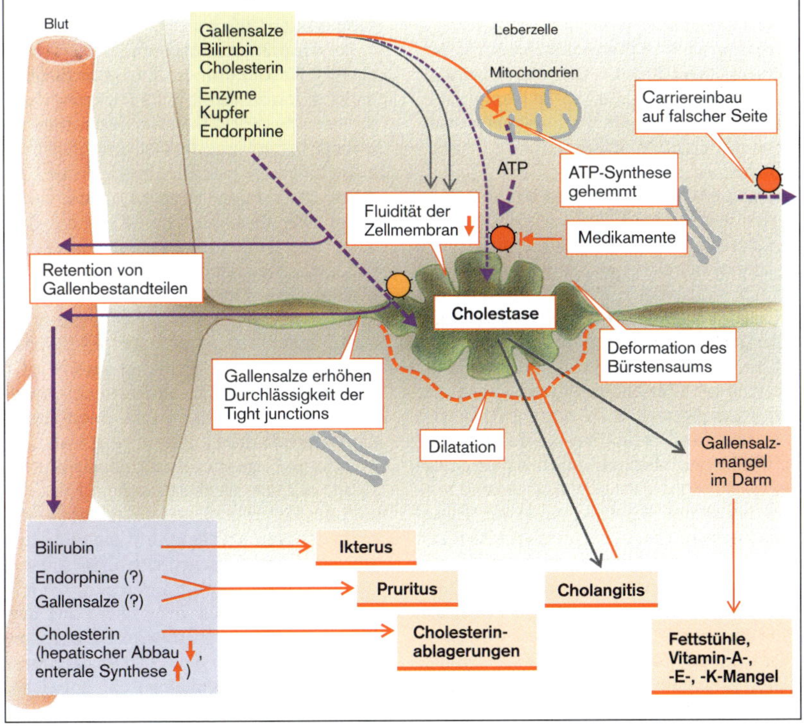

Blut

Leberzelle

Gallensalze
Bilirubin
Cholesterin

Mitochondrien

Enzyme
Kupfer
Endorphine

Carriereinbau
auf falscher Seite

ATP

ATP-Synthese
gehemmt

ATP-Synthese
gehemmt

Fluidität der
Zellmembran ⬇

Medikamente

Retention von
Gallenbestandteilen

Cholestase

Deformation des
Bürstensaums

Gallensalze erhöhen
Durchlässigkeit der
Tight junctions

Dilatation

Gallensalz-
mangel
im Darm

Bilirubin

Ikterus

Endorphine (?)
Gallensalze (?)

Pruritus

Cholangitis

Cholesterin
(hepatischer Abbau ⬇,
enterale Synthese ⬆)

Cholesterin-
ablagerungen

**Fettstühle,
Vitamin-A-,
-E-, -K-Mangel**

Portaler Hochdruck

Das venöse Blut von Magen, Darm, Milz, Pankreas und Gallenblase gelangt über die *Pfortader* zur Leber, wo es in den *Sinusoiden* – nach Mischung mit dem sauerstoffreichen Blut der *Leberarterie* – in engen Kontakt mit den Hepatozyten tritt (→ **A 1**). Durch die Leber fließen rund 25 % des Herzzeitvolumens, doch ist der Gefäßwiderstand so gering, daß der normale **Druck in der Pfortader** nur 4 – 8 mmHg beträgt.

Wird der Querschnitt der Leberstrombahn eingeschränkt, so steigt der Pfortaderdruck, es entwickelt sich ein *portaler Hochdruck*. **Ursachen** dafür können Widerstandserhöhungen in folgenden Gefäßabschnitten sein, wobei eine strenge Abtrennung der drei intrahepatischen Obstruktionen nicht immer gegeben oder möglich ist:

◆ **Prähepatisch:** Pfortaderthrombose (→ **A 2**);
◆ **Posthepatisch:** Rechtsherzinsuffizienz, konstriktive Perikarditis u. a. (→ **A 2**; S. 228);
◆ **Intrahepatisch** (→ **A 1**):
– *präsinusoidal:* chronische Hepatitis, primäre biliäre Zirrhose, Granulome bei Schistosomiasis, Tuberkulose, Leukämie u. a.;
– *sinusoidal:* akute Hepatitis, **Alkoholschädigung** (Fettleber, **Zirrhose**), Toxine, Amyloidose u. a.;
– *postsinusoidal:* Venenverschlußkrankheit der Venolen und kleinen Venen; Budd-Chiari-Syndrom (Obstruktion der großen Lebervenen).

Zu der sinusoidalen Obstruktion trägt sowohl die *Hepatozytenvergrößerung* (Fetteinlagerung, Zellschwellung, Hyperplasie), als auch die vermehrt produzierte *extrazelluläre Matrix* (→ S. 172) bei. Da letztere auch den Stoff- und Gasaustausch zwischen Sinusoid und Hepatozyt behindert, werden die Zellschwellungen noch verstärkt. *Amyloidablagerungen* können ähnlich obstruierend wirken. Bei akuter Hepatitis und akuter Lebernekrose kann der Sinusoidraum schließlich auch durch *Zelltrümmer* verlegt sein.

Folgen des portalen Hochdrucks. Bei allen Obstruktionslokalisationen führt der erhöhte Pfortaderdruck zu Störungen der vorgeschalteten Organe (*Malabsorption; Milzvergrößerung* mit Anämie und Thrombozytopenie) sowie dazu, daß das Blut aus den Bauchorganen über Bahnen abfließt, die die Leber umgehen. Diese **portalen Umgehungskreisläufe** (→ **A 3**) benützen Gefäße, die normalerweise dünn, nun aber stark erweitert sind: **Varizenbildung** („Hämorrhoiden" am Plexus venosus rectalis; *Caput medusae* an den Vv. paraumbilicales). Die erweiterten *Vv. oesophageae* sind besonders **rupturgefährdet**. Dieser Umstand, gepaart insbesondere mit der o. g. *Thrombozytopenie* und einem *Mangel an Gerinnungsfaktoren* (verminderte Synthese bei Leberschaden), kann zu massiven **Blutungen** führen, die das Leben des Patienten akut bedrohen.

Die beim portalen Hochdruck freigesetzten *Vasodilatatoren* (Glucagon, VIP, Substanz P, Prostazykline, NO u. a.) führen außerdem zu einem *Absinken des systemischen Blutdrucks*, worauf sich kompensatorisch das Herzzeitvolumen erhöht, so daß es zur **Hyperperfusion** der Bauchorgane und der Umgehungskreisläufe kommt.

Bei der prähepatischen und der präsinusoidalen Obstruktion ist die **Leberfunktion** meist ungestört, da die Blutversorgung durch den kompensatorisch *erhöhten Zufluß aus der Leberarterie* sichergestellt wird. Bei der sinusoidalen, postsinusoidalen und posthepatischen Obstruktion hingegen ist die Leberschädigung meist die Ursache und z. T. dann auch Folge der Obstruktion. Dabei ist der Abfluß der proteinreichen Leberlymphe behindert, so daß der erhöhte Portaldruck, u. U. in Synergie mit dem bei Leberschädigung verringerten onkotischen Druck des Plasmas (*Hypoalbuminämie*), eine eiweißreiche Flüssigkeit in den Bauchraum abpreßt; es entsteht ein **Aszites**. Dieser löst einen sekundären *Hyperaldosteronismus* aus (→ S. 174), in dessen Folge das Extrazellulärvolumen steigt, was eine zweite Ursache für den Anstieg des Herzzeitvolumens darstellt.

Da das Blut aus dem Darm die Leber umgeht, gelangen toxische Stoffe (NH_3, biogene Amine, kurzkettige Fettsäuren u. a.), die normalerweise von den Leberzellen aus dem Portalblut extrahiert werden, u. a. in das ZNS, so daß sich eine **portalsystemische** („hepatische") **Enzephalopathie** entwickelt (→ S. 174).

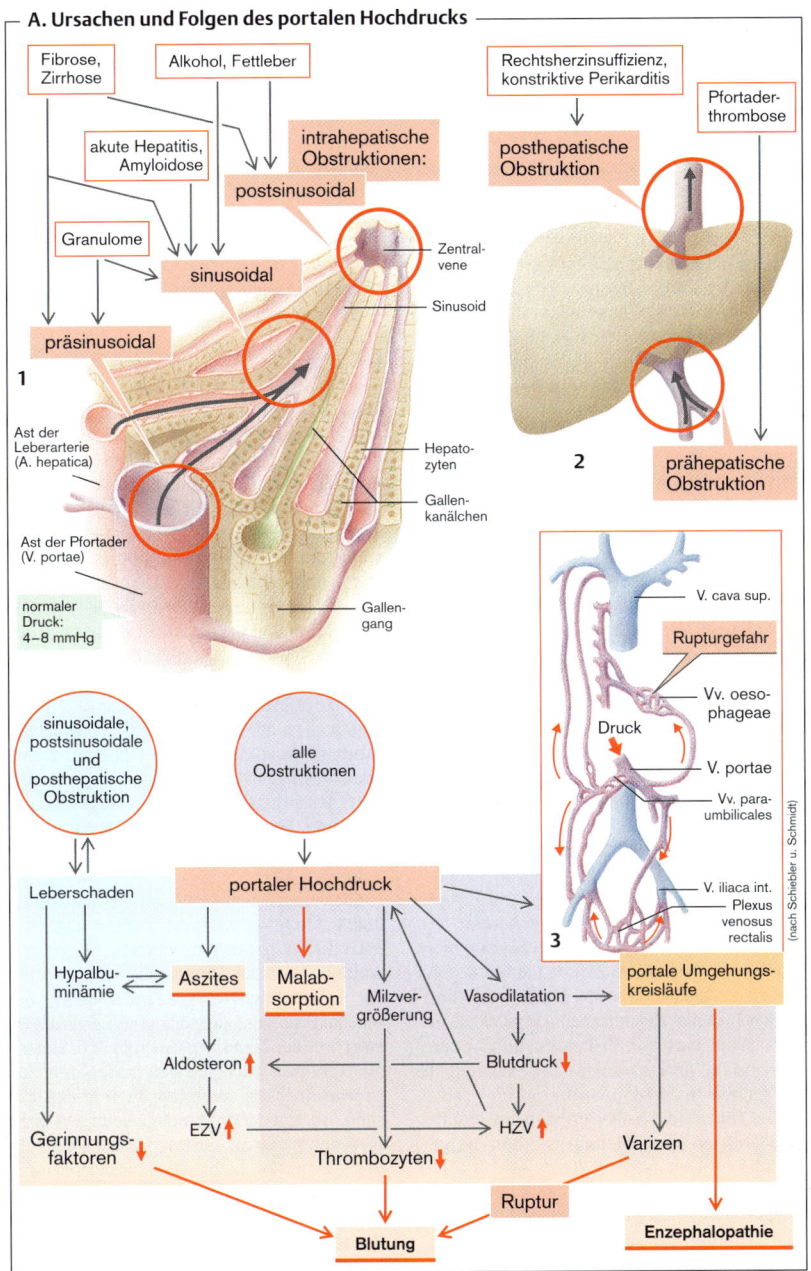

A. Ursachen und Folgen des portalen Hochdrucks

Fibrose, Zirrhose

Alkohol, Fettleber

akute Hepatitis, Amyloidose

intrahepatische Obstruktionen:

postsinusoidal

Granulome

sinusoidal

präsinusoidal

1

Ast der Leberarterie (A. hepatica)

Ast der Pfortader (V. portae)

normaler Druck: 4–8 mmHg

Zentral-vene

Sinusoid

Hepato-zyten

Gallen-kanälchen

Gallen-gang

Rechtsherzinsuffizienz, konstriktive Perikarditis

posthepatische Obstruktion

Pfortader-thrombose

prähepatische Obstruktion

2

sinusoidale, postsinusoidale und posthepatische Obstruktion

alle Obstruktionen

V. cava sup.

Rupturgefahr

Druck

Vv. oeso-phageae

V. portae

Vv. para-umbilicales

V. iliaca int.

Plexus venosus rectalis

3

(nach Schiebler u. Schmidt)

Leberschaden

portaler Hochdruck

Hypalbu-minämie

Aszites

Malab-sorption

Milzver-größerung

Vasodilatation

portale Umgehungs-kreisläufe

Aldosteron ↑

Blutdruck ↓

EZV ↑

HZV ↑

Gerinnungs-faktoren ↓

Thrombozyten ↓

Varizen

Ruptur

Blutung

Enzephalopathie

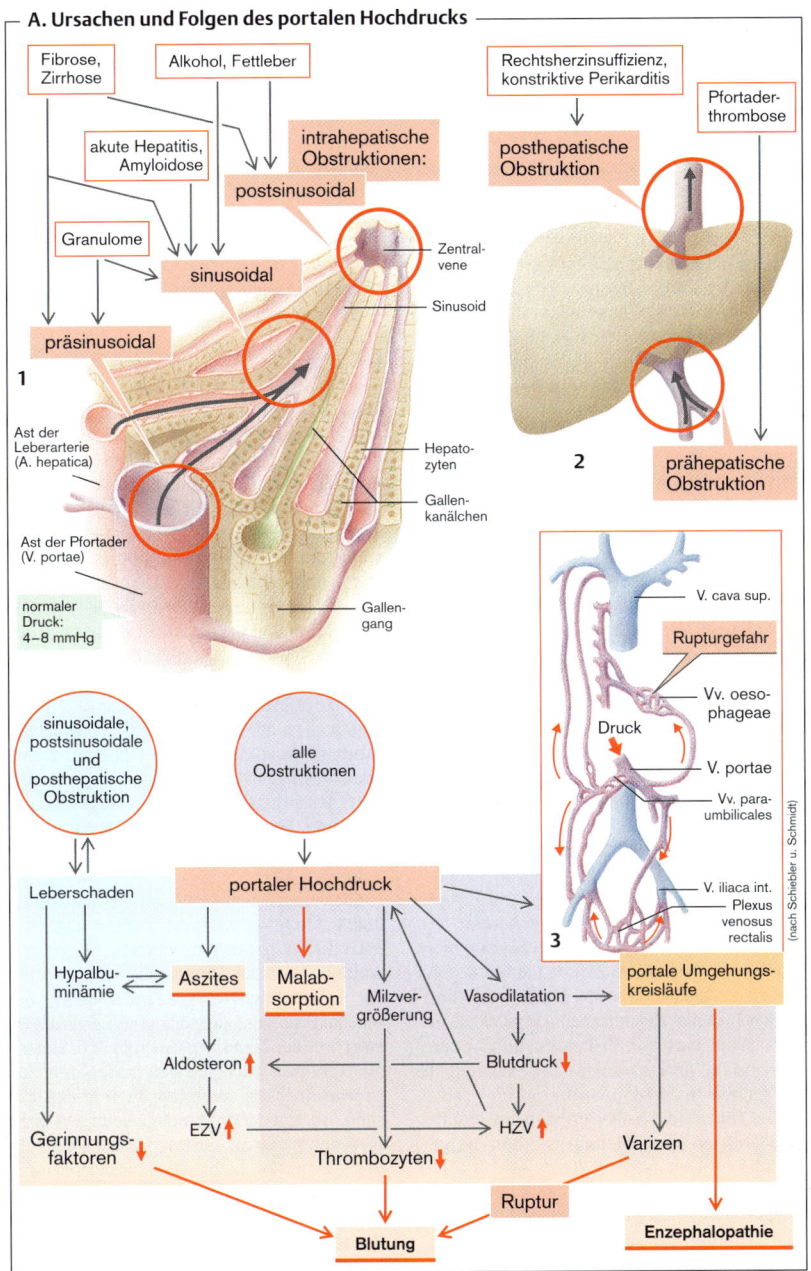

Fibrose und Zirrhose der Leber

Die Leberzirrhose ist eine Erkrankung, bei der Nekrosen, Entzündung, Fibrose, knotige Regeneration und die Bildung von vaskulären Anastomosen mehr oder weniger simultan nebeneinander ablaufen. Auslösend sind meist chronische Noxen, v. a. **Alkoholabusus**, der weltweit ca. 50% der Zirrhosen verursacht. Beträgt die Zirrhosewahrscheinlichkeit nach 13 kg kumulativ aufgenommenem Äthanol/kg Körpergewicht noch ca. 20%, so steigt sie nach 40 kg auf über 90%. Fibrose- und damit zirrhosefördernd ist v. a. der Äthanolmetabolit *Acetaldehyd*. Die Zirrhose kann auch Endstadium einer **Virushepatitis** sein (20–40% der Zirrhosefälle in Europa); bei akuter, fulminant verlaufender Erkrankung tritt sie evtl. schon nach Wochen auf, bei chronisch-rezidivierender Erkrankung nach Monaten bis Jahren. Ebenso kann sie sich nach einer Obstruktion des Blutabflusses (*Stauungsleber; → S. 170*) oder anderen Leberschädigungen entwickeln, z. B. als Endstadium von *Speicherkrankheiten* (Hämochromatose, Morbus Wilson) oder genetisch bedingtem Enzymmangel.

An der **Leberzellschädigung** sind beteiligt:
- *ATP-Mangel* durch Störungen im zellulären Energiestoffwechsel;
- vermehrte Bildung hochreaktiver *Sauerstoffmetabolite* ($\cdot O_2^-$, $\cdot HO_2$, H_2O_2) bei
- gleichzeitigem *Mangel an Antioxidantien* (Glutathion u. a.) und/oder *Schädigung protektiver Enzyme* (Glutathionperoxidase, Superoxiddismutase).

Die O_2-Metabolite reagieren u. a. mit ungesättigten Fettsäuren in Phospholipiden (**Lipidperoxidation**), was zur Schädigung von Plasmamembran und Zellorganellen (Lysosomen, endoplasmatisches Retikulum) führt. Dadurch steigt die intrazelluläre Ca^{2+}-Konzentration, was u. a. Proteasen und andere Enzyme aktiviert, so daß die Zelle schließlich irreversibel geschädigt wird.

Die **Fibrose** der Leber entsteht in mehreren Schritten (→ **A**). Beim Absterben der geschädigten Hepatozyten treten u. a. lysosomale Enzyme aus, die aus der extrazellulären Matrix u. a. **Zytokine** freisetzen. Diese und die Trümmer der abgestorbenen Zellen bewirken die **Aktivierung der Kupffer-Zellen** in den Lebersinusoiden (→ **A** Mitte) sowie die Anlockung von Entzündungszellen (Granulo-, Lympho- und Monozyten). Von den Kupffer-Zellen und den rekrutierten Entzündungszellen werden nun diverse *Wachstumsfaktoren* und *Zytokine* freigesetzt, die
- die fettspeichernden Ito-Zellen der Leber in **Myofibroblasten** umwandeln,
- die eingewanderten Monozyten in aktive **Makrophagen** umwandeln sowie
- die **Proliferation von Fibroblasten** auslösen.

Die chemotaktische Wirkung von **TGFβ** (transforming growth factor β) und **MCP-1** (monocyte chemotactic protein 1), dessen Ausschüttung aus Ito-Zellen wiederum durch TNFα (tumor necrosis factor α), PDGF (platelet-derived growth factor) und Interleukine stimuliert wird, verstärkt diese Prozesse ebenso wie eine Reihe anderer Signalstoffe, u. a. TGFβ. Als Resultat dieser zahlreichen (und noch nicht in allen Einzelheiten bekannten) Interaktionen erhöht sich die **Produktion von extrazellulärer Matrix** durch Myofibroblasten und Fibroblasten, d. h., es werden vermehrt Kollagene (Typ I, III, IV), Proteoglykane (Decorin, Biglycan, Lumican, Aggrecan) und Glykoproteine (Fibronectin, Laminin, Tenascin, Undulin) u. a. im *Dissé-Raum* abgelagert. Durch dessen Fibrosierung wird der Stoffaustausch zwischen Sinusoidblut und Hepatozyten behindert und der Strömungswiderstand in den Sinusoiden erhöht (→ S. 170).

Die vermehrte Matrix kann (in erster Linie durch Metalloproteasen) wieder abgebaut und die Hepatozyten können regeneriert werden. War die Nekrose auf die Zentren der Leberläppchen (→ **A** links oben) beschränkt, so ist sogar noch eine *Restitutio ad integrum* der Leberstruktur möglich. Hatten die Nekrosen hingegen den peripheren Parenchymring der Leberläppchen durchbrochen, so entstehen bindegewebige Septen (→ **A** unten). Damit ist eine funktionsgerechte Regeneration nicht mehr möglich, so daß es zur Knotenbildung kommt: **Zirrhose**. Ihre Folgen sind *Cholestase* (→ S. 168), *portaler Hochdruck* (→ S. 170) und eine *metabolische Insuffizienz* der Leber (→ S. 174).

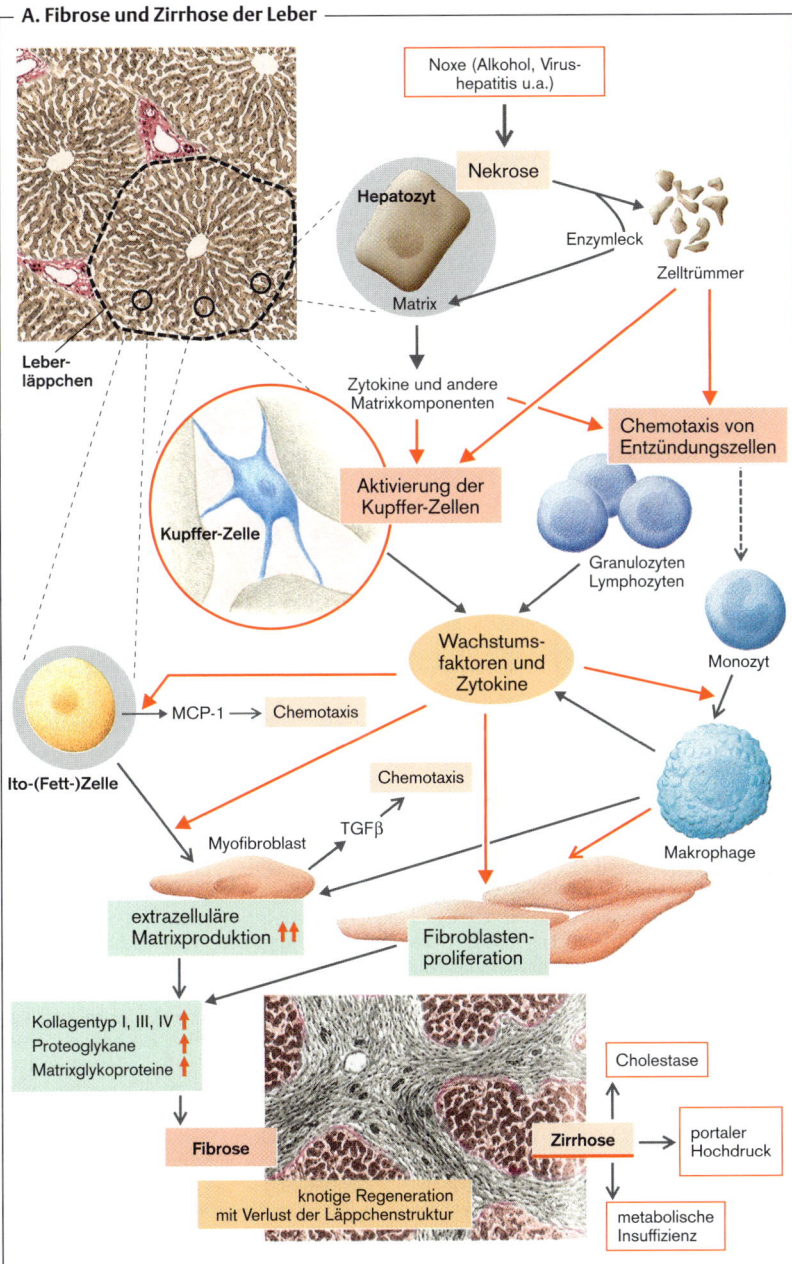

Noxe (Alkohol, Virus-
hepatitis u.a.)

Nekrose

Hepatozyt

Enzymleck

Zelltrümmer

Matrix

**Leber-
läppchen**

Zytokine und andere
Matrixkomponenten

Chemotaxis von
Entzündungszellen

Kupffer-Zelle

Aktivierung der
Kupffer-Zellen

Granulozyten
Lymphozyten

Monozyt

Wachstums-
faktoren und
Zytokine

MCP-1 → Chemotaxis

Ito-(Fett-)Zelle

Chemotaxis

Myofibroblast   TGFβ

Makrophage

extrazelluläre
Matrixproduktion ↑↑

Fibroblasten-
proliferation

Kollagentyp I, III, IV ↑
Proteoglykane ↑
Matrixglykoproteine ↑

Cholestase

Fibrose

Zirrhose → portaler
Hochdruck

knotige Regeneration
mit Verlust der Läppchenstruktur

metabolische
Insuffizienz

Leberinsuffizienz (s. auch S. 170 ff.)

Ursachen für ein **akutes Versagen** der Leber sind *Vergiftungen* und *Entzündungen*, z. B. eine fulminant verlaufende *Cholangitis* oder *Virushepatitis* (v. a. bei Hepatitis B und E). Für ein **chronisches Leberversagen**, das von einer Fibrosierung (**Zirrhose**) der Leber (→ S. 172) begleitet ist, sind verantwortlich (→ **A**):

- *Entzündungen*, z. B. chronisch-persistierende Virushepatitis;
- *Alkoholismus*, die häufigste Ursache;
- bei disponierten Patienten *Nebenwirkungen von Medikamenten*, z. B. Folsäureantagonisten, Phenylbutazon;
- eine kardiovaskulär bedingte *Stauung des venösen Abflusses*, z. B. bei Rechtsherzsuffizienz (→ S. 170);
- einige *Erbkrankheiten* (→ Kap. 8), z. B. Glykogenosen, Morbus Wilson, Galaktosämie, Hämochromatosen, α_1-Antitrypsinmangel u. a.;
- eine intra- oder posthepatische *Cholestase* (→ S. 168) über längere Zeit, z. B. bei Mukoviszidose (→ S. 162), Choledocholithiasis (→ S. 164 ff.) oder durch Tumoren.

Die gravierendsten **Folgen der Leberinsuffizienz** sind:

◆ Die **Proteinsynthese** in der Leber ist reduziert, was zum einen zu einer *Hypoalbuminämie* führt, die einen *Aszites*, also eine Ansammlung von Extrazellulärflüssigkeit im Bauchraum, und andere *Ödeme* zur Folge hat (→ S. 234). Damit verringert sich das Plasmavolumen, es kommt zu einem sekundären *Hyperaldosteronismus*, in dessen Folge eine *Hypokaliämie* entsteht, die wiederum das Auftreten einer *Alkalose* begünstigt (→ **A** links). Zum andern läßt die reduzierte Syntheseleistung der Leber die Plasmakonzentrationen der *Gerinnungsfaktoren absinken*.

◆ Es kommt zur **Cholestase** (→ S. 168), die nicht nur die Leberschädigung, sondern auch die Blutungsneigung verschlimmert. Mechanismus: Der Gallensalzmangel vermindert die Mizellenbildung und damit die Absorption von *Vitamin K* aus dem Darm, so daß die γ-Carboxylierung der Vitamin-K-abhängigen Gerinnungsfaktoren Prothrombin (II), VII, IX und X reduziert ist.

◆ Es entsteht ein **portaler Hochdruck** (→ S. 170), der u. a. wegen des *Lymphstaus* in der Leber den Aszites verstärkt, durch die Splenomegalie eine *Thrombozytopenie* hervorruft und zur Ausbildung von *Ösophagusvarizen* führt. Der Mangel an aktiven Gerinnungsfaktoren, die Thrombozytopenie und die Varizenbildung prädestinieren zu schweren **Blutungen**. Schließlich ruft der portale Hochdruck eine *exsudative Enteropathie* hervor. Diese verstärkt zum einen wegen des Albuminverlustes aus dem Plasma den Aszites weiter und bewirkt zum andern, daß die Dickdarmbakterien mit dem ins Darmlumen abgegebenen Protein „gefüttert" werden, so daß dort vermehrt das für das Gehirn toxische *Ammonium* freigesetzt wird.

◆ Diese *Hyperammoniämie*, die für die **Enzephalopathie** (Teilnahmslosigkeit, Gedächtnislücken, Tremor bis hin zum *Leberkoma*) mitverantwortlich ist (→ S. 342), wird dadurch verstärkt, daß

- auch *gastrointestinale Blutungen* zur vermehrten Eiweißanlieferung an das Kolon beitragen,
- die insuffiziente Leber nicht mehr ausreichend in der Lage ist, Ammonium ($NH_3 \rightleftharpoons NH_4^+$) zu Harnstoff umzuwandeln,
- die o. g. Hypokaliämie eine *intrazelluläre Azidose* hervorruft, was in der Niere die Ammoniumbildung ansteigen läßt und gleichzeitig eine systemische **Alkalose** auslöst. Diese erhält zusätzlich eine respiratorische Komponente, wenn der Patient wegen seiner Enzephalopathie *hyperventiliert*.

Beteiligt an der Enzephalopathie sind auch andere, für das Gehirn toxische Stoffe, wie *Amine, Phenole* und *kurzkettige Fettsäuren*, die normalerweise von der Leber extrahiert werden, beim portalen Hochdruck jedoch die Leber umgehen. Schließlich stellt das Gehirn aus den bei Leberinsuffizienz vermehrt im Plasma erscheinenden *aromatischen Aminosäuren* **„falsche Transmitter"** her (z. B. Serotonin), die wohl Mitursache der Enzephalopathie sind.

◆ Die **Kreislaufstörungen** beeinträchtigen auch die Funktion der **Nieren**: *Hepatorenales Syndrom* (→ S. 118).

A. Ursachen und Folgen der Leberinsuffizienz

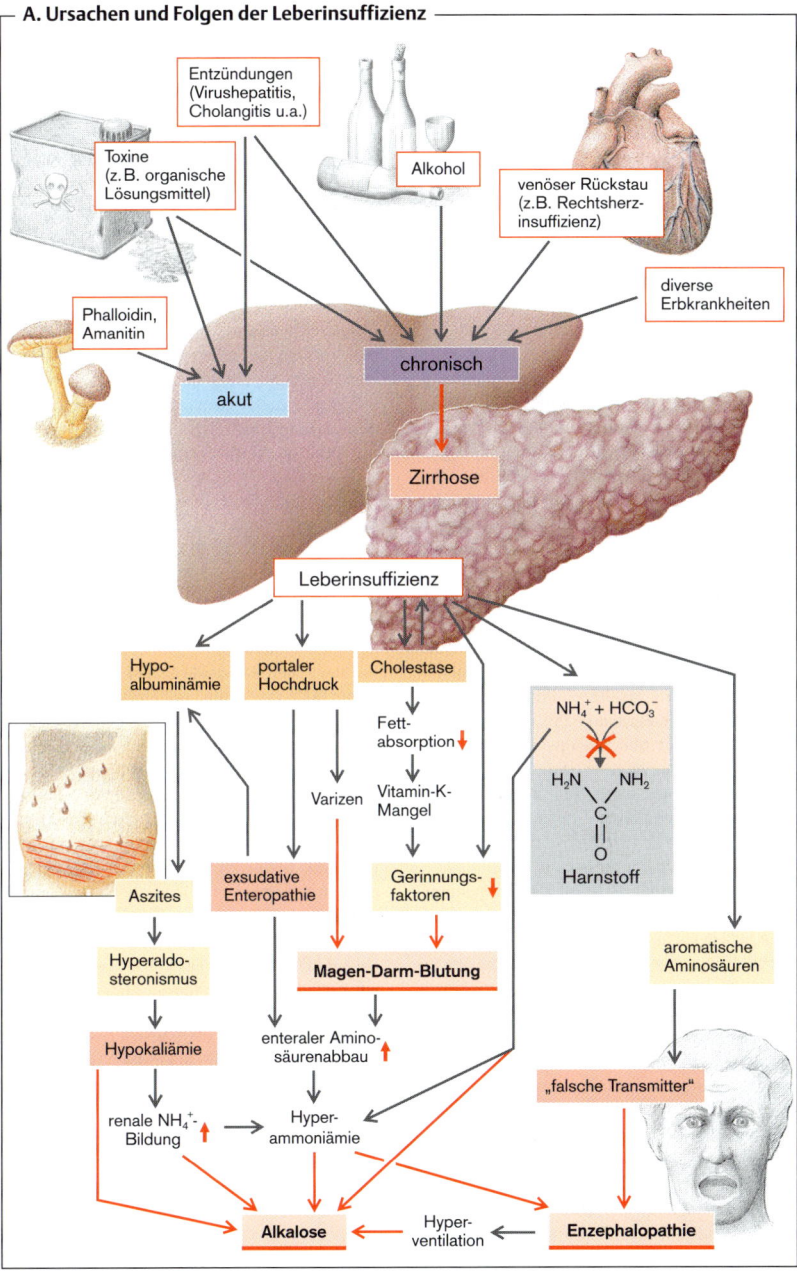

Entzündungen (Virushepatitis, Cholangitis u.a.)

Toxine (z.B. organische Lösungsmittel)

Alkohol

venöser Rückstau (z.B. Rechtsherzinsuffizienz)

diverse Erbkrankheiten

Phalloidin, Amanitin

chronisch

akut

Zirrhose

Leberinsuffizienz

Hypo-albuminämie

portaler Hochdruck

Cholestase

$NH_4^+ + HCO_3^-$

Fett-absorption

H_2N NH_2

Varizen

Vitamin-K-Mangel

C

O

Harnstoff

Aszites

exsudative Enteropathie

Gerinnungs-faktoren

Hyperaldo-steronismus

Magen-Darm-Blutung

aromatische Aminosäuren

Hypokaliämie

enteraler Amino-säurenabbau

"falsche Transmitter"

renale NH_4^+-Bildung

Hyper-ammoniämie

Alkalose

Hyper-ventilation

Enzephalopathie

Übersicht

Das Herz pumpt mit seiner linken Kammer das Blut durch die arteriellen Blutgefäße des *großen (systemischen) Kreislaufs* zu den Blutkapillaren der Körperperipherie. Über die Venen gelangt es zurück zum Herzen und wird nun im *kleinen (Lungen-)Kreislauf* von der rechten Herzkammer durch die Lunge gepumpt und wieder dem linken Herz zugeleitet ($\rightarrow$ A).

Das gesamte **Blutvolumen** beträgt rund 4,5 – 5,5 l (ca. 7% der fettfreien Körpermasse; s. a. S. 28) und befindet sich zu ca. 80% im sog. *Niederdrucksystem*: in den Venen, im rechten Herzen und in den Gefäßen des kleinen Kreislaufs ($\rightarrow$ A links). Seiner *hohen Dehnbarkeit* und *großen Kapazität* wegen dient das Niederdrucksystem als *Blutspeicher*. Wird das normale Blutvolumen (z.B. durch eine Bluttransfusion) erhöht, so finden sich mehr als 98% des transfundierten Volumens im Niederdrucksystem wieder und weniger als 2% im arteriellen *Hochdrucksystem*. Umgekehrt ist bei einem zu geringen Blutvolumen auch fast ausschließlich das Niederdrucksystem verkleinert. Bei normaler Herz- und Lungenfunktion ist daher der **zentrale Venendruck** (normal 4 – 12 cmH_2O) ein gutes Maß für das Blutvolumen.

Das **Herzzeitvolumen** (**HZV**) errechnet sich aus *Herzfrequenz mal Schlagvolumen* und beträgt in Ruhe ca. 70 $[min^{-1}] \cdot 0,08$ [l], also ca. **5,6 l/min** (genauer: im Mittel 3,4 l/min pro m^2 Körperoberfläche). Eine Steigerung der Frequenz und/oder des Schlagvolumens kann das HZV auf ein Vielfaches erhöhen.

Das HZV verteilt sich auf die im **systemischen Kreislauf** parallel geschalteten **Organe** ($\rightarrow$ A, Q̇-Werte) einerseits nach ihrer *Lebenswichtigkeit*, andererseits nach dem *momentanen Bedarf*. Vorrangig wird eine ausreichende Durchblutung des *Gehirns* (ca. 13% des Ruhe-HZV) aufrechterhalten, da es nicht nur ein lebenswichtiges Organ ist, sondern auch auf einen O_2-Mangel besonders empfindlich reagiert und einmal zerstörte Nervenzellen gewöhnlich nicht mehr ersetzt werden können ($\rightarrow$ S. 2 ff.). Auch die Durchblutung der Koronararterien des *Herzmuskels* (in Ruhe ca. 4% des HZV; $\rightarrow$ S. 216) darf nicht abfallen, da die daraus resultierende Störung der Pumpfunktion den gesamten Kreislauf in Mitleidenschaft

ziehen würde. Die *Nieren* erhalten rund 20 – 25% des HZV. Diese im Verhältnis zu ihrem Gewicht (nur 0,5% des Körpergewichts!) sehr hohe Durchblutung dient zum allergrößten Teil der *Kontroll-* und *Ausscheidungsfunktion* dieses Organs. Beim drohenden Schock ($\rightarrow$ S. 230 ff.) kann daher die Nierendurchblutung vorübergehend zugunsten von Herz und Gehirn gedrosselt werden. Durch die *Skelettmuskulatur* fließen bei starker körperlicher Arbeit bis ca. ¾ des (dann erhöhten) HZV. Während der Verdauung bekommt der *Magen-Darm-Trakt* ebenfalls einen relativ hohen Anteil am HZV. Es ist daher einleuchtend, daß diese beiden Organgruppen nicht gleichzeitig maximal durchblutet werden können. Die Durchblutung der *Haut* (in Ruhe ca. 10% des HZV) dient in erster Linie der *Wärmeabgabe*. Sie ist daher bei erhöhter Wärmeproduktion (körperliche Arbeit) und/oder bei hohen Außentemperaturen gesteigert ($\rightarrow$ S. 20 ff.), kann andererseits aber auch zugunsten der lebenswichtigen Organe gedrosselt werden (Blässe, z.B. im Schock; $\rightarrow$ S. 230 ff.).

Durch den **Lungenkreislauf** fließt das *gesamte* HZV, da er zum systemischen Kreislauf in Serie geschaltet ist ($\rightarrow$ A). Über die *Pulmonalarterie* gelangt sauerstoffarmes („venöses") Blut in die Lunge, das dort mit O_2 angereichert („arterialisiert") wird. Zusätzlich wird über die *Bronchialarterien* eine relativ kleine Menge arterialisierten Blutes aus dem systemischen Kreislauf herangeführt, das der Versorgung des Lungengewebes selbst dient. Der Abfluß erfolgt gemeinsam in den *Pulmonalvenen*.

Der **Strömungswiderstand** im kleinen Kreislauf beträgt nur einen Bruchteil des *totalen peripheren Widerstandes* (TPR) im großen Kreislauf, so daß die rechte Kammer einen wesentlich geringeren Mitteldruck (ca. 15 mmHg = 2 kPa) aufbringen muß als die linke Kammer (100 mmHg = 13,3 kPa). Den Hauptwiderstand im großen Kreislauf bieten die kleinen Arterien und die Arteriolen ($\rightarrow$ A, rechts oben), die daher *Widerstandsgefäße* genannt werden.

A. Herz-Kreislauf-System

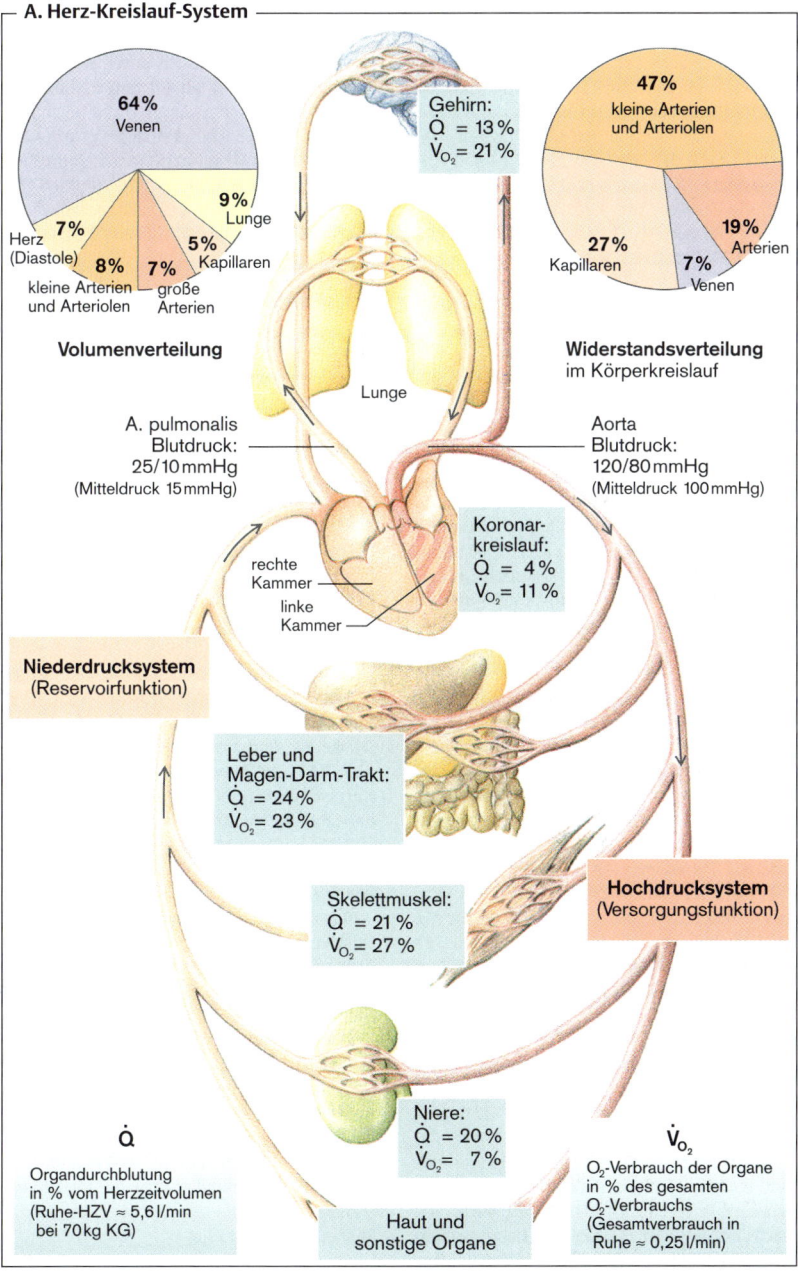

64%
Venen

9%
Lunge

7%
Herz
(Diastole)

8%
kleine Arterien
und Arteriolen

7%
große
Arterien

5%
Kapillaren

Volumenverteilung

47%
kleine Arterien
und Arteriolen

27%
Kapillaren

7%
Venen

19%
Arterien

Widerstandsverteilung
im Körperkreislauf

Gehirn:
$\dot{Q}$ = 13%
$\dot{V}_{O_2}$ = 21%

A. pulmonalis
Blutdruck:
25/10 mmHg
(Mitteldruck 15 mmHg)

Lunge

Aorta
Blutdruck:
120/80 mmHg
(Mitteldruck 100 mmHg)

Koronar-
kreislauf:
$\dot{Q}$ = 4%
$\dot{V}_{O_2}$ = 11%

rechte
Kammer

linke
Kammer

Niederdrucksystem
(Reservoirfunktion)

Leber und
Magen-Darm-Trakt:
$\dot{Q}$ = 24%
$\dot{V}_{O_2}$ = 23%

Hochdrucksystem
(Versorgungsfunktion)

Skelettmuskel:
$\dot{Q}$ = 21%
$\dot{V}_{O_2}$ = 27%

Niere:
$\dot{Q}$ = 20%
$\dot{V}_{O_2}$ = 7%

$\dot{Q}$

Organdurchblutung
in % vom Herzzeitvolumen
(Ruhe-HZV ≈ 5,6 l/min
bei 70 kg KG)

Haut und
sonstige Organe

$\dot{V}_{O_2}$

O_2-Verbrauch der Organe
in % des gesamten
O_2-Verbrauchs
(Gesamtverbrauch in
Ruhe ≈ 0,25 l/min)

Aktionsphasen des Herzens (Herzzyklus)

Die Herzfrequenz beträgt in Ruhe ca. 70/min. In knapp 1 s laufen also die **vier Aktionsphasen** der Herzkammern (Ventrikel) ab (→ **A**): Die Anspannungs- (I) und Auswurfphase (II) der *Systole* sowie die Entspannungs- (III) und Füllungsphase (IV) der *Diastole*, an deren Ende sich die Vorhöfe kontrahieren. Diesen mechanischen Phasen der Herzaktion geht die elektrische Erregung der Vorhöfe bzw. der Kammern voraus.

Die **Herzklappen** bestimmen die Strömungsrichtung im Herzen, nämlich von den Vorhöfen in die Kammern (Phase IV) und von diesen in die Aorta bzw. die Pulmonalarterie (Phase II). Während der Phasen I und III sind alle Klappen zu. Das Öffnen und Schließen der Klappen wird von den Drücken beiderseits der Klappe bestimmt.

Herzzyklus: Am Ende der Diastole (Phase IVc) entlädt sich der Sinusknoten (P-Zacke im EKG; → **A 1**), der Vorhof kontrahiert sich, und anschließend werden die Kammern erregt (QRS im EKG). Der Kammerdruck beginnt zu steigen und übertrifft den der Vorhöfe, so daß die Segelklappen (Mitral- und Trikuspidalklappe) zuschlagen. Hier endet die Diastole, wobei das *enddiastolische Volumen* (*EDV*) in der Kammer unter Ruhebedingungen im Mittel ca. 120 ml beträgt (→ **A 4**), genauer 70 ml/m^2 Körperoberfläche (= KO).

Jetzt beginnt die **Anspannungsphase** (Phase I), während der sich die Kammern kontrahieren (alle Klappen zu: *isovolumetrische Kontraktion; I. Herzton,* → **A 6**), so daß der Kammerdruck sehr rasch ansteigt. Im linken Ventrikel übersteigt er bei rund 80 mmHg (10,7 kPa) den Druck in der Aorta (bzw. im rechten Ventrikel bei ca. 10 mmHg den in der A. pulmonalis), wodurch sich die Taschenklappen (Aorten- und Pulmonalklappe) öffnen (→ **A 2**).

Damit beginnt die **Austreibungsphase** (Phase II), in der die Drücke im linken Ventrikel und in der Aorta ein Maximum von ca. 120 mmHg (16 kPa) erreichen. In dieser frühen Phase (IIa) wird rasch der größte Teil des Schlagvolumens (SV) ausgeworfen, die Stromstärke in der Aortenwurzel steigt auf ein Maximum (→ **A 5**). Danach beginnt der Kammerdruck zu sinken (Rest des SV wird langsamer ausgeworfen,

Phase IIb), um schließlich unter den Aortenbzw. Pulmonaldruck abzufallen, so daß (kurz danach) die Taschenklappen zuschlagen (*II. Herzton*). In Ruhe beträgt das SV im Mittel 80 ml (genauer: 47 ml/m^2 KO), so daß die *Ejektionsfraktion* (= SV/EDV) in Ruhe rund 0,67 beträgt. In der Kammer verbleibt demnach ein *endsystolisches* (= *Rest-*)*Volumen* (*ESV*) von ca. 40 ml (→ **A 4**).

Jetzt beginnt die Diastole mit ihrer isovolumetrischen **Entspannungsphase** (Phase III). Inzwischen haben sich die Vorhöfe wieder gefüllt, wozu die durch das *Senken der Klappenebene* verursachte Saugwirkung während der Austreibungsphase am meisten beigetragen hat (Druckabfall des *zentralen Venendrucks* [ZVD] von c nach x; → **A 3**). Der Ventrikeldruck fällt steil ab (→ **A 4**), und der Vorhofdruck ist inzwischen angestiegen (v-Welle des ZVD), so daß sich die Segelklappen wieder öffnen:

Die **Füllungsphase** (IV) beginnt. Das Blut fließt jetzt aus den Vorhöfen so rasch in die Kammern ab (Druckabfall y des ZVD), daß diese (bei normaler Herzfrequenz) bereits nach nur einem Viertel der Diastolendauer zu 80% gefüllt sind (rasche Füllungsphase [IVa]; → **A 4**). Die Füllung verlangsamt sich (IVb), und schließlich kontrahieren sich die Vorhöfe (Phase IVc und a-Welle des ZVD; → **A 2** und **A 3**). Die Vorhofkontraktion trägt bei normaler Herzfrequenz ca. 15% zur Ventrikelfüllung bei. Bei erhöhter Herzfrequenz ist der Herzzyklus v. a. auf Kosten der Diastole verkürzt, so daß die Vorhofkontraktion für die Ventrikelfüllung bedeutsamer wird.

Der *III. und IV. Herzton* (verursacht durch frühdiastolischen Bluteinstrom bzw. Vorhofkontraktion) kommt bei Kindern physiologischerweise vor, bei Erwachsenen sind sie pathologisch (→ S. 197 ff.).

Die stoßweise Herzaktion ruft eine **Pulswelle** hervor, die sich entlang der arteriellen Strombahn mit *Pulswellengeschwindigkeit* ausbreitet (Aorta: 3 – 5 m/s, A. radialis 5 – 10 m/s). Diese ist wesentlich höher als die *Strömungsgeschwindigkeit* (Aorta max. 1 m/s) und umso größer, je dicker und starrer die Gefäßwand (Anstieg bei Hochdruck und im Alter) und je kleiner der Gefäßradius ist.

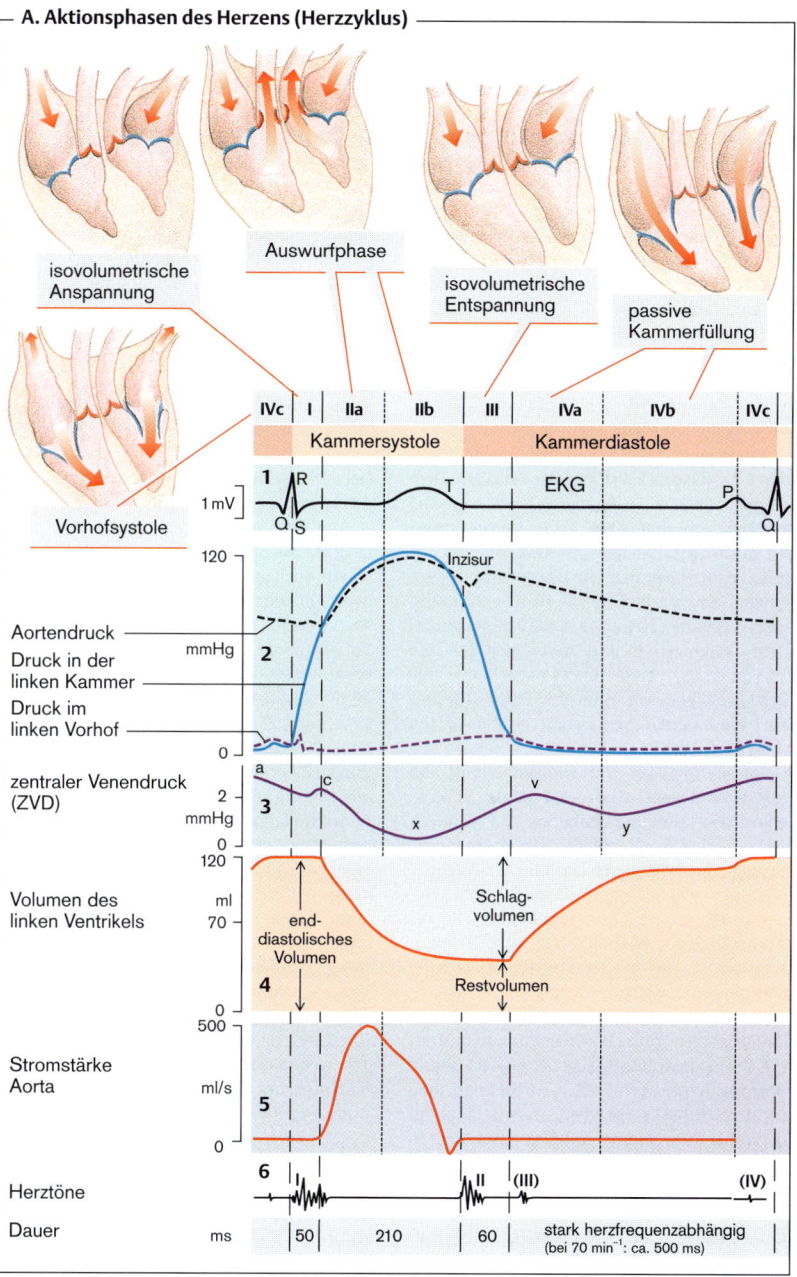

A. Aktionsphasen des Herzens (Herzzyklus)

isovolumetrische Anspannung

Auswurfphase

isovolumetrische Entspannung

passive Kammerfüllung

Vorhofsystole

| IVc | I | IIa | IIb | III | IVa | IVb | IVc |

Kammersystole | Kammerdiastole

1 1 mV   R   Q S   T   EKG   P   Q

Aortendruck

Druck in der linken Kammer

Druck im linken Vorhof

2 120 mmHg 0   Inzisur

zentraler Venendruck (ZVD)

3 a c 2 mmHg 0   x   v   y

Volumen des linken Ventrikels

4 120 ml 70 0   end-diastolisches Volumen   Schlag-volumen   Restvolumen

Stromstärke Aorta

5 500 ml/s 0

Herztöne

6 I   II (III)   (IV)

Dauer   ms | 50 | 210 | 60 | stark herzfrequenzabhängig (bei 70 min⁻¹: ca. 500 ms) |

Tafel 7.2 **Herzzyklus**

179

Erregungsbildung und -leitung im Herzen

Das Herz besitzt Muskelzellen(-fasern), die Erregungsimpulse bilden und schnell weiterleiten (*Reizleitungssystem*), sowie solche, die Impulse mit einer Kontraktion beantworten (*Arbeitsmyokard*). Im Gegensatz zum Skelettmuskel geschieht die Erregungsbildung also innerhalb des Organs: Autorhythmie oder **Autonomie** des Herzens. Das Vorhof- und das Ventrikelmyokard sind funktionell jeweils ein Synzytium, d. h., die Zellen sind nicht gegeneinander isoliert, sondern durch Gap junctions miteinander verbunden. Ein Reiz, der irgendwo in den Ventrikeln bzw. Vorhöfen entsteht, führt daher immer zur vollständigen Kontraktion beider Kammern bzw. beider Vorhöfe (*Alles-oder-Nichts-Kontraktion*).

Erregt wird das Herz normalerweise durch den *Sinusknoten*, er ist also der **Schrittmacher** des Herzens. Die **Erregungsausbreitung** ($\rightarrow$ **A**) verläuft von dort über beide Vorhöfe zum Atrioventrikularknoten (AV-Knoten) und gelangt dann über das His-Bündel mit seinen beiden (Tawara-)Schenkeln zu den Purkinje-Fasern, die die Erregung auf das Kammermyokard übertragen. In ihm breitet sich der Reiz von innen nach außen und über die Spitze zur Basis aus, was mit Hilfe des EKG ($\rightarrow$ S. 184) auch am intakten Organismus verfolgt werden kann ($\rightarrow$ **C**).

Das Zellpotential im Sinusknoten ist ein **Schrittmacherpotential** ($\rightarrow$ **B 1** unten). Es beinhaltet *kein* konstantes Ruhepotential, sondern steigt nach jeder Repolarisation, deren negativster Wert *maximales diastolisches Potential* (MDP, ca. -70 mV) genannt wird, gleich wieder so lange stetig an (*Präpotential*, PP), bis das *Schwellenpotential* (SP, ca. -40 mV) erneut erreicht ist und wieder ein *Aktionspotential* (AP) ausgelöst wird.

Dem liegen folgende Änderungen der *Ionenleitfähigkeiten* (g) der Plasmamembran und damit der **Ionenströme** (I) zugrunde ($\rightarrow$ **B 1** oben): Beginnend mit dem MDP erhöht sich eine nicht-selektive Leitfähigkeit, und ein Einstrom (I_f, wobei f für „funny" steht) von Kationen in die Zelle führt zur langsamen Depolarisation (PP). Ist das SP erreicht, erhöht sich g_{Ca} nun relativ rasch, das Potential steigt steiler an, so daß ein verstärkter Ca^{2+}-Einstrom (I_{Ca}) den Aufstrich des AP bewirkt. Während des Überschie-

ßens des Potentials auf positive Werte steigt g_K an, so daß es zum Auswärtsstrom I_K kommt, der die Schrittmacherzelle wieder auf das MDP repolarisiert.

Jedes Aktionspotential im Sinusknoten löst normalerweise einen Herzschlag aus, d. h., die **Impulsfrequenz** dieses Schrittmachers bestimmt die Schlagfrequenz des Herzens. Die Frequenz wird geringer, wenn
- die *Anstiegsteilheit des PP* abnimmt ($\rightarrow$ **B 3 a**),
- das *SP* weniger negativ wird ($\rightarrow$ **B 3 b**),
- das *MDP* negativere Werte erreicht, so daß die spontane Depolarisation „tiefer" beginnt ($\rightarrow$ **B 3 c**) oder
- die *Repolarisation* in einem Aktionspotential später einsetzt oder langsamer (flacher) verläuft.

Den ersten drei Vorgängen ist gemeinsam, daß die Schwelle später erreicht wird.

Alle Anteile des Erregungsleitungssystems besitzen die Fähigkeit zur spontanen Depolarisation, doch spielt der Sinusknoten bei der normalen Herzerregung die führende Rolle (Sinusrhythmus: ca. 70–80 Schläge/min). Grund dafür ist, daß die anderen Teile des Erregungsleitungssystems eine langsamere Eigenfrequenz als der Sinusknoten aufweisen ($\rightarrow$ Tabelle in **C**; Ursachen: PP sowie Repolarisation flacher, s. o.). Die vom Sinusknoten ausgehende Erregung trifft daher weiter „unten" bereits ein, bevor dort die spontane Depolarisation das eigene Schwellenpotential erreicht hat. Ist die Weiterleitung des Sinusimpulses jedoch unterbrochen ($\rightarrow$ S. 186 ff.), so kommt die Eigenfrequenz distalerer Teile des Erregungsleitungssystems zum Tragen: Das Herz schlägt dann im AV-Rhythmus (40–60/min) oder u. U. in der noch niedrigeren Frequenz sog. tertiärer (ventrikulärer) Schrittmacher (20–40/min).

Im Gegensatz zu Sinus- und AV-Knoten mit ihrem relativ flachen, v. a. vom Ca^{2+}-Einstrom getragenen AP-Anstieg ($\rightarrow$ **A**) gibt es im **Arbeitsmyokard** der Ventrikel sog. rasche, spannungsgesteuerte Na^+-Kanäle, was zu Beginn des AP kurzzeitig einen hohen Na^+-Einstrom und damit im Vergleich zum Schrittmacherpotential einen relativ raschen Aufstrich des AP bewirkt ($\rightarrow$ **A**). Die im Gegensatz zum Skelettmuskel relativ lange Dauer des Myokard-AP in Form eines *Plateaus* hat eine wichtige Funk-

A. Herzerregung

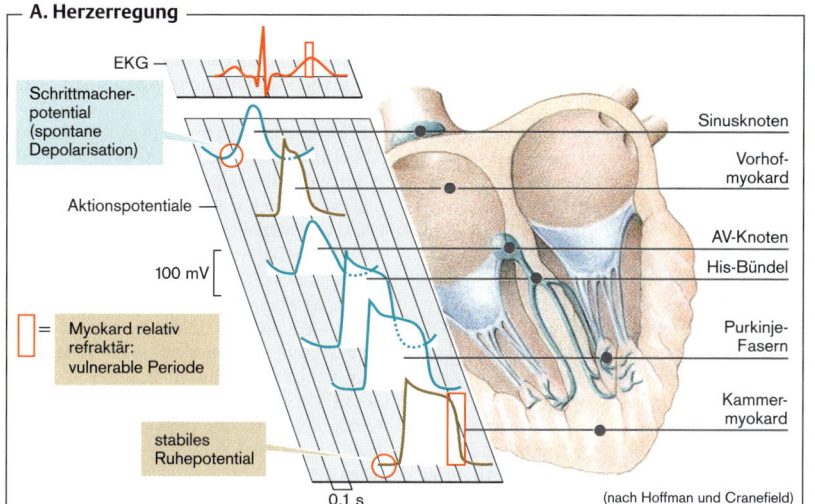

EKG

Schrittmacher-
potential
(spontane
Depolarisation)

Aktionspotentiale

100 mV

⬜ = Myokard relativ
refraktär:
vulnerable Periode

stabiles
Ruhepotential

Sinusknoten

Vorhof-
myokard

AV-Knoten

His-Bündel

Purkinje-
Fasern

Kammer-
myokard

0,1 s

(nach Hoffman und Cranefield)

B. Schrittmacherpotential und Erregungsfrequenz am Herzen

1 Ionenströme und Schrittmacherpotential
(nach Francesco)

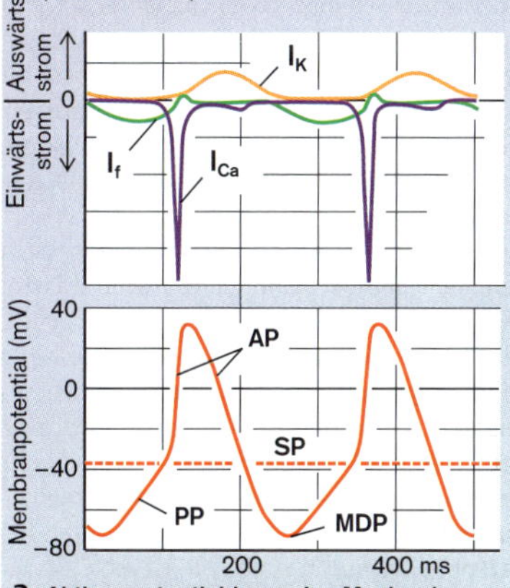

Auswärts-strom | Einwärts-strom

I_K

I_f I_{Ca}

Membranpotential (mV)

40

0

−40

−80

AP

SP

PP   MDP

200   400 ms

2 Aktionspotentialdauer des Myokards
ist abhängig von der Erregungsfrequenz
(nach Trautwein und Mitarb.)

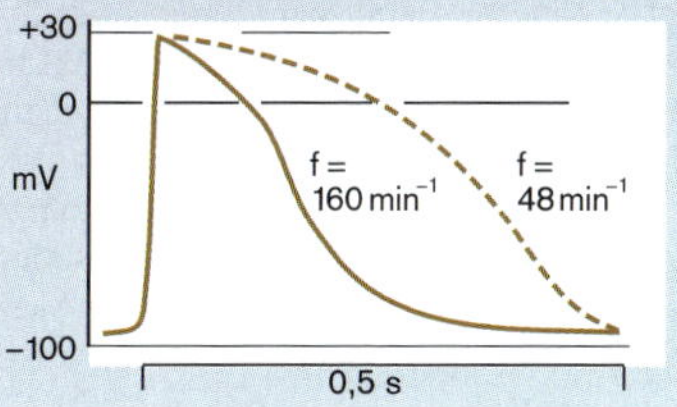

+30

0

mV

$f = 160\,min^{-1}$ $f = 48\,min^{-1}$

−100

0,5 s

3 Herzfrequenzänderungen durch Änderung
am Potential des Schrittmachers

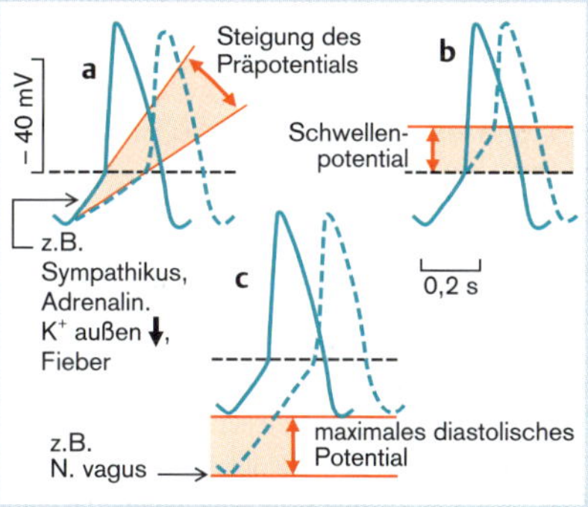

a   Steigung des
Präpotentials

− 40 mV

z.B.
Sympathikus,
Adrenalin.
K^+ außen ↓,
Fieber

b   Schwellen-
potential

0,2 s

c

z.B.
N. vagus

maximales diastolisches
Potential

4 Einflüsse auf die Fortleitung der
Aktionspotentiale (AV-Knoten)

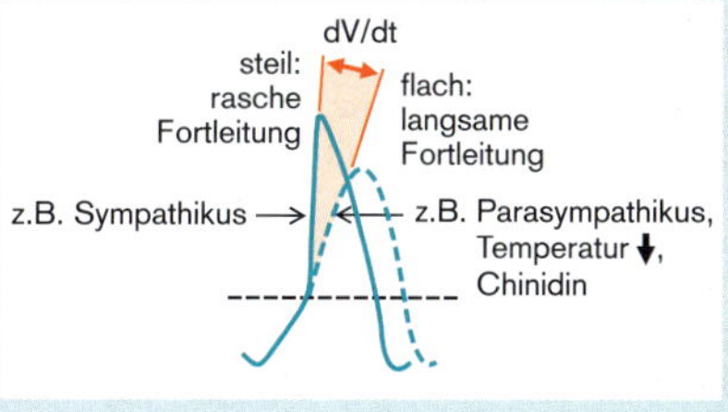

dV/dt

steil:
rasche
Fortleitung

flach:
langsame
Fortleitung

z.B. Sympathikus →

← z.B. Parasympathikus,
Temperatur ↓,
Chinidin

tion. Sie verhindert nämlich ein Kreisen der Erregung im Myokard (*Reentry*; → S. 186 ff.). Dies gilt auch für sehr hohe und sehr niedrige Herzfrequenzen, da sich die AP-Dauer der Herzfrequenz anpaßt (→ **B 2**).

Durch das AP wird **Ca²⁺** aus dem Extrazellulärraum über potentialgesteuerte, Dihydropyridin-empfindliche Ca^{2+}-Kanäle aufgenommen. Dadurch steigt lokal die zytosolische Ca^{2+}-Konzentration (Ca^{2+}-„Funke"), woraufhin sich nun ligandengesteuerte, Ryanodin-sensitive Ca^{2+}-Kanäle des als Ca^{2+}-Speicher fungierenden sarkoplasmatischen Retikulums öffnen (sog. Triggereffekt). Das daraus ins Zytosol ausströmende Ca^{2+} führt schließlich die elektromechanische Koppelung der Herzkontraktion herbei. Die zytosolische Ca^{2+}-Konzentration wird außerdem vom Ca^{2+}-Rückstrom in die Ca^{2+}-Speicher (via Ca^{2+}-ATPase) sowie in den Extrazellulärraum bestimmt. Letzteres besorgt sowohl eine Ca^{2+}-ATPase als auch ein 3 Na⁺/ Ca^{2+}-Austauschcarrier, der vom elektrochemischen Na⁺-Gradienten über die Zellmembran, indirekt also von der Na⁺-K⁺-ATPase angetrieben wird.

Das Herz schlägt zwar autonom, doch ist eine **Anpassung der Herztätigkeit** an den wechselnden Bedarf großteils an die efferenten *Herznerven* gebunden. Folgende Qualitäten der Herztätigkeit können nerval modifiziert werden:

- die *Frequenz* der Impulsbildung des Schrittmachers und damit die Schlagfrequenz des Herzens (Chronotropie),
- die *Geschwindigkeit der Erregungsleitung*, v. a. im AV-Knoten (Dromotropie),
- die Kraft der Herzmuskelzuckung bei gegebener Vordehnung, d. h. die *Kontraktilität* des Herzens (Inotropie),
- die *Erregbarkeit* im Sinne einer Veränderung der Reizschwelle (Bathmotropie).

Ausgelöst werden diese Änderungen der Herztätigkeit durch parasympathische Fasern des N. vagus und durch Äste des Sympathikus. Dabei wird die **Schlagfrequenz** durch die zum Sinusknoten laufenden Fasern des Sympathikus erhöht (positiv-chronotrope Wirkung über β₁-Rezeptoren) und durch die parasympathischen, muskarinergen Fasern vermindert (negativ-chronotrope Wirkung). Verantwortlich dafür sind eine Änderung der PP-Steigung und ein verändertes MDP im Sinusknoten (→ **B 3 a**

bzw. **3 c**). Die Abflachung des Präpotentials und das negativere MDP unter Vagus-Einwirkung beruhen auf einer erhöhten g_K, das Steilerwerden die PP unter Sympathikus- bzw. Adrenalineinfluß auf einer erhöhten g_{Ca} und u. U. einer verminderten g_K. In nachgeordneten Anteilen des Erregungsleitungssystems wirkt nur der Sympathikus chronotrop, was ihm einen entscheidenden Einfluß bei einer eventuellen Übernahme der Schrittmacherfunktion durch AV-Knoten oder tertiäre Schrittmacher sichert (s. o.).

Die parasympathischen Fasern des linken Vagus-Astes verzögern, der Sympathikus beschleunigt die **Reizüberleitung im AV-Knoten**: negativ- bzw. positiv-dromotrope Wirkung. Beeinflußt werden dabei v. a. das MDP und die Anstiegssteilheit des AP (→ **B 3 c** bzw. **B 4**). Auch hier spielen Änderungen von g_K und g_{Ca} eine wichtige Rolle.

Im Gegensatz zur Chrono- und Dromotropie wirkt der Sympathikus bei der positiven Inotropie direkt auf das Arbeitsmyokard ein. Die Erhöhung der **Kontraktilität** beruht dabei auf einer durch β₁-Adrenozeptoren vermittelten *Erhöhung des Ca^{2+}-Einstroms* von extrazellulär, der die Ca^{2+}-Konzentration im Zytosol der Myokardzelle ansteigen läßt. Dieser Ca^{2+}-Einstrom von außen ist pharmakologisch durch Blocker der Ca^{2+}-Kanäle (sog. *Ca^{2+}-Antagonisten*) hemmbar.

Die Kontraktilität ist außerdem erhöht bei verlängertem AP (und damit protrahiertem Ca^{2+}-Einstrom) sowie bei Hemmung der Na⁺-K⁺-ATPase, z. B. durch die *Herzglykoside* Digitalis und Strophantin (flacherer Na⁺-Gradient über der Zellmembran → geringere Effizienz des 3 Na⁺/Ca^{2+}-Austauschers → verringerter Ca^{2+}-Ausstrom → erhöhte zytosolische Ca^{2+}-Konzentration).

Bei niedriger Herzfrequenz ist der Ca^{2+}-Einstrom/Zeit gering (wenig APs), so daß zwischen den APs für den Ca^{2+}-Ausstrom relativ viel Zeit bleibt. Damit wird die mittlere zytosolische Ca^{2+}-Konzentration niedrig und folglich die Kontraktilität relativ gering gehalten. Über diesen Mechanismus kann auch der N. vagus, allerdings indirekt, negativ-inotrop wirken (Frequenzinotropie). Umgekehrtes gilt für den Sympathikus.

C. Erregungsausbreitung im Herzen

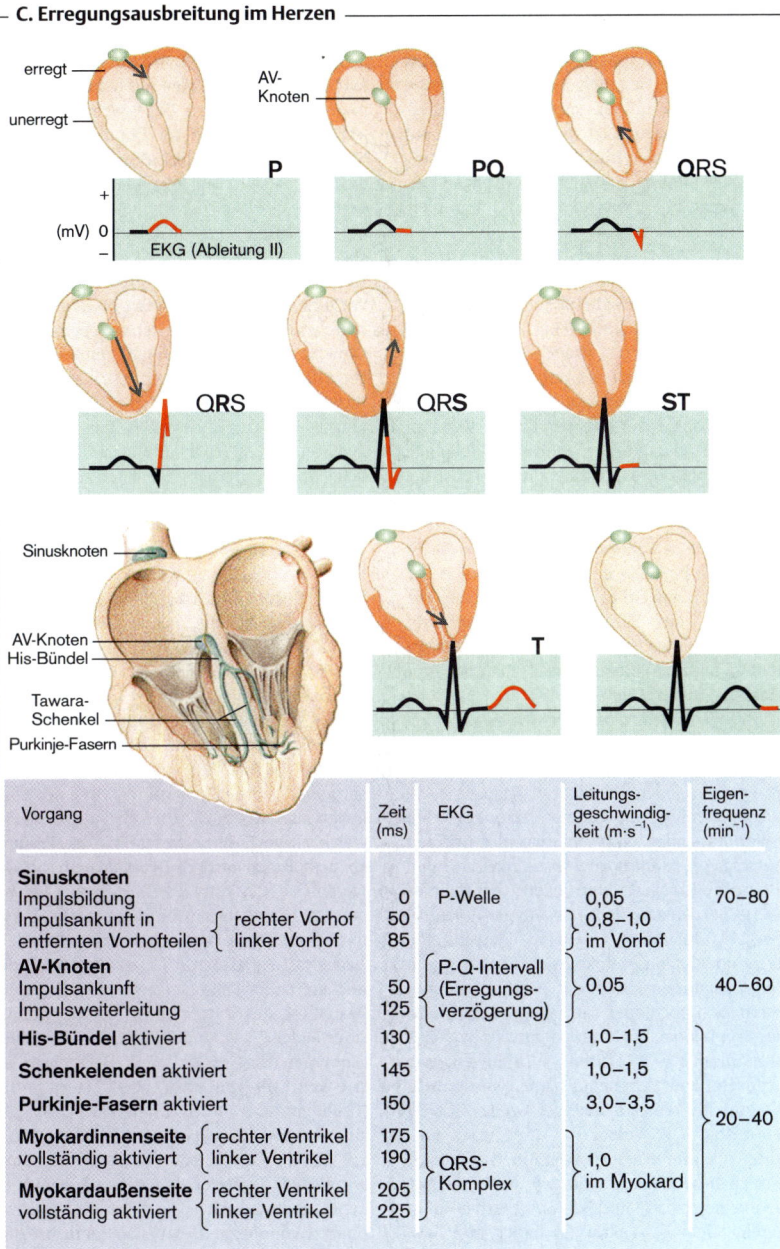

Vorgang		Zeit (ms)	EKG	Leitungsgeschwindigkeit (m·s⁻¹)	Eigenfrequenz (min⁻¹)
Sinusknoten Impulsbildung		0	P-Welle	0,05	70–80
Impulsankunft in entfernten Vorhofteilen	rechter Vorhof	50		0,8–1,0	
	linker Vorhof	85		im Vorhof	
AV-Knoten Impulsankunft		50	P-Q-Intervall (Erregungsverzögerung)	0,05	40–60
Impulsweiterleitung		125			
His-Bündel aktiviert		130		1,0–1,5	
Schenkelenden aktiviert		145		1,0–1,5	
Purkinje-Fasern aktiviert		150		3,0–3,5	20–40
Myokardinnenseite vollständig aktiviert	rechter Ventrikel	175	QRS-Komplex	1,0 im Myokard	
	linker Ventrikel	190			
Myokardaußenseite vollständig aktiviert	rechter Ventrikel	205			
	linker Ventrikel	225			

Elektrokardiogramm (EKG)

Mit dem EKG werden die **Potentialdifferenzen** (mV) aufgezeichnet, die von der Herzerregung herrühren. Es kann Auskunft geben über Herzlage, Herzfrequenz, Erregungsrhythmus und -ursprung sowie Impulsausbreitung, Erregungsrückbildung und deren Störungen, jedoch *nicht* über Kontraktion und Pumpleistung des Herzens.

Die EKG-Potentiale entstehen an der Grenze zwischen erregten und unerregten Teilen des Myokards. Ein unerregtes oder ein völlig erregtes Myokard liefert *kein* im EKG sichtbares Potential. Während der **Wanderung der Erregungsfront** durch den Herzmuskel entstehen dort vielfältige Potentiale, die sich in Größe und Richtung unterscheiden. Solche *Vektoren* sind als Pfeile darstellbar, wobei die Pfeillänge Ausdruck der Potentialhöhe, die Pfeilrichtung Ausdruck der Potentialrichtung ist (Pfeilspitze: +). Die vielen Einzelvektoren summieren sich zu einem **Summen-** oder **Integralvektor** ($\rightarrow$ **A**, roter Pfeil). Er ändert sich während der Herzerregung in Größe und Richtung, d. h., die Pfeilspitze des Summenvektors beschreibt schleifenförmige Bahnen ($\rightarrow$ **A**), die im *Vektorkardiogramm* oszillographisch sichtbar gemacht werden können.

Mit den **Extremitäten- und Brustwandableitungen** des EKG läßt sich der zeitliche Verlauf des Summenvektors, projiziert auf die jeweilige Ableitungsebene, sichtbar machen. Eine Ableitung parallel zum Summenvektor zeigt den vollen Ausschlag, eine senkrecht dazu keinen Ausschlag. Die *Einthoven-Ableitungen I, II und III* sind bipolar ($\rightarrow$ **C1**) und liegen in der Frontalebene. Bei den unipolaren *Goldberger-Ableitungen* (*aVL, aVR* und *aVF,* $\rightarrow$ **C3**) wird jeweils eine Extremität (z. B. der linke Arm bei aVL) gegen den Zusammenschluß der beiden anderen Elektroden abgeleitet. Sie liegen ebenfalls in der Frontalebene. Die unipolaren *Brustwandableitungen $V_1 - V_6$* (*Wilson;* $\rightarrow$ **C4**) liegen etwa in der Horizontalebene; mit ihnen werden also v. a. zum Rücken gerichtete Vektoren erfaßt. Da der mittlere QRS-Vektor (s. u.) meist nach links unten und hinten zeigt, ist der Brustkorb durch eine zu diesem Vektor senkrecht stehende Ebene in eine positive und eine negative Hälfte geteilt. Der QRS-Vektor ist daher in V_1-V_3 meist negativ, in V_5 und V_6 positiv.

Eine **EKG-Kurve** ($\rightarrow$ **B** u. S. 183, C) weist *Zacken, Wellen* und *Strecken* auf (Ausschlag nach oben +, nach unten –). Die *P-Welle* (< 0,25 mV, < 0,1 s) ist Ausdruck der Depolarisation des Vorhofs. Dessen Repolarisationswelle ist nicht sichtbar, da sie in den folgenden Zacken untergeht. Die *Q-Zacke* (mV < ¼ von R), die *R-* und die *S-Zacke* (R + S > 0,6 mV) werden zusammen *QRS-Komplex* (< 0,1 s) genannt (auch dann, wenn eine der drei Zacken fehlt). Er gibt die Weiterleitung der Depolarisation in den Kammern wieder, die *T-Welle* deren Repolarisation. Obwohl beides gegenteilige Vorgänge sind, zeigt die T-Welle normalerweise in die gleiche Richtung wie die R-Zacke (in den meisten Ableitungen +), d. h., die Sequenz von Erregungsausbreitung und -rückbildung ist unterschiedlich: Die Aktionspotentiale in den zuerst erregten Fasern (endokardnah) dauern länger als in den zuletzt erregten (epikardnah). Die *PQ-Strecke* (völlig erregte Vorhöfe) und die *ST-Strecke* (völlig erregte Kammern) liegen etwa in der 0-mV-Linie. Das *PQ-Intervall* (< 0,2 s; $\rightarrow$ **B**) wird *Überleitungszeit* genannt. Das *QT-Intervall* ist herzfrequenzabhängig und beträgt bei 75/min 0,35–0,40 s (Zeit für De- und Repolarisation der Ventrikel).

Die sechs Frontalableitungen (Einthoven und Goldberger) sind im Cabrera-Kreis eingezeichnet ($\rightarrow$ **C3**). Aus mindestens zwei synchronen Ableitungen kann mit Hilfe des Einthoven-Dreiecks oder des Cabrera-Kreises der gleichzeitige Summenvektor in der Frontalebene, z. B. der **mittlere QRS-Vektor**, bestimmt werden ($\rightarrow$ **C2**, roter Pfeil), dessen Lage bei normaler Erregungsausbreitung etwa der anatomischen Längsachse des Herzens entspricht („*elektrische Herzachse*"). Das Potential des mittleren QRS-Vektors errechnet sich (unter Beachtung des Vorzeichens) aus der Höhensumme der Q-, R- und S-Zacke. Die normalen **Lagetypen** der „elektrischen Herzachse" erstrecken sich von etwa + 90° bis ca. – 30° (Gradeinteilung $\rightarrow$ **C3**). Krankhafte Lagetypen sind der sog. *überdrehte Rechtstyp* (> + 120°), z. B. bei Rechtshypertrophie, und der *überdrehte Linkstyp* (negativer als – 30°), z. B. bei Linkshypertrophie. Auch ausgedehntere Myokardinfarkte können die elektrische Herzachse drehen.

A. Vektorschleifen der Herzerregung

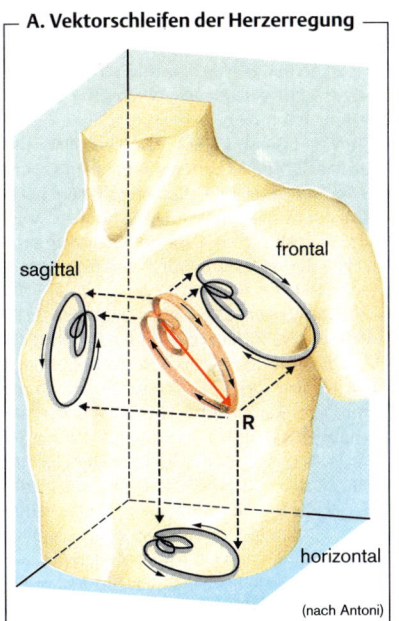

frontal

sagittal

R

horizontal

(nach Antoni)

B. EKG-Kurve

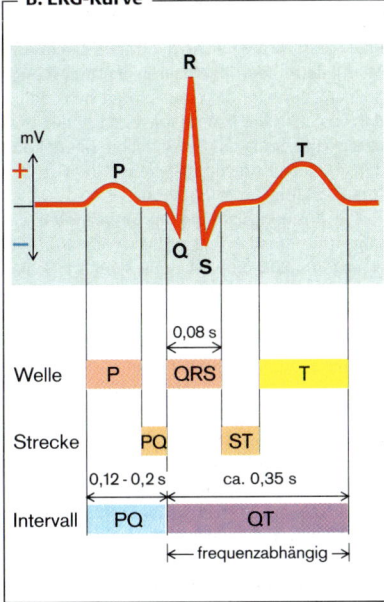

mV

+

−

P

R

Q

S

T

0,08 s

Welle	P	QRS		T
Strecke		PQ	ST	
Intervall	PQ		QT	

0,12 - 0,2 s   ca. 0,35 s

← frequenzabhängig →

C. Bipolare (Einthoven:1, 2, 3) und unipolare Ableitungen (Goldberger: 3, Wilson: 4)

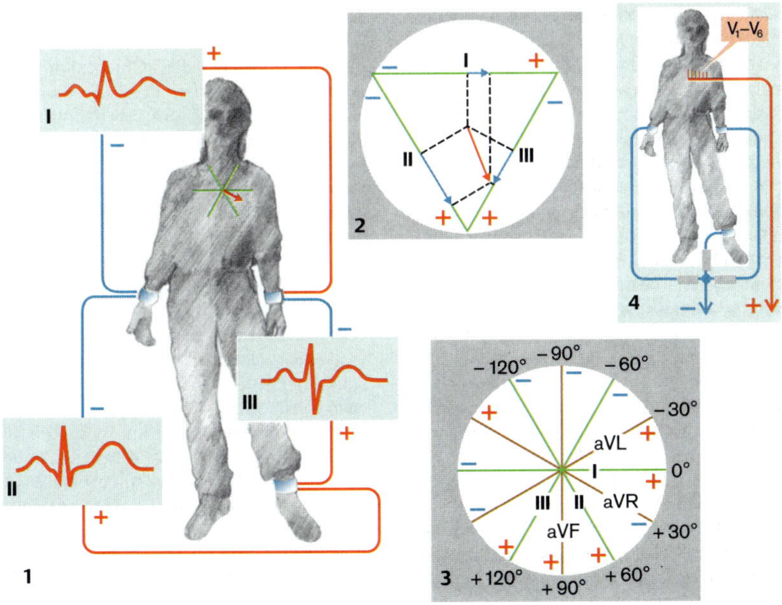

I

II

III

1

−   I   +

II   III

2   +   +

V₁–V₆

4   −   +

−120°   −90°   −60°
−30°
aVL
I   0°
aVR
III   II   +30°
aVF
3   +120°   +90°   +60°

185

Rhythmusstörungen des Herzens

Rhythmusstörungen (**Arrhythmien**, Dysrhythmien) sind Änderungen der Erregungsbildung oder -fortleitung, die eine veränderte Abfolge der Vorhof- oder Kammererregung oder von deren Koppelung zur Folge haben. Dabei können Frequenz, Regelmäßigkeit oder Ort der Impulsbildung betroffen sein.

Die **Erregungsbildung im Sinusknoten** erfolgt mit einer Frequenz von 60–100/min (meist 70–80/min; → **A1**). Sie kann im Schlaf oder bei trainierten Sportlern in Ruhe (Vagotonus) sowie bei Hypothyreose auf unter 60/min sinken (*Sinusbradykardie*) und bei körperlicher Anstrengung, Aufregung, Fieber (→ S. 20) oder Hyperthyreose auf weit über 100/min ansteigen (*Sinustachykardie*; → **A2**). Beidesmal ist der Rhythmus regelmäßig, während bei der *Sinusarrhythmie* die Frequenz schwankt. Physiologischerweise tritt diese Arrhythmie bei Jugendlichen auf und ist atmungsabhängig: Inspiration beschleunigt, Exspiration verlangsamt die Frequenz.

Tachykardien heterotopen Ursprungs: Auch bei nomotoper Reizbildung im Sinusknoten (→ **A**) können von einem Fokus (Herd) im Vorhof (atrial), im AV-Knoten (nodal) oder im Ventrikel (ventrikulär) abnorme *heterotope* (*ektope*) Erregungen starten. Eine hochfrequente atriale Fokusentladung (sägezahnförmige „Grundlinie" statt regelrechter P-Wellen im EKG) löst eine **Vorhoftachykardie** aus, der der Ventrikel beim Menschen bis zu einer Frequenz von ca. 200/min folgt. Darüber hinaus wird nur jede 2. oder 3. Erregung weitergeleitet, weil die Impulse dazwischen in die Refraktärphase des nachgeschalteten Reizleitungssystems fallen. Dessen Komponente mit der längsten Aktionspotentialdauer ist dabei entscheidend; meist sind dies die Purkinje-Fasern (→ **C**, mittlere Reihe). Sie wirken als *Frequenzfilter*, weil ihr langes Aktionspotential auch am längsten refraktär ist, so daß sie ab einer bestimmten Frequenz die Reizweiterleitung blockieren (in Tafel **C** zwischen 212 und 229/min; Ableitung beim Hund). Bei höheren Entladungsfrequenzen des atrialen Fokus (bis zu 350/min: *Vorhofflattern;* bis zu 500/min: *Vorhofflimmern*) wird nur ab und zu ein Reizimpuls weitergeleitet. Die Ventrikelerregung ist daher völlig unregelmäßig (*absolute Arrhyth-*

mie). Die **Kammertachykardie** ist eine rasche Folge ventrikulärer Reizbildungen, die gewöhnlich mit einer Extrasystole (ES, s.u.) beginnt (→ **B3**, zweite ES). Kammerfüllung und Auswurfleistung des Herzens nehmen ab, und es kommt zum *Kammerflimmern*, einem hochfrequenten, unkoordinierten Zucken des Myokards (→ **B4**). Ohne Gegenmaßnahmen ist es wegen der fehlenden Blutförderung genau so tödlich wie ein Herzstillstand.

Extrasystolen (**ES**): Werden Impulse von einem supraventrikulären ektopen Fokus zu den Ventrikeln weitergeleitet (atriale bzw. nodale ES), können diese aus ihrem Sinusrhythmus kommen: **Supraventrikuläre Arrhythmie**. Die atriale ES zeigt sich im EKG als Verformung der P-Zacke bei normalem QRS-Komplex. Bei der nodalen ES werden die Vorhöfe rückläufig erregt; die P-Welle wird daher negativ und ist im QRS-Komplex verborgen oder erscheint kurz nach ihm (→ **B1**, blauer Kasten, im Vergleich zu **A**). Da bei der supraventrikulären ES oft auch der Sinusknoten mitentladen wird, vergrößert sich das Intervall zwischen der R-Zacke der ES (= R_{ES}) und der nächsten, normalen R-Zacke um die Laufzeit, die der Reiz vom Fokus zum Sinusknoten braucht: *Postextrasystolische Pause*. Für die zeitlichen Abstände der R-Zacken gilt dabei: $R_{ES}-R > R-R$ und $(R-R_{ES}+R_{ES}-R) < 2 R-R$ (→ **B1**). Auch im Ventrikel kann ein ektoper Reiz entstehen: **Ventrikuläre Extrasystole** (→ **B2, B3**). Dabei ist der QRS-Komplex der ES verformt. Bei niedriger Sinusfrequenz wird die nächste Sinuserregung ungestört zu den Ventrikeln weitergeleitet: *Interponierte ES* (→ **B2**). Bei höherer Sinusfrequenz trifft der nächste Sinusreiz aber schon ein, wenn das Myokard noch refraktär ist, so daß erst der übernächste Sinusimpuls wirksam wird: *Kompensatorische Pause*. Für die R-Abstände gilt dabei: $R-R_{ES}+R_{ES}-R = 2 R-R$ (Ursachen von ES s.u.).

Überleitungsstörungen im AV-Knoten (*AV-Block*) oder in den Schenkeln des His-Bündels (*Schenkelblock*) verursachen ebenfalls Arrhythmien. Als AV-Block 1. Grades bezeichnet man eine abnorm verlangsamte AV-Überleitung (PQ-Intervall > 0,2 s), als AV-Block 2. Grades eine Überleitung nur jedes 2. oder 3. Mal und als AV-Block 3. Grades eine völlige Blocka- ▸

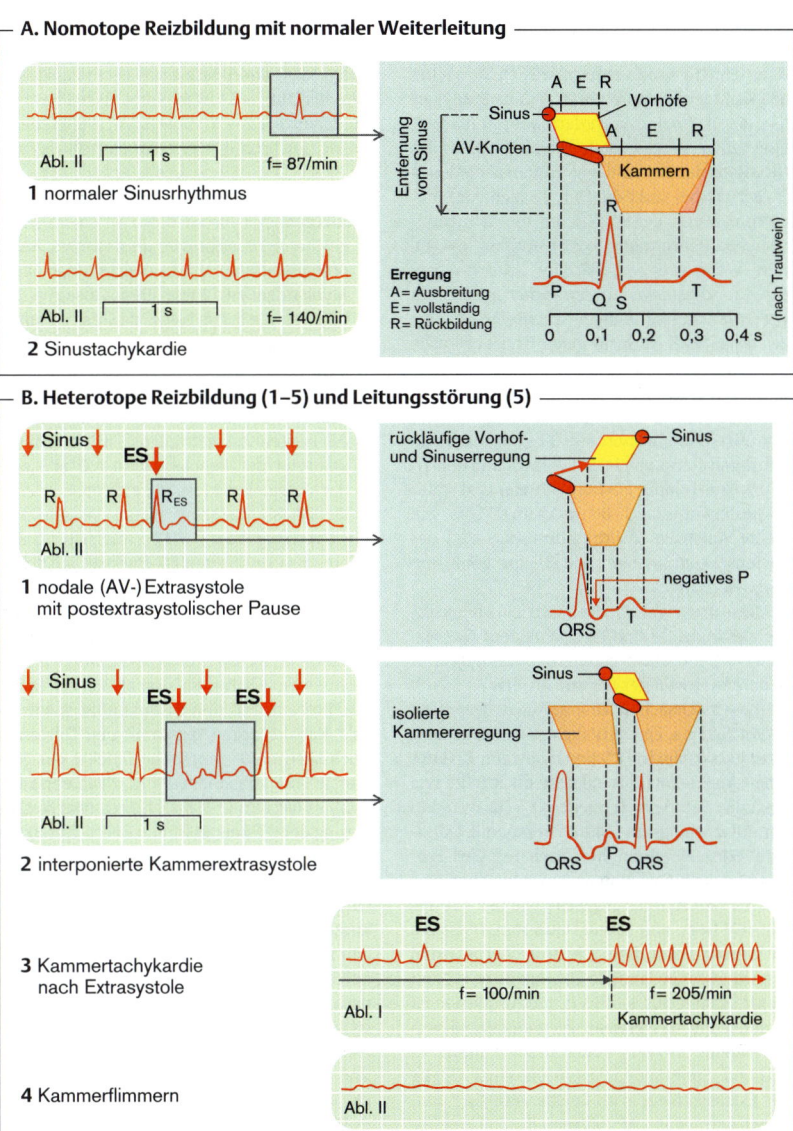

A. Nomotope Reizbildung mit normaler Weiterleitung

Abl. II   1 s   f= 87/min

1 normaler Sinusrhythmus

Abl. II   1 s   f= 140/min

2 Sinustachykardie

Sinus — A E R
AV-Knoten — Vorhöfe
A E R
Kammern
Entfernung vom Sinus

R

Erregung
A = Ausbreitung
E = vollständig
R = Rückbildung

P   Q S   T

0   0,1   0,2   0,3   0,4 s

(nach Trautwein)

B. Heterotope Reizbildung (1–5) und Leitungsstörung (5)

↓ Sinus ↓   ES↓   ↓   ↓
R   R   R_ES   R   R
Abl. II

1 nodale (AV-)Extrasystole
mit postextrasystolischer Pause

rückläufige Vorhof- und Sinuserregung — Sinus

negatives P

QRS   T

↓ Sinus ↓   ES↓   ES↓   ↓
Abl. II   1 s

2 interponierte Kammerextrasystole

Sinus

isolierte Kammererregung

QRS   P   QRS   T

3 Kammertachykardie
nach Extrasystole

ES   ES

f= 100/min   f= 205/min
Abl. I   Kammertachykardie

4 Kammerflimmern

Abl. II

5 totaler AV-Block
mit ventrikulärem Ersatzrhythmus

R   R   R   R   R   R
P   P   (P)   P   P   P   P   P   P
Abl. II   1 s   P= 75/min R= 45/min

(z.T. nach Riecker)

▶

de (→ **B 5**). Bei letzterer steht das Herz vorübergehend still (*Adam-Stokes-Anfall*), doch übernehmen dann ventrikuläre Schrittmacher die Kammererregung (ventrikuläre Bradykardie bei normaler Vorhoferregungsfrequenz). Eine teilweise oder totale Unabhängigkeit des QRS-Komplexes von der P-Welle ist die Folge (→ **B 5**). Dabei sinkt die Herzfrequenz auf 40–60/min, wenn der AV-Knoten die Schrittmacherrolle übernimmt (→ **B 5**), und auf 20–40/min, wenn dies sog. tertiäre Schrittmacher tun. Ein *künstlicher Schrittmacher* leistet hier gute Dienste. Ein völliger *Schenkelblock* führt zu starken EKG-Verformungen, da die betroffene Myokardseite über abnorme Wege von der gesunden Seite her erregt wird.

Zellpotentialänderungen: Wichtige Voraussetzungen für eine normale Erregung des Reizleitungssystems sowie von Vorhof- und Ventrikelmyokard sind 1. ein normal tiefes und stabiles Ruhepotential (–80 bis –90 mV), 2. ein steiler Aufstrich (dV/dt = 200–1000 V/s) des Aktionspotentials (AP) und 3. eine genügend lange AP-Dauer.

Diese drei Eigenschaften sind z. T. voneinander abhängig. So sind die „schnellen" Na^+-Kanäle (→ S. 180) nicht aktivierbar, wenn das Ruhepotential weniger negativ als etwa –55 mV ist (→ **H 9**). Ursachen für eine solche Depolarisation sind v. a. eine erhöhte oder stark erniedrigte extrazelluläre K^+-Konzentration (→ **H 8**), eine Hypoxie, Azidose oder Medikamente wie Digitalis. Fehlt der schnelle Na^+-Strom, dann kommt der langsame (durch Verapamil, Diltiazem oder Nifedipin blockierbare) Ca^{2+}-Einstrom (L-Typ-Ca^{2+}-Kanal) vermehrt zum Tragen, dessen Aktivierungsschwelle bei –30 bis –40 mV liegt, und erzeugt nun seinerseits ein AP, dessen Form dem Schrittmacherpotential im Sinusknoten ähnelt: Die Anstiegssteilheit dV/dt beträgt nur 1–10 V/s, die Amplitude ist kleiner, und das Plateau ist weitgehend verschwunden (→ **H 1**). (Außerdem kommt es u. U. zur Spontandepolarisation, einer Quelle für Extrasystolen; s. u.) Solche vom Ca^{2+}-Einstrom getragenen APs werden durch Noradrenalin und Zelldehnung verstärkt. Sie kommen bevorzugt in geschädigten Myokardzellen vor, in deren Umgebung sowohl die Noradrenalinals auch die extrazelluläre K^+-Konzentration erhöht ist, sowie im dilatierten Vorhofmyokard. Ähnliche AP-Änderungen treten auch

auf, wenn z. B. ein ektop gebildeter Reiz oder ein Stromschlag bei einem Elektrounfall in die *relative Refraktärphase* eines gerade ablaufenden APs fällt (→ **E**). Man nennt diese Phase der Herzerregung auch *vulnerabel* („verletzbar"); sie ist synchron mit dem Anstieg der T-Welle im EKG.

Zu den **Ursachen von Extrasystolen** (ES; → **H 4**) zählen
– ein *weniger negatives diastolisches Membranpotential* (s. o.) in Reizleitungs- oder Myokardzellen. Diese Depolarisation hat nämlich auch zur Folge, daß das Potential seine Stabilität verliert und spontan depolarisiert (→ **H 1**);
– *depolarisierende Nachpotentiale* (DNPs). Hierbei wird die ES vom vorhergehenden AP ausgelöst („getriggert"). DNPs können während der Repolarisation („früh") oder nach deren Ende („spät") auftreten.
Frühe DNPs entstehen, wenn die AP-Dauer stark verlängert ist (→ **H 2**), was sich im EKG in einem vergrößerten QT-Intervall ausdrückt (QT-Syndrom). *Auslöser früher DNPs* sind Bradykardie (z. B. Hypothyreose, AV-Block 2. oder 3. Grades), Hypokaliämie, Hypomagnesiämie (Schleifendiuretika!) und bestimmte Medikamente, wie z. B. die Na^+-Kanal-Blocker Quinidin, Procainamid und Disopyramid sowie die Ca^{2+}-Kanal-Blocker Verapamil und Diltiazem. Auch bestimmte genetische Defekte der Na^+-Kanäle oder von einem der K^+-Kanäle (HERG-, Kv_{LQT1}- oder min K^+-Kanal) führen über Verlängerung der QT-Zeit zu frühen DNPs. Treten solche frühen DNPs in Purkinje-Zellen auf, so löst das frühe DNP im nachgeschalteten Myokard eine ventrikuläre ES aus (das Myokard hat ein kürzeres AP als Purkinje-Fasern und ist daher beim Eintreffen des DNP schon wieder repolarisiert). Dem kann sich eine salvenförmige Repetition des DNP mit Tachykardie (s. o.) anschließen. Nimmt dabei die Amplitude des (verbreiterten) QRS-Komplexes regelmäßig zu und wieder ab, entsteht ein spindelförmiges EKG-Bild: *torsade des pointes*.

Den *späten DNPs* geht meist eine Nachhyperpolarisation voraus, die in eine Nachdepolarisation umschlägt. Erreicht deren Amplitude das Schwellenpotential, wird ein erneutes AP ausgelöst (→ **H 3**). Solch hohe späte DNPs kommen v. a. bei hoher Pulsfrequenz, Digitalisintoxikation und erhöhter extrazellulärer Ca^{2+}-

▶

C. Überleitungsblock bei hoher Erregungsfrequenz

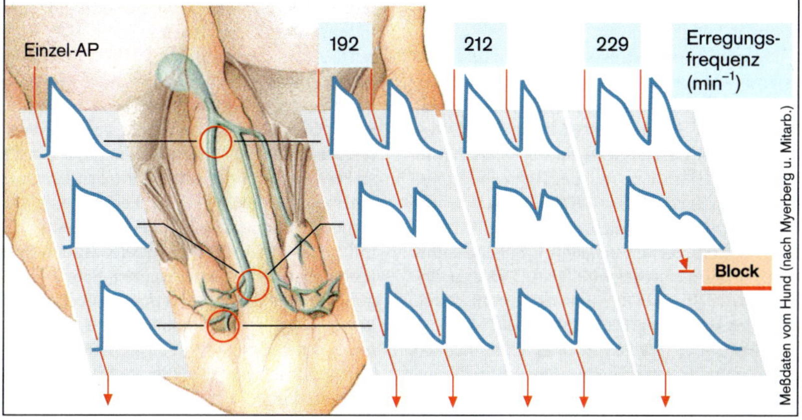

Einzel-AP

192 212 229 Erregungs-
frequenz
(min^{-1})

Block

Meßdaten vom Hund (nach Myerberg u. Mitarb.)

D. Reentry

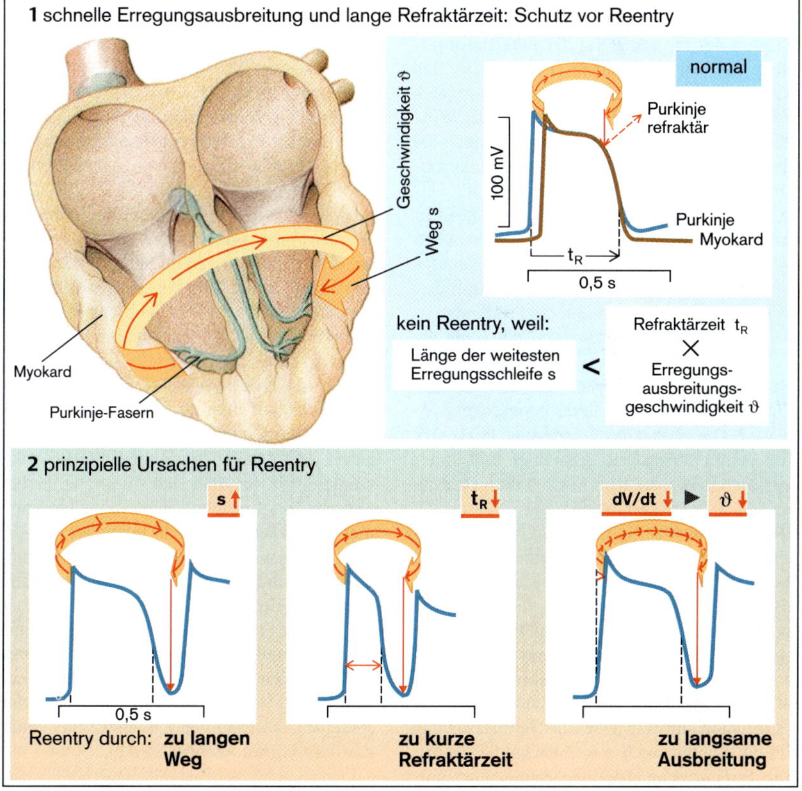

1 schnelle Erregungsausbreitung und lange Refraktärzeit: Schutz vor Reentry

Geschwindigkeit ϑ

Weg s

normal

Purkinje
refraktär

100 mV

Purkinje

Myokard

t_R

0,5 s

Myokard

Purkinje-Fasern

kein Reentry, weil:

Länge der weitesten
Erregungsschleife s $<$ Refraktärzeit t_R
$\times$
Erregungs-
ausbreitungs-
geschwindigkeit ϑ

2 prinzipielle Ursachen für Reentry

s ↑ t_R ↓ dV/dt ↓ ▶ ϑ ↓

0,5 s

Reentry durch: **zu langen
Weg** **zu kurze
Refraktärzeit** **zu langsame
Ausbreitung**

189

Konzentration vor. Oszillationen der zytosolischen Ca^{2+}-Konzentration scheinen dabei ursächlich beteiligt zu sein.

Folgen einer Extrasystole: Bei normalem Membranpotential der Purkinje-Fasern (Frequenzfilter, s. o.) bleibt es entweder bei der einen ES oder es folgt eine ES-Salve mit Tachykardie ($\rightarrow$ **H6, 7**). Sind die Purkinje-Fasern hingegen depolarisiert (Anoxie, Hypo- oder Hyperkaliämie, Digitalis; $\rightarrow$ **H8**), ist dort der rasche Na^+-Einstrom nicht aktivierbar ($\rightarrow$ **H9**). Die Anstiegssteilheit des AP (dV/dt) und somit die Fortleitungsgeschwindigkeit nehmen daher stark ab ($\rightarrow$ **H10**), und es kommt durch Reentry zu Kammerflimmern ($\rightarrow$ **H11**).

Reentry im Myokard: Eine Abnahme von dV/dt führt zu einer *verringerten Ausbreitungsgeschwindigkeit* (ϑ) der Erregung, und eine Verkürzung des AP bedeutet eine *kürzere Refraktärzeit* (t_R). Beides sind wichtige Ursachen für einen Wiedereintritt (**Reentry**), d. h. ein Kreisen der Erregung. Bei der Impulsausbreitung von den Purkinje-Fasern aus über das Kammermyokard trifft die Erregung normalerweise nirgendwo auf wiedererregbare Myokard- oder Purkinje-Zellen, da diese noch refraktär sind. D. h., das Produkt $\vartheta \cdot t_R$ ist normalerweise immer größer als die Länge *s* der weitesten Erregungsschleife ($\rightarrow$ **D1**). Zum Reentry kann es demzufolge aber dann kommen, wenn
- die maximale Schleifenlänge *s* zugenommen hat, z. B. bei einer Herzhypertrophie,
- die Refraktärzeit t_R verkürzt ist und/oder
- die Ausbreitungsgeschwindigkeit ϑ der Erregung vermindert ist ($\rightarrow$ **D2**).

So kann z. B. ein starker elektrischer Reiz (Stromunfall) oder eine heterotope Extrasystole ($\rightarrow$ **B3**) während der vulnerablen Phase APs mit verminderter Anstiegssteilheit und Dauer auslösen ($\rightarrow$ **E**), die zum Kreisen der Erregung und u. U. zum Kammerflimmern führen ($\rightarrow$ **B4, H11**). Rechtzeitig diagnostiziert, läßt dieses sich oft mit einem sehr kurzen Stromstoß hoher Spannung (*Defibrillator*) wieder beenden. Dabei wird das Myokard vollständig depolarisiert, so daß der Sinusknoten wieder seine Schrittmacherrolle übernimmt.

Reentry im AV-Knoten: Während ein vollständiger AV-Block eine Bradykardie auslöst (s. o.), kann eine teilweise Überleitungsstörung im AV-Knoten auch zur *Tachykardie* führen. Die Erregungsweiterleitung erfolgt dort nor-

malerweise auf parallelen Wegen entlang der nur relativ losen, durch wenige Gap junctions miteinander verbundenen Zellen des AV-Knotens. Verlangsamen nun z. B. O_2-Mangel oder Narbenbildung (evtl. verstärkt durch einen Vagotonus mit seiner negativ-dromotropen Wirkung) die sowieso schon relativ langsame Weiterleitung im AV-Knoten ($\rightarrow$ Tab. S. 183) noch stärker, so kann die orthograde Erregung auf einem der Parallelwege „steckenbleiben" ($\rightarrow$ **F**, „Block"). Voraussetzung für ein Reentry ist nun, daß ein auf einem anderen Parallelweg (ebenfalls verlangsamt) weitergeleiteter Erregungsimpuls den Block retrograd überwinden kann, so daß es proximal davon zum Wiedereintritt der Erregung kommt ($\rightarrow$ **F**, Reentry). Therapeutisch gibt es in diesem Fall zwei Möglichkeiten, die Tachykardie zu unterbrechen: Entweder wird a) die Leitungsgeschwindigkeit ϑ noch weiter gesenkt, so daß der Reiz auch retrograd nicht mehr durchkommt, oder b) die Leitungsgeschwindigkeit ϑ wird soweit erhöht, daß der orthograde Reizleitungsblock aufgehoben wird ($\rightarrow$ **F**, a bzw. **b**).

Beim **Wolff-Parkinson-White-Syndrom** ($\rightarrow$ **G**) hat das Kreisen der Erregung eine anatomische Ursache, nämlich eine (neben dem AV-Knoten) zweite erregungsleitende Verbindung zwischen Vorhof und Kammer. Bei *normalem Sinusrhythmus* erreicht der Erregungsimpuls daher vorzeitig die rechte Kammerwand, was den auf normalem Weg ausgelösten QRS-Komplex deformiert (δ-Welle) und das P–R-Intervall verkürzt ($\rightarrow$ **G1**). Tritt nun bei solchen Patienten vorzeitig eine *atriale Extrasystole* auf ($\rightarrow$ **G2**, negative P-Welle), so gelangt die Erregung zwar auf dem abnormalen Weg in die rechte Kammer, trifft aber dort auf Myokardanteile, die noch refraktär sind: Die Ventrikel werden also nur über den AV-Knoten erregt, und der QRS-Komplex sieht weitgehend normal aus ($\rightarrow$ **G2, 3**). Erreicht jetzt aber die vom AV-Knoten weitergeleitete Kammererregung die zuvor refraktären Anteile der rechten Kammer, sind diese inzwischen wieder erregbar. Das hat zur Folge, daß die Erregung jetzt über die abnormale Verbindung von der Kammer zurück zu den Vorhöfen gelangt und zu kreisen beginnt: Es kommt zu einer paroxysmalen (plötzlich auftretenden) Tachykardie durch Kammer-Vorhof-Reentry ($\rightarrow$ **G3**).

E. Erneute AP-Auslösung kurz vor oder am Ende eines Aktionspotentials (AP)

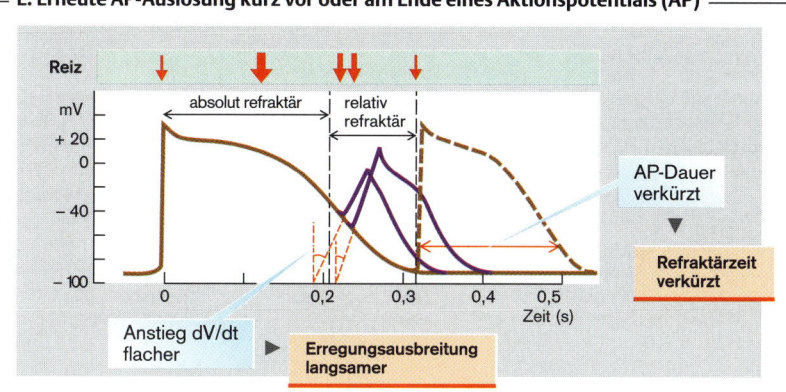

Reiz

mV
+ 20
0
− 40
− 100

absolut refraktär | relativ refraktär

AP-Dauer verkürzt

▼

Refraktärzeit verkürzt

0   0,2   0,3   0,4   0,5
Zeit (s)

Anstieg dV/dt flacher ▶ **Erregungsausbreitung langsamer**

F. Block im AV-Knoten: Reentry mit Tachykardie und Therapie

(nach Noble)

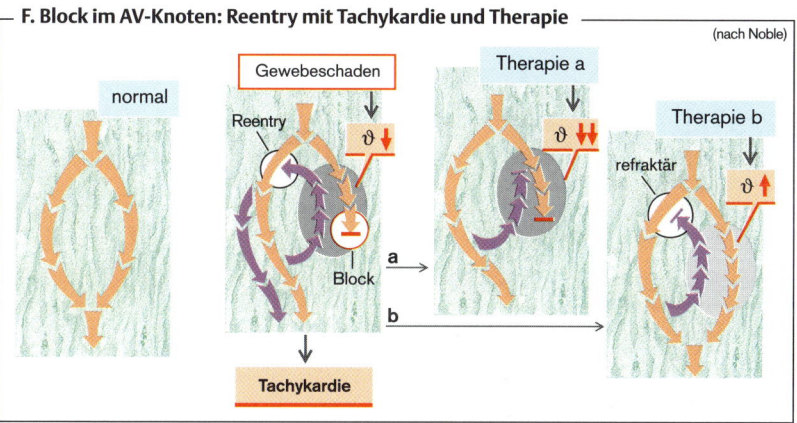

normal

Gewebeschaden

Reentry

ϑ

Block

Therapie a

ϑ

Therapie b

refraktär

ϑ

a

b

Tachykardie

G. Reentry beim Wolff-Parkinson-White-Syndrom

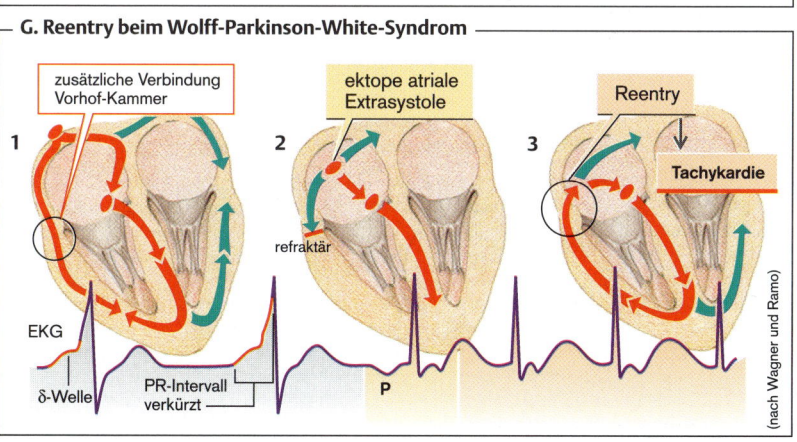

zusätzliche Verbindung Vorhof-Kammer

1

ektope atriale Extrasystole

2

refraktär

Reentry

3

Tachykardie

EKG

δ-Welle

PR-Intervall verkürzt

P

(nach Wagner und Ramo)

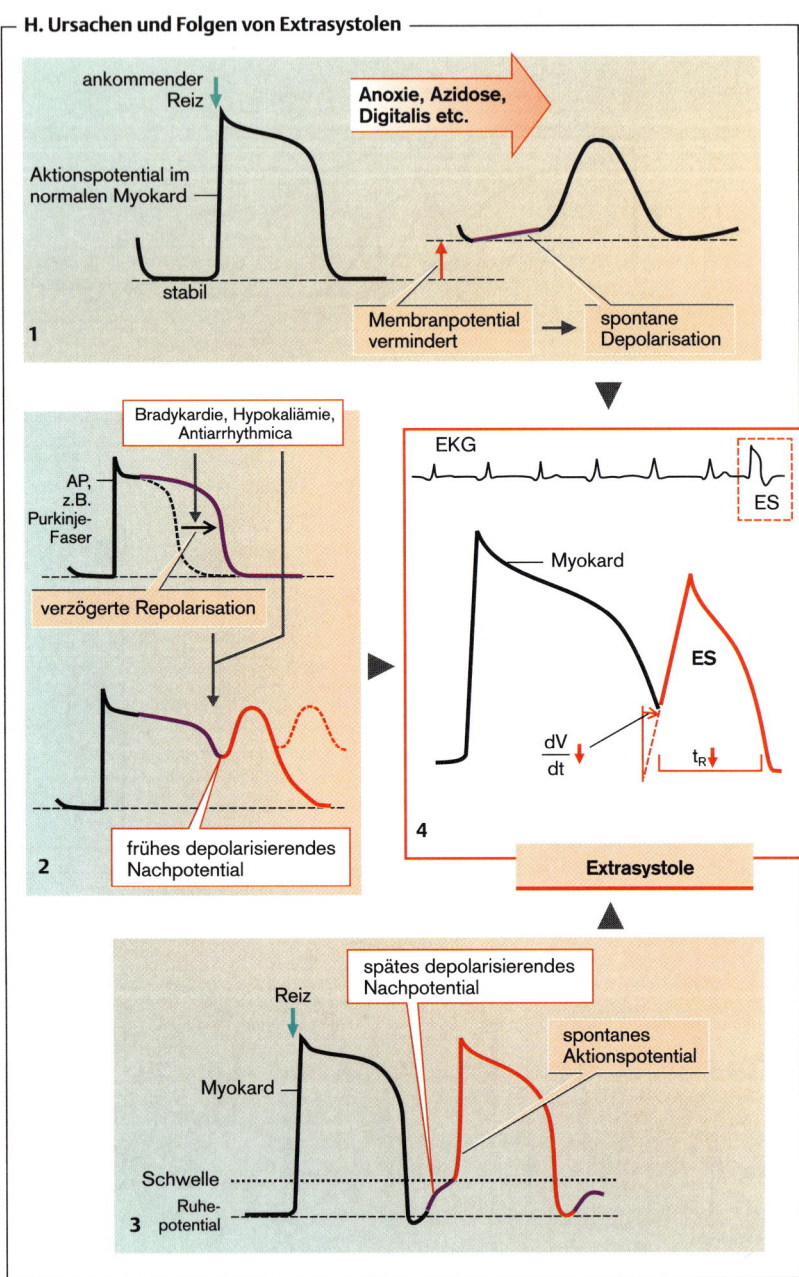

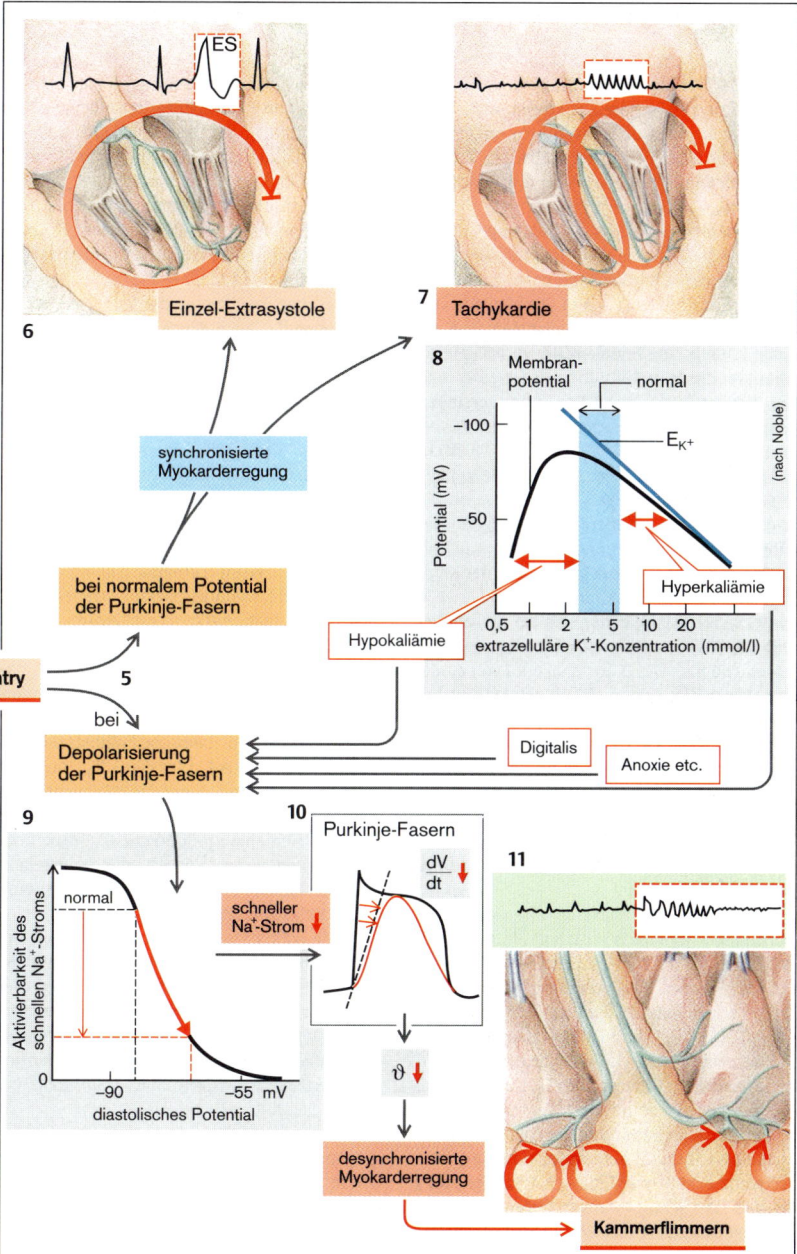

6

Einzel-Extrasystole

7 Tachykardie

8

Membran-potential

normal

-100

E_{K^+}

Potential (mV)

-50

(nach Noble)

Hyperkaliämie

0,5 1 2 5 10 20

extrazelluläre K$^+$-Konzentration (mmol/l)

Hypokaliämie

synchronisierte
Myokarderregung

bei normalem Potential
der Purkinje-Fasern

entry **5**

bei

Depolarisierung
der Purkinje-Fasern

Digitalis

Anoxie etc.

9

Aktivierbarkeit des
schnellen Na$^+$-Stroms

normal

-90 -55 mV

diastolisches Potential

0

10 Purkinje-Fasern

$\frac{dV}{dt}$ ↓

schneller
Na$^+$-Strom ↓

11

ϑ ↓

desynchronisierte
Myokarderregung

Kammerflimmern

Mitralstenose

Die häufigste **Ursache** der Mitral(klappen)stenose (MSt) ist eine *rheumatische Endokarditis*, seltener sind es Tumoren, Bakterienwachstum, Kalkablagerungen und Thromben. Angeboren kommt die MSt zusammen mit einem Vorhofseptumdefekt (→ S. 204) vor (*Lutembacher-Syndrom*).

Die beiden Segel der Mitralklappe lassen während der Diastole eine Hauptöffnung und, zwischen den Chordae tendineae, zahlreiche Nebenöffnungen frei (→ **A1**). Die gesamte Öffnungsfläche (ÖF) beträgt normalerweise 4–6 cm². Durch eine Endokarditis verbacken die Chordae, die Hauptöffnung wird kleiner und die Klappensegel verdicken und versteifen sich. Im *Echokardiogramm* (→ **A3**) ist A verkleinert oder verschwunden und E–F flacht ab, d.h., die diastolische posteriore Bewegung des vorderen Mitralsegels ist verlangsamt. Die E–C-Amplitude ist ebenfalls verringert. Das hintere Segel macht eine abnorme anteriore Bewegung, und auch die Verdickung der Klappen ist zu sehen (rosa). Im *Herzschall* (→ **A2**) findet sich ein paukender und ein (gegenüber QRS im EKG) verspäteter I. Herzton (bis 90 ms, normal 60 ms). Der II. Herzton wird von einem sog. *Mitralöffnungston* (*MÖT*) gefolgt, der besonders über der Herzspitze zu hören ist. Unterschreitet die ÖF ca. 2,5 cm², kommt es bei starker körperlicher Belastung zu Beschwerden (*Dyspnoe, Müdigkeit, Hämoptyse* u. a.), die bei einer ÖF < 1,5 cm² schon bei alltäglichen Tätigkeiten und bei einer ÖF < 1 cm² bereits in Ruhe auftreten. Eine ÖF < 0,3 cm² ist nicht mit dem Leben vereinbar.

Der durch die Stenose *erhöhte Widerstand* vermindert den diastolischen Blutfluß zwischen linkem Vorhof (LVo) und linker Kammer (LK) und damit das Herzzeitvolumen (HZV). Der **Kompensation** der HZV-Verminderung (→ **A** Mitte) dienen drei Mechanismen:

◆ Die *periphere O$_2$-Ausschöpfung*, d.h. die arteriovenöse O$_2$-Differenz (AVD$_{O_2}$) kann ansteigen (HZV bleibt vermindert).

◆ Die *diastolische Füllungszeit/Zeit* kann pharmakologisch durch eine Absenkung der Herzfrequenz erhöht werden (→ **A4**, grüner Pfeil), so daß das Schlagvolumen überproportional ansteigt und damit das HZV wieder angehoben wird.

◆ Der wirksamste und bei körperlicher Belastung sowie bei stärker ausgeprägter Stenose obligatorische Kompensationsmechanismus ist die *Erhöhung des Druckes im linken Vorhof* (P$_{LVo}$) und damit des Druckgradienten zwischen Vorhof und Kammer (P$_{LVo}$ – P$_{LK}$, → **A2**, rosa). Dadurch wird trotz der Stenose eine Wiederanhebung der diastolischen Flußrate ($\dot{Q}_d$) erreicht (Folge: mitteldiastolisches Geräusch, MDG; → **A2**).

Allerdings bestimmen die negativen **Folgen** des hohen P$_{LVo}$ auch den weiteren Krankheitsverlauf: Der *linke Vorhof hypertrophiert* („P mitrale" im EKG, → **A2**), wird *dilatiert* und schließlich so geschädigt, daß es zum *Vorhofflimmern* kommt. Jetzt verschwindet das *präsystolische Crescendo-Geräusch* (PSG, → **A2**), das durch die schnelle Strömung (poststenotische Turbulenzen) während der Systole des regelrecht schlagenden Vorhofs verursacht war. Die Bewegungsarmut des flimmernden Vorhofs begünstigt die *Thrombusbildung* (v. a. im Herzohr) und somit die Gefahr *arterieller Embolien* mit Organinfarkten (v. a. Gehirn, → **A** unten; s. a. S. 240). Bei Vorhofflimmern ist außerdem die Herzfrequenz erhöht (*Tachyarrhythmie*; → S. 186), so daß sich der diastolische Anteil am Herzzyklus im Verhältnis zur Systole stark verringert (diastolische Füllungszeit/Zeit stark verkürzt; → **A4**, roter Pfeil). P$_{LVo}$ muß nun noch weiter steigen, damit das HZV nicht sinkt. Aus dem gleichen Grund ist auch bei regulärer Vorhofaktion eine vorübergehend (*körperliche Anstrengung, Fieber*) und v. a. eine monatelang erhöhte Herzfrequenz (*Schwangerschaft*) eine große Belastung (P$_{LVo}$ ↑↑).

Auch weiter stromaufwärts erhöht sich der Druck: In den Pulmonalvenen löst er *Dyspnoe* aus und führt zu Bronchialvenen-Varizen (bei deren Ruptur: *Hämoptyse*). Es kommt außerdem zum *Lungenödem* (→ S. 80), und schließlich entwickelt sich ein *pulmonaler Hochdruck* mit *Rechtsherzbelastung* und *-insuffizienz* (→ S. 214).

Ohne Klappenkorrektur (operative Klappensprengung oder Einsatz einer Klappenprothese) überleben nur rund 50 % der Patienten die ersten 10 Jahre nach Auftreten der MSt.

A. Ursachen und Folgen der Mitralstenose

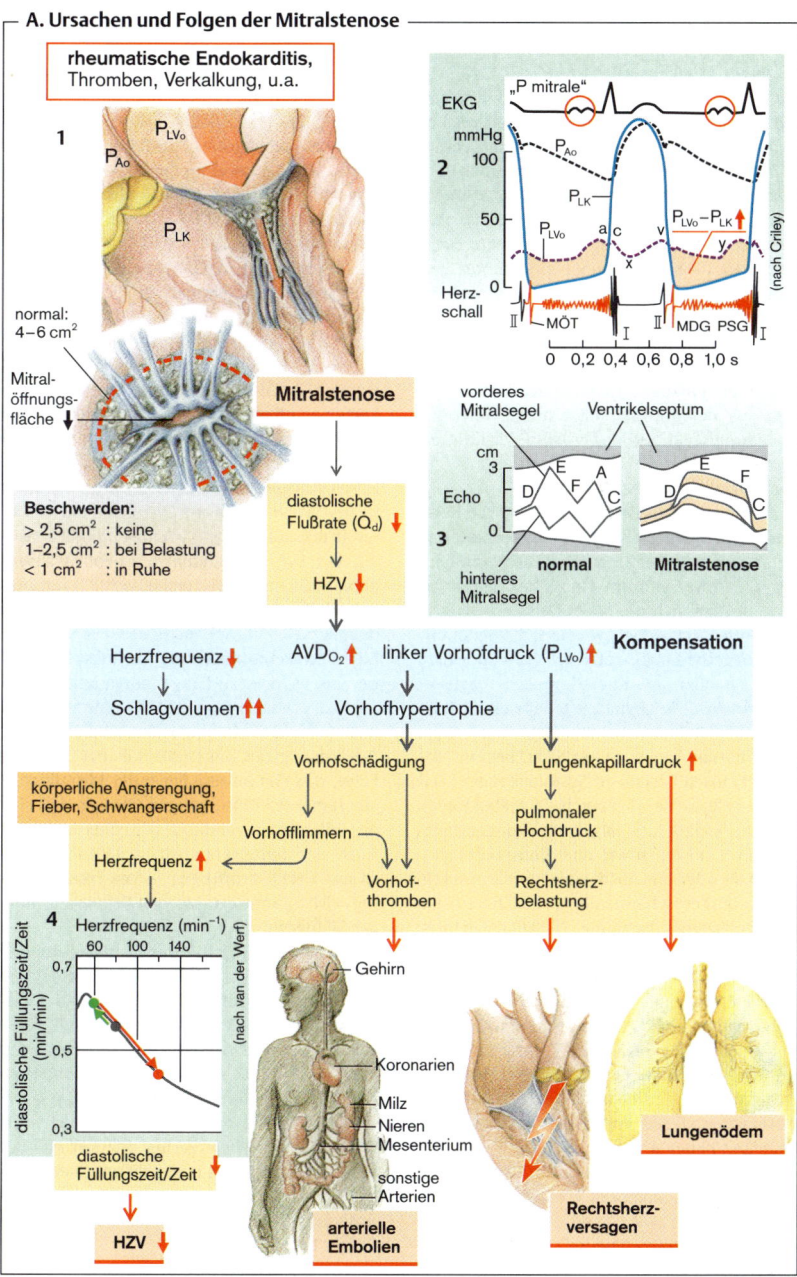

rheumatische Endokarditis, Thromben, Verkalkung, u.a.

1
P_{LVo}
P_{Ao}
P_{LK}

normal: 4–6 cm²

Mitral-öffnungs-fläche ↓

Mitralstenose

Beschwerden:
> 2,5 cm² : keine
1–2,5 cm² : bei Belastung
< 1 cm² : in Ruhe

diastolische Flußrate ($\dot{Q}_d$) ↓

HZV ↓

2
EKG
„P mitrale"
mmHg
P_{Ao}
100
P_{LK}
50
P_{LVo} a c v
$P_{LVo} - P_{LK}$ ↑
x y
Herz-schall
II MÖT I II MDG PSG I
0 0,2 0,4 0,6 0,8 1,0 s
(nach Criley)

3
vorderes Mitralsegel
Ventrikelseptum
cm
3
Echo D E F A C
0
hinteres Mitralsegel
normal
E F
D C
Mitralstenose

Kompensation

Herzfrequenz ↓
AVD$_{O_2}$ ↑
linker Vorhofdruck (P_{LVo}) ↑

Schlagvolumen ↑↑
Vorhofhypertrophie

körperliche Anstrengung, Fieber, Schwangerschaft

Vorhofschädigung
Lungenkapillardruck ↑

Vorhofflimmern
pulmonaler Hochdruck

Herzfrequenz ↑
Vorhof-thromben
Rechtsherz-belastung

4
Herzfrequenz (min⁻¹)
60 100 140
0,7
0,5
0,3
diastolische Füllungszeit/Zeit (min/min)
(nach van der Werf)

diastolische Füllungszeit/Zeit ↓

HZV ↓

Gehirn

Koronarien
Milz
Nieren
Mesenterium
sonstige Arterien

arterielle Embolien

Rechtsherz-versagen

Lungenödem

Mitralinsuffizienz

Bei einer Mitralinsuffizienz (MI) hat die Mitralklappe ihre Ventilfunktion verloren, so daß ein Teil des Blutes während der Systole der linken Kammer (LK) zurück in den linken Vorhof (LVo) fließt. Als **Ursachen** kommen neben dem *Mitralklappen-Prolapssyndrom* (*Barlow*) ungeklärter Genese v. a. eine rheumatische oder bakterielle *Endokarditis*, eine *koronare Herzkrankheit* ($\rightarrow$ S. 218 ff.) oder ein *Marfan-Syndrom* (erbliche generalisierte Bindegewebserkrankung) in Frage.

Die Mitralklappe besteht aus einem *Ring* mit einem vorderen und hinteren *Segel*, die über Sehnenfäden (*Chordae tendineae*) mit den aus der Kammerwand heraustretenden *Papillarmuskeln* verbunden sind. Die Hinterwände von LVo und LK sind funktionell an diesem **Mitralapparat** beteiligt.

Eine Endokarditis läßt vor allem die Segel und die Chordae schrumpfen, verdicken und versteifen, was den Klappenschluß verhindert. Beim Barlow-Syndrom sind die Chordae zu lang, so daß sich die Segel fallschirmartig in den Vorhof vorwölben, wo sie sich wieder öffnen (*Segel-Prolaps*). Letzteres ist von einem mittelsystolischen Klick-Geräusch begleitet (*Systolisches Klick-Syndrom*), dem ein spätsystolisches Reflux-Geräusch folgt. Sind Segel und Chordae hingegen verkürzt, beginnt das Herzgeräusch bereits zu Systolenbeginn ($\rightarrow$ **A** links: systolisches Geräusch, SG). Funktionell ähnlich wirken sich Segelverdickungen beim Marfan-Syndrom sowie eine Kontraktionsunfähigkeit oder ein Abriß von Papillarmuskeln bei koronarer Ischämie der LK aus. Bereits bei nur zeitweiser Ischämie (Angina pectoris; $\rightarrow$ S. 218 ff.) kann es u. U. synchron zu einer *intermittierenden MI* (Jekyll-Hyde) kommen.

Die **Folge** einer MI ist eine **Volumenbelastung** des linken Herzens, da ein Teil des Schlagvolumens des linken Ventrikels wieder zurück in den Vorhof gelangt. Dieses *Pendelvolumen* kann bis zu 80 % des Ventrikelauswurfs ausmachen (*Pendelfraktion*). Das Pendelvolumen/Zeit hängt ab

- von der systolischen Mitralöffnungsfläche,
- vom Druckgradienten von der LK in Richtung LVo (= $P_{LK} - P_{LVo}$) und
- von der Systolendauer.

P_{LK} ist bei zusätzlicher Aortenstenose oder bei einer Hypertonie erhöht, und der Anteil der Systole am Herzzyklus (Systolendauer/Zeit) steigt bei Tachykardie an (z. B. bei körperlicher Belastung oder bei einer durch die Vorhofschädigung bedingten Tachyarrhythmie), so daß solche Faktoren die Auswirkungen der MI verschlimmern.

Um trotz des Pendelvolumens ein normales effektives Schlagvolumen in Richtung Aorta aufrechtzuerhalten, muß die LK diastolisch viel stärker gefüllt werden als normal (Schnelle Füllungswelle, SFW, mit abschließendem III. Herzton, $\rightarrow$ **A**). Für den Auswurf dieses vergrößerten enddiastolischen Kammervolumens ist eine erhöhte Wandspannung nötig (*Laplace-Gesetz*), was die LK chronisch belastet ($\rightarrow$ Herzinsuffizienz, $\rightarrow$ S. 224 f.). Darüber hinaus ist der LVo während der Systole einem erhöhten Druck ausgesetzt ($\rightarrow$ **A**, links: hohe v-Welle). Der LVo wird dadurch erheblich ausgedehnt (300–600 ml!), wobei sich P_{LVo} nur mäßig erhöht, da auf längere Sicht die Volumendehnbarkeit (Compliance) des LVo ansteigt. Eine solche **chronische MI** ($\rightarrow$ **A** links) führt daher viel seltener zu Lungenödem und pulmonalem Hochdruck ($\rightarrow$ S. 214) als die Mitralstenose ($\rightarrow$ S. 194) oder eine akute MI (s. u.). Die Aufdehnung des linken Vorhofs hat auch zur Folge, daß das hintere Segel der Mitralklappe aus seiner Position gezogen wird, so daß sich die MI weiter verstärkt (Circulus vitiosus). Auch der Teufelskreis MI $\rightarrow$ Linksherzbelastung $\rightarrow$ Herzinsuffizienz $\rightarrow$ Ventrikeldilatation $\rightarrow$ MI↑↑ kann zur raschen *Dekompensation der MI* führen.

Bei **akuter MI** (z. B. Papillarmuskel-Ruptur) kann sich der Vorhof nur wenig ausdehnen (niedrige Compliance). P_{LVo} steigt daher fast auf Ventrikelwerte an ($\rightarrow$ **A** rechts: sehr hohe v-Welle), so daß sich $P_{LK} - P_{LVo}$ verringert und somit der Reflux spätsystolisch abebbt ($\rightarrow$ **A** rechts: spindelförmiges SG). Der LVo kann sich auch kräftig kontrahieren ($\rightarrow$ **A** rechts: IV. Herzton), da er nur gering dilatiert ist. Der hohe P_{LVo} verursacht u. U. sehr rasch ein Lungenödem, das, neben dem HZV-Abfall ($\rightarrow$ Schock, $\rightarrow$ S. 230 ff.), den Patienten in höchste Gefahr bringt.

A. Ursachen und Folgen der Mitralinsuffizienz

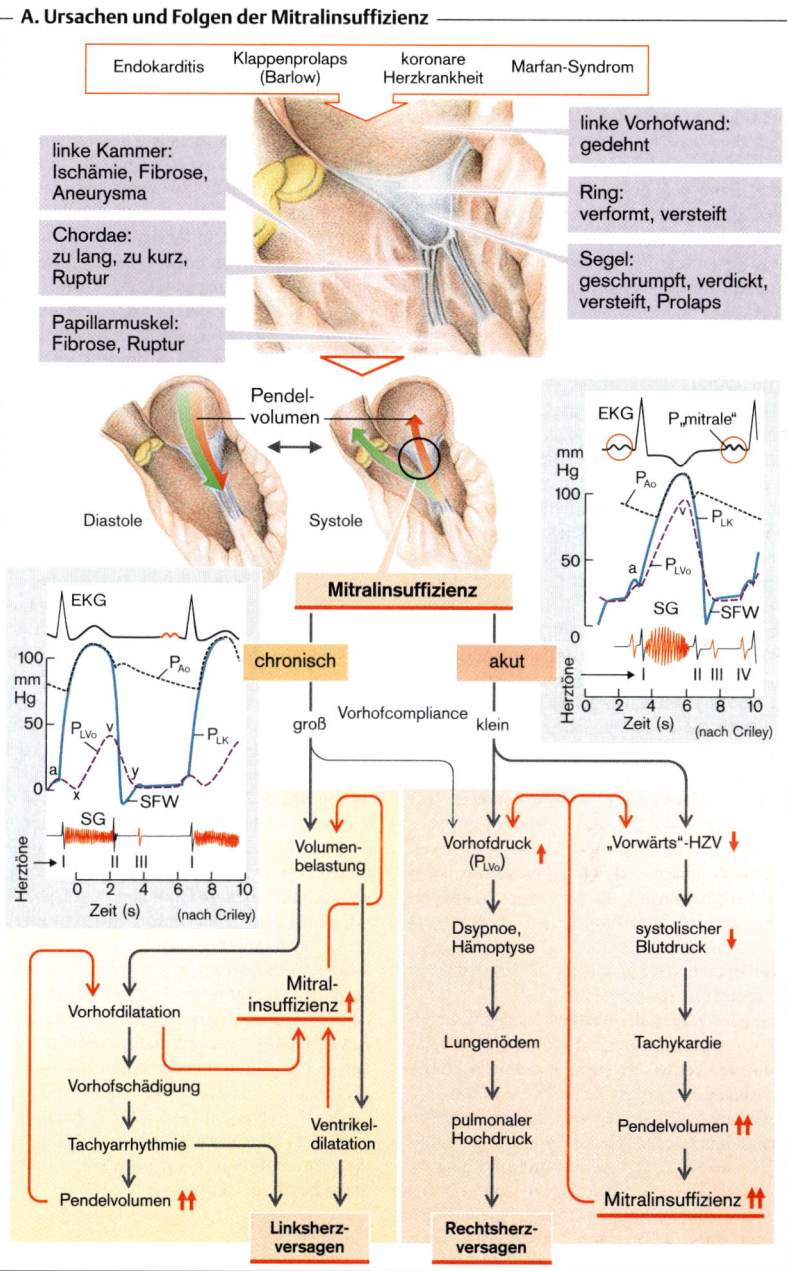

Endokarditis   Klappenprolaps (Barlow)   koronare Herzkrankheit   Marfan-Syndrom

linke Kammer: Ischämie, Fibrose, Aneurysma

Chordae: zu lang, zu kurz, Ruptur

Papillarmuskel: Fibrose, Ruptur

linke Vorhofwand: gedehnt

Ring: verformt, versteift

Segel: geschrumpft, verdickt, versteift, Prolaps

Pendelvolumen

Diastole   Systole

EKG   P „mitrale"

mm Hg   100   50   0

P_{Ao} P_{LK} a P_{LVo} SG   SFW

Herztöne   I   II III IV

0 2 4 6 8 10   Zeit (s)   (nach Criley)

Mitralinsuffizienz

chronisch   akut

EKG

mm Hg   100   50   0

P_{Ao} P_{LVo} v P_{LK} a   x   y   SFW

SG

Herztöne   I   II III   I

0 2 4 6 8 10   Zeit (s)   (nach Criley)

groß   Vorhofcompliance   klein

Volumen-belastung

Mitral-insuffizienz ↑

Vorhofdilatation

Vorhofschädigung

Tachyarrhythmie

Pendelvolumen ↑↑

Ventrikel-dilatation

Linksherz-versagen

Vorhofdruck (P_{LVo}) ↑

Dsypnoe, Hämoptyse

Lungenödem

pulmonaler Hochdruck

Rechtsherz-versagen

„Vorwärts"-HZV ↓

systolischer Blutdruck ↓

Tachykardie

Pendelvolumen ↑↑

Mitralinsuffizienz ↑↑

Aortenstenose

Die normale Öffnungsfläche der Aortenklappe beträgt $2,5-3\,cm^2$. Sie reicht aus, das Blut nicht nur in Ruhe (ca. 0,2 l/s Systole), sondern auch bei körperlicher Anstrengung mit einer relativ geringen Druckdifferenz zwischen linker Kammer und Aorta ($P_{LK} - P_{Ao}$) auszutreiben ($\rightarrow$ **A1**, blauer Bereich). Bei einer Aortenstenose (25% aller chronischen Herzklappenfehler) ist diese Entleerung des linken Ventrikels behindert. Die **Ursachen** einer Aortenstenose ($\rightarrow$ **A**, links oben) können neben sub- und supravalvulären Stenosen angeborene *stenosierende Fehlbildungen* der Klappe sein (Manifestationsalter < 15. Lebensjahr). Bei einem späteren Auftreten (bis zum 65. Lebensjahr) liegt zumeist entweder eine kongenitale *bikuspidale Fehlbildung* der Klappe zugrunde, die erst viel später durch *Kalkeinlagerung* (Röntgen!) stenotisch wird. Seltener handelt es sich um eine *rheumatisch-entzündliche* Stenosierung einer ursprünglich normalen, trikuspidalen Klappe. Eine nach dem 65. Lebensjahr auftretende Aortenstenose wird meist durch *degenerative Klappenveränderungen* mit Kalkeinlagerung verursacht.

Im Gegensatz zur Mitralstenose ($\rightarrow$ S.194) ist bei der Aortenstenose eine langfristige **Kompensation** möglich, indem der hohe Strömungswiderstand der Stenose durch eine verstärkte Kammerkontraktion überwunden wird: Der Druck in der linken Kammer (P_{LK}) und damit $P_{LK} - P_{Ao}$ ($\rightarrow$ **A1,2**) erhöht sich dabei so weit, daß oft über viele Jahre ein normales Herzzeitvolumen (HZV) ausgeworfen wird (P_{LK} bis 300 mmHg!). Erst bei einer Einengung der Aortenklappenöffnung auf weniger als rund $1\,cm^2$ kommt es, besonders bei körperlicher Belastung (HZV$\uparrow$ $\rightarrow$ $P_{LK}\uparrow\uparrow$), zu den Symptomen einer Aortenstenose.

Zu den **Folgen** der Aortenstenose zählt zum einen – wegen der prästenotischen Druckbelastung des Ventrikels – eine konzentrische *Hypertrophie der linken Kammer* ($\rightarrow$ S.224). Sie wird damit weniger dehnbar, so daß der Druck in Kammer und Vorhof auch diastolisch erhöht ist ($\rightarrow$ **A2**: P_{LK}, P_{LVo}). Die kräftige Vorhofkontraktion, die enddiastolisch den hohen Druck zur Ventrikelfüllung aufbringt, macht sich durch einen IV. Herzton ($\rightarrow$ **A2**) und durch eine hohe a-Welle des linken Vorhofdrucks be-

merkbar ($\rightarrow$ **A2**). Der atriale Mitteldruck ist meist nur bei körperlicher Anstrengung erhöht (*Dyspnoe!*). Poststenotisch sind die Blutdruckamplitude und später auch der Mitteldruck vermindert (*Blässe* wegen Zentralisation des Kreislaufs; $\rightarrow$ S.232). Außerdem ist die Austreibungszeit verlängert (*Pulsus parvus et tardus*). Im *Herzschall* findet sich neben dem Vorhofton auch ein „spindelförmiges" rauhes systolisches Strömungsgeräusch ($\rightarrow$ **A2**: SG) und, bei nicht verkalkter Klappe, ein Aortenöffnungs-Klick ($\rightarrow$ **A2**). Der transmurale Druck der *Koronararterien* ist bei der Aortenstenose aus zwei Gründen vermindert:

– Der Ventrikeldruck ist nicht nur systolisch, sondern auch während der für die Koronarperfusion wichtigen Diastole erhöht.
– Von der poststenotischen Hypotonie ist auch der Blutdruck in den Koronararterien betroffen.

Die koronare Durchblutung ($\rightarrow$ S.216) ist damit vermindert oder zumindest bei körperlicher Belastung kaum mehr steigerbar. Da das hypertrophe Myokard auch vermehrt O_2 verbraucht, sind Myokardhypoxie (*Angina pectoris*) und Myokardschädigung Folgen der Aortenstenose ($\rightarrow$ S.218 ff.).

Darüber hinaus kann es bei körperlicher Anstrengung zu einem krisenhaften Blutdruckabfall mit Schwindel, zu vorübergehender Bewußtlosigkeit (*Synkope*) oder gar zum Tode kommen: Da das HZV bei Arbeit wegen der Vasodilatation in der Muskulatur erhöht werden muß, steigt der Ventrikeldruck überproportional an (quadratische Funktion! $\rightarrow$ **A1**). Wahrscheinlich über eine Reizung linksventrikulärer Barorezeptoren kommt es jetzt zusätzlich zu einer reflektorischen „paradoxen" Vasodilatation in anderen Bereichen des Körpers. Der daraufhin rasch einsetzende *Blutdruckabfall* kann schließlich dadurch weiter verstärkt werden, daß auch die sowieso schon kritische O_2-Versorgung des Myokards zusammenbricht ($\rightarrow$ **A**). *Herzversagen* ($\rightarrow$ S.224 ff.), *Herzinfarkt* ($\rightarrow$ S.220) oder *Arrhythmien* ($\rightarrow$ S.186 ff.), die die Ventrikelfüllung verschlechtern, sind Glieder dieses Teufelskreises.

A. Ursachen und Folgen einer Aortenstenose

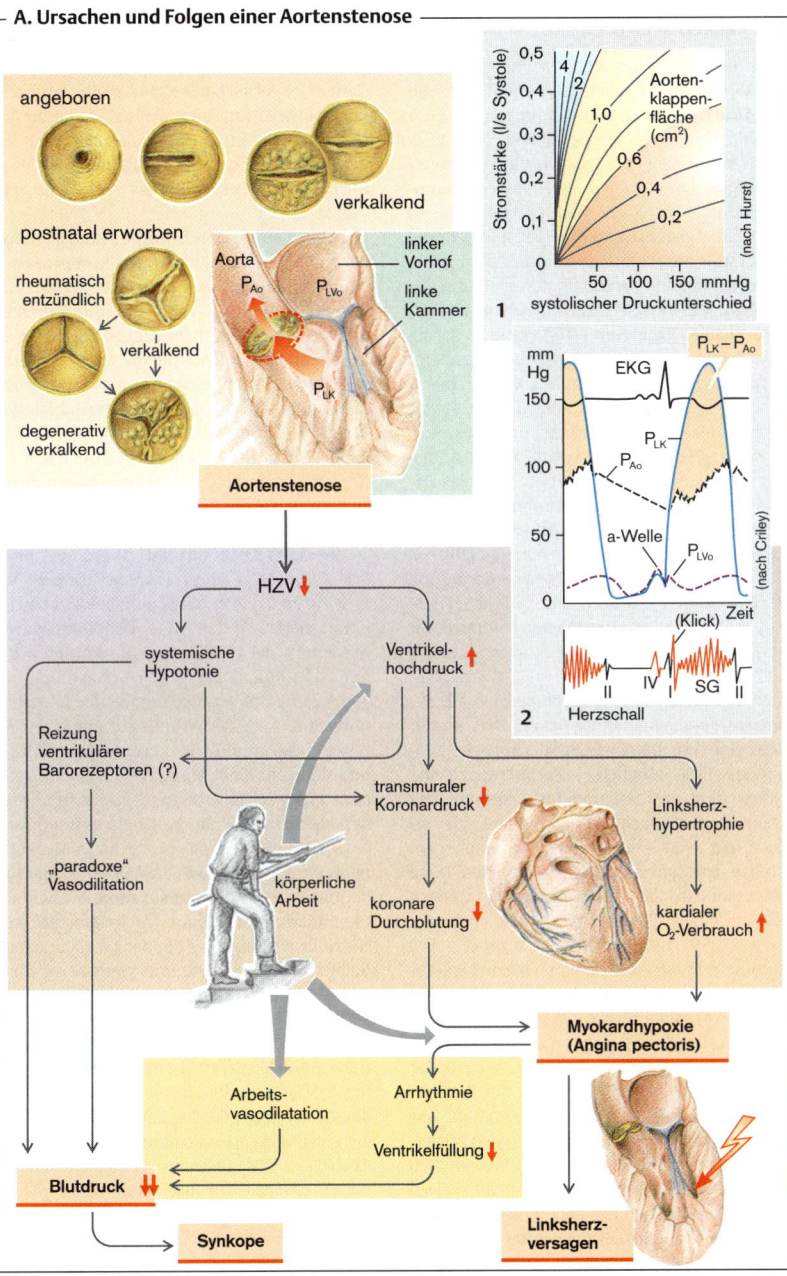

angeboren

verkalkend

postnatal erworben

rheumatisch
entzündlich

verkalkend

degenerativ
verkalkend

Aorta

P_{Ao} P_{LVo}

linker
Vorhof

linke
Kammer

P_{LK}

Aortenstenose

Stromstärke (l/s Systole)

0,5
0,4
0,3
0,2
0,1
0

Aorten-
klappen-
fläche
(cm^2)

1,0
0,6
0,4
0,2

50   100   150 mmHg
systolischer Druckunterschied

1

(nach Hurst)

mm
Hg

150

100

50

0

$P_{LK} - P_{Ao}$

EKG

P_{LK}

P_{Ao}

a-Welle

P_{LVo}

(Klick)   Zeit

(nach Criley)

II   IV   I   SG   II

2   Herzschall

Tafel 7.13   **Aortenstenose**

HZV ↓

systemische
Hypotonie

Ventrikel-
hochdruck ↑

Reizung
ventrikulärer
Barorezeptoren (?)

„paradoxe"
Vasodilitation

körperliche
Arbeit

transmuraler
Koronardruck ↓

koronare
Durchblutung ↓

Linksherz-
hypertrophie

kardialer
O_2-Verbrauch ↑

Myokardhypoxie
(Angina pectoris)

Arbeits-
vasodilatation

Arrhythmie

Ventrikelfüllung ↓

Blutdruck ⇓

Synkope

**Linksherz-
versagen**

199

Aorteninsuffizienz

Nach dem Schließen der Aortenklappe sinkt der Aortendruck (P_{Ao}) relativ langsam, während der Druck in der linken Kammer (P_{LK}) sehr rasch auf wenige mmHg abfällt ($\rightarrow$ S. 179), d. h., es besteht ein rückwärts gerichteter Druckgradient ($P_{Ao} > P_{LK}$). Bei einer Aorteninsuffizienz (AoI) ist die Klappe nicht dicht, so daß während der Diastole ein Teil des während der Systole ausgeworfenen Blutes entlang dieses Druckgradienten wieder zurück in die linke Kammer (LK) fließt (*Pendelvolumen*; $\rightarrow$ **A**).

Ursachen: Eine AoI kann angeboren sein (z. B. bikuspidale Fehlbildung mit sekundärer Verkalkung) oder auf entzündlichen Klappenveränderungen (rheumatisches Fieber, bakterielle Endokarditis), auf Erkrankungen der Aortenwurzel (Lues, Marfan-Syndrom, Arthritiden wie Morbus Reiter u. a.) oder auf einer Hypertonie oder Arteriosklerose beruhen.

Die **Folgen** einer AoI hängen vom Pendelvolumen ab (meist 20–80 ml, max. ca. 200 ml/Herzschlag), das von der *Öffnungsfläche* und der *Druckdifferenz* während der Diastole ($P_{Ao} - P_{LK}$) sowie von der *Diastolendauer* bestimmt wird. Zur Sicherstellung eines ausreichenden effektiven Schlagvolumens („Vorwärtsvolumen") muß sich das *Schlagvolumen* ($\rightarrow$ **A2**: SV) um das Pendelvolumen *erhöhen*. Dies ist nur über eine Anhebung des enddiastolischen Volumens (EDV) möglich ($\rightarrow$ **A2**, oranges Feld), wobei akut in beschränktem Ausmaß der Frank-Starling-Mechanismus, chronisch jedoch ein weit effektvollerer dilatatorischer *Umbau des Myokards* eine Rolle spielen. (Eine *akute* AoI wird daher relativ schlecht toleriert: HZV$\downarrow$; $P_{LVo}\uparrow$.) Das endsystolische Volumen ($\rightarrow$ **A2**: ESV) ist ebenfalls stark erhöht. Die Kammerdilatation erfordert nach dem Laplace-Gesetz ($\rightarrow$ S. 225) eine erhöhte Kontraktionskraft des Myokards, da sonst P_{LK} abfallen würde. Die Dilatation ist daher von einer **Linkshypertrophie** begleitet ($\rightarrow$ S. 224 f.). Wegen des Stromumkehr in der Aorta sinkt der diastolische Aortendruck stärker als normal ab, was (zur Aufrechterhaltung eines normalen Mitteldruckes) durch einen Anstieg des systolischen Blutdrucks ausgeglichen wird ($\rightarrow$ **A1**). Nach außen hin läßt sich die *hohe Blutdruckamplitude* an der Kapillarpulsation unter den Fingernägeln und an einem pulssynchronen Kopfnik-

ken erkennen (Quincke- bzw. Musset-Zeichen). Der *Herzschall* zeigt u. a. ein durch den Rückstrom verursachtes, frühdiastolisches Decrescendo-Geräusch (FDG) über der Basis sowie wegen des forcierten Blutauswurfes einen Klick und ein systolisches Geräusch (SG; $\rightarrow$ **A1**).

Die genannten Mechanismen lassen eine oft über Jahrzehnte andauernde **Kompensation** einer chronischen AoI zu. Im Gegensatz zur Aortenstenose ($\rightarrow$ S. 198) sind die Patienten meist auch körperlich leistungsfähig, da die arbeitsbedingte Tachykardie die Diastolendauer verkürzt und damit das Pendelvolumen verkleinert. Auch die periphere Vasodilatation bei Muskelarbeit wirkt sich positiv aus, weil dabei der mittlere diastolische Druckgradient ($P_{Ao} - P_{LK}$) sinkt. Eine Bradykardie oder eine periphere Vasokonstriktion hingegen belasten den Patienten.

Die Kompensation hat allerdings ihren Preis: Als Folge ihrer *erhöhten Druck-Volumen-Arbeit* ($\rightarrow$ **A2**, orange Fläche) hypertrophiert die LK, so daß ihr O_2-Bedarf steigt. Außerdem ist der für die *Koronarperfusion* wichtige diastolische Blutdruck erniedrigt und gleichzeitig die Wandspannung der LK relativ hoch (s. o.) – beides Gründe für einen erniedrigten transmuralen Koronararteriendruck und folglich eine Minderperfusion, die bei dem gleichzeitig erhöhten O_2-Bedarf die LK hypoxiebedingt schädigt. *Linksherzinsuffizienz* ($\rightarrow$ S. 224) und *Angina pectoris* bzw. *Myokardinfarkt* ($\rightarrow$ S. 220) sind die Folge. Schließlich kommt es zur **Dekompensation**, wobei sich die Situation nun relativ rasch verschlechtert (*Circulus vitiosus*): Wegen der Linksherzinsuffizienz steigt das ESV, und gleichzeitig sinkt das Gesamt-SV auf Kosten des effektiven SV ($\rightarrow$ **A2**, rotes Feld), so daß der Blutdruck abfällt (*Linksherzversagen*) und sich die Myokardsituation weiter verschlechtert. Wegen des hohen ESV ist auch der diastolische P_{LK} und damit der P_{LVo} angestiegen. Das kann besonders dann ein Lungenödem und einen pulmonalen Hochdruck ($\rightarrow$ S. 214) auslösen, wenn die Dilatation der LK zu einer *funktionellen Mitralinsuffizienz* geführt hat.

A. Ursachen und Folgen der Aorteninsuffizienz

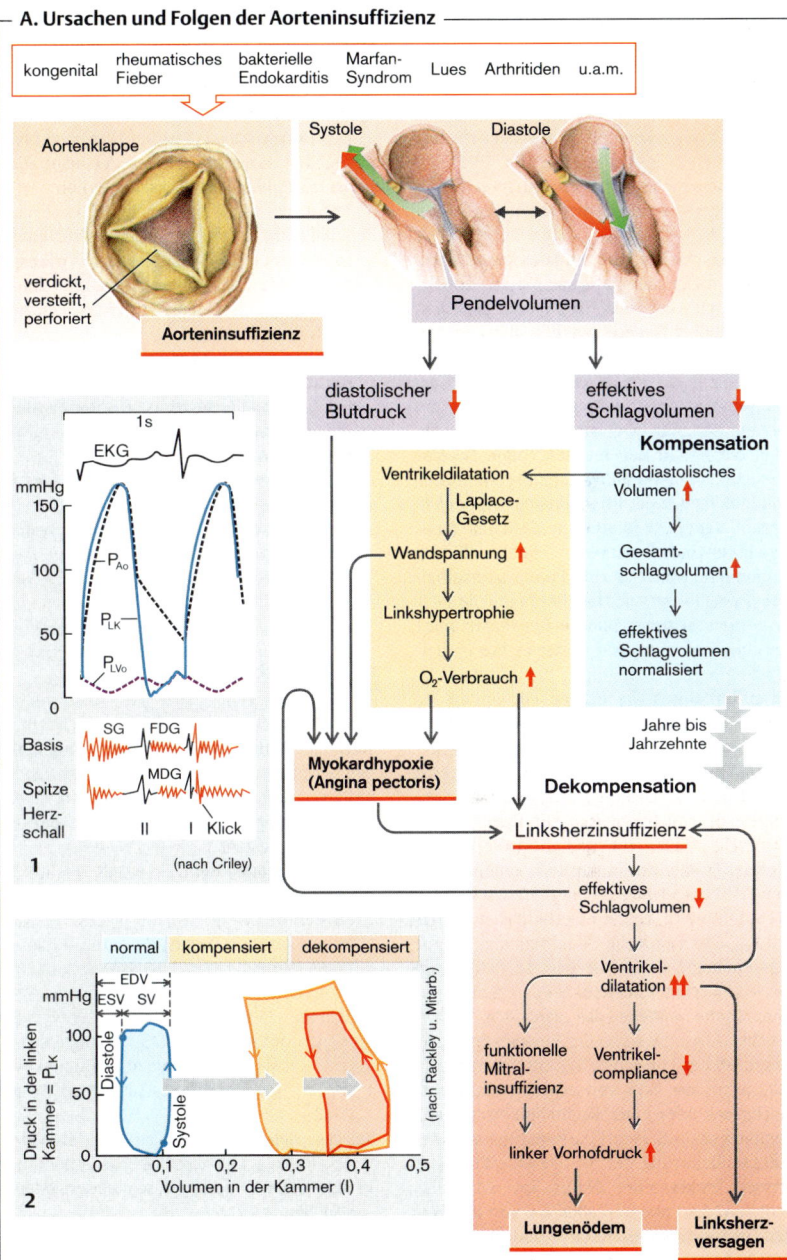

kongenital | rheumatisches Fieber | bakterielle Endokarditis | Marfan-Syndrom | Lues | Arthritiden | u.a.m.

Aortenklappe

Systole | Diastole

verdickt, versteift, perforiert

Aorteninsuffizienz

Pendelvolumen

diastolischer Blutdruck ↓

effektives Schlagvolumen ↓

Kompensation

Ventrikeldilatation ← enddiastolisches Volumen ↑

Laplace-Gesetz

Wandspannung ↑ → Gesamtschlagvolumen ↑

Linkshypertrophie → effektives Schlagvolumen normalisiert

O₂-Verbrauch ↑

Myokardhypoxie (Angina pectoris)

Jahre bis Jahrzehnte

Dekompensation

Linksherzinsuffizienz

effektives Schlagvolumen ↓

Ventrikeldilatation ↑↑

funktionelle Mitralinsuffizienz | Ventrikelcompliance ↓

linker Vorhofdruck ↑

Lungenödem | **Linksherzversagen**

1

1s

EKG

mmHg
150
100
50
0

P_Ao
P_LK
P_LVo

Basis: SG FDG
Spitze: MDG
Herzschall: II I Klick

(nach Criley)

2

normal | kompensiert | dekompensiert

mmHg

EDV
ESV SV

Diastole

Druck in der linken Kammer = P_Lk

100

50

Systole

0   0,1   0,2   0,3   0,4   0,5

Volumen in der Kammer (l)

(nach Rackley u. Mitarb.)

Trikuspidal- und Pulmonalklappenfehler

Prinzipiell ähneln die Konsequenzen stenotischer oder insuffizienter Klappen des rechten Herzens denen des linken ($\rightarrow$ S. 194 – 201). Unterschiede ergeben sich v. a. aus den Eigenschaften der vor- und nachgeschalteten Strombahn.

Die **Ursache** der seltenen *Trikuspidalstenose* (TrSt) ist meist rheumatisches Fieber, wobei – ebenso wie bei der *Trikuspidalinsuffizienz* (TrIn) gleicher Genese – häufig auch ein Mitralfehler besteht. Eine TrIn kann auch angeboren sein, z. B. bei der *Ebstein-Anomalie*, bei der das septale Trikuspidalsegel zu weit in der rechten Kammer (RK) ansetzt: Teil-Atrialisierung der RK. In den meisten Fällen ist eine TrIn jedoch funktionell bedingt (bei Dilatation und Insuffizienz der RK). *Pulmonalklappenfehler* sind selten: Eine Stenose (PuSt) ist meist angeboren und oft mit einem Shunt ($\rightarrow$ S. 204) kombiniert, während eine Pulmonalinsuffizienz (PuIn) meist funktioneller Natur ist (z. B. bei fortgeschrittener pulmonaler Hypertonie).

Folgen: Bei einer **TrSt** ist der rechte Vorhofdruck (P_{RVo}) erhöht und der diastolische Durchfluß durch die Klappe vermindert, so daß das Herzzeitvolumen (HZV) absinkt (Klappenöffnungsfläche von ca. 7 cm^2 auf < 1,5 – 2 cm^2 verkleinert). Das niedrige HZV begrenzt die körperliche Leistungsfähigkeit. Eine Steigerung des mittleren P_{RVo} auf mehr als ca. 10 mmHg führt zur Venendruckerhöhung (hohe a-Welle des zentralen Venendrucks, $\rightarrow$ S. 179), zu peripheren Ödemen und evtl. zu Vorhofflimmern. Letzteres erhöht den mittleren P_{RVo} und damit die Ödemneigung. Ödeme entstehen auch bei einer **TrIn**, da sich wegen des systolischen Rückstroms P_{RVo} ebenfalls erhöht (hohe v-Welle des zentralen Venendrucks). Abgesehen von der Ebstein-Anomalie treten bei der TrIn ernste Symptome erst dann auf, wenn die TrIn von einem pulmonalen Hochdruck oder einer Rechtsherzinsuffizienz begleitet ist ($\rightarrow$ S. 214). Eine **PuIn** führt zu einer Volumenbelastung der RK. Da eine PuIn fast immer funktioneller Natur ist, wird das Schicksal der Patienten aber v. a. von den Folgen des zugrundeliegenden pulmonalen Hochdrucks bestimmt ($\rightarrow$ S. 214). Eine **PuSt** kann zwar, ähnlich wie eine Aortenstenose, durch eine konzentrische Hypertrophie kompensiert werden, doch ist die körperliche Leistungsfähigkeit begrenzt (HZV $\downarrow$), und Müdigkeit sowie Synkopen können sich einstellen.

Der **Herzschall** ist bei den Klappenfehlern des rechten Herzens während der Inspiration meist lauter (venöser Rückstrom erhöht!).

- *TrSt:* I. Herzton gespalten, frühdiastolischer Trikuspidal-Öffnungston, gefolgt von einem rollenden diastolischen Geräusch (trikuspidales Strömungsgeräusch), das bei Sinusrhythmus präsystolisch anwächst (Vorhofkontraktion).
- *TrIn:* Holosystolisches Rückstromgeräusch; Auftreten (Erwachsene) bzw. Lauterwerden (Kinder) des III. Herztons (erhöhte diastolische Füllung) und des IV. Herztons (kräftige Vorhofkontraktion).
- *PuSt:* Auftreten bzw. Lauterwerden des IV. Herztons, Austreibungs-Klick (nicht bei sub- oder supravalvulärer Stenose); systolisches Strömungsgeräusch.
- *PuIn:* Diastolisches Rückflußgeräusch (Graham-Steell).

Kreislaufshunts

Von einem *Links-rechts-Shunt* spricht man, wenn arterialisiertes Blut unter Umgehung der peripheren Kapillaren wieder ins venöse System zurückfließt, während bei einem *Rechts-links-Shunt* O_2-armes Blut in die Körperarterien gelangt.

Für den **Fetalkreislauf** ($\rightarrow$ **A**) gilt:
- niedriger Widerstand im Körperkreislauf (Plazenta!);
- hoher Druck im Lungenkreislauf ($\rightarrow$ **B 2**);
- hoher Widerstand im Lungenkreislauf (Lunge nicht entfaltet und hypoxische Vasokonstriktion; $\rightarrow$ **C**);
- Wegen des hohen Drucks im Lungenkreislauf: Rechts-links-Shunts am Foramen ovale (Fo) und am Ductus arteriosus Botalli (DaB).

Bei der **Geburt** ändert sich v. a. folgendes:
1. Abnabelung von der Plazenta erhöht den peripheren Widerstand, so daß der *systemische Blutdruck steigt*;
2. Lungenentfaltung und Anstieg des alveolären P_{O_2} erniedrigt den Widerstand im Lun-

A. Fetalkreislauf

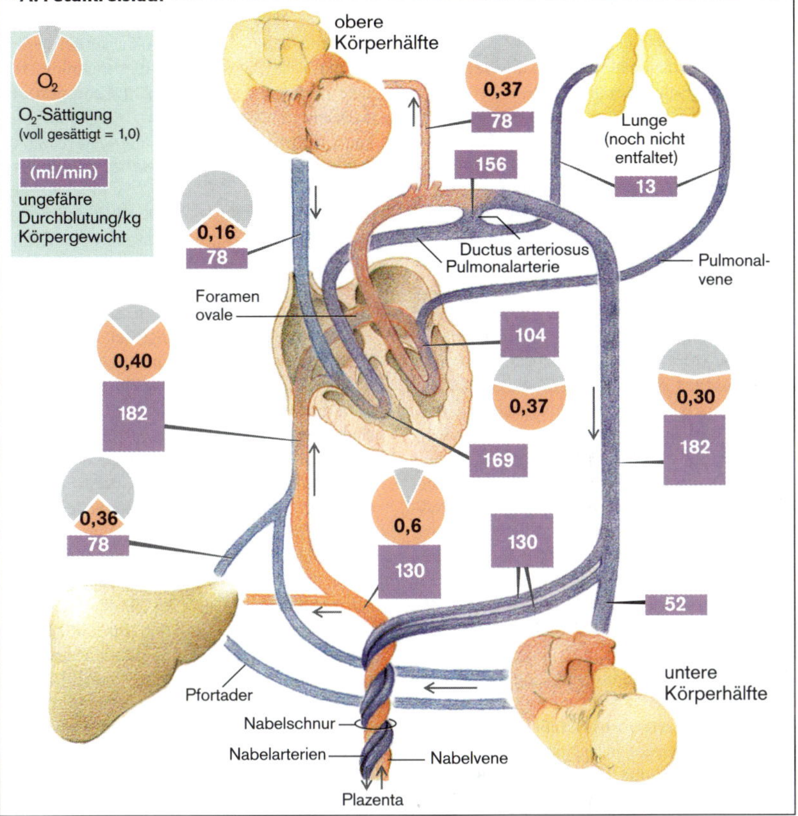

O2
O2-Sättigung
(voll gesättigt = 1,0)
(ml/min)
ungefähre Durchblutung/kg Körpergewicht
obere Körperhälfte
0,37
78
156
Lunge (noch nicht entfaltet)
13
0,16
78
Ductus arteriosus
Pulmonalarterie
Pulmonalvene
Foramen ovale
0,40
182
104
0,37
0,30
182
169
0,36
78
0,6
130
130
52
untere Körperhälfte
Pfortader
Nabelschnur
Nabelarterien
Nabelvene
Plazenta

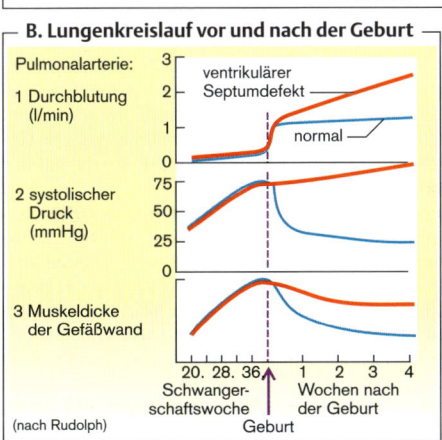

B. Lungenkreislauf vor und nach der Geburt

Pulmonalarterie:
1 Durchblutung (l/min)
2 systolischer Druck (mmHg)
3 Muskeldicke der Gefäßwand
ventrikulärer Septumdefekt
normal
3
2
1
0
75
50
25
0
20. 28. 36.
1 2 3 4
Schwangerschaftswoche
Wochen nach der Geburt
Geburt

(nach Rudolph)

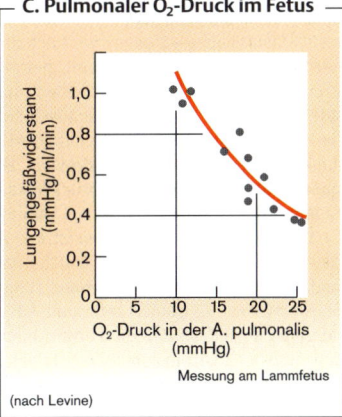

C. Pulmonaler O_2-Druck im Fetus

Lungengefäßwiderstand (mmHg/ml/min)
1,0
0,8
0,6
0,4
0,2
0
0 5 10 15 20 25
O2-Druck in der A. pulmonalis (mmHg)
Messung am Lammfetus

(nach Levine)

genkreislauf (→ C), so daß sich die Lungendurchblutung erhöht und der *Druck im Pulmonalkreislauf sinkt* (→ **B 1, 2**).

3. Im Fo und am DaB kommt es deswegen zur physiologischen *Shuntumkehr*.
4. Dadurch *schließen* sich diese Shunts normalerweise bei oder bald nach der Geburt, so daß Lungen- und Körperkreislauf von nun an hintereinandergeschaltet sind.

Krankhafte Shunts können verursacht sein durch ein *Offenbleiben* des DaB (→ **E**) oder des Fo sowie durch einen *Vorhof-* oder *Kammerseptumdefekt*, durch periphere arteriovenöse *Fisteln* u.a.m. **Shuntausmaß** und **-richtung** hängen prinzipiell ab von a) der *Querschnittsfläche* der Shuntöffnung und b) der *Druckdifferenz* zwischen den kurzgeschlossenen Gefäßräumen (→ **D**). Ist die Öffnung relativ klein, sind (a) und (b) primär bestimmend (→ **D 1**). Ist der Shunt zwischen funktionell ähnlichen Gefäßräumen (z.B. Aorta/A. pulmonalis, Vorhof/Vorhof, Kammer/Kammer) hingegen großflächig, kommt es (fast) zum Druckausgleich. In diesem Fall werden jetzt c) die *Abflußwiderstände* aus den kurzgeschlossenen Räumen (→ **D 2**; z.B. offenbleibender DaB) sowie d) deren *Compliance* (= Volumendehnbarkeit; z.B. die der Kammerwände beim Ventrikelseptumdefekt; → **D 3**) für Shuntrichtung und -volumen bestimmend.

Der **Ductus arteriosus Botalli** (DaB) schließt sich normalerweise innerhalb von zwei Wochen nach der Geburt, da die Konzentration vasodilatierender Prostaglandine sinkt. Bleibt die Verbindung offen, geht der ursprüngliche, fetale Rechts-links-Shunt in einen *Links-rechts-Shunt* über (→ **E** oben), weil sich die Widerstände im pulmonalen und peripheren Kreislauf gegenläufig geändert haben. Auskultatorisch ist ein Strömungsgeräusch (systolisch stärker als diastolisch) charakteristisch („*Maschinengeräusch*"). Bei **kleinem Shuntquerschnitt** ist und bleibt der Druck in der Aorta wesentlich größer als in der A. pulmonalis (→ **D 1**; ΔP). Das Shuntvolumen ist klein, und der Pulmonalarteriendruck ist annähernd normal. Bei **großem Shuntquerschnitt** steigt das Shuntvolumen. Es addiert sich zum Auswurfvolumen der RK, so daß die Lungendurchblutung und der Zustrom zum linken Herzen stark ansteigen (→ **E** links). Zur Kompensation erhöht sich dessen Auswurf (Frank-Starling-Me-

chanismus; evtl. Hypertrophie), doch besteht jetzt eine dauernde *Volumenbelastung des linken Ventrikels* (→ **E** links), insbesondere wenn postnatal der Widerstand im Lungenkreislauf sehr niedrig ist (z.B. bei Frühgeborenen). Da das Herz des Säuglings kaum hypertrophieren kann, führt die hohe Volumenbelastung oft schon im ersten Lebensmonat zum *Linksherzversagen*.

Ist hingegen der Widerstand im Pulmonalkreislauf (R_{pulm}) postnatal relativ hoch geblieben (→ **E** rechts) und daher das DaB-Shuntvolumen trotz eines großen Shuntquerschnitts relativ niedrig, bleibt die jetzt nur mäßige Linksherzbelastung auf lange Zeit kompensierbar. Allerdings gleicht sich unter diesen Umständen der Druck in den Pulmonalarterien dem der Aorta an. Es entsteht ein *pulmonaler Hochdruck* (→ **E** rechts und S. 214), der auf Dauer zu Schädigung und Hypertrophie der pulmonalen Gefäßwände und daher zu einer weiteren Widerstands- und Druckerhöhung führt. Schließlich kommt es zur *Shuntumkehr*, also zu einem *Rechts-links-Shunt* im DaB (→ **E**, unten links). Stromabwärts des Shunts ist dem Aortenblut jetzt O_2-armes Blut beigemischt (Zyanose der unteren Körperhälfte; Uhrglasnägel am Fuß, aber nicht an den Händen). Die *Druckbelastung des rechten Herzens* führt nach einer Periode der kompensierenden Rechtsherzhypertrophie schließlich zum *Rechtsherzversagen*. Eine funktionelle Pulmonalinsuffizienz (verursacht durch die pulmonale Hypertonie) mag diesen Fortgang wegen der zusätzlichen Volumenbelastung des rechten Ventrikels noch beschleunigen. Ein frühzeitiger Verschluß des Shunts, ob medikamentös ausgelöst (Prostaglandin-Synthesehemmer) oder operativ durchgeführt, verhindert die pulmonale Hypertonie. Nach der Shuntumkehr hingegen verschlimmert ein Shuntverschluß den pulmonalen Hochdruck.

Ein großflächiger **Vorhofseptumdefekt** verursacht anfangs gewöhnlich einen Links-rechts-Shunt, weil der dehnbarere RK der diastolischen Füllung weniger Widerstand entgegensetzt und daher mehr Volumen aufnimmt als die LK. Erst wenn diese Volumenbelastung zur Rechtshypertrophie geführt hat, erniedrigt sich die Compliance der RK, so daß es zur Shuntverminderung und u.U. sogar zur Shuntumkehr kommen kann.

D. Faktoren, die Richtung und Ausmaß von Kreislaufshunts bestimmen

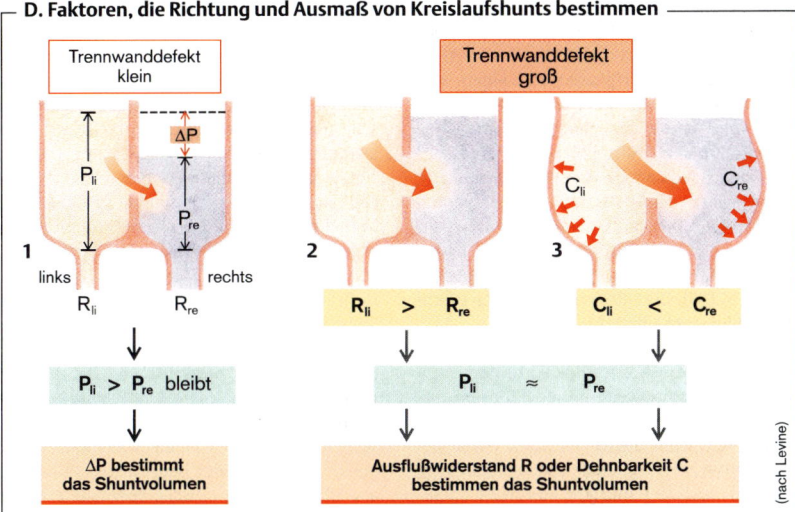

Trennwanddefekt klein

P_{li}

ΔP

P_{re}

1

links   rechts

R_{li} R_{re}

Trennwanddefekt groß

2 C_{li} C_{re} **3**

$R_{li} > R_{re}$ $C_{li} < C_{re}$

$P_{li} > P_{re}$ bleibt $P_{li} \approx P_{re}$

ΔP bestimmt das Shuntvolumen   Ausflußwiderstand R oder Dehnbarkeit C bestimmen das Shuntvolumen

(nach Levine)

E. Folgen eines postnatal offenen Ductus arteriosus Botalli

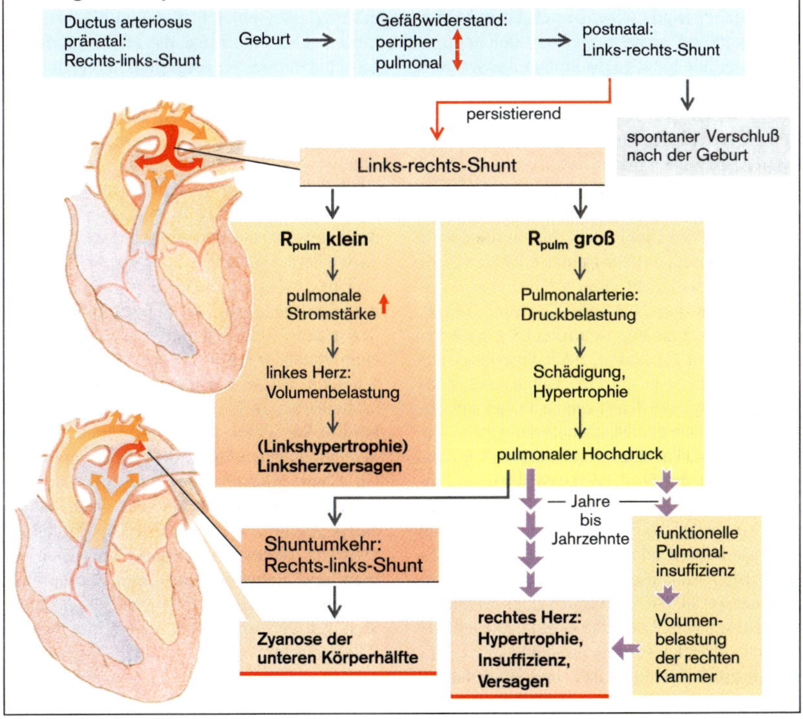

Ductus arteriosus pränatal: Rechts-links-Shunt → Geburt → Gefäßwiderstand: peripher pulmonal → postnatal: Links-rechts-Shunt

persistierend

Links-rechts-Shunt   spontaner Verschluß nach der Geburt

R_{pulm} klein   **R_{pulm} groß**

pulmonale Stromstärke ↑   Pulmonalarterie: Druckbelastung

linkes Herz: Volumenbelastung   Schädigung, Hypertrophie

(Linkshypertrophie) Linksherzversagen   pulmonaler Hochdruck

— Jahre bis Jahrzehnte —   funktionelle Pulmonalinsuffizienz

Shuntumkehr: Rechts-links-Shunt   Volumenbelastung der rechten Kammer

Zyanose der unteren Körperhälfte   **rechtes Herz: Hypertrophie, Insuffizienz, Versagen**

Arterieller Blutdruck und seine Messung

Der systemische arterielle Blutdruck steigt während der Auswurfphase bis zu einem Maximum, dem **systolischen Druck** (P_S), um während der Diastole und der systolischen Anspannungsphase (Aortenklappe geschlossen) ein Minimum, den **diastolischen Druck** (P_D), zu erreichen (→ **A**). Normalerweise werden bis zum 45. Lebensjahr in Ruhe (Sitzen, Liegen) diastolisch 60–90 mmHg (8–12 kPa), systolisch ca. 100–140 mmHg (13–19 kPa) gemessen (→ S. 208). Die Differenz der beiden Werte ist die **Blutdruckamplitude** (→ **A**).

Für die periphere Durchblutung ist der **mittlere Blutdruck** entscheidend. Man kann ihn aus einer blutig gemessenen Blutdruckkurve (z. B. Arterienkatheter) graphisch ermitteln (→ **A**) oder schon beim Schreiben einer solchen Kurve die Oszillationen so weit *dämpfen*, daß nur noch der mittlere Blutdruck aufgezeichnet wird.

Auch im Gefäßsystem werden die Pulsationen in den großen Arterien durch deren „Windkesselfunktion" so weit gedämpft, daß das präkapilläre Blut nicht mehr stoßweise, sondern kontinuierlich strömt. Im Alter werden die Arterien steifer, d. h., der systolische Druckanstieg pro Volumenanstieg ($\Delta P/\Delta V$ = Elastance = 1/Compliance) wird größer. Dadurch steigt v. a. P_S (→ **C**), ohne daß dabei zwangsläufig auch der Mitteldruck erhöht sein muß (Form der Druckkurve ändert sich). Eine unüberlegte medikamentöse Senkung eines erhöhten P_S im Alter kann daher zu einer gefährlichen Minderdurchblutung (z. B. des Gehirns) führen.

Blutdruckmessung: Routinemäßig wird der Blutdruck (in Herzhöhe) nach *Riva-Rocci* unblutig gemessen (→ **B**). Eine aufblasbare Manschette wird dazu straff um den Oberarm gelegt und unter Manometerkontrolle ca. 30 mmHg (4 kPa) über den Druckwert hinaus aufgepumpt, der für P_S (Verschwinden des Pulses!) etwa zu erwarten ist. Nach Aufsetzen eines Stethoskops auf die Ellenbeuge läßt man den Manschettendruck nun langsam ab (2–4 mmHg/s). Das Auftauchen erster pulssynchroner Geräusche (Korotkoff) zeigt die Unterschreitung von P_S an (ablesen!). Dieses Geräusch wird zuerst lauter, um plötzlich, bei Unterschreiten des P_D, leiser und dumpfer zu werden (2. Ablesung).

Fehlerquellen der Blutdruckmessung: Ein völliges Verschwinden der Geräusche erfolgt oft erst bei noch weiter erniedrigtem Manschettendruck und darf dann nicht mit dem Dumpferwerden verwechselt werden. Der Abstand zwischen Dumpferwerden und Aufhören der Geräusche wird durch Zustände und Krankheiten erhöht, bei denen Strömungsturbulenzen begünstigt werden (körperliche Arbeit, Fieber, Anämie, Thyreotoxikose, AV-Fisteln). Wird die Messung wiederholt, muß der Manschettendruck davor für 1–2 min ganz abgelassen werden, da der venöse Stau sonst einen erhöhten diastolischen Druck vortäuscht. Auch sollte die Manschette mindestens 20% breiter sein als der Armdurchmesser; eine relativ zu schmale Manschette (Arm bei Übergewicht oder bei Athleten; Messung am Oberschenkel) täuscht ebenfalls erhöhte diastolische Druckwerte vor. Gleiches gilt für eine zu locker angelegte Manschette (Ballonbildung!). Zu einer Fehlmessung kann auch führen, daß manchmal die Auskultationsgeräusche im oberen Amplitudenbereich nicht hörbar sind (auskultatorische Lücke). Der wirkliche P_S wird hierbei nur dann erfaßt, wenn der Manschettendruck anfangs hoch genug war (s. o.).

Für die Verlaufskontrolle eines systemischen Hochdrucks (z. B. bei labilem Hochdruck, aus dem sich oft ein fixierter Hochdruck entwickelt; → **D** und S. 208) genügt die Blutdruckmessung an einem Arm (möglichst immer dem gleichen). Bei Stenosen im Verlauf der großen Gefäße kann es aber zu erheblichen, diagnostisch wichtigen **Blutdruckunterschieden linker Arm/rechter Arm** kommen (dabei Druck rechts > links, außer bei Dextrokardie). Sie finden sich bei der *supravalvulären Aortenstenose* (meist Kinder) und beim *Subclavia-„Steal"-Syndrom*, dem eine meist arteriosklerotische Einengung der proximalen A. subclavia zugrundeliegt (Blutdruck ipsilateral erniedrigt). **Blutdruckdifferenzen zwischen Armen und Beinen** können bei angeborenen oder erworbenen (meist arteriosklerotischen) Stenosen der Aorta nach Abgang der Armgefäße auftreten.

A. Aortendruckkurve (blutige Messung)

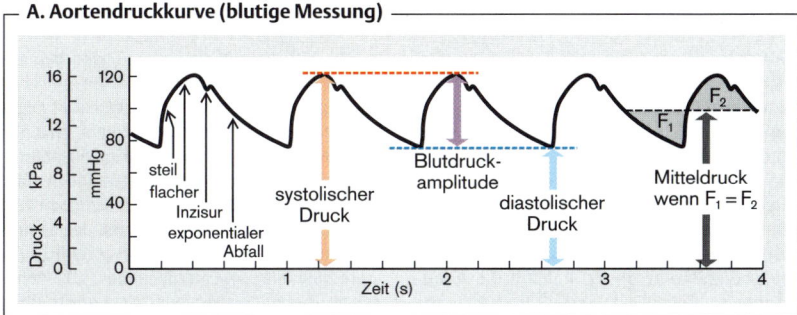

steil
flacher
Inzisur
exponentieller Abfall

systolischer Druck

Blutdruck-amplitude

diastolischer Druck

Mitteldruck wenn $F_1 = F_2$

F_1 F_2

Zeit (s)

B. Blutdruckmessung nach Riva-Rocci

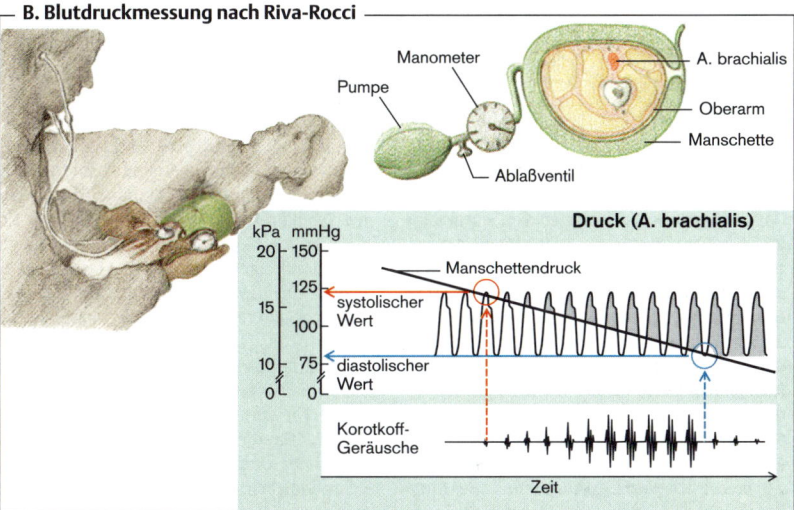

Manometer
Pumpe
Ablaßventil

A. brachialis
Oberarm
Manschette

Druck (A. brachialis)

Manschettendruck

systolischer Wert

diastolischer Wert

Korotkoff-Geräusche

Zeit

C. Altersabhängigkeit des Blutdrucks

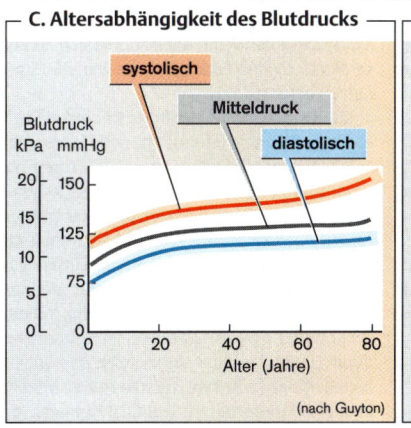

systolisch
Mitteldruck
diastolisch

Blutdruck
kPa mmHg

Alter (Jahre)

(nach Guyton)

D. Vorkommen fixierten Hochdrucks

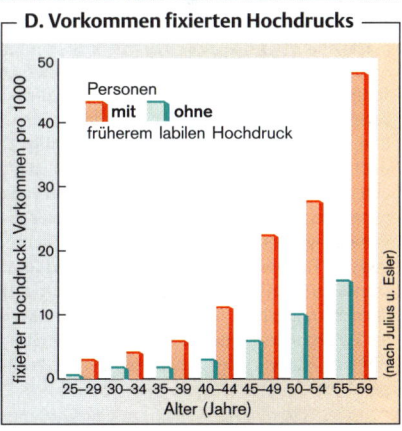

fixierter Hochdruck: Vorkommen pro 1000

Personen
mit ohne
früherem labilen Hochdruck

Alter (Jahre)

(nach Julius u. Esler)

Hochdruck

Unter Hochdruck schlechthin (H.; = *Hypertonie* = *Hypertension*) versteht man einen zu hohen arteriellen Blutdruck im Körperkreislauf (zum pulmonalen H. → S. 214). In den Industrieländern sind rund 20% der Bevölkerung betroffen. Da ein H. fast immer schleichend beginnt, andererseits aber wirkungsvoll behandelt werden kann, muß die *obere Grenze des normalen Blutdrucks* klar definiert sein. Die Weltgesundheitsorganisation (WHO) hat für alle Altersgruppen folgende Werte vorgeschlagen (mmHg-Wert/7,5 = kPa):

	normal	Grenzwert-Hochdruck	Hoch-druck
diastolischer Druck (P_D [mmHg])	< 90	90–95	> 95
systolischer Druck (P_S [mmHg])	< 140	140–160	> 160

Das wechselnde Vorkommen von normalem und erhöhtem Blutdruck (*labiler H.*) wird dabei zum Grenzwert-H. gezählt. Patienten mit labilem H. bekommen später häufig einen *fixierten H.* (→ S. 207, D). Da besonders P_S im Alter regelmäßig ansteigt (→ S. 207, C), hat die „Deutsche Liga zur Bekämpfung des hohen Blutdrucks" für *Erwachsene* die obere Normgrenze des P_S bei 40–60jährigen auf 150 mmHg, bei über 60jährigen auf 160 mmHg hinaufgesetzt (P_D einheitlich 90 mmHg). Für *Kinder* gelten hingegen niedrigere Werte. Die Beurteilung des Blutdrucks soll sich auf den Mittelwert von mindestens 3 Messungen an zwei Tagen stützen (s. a. S. 206).

Das Produkt aus *Herzzeitvolumen* (HZV = Schlagvolumen × Herzfrequenz) und *totalem peripheren Widerstand* (TPR) bestimmt den Blutdruck (Ohm-Gesetz). Ein H. entsteht demnach durch Erhöhung von HZV oder TPR oder beiden (→ A). Im ersteren Fall spricht man von hyperdynamischem H. oder HZV-H., bei dem P_S meist wesentlich stärker erhöht ist als P_D, im zweiten Fall von Widerstands-H. Beim Widerstands-H. sind P_S und P_D entweder um den gleichen Betrag erhöht oder (häufiger) P_D stärker als P_S. Letzteres ist der Fall, wenn der erhöhte TPR den Auswurf des Schlagvolumens verzögert.

Die HZV-Vergrößerung beim **hyperdynamischen Hochdruck** beruht entweder auf einer *gesteigerten Herzfrequenz* oder einem *erhöhten Extrazellulärvolumen*, das zu einem vermehrten venösen Rückstrom zum Herzen und damit zu einem *erhöhten Schlagvolumen* führt (Frank-Starling-Mechanismus). Auch eine zentralnervös verursachte Erhöhung der *Sympathikusaktivität* und/oder eine erhöhte *Ansprechbarkeit auf Catecholamine* (z. B. verursacht durch Cortisol oder Schilddrüsenhormon) können das HZV ansteigen lassen (→ A links).

Der **Widerstandshochdruck** hat neben einer eventuellen Viskositätserhöhung des Blutes (erhöhter Hämatokrit!) vor allem eine abnormal starke *periphere Vasokonstriktion* (Arteriolen) oder eine sonstige Einengung peripherer Gefäße zur Ursache (→ A rechts). Zur Vasokonstriktion kommt es vor allem bei einer *erhöhten Sympathikusaktivität* (nerval oder via Nebennierenmark), einer vermehrten Ansprechbarkeit auf Catecholamine (s. o.) oder einer *erhöhten Angiotensin-II-Konzentration* im Plasma. Auch *autoregulatorische Vorgänge* beinhalten Vasokonstriktion. Steigt z. B. der Blutdruck durch Erhöhung des HZV (s. o.), so „schützen" sich viele Organe (z. B. Niere, Magen-Darm-Trakt) vor diesem hohen Druck (→ A Mitte). Dies ist für die häufige vasokonstriktorische Komponente des hyperdynamischen H. mitverantwortlich, der dadurch in einen Widerstands-H. übergeht (→ A). Dazu trägt auch eine *Hypertrophie* der vasokonstriktorischen Muskulatur bei. Schließlich stellen sich als Folge des H. *Gefäßschäden* ein, die den TPR erhöhen (*Fixierung* des H.).

Die **Ursachen des Hochdrucks** sind z. T. bekannt (z. B. renale oder hormonelle Störungen; → B 2, 3), doch machen diese H.-Formen nur etwa 5–10% der Fälle aus. Bei allen anderen heißt die Ausschlußdiagnose **primärer** oder **essentieller Hochdruck** (→ B 1). Neben einer *genetischen Komponente* sind vom primären H. Frauen mehr als Männer und Städter mehr als Landbewohner betroffen. Außerdem scheint chronischer *psychischer Streß*, sei er berufsbedingt (Fluglotse, Busfahrer) oder persönlichkeitsbedingt (z. B. Typ „frustrierter Kämpfer") hochdruckfördernd zu sein. Besonders bei

▶

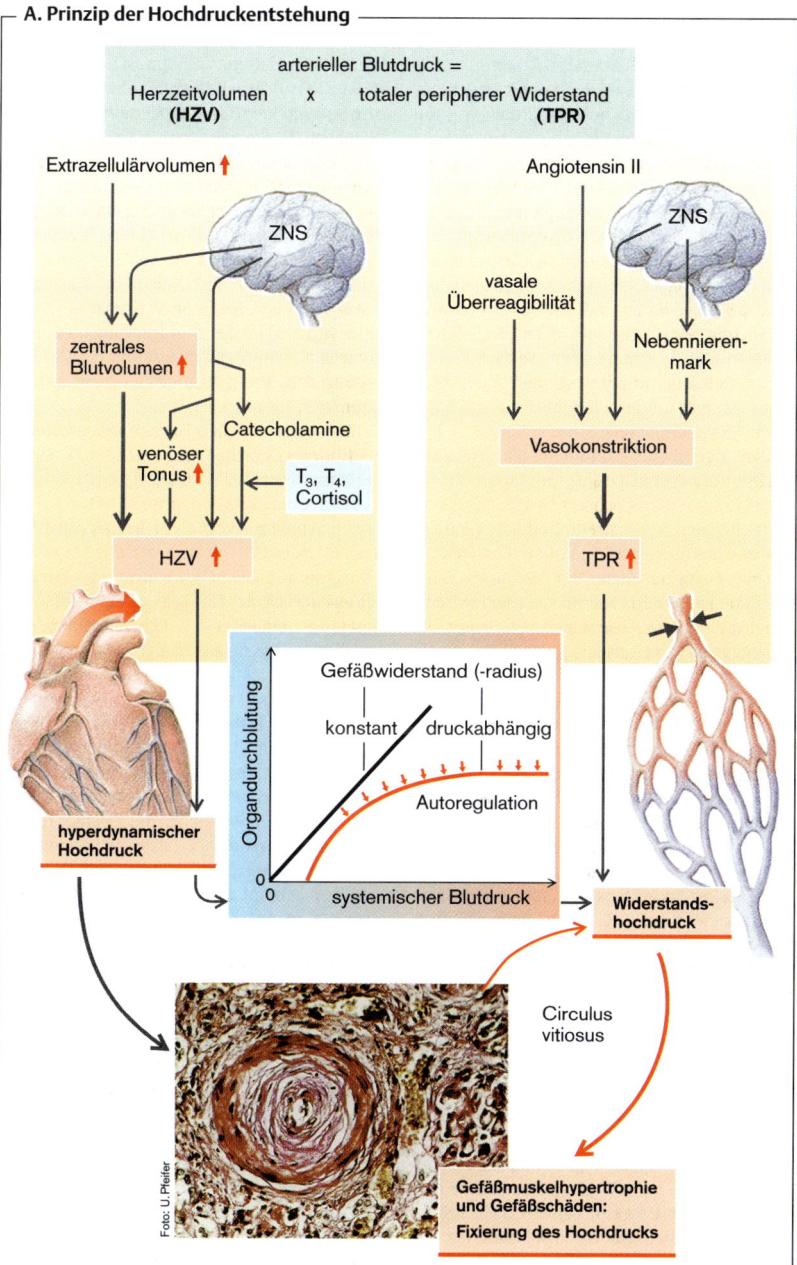

arterieller Blutdruck =

Herzzeitvolumen   x   totaler peripherer Widerstand
(HZV)   **(TPR)**

Extrazellulärvolumen ↑

ZNS

Angiotensin II

ZNS

zentrales
Blutvolumen ↑

vasale
Überreagibilität

Nebennieren-
mark

venöser
Tonus ↑

Catecholamine

T_3, T_4,
Cortisol

Vasokonstriktion

HZV ↑

TPR ↑

Gefäßwiderstand (-radius)

konstant   druckabhängig

Organdurchblutung

Autoregulation

0

0   systemischer Blutdruck

**hyperdynamischer
Hochdruck**

**Widerstands-
hochdruck**

Circulus
vitiosus

Foto: U. Pfeifer

**Gefäßmuskelhypertrophie
und Gefäßschäden:
Fixierung des Hochdrucks**

„kochsalzempfindlichen" Menschen (ca. ⅓ der Patienten mit primärem H.; gehäuftes Vorkommen bei familiärer H.-Belastung) spielt darüber hinaus die in den westlichen Industrieländern übliche *hohe NaCl-Zufuhr* (10 – 15 g/d = 170 – 250 mmol/d) eine wesentliche Rolle. Während der Organismus nämlich gegen einen Na^+-Verlust (bzw. eine EZV-Verminderung) hervorragend gewappnet ist (Aldosteronanstieg), sind offenbar Menschen mit erhöhter „Kochsalzempfindlichkeit" einer zu hohen NaCl-Zufuhr relativ schutzlos ausgeliefert. Das liegt u. a. daran, daß die Aldosteronausschüttung bereits bei „normaler" Na^+-Zufuhr (> 100 mmol/d) so stark gedrosselt ist, daß sie nicht weiter vermindert werden kann. Eine NaCl-arme Diät würde hier also u. a. die Aldosteron-Regelbreite wiederherstellen.

Der eigentliche **Zusammenhang zwischen NaCl-Empfindlichkeit und primärem H.** ist nicht ganz geklärt, doch wird folgendes diskutiert: Bei den kochsalzempfindlichen Patienten ist die Ansprechbarkeit auf Catecholamine erhöht. Es kommt daher z. B. bei psychischer Belastung zu einem übernormalen Blutdruckanstieg, und zwar einerseits direkt wegen des vermehrten Herzantriebs ($\rightarrow$ **B**, oben rechts), andererseits indirekt dadurch, daß renal vermehrt Na^+ resorbiert und damit retiniert wird (EZV steigt $\rightarrow$ hyperdynamische Druckerhöhung). Der erhöhte Blutdruck führt zu einer *Druckdiurese* mit vermehrter Na^+-Ausscheidung, mit deren Hilfe der Na^+-Haushalt wieder ausgeglichen werden kann (Guyton). Dieser Mechanismus läuft auch beim Gesunden ab, doch ist die Druckerhöhung, die zur Ausscheidung hoher NaCl-Mengen nötig ist, normalerweise sehr gering ($\rightarrow$ **C**, a ➤ b). Beim primären H. (ebenso wie bei Störungen der Nierenfunktion) ist die NaCl-abhängige Blutdruckerhöhung steiler als normal ($\rightarrow$ **C**, c ➤ d). Eine Na^+-arme Diät kann also in diesen Fällen einen (noch nicht fixierten) H. senken ($\rightarrow$ **C**, c ➤ e). Eine gleichzeitig erhöhte K^+-Zufuhr verstärkt diesen Effekt aus ungeklärten Gründen. Der eigentliche zelluläre Mechanismus der Salzempfindlichkeit harrt noch der Klärung. Evtl. spielt dabei ein veränderter Na^+-Transport der Körperzellen eine Rolle. Deren intrazelluläre Na^+-Konzentration ist beim primären Hochdruck nämlich erhöht, was die Triebkraft für den $3 Na^+/Ca^{2+}$-Austauschcarrier in der Zellmem-

bran verringert; somit steigt die intrazelluläre Ca^{2+}-Konzentration an, was wiederum den Tonus der glatten Gefäßmuskulatur erhöht (Blaustein). Dabei könnten digitalisähnliche *Hemmstoffe der Na^+-K^+-ATPase* involviert sein (Ouabain?), die beim primären H. womöglich vermehrt vorhanden sind oder für die eine erhöhte Empfindlichkeit besteht. Atriopeptin (= atriales natriuretisches Peptid = ANP), das vasodilatatorisch und natriuretisch wirkt, ist wahrscheinlich nicht an der Entstehung des primären H. beteiligt. Obwohl die Plasmakonzentration von *Renin* beim primären H. nicht erhöht ist, kann der Blutdruck auch beim primären H. häufig durch Hemmung des Angiotensin converting enzyme (s. u.) gesenkt werden (ACE-Hemmer).

Die verschiedenen Formen des **sekundären Hochdrucks** machen zwar nur 5 – 10 % aller H.-Erkrankungen aus ($\rightarrow$ **B 2, 3, 4**), doch lassen sie sich im Gegensatz zum primären H. meist kausal behandeln. Wegen der irreparablen Spätschäden des H. ($\rightarrow$ **E**) muß diese Therapie allerdings so früh wie möglich einsetzen. Der **renale Hochdruck**, der häufigste sekundäre H., kann folgende, einander z. T. überschneidende Ursachen haben ($\rightarrow$ **B 2**; s. a. S. 114): Jede *renale Ischämie*, verursacht z. B. durch eine Stenose der Aorta (Koarktation) oder einer Nierenarterie, aber auch durch eine Verengung renaler Arteriolen und Kapillaren (Glomerulonephritis, hochdruckbedingte Arteriosklerose), führt in der Niere zur Freisetzung von *Renin*. Es setzt aus dem Angiotensinogen des Plasmas das Dekapeptid Angiotensin I frei. Davon entfernt eine Peptidase (converting enzyme), an der die Lunge besonders reich ist, zwei Aminosäurereste, womit *Angiotensin II* entsteht. Dieses Oktapeptid wirkt einerseits stark vasokonstriktorisch (TPR steigt), andererseits setzt es *Aldosteron* aus der Nebennierenrinde frei (Na^+-Retention und Erhöhung des EZV) – beides Wirkungen, die den Blutdruck erhöhen ($\rightarrow$ **B 2**). Bei Nierenerkrankungen mit wesentlicher *Verminderung der funktionsfähigen Nierenmasse* kann es daher schon bei „normaler" Na^+-Zufuhr zu einer Na^+-Retention kommen. Die Nierenfunktionskurve ist dabei steiler als normal, so daß ein Ausgleich der Na^+-Bilanz nur mit hypertonen Blutdruckwerten erreicht werden kann ($\rightarrow$ **C**, c ➤ d). Glomerulonephritis, Niereninsuffizienz und Schwangerschaftsnephropa-

B. Hochdruckursachen

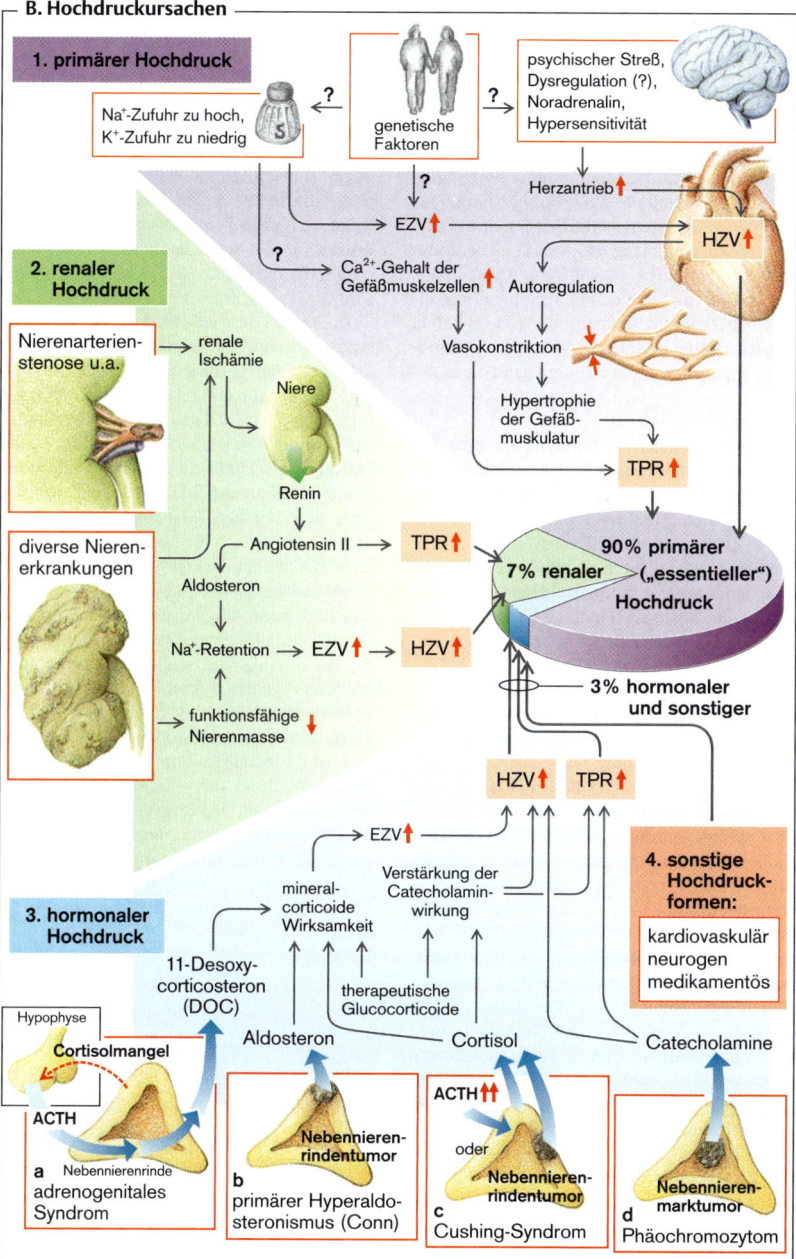

1. primärer Hochdruck

Na⁺-Zufuhr zu hoch, K⁺-Zufuhr zu niedrig

genetische Faktoren

?

?

?

psychischer Streß, Dysregulation (?), Noradrenalin, Hypersensitivität

Herzantrieb ↑

EZV ↑

?

Ca²⁺-Gehalt der Gefäßmuskelzellen ↑

Autoregulation

HZV ↑

2. renaler Hochdruck

Nierenarterienstenose u.a. → renale Ischämie

Niere

Renin

Vasokonstriktion

Hypertrophie der Gefäßmuskulatur

diverse Nierenerkrankungen

Angiotensin II → TPR ↑

Aldosteron

Na⁺-Retention → EZV ↑ → HZV ↑

funktionsfähige Nierenmasse ↓

TPR ↑

90% primärer („essentieller") Hochdruck

7% renaler

3% hormonaler und sonstiger

HZV ↑   TPR ↑

EZV ↑

mineralcorticoide Wirksamkeit

Verstärkung der Catecholaminwirkung

4. sonstige Hochdruckformen:

kardiovaskulär
neurogen
medikamentös

3. hormonaler Hochdruck

11-Desoxycorticosteron (DOC)

therapeutische Glucocorticoide

Hypophyse

Cortisolmangel

ACTH

Aldosteron

Cortisol

Catecholamine

a adrenogenitales Syndrom

Nebennierenrinde

Nebennierenrindentumor

b primärer Hyperaldosteronismus (Conn)

ACTH ↑↑

oder

Nebennierenrindentumor

c Cushing-Syndrom

Nebennierenmarktumor

d Phäochromozytom

thie sind einige der Ursachen dieser primär hypervolämischen Form des renalen H. Renaler H. wird auch durch einen *Renin-produzierenden Tumor* und (aus unbekannten Gründen) durch *Zystennieren* verursacht. Aber auch bei anderen Hochdruckformen, die primär nicht von der Niere ausgehen, steht dieses Organ im Mittelpunkt (primärer H., Hyperaldosteronismus, adrenogenitales Syndrom, Cushing-Syndrom). Darüber hinaus führt jeder chronische H. über kurz oder lang zu sekundären Veränderungen der Niere (Gefäßwandhypertrophie, Arteriosklerose), die den H. auch bei erfolgreicher Therapie der primären Ursache fixieren. Wird z. B. eine einseitige Nierenarterienstenose sehr spät operativ korrigiert, kann die andere, inzwischen hochdruckgeschädigte Niere den H. aufrechterhalten.

Ein **hormonaler Hochdruck** kann ganz unterschiedliche Ursachen haben (→ **B 3**):

◆ Beim *adrenogenitalen Syndrom* (→ **B 3 a**) ist die Cortisolbildung in der Nebennierenrinde blockiert, so daß die ACTH-Ausschüttung enthemmt wird. Dadurch werden in der Nebennierenrinde mineralocorticoid wirksame Vorstufen des Cortisols und des Aldosterons, also z. B. 11-Deoxycorticosteron (DOC), im Übermaß gebildet und ausgeschüttet (→ S. 264 ff.).

◆ *Primärer Hyperaldosteronismus* (Conn-Syndrom; → **B 3 b**): Dabei schüttet ein Nebennierenrindentumor ungeregelt große Aldosteronmengen aus, was über Na^+-Retention in der Niere zur Erhöhung des EZV und damit zum HZV-Hochdruck führt.

◆ *Cushing-Syndrom* (→ **B 3 c**): Eine inadäquat hohe ACTH-Ausschüttung (neurogen; Hypophysentumor) oder ein autonomer Nebennierenrindentumor erhöhen die Glucocorticoidspiegel im Plasma im Übermaß: Eine Verstärkung der Catecholaminwirkung (HZV steigt) und die mineralocorticoide Wirksamkeit hoher Cortisolspiegel (Na^+-Retention) führen zum H. (→ S. 264 ff.). Einen ähnlichen Effekt hat auch häufiges Essen größerer Mengen von *Lakritze*, da die darin enthaltene Glycyrrhizinsäure die renale 11β-Hydroxysteroid-Dehydrogenase hemmt, so daß Cortisol in der Niere nicht metabolisiert sondern mineralocorticoid wirksam wird.

◆ *Phäochromozytom* (→ **B 3 d**): Ein Catecholamin-produzierender Tumor des Nebennierenmarks führt zu unkontrolliert hohen Adrenalin- und Noradrenalinspiegeln und damit gleichzeitig zu einem HZV-H. und einem Widerstandshochdruck.

◆ Die Einnahme von *Antikonzeptiva* („Pille") kann u. U. ebenfalls zur Na^+-Retention und damit zum HZV.-H. führen.

Neurogener Hochdruck: Enzephalitis, Hirnödem, Hirnblutung und Hirntumoren können über eine zentralvenöse Reizung des Sympathikus zu massiven Steigerungen des Blutdrucks führen. Auch beim sog. hyperkinetischen Herzsyndrom ist ein abnormal hoher zentraler Herzantrieb die Ursache des H.

Die **Folgen des Hochdrucks** (→ **E**) sind in erster Linie von den *arteriosklerotischen Schädigungen* der arteriellen Gefäße geprägt (→ S. 236 ff.), die gut am Augenhintergrund zu beobachten sind. Wegen der damit verbundenen Widerstandserhöhung mündet jeder Hochdruck schließlich in einen Teufelskreis ein. Die Schädigung führt schließlich zur *Ischämie* von Organen (Myokard, Gehirn, Niere, Mesenterialbereich, Beine), wobei die Nierenischämie den Teufelskreis weiter beschleunigt. Die Schädigung der Gefäßwände bei gleichzeitigem H. kann z. B. im Gehirn zu Blutungen (*Apoplexie*) und an den großen Gefäßen (Aorta) zur Bildung und schließlich zum Platzen von Aneurysmen führen (→ S. 238). Die *Lebenserwartung* bei H. ist daher stark herabgesetzt. Amerikanische Lebensversicherer verfolgten das Schicksal von 1 Million Männern, deren Blutdruck im 45. Lebensjahr normal, leicht oder mittelgradig erhöht war (→ **D**). Von Männern mit sicher normalem Blutdruck (um 132/85 mmHg) lebten 20 Jahre später noch fast 80%, während es bei anfänglich erhöhtem Blutdruck (um 162/100 mmHg) weniger als 50% waren.

C. Na⁺-Aufnahme und Blutdruck

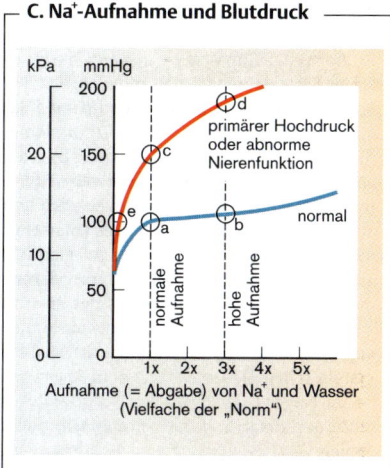

kPa
mmHg
200
150
100
50
0
20
10
0
d
c
e
a
b
primärer Hochdruck oder abnorme Nierenfunktion
normal
normale Aufnahme
hohe Aufnahme
1x 2x 3x 4x 5x
Aufnahme (= Abgabe) von Na⁺ und Wasser
(Vielfache der „Norm")

(nach Guyton u. Mitarb.)

D. Mortalitätsrate und Hochdruck

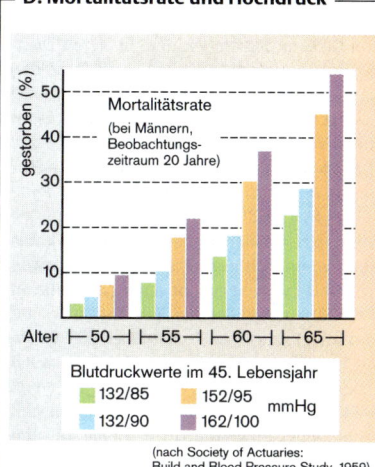

gestorben (%)
50
40
30
20
10
Mortalitätsrate
(bei Männern, Beobachtungs-zeitraum 20 Jahre)
Alter 50 55 60 65
Blutdruckwerte im 45. Lebensjahr
132/85
132/90
152/95
162/100
mmHg

(nach Society of Actuaries: Build and Blood Pressure Study, 1959)

E. Folgen des Hochdrucks

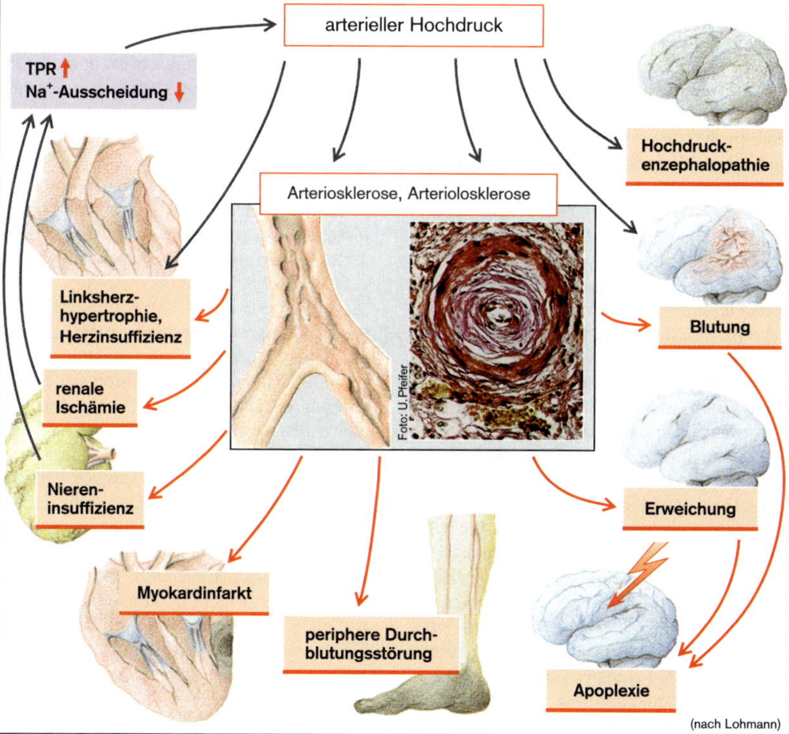

arterieller Hochdruck
TPR ↑
Na⁺-Ausscheidung ↓
Arteriosklerose, Arteriolosklerose
Foto: U. Pfeifer
Hochdruck-enzephalopathie
Linksherz-hypertrophie, Herzinsuffizienz
Blutung
renale Ischämie
Nieren-insuffizienz
Erweichung
Myokardinfarkt
periphere Durch-blutungsstörung
Apoplexie

(nach Lohmann)

Pulmonaler Hochdruck

Drei Größen bestimmen den mittleren Druck in der A. pulmonalis ($\bar{P}_{AP} \approx 15\,mmHg = 2\,kPa$), nämlich der Lungengefäßwiderstand (PVR), das Herzzeitvolumen (HZV) und der Druck im linken Vorhof (P_{LV_o}, = ca. 5 mmHg = 0,7 kPa).

Nach dem Ohm-Gesetz gilt $\Delta P = PVR \times HZV$. Da $\Delta P = \bar{P}_{AP} - P_{LV_o}$, ergibt sich daher

$$\bar{P}_{AP} = PVR \times HZV + P_{LV_o}.$$

Ein pulmonaler Hochdruck (pul. H.) entsteht, wenn sich einer (oder mehrere) dieser drei Werte so weit erhöht, daß $\bar{P}_{AP}$ in Ruhe auf *über 20 mmHg* (oder bei Belastung auf über 32 mmHg) steigt (s. a. Lungenödem, S. 80). Damit kann ein pul. H. prinzipiell drei **Ursachen** haben ($\rightarrow$ **A**):

◆ PVR steigt: sog. *obstruktiver pul. H.*, z. B. Lungenembolie, Emphysem. Durch die resultierende Hypoxie mit ihren Folgen (pulmonale Vasokonstriktion, Hämatokritanstieg) kann PVR zusätzlich ansteigen.

◆ P_{LV_o} steigt: sog. *passiver pul. H.*, z. B. Mitralstenose ($\rightarrow$ **A**, rechts oben und S. 194).

◆ HZV steigt: Ausgenommen bei Links-Rechts-Shunts ($\rightarrow$ S. 204) führt eine alleinige HZV-Steigerung nur in extremen Fällen zu einem (*hyperkinetischen*) *pul. H.*, da die Lungengefäße sehr dehnbar sind und oft zusätzliche Gefäßabschnitte rekrutiert werden können. Ein HZV-Anstieg (Fieber, Hyperthyreose, körperliche Anstrengung) kann allerdings einen pul. H. anderer Ursache verschlimmern.

Ein **akuter pul. H.** entsteht fast immer durch eine Verminderung des Strombahnquerschnitts (mindestens um 50 %, da hohe Gefäßdehnbarkeit!), etwa durch eine *Lungenembolie*, d. h. durch die Verschleppung von *Thromben* oder (selten) anderen Emboli von ihrem Entstehungsort in den Gefäßbaum der A. pulmonalis ($\rightarrow$ **A** oben und S. 240). Wahrscheinlich kommt es bei einer Embolie zusätzlich zu einer (hypoxischen?) Vasokonstriktion, die den Gefäßquerschnitt noch weiter vermindert. Die plötzliche Gefäßverlegung führt zum sog. *akuten Cor pulmonale* (akute Rechtsherzbelastung). Bei einem akuten pul. H. kann der Druck im rechten Ventrikel auf über 60 mmHg (8 kPa) ansteigen, um sich u. U. nach 30–60 min wieder zu normalisieren, etwa weil der Thrombus stromabwärts gepreßt und der Gesamtquerschnitt des Strombettes dabei wieder größer geworden

ist. Auch eine Thrombolyse und evtl. ein Nachlassen der Vasokonstriktion können zur Drucksenkung beitragen. Zum *Lungeninfarkt* führt die Embolie besonders dann, wenn mittelgroße Arterien verlegt sind und gleichzeitig die Blutversorgung über die Bronchialarterien beeinträchtigt ist (z. B. bei pulmonalvenösem Stau oder systemischer Hypotonie). Als **Folge** einer massiven Lungenembolie kann es allerdings auch zu einem *akuten Rechtsherzversagen* kommen ($\rightarrow$ **A**, rechts unten), so daß der Zustrom zum linken Ventrikel und somit dessen Fördervolumen sinkt. Dies führt zu einem Abfall des systemischen Blutdrucks und zum *Schock* mit seinen Folgen ($\rightarrow$ S. 230).

Zu den **Ursachen eines chronischen pul. H.** zählen:

a *Lungenkrankheiten* (Asthma, Emphysem, chron. Bronchitis und Fibrose, zus. > 90 % der chron. Cor pulmonale-Fälle),

b chronische *Thrombembolien* und systemische *Gefäßkrankheiten*,

c extrapulmonal verursachte Lungenfunktionsstörungen (Thoraxdeformation, neuromuskuläre Krankheiten u. a.),

d Entfernung von Lungengewebe (Tbc, Tumor) und

e chronische *Höhenhypoxie* mit hypoxischer Vasokonstriktion, die z. T. auch bei a–c eine Rolle spielt.

f Schließlich gibt es einen idiopathischen primären pul. H. ungeklärter Genese.

Die Ursachen *b* und *e* führen zum *präkapillaren*, die Ursache *a* großteils zum *kapillaren pul. H.* Bei all diesen Störungen ist der Widerstand im Lungenkreislauf chronisch erhöht, sei es durch Ausfall größerer Lungenabschnitte oder durch allgemeine Gefäßlumenverengung. Als **Folge des chronischen pul. H.** kommt es zur *Rechtsherzhypertrophie* (*chronisches Cor pulmonale*: EKG! $\rightarrow$ **A**, links unten) und schließlich zu einer *Rechtsherzinsuffizienz* ($\rightarrow$ **A**, rechts unten). Im Unterschied zu a–f liegt die Ursache des sog. *passiven pul. H.* primär nicht in der Lunge (Ausdruck Cor pulmonale also unzutreffend), sondern im *linken Herzen* (*postkapillarer pul. H.*). So entwickeln fast alle Patienten mit *Mitralklappenfehlern* ($\rightarrow$ S. 196 ff.) oder *Linksherzinsuffizienz* ($\rightarrow$ S. 224 ff.) einen pul. H.

A. Ursachen und Folgen des pulmonalen Hochdrucks

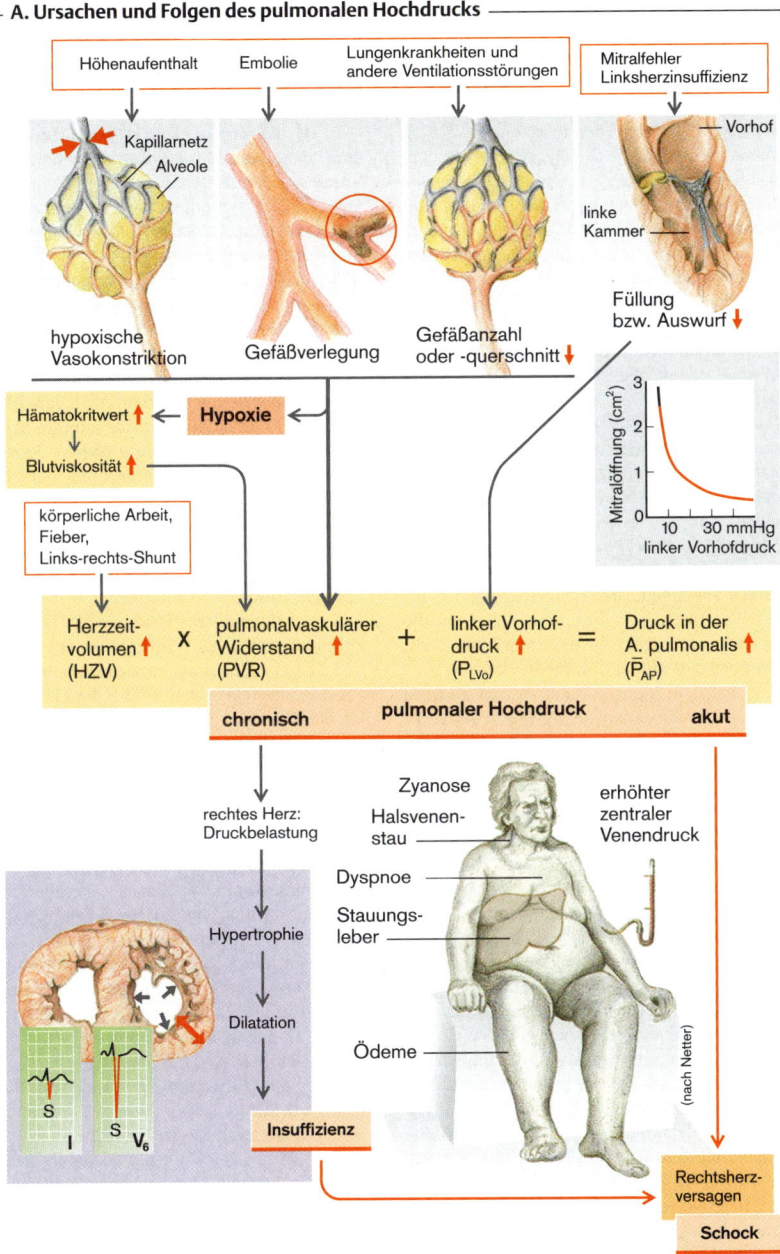

Höhenaufenthalt — Embolie — Lungenkrankheiten und andere Ventilationsstörungen — Mitralfehler Linksherzinsuffizienz

Kapillarnetz
Alveole

Vorhof

linke Kammer

Füllung bzw. Auswurf ↓

hypoxische Vasokonstriktion — Gefäßverlegung — Gefäßanzahl oder -querschnitt ↓

Hämatokritwert ↑ ← **Hypoxie** ←
↓
Blutviskosität ↑

Mitralöffnung (cm²)
3
2
1
0
10   30 mmHg
linker Vorhofdruck

körperliche Arbeit, Fieber, Links-rechts-Shunt

Herzzeit-volumen ↑ (HZV) × pulmonalvaskulärer Widerstand ↑ (PVR) + linker Vorhof-druck ↑ (P_{LVo}) = Druck in der A. pulmonalis ↑ ($\overline{P}_{AP}$)

chronisch — pulmonaler Hochdruck — **akut**

rechtes Herz: Druckbelastung

Zyanose
Halsvenen-stau

erhöhter zentraler Venendruck

Dyspnoe

Hypertrophie

Stauungs-leber

Dilatation

Ödeme

S I   S V₆

Insuffizienz

(nach Netter)

Rechtsherz-versagen

Schock

Koronardurchblutung

Das Myokard wird von den beiden Koronararterien versorgt, die aus der Aortenwurzel entspringen ($\rightarrow$ **B, D**). Die rechte Koronararterie versorgt in der Regel den Großteil des rechten Ventrikels, die linke den überwiegenden Teil des linken Ventrikels. Der Beitrag der beiden Arterien zur Versorgung von Septum und Hinterwand ist variabel.

Die Koronardurchblutung, $\dot{Q}_{Kor}$, weist eine Reihe von Besonderheiten auf:

1. Phasische Durchblutung: $\dot{Q}_{Kor}$ ändert sich stark mit dem Herzzyklus ($\rightarrow$ **A**), und zwar v. a. wegen des hohen Gewebedrucks während der Systole, der in den endokardnahen Bezirken der linken Kammer ca. 120 mmHg erreicht ($\rightarrow$ **B**): Während die epikardialen Hauptstämme der Koronararterien sowie die perikardnahe $\dot{Q}_{Kor}$ davon weitgehend unberührt bleiben ($\rightarrow$ **B**), werden endokardnahe Gefäße der linken Kammer systolisch komprimiert, da zu dieser Zeit dort der extravasale Druck ($\approx$ Druck in der linken Kammer) den Druck im Arterienlumen übersteigt. Die Blutversorgung des linken Ventrikels ist somit weitgehend auf die Diastole beschränkt ($\rightarrow$ **A**). Umgekehrt preßt der hohe systolische Gewebedruck das venöse Blut aus dem Sinus coronarius und anderen Venen, so daß es v. a. in der Systole in den rechten Vorhof abfließt.

2. Die Anpassung an den O$_2$-Bedarf geschieht v. a. durch *Änderung des Gefäßwiderstandes*. Der O$_2$-Bedarf eines Organs errechnet sich aus Durchblutung, $\dot{Q}$, mal arteriovenöse O$_2$-Konzentrationsdifferenz, $(C_a - C_v)_{O_2}$. Steigt der O$_2$-Verbrauch, z. B. bei körperlicher Arbeit oder Hypertonie ($\rightarrow$ **C** rechts und S. 218), könnten zwar prinzipiell beide Faktoren erhöht werden, doch sind im Myokard $(C_a - C_v)_{O_2}$ und damit die O$_2$-Ausschöpfung (= $100 \times [(C_a - C_v)/C_a]_{O_2}$ $\approx$ 60%) bereits in körperlicher Ruhe sehr hoch. Daher kann bei Arbeit eine Steigerung der O$_2$-Versorgung des Myokards und damit der Herzleistung im wesentlichen nur durch eine Steigerung von $\dot{Q}_{Kor}$ (= Aortendruck P_{Aorta}/Koronarwiderstand R_{Kor}) erreicht werden. Bei unverändertem P_{Aorta} muß dazu also R_{Kor} gesenkt werden (Vasodilatation; $\rightarrow$ **C** links), was normalerweise bis auf ca. ¼ des Ruhewertes möglich ist (*Koronarreserve*). Damit kann $\dot{Q}_{Kor}$ maximal auf das 4–5fache des Ruhewertes gesteigert werden, also den ca. 4–5fach höheren O$_2$-Bedarf des Herzens bei maximaler Arbeit decken ($\rightarrow$ S. 219 A, „normal").

3. $\dot{Q}_{Kor}$ ist eng an den O$_2$-Bedarf des Myokards gekoppelt. Das Myokard arbeitet aerob, es muß also eine rasche und enge Koppelung zwischen dem momentanen O$_2$-Bedarf und $\dot{Q}_{Kor}$ stattfinden. An dieser Autoregulation sind mehrere Faktoren beteiligt:

♦ *Metabolische Faktoren:* Zum einen wirkt O$_2$ als Vasokonstriktor, d. h. ein *O$_2$-Mangel* erweitert die Koronargefäße. Zum anderen kann das ATP-Abbauprodukt AMP bei O$_2$-Mangel nicht mehr ausreichend zu ATP regeneriert werden, so daß die Konzentration von AMP und seinem Abbauprodukt *Adenosin* im Myokard ansteigt. Adenosin wirkt über A$_2$-Rezeptoren an der Gefäßmuskulatur (cAMP-Anstieg) vasodilatierend. Schließlich führen auch die Ansammlung von Lactat und H$^+$-Ionen (beide aus dem anaeroben Myokard-Stoffwechsel; $\rightarrow$ S. 219 C) sowie Prostaglandin I$_2$ lokal zur Gefäßerweiterung.

♦ *Endothel-vermittelte Faktoren:* ATP (z. B. aus Thrombozyten), ADP, Bradykinin, Histamin, und Acetylcholin sind Vasodilatoren. Sie wirken aber indirekt, indem sie aus dem Endothel *Stickstoffmonoxid, NO,* freisetzen, das sekundär in die Gefäßmuskelzellen diffundiert, dort die Guanylylcyclase-Aktivität steigert und somit intrazellulär die Konzentration von cGMP (zyklisches Guanosinmonophosphat) erhöht. cGMP aktiviert schließlich die Proteinkinase G, wodurch die Gefäßmuskeln relaxieren.

♦ *Neurohumorale Faktoren:* Zirkulierende oder aus sympathischen Nervenendigungen freigesetzte Catecholamine wirken zum einen vasokonstriktorisch an den α_1-Adrenozeptoren, die vorwiegend auf den *epikardialen Gefäßen* vorkommen, und zum anderen vasodilatatorisch an den β_2-Adrenozeptoren, die an den *subendokardialen Gefäßen* überwiegen.

Wenn das O$_2$-Angebot nicht mehr mit dem O$_2$-Bedarf Schritt halten kann, z. B. bei hoher Herzfrequenz und langer Systolendauer oder arteriosklerotischer Verlegung der Herzkranzarterien, entsteht eine **Koronarinsuffizienz** ($\rightarrow$ **C, D** und S. 218 ff.).

A. Koronardurchblutung

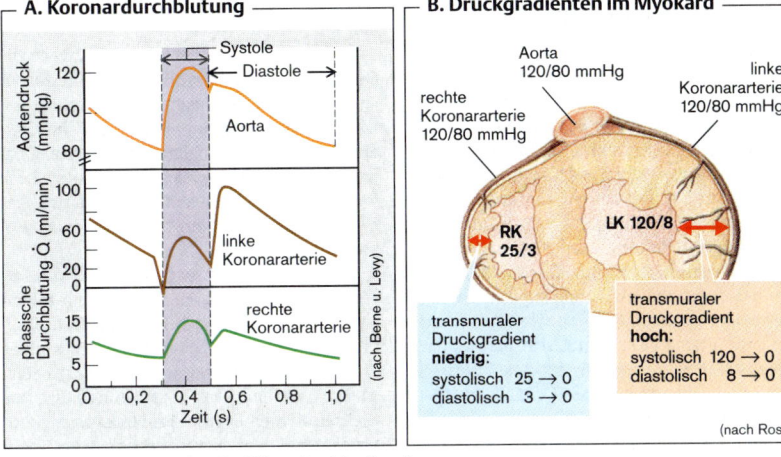

(nach Berne u. Levy)

B. Druckgradienten im Myokard

Aorta
120/80 mmHg

rechte
Koronararterie
120/80 mmHg

linke
Koronararterie
120/80 mmHg

RK
25/3

LK 120/8

transmuraler
Druckgradient
niedrig:
systolisch 25 → 0
diastolisch 3 → 0

transmuraler
Druckgradient
hoch:
systolisch 120 → 0
diastolisch 8 → 0

(nach Ross)

C. Komponenten der O₂-Bilanz im Myokard

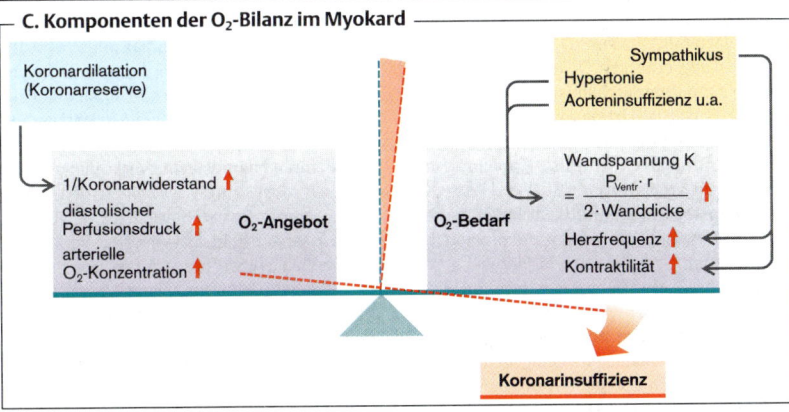

Koronardilatation
(Koronarreserve)

1/Koronarwiderstand ↑
diastolischer
Perfusionsdruck ↑   **O₂-Angebot**
arterielle
O₂-Konzentration ↑

Sympathikus
Hypertonie
Aorteninsuffizienz u.a.

O₂-Bedarf

$$\text{Wandspannung K} = \frac{P_{Ventr} \cdot r}{2 \cdot \text{Wanddicke}} \uparrow$$

Herzfrequenz ↑
Kontraktilität ↑

Koronarinsuffizienz

D. Arteriosklerose der Koronararterien

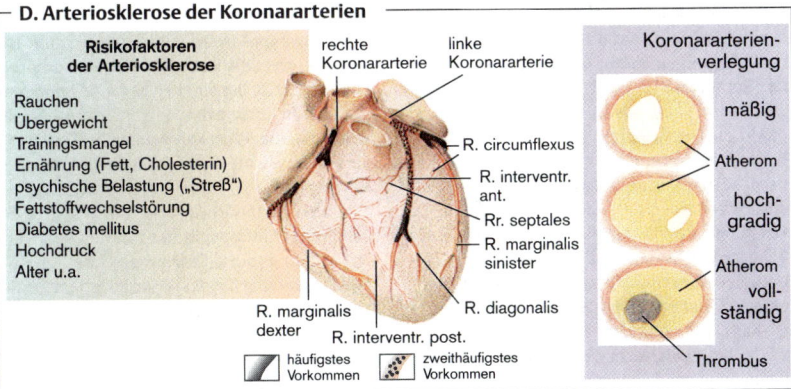

**Risikofaktoren
der Arteriosklerose**

Rauchen
Übergewicht
Trainingsmangel
Ernährung (Fett, Cholesterin)
psychische Belastung („Streß")
Fettstoffwechselstörung
Diabetes mellitus
Hochdruck
Alter u.a.

rechte
Koronararterie

linke
Koronararterie

R. circumflexus
R. interventr.
ant.
Rr. septales
R. marginalis
sinister

R. marginalis
dexter

R. interventr. post.

R. diagonalis

häufigstes
Vorkommen

zweithäufigstes
Vorkommen

Koronararterien-
verlegung

mäßig

Atherom

hoch-
gradig

Atherom
voll-
ständig

Thrombus

Koronare Herzerkrankung

Bei körperlicher Arbeit oder psychischer Erregung steigt der O_2-Bedarf des Myokards v.a. deswegen, weil Herzfrequenz und Kontraktilität des Myokards durch den *Sympathikus* gesteigert sind. Ein gesundes Herz senkt daraufhin den Koronarwiderstand bis auf ca. 20% des Ruhewertes, um mit der entsprechend erhöhten Koronardurchblutung die O_2-Bilanz auch unter dieser Belastung wieder auszugleichen. Diese Steigerungsfähigkeit der Durchblutung auf das ca. 5fache des Ruhewertes wird *Koronarreserve* genannt. Die hohe Bandbreite der Koronardurchblutung ergibt sich daraus, daß die distalen Koronargefäße in Ruhe konstringiert sind und erst bei Bedarf dilatieren ($\rightarrow$ **A**, Widerstand „normal" bzw. ¼).

Kennzeichnend für die koronare Herzerkrankung ist eine **verminderte Koronarreserve**, die dazu führt, daß das O_2-Angebot den unter Belastung erhöhten O_2-Bedarf nicht mehr decken kann. Diese **ischämische Anoxie** macht sich häufig dadurch bemerkbar, daß es bei körperlicher Arbeit oder bei Aufregung v.a. linksseitig zu Schmerzen in Brust, Arm und Hals kommt (*Angina pectoris*, s.u.).

Hauptursache der koronaren Herzkrankheit ist eine Verengung der großen, proximalen Koronararterien durch **Arteriosklerose** ($\rightarrow$ S. 217 D und 236 ff.). Der poststenotische Blutdruck (P_{ps}) ist daher wesentlich kleiner als der mittlere diastolische Aortendruck P_{Ao} ($\rightarrow$ **A**). Um diese Widerstandserhöhung bzw. Druckverminderung zu kompensieren, muß bereits in Ruhe auf die Koronarreserve zurückgegriffen werden. Der Preis dafür ist, daß die Bandbreite der Kompensation vermindert ($\rightarrow$ **A**) und schließlich sogar verbraucht ist. Wenn der Lumendurchmesser der großen Koronargefäße um mehr als 60–70% verringert und damit die Querschnittsfläche auf 10–15% verkleinert ist, kommt es schon bei geringer körperlicher Belastung oder Aufregung zur Myokardischämie mit O_2-Mangel-Schmerzen. Ist zusätzlich das O_2-Angebot vermindert, etwa bei erniedrigtem diastolischen Blutdruck (Hypotonie, Aorteninsuffizienz), arterieller Hypoxämie (Höhenaufenthalt) oder verringerter O_2-Kapazität (Anämie), so gerät die O_2-Bilanz schon bei einer geringgradigeren Koronarstenose aus dem Gleichgewicht ($\rightarrow$ S. 217 C).

Hören die Schmerzen wieder auf, wenn die Belastung vorüber ist, spricht man von **stabiler Angina pectoris**. Wenn ein Patient mit chronischer stabiler Angina p. jedoch plötzlich verstärkt und gehäuft anginöse Beschwerden bekommt (**instabile Angina p.**), so ist dies oft ein Vorzeichen eines akuten Myokardinfarkts, d.h. einer völligen Verlegung des betreffenden Koronargefäßes (s.u.).

Ein vollständiger Koronarverschluß muß allerdings nicht zwangsläufig zu einem Infarkt führen (s.u.), da sich u.U. eine *kollaterale Blutversorgung* als Langzeitadaptation ausbilden kann, über die zumindest der Ruhe-O_2-Bedarf gedeckt werden kann ($\rightarrow$ **B**). Allerdings sind die betroffenen Bezirke bei Hypoxämie, Blutdruckabfall oder einem erhöhten O_2-Bedarf besonders gefährdet.

Auch in Ruhe kann ein **Spasmus** (α_1-Adrenozeptoren; $\rightarrow$ S. 216) im Bereich einer nur mäßigen arteriosklerotischen Einengung des Lumens plötzlich O_2-Mangel-Schmerzen auslösen (**vasospastische oder Prinzmetal-Angina**). Während nämlich eine Verkürzung des arteriellen Muskelrings um z.B. 5% den Widerstand einer normalen Koronararterie auf etwa das 1,2fache erhöht, hat dieselbe Verkürzung im Bereich eines Koronaratheroms, das 85% der Lumenfläche verlegt, eine Widerstandserhöhung auf das mehr als 300fache des Normalwerts zur Folge ($\rightarrow$ **D**)! Es gibt sogar Fälle, in denen es überwiegend oder gar ausschließlich (selten) ein Koronarspasmus und nicht die atheromatöse Stenose ist, die eine vasospastische Angina p. auslöst.

Eine weitere Ursache für eine verminderte Koronarreserve ist ein bereits **in Ruhe erhöhter O_2-Bedarf**, z.B. bei einer Hypertonie oder einer Volumenbelastung des Herzens. Entscheidend dabei ist die *Wandspannung* des Ventrikels, also die Kraft, die das Myokard pro Wandquerschnittsfläche [$N \cdot m^{-2}$] zur Überwindung des erhöhten Aortendrucks bzw. zum Auswurf des erhöhten Füllungsvolumens aufbringen muß. Nach dem *Laplace-Gesetz* berechnet sich die Wandspannung K eines (etwa kugeligen) Hohlorgans aus (transmuralem Druck · Radius)/(2 · Wanddicke) ($\rightarrow$ S. 217 C). Steigt also bei unveränderter Wanddicke der Ventrikeldruck P_{Ventr} (Aortenstenose, Hypertonie; $\rightarrow$ S. 198 u.

A. Koronarreserve

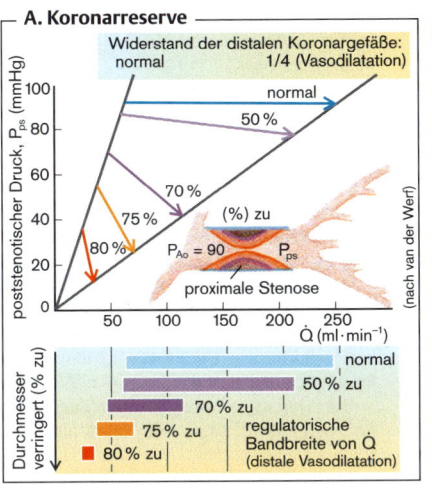

Widerstand der distalen Koronargefäße:
normal   1/4 (Vasodilatation)

poststenotischer Druck, P_{ps} (mmHg)

normal
50 %
70 %
75 %
80 %

(%) zu

P_{Ao} = 90 P_{ps}

proximale Stenose

$\dot{Q}$ (ml · min⁻¹)

(nach van der Werf)

Durchmesser verringert (% zu)

normal
50 % zu
70 % zu
75 % zu
80 % zu

regulatorische Bandbreite von $\dot{Q}$ (distale Vasodilatation)

B. Kollaterale Myokarddurchblutung

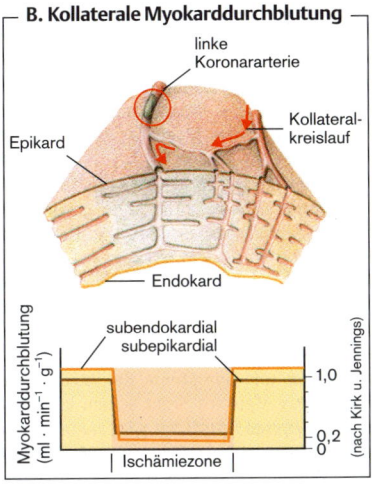

linke Koronararterie

Epikard

Kollateralkreislauf

Endokard

Myokarddurchblutung (ml · min⁻¹ · g⁻¹)

subendokardial
subepikardial

Ischämiezone

(nach Kirk u. Jennings)

C. Energiestoffwechsel des Myokards

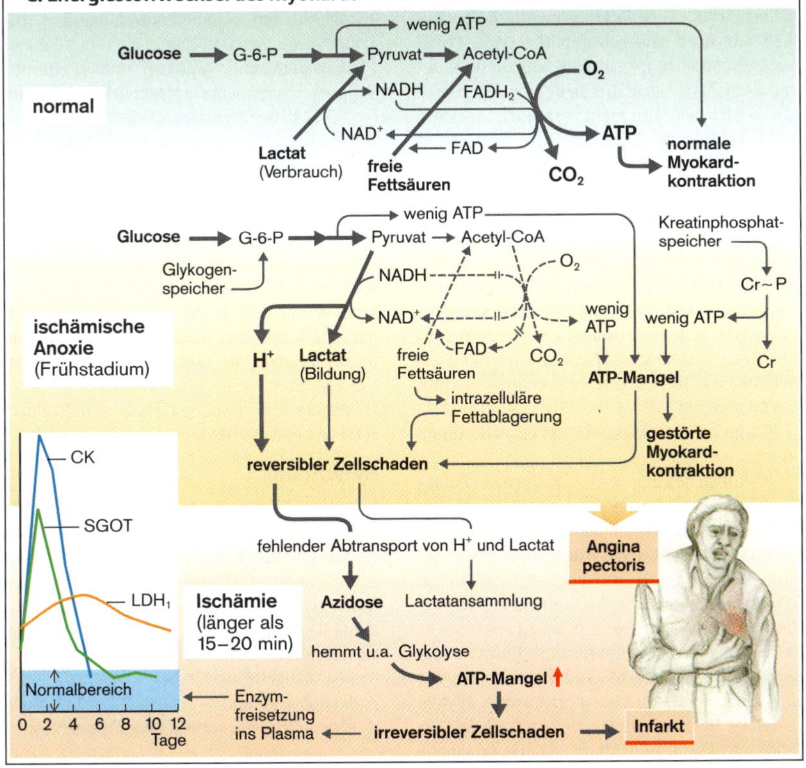

normal

wenig ATP
Glucose → G-6-P → Pyruvat → Acetyl-CoA
O_2
NADH $FADH_2$
Lactat (Verbrauch)
NAD⁺ → FAD
freie Fettsäuren
ATP
CO_2
normale Myokardkontraktion

ischämische Anoxie (Frühstadium)

wenig ATP
Glucose → G-6-P → Pyruvat → Acetyl-CoA
Glykogenspeicher
NADH O_2
NAD⁺   FAD CO_2
H⁺   Lactat (Bildung)   freie Fettsäuren
wenig ATP
intrazelluläre Fettablagerung
Kreatinphosphatspeicher
Cr~P
wenig ATP ← Cr
ATP-Mangel
gestörte Myokardkontraktion

reversibler Zellschaden

fehlender Abtransport von H⁺ und Lactat

Angina pectoris

Ischämie (länger als 15–20 min)

Azidose   Lactatansammlung
hemmt u.a. Glykolyse
ATP-Mangel ↑
Enzymfreisetzung ins Plasma ← **irreversibler Zellschaden** → **Infarkt**

CK
SGOT
LDH₁
Normalbereich
0 2 4 6 8 10 12
Tage

208) und/oder der Ventrikelradius (erhöhte Füllung bei Mitral- oder Aorteninsuffizienz; → S. 196 u. 200), so erhöht sich die für die Aufrechterhaltung des normalen Herzzeitvolumens notwendige Wandspannung und damit der O_2-Bedarf des Myokards. Geschieht dies über eine längere Zeit, so hypertrophiert die Ventrikelwand (→ S. 224 ff.), was die Wandspannung zumindest für eine gewisse Zeit wieder senkt (Kompensation). Zur Dekompensation kommt es bei Erreichen des kritischen Herzgewichts von 500 g: Der *Ventrikel dilatiert* (→ S. 224 ff.), dabei vergrößert sich der Radius und damit die Wandspannung, so daß der *O_2-Bedarf nun schlagartig sehr stark ansteigt.*

Folgen und Symptome der Myokardischämie: Das Myokard deckt seinen Energiebedarf aus freien Fettsäuren, Glucose und Lactat. Diese Substrate werden zur O_2-abhängigen ATP-Bildung verwendet (→ C, „normal"). Bei Unterbrechung der Blutzufuhr (Ischämie) stagniert diese aerobe Energiegewinnung, so daß ATP nur noch anaerob gebildet wird. Dabei entsteht Milchsäure, die zu H^+-Ionen und Lactat dissoziiert: Unter diesen Bedingungen wird Lactat also nicht nur nicht verbraucht, sondern sogar gebildet (→ C, „ischämische Anoxie" mit sog. Lactatumkehr). Die ATP-Ausbeute ist dabei sehr mager, und außerdem sammeln sich die H^+-Ionen wegen der sistierenden Durchblutung an – beides Gründe dafür, daß die Myokardkontraktion gestört ist (reversibler Zellschaden; → C). Dauert die Ischämie länger an, wird durch die Gewebsazidose auch die Glykolyse gehemmt und es kommt zum irreversiblen Zellschaden (Infarkt, s. u.) mit Freisetzung von intrazellulären Enzymen ins Blut (→ C links).

Durch den **ATP-Mangel** kann es nicht nur zu einer

◆ Beeinträchtigung der *systolischen Pumpfunktion* des Ventrikels kommen (Vorwärtsinsuffizienz, → S. 224 ff.), sondern auch zu einer

◆ *Versteifung* des Myokards während der Diastole (Rückwärtsinsuffizienz, → S. 224 ff.), so daß sich der diastolische Ventrikel- und Vorhofdruck erhöhen. Beides führt zu einem

◆ Rückstau im Lungenkreislauf (*Dyspnoe* und *Tachypnoe*). Die diastolische Steifheit erzeugt außerdem kurz vor der ventrikulären Systole einen IV. Herzton, der von der verstärkten Vorhofkontraktion herstammt („Vorhofgalopp").

Sind die Papillarmuskeln von der Ischämie betroffen, kann es durch Abriß eines Papillarmuskels zu einer

◆ *Mitralinsuffizienz* kommen (→ S. 196).

◆ Schließlich kann die ischämiebedingte Störung der elektrischen Myokarderregung (→ E) gefährliche *Arrhythmien* auslösen (EKG; → S. 186 ff.). Im **EKG** zeigt sich während der Ischämiephase eine Anhebung oder Senkung der ST-Strecke sowie eine Abflachung oder Umkehrung der T-Welle (ähnlich wie in F4), was diagnostisch wertvoll ist. Wenn das Ruhe-EKG bei einem Patienten mit Angina p. normal ist, können diese EKG-Symptome durch kontrollierte (Blutdruck, Herzfrequenz) körperliche Belastung provoziert werden.

Die Erregung der **Nozizeptoren** (durch Kinine?, Serotonin?, Adenosin?) führt nicht nur zur

◆ pectanginösen *Schmerzempfindung* (s. o.), sondern auch zu einer

◆ allgemeinen *Sympathikusaktivierung* mit Tachykardie, Schweißausbruch und Übelkeit.

Therapeutische Ansätze zur Wiederherstellung einer ausgewogenen O_2-Bilanz (→ S. 217 C) bei Angina-p.-Patienten sind

◆ Senkung des myokardialen O_2-Verbrauchs (β-adrenerge Blocker; organische Nitrate, die durch allgemeine Vasodilatation das Preload [Vorlast] senken; Ca^{2+}-Kanalblocker) und

◆ Erhöhung des O_2-Angebots (organische Nitrate und Ca^{2+}-Kanalblocker, die beide spasmolytisch-dilatierend auf Koronargefäße wirken). Außerdem machen es Größe und Lage der arteriosklerotisch stenosierten Koronararterien möglich, sie mit Ballonkathetern oder Gefäßstützen (Stents) zu erweitern oder durch woanders entnommene Gefäßabschnitte operativ zu ersetzen (Bypass-Operation).

Herzinfarkt

Ursachen: Dauert die Ischämie des Herzmuskels längere Zeit an (auch in Ruhe: instabile Angina p.; s. o.), kommt es innerhalb von etwa einer Stunde zur Gewebsnekrose, d. h. zum Infarkt. Schuld daran ist in 85 % der Fälle eine akute **Thrombusbildung** im Bereich der arteriosklerotischen Koronarstenose.

Begünstigend sind dabei

– *Turbulenzen* und

– *Atheromrupturen* mit Kollagenexposition.

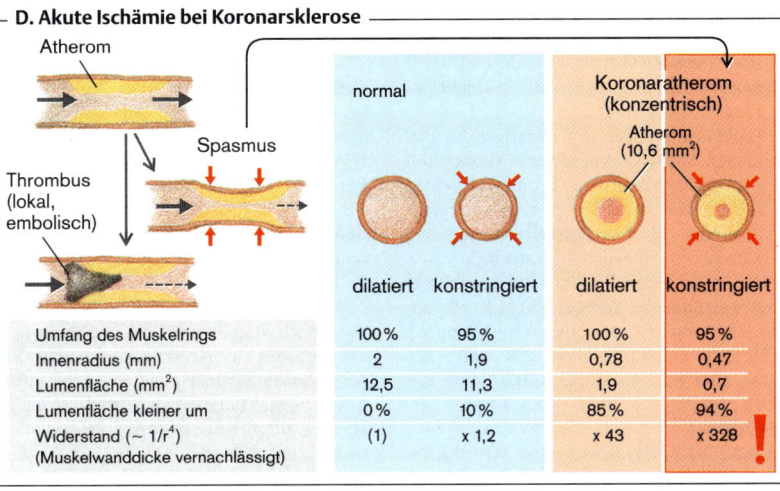

D. Akute Ischämie bei Koronarsklerose

Atherom

Spasmus

Thrombus
(lokal,
embolisch)

	normal		Koronaratherom (konzentrisch)	
			Atherom (10,6 mm²)	
	dilatiert	konstringiert	dilatiert	konstringiert
Umfang des Muskelrings	100 %	95 %	100 %	95 %
Innenradius (mm)	2	1,9	0,78	0,47
Lumenfläche (mm²)	12,5	11,3	1,9	0,7
Lumenfläche kleiner um	0 %	10 %	85 %	94 %
Widerstand ($\sim 1/r^4$) (Muskelwanddicke vernachlässigt)	(1)	x 1,2	x 43	x 328

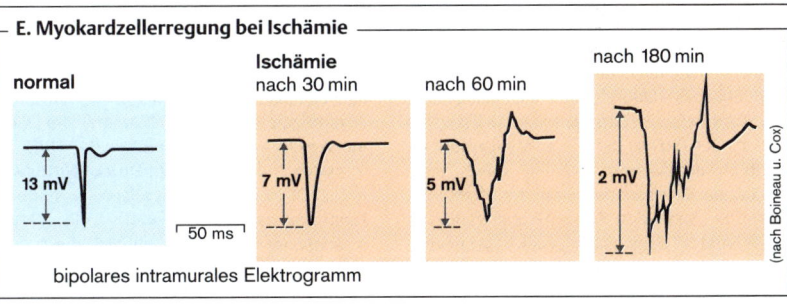

E. Myokardzellerregung bei Ischämie

normal

13 mV

50 ms

Ischämie
nach 30 min

7 mV

nach 60 min

5 mV

nach 180 min

2 mV

(nach Boineau u. Cox)

bipolares intramurales Elektrogramm

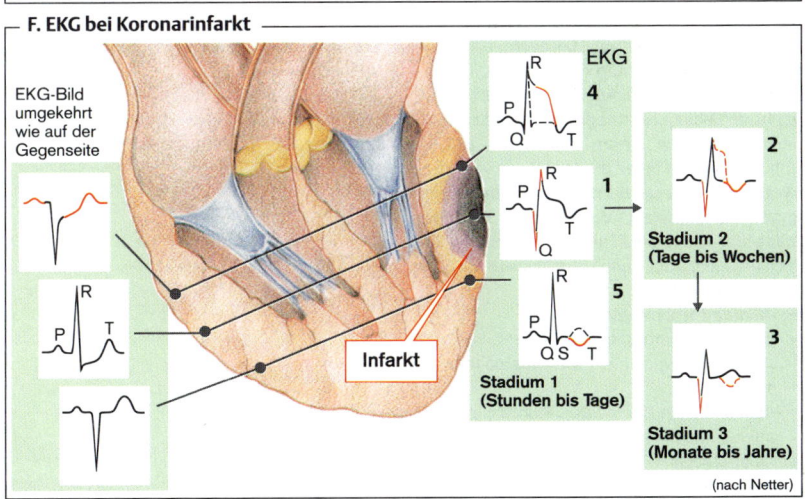

F. EKG bei Koronarinfarkt

EKG-Bild
umgekehrt
wie auf der
Gegenseite

EKG

4

1

5

2

Stadium 2
(Tage bis Wochen)

3

Stadium 3
(Monate bis Jahre)

Infarkt

Stadium 1
(Stunden bis Tage)

(nach Netter)

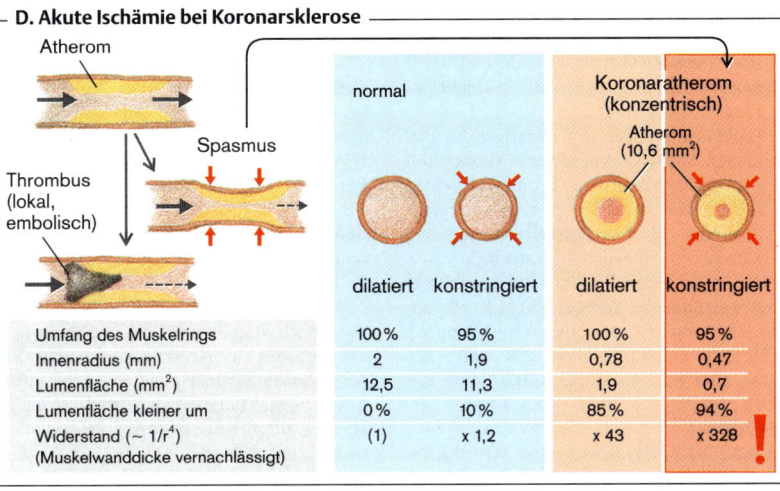

▶ Durch beide Ereignisse werden

- *Thrombozyten* aktiviert (Aggregation, Adhäsion sowie Vasokonstriktion durch Thromboxanfreisetzung). Ebenfalls thrombosierungsfördernd sind
- *Funktionsstörungen des Endothels*, so daß dessen Vasodilatatoren (NO, Prostacyclin) und antithrombotische Substanzen fehlen (t-PA [tissue plasminogen activator], Antithrombin III, Heparinsulfat, Protein C, Thrombomodulin und Prostacyclin).

Seltenere Ursachen für einen Myokardinfarkt sind entzündliche Gefäßkrankheiten, Embolien (Endokarditis; künstliche Herzklappen), schwerste Koronarspasmen (z. B. unter Cocain), eine erhöhte Blutviskosität sowie ein stark angestiegener Ruhe-O_2-Bedarf (z. B. Aortenstenose).

EKG ($\to$ **F**): Hervorstechendes Merkmal eines *transmuralen Infarkts* ist eine **pathologische Q-Zacke** ($\to$ **F1**), die > 0,04 s dauert und deren Höhe > 25 % der gesamten QRS-Höhe beträgt. Sie tritt innerhalb etwa eines Tages auf und entsteht dadurch, daß das nekrotische Myokard keine elektrischen Signale liefert, so daß zu der Zeit, zu der dieser Myokardteil eigentlich depolarisiert werden sollte (erste 0,04 s), der Erregungsvektor in der gegenüberliegenden, gesunden Herzseite überwiegt. Der „0,04-Vektor" zeigt daher „vom Infarkt weg", was z. B. bei einem Vorderseitenwandinfarkt vor allem in den Ableitungen V_5, V_6, I, und aVL als stark negative Q-Zacke (und verkleinertes R) zum Ausdruck kommt. (Bei einem transmuralen Infarkt der Hinterwand ist die Q-Veränderung mit den gebräuchlichen Ableitungen nicht erfaßbar.) Pathologische Q-Zacken sind auch noch nach Jahren zu sehen ($\to$ **F2,3**), d. h., sie sind für einen *akuten* Infarkt nicht beweisend. Ein *nichttransmuraler Infarkt* zeigt gewöhnlich keine Q-Veränderung. Eine **Hebung der ST-Strecke** im EKG ist Zeichen für ischämische, aber (noch) nicht abgestorbene Myokardteile. Sie ist

- während einer Angina p. (s. o.),
- bei nichttransmuralem Infarkt,
- ganz zu Beginn eines transmuralen Infarkts sowie
- in den Randbezirken eines Stunden bis Tage alten transmuralen Infarkts ($\to$ **F4**)

zu beobachten. 1 – 2 Tage nach einem Infarkt normalisiert sich die ST-Strecke, doch dreht

sich jetzt die **T-Welle** für einige Wochen um ($\to$ **F5, F2**).

Gehen größere Myokardteile unter, werden **Enzyme** ins Plasma abgegeben. Dabei ist nicht so sehr die Höhe der Enzymkonzentrationen, sondern die zeitliche Abfolge ihrer Konzentrationsgipfel für die Diagnose Herzinfarkt wichtig: myokardiale Kreatinkinase (CK-MB) am 1. Tag, Serum-Glutamat-Oxalacetat-Transaminase (SGOT) am 2. Tag und myokardiale Lactatdehydrogenase (LDH_1) am 3. – 5. Tag ($\to$ **C** unten).

Mögliche **Folgen** des Herzinfarkts hängen von Lokalisation, Ausdehnung und Vernarbung des Infarktes ab. Neben unterschiedlichsten **Arrhythmien**, darunter das akut lebensbedrohliche Kammerflimmern ($\to$ S. 186 ff.), drohen eine Reihe **herzmechanischer Folgen** ($\to$ **G**):

◆ Abriß der Sehnenfäden mit der Folge einer akuten Mitralinsuffizienz ($\to$ **G1** u. S. 196);

◆ Kammerseptum-Perforation mit Linksrechts-Shunt ($\to$ **G2** u. S. 204);

◆ Absinken des Herzzeitvolumens (HZV; $\to$ **G, a**), was zusammen mit einer

◆ narbigen Versteifung (*Akinese*) der Kammerwand ($\to$ **G, b**) zu einem

◆ hohen enddiastolischen Druck führt ($\to$ **G3** u. S. 224). Noch ungünstiger als eine steife Infarktnarbe ist eine

◆ dehnbare Infarktstelle, da sich diese während der Systole nach außen wölbt (*Dyskinese*, $\to$ **G4**) und daher – bei vergleichbarer Narbenfläche – das HZV stärker in bedrohliche Bereiche absinken läßt (*kardiogener Schock*) als eine steife Narbe ($\to$ **G5**);

◆ schließlich kann die Kammer an der Infarktstelle nach außen einreißen, so daß es zur akut lebensbedrohlichen *Perikardtamponade* kommt ($\to$ **G6** u. S. 228).

G. Herzmechanische Folgen des Koronarinfarkts (linke Kammer)

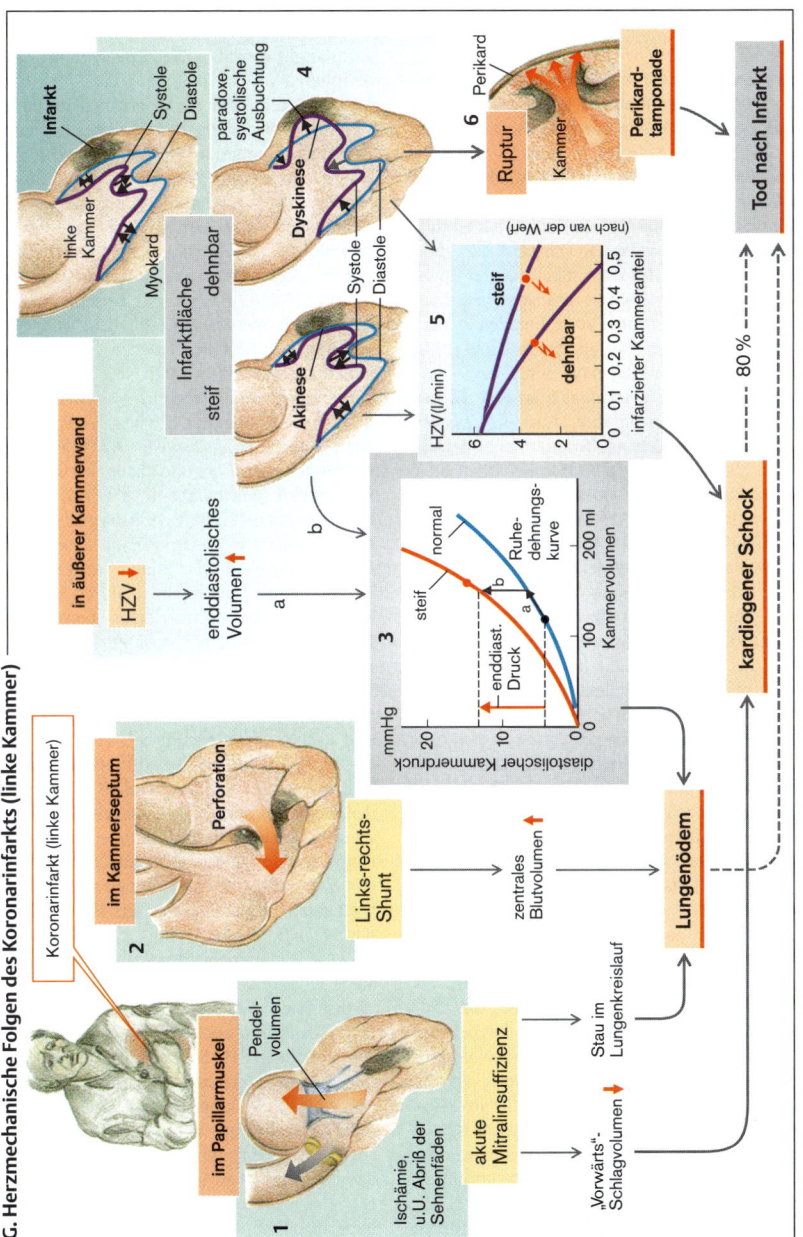

Koronarinfarkt (linke Kammer)

1 im Papillarmuskel

Ischämie, u.U. Abriß der Sehnenfäden

Pendelvolumen

akute Mitralinsuffizienz

"Vorwärts"-Schlagvolumen ↓

Stau im Lungenkreislauf

2 im Kammerseptum

Perforation

Links-rechts-Shunt

zentrales Blutvolumen ↑

Lungenödem

in äußerer Kammerwand

HZV ↓

enddiastolisches Volumen ↑

3

diastolischer Kammerdruck (mmHg)

normal
steif
Ruhedehnungskurve
enddiast. Druck
b
a
Kammervolumen (ml)
100   200

Infarkt
Systole
Diastole
linke Kammer
Myokard

4
paradoxe, systolische Ausbuchtung
Dyskinese
Systole
Diastole

Infarktfläche dehnbar

Infarktfläche steif

Akinese
Systole
Diastole

5
HZV (l/min)
steif
dehnbar
(nach van der Werf)
infarzierter Kammeranteil
0 0,1 0,2 0,3 0,4 0,5
2
4
6

6 Ruptur
Perikard
Kammer
Perikardtamponade

kardiogener Schock

Tod nach Infarkt

80 %

Herzinsuffizienz

7 Herz und Kreislauf

Die Herzinsuffizienz (HI) ist eine verminderte Leistungsfähigkeit des Myokards und betrifft meist den *linken Ventrikel*. Häufigste Ursachen dafür ($\rightarrow$ **A**) sind die koronare Herzkrankheit ($\rightarrow$ S. 218 ff.) und eine Hypertonie ($\rightarrow$ S. 208 ff.), doch können fast alle anderen kardialen (Herz-klappenfehler, Kardiomyopathien; $\rightarrow$ **A**) sowie einige extrakardiale Erkrankungen zur HI führen. So ist es neben Rechtsherzvitien und Shunts ($\rightarrow$ S. 202 ff.) v. a. ein pulmonaler Hochdruck ($\rightarrow$ S. 214), der den *rechten Ventrikel* belastet. Dieser kann aber auch durch einen Stau im linken Herzen (Mitralstenose, Links-HI) in Mitleidenschaft gezogen werden.

Prinzipiell unterscheidet man eine HI mit verringertem systolischen Auswurf (**systolische** oder **Vorwärtsinsuffizienz**), sei es bei Volumenbelastung, Myokarderkrankungen oder Druckbelastung, von einer solchen, bei der die diastolische Füllung des Herzens behindert ist (**diastolische** oder **Rückwärtsinsuffizienz**), etwa bei Versteifung der Ventrikelwand. Bei der Vorwärts-HI reicht das Schlagvolumen (SV) und damit das Herzzeitvolumen (HZV) nicht mehr aus, die jeweiligen Bedürfnisse des Organismus zu erfüllen. Bei der Rückwärts-HI gelingt dies nur noch durch Erhöhung des diastolischen Füllungsdrucks. Meist macht sich eine HI *anfänglich nur bei starker körperlicher Arbeit* bemerkbar (max. O_2-Aufnahme und max. HZV sinken, ansonsten asymptomatisch: Stadium I nach NYHA [New York Heart Association]). Später entwickeln sich jedoch zunehmend bei alltäglichen Belastungen oder schließlich sogar in Ruhe deutliche Symptome (NYHA II – IV).

HI durch Volumenbelastung: Aorten- und Mitralinsuffizienz z. B. sind durch ein *Pendelvolumen* gekennzeichnet ($\rightarrow$ S. 196 u. 200), das sich zum effektiven SV hinzuaddiert. Das end-diastolische Volumen (EDV) und folglich der Radius **r** der linken Kammer sind dabei vergrößert, so daß nach dem *Laplace-Gesetz* ($\rightarrow$ **A**) die *Wandspannung* **T**, also die Kraft, die pro Myokard-Querschnittsfläche aufzubringen ist, für ein normales effektives SV ansteigen müßte. Da dies nur unzureichend gelingt, nimmt SV und damit das Herzzeitvolumen (HZV = SV · Herzfrequenz f_{Herz}) ab, und der Blutdruck sinkt. Als Gegenregulation kommt es zur Sym-

pathikusaktivierung mit Anstieg von f_{Herz} und peripherer Vasokonstriktion (s. u.; $\rightarrow$ **B**). Entwickelt sich die Volumenbelastung chronisch, so reagiert der dilatierte Ventrikel zwar kompensatorisch mit einer **Hypertrophie**, d. h. mit einer vergrößerten Wanddicke **d**. Allerdings bleibt **r** weiterhin erhöht (sog. *exzentrische Hypertrophie*; $\rightarrow$ **A 1**), so daß diese Form der HI gewöhnlich einen ungünstigeren Verlauf nimmt als eine solche mit konzentrischer Hypertrophie (s. u.). Wird die Grundkrankheit (z. B. die Klappeninsuffizienz) nicht frühzeitig beseitigt, schreitet die HI wegen des *Myokardumbaus* (s. u.) relativ rasch voran. Daran ist auch ein hypertrophiebedingtes Steiferwerden des Ventrikels beteiligt, der wegen seiner steileren Ruhedehnungskurve ($\rightarrow$ **A 3**: R ➤ R') ein vermindertes EDV hat und daher ein zu kleines SV auswirft (Rückwärts-HI; s. a. **A 5**, orange Pfeile). In einem Circulus vitiosus gibt schließlich die dilatierte Ventrikelwand zunehmend nach („*Gefügedilatation*") und **r** steigt steil an. Diese *Dekompensation* ist dadurch gekennzeichnet, daß das SV trotz eines enorm hohen EDV lebensbedrohlich absinkt ($\rightarrow$ **A 5**, rote Pfeile).

HI durch Myokarderkrankungen: Bei der *koronaren Herzkrankheit* (Ischämie; $\rightarrow$ S. 218) und nach einem *Herzinfarkt* ($\rightarrow$ S. 220) steigt die Belastung des nichtbetroffenen Myokards, d. h., es entsteht eine Vorwärts-HI mit *verminderter Kontraktilität*. Dies spiegelt sich in einem Flacherwerden der U-Kurve im Arbeitsdiagramm des Ventrikels wider ($\rightarrow$ **A 2**: U ➤ U'): Das endsystolische Volumen (ESV) und in geringerem Ausmaß auch das EDV steigen, das SV sinkt ($\rightarrow$ **A 2**: SV ➤ SV'; s. a. **A 5**, lila Pfeile). Eine Hypertrophie des Restmyokards, eine steife Infarktnarbe sowie die verminderte ATP-„Weichmacherwirkung" im ischämischen Myokard führen auch hier zu einer zusätzlichen Rückwärts-HI. Schließlich kann sich eine nachgiebige Infarktnarbe systolisch nach außen wölben (Dyskinese, $\rightarrow$ S. 223, G 4), was zu einer zusätzlichen Volumenbelastung führt (Pendelvolumen). *Kardiomyopathien* können ebenfalls eine HI auslösen, wobei beim dilatierenden Typ die Volumenbelastung und bei den hypertrophierenden und restriktiven Formen die Rückwärts-HI im Vordergrund stehen.

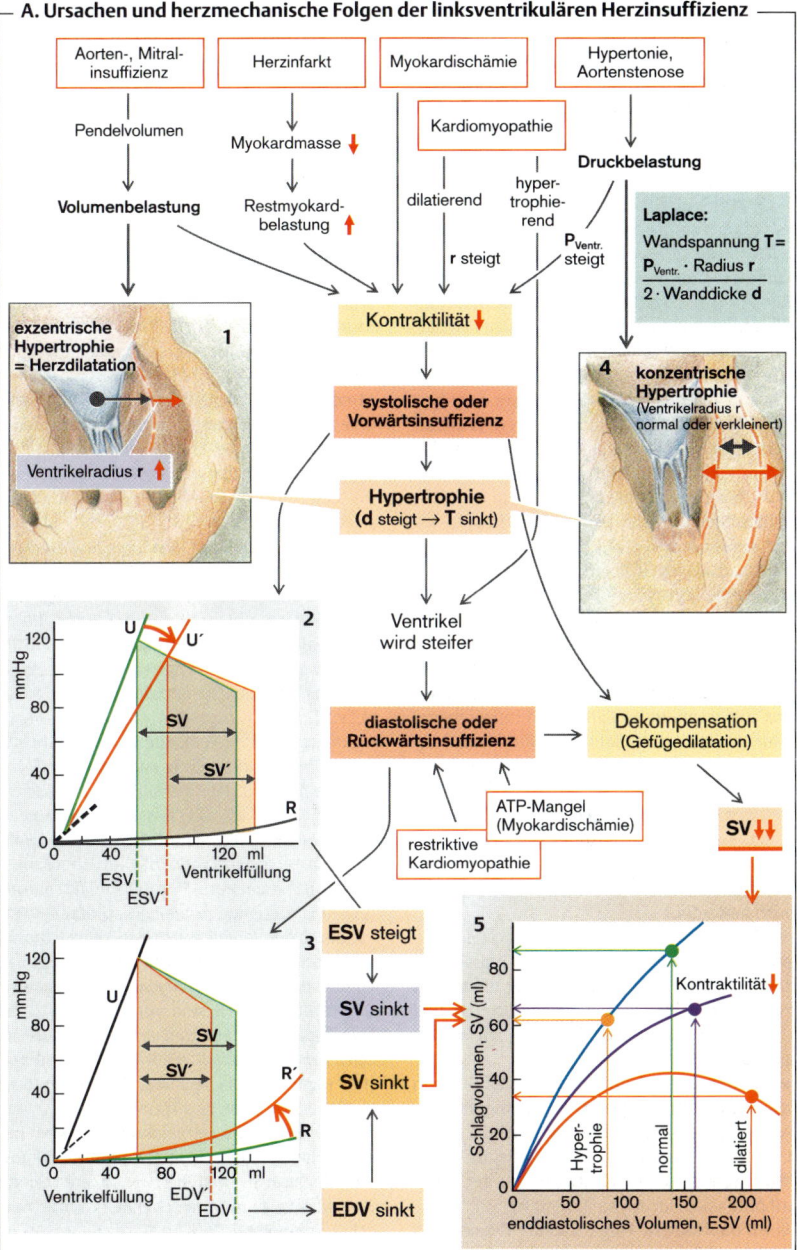

A. Ursachen und herzmechanische Folgen der linksventrikulären Herzinsuffizienz

Aorten-, Mitral-insuffizienz

Herzinfarkt

Myokardischämie

Hypertonie, Aortenstenose

Pendelvolumen

Myokardmasse ↓

Kardiomyopathie

Druckbelastung

Volumenbelastung

Restmyokard-belastung ↑

dilatierend

hyper-trophie-rend

$P_{Ventr.}$ steigt

Laplace:

Wandspannung $T =$

$$T = \frac{P_{Ventr.} \cdot \text{Radius } r}{2 \cdot \text{Wanddicke } d}$$

r steigt

exzentrische Hypertrophie = Herzdilatation   **1**

Ventrikelradius r ↑

Kontraktilität ↓

systolische oder Vorwärtsinsuffizienz

Hypertrophie (d steigt → T sinkt)

4 konzentrische Hypertrophie (Ventrikelradius r normal oder verkleinert)

Ventrikel wird steifer

diastolische oder Rückwärtsinsuffizienz

Dekompensation (Gefügedilatation)

ATP-Mangel (Myokardischämie)

restriktive Kardiomyopathie

SV ↓↓

2

mmHg

120

80

40

0

U   U'

SV

SV'

R

0   40   120 ml

ESV
ESV'

Ventrikelfüllung

3 ESV steigt

SV sinkt

SV sinkt

EDV sinkt

5

mmHg

120

80

40

0

U

SV

SV'

R'

R

0   40   80   120 ml

EDV'
EDV

Ventrikelfüllung

Schlagvolumen, SV (ml)

80

60

40

20

0

Kontraktilität ↓

Hyper-trophie   normal   dilatiert

0   50   100   150   200

enddiastolisches Volumen, ESV (ml)

HI durch Druckbelastung: Auch bei Hypertonie oder Aortenstenose steigt die Wandspannung **T** des linken Ventrikels, da ja für den Blutauswurf ein erhöhter Ventrikeldruck P_{Ventr} notwendig ist (Laplace-Gesetz, →**A**). Es entwickelt sich eine Vorwärts-HI mit verminderter Kontraktilität (→**A2**). Analoges gilt für den rechten Ventrikel bei pulmonalem Hochdruck (→S. 214). Auch bei Druckbelastung kommt es kompensatorisch zu einer Hypertrophie, doch ist diese „konzentrisch" (→**A4**), da das Kammervolumen in diesem Fall nicht vergrößert, ja u. U. sogar vermindert ist. Allerdings verringert sich auch bei konzentrischer Hypertrophie das EDV und somit das SV (Rückwärts-HI, →**A3**; s. a. **A5**, orange Pfeile). Hohe Druckbelastungen lassen das Remodeling des Myokards (s. u.) sowie die ungünstigere Kapillarversorgung (relative Koronarinsuffizienz) bei einem „kritischen Herzgewicht" von etwa 500 g im Ausmaß erreichen, bei dem das Myokardgefüge nachgibt: *Dekompensation*.

Neurohumorale Folgen der HI: Neben den herzmechanischen Folgen (→**A**) hat eine HI eine Reihe von systemischen Kompensationsmechanismen zur Folge, die in erster Linie darauf ausgerichtet sind, das HZV und den Blutdruck wieder anzuheben (→**B**). Im Vordergrund steht dabei ein *erhöhter Sympathikotonus* mit vermehrter Catecholaminfreisetzung (Noradrenalin, Adrenalin). Dadurch wird erreicht, daß sich über Aktivierung der kardialen β_1-Adrenozeptoren

♦ f_{Herz} *erhöht* (Symptom Tachykardie) und

♦ die Kontraktilität ansteigt (*positive Inotropie*) und somit das HZV wieder etwas angehoben wird. Über α_1-adrenerge *Vasokonstriktion* wird außerdem

♦ die Durchblutung von Skelettmuskel (Symptom Müdigkeit), Haut (Symptom Blässe) und Niere mit dem Ziel gedrosselt, das immer noch zu geringe HZV vorrangig der Koronar- und Gehirndurchblutung zugute kommen zu lassen (*Zentralisation*).

♦ Die *Minderdurchblutung der Niere* führt nun zu einer Aktivierung des Renin-Angiotensin-Aldosteron-Systems, zu einer erhöhten Filtrationsfraktion und zu einer reflektorischen Mehrausschüttung von ADH, wofür der bei HI erhöhte Vorhofdruck auslösend ist.

♦ All dies hat zur Folge, daß die *Wasser- und Salzresorption steigt* (Ödeme, s. u.). Angiotensin II und ADH wirken zudem vasokonstriktorisch.

Umbau des Myokards (*Remodeling*): Durch mechanische und neurohormonale Stimuli werden im Myokard bereits zu Beginn der HI (NYHA I) Umbauvorgänge ausgelöst, die den Fortgang der HI entscheidend mitbestimmen. **Auslöser** sind 1. die *erhöhte Wandspannung* (→**A**), wodurch u. a. die zytosolische Ca^{2+}-Konzentration ansteigt, sowie 2. *systemische* (Catecholamine, ADH, Angiotensin II; bei Typ-II-Diabetes mellitus auch Insulin) und 3. *lokale Wachstumssignale* (Endothelin, TGF [transforming growth factor], PDGF [platelet-derived GF], FGF [fibroblast GF], Verminderung der Wachstumshemmer NO und PGI_2). Die Myokardzellen vergrößern sich (*Hypertrophie*), doch entwickelt sich eine *Catecholaminrefraktärität* (Down-Regulation der β_1-Adrenozeptoren, Anstieg der antagonistischen G_i-Proteine, Rezeptorentkopplung), und die Ca^{2+}-ATPase-Aktivität sinkt ab.

Als **Folge** verlängert sich u. a. das *Aktionspotential* (wegen verminderter Repolarisationsströme), und das *Ruhepotential* ist weniger negativ. Dies kann zu *Arrhythmien* (Reentry, Nachpotentiale, ektope Schrittmacher, →S. 186 ff.), ja u. U. zu Kammerflimmern führen. (Etwa 50 % der HI-Patienten erleiden so einen *plötzlichen Herztod*.) Insgesamt entsteht eine *Kontraktionsschwäche* (u. a. durch eine teilweise funktionelle Entkopplung zwischen den Dihydropyridin- und den Ryanodin-empfindlichen Ca^{2+}-Kanälen; →S. 182) sowie eine *verminderte Relaxationsfähigkeit* des Myokards (zytosolische Ca^{2+}-Konzentration diastolisch erhöht). Daran ist auch eine Fibroblastenaktivierung (FGF u. a.) beteiligt, was einen erhöhten Kollagenanteil der Ventrikelwand und eine *Fibrosierung* von Myokard und Gefäßen zur Folge hat.

Die **systemischen Folgen und Symptome** der chronischen HI sind vor allem durch die *Salz- und Wasserretention* verursacht (→**B** unten). Bei der Links-HI erhöht sich der pulmonale Kapillardruck, was über die J-Rezeptoren der Lunge *Dyspnoe* und *Tachypnoe* auslöst und zum *Lungenödem* („Herzasthma") mit systemischer Hypoxie und Hyperkapnie führen kann. Bei Rechts-HI entstehen *periphere Ödeme* (tagsüber: v. a. im Unterschenkel; nachts: Ausschwemmung mit *Nykturie*).

B. Herzinsuffizienz: Neurohumorale Folgen

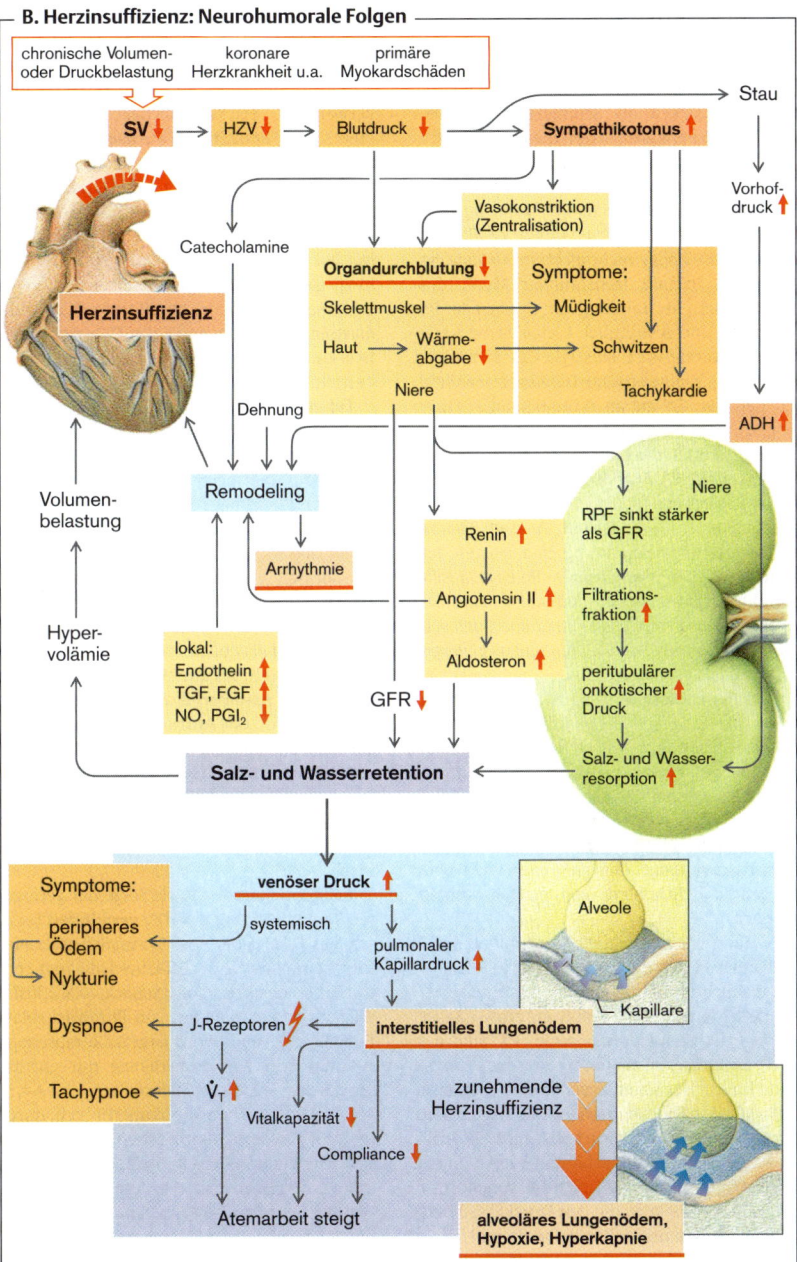

chronische Volumen- oder Druckbelastung | koronare Herzkrankheit u.a. | primäre Myokardschäden

SV ↓ → HZV ↓ → Blutdruck ↓ → Sympathikotonus ↑ → Stau

Vorhofdruck ↑

Vasokonstriktion (Zentralisation)

Catecholamine

Herzinsuffizienz

Organdurchblutung ↓   Symptome:

Skelettmuskel —————→ Müdigkeit

Haut → Wärmeabgabe ↓ —→ Schwitzen

Niere   Tachykardie

ADH ↑

Dehnung

Volumenbelastung

Remodeling

Arrhythmie

Niere

RPF sinkt stärker als GFR

Renin ↑

Hypervolämie

Angiotensin II ↑

Filtrationsfraktion ↑

lokal:
Endothelin ↑
TGF, FGF ↑
NO, PGI$_2$ ↓

Aldosteron ↑

peritubulärer onkotischer ↑ Druck

GFR ↓

Salz- und Wasserresorption ↑

Salz- und Wasserretention

venöser Druck ↑

Symptome:

peripheres Ödem

systemisch

pulmonaler Kapillardruck ↑

Alveole

Nykturie

Dyspnoe ← J-Rezeptoren

interstitielles Lungenödem

Kapillare

Tachypnoe ← V̇$_T$ ↑

Vitalkapazität ↓

zunehmende Herzinsuffizienz

Compliance ↓

Atemarbeit steigt

alveoläres Lungenödem, Hypoxie, Hyperkapnie

Perikarderkrankungen

Das Perikard umhüllt als zweischichtiger, flexibler Sack das Herz, wobei 15 – 50 ml einer serösen Flüssigkeit als Schmierfilm zwischen den beiden Perikardblättern dienen. Der intraperikardiale Druck (P_{per}) schwankt atmungsabhängig zwischen + 0,5 und – 0,5 kPa.

Eine **akute Perikarditis** (**P.**) kann *infektbedingt* sein (z. B. Echovirus, Coxsackie-B-Virus, Tuberkulose) oder *nichtinfektiöse Gründe* haben (z. B. Urämie, transmuraler Myokardinfarkt, Tumor, Bestrahlung). Die *Stadien* der Perikarditis sind gewöhnlich 1. eine Vasodilatation mit vermehrter Flüssigkeitsansammlung (seröse P.), 2. eine erhöhte Gefäßpermeabilität, so daß der Gehalt an Proteinen inkl. Fibrin (ogen) in der Flüssigkeit ansteigt (serofibrinöse P.), und 3. die Einwanderung von Leukozyten (eitrige P.). Auch Blutungen sind möglich (hämorrhagische P.).

Symptome einer akuten P. sind Thoraxschmerzen (bei Einatmung und Husten verstärkt), Fieber, perikardiale Reibegeräusche bei der Auskultation und ein *abnormales EKG* (ST-Anhebung durch Mitentzündung des subepikardialen Myokards; PQ-Senkung wegen abnormaler Vorhoferregung).

Ein **Perikarderguß** (> 50 ml Exsudatflüssigkeit; Messung im Echokardiogramm) kann sich bei jeder akuten P. entwickeln. Sammeln sich mehr als ca. 200 ml *akut* an (z. B. Blutung), steigt P_{per} wegen der geringen Perikarddehnbarkeit steil an (Folgen: s. u.). Entwickelt sich der Erguß hingegen *chronisch*, so wird das Perikard so gedehnt, daß sich u. U. 1 – 2 l ohne wesentliche Erhöhung von P_{per} ansammeln können.

Gefährliche **Komplikationen** einer akuten P. und eines Perikardergusses sind eine *Perikardtamponade* und eine *konstriktive Perikarditis*; beide schränken die Herzfüllung ein ($\rightarrow$ **A**). *Ursachen* der **Perikardtamponade** (**PT**) sind u. a. eine tumuröse, virale und urämische P. sowie eine Ruptur der Kammerwand nach Myokardinfarkt oder Thoraxtraumen. Die *Folge der PT* ist, daß der Kammerdruck während der ganzen Diastole auf den erhöhten Wert von P_{per} angestiegen ist. Die y-Senke der Venendruckkurve ($\rightarrow$ S. 179, A 3), die den Druckabfall nach Öffnen der Trikuspidalklappe widergibt, flacht daher ab, und der „Dip" (s. u.) fehlt.

Nach viraler oder tuberkulöser P. kann es zu Narbenbildung und Verkalkung sowie zum Verwachsen der Perikardblätter kommen. Eine solche **konstriktive Perikarditis** (**kon. P.**) läßt die Ruhedehnungskurve der Ventrikel erheblich steiler werden ($\rightarrow$ **A 2**), so daß der diastolische Ventrikeldruck nach kurzem Absinken gleich wieder steil ansteigt ($\rightarrow$ **A 1**, „Dip" mit kurzer und rascher frühdiastolischer Füllung) und dann ein Plateau erreicht ($\rightarrow$ **A 1**). Die y-Senke ist bei der kon. P. vertieft, da frühdiastolisch (im Gegensatz zur PT) ein erhöhter Druckgradient zwischen Vorhof und Kammer besteht.

Differentialdiagnostisch bedeutsam ist auch, daß bei PT (nicht bei kon. P.) der systolische Blutdruck während der Inspiration um mehr als 10 (normal 5) mmHg sinkt, da der inspiratorisch erhöhte venöse Rückstrom das Ventrikelseptum in die linke Kammer vorwölbt und ihr Schlagvolumen dadurch (mehr als normal) verkleinert: *„pulsus paradoxus"*. Typisch für die kon. P. hingegen ist das Kussmaul-Zeichen, ein inspiratorischer Anstieg (normal: Abfall) des Venendrucks.

Sowohl bei PT als auch bei kon. P. ist also die diastolische **Kammerfüllung** vermindert. Eine der Folgen ist ein **Anstieg des Venendrucks**. Bei den *Pulmonalvenen* macht sich dies durch Dyspnoe und Rasselgeräusche (Lungenödem) bemerkbar. Der *erhöhte systemische Venendruck* (Stau der Halsvenen; $\rightarrow$ **A**) führt zu Lebervergrößerung, Aszites und peripheren Ödemen.

Bei kon. P. und PT ist als Folge der geringeren Kammerfüllung das **HZV vermindert** ($\rightarrow$ **A**, oranges Feld). Über eine Sympathikusaktivierung kommt es daher zu Tachykardie und Zentralisation des Kreislaufs (Schock, $\rightarrow$ S. 230 ff.). Wegen der Kombination von Blutdruckabfall, Tachykardie und Koronargefäßkompression entsteht eine *Myokardischämie* mit charakteristischen EKG-Veränderungen ($\rightarrow$ **A 4, 5**; $\rightarrow$ S. 221 F). Wird (v. a. die akute) PT nicht durch Perikardpunktion unterbrochen, steigt der diastolische Ventrikeldruck in einem Teufelskreis immer weiter an und die Pumpfunktion des Herzens sistiert ($\rightarrow$ **A 3**). Eine kon. P. kann durch operative Entfernung des Perikards therapiert werden.

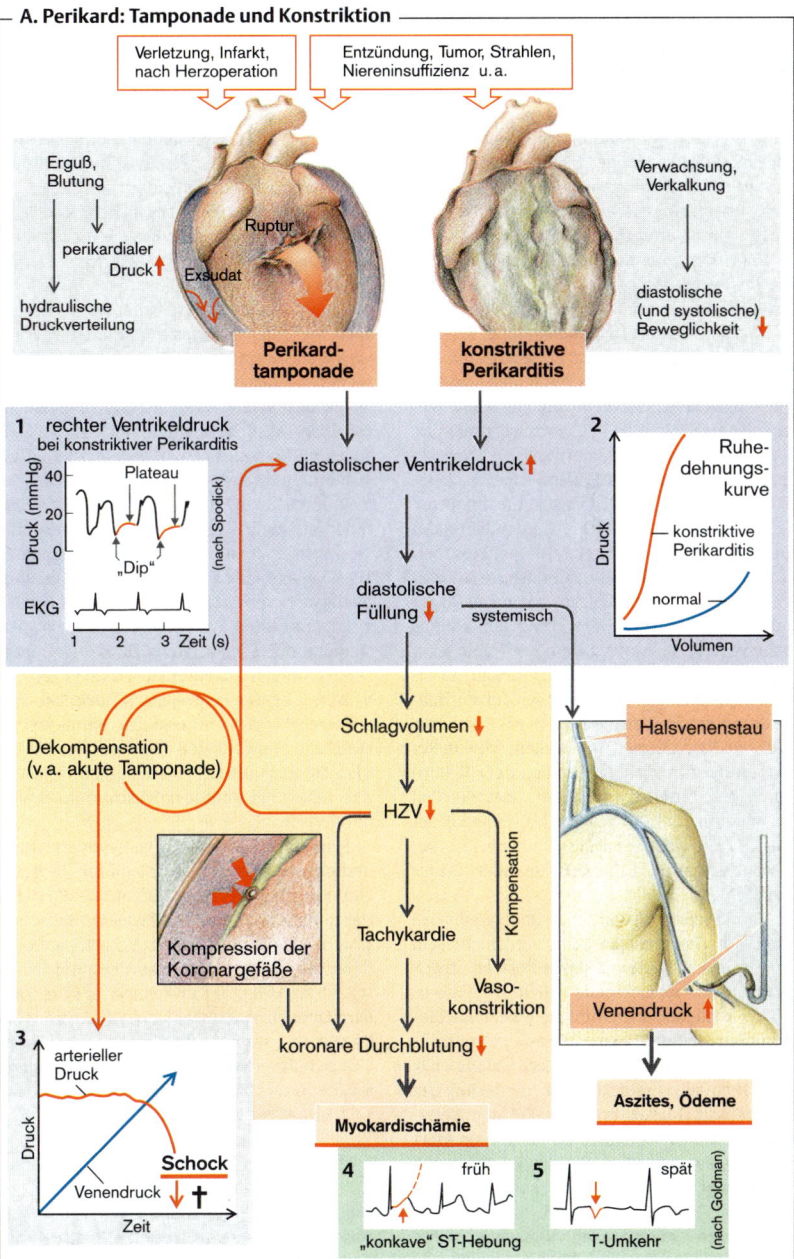

A. Perikard: Tamponade und Konstriktion

Verletzung, Infarkt, nach Herzoperation

Entzündung, Tumor, Strahlen, Niereninsuffizienz u. a.

Erguß, Blutung

→ perikardialer Druck ↑

→ hydraulische Druckverteilung

Ruptur

Exsudat

Perikard-tamponade

Verwachsung, Verkalkung

↓ diastolische (und systolische) Beweglichkeit ↓

konstriktive Perikarditis

1 rechter Ventrikeldruck bei konstriktiver Perikarditis

Druck (mmHg)

Plateau

„Dip"

EKG

1 2 3 Zeit (s)

(nach Spodick)

diastolischer Ventrikeldruck ↑

diastolische Füllung ↓

systemisch

2 Ruhe-dehnungs-kurve

Druck

konstriktive Perikarditis

normal

Volumen

Schlagvolumen ↓

Dekompensation (v. a. akute Tamponade)

HZV ↓

Kompensation

Halsvenenstau

Kompression der Koronargefäße

Tachykardie

Vaso-konstriktion

koronare Durchblutung ↓

Venendruck ↑

3

arterieller Druck

Druck

Schock

Venendruck

✝

Zeit

Myokardischämie

Aszites, Ödeme

4 früh

„konkave" ST-Hebung

5 spät

T-Umkehr

(nach Goldman)

Kreislaufschock

Unter (Kreislauf-)Schock versteht man ein akut oder subakut einsetzendes, fortschreitendes **generalisiertes Kreislaufversagen** mit Störung der Mikrozirkulation und **Minderdurchblutung** lebenswichtiger Organe. Zum Schock im weiteren Sinne zählen auch O_2-*Abgabe-* und *Verwertungsstörungen* mit (anfänglich) nicht verminderter Durchblutung.

Die Ursache des Schocks ist meist ein **reduziertes Herzzeitvolumen** (HZV), was folgende **Gründe** haben kann:

♦ Bei Hypovolämie (**hypovolämischer Schock**) ist der zentrale Venendruck erniedrigt, und damit der *venöse Rückstrom vermindert*; folglich sinkt das Schlagvolumen (Frank-Starling-Mechanismus). Ursache des Volumenmangels kann eine Blutung (*hämorrhagischer Schock*) oder ein sonstiger **Flüssigkeitsverlust** *nach außen* sein, etwa über den Gastrointestinaltrakt (z. B. Blutung, starkes Erbrechen, anhaltender Durchfall), über die Nieren (z. B. Diabetes mellitus, Diabetes insipidus, hochdosierte Diuretika, Polyurie nach akutem Nierenversagen) oder über die Haut (Verbrennungen, starkes Schwitzen ohne Wasserzufuhr). Auch ein Flüssigkeitsverlust *nach innen* kann Grund für einen hypovolämischen Schock sein, etwa innere Blutungen in Weichteile (z. B. bei Frakturen, v. a. von Oberschenkel und Becken, oder im Retroperitonealbereich), in den Thorax (z. B. Ruptur eines Aortenaneurysmas) oder in den Bauchraum (z. B. Milzruptur) sowie eine Sequestration größerer Flüssigkeitsmengen bei Ileus, Peritonitis, Leberzirrhose oder akuter Pankreatitis.

♦ **Kardiogener Schock:** Ein primäres oder sekundäres *Herzversagen* kann verursacht sein durch einen akuten Myokardinfarkt, durch akut dekompensierende Herzinsuffizienz, durch maligne Arrhythmien, durch Kardiomyopathien, durch akute Herzklappeninsuffizienz, durch Obstruktion großer Gefäße (z. B. Lungenembolie) oder durch Behinderung der Herzfüllung (Mitralstenose, Perikardtamponade, konstriktive Perikarditis). Im Gegensatz zum hypovolämischen Schock ist dabei der *zentrale Venendruck erhöht* (sog. Stauungsschock).

♦ Zu den **hormonellen Ursachen** eines Schocks gehören u. a. eine Nebenniereninsuffizienz (Addison-Krise, → S. 270), ein Koma bei Diabetes mellitus (→ S. 288 ff.), ein hypoglykämischer Schock (Insulinüberdosierung, Insulinom; → S. 292), hyper- und hypothyreote Komata (→ S. 282 ff.) sowie ein Koma bei Hypo- oder Hyperparathyreoidismus (→ S. 128).

♦ **Metabolisch-toxische Ursachen** sind eine dekompensierte Leberzirrhose, ein akutes Leberversagen, eine Urämie, zahlreiche Vergiftungen u. a.

♦ Ein verringertes HZV kann seine Ursache auch in einer *peripheren Gefäßerweiterung* (keine Blässe) mit einem „Versacken" des Blutes haben, etwa beim **anaphylaktischen Schock** (Nahrungsmittel- oder Medikamentenallergie; Insektenstich), bei dem gefäßaktive Substanzen (Histamin u. a.) freigesetzt werden.

♦ Beim **septisch-toxischen Schock** wird das HZV durch Toxine (meist gramnegativer) Bakterien anfänglich *gesteigert* (Tachykardie und verringerter totaler peripherer Widerstand, TPR). Sodann fällt der zunächst normale Blutdruck ab, es kommt zu respiratorischer Insuffizienz, und schließlich entwickelt sich ein Spätstadium mit erniedrigtem HZV und hohem TPR, Verbrauchskoagulopathie usw. (s. u.).

♦ Selten ist der **neurogene Schock**, bei dem z. B. nach Hirnstamm- und Rückenmarkstraumen und Vergiftungen (Barbiturate, Narkotika) die vegetative Kreislaufregulation gestört und daher der venöse Rückstrom stark vermindert ist.

Symptome (→ **B** links): Der hypovolämische und der kardiogene Schock sind u. a. begleitet von einem *erniedrigten Blutdruck* (weicher Puls), einer *erhöhten Herzfrequenz, Blässe* mit kaltem Schweiß (nicht beim Schock durch Gefäßerweiterung), einer verminderten Urinausscheidung (*Oligurie*) und starkem *Durst*. Mit dem Quotienten Pulszahl (min^{-1})/systolischer Blutdruck (mmHg), dem sog. **Schockindex**, läßt sich das Volumendefizit grob abschätzen:

- 0,5 = normal bzw. Blutverlust < 10%;
- 1,0 = Blutverlust < 20–30%: drohender Schock;
- 1,5 = Blutverlust > 30–50%: manifester Schock.

Die meisten der genannten Symptome sind Ausdruck gegenregulatorischer **Maßnahmen** des Organismus **gegen den drohenden Schock**

A. Kompensationsmechanismen beim drohenden hypovolämischen Schock

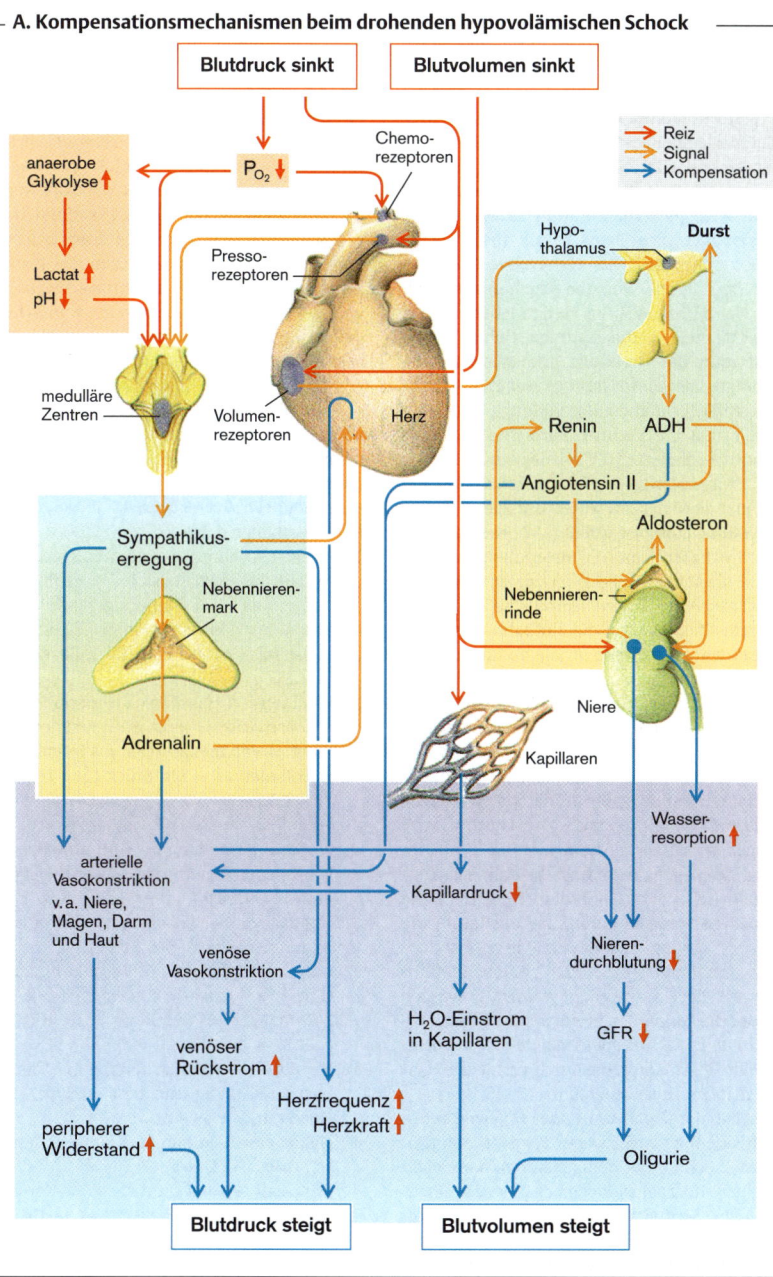

Blutdruck sinkt

Blutvolumen sinkt

Reiz
Signal
Kompensation

anaerobe Glykolyse ↑

P_{O_2} ↓

Chemo-rezeptoren

Lactat ↑
pH ↓

Pressorezeptoren

Hypothalamus

Durst

medulläre Zentren

Volumenrezeptoren

Herz

Renin

ADH

Angiotensin II

Aldosteron

Sympathikuserregung

Nebennierenmark

Nebennierenrinde

Adrenalin

Niere

Kapillaren

Wasserresorption ↑

arterielle Vasokonstriktion v. a. Niere, Magen, Darm und Haut

Kapillardruck ↓

Nierendurchblutung ↓

venöse Vasokonstriktion

H_2O-Einstrom in Kapillaren

GFR ↓

venöser Rückstrom ↑

Herzfrequenz ↑
Herzkraft ↑

peripherer Widerstand ↑

Oligurie

Blutdruck steigt

Blutvolumen steigt

▶ (→ **A**). Dabei ergänzen sich rasche Mechanismen, die den *abgefallenen Blutdruck wieder erhöhen*, und langsamere, die dem *Volumenmangel entgegenwirken:*

◆ **Blutdruckkompensation** (→ **A** links): Der Blutdruckabfall hemmt die afferenten Signale der arteriellen Pressorezeptoren, was zur Aktivierung pressorischer Areale im ZNS und zu *erhöhtem Sympathikotonus* führt. *Arterielle Vasokonstriktion* (nicht beim Schock durch Gefäßerweiterung) leitet das verminderte HZV von der Haut (Blässe), von den Bauchorganen, von der Niere (Oligurie) um zu den lebenswichtigen Organen (Koronararterien, Gehirn): **Zentralisation des Kreislaufs**. Die sympathikusbedingte *Vasokonstriktion der venösen Kapazitätsgefäße* (erhöht die Herzfüllung), die *Tachykardie* und die *positive Inotropie* heben das zuvor verminderte HZV wieder etwas an. Aus dem Nebennierenmark freigesetztes *Adrenalin* ergänzt diese nervösen Mechanismen.

◆ **Volumenkompensation** (→ **A** rechts): Der Blutdruckabfall und die Arteriolenverengung beim drohenden Schock *verringern den effektiven kapillaren Filtrationsdruck*, so daß interstitielle Flüssigkeit in die Blutbahn einströmt. Außerdem registrieren atriale Volumensensoren den Volumenmangel (*verminderter Vorhofdruck*), was die Sekretion von Atriopeptin (= ANF) aus der Vorhofwand unterbindet und reflektorisch eine *ADH-Sekretion* auslöst (Henry-Gauer-Reflex). ADH wirkt vasokonstriktorisch und wasserretinierend. Der renale Blutdruckabfall erhöht die Ausschüttung von *Renin*, so daß vermehrt *Angiotensin II* gebildet wird, das Durst auslöst und ebenfalls vasokonstriktorisch wirkt. Außerdem steigert es die Sekretion von *Aldosteron*, das wiederum die renale Salz- und damit die Wasserausscheidung minimiert (→ S. 122 ff.). Kann der drohende Schock abgewendet werden, so werden später die verlorenen Erythrozyten ersetzt (erhöhte renale *Erythropoietinbildung*; → S. 30 ff.) und die Plasmaproteine durch vermehrte Synthese in der Leber aufgefüllt.

Wenn der Organismus *ohne Hilfe von außen* (Infusion u. a.) nicht in der Lage ist, den drohenden Schock mit den genannten homöostatischen Kompensationsmechanismen abzuwenden, entwickelt sich ein **manifester Schock** (→ **B**). Bleibt der systolische Blutdruck längerfristig < 90 mmHg bzw. der Mitteldruck

< 60 mmHg (was auch trotz Volumenauffüllung vorkommt: *protrahierter Schock*), entwickeln sich als **Folgen** der Hypoxie *Organschäden*, die zum extrem kritischen **Multiorganversagen** kulminieren können. Häufige Organschäden sind eine *akute respiratorische Insuffizienz* (= Schocklunge = Adult respiratory distress syndrome, ARDS) mit Hypoxämie, ein *akutes Nierenversagen* (GFR < 15 ml/min trotz Wiedernormalisierung von Blutdruck und -volumen), *Leberversagen* (Bilirubin im Plasma steigt, Prothrombin fällt ab), *Hirnversagen* (Bewußtseinsverlust, zunehmender Komagrad), disseminierte intravasale Gerinnung mit *Verbrauchskoagulopathie*, akute *Ulzera* im Magen-Darm-Trakt mit Blutungen u. a. m.

Im Schock bilden sich einige, z. T. *sich selbst verstärkende Mechanismen* aus, die den Schock verschlimmern, bis er schließlich sogar therapeutisch nicht mehr beeinflußbar ist (**irreversibler** oder **refraktärer Schock**). Folgende Teufelskreise laufen dabei u. a. ab:

1. Vasokonstriktion ⇒ Strömungsgeschwindigkeit ↓ ⇒ Blutviskosität ↑ ⇒ Strömungswiderstand ↑ ⇒ Strömungsgeschwindigkeit ↓↓ usw. bis zum völligen Strömungsstillstand (Stase mit Sludge-Phänomen) (→ **C1**).

2 a. Volumen ↓ ⇒ Blutdruck ↓ ⇒ periphere Vasokonstriktion ⇒ Hypoxie ⇒ Arteriolenöffnung ⇒ Volumenabstrom ins Interstitium ⇒ Volumen ↓↓ ⇒ Blutdruck ↓↓ ⇒ Hypoxie ↑ (→ **C2a**).

2 b. Volumen ↓ ⇒ Hypoxie ⇒ Kapillarschäden ⇒ Gerinnselbildung ⇒ Verbrauchskoagulopathie ⇒ Blutung ins Gewebe ⇒ Volumen ↓↓ (→ **C2b**).

2 c. Hypoxie ⇒ Kapillarschäden ⇒ Thrombenbildung ⇒ Hypoxie ↑ (→ **C2c**).

3. HZV ↓ ⇒ Blutdruck ↓ ⇒ Koronardurchblutung ↓ ⇒ Hypoxie ⇒ Myokardazidose und ATP-Mangel ⇒ Herzkraft ↓ ⇒ HZV ↓↓ (→ **C3,4**).

4 a. Herzkraft ↓ ⇒ Blutströmung ↓ ⇒ Thrombosen ⇒ Lungenembolien ⇒ Hypoxie ⇒ Herzkraft ↓↓ (→ **C4a**).

4 b. Hypoxie ⇒ Herzkraft ↓ ⇒ Lungenödem ⇒ Hypoxie ↑ (→ **C4b**).

4 c. Herzkraft ↓ ⇒ Blutdruck ↓ ⇒ Koronardurchblutung ↓ ⇒ Herzkraft ↓↓ (→ **C4c**).

B. Ursachen, Symptome und Folgen eines Schocks

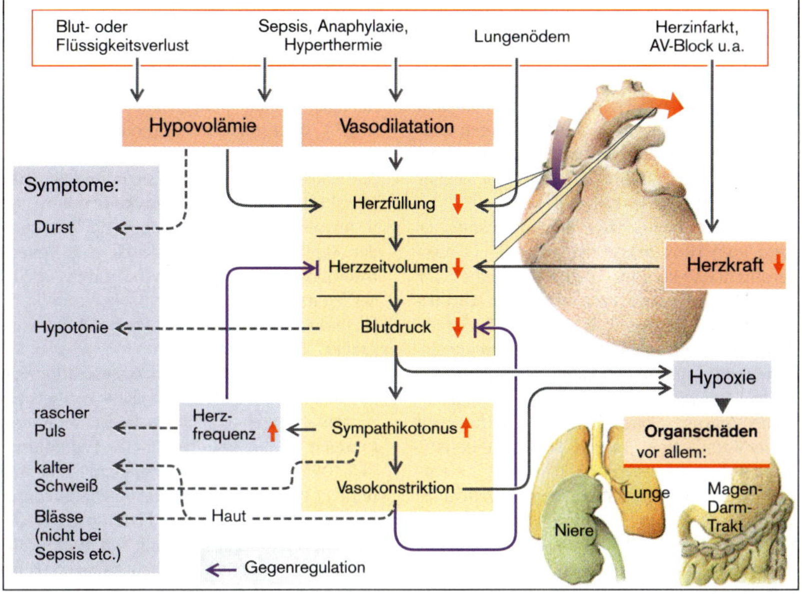

Blut- oder Flüssigkeitsverlust

Sepsis, Anaphylaxie, Hyperthermie

Lungenödem

Herzinfarkt, AV-Block u.a.

Hypovolämie

Vasodilatation

Symptome:

Durst

Herzfüllung ↓

Herzzeitvolumen ↓

Herzkraft ↓

Hypotonie ←

Blutdruck ↓

Hypoxie

Organschäden
vor allem:

rascher Puls

Herz-frequenz ↑

Sympathikotonus ↑

kalter Schweiß

Vasokonstriktion

Lunge

Magen-Darm-Trakt

Bläss (nicht bei Sepsis etc.)

Haut

Niere

← Gegenregulation

C. Teufelskreise (1–4), die zum irreversiblen Schock führen

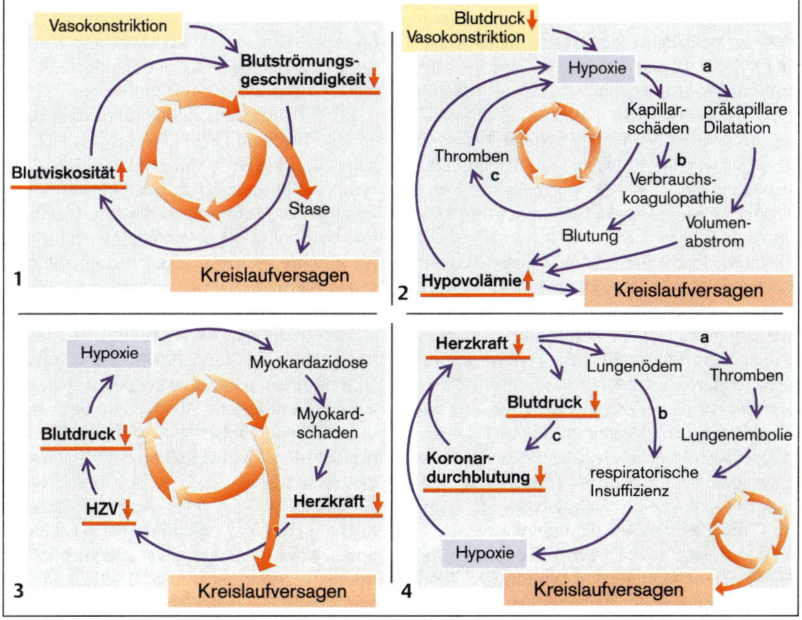

1

Vasokonstriktion

Blutströmungs-geschwindigkeit ↓

Blutviskosität ↑

Stase

Kreislaufversagen

2

Blutdruck ↓
Vasokonstriktion

Hypoxie

a

Kapillar-schäden → präkapilläre Dilatation

Thromben

b

Verbrauchs-koagulopathie

c

Volumen-abstrom

Blutung

Hypovolämie ↑ → Kreislaufversagen

3

Hypoxie

Myokardazidose

Myokard-schaden

Blutdruck ↓

HZV ↓

Herzkraft ↓

Kreislaufversagen

4

Herzkraft ↓

a

Lungenödem

Thromben

Blutdruck ↓

b

Lungenembolie

Koronar-durchblutung ↓

c

respiratorische Insuffizienz

Hypoxie

Kreislaufversagen

Ödeme

Funktionelle *Poren* im Kapillarendothel erlauben die **Filtration** von weitgehend proteinfreier Plasmaflüssigkeit ins Interstitium. Aus allen Kapillaren des Körpers (ohne Nieren) werden rund 20 l/d abfiltriert, wovon 90% gleich wieder zurückströmen (**Resorption**). Die restlichen 2 l/d erreichen die Blutbahn erst wieder über den Umweg der **Lymphe** ($\to$ **A**).

Die Filtrations- bzw. Resorptionsrate Q_f wird vom **Filtrationskoeffizienten K_f** (= Wasserdurchlässigkeit mal Austauschfläche) der Kapillarwand sowie vom **effektiven Filtrationsdruck P_{eff}** bestimmt ($Q_f = P_{eff} \cdot K_f$). P_{eff} ist die Differenz von *hydrostatischem Druckunterschied* ΔP und *onkotischem* (*kolloidosmotischem*) *Druckunterschied* $\Delta\pi$ über die Kapillarwand (*Starling-Gesetz*), wobei ΔP = Blutdruck in der Kapillare (**P_{kap}**) minus Druck im Interstitium (**P_{int}**, normalerweise $\approx$ 0 mmHg). $\Delta\pi$ entsteht durch die gegenüber dem Interstitium um ΔC_{Prot} ($\approx$ 1 mmol/l) höhere Proteinkonzentration im Plasma und ist umso größer, je näher der Reflexionskoeffizient für Plasmaproteine (σ_{Prot}) bei 1,0 liegt, d.h., je geringer die Endothelpermeabilität für die Plasmaproteine ist ($\Delta\pi = \sigma_{Prot} \cdot R \cdot T \cdot \Delta C_{Prot}$). ΔP beträgt auf Herzhöhe am arteriellen Ende systemischer Kapillaren rund 30 mmHg und fällt zum venösen Ende auf rund 22 mmHg ab. $\Delta\pi$ (ca. 24 mm Hg; $\to$ **A** rechts) wirkt diesen Drücken entgegen, so daß die anfänglich hohe Filtration ($P_{eff} = +6$ mmHg) in eine Resorption umschlägt, wenn P_{eff} negativ wird. (In der *Lunge* beträgt ΔP nur 10 mmHg, so daß P_{eff} dort sehr niedrig ist.)

Unterhalb der Herzebene addiert sich der *hydrostatische* Druck der Blutsäule zum Druck im Kapillarlumen (*Füße: ca. + 90 mmHg!*). Vor allem beim ruhigen Stehen kommt es dort zu hohen Filtrationsraten, die „*selbstregulatorisch*" dadurch kompensiert werden, daß wegen des Wasserausstroms auch die Proteinkonzentration und damit $\Delta\pi$ entlang der Kapillare ansteigt. Zur Selbstregulation gehört auch, daß bei vermehrter Filtration P_{int} ansteigt (begrenzte Dehnbarkeit des Interstitiums) und damit ΔP kleiner wird.

Übersteigt die Filtratmenge die Summe von resorbiertem Volumen plus Lymphabfluß, entstehen **Ödeme**, im Pfortaderbereich ein *Aszites*, in der Lunge ein Lungenödem ($\to$ S. 80). Als **Ursachen** kommen in Frage ($\to$ **B**):

◆ Blutdruckanstieg im arteriellen Bereich der Kapillare durch präkapilläre Vasodilatation ($P_{kap}\uparrow$), insbesondere während gleichzeitiger Permeabilitätssteigerung für Proteine ($\sigma_{Prot}\downarrow$ und damit $\Delta\pi\downarrow$), z.B. bei Entzündungen oder Anaphylaxie (Histamin, Bradykinin u.a.).

◆ Anstieg des venösen Druckes ($P_{kap}\uparrow$ am Ende der Kapillare), was lokal durch eine Venenthrombose oder systemisch u.a. durch Herzinsuffizienz ($\to$ S. 224 ff.) verursacht sein kann (*kardiale Ödeme*). Ein Pfortaderstau führt zum *Aszites* ($\to$ S. 170).

◆ Eine verminderte Plasmakonzentration von Proteinen (v.a. von Albumin) läßt $\Delta\pi$ überproportional sinken, was daran liegen kann, daß Proteine renal verlorengehen (Proteinurie; $\to$ S. 104), daß die Leber zu wenig Plasmaproteine synthetisiert (z.B. Leberzirrhose; $\to$ S. 172 ff.) oder daß bei Eiweißmangel die Plasmaproteine zur Deckung des Aminosäurenbedarfs vermehrt abgebaut werden (*Hungerödeme*).

◆ Auch ein verminderter Lymphabfluß kann zu lokalen Ödemen führen, sei es durch Kompression (Tumoren), Durchtrennung (Operationen), Verödung (Strahlentherapie) oder Verlegung (Bilharziose) der Lymphwege.

Durch die Ödembildung wird der interstitielle Raum so lange geweitet, bis sich ein neues Gleichgewicht (Filtration = Resorption + Lymphabfluß) eingestellt hat. Eine vermehrte Dehnbarkeit (Compliance) des Interstitialraumes begünstigt die Ödembildung ebenso wie der erhöhte hydrostatische Druck in abhängigen Körperpartien (Knöchelödeme).

Da die Ödemflüssigkeit aus dem Blut stammt, nimmt als **Folge** systemischer Ödeme ($\to$ **B** unten) das Blutvolumen und damit das HZV ab. Dies senkt sowohl per se als auch über die ausgelöste Sympathikusaktivierung die Nierendurchblutung, erhöht damit also die Filtrationsfraktion und setzt den Renin-Angiotensin-Mechanismus in Gang. Durch die resultierende *Na$^+$-Retention* steigt das Extrazellulärvolumen, was zwar einerseits das Blutvolumen wieder anhebt, aber andererseits die Ödeme verstärkt. Auch die Na$^+$-Retention bei Niereninsuffizienz hat Ödeme zur Folge.

A. Flüssigkeitsaustausch an der Kapillare

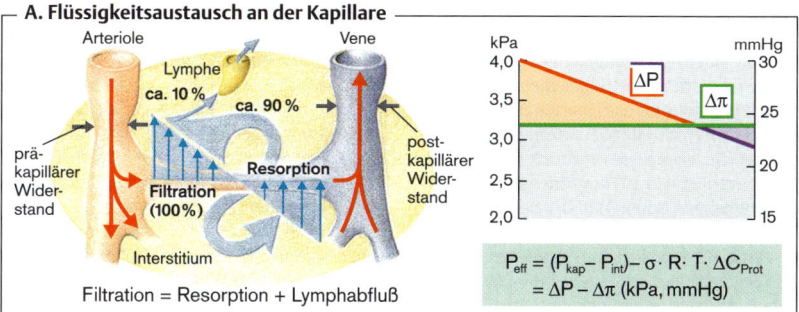

Arteriole — Vene

Lymphe ca. 10 %

ca. 90 %

präkapillärer Widerstand

postkapillärer Widerstand

Filtration (100 %) — Resorption

Interstitium

Filtration = Resorption + Lymphabfluß

kPa — mmHg

4,0 / 30
3,5 / 25
3,0 /
2,5 / 20
2,0 / 15

ΔP ΔπΠ

$$P_{eff} = (P_{kap} - P_{int}) - \sigma \cdot R \cdot T \cdot \Delta C_{Prot}$$
$$= \Delta P - \Delta \pi \ (kPa, mmHg)$$

B. Ödementstehung

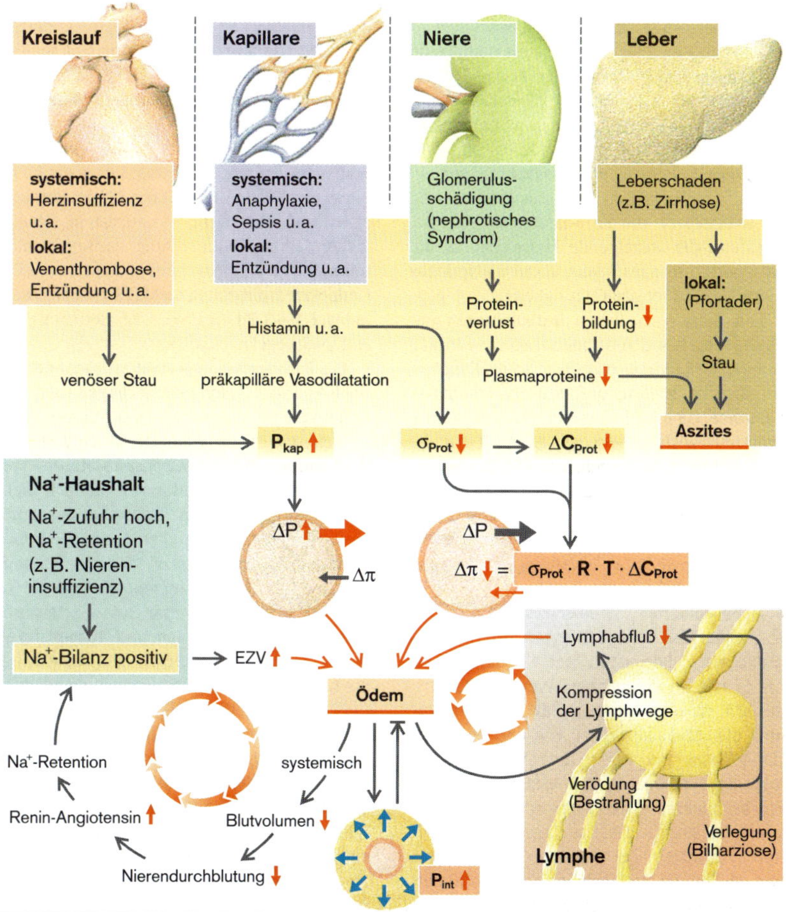

Kreislauf

Kapillare

Niere

Leber

systemisch: Herzinsuffizienz u.a.
lokal: Venenthrombose, Entzündung u.a.

systemisch: Anaphylaxie, Sepsis u.a.
lokal: Entzündung u.a.

Glomerulusschädigung (nephrotisches Syndrom)

Leberschaden (z.B. Zirrhose)

Proteinverlust

Proteinbildung ↓

lokal: (Pfortader)

↓

Stau

venöser Stau

Histamin u.a.

präkapilläre Vasodilatation

Plasmaproteine ↓

Aszites

P_{kap} ↑

σ_{Prot} ↓ → ΔC_{Prot} ↓

Na⁺-Haushalt

Na⁺-Zufuhr hoch, Na⁺-Retention (z.B. Niereninsuffizienz)

ΔP ↑

ΔP

← Δπ

Δπ ↓ = $\sigma_{Prot} \cdot R \cdot T \cdot \Delta C_{Prot}$

Na⁺-Bilanz positiv → EZV ↑

Lymphabfluß ↓

Ödem

Kompression der Lymphwege

Na⁺-Retention

systemisch

Verödung (Bestrahlung)

Renin-Angiotensin ↑

Blutvolumen ↓

Verlegung (Bilharziose)

Nierendurchblutung ↓

P_{int} ↑

Lymphe

Arteriosklerose

Arterio- oder Atherosklerose (ASkl.) ist die Ursache für mehr als die Hälfte aller Todesfälle in den westlichen Industrienationen. Es ist eine langsam fortschreitende Arterienerkrankung, bei der die Intima ($\rightarrow$ **A1**) durch fibröse Einlagerungen verdickt ist, die zunehmend das Lumen einengen sowie der Ort von Blutungen und Thrombusbildung sind ($\rightarrow$ **B**).

Fettstreifen sind die am frühesten sichtbaren Zeichen einer ASkl. (auch schon im Kindesalter). Sie sind eine subendotheliale Anhäufung großer, fetthaltiger Zellen (*Schaumzellen;* $\rightarrow$ **A2**). Später bilden sich **fibröse Plaques** oder **Atherome** ($\rightarrow$ **A3**), Ursache der klinischen Manifestation der ASkl. Diese Plaques sind eine Ansammlung von Monozyten, Makrophagen, Schaumzellen, T-Lymphozyten, Bindegewebe sowie von Gewebetrümmern und Cholesterinkristallen. Die Plaques sind häufig mit dem Bakterium *Chlamydia pneumoniae* infiziert.

Häufigste **Lokalisationen** von Plaques sind die Bauchaorta, die Koronararterien, die Aa. popliteae, die absteigende Thorakalaorta, die Aa. carotis internae und der Circulus arteriosus cerebri (geordnet nach Häufigkeit).

Von den wesentlichen **Risikofaktoren** der ASkl. ($\rightarrow$ **C1**) sind fünf beeinflußbar, nämlich eine *Hyperlipidämie*, eine *Hypertonie, Rauchen*, ein *Diabetes mellitus* und eine *Hyperhomozysteinämie*. Ob die Chlamydieninfektion pathogenetisch wichtig oder gar Auslöser für die ASkl. ist, ist unklar. Nicht beeinflußbare Risikofaktoren sind *höheres Alter, männliches Geschlecht* und eine *genetische Belastung* ($\rightarrow$ S. 246 ff.). Nachgeordnete Faktoren sind Übergewicht sowie ein bewegungsarmer und streßreicher Lebensstil.

◆ **Hyperlipidämie:** *Serumcholesterinwerte* bei 35–40jährigen über 265 mg/dl erhöhen das Risiko einer koronaren Herzerkrankung auf das 5fache im Vergleich zu Werten < 220 mg/dl. 70% davon werden in **LDL** transportiert, und die ASkl. korreliert mit erhöhten LDL-Werten. Ein Defekt der LDL-Rezeptoren führt sehr frühzeitig zur ASkl. ($\rightarrow$ S. 246 ff.). Ein besonderer Risikofaktor scheint *Lipoprotein(a)* zu sein (= LDL, das das Apolipoprotein Apo(a) enthält). Apo(a) ähnelt dem Plasminogen und bindet an Fibrin, so daß Apo(a) evtl. antifibrinolytisch und daher thrombogen

wirkt. (Zur Rolle der *Triglyceride* und der HDL s. S. 246 ff.)

◆ **Rauchen** erhöht das Risiko, an den Folgen einer Koronarsklerose zu sterben, auf das 1,4- bis 2,4fache (auch schwaches Rauchen!), bei starken Rauchern ist es bis auf das 3,5fache erhöht. Zigaretten mit niedrigem Teer- und Nikotingehalt senken dieses Risiko nicht, wohl aber, wenn ganz mit dem Rauchen aufgehört wird. Warum Rauchen die ASkl. fördert, ist unbekannt. Mögliche Gründe sind: Sympathikusstimulation durch Nicotin, Verdrängung von O_2 am Hämoglobin durch CO, erhöhte Thrombozytenklebrigkeit und vermehrte Endotheldurchlässigkeit, verursacht durch Rauchbestandteile.

◆ Eine **Hyperhomozysteinämie** (> 14 µg/l Plasma, z. B. durch Mangel an Methylentetrahydrofolatreduktase, MTFR) erhöht das ASkl.-Risiko, wobei ein Anstieg um 5 µmol/l dem Risiko bei einer um 20 mg/dl erhöhten Cholesterinkonzentration entspricht. Homocystein (HoCys) fördert die Plaquebildung wahrscheinlich mehrfach (s. u.). Beim häufigen thermolabilen Genpolymorphismus von MTFR tritt ein *Folatmangel* ($\rightarrow$ S. 34) auf, dessen Behebung die HoCys-Spiegel normalisiert.

Die **Pathogenese der ASkl.** ist nicht geklärt, doch könnten *Endothelverletzungen* (und eine Chlamydieninfektion? s. o.) das primäre Ereignis sein und die *Reaktion* darauf schließlich zu den Plaques führen (*Response-to-injury-Hypothese;* $\rightarrow$ **C**). Plaques entstehen nämlich meist an Stellen mit hoher mechanischer Beanspruchung (Verzweigungsstellen); auch die *Hypertonie* wird so zum Risikofaktor. Zur Reaktion gehören eine erhöhte *Lipidaufnahme* in die Gefäßwand sowie die (durch HoCys geförderte) *Adhäsion von Monozyten und Thrombozyten* ($\rightarrow$ **C2, 3**). Die Monozyten dringen in die Intima ein und werden zu *Makrophagen* umgewandelt ($\rightarrow$ **C4**). Diese setzen reaktive O_2-Radikale, v. a. das Superoxidanion •O_2^-, frei (gefördert durch HoCys), die allgemein zellschädigend sind (Endothel!) und das endothelial gebildetes Stickstoffmonoxid (**NO**) auf seinem Weg zum Endothel selbst und zur Gefäßmuskulatur unwirksam machen: •NO + •$O_2^- \rightarrow$ •$ONOO^-$ ($\rightarrow$ **C5**). Damit kommt es zum *Wegfall der NO-Wirkungen*, nämlich der Hemmung der Thrombo- und

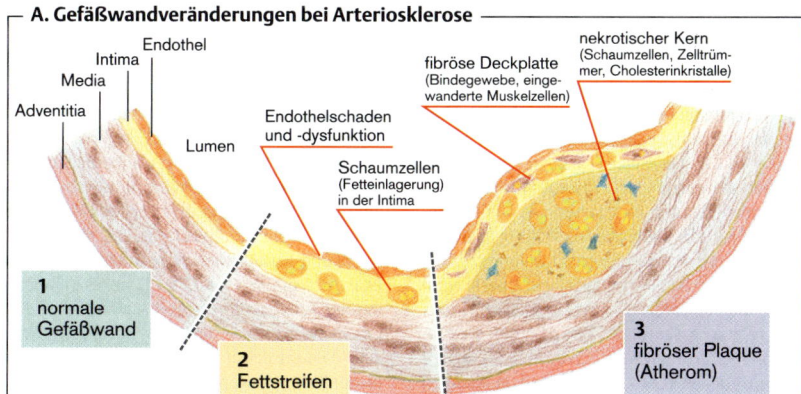

A. Gefäßwandveränderungen bei Arteriosklerose

Endothel

Intima

Media

Adventitia

Lumen

Endothelschaden und -dysfunktion

Schaumzellen (Fetteinlagerung) in der Intima

fibröse Deckplatte (Bindegewebe, eingewanderte Muskelzellen)

nekrotischer Kern (Schaumzellen, Zelltrümmer, Cholesterinkristalle)

1
normale
Gefäßwand

2
Fettstreifen

3
fibröser Plaque
(Atherom)

B. Folgen der Arteriosklerose

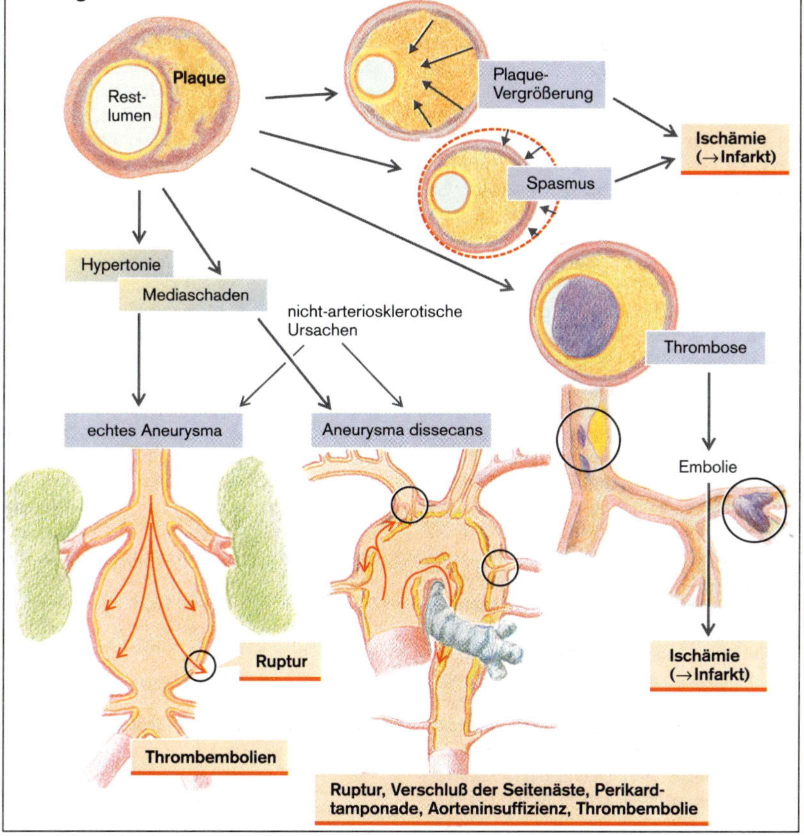

Plaque

Restlumen

Plaque-Vergrößerung

Spasmus

**Ischämie
(→Infarkt)**

Hypertonie

Mediaschaden

nicht-arteriosklerotische
Ursachen

Thrombose

echtes Aneurysma

Aneurysma dissecans

Embolie

Ruptur

Thrombembolien

Ruptur, Verschluß der Seitenäste, Perikardtamponade, Aorteninsuffizienz, Thrombembolie

**Ischämie
(→Infarkt)**

▶

Monozytenadhäsion am Endothel sowie der antiproliferativen und vasodilatierenden Wirkung an der Gefäßmuskulatur. Letzteres begünstigt einen *Spasmus* (→ **B** u. **C 7**). Durch die O_2-Radikale werden bereits in der frühen Phase der ASkl. eingewanderte *LDL oxidativ modifiziert* (→ **C 8**). Oxidierte LDL schädigen das Endothel, induzieren dort die Expression von Adhäsionsmolekülen und lassen die Gefäßmuskulatur proliferieren. Die Oxidierung führt außerdem zu einem geänderten Bindungsverhalten der LDL: Sie werden jetzt nicht mehr vom ApoB100-Rezeptor erkannt (→ S. 246 ff.), sondern von sog. *Scavenger-Rezeptor*, den die Makrophagen in hoher Dichte besitzen. Folglich phagozytieren diese nun große LDL-Mengen und wandeln sich zu seßhaften Schaumzellen um (→ **C 9**). Lipoprotein(a) kann in ähnlicher Weise oxidiert und phagozytiert werden. Gleichzeitig lösen chemotaktische Faktoren der Mono- und Thrombozyten die *Migration von glatten Muskelzellen* aus der Media *in die Intima* aus (→ **C 6**), wo sie durch PDGF (platelet-derived growth factor) und andere Wachstumsfaktoren (aus Makrophagen, Thrombozyten, beschädigtem Endothel und aus Muskelzellen selbst) zur Proliferation angeregt werden. Durch Aufnahme von oxidierten LDL werden auch aus ihnen Schaumzellen (→ **C 10**). Diese bilden eine extrazelluläre Matrix (Kollagen, Elastin, Proteoglykane), die ebenfalls zur Atherombildung beiträgt.

Die **Folgen** der Plaque-Einlagerung (→ **B**) sind eine *Lumeneinengung*, die zur Ischämie führen kann. Die koronare Herzkrankheit (→ S. 218 ff.) sowie die chronische arterielle Verschlußkrankheit der Extremitäten mit schmerzhafter Belastungsischämie (*Claudicatio intermittens* = intermittierendes Hinken) sind Beispiele dafür. Weitere Folgen der Plaque-Bildung sind eine *Versteifung* der Gefäßwand (Kalkeinlagerungen), die Bildung von *Thromben*, die das Restlumen verlegen und periphere *Embolien* verursachen können (z. B. Hirninfarkt, Apoplexie), sowie Blutungen in die Plaques (zusätzliche Lumeneinengung durch Hämatom) und in die Gefäßwand. So geschädigt, kann diese u. U. dem Druck nachgeben (*Aneurysma*, s. u.) und sogar platzen, so daß gefährliche *Blutungen* in die Gefäßumgebung auftreten, etwa aus der Aorta (s. u.) oder aus Gehirngefäßen (intrazerebrale Massenblutung: Apoplexie; → S. 360).

Ein **Aneurysma** (**An.**) ist eine umschriebene Ausweitung eines arteriellen Blutgefäßes infolge angeborener oder erworbener Wandveränderungen. **Formen:**

◆ Das *echte An.* (→ **B** links) mit Ausdehnung aller drei Wandschichten (Intima, Media u. Adventitia). Ihm liegt in 90–95% der Fälle eine *Arteriosklerose* mit *Hypertonie* zugrunde, wobei häufig die *Bauchaorta* betroffen ist. Selten ist es angeboren oder durch Traumen, eine zystische Medianekrose (bei Marfan-Syndrom, Ehlers-Danlos-Syndrom, Gsell-Erdheim-Syndrom) oder Infektionen (Lues, Mykose bei immuninkompetenten Patienten) verursacht.

◆ Beim *falschen An.* (*Pseudoan.*) ist ein perivaskuläres Hämatom über ein Loch in Intima und Media mit dem Gefäßlumen verbunden. Ursachen sind Traumen und Infektionen (Unfälle, Operationen, Katheterisierung).

◆ Ein *An. dissecans* (→ **B** Mitte), meist in der Aorta ascendens, entsteht, wenn sich nach Perforation der Intima das unter hohem Druck stehende Blut einen Weg innerhalb der (meist degenerativ veränderten) Media sucht, so daß Intima und Adventitia auf zunehmende Länge voneinander getrennt werden.

◆ *An. arteriovenosum:* Das Aneurysma bricht in eine Vene ein, so daß eine arteriovenöse Fistel entsteht.

Eine der katastrophalen **Folgen eines Aneurysmas** ist die *Ruptur*, wobei bei großen Gefäßen der *hämorrhagische Schock* im Vordergrund steht (→ S. 230 ff.). Ruptur eines intrakraniellen An. (oft A. communicans ant.) mit Subarachnoidalblutung gefährdet akut die Hirnfunktion. Ruptur eines herznahen An. (v. a. An. dissecans) kann eine akute Perikardtamponade (→ S. 228) und, bei Einbeziehung der Aortenwurzel, eine Aorteninsuffizienz verursachen (→ S. 200). Weitere Folgen sind *Thrombosen* im An., Verschluß abgehender Arterienäste sowie *Embolien* im distalen Gefäßgebiet (*Ischämie* bzw. *Infarkt*; → **B** rechts).

C. Response-to-Injury-Hypothese der Arterioskleroseentstehung

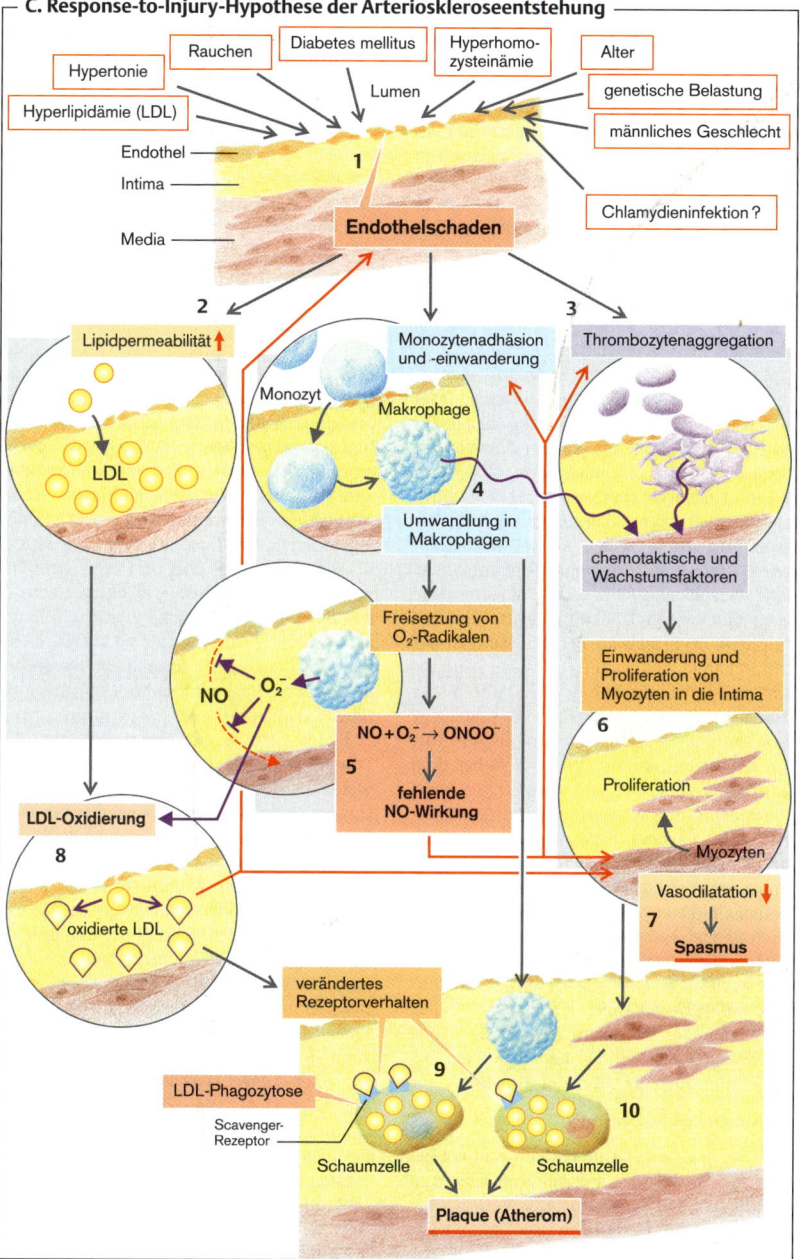

Hypertonie

Rauchen

Diabetes mellitus

Hyperhomozysteinämie

Alter

genetische Belastung

Hyperlipidämie (LDL)

männliches Geschlecht

Lumen

Endothel

Intima

Media

1

Endothelschaden

Chlamydieninfektion?

2

3

Lipidpermeabilität ↑

Monozytenadhäsion und -einwanderung

Thrombozytenaggregation

LDL

Monozyt

Makrophage

4

Umwandlung in Makrophagen

chemotaktische und Wachstumsfaktoren

Freisetzung von O₂-Radikalen

NO

O_2^-

Einwanderung und Proliferation von Myozyten in die Intima

6

Proliferation

$NO + O_2^- \rightarrow ONOO^-$

5

fehlende NO-Wirkung

LDL-Oxidierung

Myozyten

8

Vasodilatation ↓

7

oxidierte LDL

Spasmus

verändertes Rezeptorverhalten

9

10

LDL-Phagozytose

Scavenger-Rezeptor

Schaumzelle

Schaumzelle

Plaque (Atherom)

Nichtsklerotische arterielle Durchblutungsstörungen

Wie bei der Arteriosklerose (→ S. 236 ff.) können nen **Thrombembolien** anderer Genese einen akuten peripheren Verschluß von Arterien (A.) auslösen. Die Emboli stammen meist *aus dem Herzen*, so aus dem linken Vorhof (Vorhofflimmern; Mitralstenose, → S. 194), aus dem linken Ventrikel (dilatierende Kardiomyopathie, Myokardinfarkt) oder von den Herzklappen (Endokarditis, Mitralstenose, Klappenprothese). Intrakardiale Shunts (→ S. 202) ermöglichen sogar einen Übertritt venöser Thromben (s. u.) in das arterielle System: *Paradoxe Embolie.*

Mehrere Formen von **Vaskulitis** werden durch Immunkomplex-Ablagerungen oder durch zellvermittelte Immunreaktionen in der Arterienwand ausgelöst. Bei der *Polyarteriitis nodosa* (kleinere und mittlere A.) sind meist Nieren, Herz und Leber von der resultierenden Ischämie betroffen, bei der *Temporal-* oder *Riesenzell-Arteriitis* (größere A., v. a. im Kopfbereich) treten Gesichts- und Kopfschmerzen, eine „Claudicatio" der Kaumuskulatur und u. U. Blindheit auf. Eine *Takayasu-Arteriitis* (große A. im Brust-Hals-Bereich) kann zu Gehirnischämie, Angina pectoris oder „Claudicatio" der Arme mit Pulslosigkeit führen. Die *Thrombangiitis obliterans* (Buerger-Krankheit; mittlere und kleine A. der Extremitäten) tritt v. a. bei männlichen Rauchern auf. Neben dem arteriellen Verschluß und wandernden oberflächlichen Thrombophlebitiden kommt es dabei zum *Raynaud-Phänomen*: einem (z. B. durch Kälte ausgelösten) schmerzhaften Gefäßspasmus mit Taubwerden der Finger oder Zehen, die erst weiß (Ischämie), dann zyanotisch (Anoxie) und dann wieder rot (reaktive Hyperämie) werden. Das Raynaud-Phänomen tritt auch bei einigen Bindegewebserkrankungen auf (Sklerodermie, systemischer Lupus erythematodes, rheumatoide Arthritis). Ohne Grundkrankheit kommt das Phänomen bei jüngeren Frauen vor (Raynaud-*Krankheit*).

Venenkrankheiten

Ihre dünne, muskelarme Wand macht die Venen für Ausweitungen anfällig, vor allem in den Beinen, wo der hydrostatische Druck der Blutsäule den transmuralen Druck erhöht. Extremitäten haben tiefe und oberflächliche Venen, die durch Vv. perforantes verbunden sind (→ **A**, oben rechts). Venenklappen stellen den orthograden Fluß entgegen der Schwerkraft sicher. Die wechselweise Kontraktion und Entspannung der Beinmuskulatur sowie Gelenkbewegungen sind wesentliche Triebkräfte für den venösen Rückstrom über die tiefen Beinvenen („*Gelenk-Muskel-Pumpe*"). Die Klappen der Vv. perforantes erlauben bei erschlafften Beinmuskeln einen Blutstrom von der Oberfläche in die Tiefe, aber verhindern, daß bei angespannten Muskeln Blut in der umgekehrten Richtung fließt (→ **A 1**).

Oft auf der Grundlage *genetischer Belastung* (vermehrte Dehnbarkeit der Venenwände) führt *langjährige Tätigkeit im Stehen oder Sitzen* (Wegfall der „Pumpe") altersabhängig zu einer Erweiterung und Schlängelung der **oberflächlichen Venen** sowie dort und in den **Vv. perforantes** zu Klappeninsuffizienz und Stromumkehr (Hin- und Herpendeln des Blutes): **Primäre Varikose** oder Krampfadern (→ **A 2**). Häufig entstehen sie bzw. verschlimmern sie sich in der *Schwangerschaft* oder bei *Übergewicht*. Neben den kosmetischen Problemen treten in den Beinen Schweregefühl, Brennen, Schmerzen (*Krampfadern*) und Ödeme auf. Eine Entzündung (*Varikophlebitis*) und ein Übergreifen auf die tiefen Venen führen zur *chronischen venösen Insuffizienz* (→ **A 5**; Folgen s. u.).

Bildet sich in den *tiefen Beinvenen* ein Thrombus (**akute Phlebothrombose**; → **A 3**), werden die Klappen der Vv. perforantes gesprengt, und das Blut fließt über die oberflächlichen Venen ab. Dort entsteht dadurch eine **sekundäre Varikose**. **Ursachen** für die Phlebothrombose sind vorgeschädigte Venen, Immobilisation (lange Reisen im Sitzen, Bettlägerigkeit, Lähmungen), gestörte Gerinnungshemmung, Operationen, Traumen und u. U. ein unentdeckter Tumor. Die Einnahme von Ovulationshemmern („Pille") erhöht das Risiko einer Phlebothrombose. Als gefährliche **akute Folge** kann sich der Thrombus losreißen, so daß es zu einer *Lungenembolie* mit *Lungeninfarkt* kommt (→ **A 4**). **Längerfristig** entsteht eine *chronische venöse Insuffizienz* (→ **A 5**), die über periphere Ödeme mit Proteinexsudation und -ablagerung (inkl. perikapillärer Fibrinmanschetten) in der Haut zu *Fibrose, Dermatosklerose, Gewebehypoxie* und schließlich zu Geschwüren (*Ulcus cruris*) führt (→ **A 6**).

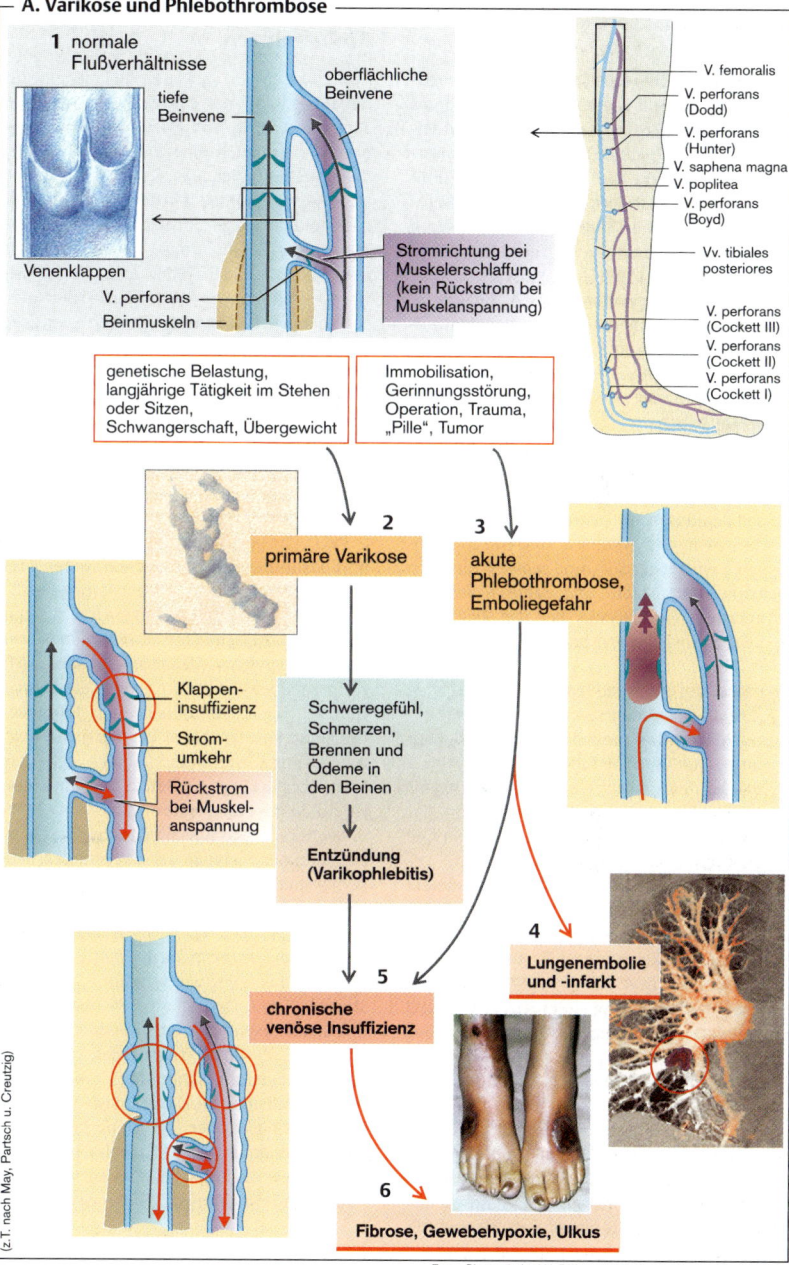

A. Varikose und Phlebothrombose

1 normale Flußverhältnisse

oberflächliche Beinvene

tiefe Beinvene

Venenklappen

V. perforans

Beinmuskeln

Stromrichtung bei Muskelerschlaffung (kein Rückstrom bei Muskelanspannung)

V. femoralis
V. perforans (Dodd)
V. perforans (Hunter)
V. saphena magna
V. poplitea
V. perforans (Boyd)
Vv. tibiales posteriores
V. perforans (Cockett III)
V. perforans (Cockett II)
V. perforans (Cockett I)

genetische Belastung, langjährige Tätigkeit im Stehen oder Sitzen, Schwangerschaft, Übergewicht

Immobilisation, Gerinnungsstörung, Operation, Trauma, „Pille", Tumor

2 primäre Varikose

3 akute Phlebothrombose, Emboliegefahr

Klappen-insuffizienz

Strom-umkehr

Rückstrom bei Muskelanspannung

Schweregefühl, Schmerzen, Brennen und Ödeme in den Beinen

Entzündung (Varikophlebitis)

4 Lungenembolie und -infarkt

5 chronische venöse Insuffizienz

6 Fibrose, Gewebehypoxie, Ulkus

(z.T. nach May, Partsch u. Creutzig)

Foto: Siegenthaler W. Differentialdiagnose innerer Krankheiten. 16. Aufl. Stuttgart: Thieme; 1988.

Übersicht

Ursache für Stoffwechselstörungen sind häufig *endokrine Fehlregulationen* (z. B. Diabetes mellitus; → S. 286 ff.) oder *Gendefekte von Enzymen* (Enzymopathien) oder von *Transportproteinen*, letztere z. B. bei Mukoviszidose (→ S. 162) und Zystinose (s. u.). Auch die Endo- und Exozytose von Lipoproteinen kann durch Defekte von Apolipoproteinen oder Membranrezeptoren gestört sein (→ S. 246 ff.).

Bei einem **Enzymdefekt** (→ **A**, Enzym X) kommt es zum einen zum **Stau** des vom Enzym umzusetzenden Substrats („A"), d. h. die Konzentration von A in der Zellorganelle, in der Zelle und/oder im Körper steigt. Dies kann zur Folge haben,

- daß das Substrat A „gespeichert" und dadurch schon allein räumlich zum Problem wird (Speicherkrankheiten, z. B. Glykogenosen, Lipidosen; → S. 244),
- daß es in der erhöhten Konzentration toxisch wirkt oder aufgrund seiner schlechten Löslichkeit ausfällt und dadurch Schaden anrichtet (z. B. Cystin bei der Zystinurie oder Harnsäure/Urat bei der Gicht; → S. 120 u. 250),
- daß es auf einem anderen Stoffwechselweg (Enzym Z) vermehrt zu einem in der erhöhten Konzentration schädlichen Metaboliten umgesetzt wird (Metabolit E),
- daß es den Umsatz eines anderen Enzyms (Enzym Y) oder eines Carriers hemmt, der für den Transport auch von anderen Stoffen benötigt wird (Substrat C).

Zum anderen führt der primäre Enzymdefekt zu einem **Mangel** an dem von diesem Stoffwechselweg gebildeten Stoff (→ **A**, Metabolit B), bei den Glykogenosen z. B. zu einem Mangel an Glucose bzw. ATP (→ S. 244). Der Mangel an Metabolit B kann außerdem den Umsatz von anderen Enzymreaktionen erhöhen (→ **A**, Enzym Y).

Stoffwechselstörungen spielen in fast allen Kapiteln dieses Buches eine Rolle. In diesem Kapitel wird auf weitere Beispiele metabolischer Anomalien eingegangen, wobei die Auswahl v. a. nach der Gefährlichkeit, der Behandelbarkeit (bei rechtzeitiger Diagnose) und der Häufigkeit der Störungen getroffen wurde.

Aminosäuren

Aminosäuren (AS) sind zugleich Bausteine und Abbauprodukte der Proteine, sie sind Ausgangssubstanzen von Hormonen und Transmittern, Purinen, Aminen, Häm u. v. a., und sie dienen als Energiequelle. Der beim Abbau entstehende Ammoniak wird in Harnstoff eingebaut und in dieser Form ausgeschieden. Ein Zuviel oder Zuwenig einer AS, ein Carrierdefekt (→ z. B. S. 96 ff.) oder eine Störung der Harnstoffbildung (→ S. 174) führt daher meist zu erheblichen **Störungen**. Bei den *essentiellen AS* kann ein Mangel an der unzureichenden Zufuhr liegen (einseitige Ernährung).

Bei der **Phenylketonurie** (**PKU**) ist die Umwandlung von Phenylalanin (Phe) in Tyrosin (Tyr) blockiert (→ **B 1**). Wenn dadurch die Phe-Plasmakonzentration über ca. 1 mmol/l ansteigt, wird Phe über Nebenwege abgebaut, v. a. zu *Phenylpyruvat*, das im Urin erscheint (= PKU). Phe hemmt darüber hinaus den Transport bestimmter AS, so daß diese weder Parenchymzellen verlassen (Sequestrierung) noch in Hirnzellen eintreten können (→ **B**). Im Gehirn kommt es zu schweren *Entwicklungsstörungen*. Der Mangel an *Melanin* (→ **B**), das aus Tyrosin gebildet wird, stört zudem die Pigmentierung (Lichtempfindlichkeit). Früherkennung und Phe-arme Kost können die Entwicklungsstörung verhindern. Einer selteneren Form der PKU liegt ein Defekt der Dihydropteridinreduktase zugrunde (→ **B 2**).

Weitere AS-Stoffwechselstörungen sind u. a. (in Klammern jeweils der Enzymdefekt): *Hyperglyzinämie* (Propionyl-CoA-Carboxylase), *Hyperoxalurie* (Typ I: 2-Hydroxy-3-oxoadipat-Carboxylase; Typ II: D-Glycerat-Dehydrogenase), *Ahornsirupkrankheit* (Multienzymkomplex im Abbau der verzweigten AS), *Homocystinurie* (Typ I: Cystathionin-Synthase; Typ II: Methioninresynthese aus Homocystein, → S. 34, A 2), *Zystinose* (Carrierdefekt ⇒ lysosomale Cystin-Ansammlung), *Alkaptonurie* (Homogentisinsäure-Dioxygenase), *Albinismus* (Phenoloxidase oder Tyr-Carrierdefekt) und *Hyperprolinämie* (Typ I: Prolin-Dehydrogenase, Typ II: nachgeschaltetes Enzym), wobei Typ I eine Teilstörung des *Alport-Syndroms* ist.

A. Folgen eines Enzymdefekts

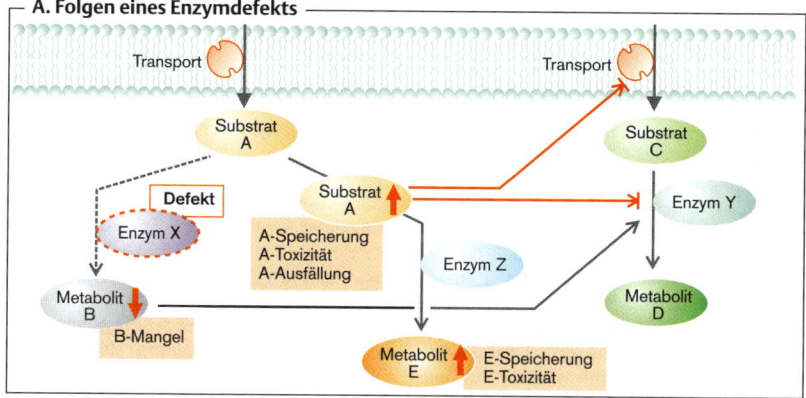

Transport — Substrat A

Defekt
Enzym X

A-Speicherung
A-Toxizität
A-Ausfällung

Substrat A

Enzym Z

Substrat C — Transport

Enzym Y

Metabolit B
B-Mangel

Metabolit E
E-Speicherung
E-Toxizität

Metabolit D

B. Phenylketonurie

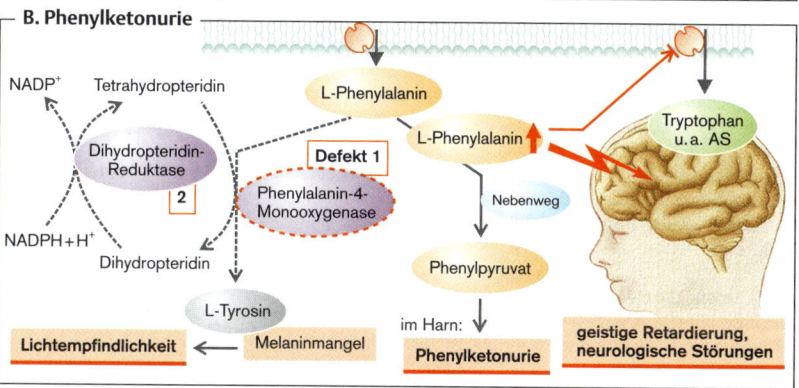

NADP⁺
Tetrahydropteridin

Dihydropteridin-Reduktase

2

NADPH+H⁺
Dihydropteridin

Defekt 1
Phenylalanin-4-Monooxygenase

L-Tyrosin

Lichtempfindlichkeit ← Melaninmangel

L-Phenylalanin

L-Phenylalanin

Nebenweg

Phenylpyruvat

im Harn:
Phenylketonurie

Tryptophan u. a. AS

geistige Retardierung, neurologische Störungen

C. Galaktosämie (Text s. nächste Seite)

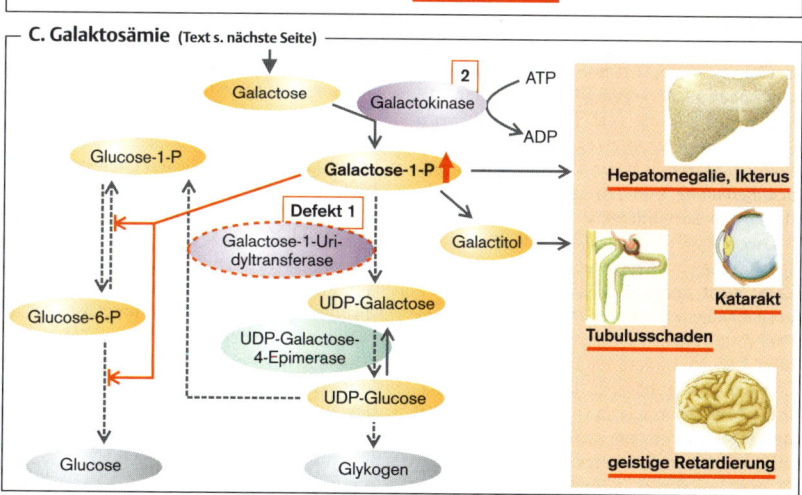

Galactose

Galactokinase   2   ATP → ADP

Glucose-1-P

Galactose-1-P

Defekt 1
Galactose-1-Uridyltransferase

Galactitol

UDP-Galactose

UDP-Galactose-4-Epimerase

Glucose-6-P

UDP-Glucose

Glucose

Glykogen

Hepatomegalie, Ikterus

Kataract

Tubulusschaden

geistige Retardierung

Kohlenhydrate

Störungen des Kohlenhydratstoffwechsels liegen meist Enzymopathien oder Regulationsstörungen zugrunde (s.a. *Anämien*, → S. 30 ff., bzw. *Diabetes mellitus*, → S. 286 ff.).

Galaktosämie (→ S. 243 C): Galactose wird im Darm aus Lactose abgespalten und kann (v. a. in der Leber) zu Glucose bzw. Glykogen umgebaut werden. Ist die *Galactose-1-Uridyltransferase* defekt (→ **C 1**), so sammelt sich Galactose-1-Phosphat mit Stillbeginn in vielen Organen an und schädigt sie, u. a. durch Hemmung von Enzymen des Glucosestoffwechsels. Schädigend wirkt auch *Galactitol*, das aus Galactose-1-P gebildet wird. Frühdiagnose und galactosefreie Nahrung können die Schäden verhindern. (Die UDP-Galactose kann noch gebildet werden.) Weniger gravierend ist ein Galactokinasedefekt (→ **C 2**), der mit Hypergalaktosämie und -urie einhergeht.

Bei der **hereditären Fructoseintoleranz** (→ **A**) ist die Fructose-1-P-Aldolase defekt. Der Fructoseabbau (Früchte, Saccharose) ist blockiert, und Fructose-1-P häuft sich an. In der Leber werden dadurch die Phosphorylase und die Fructose-1,6-P_2-Aldolase gehemmt, was beides eine *hepatogene Hypoglykämie* bewirkt und u. U. zu akutem *Leberversagen* oder *Zirrhose* führt (→ S. 172 ff.). Bei frühzeitiger Diagnose und fructosefreier Nahrung ist die Lebenserwartung normal, während eine Fructoseinfusion rasch ein Leberversagen auslösen kann.

Glykogenosen: Glucose wird in Muskeln und Leber als *Glykogen* gespeichert. Sein Abbau liefert *Glucose*, die lokal genutzt wird oder andere Organe erreicht (→ **A, B**). Ist der *Glykogenabbau* blockiert, kommt es zu *Glykogenüberladung* und *Hypoglykämie*. Ursachen dafür sind **Enzymdefekte**. Man unterscheidet (→ **A**) die Typen Ia (von Gierke), Ib (Defekt der mikrosomalen Glucose-6-Phosphat-Translokase, nicht gezeigt), II (Pompe), III (Forbes, Cori; häufigste Glykogenose), V (McArdle), VI (Hers) und VIII (Huijing). Auch ein Defekt in der *Glykogensynthese* (Typ IV, Anderson) führt zu einer Glykogenose, da dabei eine abnormale Glykogenform u. a. in Gehirn, Herz, Muskel und Leber gespeichert wird. Bei Typ VII (Tarui) wird hingegen die energetische Nutzung der Glucose im Muskel verhindert.

Je nach den vorherrschenden **Folgen** des Enzymdefekts kann man vereinfachend *Lebertypen* (I, III, VI, VIII), *Muskeltypen* (V, VII) sowie sonstige Typen (II, IV) der Glykogenosen unterscheiden (→ **B**). Während bei den Lebertypen die *Hepatomegalie* (Glykogenüberfüllung) und *Hypoglykämie* im Vordergrund stehen, ist es bei den Muskeltypen v. a. der *Energiemangel*. Körperliche Arbeit führt (bei fehlendem Lactatanstieg im Plasma) zu rascher Ermüdbarkeit, zu Muskelkrämpfen und -schmerzen sowie (bei Typ V) zu Myoglobinurie, die ein Nierenversagen auslösen kann. Die Folgen bei Typ II (Kardiomegalie, Schwäche der Atemmuskulatur) und IV (Leberversagen) sind oft schon im Kleinkindalter tödlich.

Lipidosen

Lipidosen sind Fettstoffwechselstörungen, bei denen Defekte von Enzymen und anderen Proteinen zur Anhäufung von Lipiden führen. Bei der **Gaucher-Krankheit** ist die lysosomale β-Glucozerebrosidase defekt. Glucozerebrosid sammelt sich daher in Milz, Leber, Lunge und Knochenmark an (Gaucher-Zellen). Hypersplenismus (Thrombozytopenie), Spontanfrakturen sowie Pneumonien und Cor pulmonale sind einige der Folgen. Bei der **Nieman-Pick-Krankheit** (Typen A–E) häufen sich Sphingomyelin und Cholesterin in den Lysosomen an. Gestört ist beim Typ A (80 % der Fälle) und B die Sphingomyelinase und beim Typ C 1 ein Protein (NPC 1), das eine wichtige Rolle bei der intrazellulären Cholesterinverteilung spielt. Folgen bei Typ A sind Organomegalien und schwerste, schon im Kleinkindalter tödliche neurologische Störungen. Ein Mangel an saurer Lipase ist Ursache der **Cholesterinester-Speicherkrankheit** (Leberzirrhose und Atherosklerose!) und der **Wolman-Krankheit**. Den **Gangliosidosen** (Tay-Sachs, Sandhoff u. a.) liegen verschiedene Defekte der Hexosaminidase und ihres Aktivators oder solche der β-Galactosidase zugrunde. Die akkumulierten Ganglioside führen bei den meisten Formen zu schwersten zerebralen Störungen und frühkindlichem Tod. Bei der **Refsum-Krankheit** ist der Abbau von Phytansäure blockiert (Defekt der Phytansäure-α-Hydroxylase), die akkumuliert und, in Myelin eingebaut, u. a. zu Polyneuropathien führt.

A. Ursachen der Glykogenosen I–VIII und der Fructoseintoleranz

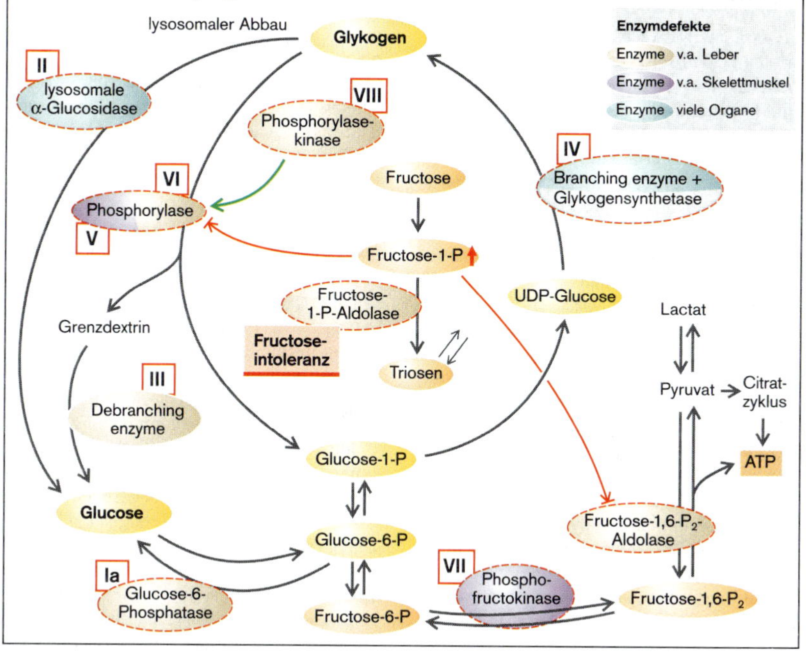

lysosomaler Abbau

Glykogen

II lysosomale α-Glucosidase

VIII Phosphorylase-kinase

Fructose

IV Branching enzyme + Glykogensynthetase

Enzymdefekte
Enzyme v.a. Leber
Enzyme v.a. Skelettmuskel
Enzyme viele Organe

VI Phosphorylase

V

Fructose-1-P ⬆

UDP-Glucose

Fructose-1-P-Aldolase

Fructose-intoleranz

Grenzdextrin

Triosen

III Debranching enzyme

Glucose-1-P

Lactat

Pyruvat → Citrat-zyklus

ATP

Glucose

Glucose-6-P

Fructose-1,6-P₂-Aldolase

Ia Glucose-6-Phosphatase

VII Phospho-fructokinase

Fructose-6-P

Fructose-1,6-P₂

Tafel 8.2 Kohlenhydrate, Lipidosen

B. Folgen der Glykogenosen

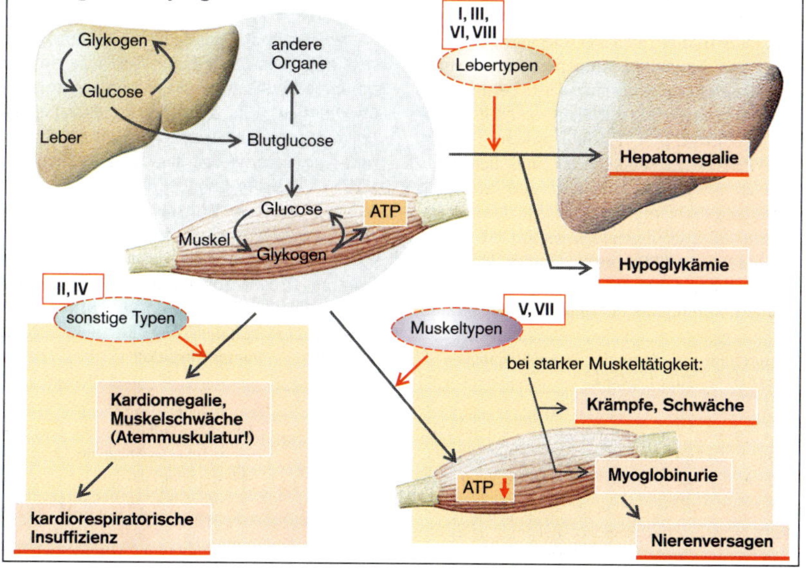

Glykogen

Glucose

Leber

andere Organe

I, III, VI, VIII Lebertypen

Blutglucose

Hepatomegalie

Glucose → ATP

Muskel

Glykogen

Hypoglykämie

II, IV sonstige Typen

Kardiomegalie, Muskelschwäche (Atemmuskulatur!)

kardiorespiratorische Insuffizienz

V, VII Muskeltypen

bei starker Muskeltätigkeit:

Krämpfe, Schwäche

ATP ⬇

Myoglobinurie

Nierenversagen

245

Störungen des Lipoproteinstoffwechsels

Zu den Fettstoffwechselstörungen zählen neben den Lipidosen (→ S. 244) vor allem Krankheiten, bei denen die Konzentration der Lipoproteine im Serum und damit der **Lipidtransport im Blut** pathologisch verändert sind. Lipide werden im Blut in kugelförmigen Molekülkomplexen (Mikroemulsionen), den **Lipoproteinen** (LP), transportiert. Deren „Hülle" besteht aus amphiphilen Lipiden (Phospholipide, Cholesterin), ihr „Kern" aus stark hydrophoben Lipiden, den Triglyzeriden (TG) und Cholesterin-Estern (Chol-Ester), der Transport- und Speicherform von Cholesterin. Die LP enthalten außerdem bestimmte Apolipoproteine (Apo). Die LP unterscheiden sich nach Größe, Dichte (density; namensgebend, s. u.), Lipidzusammensetzung, Bildungsort sowie durch ihre **Apolipoproteine** (→ Tab.), wobei letztere als *Strukturelemente* der LP (z. B. ApoAII und -B$_{48}$), als *Liganden* (z. B. ApoB$_{100}$ und -E) für LP-Rezeptoren (B- bzw. E-Rezeptor) in der Membran der LP-Zielzellen sowie als *Enzym-Aktivatoren* dienen (z. B. ApoAI, -CII).

Die **Chylomikronen** transportieren Lipide vom Darm (über die Darmlymphe) in die Peripherie (Skelettmuskulatur, Fettgewebe), wo ihr ApoCII die endothelständige *Lipoproteinlipase* (*LPL*) aktiviert und somit freie Fettsäuren (FFS) abgespalten werden, die von den Muskel- und Fettzellen aufgenommen werden (→ A2). Die *Chylomikronen-Reste* (-Remnants) binden in der Leber mittels ApoE an Rezeptoren (LDL-receptor-related protein [LRP]?) (→ A9), werden endozytiert und liefern so ihre TG sowie ihr Cholesterin und ihre Chol-Ester ab. Derart importierte sowie neu synthetisierte TG und Cholesterin exportiert die Leber (→ A4) in **VLDL** (very low density LP) in die Peripherie, wo sie mit ihrem ApoCII die LPL aktivieren, was ebenfalls zur Freisetzung

freier Fettsäuren führt (→ A3). ApoCII geht dabei verloren und ApoE wird exponiert. Übrig bleiben VLDL-Reste oder **IDL** (intermediate density LP), die zu ca. 50% zur Leber zurückkehren (Bindung v. a. mit ApoE an die LDL-Rezeptoren), dort neu beladen werden und als VLDL die Leber wieder verlassen (→ A4). Die andere Hälfte der IDL wird durch Kontakt mit hepatischer Lipase zu **LDL** (low density LP) umgewandelt (dabei ApoE-Verlust und ApoB$_{100}$-Exposition). ⅔ dieser LDL liefern ihr Cholesterin und ihre Chol-Ester in der Leber ab (→ A7), ⅓ in extrahepatischen Geweben (→ A14), wozu beidesmal die Bindung von ApoB$_{100}$ an die *LDL-Rezeptoren* notwendig ist. LDL wird (unter Vermittlung von Clathrin in „coated pits") endozytiert, wobei der LDL-Rezeptor zur Zellmembran rezirkuliert. Nach Fusion der Endosomen mit Lysosomen werden die Apolipoproteine „verdaut" und die Chol-Ester gespalten, so daß freies Cholesterin ins Zytosol gelangt (→ A5). Durch diesen *Anstieg der intrazellulären Cholesterinkonzentration* wird a) das Schlüsselenzym der Cholesterinsynthese gehemmt (3-HMG-CoA-Reduktase), b) Cholesterin wieder zu seiner Speicherform verestert (Aktivierung der *ACAT* = Acyl-CoA-Cholesterin-Acyltransferase) und c) die LDL-Rezeptor-Synthese gehemmt.

Die **HDL** (high density LPs) tauschen einerseits mit Chylomikronen und VLDL bestimmte Apolipoproteine aus und nehmen andererseits überflüssiges Cholesterin aus extrahepatischen Zellen (→ A10) und dem Blut auf. Mit ihrem ApoAI aktivieren sie das Plasmaenzym *LCAT* (Lecithin-Cholesterin-Acyltransferase, bewirkt teilweise Veresterung des Cholesterins) und liefern Cholesterin und Chol-Ester u. a. an die Leber und an steroidhormonproduzierende Drüsen (Ovar, Hoden, Nebennierenrinde), die HDL-Rezeptoren besitzen (→ A6).

Lipoprotein-Klasse*	TG	% an Chol.	Apolipoproteine	Bildung in bzw. [aus]	Transportfunktion
Chylomikr.	90	3	AI, B$_{48}$, CII + III, E	Darm	TG u. a.: Darm ⇒ Peripherie
Chyl.-Reste				[Chylomikr.]	Lipide: Darm ⇒ Leber
VLDL	65	15	B$_{100}$, CII + III, E	Leber	TG u. a.: Leber ⇒ Peripherie
IDL			B$_{100}$, CIII, E	[VLDL,HDL]	Lipide: Leber, LDL
LDL	10	45	B$_{100}$	[IDL]	Cholesterin: IDL ⇒ Leber, Peripherie
HDL	5	20	AI,III + IV, CIII, D	Peripherie	Cholesterin: Peripherie ⇒ IDL

* Bei der elektrophoretischen Trennung unterscheidet man α-Lipoproteine (= HDL), Prä-β-Lipoproteine (= VLDL) und β-Lipoproteine (= LDL).

Eine **Erhöhung der Blutfette** kann das Cholesterin, die Triglyzeride oder beide betreffen: Hypercholesterinämie, Hypertriglyzeridämie bzw. kombinierte Hyperlipidämie. **Hyperlipoproteinämie** ist heute der Überbegriff.

Bei den meisten Patienten mit **Hypercholesterinämie** (> 200–220 mg/dl Serum; jeder 5. Erwachsene in Deutschland!) tritt diese zwar familiär gehäuft auf, doch ist ihre eigentliche Ursache unbekannt (**polygene Hypercholesterinämie**). *Übergewicht* und *Ernährung* spielen allerdings eine wichtige Rolle; v.a. durch Bevorzugung pflanzlicher (ungesättigter) Fette kann das LDL-Cholesterin gesenkt werden. Tierische (gesättigte) Fette steigern nämlich die Cholesterinsynthese in der Leber und vermindern in der Folge dort die LDL-Rezeptor-Dichte (→**A7**), so daß sich die cholesterinreichen LDL im Serum erhöhen (LDL-Cholesterin > 135 mg/dl). Die Folge ist eine vermehrte Bindung von LDL an den *Scavenger-Rezeptor*, der die Einlagerung von Cholesterin in Makrophagen, Haut und Gefäßwände vermittelt (→**A8**). Hypercholesterinämie ist daher ein Risikofaktor für *Arteriosklerose* (→ S. 236 ff.) und *koronare Herzkrankheit* (→ S. 218).

Bei der **familiären Hypercholesterinämie** (Hyperlipoproteinämie **Typ IIa**; Häufigkeit: Homozygote $1 : 10^6$, Heterozygote 1 : 500) ist das Plasmacholesterin bereits ab Geburt stark erhöht (Heterozygote × 2; Homozygote × 6!), was schon bei Jugendlichen zu Herzinfarkten führt. Ursachen sind genetische *Defekte des hochaffinen LDL-Rezeptors*, die die zelluläre LDL-Aufnahme verhindern (→**A7,14**). Der Defekt kann eine verminderte Transkription des Rezeptorgens, ein Steckenbleiben des Rezeptorproteins im endoplasmatischen Retikulum, einen verminderten Einbau des Rezeptors in die Zellmembran, eine verringerte LDL-Bindung oder eine Störung der Endozytose bewirken. Das Serumcholesterin steigt dabei zum einen wegen der verminderten zellulären Aufnahme der cholesterinreichen LDL; zum anderen synthetisieren extrahepatische Gewebe vermehrt Cholesterin, weil dort wegen der verminderten LDL-Aufnahme die Hemmung der 3-HMG-CoA-Reduktase entfällt (→**A5**). *Therapeutisch* können, neben geeigneter Diät (s.o.), mit Ionenaustauschern (Cholestyramin) die Gallensalze im Darm gebunden und dadurch ihre enterohepatische Rezirkulation verhindert werden (→**A1**). Dies erhöht die Gallensalz-Neusynthese aus Cholesterin in der Leber und reduziert dadurch somit die intrazelluläre Cholesterinkonzentration. Dadurch steigt (bei Heterozygoten) die LDL-Rezeptor-Dichte an (→**A5**). Allerdings wird dabei auch die Cholesterinsynthese angekurbelt, doch kann dies wiederum durch Gabe von Hemmern der 3-HMG-CoA-Reduktase (Mevilonin) verhindert werden (→**A5**). Zur Therapie der Homozygoten werden die LDL plasmapheretisch aus dem Plasma entfernt (*Apherese*).

Bei einem weiteren monogenen Defekt, der **kombinierten Hyperlipidämie** (Hyperlipoproteinämie **Typ IIb**) sind neben dem Cholesterin auch die TG leicht erhöht. Hier liegt die Ursache evtl. in einer Überproduktion von ApoB, so daß die Synthese von VLDL vermehrt ist (→**A4**) und daher verstärkt LDL gebildet werden. Zur Hyperlipoproteinämie **Typ III** prädisponiert die **familiäre Dys-β-Lipoproteinämie**. Dabei wird statt des normalen $ApoE_3$ eine $ApoE_2$-Variante exprimiert, die vom E-Rezeptor nicht erkannt wird. Es kommt daher zur Störung der hepatischen Aufnahme von Chylomikronen-Resten und IDL (→**A9,13**), so daß deren Plasmakonzentrationen ansteigen (hohes *Arterioskleroserisiko*; → S. 236 ff.).

Primäre **Hypertriglyzeridämien** beruhen auf einer *erhöhten TG-Synthese* in der Leber (→**A11**) oder (selten) auf *Abbaustörungen von Chylomikronen und VLDL* (Hyperlipoproteinämie **Typ I**), denen ein Mangel an LPL oder ApoCII zugrunde liegt (→**A2,3**). Sie prädisponieren u.a. zu einer *Pankreatitis* (→ S. 158 ff.); zudem sind die HDL erniedrigt und daher das *Arterioskleroserisiko* erhöht (verminderter Cholesterin-Abtransport aus der Gefäßwand?).

Genetische Defekte können auch subnormale LP-Konzentrationen zur Folge haben: **Hypolipoproteinämien**. Der *Hypo-α-Lipoproteinämie* (Tangier-Erkrankung) liegt ein Defekt der ApoA-Lipoproteine zugrunde; die HDL sind vermindert (→**A10**), was das Arterioskleroserisiko erhöht. Bei der *A-β-Lipoproteinämie* fehlen die LDL im Plasma (Hypocholesterinämie). Ursache ist eine gestörte ApoB-Synthese, so daß Chylomikronen nicht aus der Darmmukosa und VLDL nicht aus der Leber exportiert werden können, was in beiden Organen eine Gewebeverfettung (TG) verursacht.

247

A. Lipoproteinstoffwechsel und seine Störungen

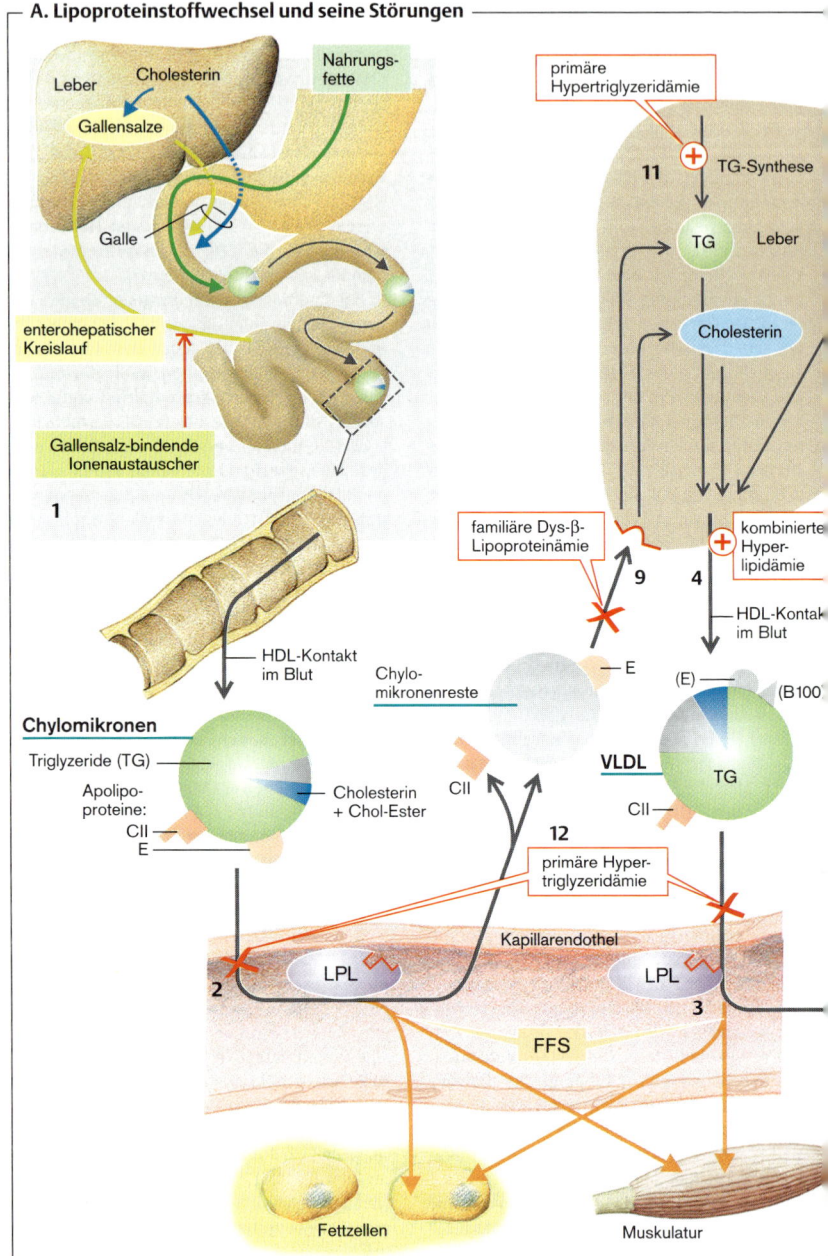

Leber

Cholesterin

Nahrungsfette

Gallensalze

Galle

enterohepatischer Kreislauf

Gallensalz-bindende Ionenaustauscher

1

primäre Hypertriglyzeridämie

11 TG-Synthese

TG Leber

Cholesterin

familiäre Dys-β-Lipoproteinämie

kombinierte Hyperlipidämie

9 **4**

HDL-Kontakt im Blut

HDL-Kontakt im Blut

Chylomikronenreste

E

(E) (B100)

Chylomikronen

Triglyzeride (TG)

Apolipoproteine:
CII
E

Cholesterin + Chol-Ester

CII

VLDL

TG

CII

12

primäre Hypertriglyzeridämie

Kapillarendothel

LPL

LPL

2 **3**

FFS

Fettzellen

Muskulatur

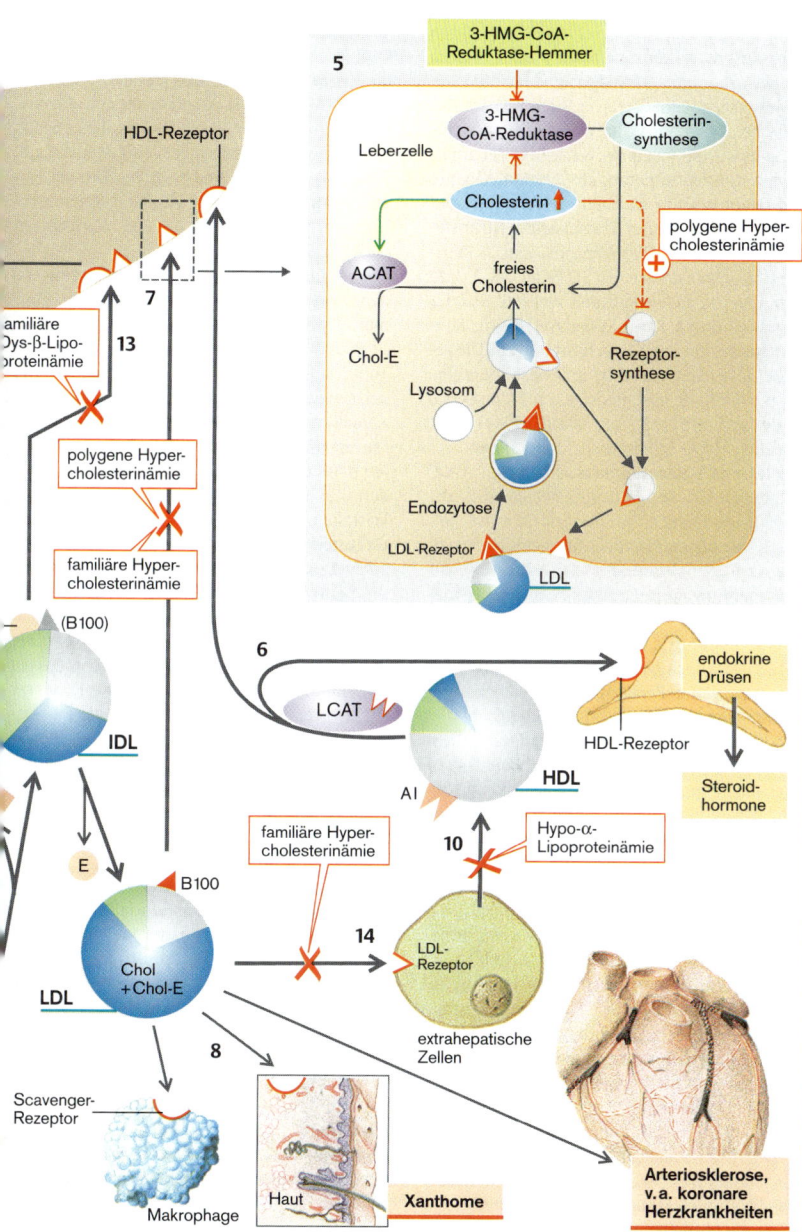

3-HMG-CoA-Reduktase-Hemmer

5

Leberzelle

3-HMG-CoA-Reduktase

Cholesterin-synthese

Cholesterin ↑

polygene Hyper-cholesterinämie

ACAT

freies Cholesterin

Chol-E

Lysosom

Rezeptor-synthese

Endozytose

LDL-Rezeptor

LDL

familiäre Dys-β-Lipo-proteinämie

HDL-Rezeptor

7

13

polygene Hyper-cholesterinämie

familiäre Hyper-cholesterinämie

(B100)

IDL

E

6

LCAT

endokrine Drüsen

HDL-Rezeptor

HDL

AI

Steroid-hormone

familiäre Hyper-cholesterinämie

Hypo-α-Lipoproteinämie

10

B100

14

LDL-Rezeptor

LDL

Chol +Chol-E

extrahepatische Zellen

Scavenger-Rezeptor

8

Haut

Xanthome

Makrophage

Arteriosklerose, v.a. koronare Herzkrankheiten

Gicht

Gicht ist die Folge einer chronisch erhöhten Harnsäure/Urat-Konzentration im Plasma (Hyperurikämie: > 6 mg/dl).

Harnsäurebildung: Harnsäure (HS) ist das Endprodukt des *Purinstoffwechsels* ($\rightarrow$ **A 1**). Allerdings werden normalerweise 90% der anfallenden Nukleotidmetabolite Adenin, Guanin und Hypoxanthin dadurch *wiederverwertet*, daß sie durch Adenin-Phosphoribosyltransferase (APRT) bzw. Hypoxanthin-Guanin-Phosphoribosyltransferase (HGPRT) zu AMP, IMP bzw. GMP zurückverwandelt werden. Nur der Rest wird durch Xanthinoxidase (XO) in *Xanthin* und weiter in HS überführt ($\rightarrow$ **A 1**). Die *geringe Löslichkeit* von Urat und besonders von HS, die bei Kälte und niedrigem pH-Wert noch weiter abnimmt (pK_a' von Urat/HS $\approx 5{,}4$!), läßt aus einer Hyperurikämie Gicht entstehen.

Die renale **Harnsäureausscheidung** ($\rightarrow$ **A 2**) beträgt ca. 10% der filtrierten Menge, d.h., die HS/Urat-Konzentration im Endharn ist 10–20× höher als im Plasma. Mit einem *Uricosuricum* (z.B. Benzbromaron) kann die HS/Urat-Ausscheidung gesteigert und so die Plasmakonzentration gesenkt werden.

Eine **Hyperurikämie** tritt in den westlichen Industrieländern bei ca. 10% der Bevölkerung auf, etwa jeder Zwanzigste davon bekommt Gicht (Männer > Frauen). In 90% der Gichtfälle handelt es sich um eine sog. **primäre Gicht** ($\rightarrow$ **A 3**) mit genetischer Prädisposition. Die ihr zugrundeliegende primäre Hyperurikämie beruht darauf, daß die renale Ausscheidung von HS mit einer normalen HS-Produktion nur dann noch Schritt halten kann, wenn die HS-Konzentration in Plasma bzw. Glomerulusfiltrat erhöht ist: *Asymptomatische Hyperurikämie*. Bei *hoher Purinaufnahme* (v.a. mit Innereien, Fleischextrakt, Fisch, Muscheln u.a.) trifft dies umso mehr zu, so daß langfristig im Körper immer wieder *Natriumuratkristalle ausgefällt* werden. Selten liegt der Hyperurikämie ein partieller **Mangel an HGPRT** zugrunde. Dabei sinkt der Wiederverwertungsanteil der Nukleotidmetabolite (s.o.), was eine erhöhte HS-Bildung zur Folge hat ($\rightarrow$ **A 1**). (Beim *Lesch-Nyhan-Syndrom* ist u.a. die HGPRT völlig ausgefallen [Kindergicht], doch stehen hierbei ZNS-Störungen klinisch im Vordergrund.)

Da die Löslichkeit von Urat in der *Synovial-* *flüssigkeit* besonders gering ist und die *Akren* kühler sind als der Körperkern, sammeln sich die Kristalle häufig in den distalen Fußgelenken an (*Mikrotophi*). Alkohol, der den Adeninnukleotidumsatz steigert, fördert dies ebenso wie Adipositas, bestimmte Medikamente (z.B. Thiazide) und eine Bleibelastung. Die bei Hyperurikämie oft erhöhte HS-/Urat-Konzentration im Urin ist Ursache von *Harnsteinen* ($\rightarrow$ **A 5** u. S. 120).

Zu einem **Gichtanfall** ($\rightarrow$ **A 4**) kommt es dann, wenn die Uratkristalle (durch Traumen?) plötzlich aus den Mikrotophi freigesetzt und als Fremdkörper erkannt werden. Es entwickelt sich eine aseptische **Entzündung** des Gelenks (*Arthritis*, $\rightarrow$ **A 4**; s.a. S. 48 ff.) mit Anlockung u.a. von neutrophilen Granulozyten, die die Uratkristalle phagozytieren. Zerfallen dann die neutrophilen Granulozyten, werden u.a. auch die zuvor phagozytierten Uratkristalle erneut freisetzt, was den Prozeß weiter unterhält. Insgesamt entsteht eine äußerst schmerzhafte, hochrote Gelenkschwellung, die beim erstmaligen Gichtanfall zu 70–90% ein Zehengrundgelenk betrifft.

Akute Uratnephropathie ($\rightarrow$ **A 5**). Wenn die HS-Konzentration in Plasma und Primärharn plötzlich stark ansteigt (meist bei sekundärer Gicht, s.u.) und/oder (wegen geringer Flüssigkeitszufuhr) der Harn hochkonzentriert sowie der Harn-pH-Wert niedrig ist (z.B. bei proteinreicher Kost), kann es zu einer massiven HS/Urat-Ausfällung im Sammelrohr mit Verstopfung der Lumina und folglich zu akutem Nierenversagen kommen ($\rightarrow$ S. 108).

Wiederholte Gichtanfälle (**chronische Gicht**) können die Gelenke (auch Hände, Knie usw.) so schädigen, daß es unter dauernden Schmerzen zu starken Gelenkverformungen mit Knorpelzerstörungen und Knochenatrophien kommt ($\rightarrow$ **A 4**, Foto). Auch treten umschriebene Uratablagerungen (*Tophi*) in der Gelenkumgebung und am Rand der Ohrmuschel sowie in der Niere auf (*chronische Gichtniere*).

Eine sog. **sekundäre Hyperurikämie** bzw. **Gicht** wird z.B. bei Leukämien, Tumortherapie (erhöhter Nukleotidstoffwechsel) oder durch eine Niereninsuffizienz anderer Genese (verringerte HS-Ausscheidung) ausgelöst.

A. Akute primäre Gicht

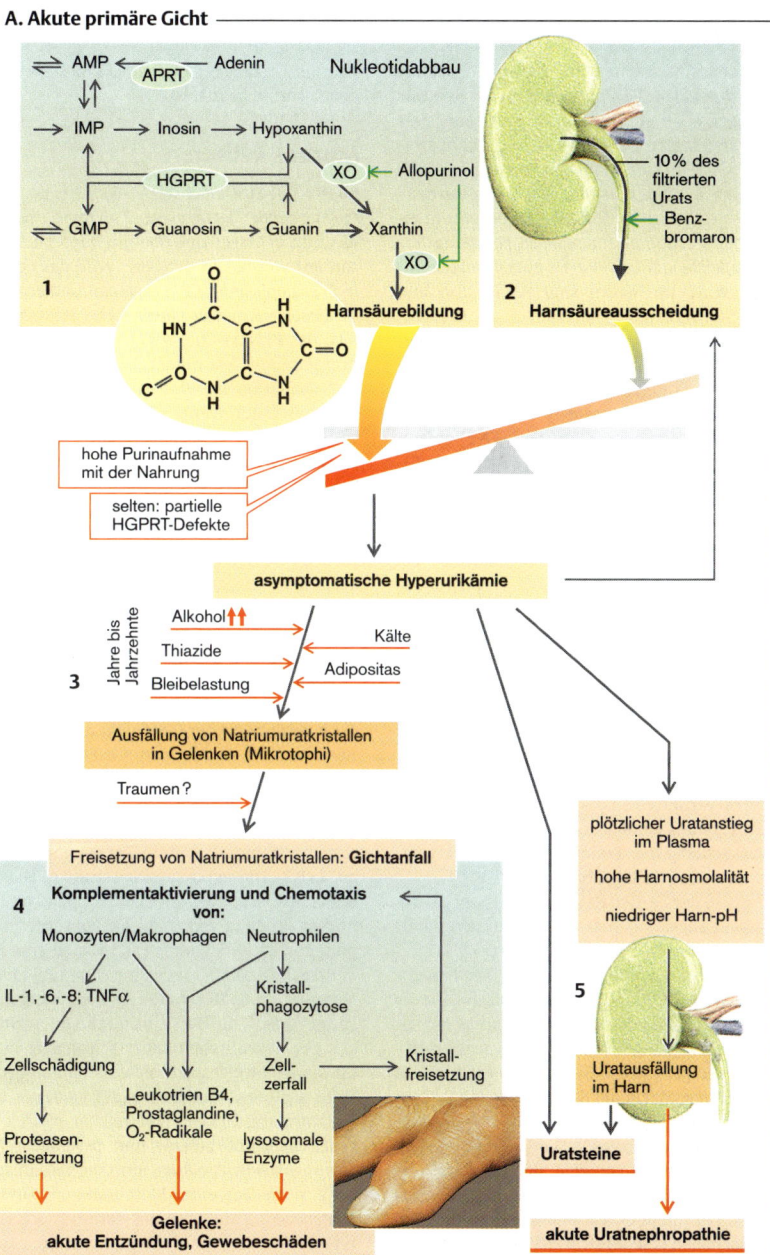

1 Nukleotidabbau

AMP ← APRT ← Adenin

IMP → Inosin → Hypoxanthin

HGPRT

GMP → Guanosin → Guanin → Xanthin

XO ← Allopurinol

XO ← Allopurinol

Harnsäurebildung

2 Harnsäureausscheidung

10% des filtrierten Urats

Benz-bromaron

hohe Purinaufnahme mit der Nahrung

selten: partielle HGPRT-Defekte

asymptomatische Hyperurikämie

3 Jahre bis Jahrzehnte

Alkohol ↑↑

Thiazide

Bleibelastung

Kälte

Adipositas

Ausfällung von Natriumuratkristallen in Gelenken (Mikrotophi)

Traumen?

Freisetzung von Natriumuratkristallen: **Gichtanfall**

4 Komplementaktivierung und Chemotaxis von:

Monozyten/Makrophagen   Neutrophilen

IL-1,-6,-8; TNFα

Kristall-phagozytose

Zellschädigung

Zell-zerfall

Kristall-freisetzung

Leukotrien B4, Prostaglandine, O₂-Radikale

lysosomale Enzyme

Proteasen-freisetzung

Gelenke: akute Entzündung, Gewebeschäden

plötzlicher Uratanstieg im Plasma

hohe Harnosmolalität

niedriger Harn-pH

5

Uratausfällung im Harn

Uratsteine

akute Uratnephropathie

Foto: Siegenthaler W. Differentialdiagnose innerer Krankheiten. 16. Aufl. Stuttgart: Thieme: 1988.

Hämochromatosen

Hämochromatose ist eine exzessive Ansammlung von Eisen (Fe) im Körper, das in den Parenchymzellen von Leber, Pankreas u. a. Organen abgelagert ist. Die **primäre** (= idiopathische = hereditäre) **Hämochromatose** ($\rightarrow$ **A1**) ist eine häufige (1 : 400), autosomal-rezessiv vererbte Krankheit. Die Störung besteht in einer stark erhöhten *intestinalen Fe-Absorption*, so daß jährlich 0,5 – 1 g Fe zuviel aufgenommen wird. Im Serum sind Fe, Ferritin und Transferrinsättigung erhöht ($\rightarrow$ S. 38). Bei frühzeitiger Diagnose kann der erhöhte Fe-Bestand (25 –50 g) durch wöchentliche *Aderlässe* über 1 – 2 Jahre normalisiert werden (Serumferritin < 50 µg/l; Transferrinsättigung < 50 %). **Sekundäre Hämochromatosen** ($\rightarrow$ **A2**) entstehen bei *Fe-Verwertungsstörungen* (erhöhte Fe-Absorption bei ineffektiver Erythropoiese, z. B. bei β-Thalassämie oder sideroblastischer Anämie; $\rightarrow$ S. 36), bei *Lebererkrankungen* (z. B. Alkoholzirrhose; portokavaler Shunt), bei Atransferrinämie ($\rightarrow$ S. 38) und Porphyria cutanea tarda ($\rightarrow$ S. 254) sowie bei *zu hoher Fe-Zufuhr*, sei es oral oder parenteral (häufige Bluttransfusionen = Mitursache bei Fe-Verwertungsstörungen, Langzeit-Hämodialyse, Injektion von Fe-Präparaten).

Folge der hohen Fe-Einlagerung (v. a. in Form von Hämosiderin: *Siderose*) ist eine **toxische Zellschädigung** ($\rightarrow$ **A3**). Beteiligt sind a) die Fe-vermittelte O_2-Radikal-Bildung (Lipidperoxidation zellulärer Membranen), b) eine DNA-Schädigung sowie c) eine durch Fe initiierte erhöhte Kollagenbildung.

Wenn der Fe-Gehalt in der Leber auf ca. das 20fache angestiegen ist, entwickelt sich eine Fibrose mit anschließender *Zirrhose* ($\rightarrow$ S. 172 ff.). Dabei steigt das tödliche Risiko eines hepatozellulären Karzinoms auf das 200fache. Die Siderose-bedingte Fibrose des Pankreas hat einen Insulinmangel und damit *Diabetes mellitus* zur Folge, und die Einlagerung von Melanin und Hämosiderin in die (v. a. sonnenausgesetzte) Haut führt zu einer starken *Pigmentierung* („Bronzediabetes"). Die Siderose im Herz löst eine *Kardiomyopathie* aus, die durch Arrhythmien und Herzversagen häufig Todesursache bei jüngeren Patienten ist. An den Gelenkschäden (*Pseudogicht*) ist ein Fe-bedingter Vitamin-C-Mangel beteiligt (Fe beschleunigt den Ascorbinsäureabbau).

Morbus Wilson

Kupfer(Cu)-Stoffwechsel ($\rightarrow$ **B**): Die normale *Cu-Aufnahme* beträgt ca. 2 – 5 mg/d, wovon 40 – 60 % in Magen und oberem Duodenum absorbiert werden. In der *Leber* wird das Cu v. a. in *Coeruloplasmin* (CP) eingebaut und erreicht in dieser Form das systemische Plasma (ca. 93 % des Plasma-Cu; $\rightarrow$ **B1**). CP, das 6 – 7 Cu-Atome relativ fest bindet, ist offenbar für die Fe^{2+}-Oxidation im Plasma wichtig ($\rightarrow$ S. 38), doch wird nur wenig CP-gebundenes Cu an die Gewebe abgegeben. Dies gilt nicht für Cu, das an *Transcuprin* und Albumin gebunden ist (ca. 7 % des Plasma-Cu). Gealtertes (desialysiertes) CP wird in der Leber abgebaut, und das freiwerdende Cu wird, fest an biliäre Proteine gebunden ($\rightarrow$ **B2**), mit Galle und Stuhl ausgeschieden (ca. 1,2 mg/d).

Der Morbus Wilson (hepatolentikuläre Degeneration) ist eine hereditäre, autosomal-rezessive **Störung des Cu-Stoffwechsels** mit *Cu-Überladung* von Leber, ZNS, Auge u. a. Organen. Die genaue Art der Störung ist unbekannt, doch vermindert der Gendefekt die biliäre Cu-Ausscheidung sowie den Cu-Einbau in CP ($\rightarrow$ **B**). Dadurch sammelt sich in der Leber und daraufhin im Plasma (bei subnormaler Gesamt-Cu-Konzentration) wie auch in anderen Organen freies oder nur locker gebundenes Cu an ($\rightarrow$ **B3**). Dieses ist zytotoxisch, da es an Proteine, insbesondere an SH-Gruppen, bindet und die Bildung von O_2-Radikalen fördert (Lipidperoxidation). **Folgen** ($\rightarrow$ **B4**) sind eine *hämolytische Anämie* sowie eine *chronisch-aktive Hepatitis*, die später in eine *Zirrhose* übergehen kann. Im Verlauf die Hepatitis fulminant, werden aus der nekrotischen Leber schlagartig hohe Cu-Mengen freigesetzt, die eine hämolytische Krise auslösen können. Im *ZNS* kann die Cu-Ansammlung Ursache zahlreicher neurologischer, neuromuskulärer und psychiatrischer Störungen sein. Am *Auge* führt die Cu-Einlagerung in die Descemet-Membran zum *Kayser-Fleischer-Ring* am Rand der Kornea. Auch Nieren, Skelett und Herz können betroffen sein.

A. Hämochromatosen

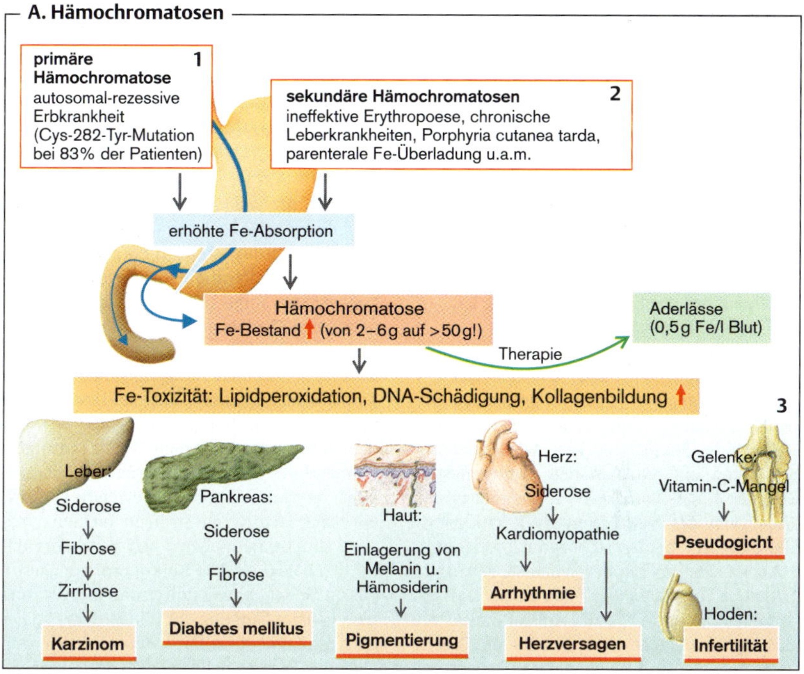

primäre Hämochromatose **1**
autosomal-rezessive Erbkrankheit (Cys-282-Tyr-Mutation bei 83% der Patienten)

sekundäre Hämochromatosen **2**
ineffektive Erythropoese, chronische Leberkrankheiten, Porphyria cutanea tarda, parenterale Fe-Überladung u.a.m.

erhöhte Fe-Absorption

Hämochromatose
Fe-Bestand ↑ (von 2–6g auf >50g!)

Aderlässe
(0,5g Fe/l Blut)

Therapie

Fe-Toxizität: Lipidperoxidation, DNA-Schädigung, Kollagenbildung ↑ **3**

Leber:
Siderose
↓
Fibrose
↓
Zirrhose
↓
Karzinom

Pankreas:
Siderose
↓
Fibrose
↓
Diabetes mellitus

Haut:
Einlagerung von Melanin u. Hämosiderin
↓
Pigmentierung

Herz:
Siderose
↓
Kardiomyopathie
↓
Arrhythmie
↓
Herzversagen

Gelenke:
Vitamin-C-Mangel
↓
Pseudogicht

Hoden:
Infertilität

B. Morbus Wilson

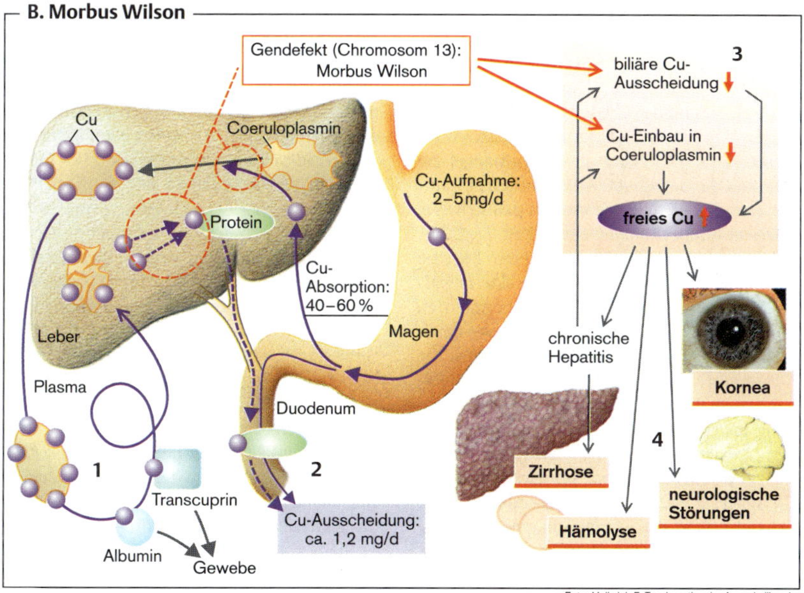

Cu

Coeruloplasmin

Protein

Cu-Aufnahme: 2–5mg/d

Cu-Absorption: 40–60%

Leber

Plasma

Magen

Duodenum

1

Transcuprin

Albumin

Gewebe

2

Cu-Ausscheidung: ca. 1,2 mg/d

Gendefekt (Chromosom 13): Morbus Wilson

biliäre Cu-Ausscheidung ↓ **3**

Cu-Einbau in Coeruloplasmin ↓

freies Cu ↑↓

chronische Hepatitis

Kornea

Zirrhose

Hämolyse

4

neurologische Störungen

Foto: Hollwich F. Taschenatlas der Augenheilkunde.
3. Aufl. Stuttgart: Thieme: 1987.

Häm-Synthese, Porphyrien

Häm wird in einer Kette von acht Reaktionen synthetisiert ($\rightarrow$ **A**). Neben seinem Einbau in das *Hämoglobin* der Erythroblasten ($\rightarrow$ S. 36) wird Häm in praktisch allen Organen synthetisiert und in Myoglobin, Cytochrom P_{450}, Katalase, Peroxidase oder Atmungsketten-Cytochrome eingebaut. Wegen der Unverzichtbarkeit all dieser *Hämoproteine* ist ein völliger Ausfall der Häm-Synthese nicht mit dem Leben vereinbar. Partielle (meist) heterozygote Defekte eines der beteiligten Enzyme können gravierende Folgen haben.

Die **Häm-Synthese** beginnt mit der Bildung von α-Amino-β-Ketoadipat, das sich spontan zu δ-*Aminolävulinat* (δ-*ALA* = δ-aminolevulinic acid) umwandelt. Dieser in den Mitochondrien ablaufende Schritt ist geschwindigkeitsbestimmend und wird in den Erythroblasten von der δ-*ALA-Synthase-2* ($\rightarrow$ **A1**) und in der Leber von der δ-*ALA-Synthase-1* katalysiert. Die Aktivität beider Isoenzyme wird durch Häm, das Endprodukt der Synthese, verringert (negative Rückkopplung, $\rightarrow$ **A** links). Das geschieht z. T. dadurch, daß Häm im Zytosol an das sog. *hämregulatorische Element* des Proenzyms bindet und dieses so daran hindert, in die Mitochondrien überzutreten.

Aufgrund dieser Rückkopplung unterscheiden sich die Folgen von **Störungen** der Häm-Synthese – je nachdem, ob der Substratumsatz der δ-ALA-Synthase-2 oder der einer nachfolgenden Enzymreaktion vermindert ist. Im ersteren Fall ($\rightarrow$ **A1**) kann der Häm-Mangel die Aktivität der defekten δ-ALA-Synthase-2 nämlich nur ungenügend erhöhen, so daß sich eine *sideroblastische Anämie* entwickelt ($\rightarrow$ S. 36). Bei Defekten der nachgeschalteten Enzyme ($\rightarrow$ **A2–8**) kommt es durch die intakte negative Rückkopplung zu einer enorm vermehrten Bereitstellung von δ-ALA (Enthemmung der δ-ALA-Synthase). Damit erhöhen sich auch die Konzentrationen der Substrate aller nachfolgenden Reaktionen und somit ihr Umsatz soweit, bis genug Häm entsteht. Es sind die *hohen Konzentrationen der Zwischenprodukte*, die zu Störungen führen: **primäre Porphyrien** ($\rightarrow$ **A2–8**). Je nach ihrer Wasser- oder Lipidlöslichkeit erfolgt die *Ausscheidung* der Intermediärprodukte über den *Harn* (δ-ALA, PBG, Uroporphyrine) bzw. zusätzlich über die Galle in den *Stuhl* (Koproporphyrine, Protoporphyrin). Die Porphyrine entstehen aus den jeweiligen Porphyrinogenen; ihre Ausscheidungsmuster sind diagnostisch wichtig.

Der δ-*ALA-Dehydratase*(= *PBG-Synthase)-Mangel* ($\rightarrow$ **A2**) steigert die Konzentration von δ-ALA ebenso wie eine Unterfunktion der Porphobilinogen(PBG)-Desaminase, die Ursache der **akut intermittierenden Porphyrie** ($\rightarrow$ **A3**), bei der zusätzlich die PBG-Konzentration erhöht ist. Als Folge treten *neuroviszerale Dysfunktionen* (Tachykardie, Übelkeit, Erbrechen, Obstipation) und *neurologisch-psychiatrische Störungen* auf (Lähmungen, Krampfanfälle, Koma, Halluzinationen). Eine der Ursachen dafür könnte eine Kompetition von δ-ALA mit dem strukturell ähnlichen Neurotransmitter γ-Aminobutyrat (GABA) sein. Bei der **kongenitalen erythropoietischen Porphyrie** ($\rightarrow$ **A4**) wird aus Hydroxymethylbilan nichtenzymatisch Uroporphyrinogen I und dann enzymatisch (analog zu A5) Koproporphyrinogen I, das nicht weiter verstoffwechselbar ist und bereits beim Säugling die Windeln und später auch die Zähne rot anfärbt. Hautreaktionen auf Licht und eine hämolytische Anämie sind weitere Folgen. Auch bei der (häufigen) **Porphyria cutanea tarda** ($\rightarrow$ **A5**) kommt es wegen der Lichtabsorption (v. a. λ = 440 nm) durch die Porphyrine zu Hautschäden (Blasenbildung mit schlechter Heilung; $\rightarrow$ **A**, Foto), an denen die Bildung von O_2-*Radikalen* beteiligt ist. Bei der **hereditären Koproporphyrie** ($\rightarrow$ **A6**) wie auch bei der (in Südafrika sehr häufigen) **Porphyria variegata** ($\rightarrow$ **A7**), sind sowohl δ-ALA und PBG als auch die Koproporphyrine erhöht, so daß die betroffenen Kinder sowohl neuropsychiatrische als auch dermatologische Symptome haben. Bei der **Protoporphyrie** schließlich (Erhöhung von Protoporphyrin; $\rightarrow$ **A8**) steht die Photosensibilität mit Hautbrennen, -jucken und -schmerzen nach UV-Lichtexposition im Vordergrund.

Erworbene Porphyrien entstehen bei einer *Bleivergiftung* ($\rightarrow$ **A2,8**; hohe δ-ALA- und PBG-Spiegel) sowie bei *hepatobiliären Erkrankungen*, bei denen die Koproporphyrinausscheidung mit der Galle vermindert ist.

A. Störungen der Häm-Synthese

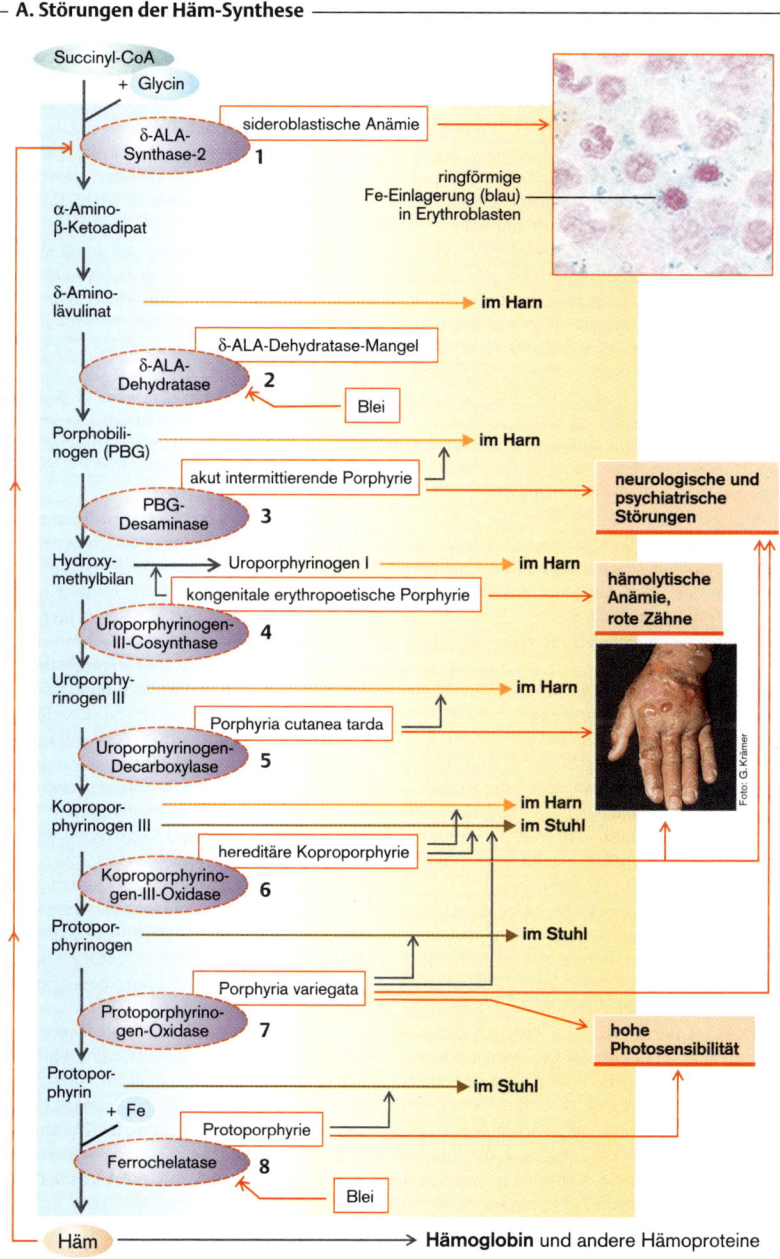

Succinyl-CoA
+ Glycin

δ-ALA-
Synthase-2 **1** → sideroblastische Anämie →

ringförmige
Fe-Einlagerung (blau)
in Erythroblasten

α-Amino-
β-Ketoadipat

δ-Amino-
lävulinat → **im Harn**

δ-ALA-
Dehydratase **2** ← δ-ALA-Dehydratase-Mangel
← Blei

Porphobili-
nogen (PBG) → **im Harn**

PBG-
Desaminase **3** ← akut intermittierende Porphyrie → **neurologische und
psychiatrische
Störungen**

Hydroxy-
methylbilan → Uroporphyrinogen I → **im Harn**

Uroporphyrinogen-
III-Cosynthase **4** ← kongenitale erythropoetische Porphyrie → **hämolytische
Anämie,
rote Zähne**

Uroporphy-
rinogen III → **im Harn**

Uroporphyrinogen-
Decarboxylase **5** ← Porphyria cutanea tarda

Kopropor-
phyrinogen III → **im Harn**
→ **im Stuhl**

Koproporphyrino-
gen-III-Oxidase **6** ← hereditäre Koproporphyrie

Protopor-
phyrinogen → **im Stuhl**

Protoporphyrino-
gen-Oxidase **7** ← Porphyria variegata → **hohe
Photosensibilität**

Protopor-
phyrin → **im Stuhl**
+ Fe

Ferrochelatase **8** ← Protoporphyrie
← Blei

Häm → **Hämoglobin** und andere Hämoproteine

Foto: G. Krämer

Allgemeine Pathophysiologie der Hormone

Hormone dienen der *Regelung* und *Steuerung* von Organfunktionen. Ihre Ausschüttung unterliegt der Stimulation (oder Hemmung) durch spezifische Faktoren. Hormone wirken auf die hormonproduzierende Zelle selbst (**autokrin**), beeinflussen benachbarte Zellen (**parakrin**) oder erreichen über die Blutbahn Zielzellen in anderen Organen (**endokrin**). Hormone im engeren Sinn entfalten ihre Wirkungen vorwiegend auf endokrinem Wege. Die endokrine Wirksamkeit erfordert, daß die Hormone nicht vor Erreichen ihrer Zielzellen inaktiviert werden. Bei einigen Hormonen ist eine Aktivierung erforderlich (s. u.). Der Übergang von endokrin wirksamen Hormonen zu ausschließlich parakrin wirksamen Mediatoren und Neurotransmittern ist fließend.

In den Zielzellen binden die Hormone an Rezeptoren und erzielen über verschiedene Mechanismen **zellulärer Signaltransduktion** ihre Wirkungen. Diese führen meist über eine Reduktion der stimulierenden Faktoren zu einer verminderten Freisetzung der betreffenden Hormone: **Regelkreis mit negativer Rückkopplung** (→ **A 6**). In wenigen Fällen besteht eine (zeitlich begrenzte) **positive Rückkopplung**, d.h., die Hormone führen zu einer vermehrten Freisetzung der Stimuli und fördern somit ihre eigene Ausschüttung. Von **Steuerung** (→ **A 1**) spricht man, wenn die Hormonausschüttung unabhängig von den Hormonwirkungen beeinflußt wird. Auf die Hormondrüsen können mehrere unabhängige steuernde und regelnde Stimuli einwirken.

Eine **verminderte Hormonwirkung** (blaue Pfeile) kann auf einer *gestörten Hormonsynthese und -speicherung* beruhen. Auch Störungen des Transports innerhalb der synthetisierenden Zellen oder der Ausschüttung sind mögliche Ursachen (→ **A 5**). Zu einem Hormonmangel kann es außerdem kommen, wenn die Hormondrüsen für die Bedürfnisse des Organismus nicht ausreichend stimuliert werden (→ **A 1**), wenn die hormonproduzierenden Zellen nicht empfindlich genug auf die Stimuli reagieren (→ **A 4**) oder wenn nicht genügend hormonproduzierende Zellen vorhanden sind (Hypoplasie, Aplasie; → **A 2**).

Auch *zu schnelle Inaktivierung* oder beschleunigter Abbau der Hormone kommen als Ursache in Frage. Bei Hormonen, die an Plasmaproteine gebunden werden (→ **A 7**), hängt die Wirkungsdauer vom Anteil des gebundenen Hormons ab: In gebundener Form entfalten die Hormone einerseits keine Wirkung, entziehen sich andererseits jedoch dem Abbau.

Einige Hormone müssen an ihrem Wirkort zunächst in die wirksame Form konvertiert werden (→ **A 8**). Ist diese *Konversion* nicht möglich, z. B. aufgrund von Enzymdefekten, bleibt das Hormon wirkungslos. Schließlich kann die Hormonwirkung auch aufgrund einer *Unempfindlichkeit der Zielorgane* (z. B. infolge defekter Hormonrezeptoren oder fehlerhafter intrazellulärer Transmission) oder aufgrund einer *Funktionsunfähigkeit der Zielzellen* bzw. -organe ausbleiben (→ **A 9**).

Als Ursache **gesteigerter Hormonwirkungen** (violette Pfeile) kommt zum einen eine *erhöhte Hormonausschüttung* in Frage. Diese kann auf dem übermäßigen Einfluß einzelner Stimuli beruhen (→ **A 1**), auf erhöhter Empfindlichkeit (→ **A 4**) oder zu großer Anzahl hormonproduzierender Zellen (Hyperplasie, Adenome; → **A 2**). Auch die Produktion von Hormonen in entdifferenzierten Tumorzellen außerhalb der Hormondrüse (ektopische Hormonproduktion; → **A 3**) kann zu Hormonüberschuß führen. Endokrin besonders häufig aktiv ist das kleinzellige Bronchialkarzinom.

Eine gesteigerte Hormonwirkung ist auch dann zu erwarten, wenn die Hormone *zu langsam abgebaut* oder inaktiviert werden (→ **A 7**); z. B. bei Insuffizienz der inaktivierenden Organe Niere und Leber). Der Abbau kann durch Bindung an Plasmaproteine verzögert werden, wobei der proteingebundene Anteil allerdings auch keine Wirkung entfaltet (s. o.).

Schließlich kann die Hormonwirkung durch *Überempfindlichkeit der Erfolgsorgane* verstärkt werden (zu viele oder zu empfindliche Hormonrezeptoren), durch gesteigerte intrazelluläre Transmission oder Überfunktion der hormonempfindlichen Zellen (→ **A 9**).

Das **klinische Bild**, d.h. die Summe der pathophysiologischen Veränderungen im Organismus, ist Folge der herabgesetzten oder gesteigerten hormonspezifischen Wirkungen.

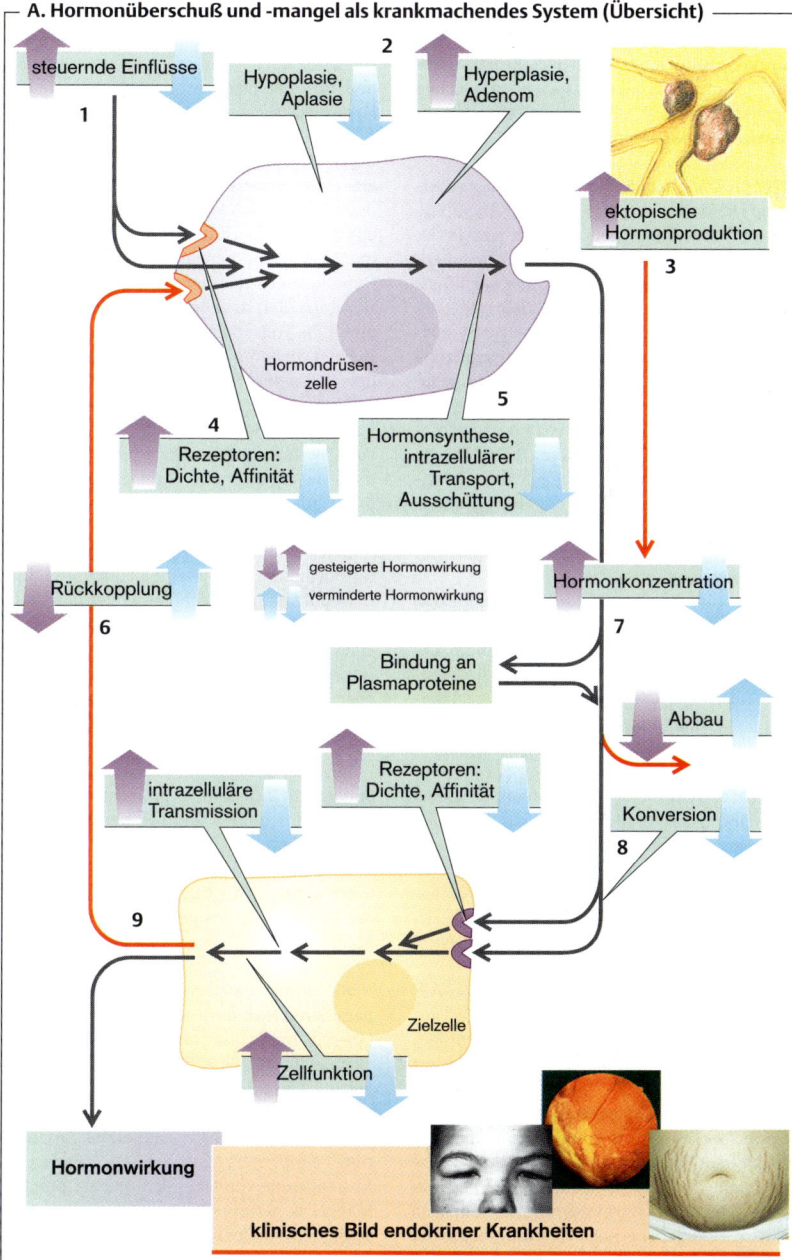

A. Hormonüberschuß und -mangel als krankmachendes System (Übersicht)

steuernde Einflüsse

1

2

Hypoplasie, Aplasie

Hyperplasie, Adenom

ektopische Hormonproduktion

3

Hormondrüsen- zelle

4

Rezeptoren: Dichte, Affinität

5

Hormonsynthese, intrazellulärer Transport, Ausschüttung

Rückkopplung

gesteigerte Hormonwirkung

verminderte Hormonwirkung

Hormonkonzentration

6

7

Bindung an Plasmaproteine

Abbau

intrazelluläre Transmission

Rezeptoren: Dichte, Affinität

Konversion

8

9

Zielzelle

Zellfunktion

Hormonwirkung

klinisches Bild endokriner Krankheiten

Störungen endokriner Regelkreise

Hormone sind meist Teile von Regelkreisen. Die Störung eines Elements in einem solchen Regelkreis führt zu charakteristischen Veränderungen der anderen Elemente.

Hypophysen-unabhängige Hormonausschüttung: Die Hormonausschüttung aus Hypophysen-unabhängigen Hormondrüsen wird in der Regel durch diejenigen Parameter reguliert, die von dem betreffenden Hormon beeinflußt werden: Das Hormon wirkt auf Zielorgane, deren Funktionen wiederum zu einer Verminderung der Stimuli für die Hormonfreisetzung führen (*Regelkreis mit negativer Rückkopplung*). Als Beispiel dient die Ausschüttung von Insulin (→ **A 1**): Eine erhöhte Plasmaglucosekonzentration stimuliert die Ausschüttung von Insulin, dessen Wirkungen auf die Zielorgane, z.B. die Leber (Steigerung der Glykolyse, Hemmung der Gluconeogenese und Glykogenaufbau), zu einer Senkung der Plasmaglucosekonzentration führen.

Eine für die Plasmaglucosekonzentration **inadäquat hohe Ausschüttung** von Insulin (**Hyperinsulinismus**) führt zur *Hypoglykämie*. Ursache kann neben einem insulinproduzierenden Tumor eine Vermaschung von Regelkreisen sein: Auch einige Aminosäuren stimulieren die Insulinausschüttung, und einige Wirkungen des Insulins (Stimulation der Proteinsynthese, Hemmung der Proteolyse) zielen auf eine Senkung der Plasmakonzentration von Aminosäuren ab. Ein gestörter Abbau von Aminosäuren, z.B. bei Vorliegen eines Enzymdefekts, kann daher über Anstieg der Aminosäurekonzentration im Blut und folgende Stimulation der Insulinausschüttung eine Hypoglykämie auslösen (→ **A 2**).

Bei einer **defekten Hormondrüse** (→ **A 3**) sind die Hormonspiegel und damit die Hormonwirkungen herabgesetzt. In unserem Beispiel führt eine Insuffizienz der B-Zellen zur *Hyperglykämie*.

Auch bei **herabgesetzter Ansprechbarkeit der Zielorgane** (→ **A 4**) kommt es zu einer verminderten Hormonwirkung. Auf diese Weise kann eine Leberinsuffizienz zur Hyperglykämie führen, die Hormonkonzentrationen im Plasma sind dabei erhöht. Allerdings kann der gestörte Abbau von Aminosäuren bei Leberinsuffizienz über Hyperaminoazidämie und Stimulation der Insulinausschüttung auch eine Hypoglykämie auslösen (s.o., → **A 2**).

Durch Hypothalamus und Hypophyse gesteuerte Hormonausschüttung: Bei Hormonen, die unter dem Einfluß von Hypothalamus und Hypophyse stehen, ist die Hormonkonzentration im Plasma eine geregelte Größe (→ **B 1**). Im Hypothalamus werden *Liberine* (Releasing-Hormone, RH) gebildet, welche in der Hypophyse die Freisetzung von *Tropinen* bewirken. Diese stimulieren die Ausschüttung des jeweiligen Hormons in der Peripherie. Das Hormon und z.T. die durch das Hormon erzielten Wirkungen hemmen schließlich die Freisetzung von Liberinen im Hypothalamus und von Tropinen in der Hypophyse. Unser Beispiel zeigt die Regulation des Cortisols aus der Nebennierenrinde.

Eine herabgesetzte Ausschüttung peripherer Hormone kann auf einen Funktionsverlust in Hypothalamus, Hypophyse oder peripherer Hormondrüse zurückgehen. Primäre Ursache einer gesteigerten Ausschüttung peripherer Hormone kann eine inadäquat hohe orthotope oder ektope (→ S. 257, **A 3**) Ausschüttung von Liberinen, Tropinen oder peripheren Hormonen sein.

Bei einer **gesteigerten Ausschüttung von Liberinen** (→ **B 2**) sind die Konzentrationen von Liberinen, Tropinen und des peripheren Hormons erhöht.

Liegt eine primäre **Steigerung der Tropinausschüttung** vor, sind die Konzentrationen des Tropins und des peripheren Hormons erhöht, die Liberinkonzentrationen jedoch verringert (→ **B 3**).

Bei primär **gesteigerter Ausschüttung des peripheren Hormons** ist die Ausschüttung der Liberine und Tropine unterdrückt (→ **B 4**).

In analoger Weise führt ein primärer **Mangel** an Liberinen zu einem Mangel an Tropinen und peripheren Hormonen, ein primärer Mangel an Tropinen zu herabgesetzter Ausschüttung peripherer Hormone bei gesteigerter Ausschüttung von Liberinen und ein primärer Mangel an peripheren Hormonen zu einer gesteigerten Ausschüttung von Liberinen und Tropinen.

A. Störungen einfacher endokriner Regelkreise

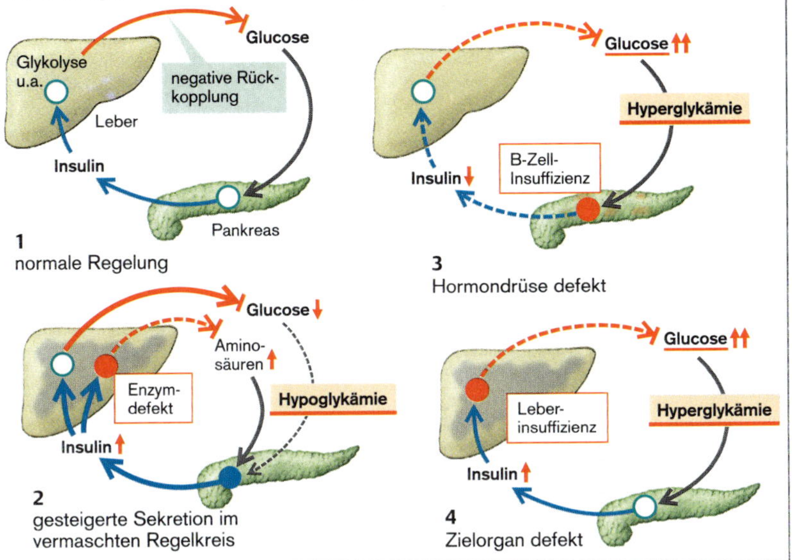

Glucose

Glykolyse u.a.

negative Rück-kopplung

Leber

Insulin

Pankreas

1
normale Regelung

Glucose ↑↑

Hyperglykämie

Insulin ↓

B-Zell-Insuffizienz

3
Hormondrüse defekt

Glucose ↓

Amino-säuren ↑

Enzym-defekt

Hypoglykämie

Insulin ↑

2
gesteigerte Sekretion im
vermaschten Regelkreis

Glucose ↑↑

Hyperglykämie

Leber-insuffizienz

Insulin ↑

4
Zielorgan defekt

B. Störungen Hypothalamus-geregelter Hormone

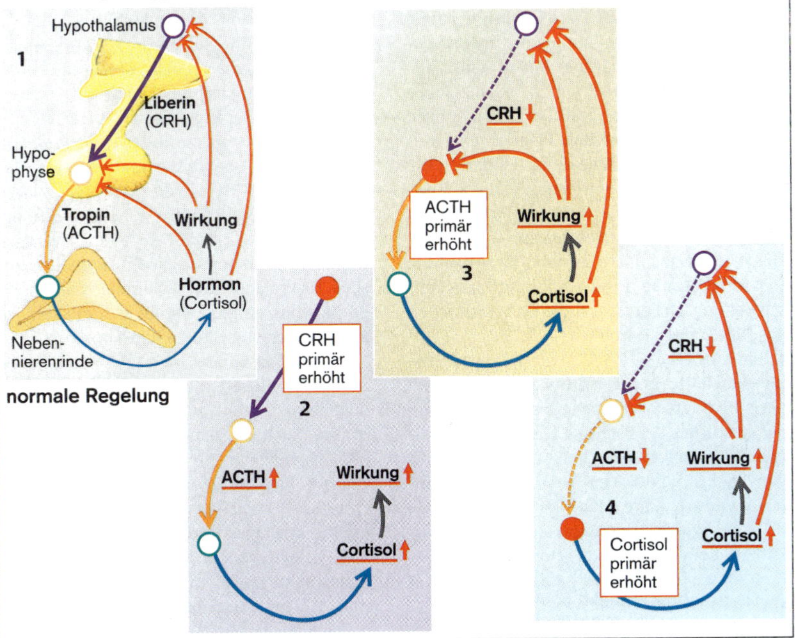

Hypothalamus

1

**Liberin
(CRH)**

Hypo-physe

**Tropin
(ACTH)**

Wirkung

**Hormon
(Cortisol)**

Neben-nierenrinde

normale Regelung

CRH
primär
erhöht

2

ACTH ↑

Wirkung ↑

Cortisol ↑

CRH ↓

ACTH
primär
erhöht

Wirkung ↑

3

Cortisol ↑

CRH ↓

ACTH ↓

Wirkung ↑

4

Cortisol
primär
erhöht

Cortisol ↑

Antidiuretisches Hormon

Das **antidiuretische Hormon** (**ADH = Adiuretin = Vasopressin**) wird in den Nuclei supraopticus und paraventricularis des Hypothalamus gebildet und über die Axone der hormonproduzierenden Neurone in den Hypophysenhinterlappen transportiert. ADH verursacht über cAMP den Einbau von Wasserkanälen in die luminale Membran von distalem Tubulus und Sammelrohr der Niere und fördert so dort die *Wasserresorption*. ADH stimuliert auch die tubuläre Resorption von Na^+ und Harnstoff. Hohe ADH-Konzentrationen führen ferner zur *Vasokonstriktion*.

Stimuli für die Ausschüttung von ADH sind Hyperosmolarität (adäquater Reiz ist die Zellschrumpfung) und eine herabgesetzte Füllung der Vorhöfe des Herzens, ebenso Erbrechen, aber auch Angst, Schmerzen, Streß und sexuelle Erregung. Auch Angiotensin II, Dopamin sowie einige Pharmaka bzw. Toxine (z. B. Nikotin, Morphin, Barbiturate) fördern die ADH-Sekretion. Hemmend wirken eine verstärkte Vorhofdehnung sowie GABA, Alkohol und Kälte.

Ein **ADH-Überschuß** ($\rightarrow$ **A 1**) beruht häufig auf gesteigerter ADH-Bildung im *Hypothalamus*, z. B. bei *Streß*. Darüber hinaus kann ADH ektopisch von *Tumoren* (v. a. kleinzelligen Bronchialkarzinomen) oder bei Erkrankungen der Lunge gebildet werden. Folge ist eine verminderte Wasserausscheidung (**Oligurie**). Die dadurch starke Konzentrierung schlecht löslicher Harnbestandteile kann zur Bildung von *Harnsteinen* führen (Urolithiasis). Gleichzeitig sinkt die extrazelluläre Osmolarität (**hypotone Hyperhydratation**) und es kommt zur Zellschwellung. Dabei ist v. a. die Entwicklung eines *Hirnödems* bedrohlich ($\rightarrow$ S. 358).

Ein **ADH-Mangel** ($\rightarrow$ **A 2**) tritt bei verminderter Ausschüttung auf, wie etwa bei dem genetisch bedingten *zentralen Diabetes insipidus*, bei Zerstörung der Neurone z. B. durch *Autoimmunerkrankungen* oder bei sonstigen Schädigungen des Hypothalamus. Auch exogene Einflüsse wie z. B. Kälte oder Alkohol kommen als Ursache in Frage. Allerdings kann die ADH-Wirkung in der Niere auch bei normaler ADH-Sekretion ausbleiben, z. B. aufgrund defekter Wasserkanäle oder anderweitig beeinträchtigter Konzentrierungsfähigkeit der Niere, wie etwa bei K^+-Mangel, Ca^{2+}-Überschuß und Entzündungen im Nierenmark (*renaler Diabetes insipidus*). Als Folge herabgesetzter ADH-Ausschüttung oder -Wirkung werden große Mengen wenig konzentrierten Harns ausgeschieden und es entwickelt sich eine **hypertone Dehydratation** (s. a. S. 122), die zur *Zellschrumpfung* führt. Die Patienten sind gezwungen, die renalen Wasserverluste durch vermehrtes Trinken (Polydipsie) zu kompensieren. Sind auch die im Hypothalamus gelegenen Osmorezeptoren zerstört, dann geht der ADH-Mangel mit einer Hypodipsie einher und die hypertone Dehydratation ist besonders massiv. Bei der *psychogenen Polydipsie* ist die ADH-Ausschüttung wegen des Wasserüberschusses gehemmt; im Gegensatz zum primären ADH-Mangel liegt hierbei eine *hypotone Hyperhydratation* vor.

Prolactin

Prolactin ($\rightarrow$ **B**) wird im Hypophysenvorderlappen gebildet und stimuliert Wachstum und Differenzierung der Brustdrüse sowie die *Milchproduktion*. Es hemmt nicht die basale, wohl aber die pulsatile Ausschüttung der Gonadotropine (LH und FSH, $\rightarrow$ S. 274). Außerdem hemmt es die zelluläre Glucoseaufnahme und die zelluläre Immunabwehr.

Berührung der Brustwarze der laktierenden Frau sowie Östrogene fördern die Prolactinausschüttung. Ebenfalls stimulierend wirken Thyroliberin (TRH), Endorphine, vasoaktives intestinales Peptid (VIP), Oxytocin und Angiotensin II, Streß, NREM-Schlaf und Hypoglykämie. Dopamin hemmt die Prolactinausschüttung. Da Prolactin den Dopaminumsatz im Hypothalamus steigert, hemmt es somit seine eigene Freisetzung ("kurze Rückkopplung").

Ein **Prolactinüberschuß** ($\rightarrow$ **B**) kann durch hormonproduzierende *Tumoren* entstehen oder durch Zufuhr *antidopaminerger Medikamente*. Auch Nieren- und Leberinsuffizienz können, möglicherweise über Dopaminmangel, zum Prolactinüberschuß führen. *Hypothyreose* steigert über verstärkte TRH-Sekretion die Prolactinausschüttung. Folgen sind **Milchfluß** (Galaktorrhö) und eine Hemmung der Gonadotropinausschüttung mit **Hypogonadismus**, Amenorrhö, Libido- und Potenzverlust.

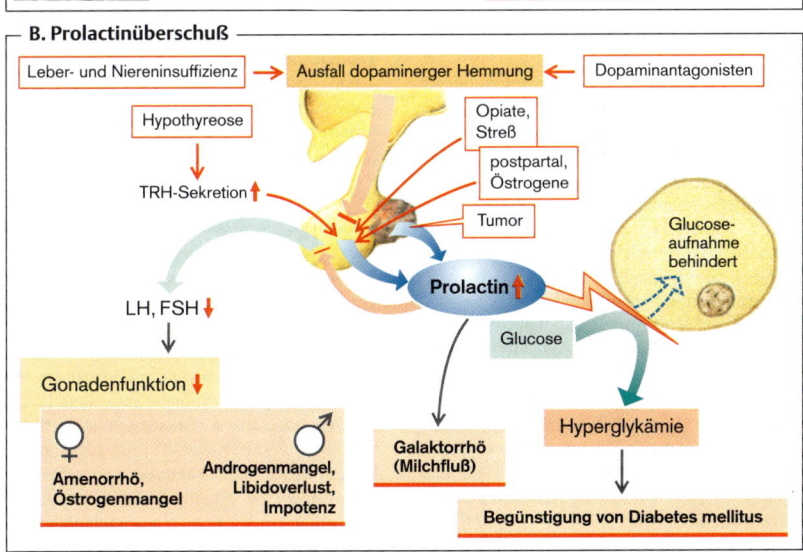

A. ADH-Überschuß und ADH-Mangel

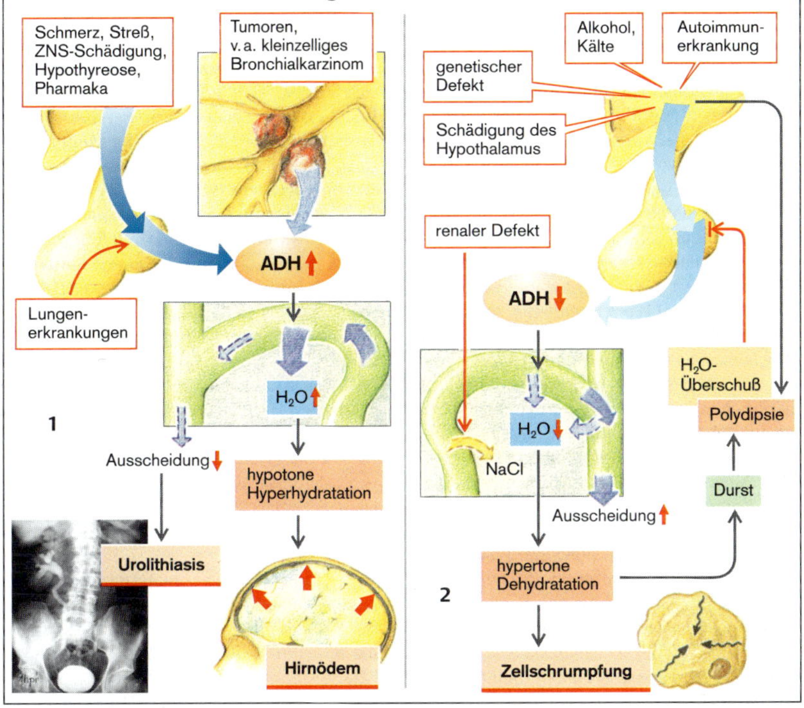

Schmerz, Streß, ZNS-Schädigung, Hypothyreose, Pharmaka

Tumoren, v.a. kleinzelliges Bronchialkarzinom

Alkohol, Kälte

Autoimmunerkrankung

genetischer Defekt

Schädigung des Hypothalamus

ADH ↑

Lungenerkrankungen

renaler Defekt

ADH ↓

H_2O-Überschuß

Polydipsie

1

H_2O ↑

H_2O ↓

NaCl

Durst

Ausscheidung ↓

hypotone Hyperhydratation

Ausscheidung ↑

Urolithiasis

2

hypertone Dehydratation

Hirnödem

Zellschrumpfung

B. Prolactinüberschuß

Leber- und Niereninsuffizienz → **Ausfall dopaminerger Hemmung** ← Dopaminantagonisten

Hypothyreose

Opiate, Streß

postpartal, Östrogene

Tumor

Glucoseaufnahme behindert

TRH-Sekretion ↑

Prolactin ↑

LH, FSH ↓

Glucose

Gonadenfunktion ↓

♀ ♂

Hyperglykämie

Amenorrhö, Östrogenmangel

Androgenmangel, Libidoverlust, Impotenz

Galaktorrhö (Milchfluß)

Begünstigung von Diabetes mellitus

Somatotropin

Somatotropin (**Wachstumshormon, GH**) wird im Hypophysenvorderlappen gebildet. Es *hemmt die Aufnahme von Glucose* in Fett- und Muskelzellen und *fördert* (z. T. unter Vermittlung hepatischer Somatomedine [„insulin like growth factors": IGF1, IGF2]) Lipolyse, Gluconeogenese, Kollagensynthese und *Erythropoietinbildung*. Somatotropin stimuliert die enterale Absorption von Calcium und Phosphat sowie die renale Ausscheidung von Calcium. Außerdem fördert es das Knochenwachstum (vor dem Schluß der Epiphysenfugen somit das Längenwachstum) sowie das *Wachstum von Weichteilen*. Somatotropin fördert T-Zell-Proliferation, IL-2-Bildung und die Aktivität von natürlichen Killerzellen, zytotoxischen T-Zellen und Makrophagen. Damit stärkt es die Immunabwehr. Östrogene hemmen die hepatische Bildung von Somatomedinen und mindern damit auch die Wirkungen des Somatotropins.

Die normalerweise pulsatile Freisetzung von Somatotropin wird durch die hypothalamischen Botenstoffe *Somatoliberin* (= Somatokrinin = GRH, fördernd) und *Somatostatin* (hemmend) reguliert. Die Somatotropinausschüttung wird stimuliert durch Aminosäuren, Hypoglykämie, Glukagon, Dopamin und Streß. Hemmend wirken Hyperglykämie, Hyperlipidazidämie, Adipositas und Kälte.

Ein **Überschuß von Somatotropin** beruht meist auf einer *unkontrollierten Bildung des Hormons*, z.B. durch ein Hypophysenadenom oder, in seltenen Fällen, durch einen ektopischen Tumor. Ebenfalls selten liegt die Ursache in einer *gesteigerten Stimulation der Hormonsynthese durch Somatoliberin*. Schließlich kann auch die unkontrollierte *therapeutische Verabreichung von Somatotropin* einen iatrogenen Somatotropinüberschuß erzeugen (→**A1**).

Ein massiver Somatotropinüberschuß führt vor Schluß der Epiphysenfugen zu **Riesenwuchs** bis zu 2,60 m, danach zu Verbreiterung von Backenknochen, Supraorbitalwülsten, Mandibula, Füßen und Händen (**Akromegalie**), zu **Knorpelwachstum** (mit Arthrosis deformans) und zur **Verkalkung von Knorpel und Bandscheiben** (→**A2**). Gleichzeitig nehmen auch Weichteile wie Zunge, Herz, Leber, Nieren, Schilddrüse, Speicheldrüsen und Haut an Größe zu (→**A3**). Diese **Größenzunahme der Organe** kann weitere Komplikationen nach sich ziehen: Hält etwa die Vaskularisierung bei Zunahme der Herzgröße nicht Schritt, droht eine Mangeldurchblutung (**Angina pectoris**, →S. 218). Relativ häufig (30%) entwickelt sich eine **arterielle Hypertonie**. Die Verdickung der Haut geht mit einer Zunahme der Schweiß- und Talgsekretion einher. Durch Kompression des N. medianus kann es zu einem **Karpaltunnelsyndrom** kommen. Die herabgesetzte Glucoseaufnahme in periphere Zellen begünstigt die Entwicklung einer **Hyperglykämie** (→**A4**), wobei sich in einigen Fällen ein *Diabetes mellitus* entwickeln kann. Die gesteigerte enterale Absorption führt zu einem **Calciumüberschuß**, der eine *Hyperkalzurie* nach sich zieht (→**A5**). Folge einer Hyperkalzurie kann das Ausfallen von Calciumsalzen im Urin sein (Nephrolithiasis, →S. 120). Schließlich begünstigt ein Somatotropinüberschuß die Entwicklung von **Tumoren**.

Bei Vorliegen eines Somatotropin-produzierenden Hypophysentumors ist häufig die Sella turcica verbreitert, durch Druck auf das Chiasma opticum (→**A6**) können **Gesichtsfeldausfälle** auftreten (typischerweise eine sog. Scheuklappenblindheit, →S. 326). Verdrängung von anderen endokrinen Zellen kann zu Gonadotropinausfall und in der Folge zu Amenorrhö, Libido- und Potenzverlust führen (→**A7**). Umgekehrt können Somatotropin-produzierende Tumoren auch andere Hormone, wie etwa Prolactin, ausschütten (→S. 260).

Ein **Somatotropinmangel** kann *genetisch bedingt* sein, oder als Folge einer *Schädigung der hormonproduzierenden Zellen* (z.B. Tumoren, Blutungen, Bestrahlungen), einer *herabgesetzten hypothalamischen Stimulation* oder einer *Hemmung der Ausschüttung* (Cortisol, Hypothyreose) auftreten. Ferner kann die Somatotropinwirkung durch *Östrogene* abgeschwächt werden. Tritt der Somatotropinmangel vor Schluß der Epiphysenfugen auf, entsteht ein sog. **hypophysärer Kleinwuchs**. Ein nach Abschluß des Längenwachstums auftretender Mangel bleibt ohne erkennbare Folgen. Allerdings trägt die abnehmende Ausschüttung von Somatotropin im Alter wahrscheinlich zur **Schwächung des Immunsystems** bei.

A. Somatotropinüberschuß

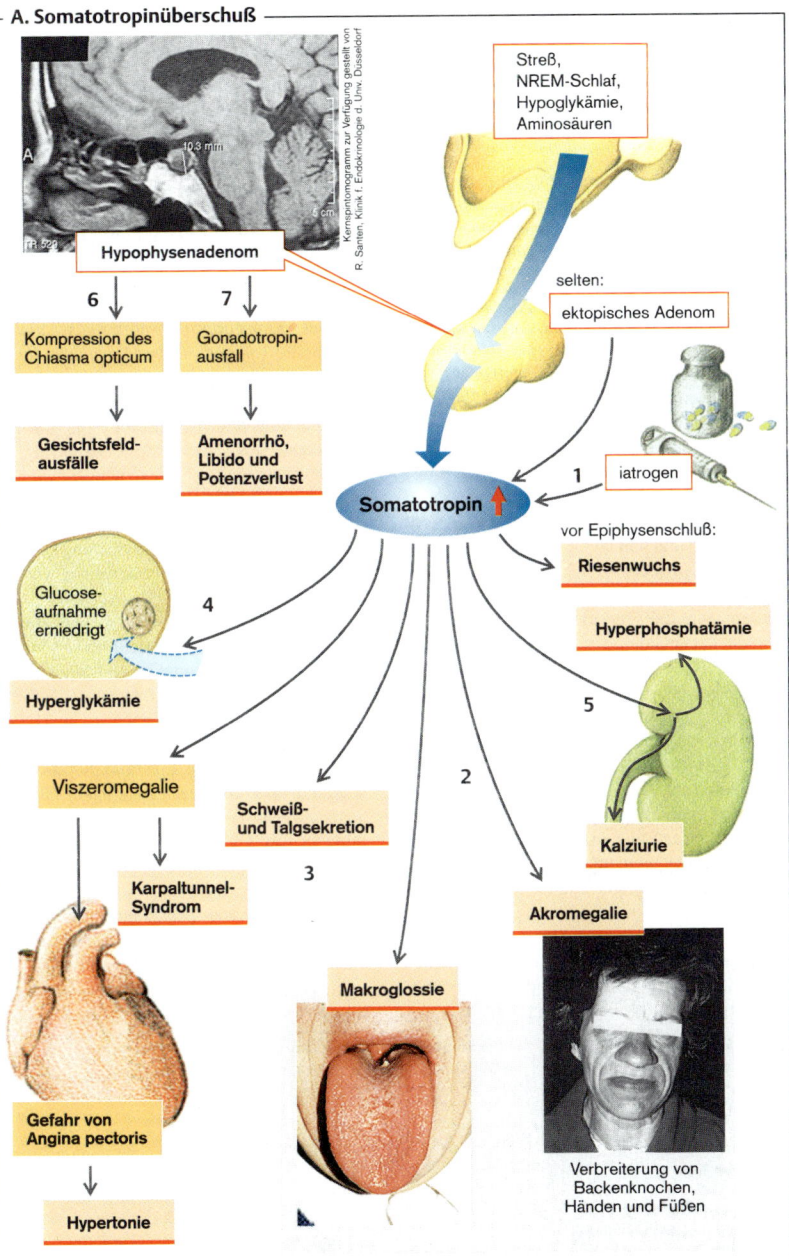

Kernspintomogramm zur Verfügung gestellt von R. Santen, Klinik f. Endokrinologie d. Univ. Düsseldorf

Streß, NREM-Schlaf, Hypoglykämie, Aminosäuren

Hypophysenadenom

selten:

ektopisches Adenom

6 — Kompression des Chiasma opticum → Gesichtsfeldausfälle

7 — Gonadotropinausfall → Amenorrhö, Libido und Potenzverlust

1 — iatrogen

Somatotropin ↑

vor Epiphysenschluß:

Riesenwuchs

Hyperphosphatämie

Glucoseaufnahme erniedrigt — 4

Hyperglykämie

5

Kalziurie

Viszeromegalie

Schweiß- und Talgsekretion — 3

Karpaltunnel-Syndrom

2

Makroglossie

Akromegalie

Gefahr von Angina pectoris → **Hypertonie**

Verbreiterung von Backenknochen, Händen und Füßen

Nebennierenrindenhormone: Enzymdefekte bei der Bildung

Die wichtigsten Nebennierenrinden-(NNR-) Hormone (*Corticoide*) sind die **Glucocorticoide** und die **Mineralocorticoide**. In der Nebenniere werden jedoch auch **Androgene**, **Gestagene** und **Östrogene** gebildet.

Alle Nebennierenrindenhormone (s.a. S. 272 ff.) werden aus **Cholesterin** gebildet. Der Transport von Cholesterin in die Mitochondrien und die folgende Umwandlung in Pregnenolon kann bei einem Mangel an StAR (steroidogenic acute regulatory protein) beeinträchtigt sein. Für die Bildung der einzelnen Hormone sind mehrere Enzyme erforderlich, die bei genetischen Defekten ausfallen können.

Die Enzymdefekte führen zu einer herabgesetzten Synthese der Enzymprodukte und damit auch der „nach" dem betroffenen Katalyseschritt gebildeten Hormone. Allerdings führt eine verminderte Glucocorticoidsynthese zu einer **Enthemmung der Bildung von Corticoliberin** (CRH) **und von Corticotropin** (adrenocorticotropes Hormon, ACTH). Corticotropin wiederum stimuliert das Wachstum der Nebennierenrinde, die Freisetzung von Cholesterin und die Expression mehrerer Enzyme zur Synthese der NNR-Hormone. Aufgrund dieser Wirkungen steigen die Konzentrationen von Enzymsubstraten, ihren Vorstufen und Metaboliten, also von Steroiden „vor" dem Enzymdefekt. Diese Steroide weisen z.T. hormonelle Wirkungen auf, d.h. glucocorticoide (blau), mineralocorticoide (grün), androgene (rot), gestagene (braun) und östrogene (violett) Wirkungen. Diese sind im einzelnen auf S. 268, 272 und 276 dargestellt. Je nachdem, welche hormonelle Aktivität die jeweiligen Produkte, Substrate, Vorstufen und Metabolite aufweisen, kann es bei einem bestimmten Enzymdefekt also zu verminderter ($\downarrow$) oder gesteigerter ($\uparrow$) Hormonwirkung kommen (s. Tabelle).

So kann die Stimulation der NNR-Hormon-Produktion durch Corticotropin (ACTH) die Glucocorticoidproduktion trotz Enzymdefekt (annähernd) normalisieren. Häufiger jedoch nimmt die Glucocorticoidwirkung ab (S. 270). Je nach Enzymdefekt kann die mineralocorticoide Wirkung gesteigert oder vermindert werden ($\rightarrow$ S. 268 ff.). Bei Überschuß an gestagen wirksamen Metaboliten kann deren schwache antimineralocorticoide Wirkung Natriurese auslösen ($\rightarrow$ S. 276). Einige Enzymdefekte steigern die Konzentration androgen wirksamer Metabolite, mit entsprechenden Folgen für die Sexualentwicklung ($\rightarrow$ S. 272, 278). Beim 3β-Hydroxydehydrogenase-Defekt ($\rightarrow$ **A 3**) ist die Bildung von Androgenen für eine normale männliche Sexualentwicklung zu gering, für eine normale weibliche Sexualentwicklung zu hoch. Eine Einschränkung der Sexualhormonproduktion in der NNR beeinträchtigt jedoch in der Regel die sexuelle Entwicklung nicht, da die Sexualhormone normalerweise vorwiegend in den Gonaden gebildet werden.

Der häufigste Enzymdefekt ist der **Mangel an 21β-Hydroxylase** (Zytochrom P450c21): Durch den Enzymmangel ist die Umwandlung von Progesteron in 11-Desoxycorticosteron und von 17-Hydroxyprogesteron in 11-Desoxycortisol beeinträchtigt ($\rightarrow$ **A 5**). Abhängig davon, wie stark die Enzymaktivität eingeschränkt ist, kommt es zu mäßigem bis stark ausgeprägtem Cortisolmangel. Die vermehrte Bildung von Androstendion und Testosteron führt zur *Virilisierung bei Mädchen* und zur vorzeitigen Entwicklung männlicher Geschlechtsmerkmale (*Pseudopubertas präcox*) bei Jungen (**adrenogenitales Syndrom**, s.a. S. 272). Diese Wirkungen sind schon bei der Geburt erkennbar, da die Androgene bereits intrauterin vermehrt gebildet werden.

Enzymdefekt (→ A 1 – 8)	androgene Wirkung	glucocorticoide Wirkung	mineralocorticoide Wirkung
❶ 20,22-Desmolase (P450scc, StAR)	$\downarrow$	$\downarrow$	$\downarrow$
❷ 17α-Hydroxylase (P450c17)	$\downarrow$	$\downarrow$	$\uparrow$
❸ 3β-Hydroxydehydrogenase	$\uparrow$ (♀) $\downarrow$ (♂)	$\downarrow$	$\downarrow$
❹ 17-Reduktase	$\downarrow$	–	–
❺ 21β-Hydroxylase (P450c21)	$\uparrow$	$\downarrow$	$\downarrow$
❻ 11β-Hydroxylase (P450c11)	$\uparrow$	$\downarrow$	$\uparrow$
❼ 18-Hydroxylase (P450c11AS)	–	–	$\downarrow$
❽ 18-Methyloxidase (P450c11AS)	–	–	$\downarrow$

A. Enzymdefekte der Bildung der Nebennierenrindenhormone

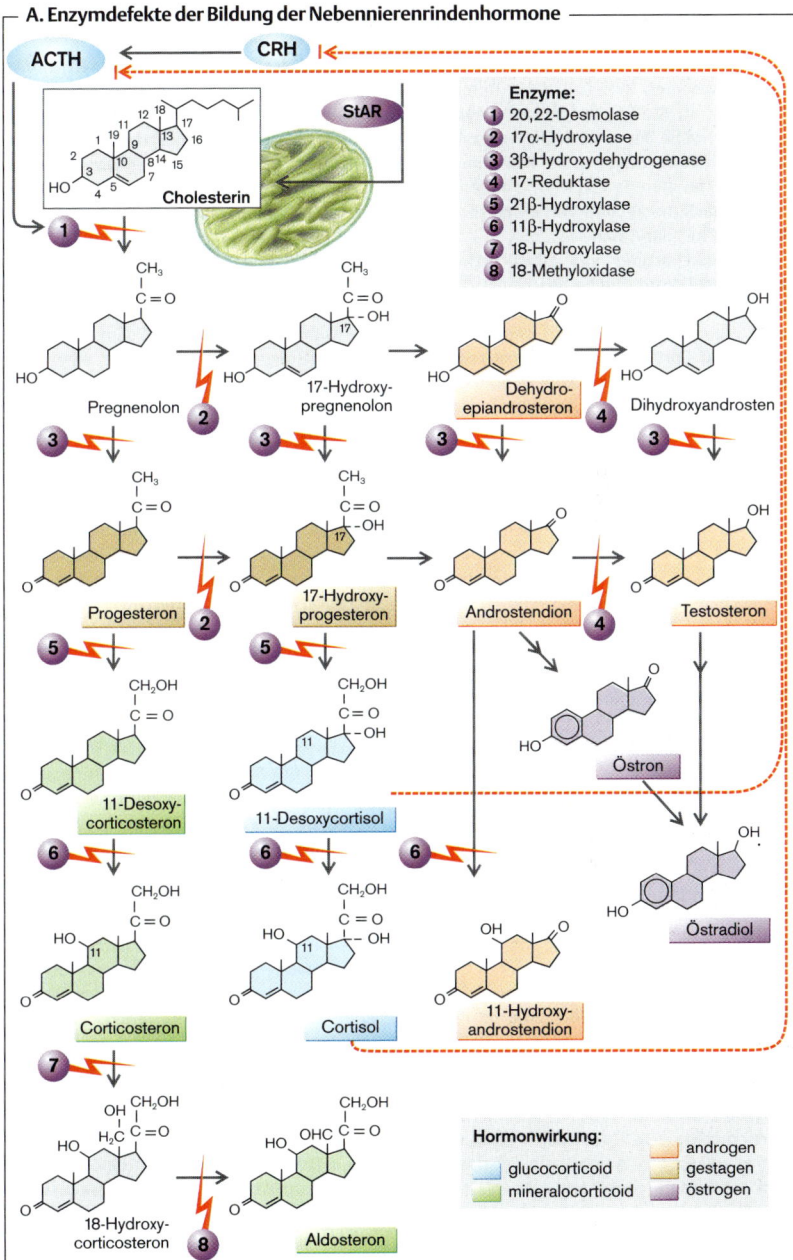

Enzyme:
1. 20,22-Desmolase
2. 17α-Hydroxylase
3. 3β-Hydroxydehydrogenase
4. 17-Reduktase
5. 21β-Hydroxylase
6. 11β-Hydroxylase
7. 18-Hydroxylase
8. 18-Methyloxidase

ACTH ← CRH

Cholesterin

StAR

Pregnenolon

17-Hydroxy-pregnenolon

Dehydro-epiandrosteron

Dihydroxyandrosten

Progesteron

17-Hydroxy-progesteron

Androstendion

Testosteron

11-Desoxy-corticosteron

11-Desoxycortisol

Östron

Corticosteron

Cortisol

11-Hydroxy-androstendion

Östradiol

18-Hydroxy-corticosteron

Aldosteron

Hormonwirkung:

- glucocorticoid
- mineralocorticoid
- androgen
- gestagen
- östrogen

Nebennierenrindenhormone: Ursachen gestörter Ausschüttung

Die **Glucocorticoide** dienen v. a. der Anpassung von Stoffwechsel, Kreislauf, Blut, Immunsystem usw. an Streß, also massive physische oder psychische Bedrohung. Die **Mineralocorticoide** greifen durch renale Retention von Na^+ und Eliminierung von K^+ und anderen Ionen in den Mineral- und Wasserhaushalt ein (Wirkungsmechanismen → S. 268).

Die **Ausschüttung von Glucocorticoiden** (z. B. Cortisol) wird durch Corticotropin (adrenocorticotropes Hormon, ACTH) aus der Hypophyse reguliert, das seinerseits unter der Kontrolle von Corticoliberin (Corticotropin-Releasing-Hormon, CRH) aus dem Hypothalamus steht (→ **A**). Wichtigster Stimulus zur Freisetzung von CRH und damit von ACTH und Cortisol ist Streß. Weitere Stimulatoren sind Adrenalin, ADH, Histamin, Pyrogene, Schmerzen, Blutdruckabfall und Hypoglykämie (→ **A1**). CRH und ACTH werden in Schüben (pulsatil, ca. 4/h) ausgeschüttet. Die Ausschüttung von Cortisol ist in den frühen Morgenstunden am höchsten und sinkt während des Tages langsam ab (→ Tagesrhythmus, **A2**). Sie wird durch Morphine gehemmt. Ein **Überschuß an Glucocorticoiden** ist häufig *iatrogen* bedingt (therapeutische Zufuhr von Glucocorticoiden zur Immunsuppression, → **A4**). Er kann jedoch auch Folge eines hormonproduzierenden *Tumors* in der Nebenniere oder in einem anderen Organ (v. a. kleinzelliges Bronchialkarzinom, → **A3**) sein (Morbus Cushing, → S. 268). Auch eine übermäßige *Stimulierung der Nebenniere* durch ACTH kann zugrunde liegen (sekundäre Cushing-Syndrome, z. B. bei Hypophysentumor, anderweitig gesteigerter CRH-Ausschüttung oder ektopischer Bildung von ACTH oder selten von CRH).

Wichtigster Stimulus für die **Ausschüttung des Mineralocorticoids** Aldosteron ist Angiotensin II, das bei herabgesetztem renalem Perfusionsdruck, also u. a. bei Hypovolämie, über das Renin-Angiotensin-System vermehrt gebildet wird (→ **A5**). Die Aldosteronausschüttung wird ferner durch ADH gefördert, dessen Sekretion ebenfalls von Angiotensin II stimuliert wird. Sie wird durch Hyperkaliämie gesteigert und durch Dopamin und atrialen natriuretischen Faktor (ANF) gehemmt. Ein selektiver **Überschuß an Mineralocorticoiden** tritt in der Mehrzahl der Fälle als *sekundärer Hyperaldosteronismus* infolge gesteigerter Reninausschüttung auf: Bei Hypovolämie (z. B. bei Dehydratation) ist die vermehrte Aldosteronausschüttung für die Volumenregulation adäquat, für den K^+-Haushalt hingegen in aller Regel zu hoch. So kommt es durch die „Vermaschung" der Regelkreise für Plasmavolumen und Kalium (→ S. 258) bei Hypovolämie regelmäßig zu einer Hypokaliämie. Aber auch bei normalem oder erhöhtem Blutvolumen kann die renale Perfusion beeinträchtigt und damit die Reninausschüttung erhöht sein, wie bei einer Reihe von Nierenerkrankungen. Bei herabgesetzter Pumpleistung des Herzens (→ S. 224) oder bei peripherer Vasodilatation (z. B. Sepsis, Leberinsuffizienz; → S. 118) kann der Blutdruck nur durch massive Aktivierung des Sympathikus aufrechterhalten werden, mit folgender renaler Vasokonstriktion, Reninausschüttung und Hyperaldosteronismus. Als weitere Ursache kommen aldosteronproduzierende *Tumoren* in der Nebenniere (Conn-Syndrom) in Frage. Schließlich kann die Hemmung (→ S. 212) oder ein Defekt der 11β-Hydroxysteroid-Dehydrogenase gesteigerte mineralocorticoide Wirkung nach sich ziehen. Das Enzym wird normalerweise in den Zielzellen von Aldosteron gebildet und inaktiviert dort Cortisol. Dieses paßt in den Mineralocorticoid-Rezeptor, und seine mineralocorticoide Wirksamkeit wird normalerweise nur durch die enzymatische Inaktivierung „vor Ort" unterbunden. Bei Hemmung oder Defekt der Hydroxysteroid-Dehydrogenase löst Cortisol wegen seiner im Vergleich zu Aldosteron hundertfach höheren Konzentration im Blut massive mineralocorticoide Wirkungen aus.

Ein **Mangel an NNR-Hormonen** (→ **B**) kann Folge eines Ausfalls der Nebenniere (Morbus Addison, → S. 270; z. B. bei genetischen Defekten, Autoimmunadrenalitis, Tuberkulose, Metastasen, operativer Entfernung) oder von Enzymdefekten in der NNR-Hormon-Synthese sein (→ S. 264). Darüber hinaus kann eine mangelhafte Stimulation durch ACTH vorliegen, z. B. bei Schädigung der Hypophyse oder des Hypothalamus. Die Aldosteronausschüttung kann schließlich auch infolge einer Hypokaliämie oder herabgesetzter Angiotensin-II-Bildung verringert sein.

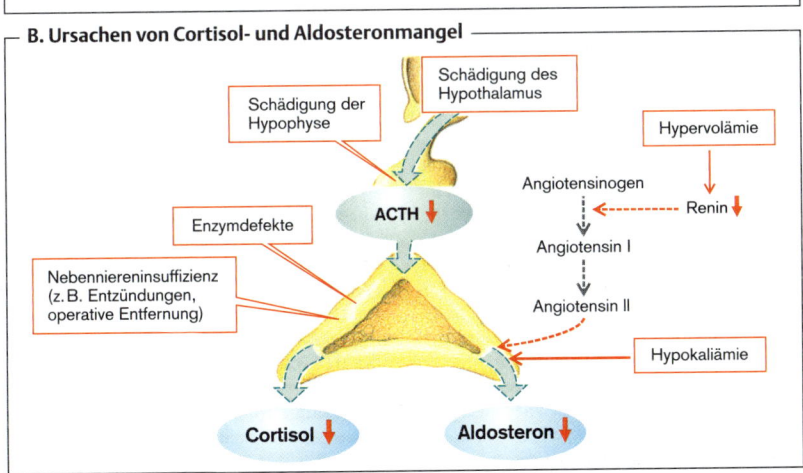

A. Ursachen von Cortisol- und Aldosteronüberschuß

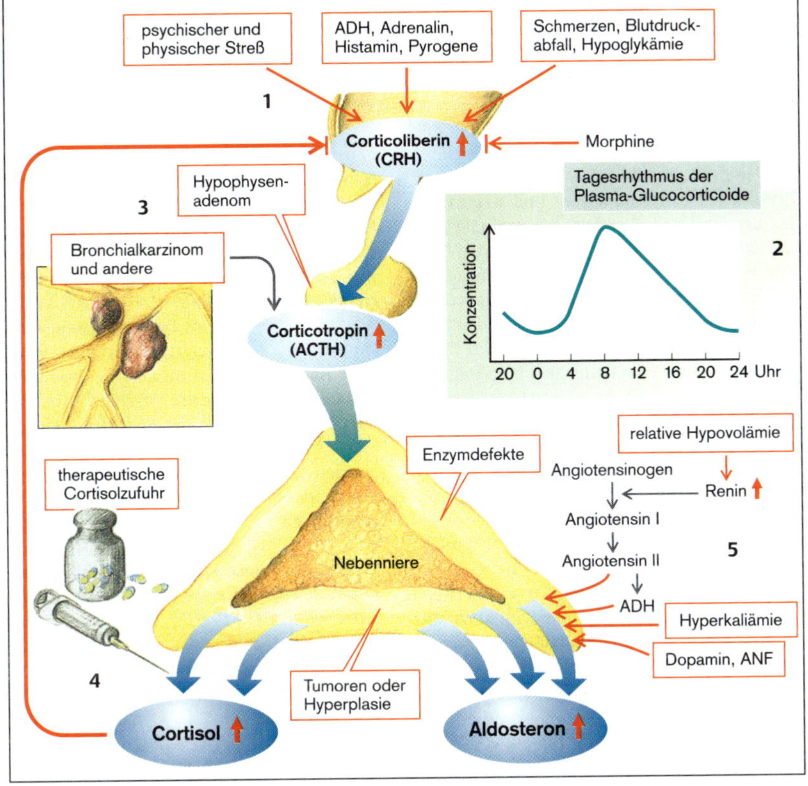

psychischer und physischer Streß

ADH, Adrenalin, Histamin, Pyrogene

Schmerzen, Blutdruckabfall, Hypoglykämie

1

Corticoliberin (CRH) ↑

Morphine

3

Hypophysenadenom

Tagesrhythmus der Plasma-Glucocorticoide

2

Bronchialkarzinom und andere

Konzentration

20 0 4 8 12 16 20 24 Uhr

Corticotropin (ACTH) ↑

Enzymdefekte

relative Hypovolämie

Angiotensinogen

Renin ↑

Angiotensin I

therapeutische Cortisolzufuhr

Nebenniere

Angiotensin II

5

ADH

Hyperkaliämie

Dopamin, ANF

4

Tumoren oder Hyperplasie

Cortisol ↑

Aldosteron ↑

B. Ursachen von Cortisol- und Aldosteronmangel

Schädigung des Hypothalamus

Schädigung der Hypophyse

Hypervolämie

Enzymdefekte

Angiotensinogen

Renin ↓

ACTH ↓

Nebennniereninsuffizienz (z.B. Entzündungen, operative Entfernung)

Angiotensin I

Angiotensin II

Hypokaliämie

Cortisol ↓

Aldosteron ↓

Überschuß an Nebennierenrindenhormonen: Morbus Cushing

Glucocorticoide (v. a. Cortisol) *stimulieren die Gluconeogenese* in der Leber und *hemmen die Glucoseaufnahme* in peripheren Zellen. Außerdem stimulieren sie die Lipolyse, den Abbau von Proteinen in der Peripherie und die Bildung von Plasmaproteinen (u. a. Angiotensinogen) in der Leber. Sie fördern die Bildung von Erythrozyten, Thrombozyten und neutrophilen Granulozyten. Gleichzeitig vermindern sie die Zahl an eosinophilen und basophilen Granulozyten, an Lymphozyten und Monozyten. U. a. über die Bildung der Proteine Lipocortin und Vasocortin unterdrücken sie die Ausschüttung von Histamin, Interleukinen und Lymphokinen; durch Hemmung der Phospholipase A_2 unterdrücken sie die Bildung von Prostaglandinen und Leukotrienen. Sie mindern die Antikörperbildung und wirken somit *immunsuppressiv*. Durch Hemmung der Bindegewebsproliferation wirken Glucocorticoide entzündungshemmend (*antiphlogistisch*), behindern jedoch auch gleichzeitig Kollagensynthese und Reparation. Im Magen stimulieren sie die Sekretion von Säure und Pepsin und drosseln die Schleimproduktion. Sie senken die Plasmaspiegel von Calcium und Phosphat, u. a. durch Hemmung der Calcitriolbildung. Außerdem sensibilisieren sie u. a. durch Hemmung der Prostaglandinsynthese Gefäße und Herz für Catecholamine, stimulieren die Noradrenalinfreisetzung und steigern die Erregbarkeit des Nervensystems.

Mineralocorticoide (v. a. Aldosteron) fördern die renale Retention von Na^+ und Wasser. Sie begünstigen damit einen Blutdruckanstieg. Außerdem stimulieren sie die renale Eliminierung von K^+, Mg^{2+} und H^+ und gleichzeitig die intrazelluläre Kaliumaufnahme. Bei hohem Plasmaspiegel übt jedoch auch Cortisol eine nicht unerhebliche mineralocorticoide Wirkung aus, obgleich es in den Zielzellen der Mineralocorticoide zum größten Teil inaktiviert wird ($\rightarrow$ S. 266). Neben Mineralo- und Glucocorticoiden wird in der Nebenniere u. a. **Dehydroepiandrosteron** (**DHEA**) gebildet, die Vorstufe der steroidalen Sexualhormone.

Bei einem **Überschuß an Glucocorticoiden** begünstigen die Stoffwechselwirkungen die Entwicklung eines Diabetes mellitus ($\rightarrow$ S. 286 ff.), des sog. **Steroiddiabetes**, wobei die Insulinausschüttung gesteigert ist ($\rightarrow$ **A2**). Die bei der verstärkten Lipolyse anfallenden freien Fettsäuren werden in der Leber teilweise zu VLDL aufgebaut und in das Blut abgegeben ($\rightarrow$ **A3**). Darüber hinaus bildet die Leber aus den Fettsäuren Ketonkörper. Durch unterschiedliche Empfindlichkeit des peripheren Fettgewebes für Glucocorticoide und Insulin kommt es zur **Umverteilung von Fettgewebe**: Es entstehen Stammfettsucht, Büffelnacken und Vollmondgesicht bei auffällig dünnen Extremitäten. Der periphere Proteinabbau ($\rightarrow$ **A5**) führt zu **Muskelschwund**, **Osteoporose** (Abbau der Knochengrundsubstanz), **Striae distensae** (Abbau von Unterhautbindegewebe) und **Purpura** (erhöhte Brüchigkeit der Gefäße). Durch Einschränkung der Reparation kommt es zu **verzögerter Wundheilung**. Die Wirkung auf den Knochen wird durch $CaHPO_4$-Mangel verschärft und hat bei Kindern **Wachstumsverzögerungen** zur Folge. Die Wirkungen auf das Blut führen zu Polyglobulie ($\rightarrow$ **A1**), Thrombozytose und **gesteigerter Gerinnungsbereitschaft** ($\rightarrow$ **A6**). Die geschwächte Immunabwehr begünstigt das Auftreten von **Infektionen** ($\rightarrow$ **A4**). Die Sensibilisierung des Kreislaufs für Catecholamine bewirkt u. a. eine Steigerung der Herzkraft sowie periphere Vasokonstriktion und führt damit zu **Hypertonie** ($\rightarrow$ **A7**), die im Verein mit Hyperlipidämie und gesteigerter Gerinnungsbereitschaft die Entwicklung von *Atherosklerose*, *Thrombose* und *Gefäßverschlüssen* fördert ($\rightarrow$ **A6**). Durch Stimulation der Salzsäure- und Pepsinsekretion und Hemmung der Schleimsekretion im Magen kommt es zu **Magen- und Duodenalulzera** ($\rightarrow$ **A8**). Die Wirkungen auf das Nervensystem können ein sog. **endokrines Psychosyndrom** auslösen.

Eine **gesteigerte mineralocorticoide Wirkung** führt über Hypervolämie zu *Hypertonie* sowie über Hypokaliämie, Hypomagnesiämie und Alkalose zu *erhöhter neuromuskulärer Erregbarkeit* ($\rightarrow$ **A10**). Folgen sind u. a. Störungen der Erregungsbildung und -leitung im Herzen.

Ein **Überschuß an Androgenen** ($\rightarrow$ **A9**) kann bei der Frau zur Vermännlichung und Amenorrhö (*Virilismus*), beim männlichen Kind zu beschleunigtem Auftreten männlicher Geschlechtsmerkmale (*Pseudopubertas praecox*) führen ($\rightarrow$ S. 272).

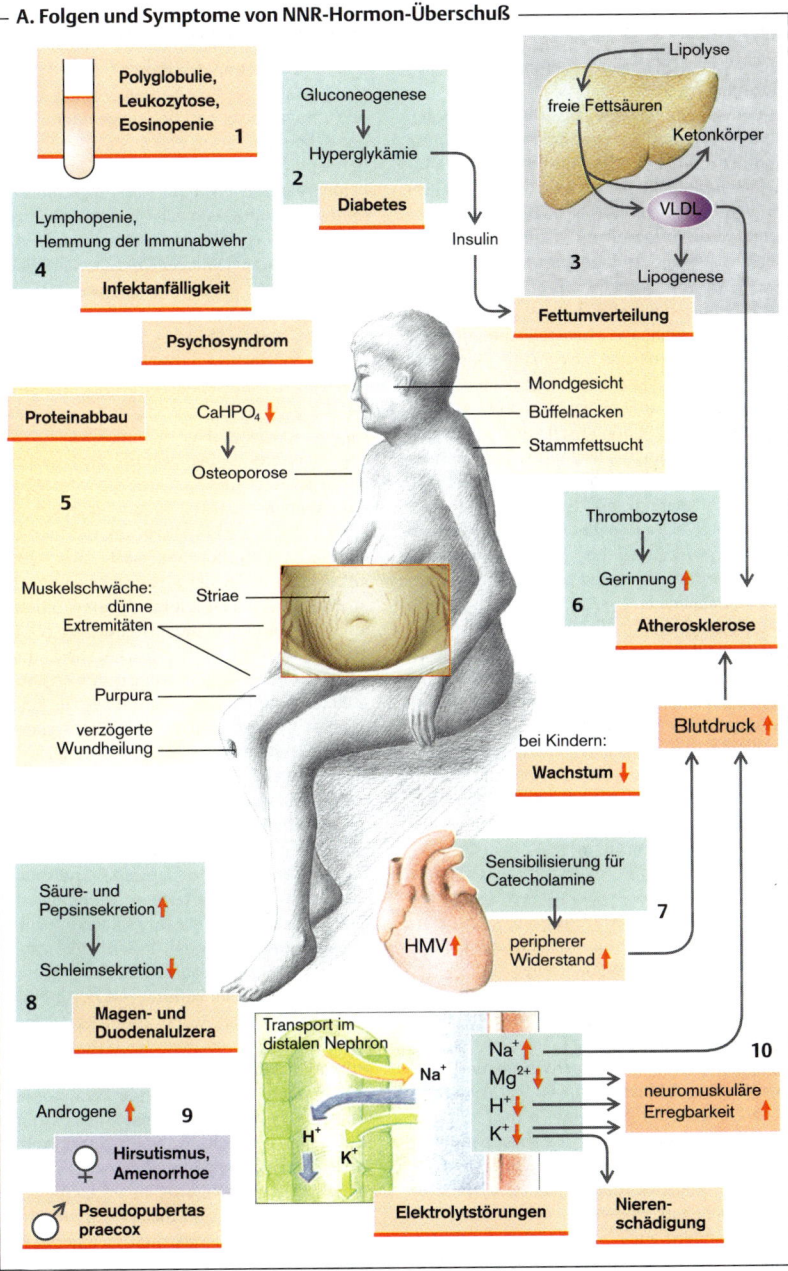

A. Folgen und Symptome von NNR-Hormon-Überschuß

Polyglobulie, Leukozytose, Eosinopenie 1

Gluconeogenese
↓
Hyperglykämie
2
Diabetes

Insulin

Lipolyse
freie Fettsäuren
Ketonkörper
VLDL
Lipogenese
3
Fettumverteilung

Lymphopenie, Hemmung der Immunabwehr
4
Infektanfälligkeit

Psychosyndrom

Mondgesicht
Büffelnacken
Stammfettsucht

Proteinabbau   CaHPO₄ ↓
Osteoporose
5

Muskelschwäche: dünne Extremitäten   Striae

Purpura

verzögerte Wundheilung

Thrombozytose
↓
Gerinnung ↑
6
Atherosklerose

bei Kindern:
Wachstum ↓

Blutdruck ↑

Sensibilisierung für Catecholamine
7
HMV ↑   peripherer Widerstand ↑

Säure- und Pepsinsekretion ↑
↓
Schleimsekretion ↓
8
Magen- und Duodenalulzera

Transport im distalen Nephron
Na⁺
H⁺   K⁺

Androgene ↑   9
♀ **Hirsutismus, Amenorrhoe**
♂ **Pseudopubertas praecox**

Elektrolytstörungen

Na⁺ ↑
Mg²⁺ ↓   10
H⁺ ↓   **neuromuskuläre Erregbarkeit ↑**
K⁺ ↓

Nierenschädigung

Mangel an Nebennierenrindenhormonen: Morbus Addison

Zur Wirkung der Nebennierenrinden-(NNR-) Hormone s. S. 268.

Bei einem **Mangel an Glucocorticoiden** kommt es wegen der ungehemmten Glykolyse und der herabgesetzten Gluconeogenese häufig zur **Hypoglykämie** ($\rightarrow$ **A 1**). Diese ist bei *sekundärem Mangel* an NNR-Hormonen aufgrund einer Hypophyseninsuffizienz besonders ausgeprägt, da dann gleichzeitig auch die Sekretion von Somatotropin vermindert ist und dessen hyperglykämische Wirkung ($\rightarrow$ S. 262) ausbleibt. Die Hypoglykämie aktiviert den Sympathikus und hemmt die Ausschüttung von Insulin und damit auch dessen bremsenden Einfluß auf Lipolyse und Proteinabbau. Die herabgesetzte lipolytische und proteolytische Wirkung von Cortisol wird durch die verminderte Insulin- und die gesteigerte Adrenalinwirkung mehr als ausgeglichen. Folgen sind also gesteigerte **Lipolyse** und **Proteinabbau.** Weitere Wirkungen der gesteigerten Adrenalinausschüttung sind **Tachykardie** und **Schweißausbruch** ($\rightarrow$ **A 2**). Die verminderte Catecholaminempfindlichkeit von Herz und Gefäßen führt trotz Adrenalinausschüttung zu einem **Blutdruckabfall.** Aufgrund der verminderten Salzsäuresekretion werden oral aufgenommene Erreger im Magen weniger effizient vernichtet und verursachen häufiger **Magen-Darm-Infektionen** ($\rightarrow$ **A 6**). Folgen sind Durchfälle und Erbrechen mit entsprechenden Wasser- und Elektrolytverlusten. Die fehlende Glucocorticoidwirkung auf die blutbildenden Zellen führt zur **Anämie**, *Neutropenie*, *Eosinophilie* und *Lymphozytose* ($\rightarrow$ **A 4**). Weitere Symptome sind Müdigkeit und Kraftlosigkeit. Dazu kommen durch die fehlende Wirkung auf das Gehirn Depressionen. Die Zielzellen steigern jedoch bei anhaltendem Cortisolmangel ihre Empfindlichkeit und zögern so das Auftreten der Symptome hinaus.

Bei **primärer Nebennierenrindeninsuffizienz** (**Morbus Addison**) führt die herabgesetzte negative Rückkopplung von Cortisol zu einer massiven Steigerung der Synthese von *Pro-opiomelanocortin*, der Vorstufe von Corticotropin (adrenocorticotropes Hormon, ACTH). Folge ist nicht nur eine gesteigerte Bildung von ACTH, sondern auch von α-Melanotropin (α-MSH). α-MSH und auch ACTH selbst bewirken eine **Braunfärbung der Haut** ($\rightarrow$ **A 3**), die dem Morbus Addison den Namen „Bronze-Krankheit" eingebracht hat. Bei einseitigem Fehlen der Nebennierenrinde erzwingt ACTH eine Hypertrophie der intakten Nebenniere. Fehlen beide Nebennieren, kann ACTH sogar eine ektopische Bildung von NNR-Hormonen bewirken, die jedoch in aller Regel nicht ausreicht. Bei **sekundärer NNR-Insuffizienz** ist die Hautpigmentierung wegen Mangel an MSH und ACTH herabgesetzt.

Ein **Mangel an Mineralocorticoiden** führt zu renalen Salzverlusten sowie zu renaler Retention von K^+, Mg^{2+} und H^+ ($\rightarrow$ **A 5**). Auch die Na^+-Resorption in Schweißdrüsen und Darm ist beeinträchtigt. Folgen sind Kochsalzmangel, **hypotone Dehydratation**, **Hypovolämie**, **Blutdruckabfall** und Zunahme des intrazellulären Volumens ($\rightarrow$ S. 122 ff.). Dies kann eine Abnahme der Nierendurchblutung und der glomerulären Filtrationsrate nach sich ziehen mit einem Anstieg der Kreatininkonzentration im Plasma. Auch ist infolge der eingeschränkten Nierenperfusion die Ausschüttung von Renin und Angiotensin I und II erhöht. Die Stimulation der ADH-Ausschüttung durch Angiotensin II trägt zur Hypoosmolarität bei. Die Retention von K^+, Mg^{2+} und H^+ führt über Hyperkaliämie, Hypermagnesiämie und Azidose zu herabgesetzter neuromuskulärer Erregbarkeit sowie zu Störungen der Erregungsbildung und -leitung im Herzen ($\rightarrow$ **A 8** und S. 124 ff.). Der gesteigerte Fett- und Proteinabbau und die Flüssigkeitsverluste ziehen eine **Gewichtsabnahme** nach sich, arterielle Hypotonie und Anämie setzen die Leistungsfähigkeit herab.

Ein **Androgenmangel** äußert sich v.a. in spärlicher Schambehaarung sowie in Muskelschwund und Libidoverlust ($\rightarrow$ **A 7**). Allerdings hat beim Mann der Ausfall adrenaler Androgene keine Folgen, solange die Testosteronproduktion im Hoden normal ist.

Eine akute Verschärfung der Symptomatik führt zur sog. **Addison-Krise** mit extremer Schwäche, Blutdruckabfall, Tachykardie, Durchfall, Hypoglykämie, Hyponatriämie, Hyperkaliämie und Oligurie. Sie ist häufig Folge eines Infektes, der normalerweise, nicht jedoch beim Addison-Patienten, zu einer gesteigerten Ausschüttung von Cortisol führt.

A. Folgen und Symptome von NNR-Hormon-Mangel

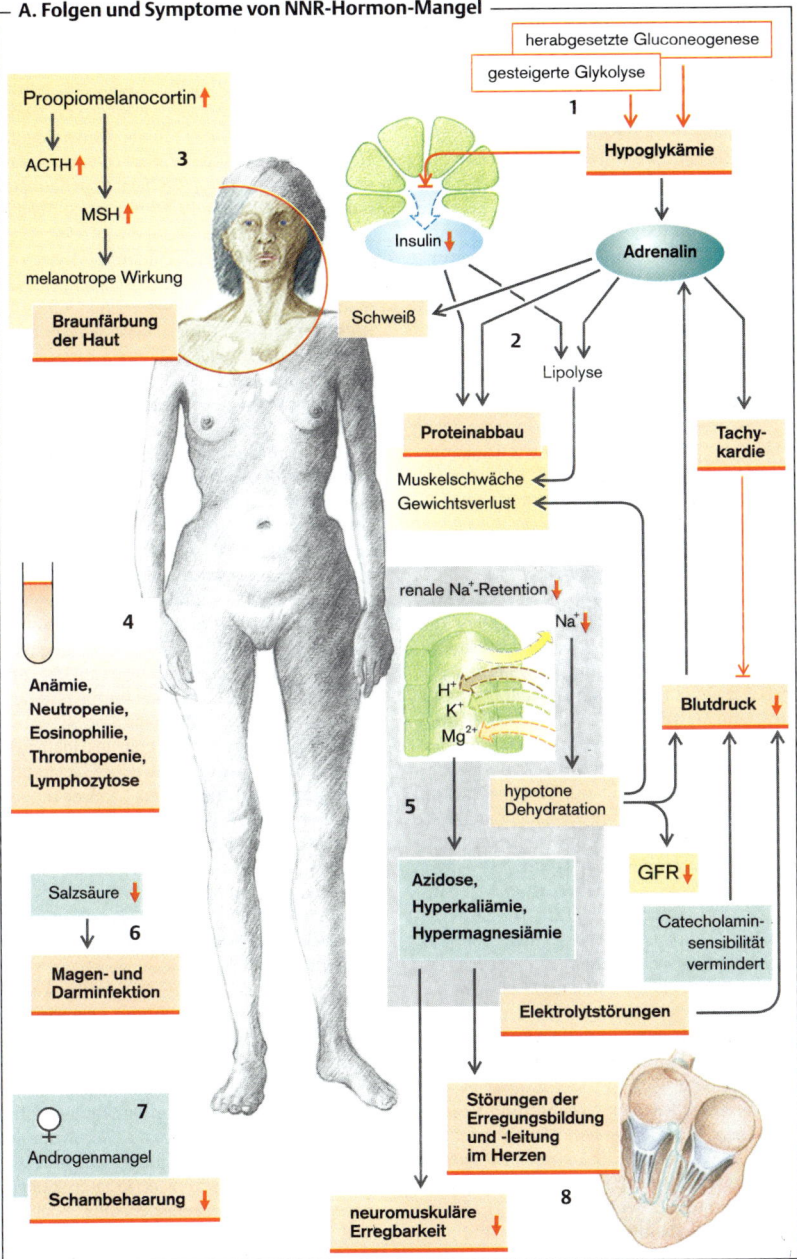

herabgesetzte Gluconeogenese

gesteigerte Glykolyse

1

Hypoglykämie

Proopiomelanocortin ↑

3

ACTH ↑

MSH ↑

melanotrope Wirkung

Braunfärbung der Haut

Insulin ↓

Adrenalin

Schweiß

2

Lipolyse

Proteinabbau

Tachy-kardie

Muskelschwäche
Gewichtsverlust

4

renale Na⁺-Retention ↓

Na⁺ ↓

Anämie,
Neutropenie,
Eosinophilie,
Thrombopenie,
Lymphozytose

H^+
K^+
Mg^{2+}

Blutdruck ↓

5

hypotone
Dehydratation

GFR ↓

Salzsäure ↓

6

**Azidose,
Hyperkaliämie,
Hypermagnesiämie**

Catecholamin-
sensibilität
vermindert

**Magen- und
Darminfektion**

Elektrolytstörungen

♀ 7

Androgenmangel

**Störungen der
Erregungsbildung
und -leitung
im Herzen**

8

Schambehaarung ↓

**neuromuskuläre
Erregbarkeit ↓**

Ursachen und Folgen von Androgenüberschuß und -mangel

Stimuliert durch pulsatile Ausschüttung von Gonadoliberin (GnRH) aus dem Hypothalamus, werden im Hypophysenvorderlappen *Follitropin* (follikelstimulierendes Hormon, FSH) und *Lutropin* (luteotropes Hormon, LH) abgegeben (→ **A1**). Die pulsatile Sekretion dieser Gonadotropine wird durch *Prolactin* gehemmt (→ S. 260). LH fördert in den Leydig-Zwischenzellen des Hodens die Ausschüttung von *Testosteron*, das rückkoppelnd die Freisetzung von GnRH und LH hemmt (→ **A2**). FSH fördert in den Sertoli-Zellen des Hodens (→ **A3**) die Bildung von *Inhibin*, das die FSH-Ausschüttung hemmt, sowie von *Androgenbindendem Protein* (ABP).

Testosteron bzw. das in den Sertoli-Zellen und in einigen Organen gebildete Dihydrotestosteron (5-α-DHT) fördert das *Wachstum von Penis, Tubuli seminiferi und Skrotum* (→ **A4**). Testosteron und FSH sind beide für die *Bildung und Reifung der Spermien* notwendig. Daneben fördert Testosteron die *Sekretionstätigkeit von Prostata* (Minderung der Ejakulatviskosität) *und Samenblase* (Beimengung von Fructose und Prostaglandinen), sowie die Sekretionstätigkeit der Talgdrüsen und Schweißdrüsen in den Achselhöhlen und im Genitalbereich. Testosteron steigert die Hautdicke, die Pigmentierung des Skrotums und die Erythropoiese. Durch Förderung von Muskel- und Knochenwachstum (Proteinaufbau), Längenwachstum und Mineralisierung des Knochens sowie durch Verschluß der Epiphysenfugen beeinflußt es *Körpergröße und Statur*. Testosteron stimuliert das *Kehlkopfwachstum* (Stimmbruch), die *Behaarung* von Scham, Achselhöhlen, Brust und Bart, und seine Anwesenheit ist für *männlichen Haarausfall* erforderlich. Das Hormon fördert *Libido* und *aggressives Verhalten*. Schließlich stimuliert es die renale Retention von Elektrolyten, senkt die Konzentration an HDL (→ S. 246 f.) im Blut und beeinflußt die Fettverteilung.

Eine **herabgesetzte Ausschüttung von Androgenen** kann auf einem *Mangel an GnRH* beruhen. Ist die *GnRH-Sekretion nicht pulsatil,* so wird die Androgenbildung nur unzureichend stimuliert. Beides kann bei Schädigung des Hypothalamus (Tumoren, Strahlung, Durchblutungsstörungen, genetische Defekte) sowie bei psychischer und physischer Belastung auftreten. Anhaltend hohe Konzentrationen an GnRH(-Analoga) mindern die Gonadotropinausschüttung durch Down-Regulation der Rezeptoren. Weitere Ursachen sind eine *Hemmung der pulsatilen Gonadotropinausschüttung* durch Prolactin sowie *Schädigung* der Hypophyse (Traumen, Infarkte, Autoimmunerkrankungen, Tumoren, Hyperplasien) oder des Hodens (genetisch, schwere Allgemeinerkrankungen). Schließlich kann die Androgenwirkung durch *Enzymdefekte in der Hormonsynthese,* wie z. B. einen genetischen Reduktasemangel (→ S. 264), oder durch einen *Defekt des Testosteronrezeptors* beeinträchtigt sein.

Folgen mangelhafter Testosteronwirkung sind beim männlichen Fetus eine **fehlende sexuelle Differenzierung** (→ S. 278), beim Jugendlichen das Ausbleiben von Stimmbruch und männlicher Körperbehaarung, verlangsamtes Knochenwachstum, aber letztlich Überlänge der Extremitäten durch verzögerten Schluß der Epiphysenfugen. Weitere Folgen (auch beim Erwachsenen) sind **Infertilität,** Verminderung von Libido und Aggressivität, eine geringere Muskel- und Knochenmasse und ein leicht abgesenkter Hämatokrit. Bleibt die Androgenwirkung vollkommen aus, fehlt auch die weibliche Scham- und Achselbehaarung.

Mögliche **Ursachen von Androgenüberschuß** sind ein *Enzymdefekt in der Steroidhormonsynthese* (→ adrenogenitales Syndrom, S. 264), ein *Testosteron-produzierender Tumor* oder *iatrogene Zufuhr* (→ **A2, A3**).

Folgen von Testosteronüberschuß sind **männliche Geschlechtsdifferenzierung** und Behaarung auch bei der Frau, gesteigerte Erythropoiese sowie Zunahme von Muskel- und Knochenmasse, von Libido und Aggressivität. Durch Hemmung der GnRH- und Gonadotropinausschüttung kommt es zu Amenorrhö (♀) und **eingeschränkter Fertilität** (♂ und ♀).

Die **generative Funktion des Hodens** kann jedoch auch ohne erkennbare Störungen der Sexualhormone beeinträchtigt sein, wie bei fehlendem Hodendeszensus (*Kryptorchismus*), genetischen Defekten oder Schädigung des Hodens (z. B. Entzündungen, Bestrahlung, Durchblutungsstörungen durch Venenvarizen).

A. Androgenüberschuß und -mangel

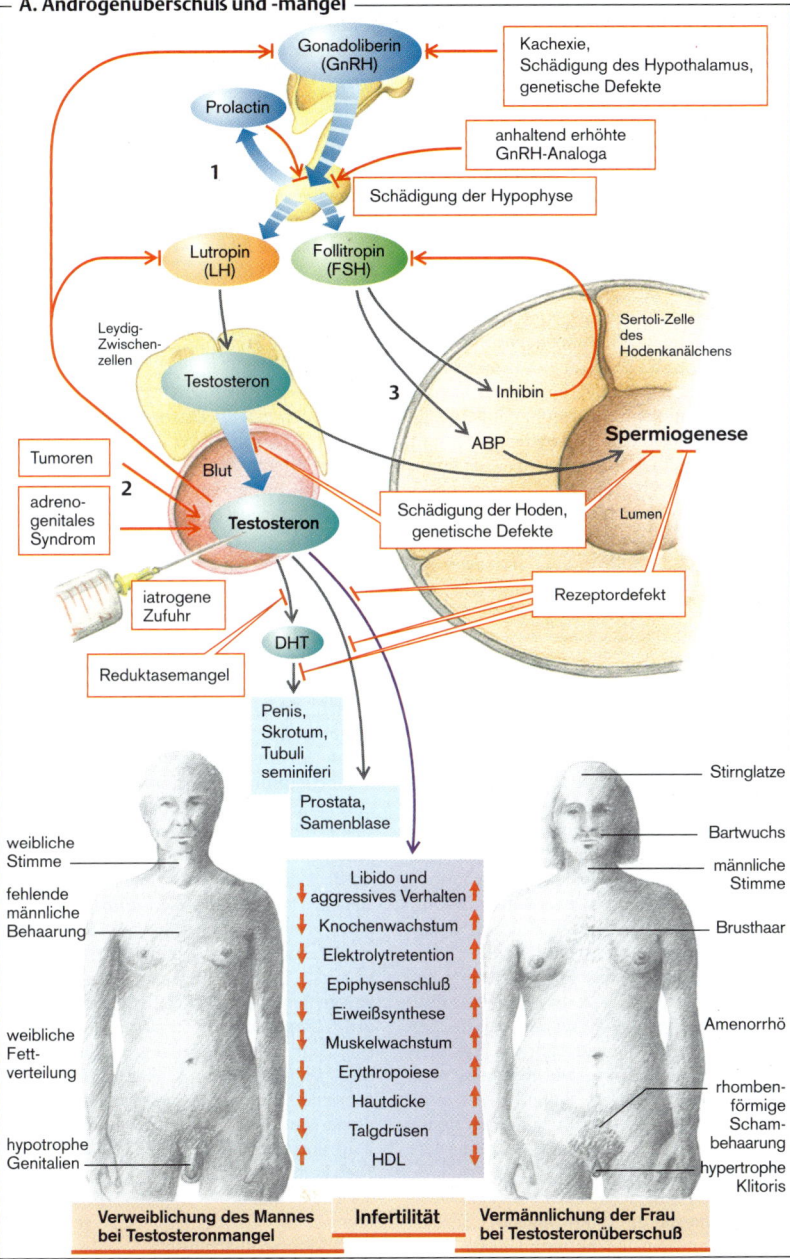

Gonadoliberin (GnRH)

Prolactin

1

Kachexie,
Schädigung des Hypothalamus,
genetische Defekte

anhaltend erhöhte
GnRH-Analoga

Schädigung der Hypophyse

Lutropin (LH)

Follitropin (FSH)

Leydig-Zwischenzellen

Testosteron

3

Inhibin

ABP

Sertoli-Zelle
des
Hodenkanälchens

Spermiogenese

Tumoren

adrenogenitales Syndrom

2

Blut

Testosteron

Schädigung der Hoden,
genetische Defekte

Lumen

iatrogene
Zufuhr

Rezeptordefekt

DHT

Reduktasemangel

Penis,
Skrotum,
Tubuli
seminiferi

Prostata,
Samenblase

weibliche
Stimme

fehlende
männliche
Behaarung

weibliche
Fett-
verteilung

hypotrophe
Genitalien

Libido und
aggressives Verhalten ↓↑

Knochenwachstum ↓↑

Elektrolytretention ↓↑

Epiphysenschluß ↓↑

Eiweißsynthese ↓↑

Muskelwachstum ↓↑

Erythropoiese ↓↑

Hautdicke ↓↑

Talgdrüsen ↓↑

HDL ↑↓

Stirnglatze

Bartwuchs

männliche
Stimme

Brusthaar

Amenorrhö

rhomben-
förmige
Scham-
behaarung

hypertrophe
Klitoris

Verweiblichung des Mannes
bei Testosteronmangel

Infertilität

Vermännlichung der Frau
bei Testosteronüberschuß

Die Gonadotropine Follitropin (FSH) und Lutropin (LH) werden, stimuliert durch Gonadoliberin (GnRH) aus dem Hypothalamus, im Hypophysenvorderlappen (HVL) pulsatil ausgeschüttet (→ **A1**, s. a. S. 272). Sie sind für die Reifung der Follikel und eine zeitlich koordinierte Bildung weiblicher Sexualhormone erforderlich: **FSH** fördert im weiblichen Organismus die Reifung der Follikel und die Östrogenproduktion in den Granulosazellen der Follikel (→ **A2**). Die **Östrogene** (Östron, Östradiol, Östriol) stimulieren zunächst die weitere Ausschüttung von Gonadotropinen (positive Rückkopplung), bis die Reifung eines Follikels zum Eisprung und zur Bildung des Corpus luteum führt. Die vom Corpus luteum unter dem Einfluß von **LH** gebildeten **Gestagene** sowie nach dem Eisprung auch die Östrogene hemmen die weitere Ausschüttung von Gonadotropinen (→ **A3**). Deren Konzentration sinkt nach dem Eisprung wieder ab, mit einiger Verzögerung auch die der Östrogene und Gestagene (→ **A4**). In der Regel nimmt dieser Zyklus 28 Tage in Anspruch, wobei die Dauer zwischen Menstruation und Ovulation äußerst variabel ist. Die Granulosazellen bilden außer Östrogenen *Inhibin* und *Activin*, die Thekazellen bilden die Androgene *Androstendion* und *Testosteron*. Activin fördert, Inhibin hemmt die Gonadotropinausschüttung. (Zur Wirkung von Testosteron s. S. 272.) Das im HVL gebildete *Prolactin* hemmt die pulsatile Ausschüttung der Gonadotropine. Darüber hinaus mindert es die Ansprechbarkeit des Ovars für Gonadotropine.

Ein **Überschuß** an weiblichen Sexualhormonen beruht meist auf exogener Zufuhr (Ovulationshemmer). Ferner bilden einige Tumoren Sexualhormone.

Ein **Mangel** an Östrogenen und Gestagenen ist häufig *Folge herabgesetzter GnRH-Ausschüttung* bei massiver physischer oder psychischer Belastung (z. B. Mangelernährung, schwere Allgemeinerkrankungen, Hochleistungssport, Streß). Auch unter dem Einfluß der Neurotransmitter Noradrenalin, Dopamin, Serotonin und Endorphine kann die GnRH-Sekretion vermindert sein (→ **A1**).

Nicht nur reduzierte, auch *anhaltend hohe Konzentrationen an GnRH(-Analoga)* senken die Gonadotropinausschüttung (Down-Regulation der GnRH-Rezeptoren). Auch bei intaktem Hypothalamus kann die Gonadotropinausschüttung durch *Schädigungen der Hypophyse* (Blutungen, Ischämie, Entzündungen, Verletzungen), Verdrängung Gonadotropinproduzierender Zellen durch *Tumoren* oder Hemmung durch *gesteigerte Sexualhormonkonzentrationen* (Ovulationshemmer, androgen wirksame Anabolika, Tumoren, adrenogenitales Syndrom, → S. 264) in Mitleidenschaft gezogen werden.

Bei gesteigerter ovarieller Androgenproduktion wird die Ausschüttung von FSH gehemmt und so die Follikelreifung unterbunden; es entstehen *polyzystische Ovarien*. Die Androgene werden z. T. in Östrogene umgewandelt, die über Stimulation der LH-Ausschüttung die weitere Bildung ovarieller Androgene fördern.

Relativ häufig liegen einer verminderten Gonadotropinausschüttung erhöhte Prolactinkonzentrationen zugrunde, z. B. durch fehlende Hemmung der hypophysären Prolactinsekretion oder infolge eines Prolactin-produzierenden Hypophysenadenoms (→ S. 260). Die Gonadotropinausschüttung kann durch antidopaminerge Medikamente gehemmt werden, die eine Steigerung der Prolactinsekretion bewirken. Schließlich kann die Gonadotropinsekretion bei Schädigung des Hypothalamus durch Schädel-Hirn-Traumata, Anlage- und Reifungsstörungen, Bestrahlungen, Tumoren, degenerative oder entzündliche Erkrankungen sowie durch Biosynthesedefekte vermindert sein.

Die Bildung von Östrogenen und/oder Gestagenen kann bei *Ovarialinsuffizienz* aufgrund einer gestörten Entwicklung (→ S. 278) oder einer Schädigung (z. B. durch Bestrahlung, Zytostatika) beeinträchtigt sein. Auch eine inadäquate Reifung der Follikel oder Umwandlung in das Corpus luteum (*Corpus-luteum-Insuffizienz*) kann dem Mangel zugrunde liegen. Ein Östrogenmangel kann schließlich Folge eines *Enzymdefektes* sein. Beim *Resistant-ovary-syndrome* sind die Ovarien gegenüber der Wirkung von Gonadotropinen refraktär. Als Ursachen kommen defekte Rezeptoren und inaktivierende Antikörper in Frage; Folge ist ein Mangel an Östrogenen trotz gesteigerter Gonadotropinausschüttung.

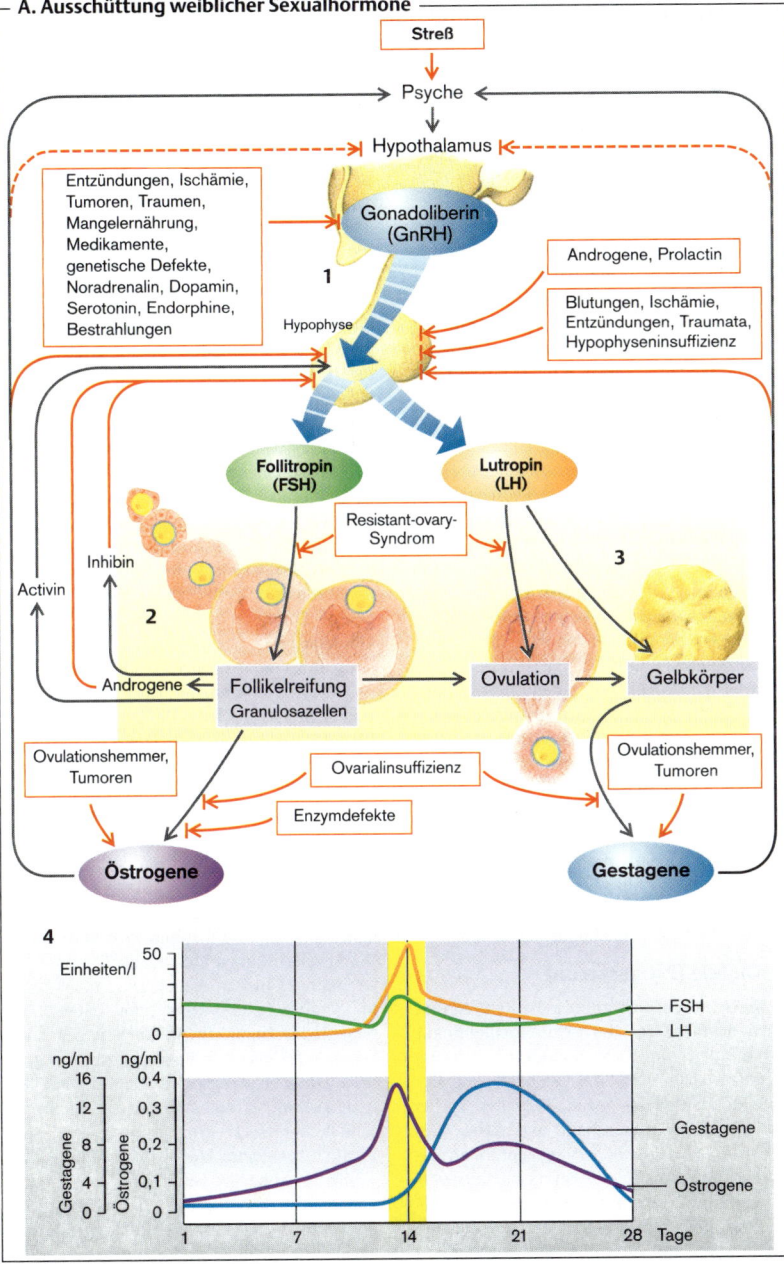

A. Ausschüttung weiblicher Sexualhormone

Streß

Psyche

Hypothalamus

Gonadoliberin
(GnRH)

1

Entzündungen, Ischämie,
Tumoren, Traumen,
Mangelernährung,
Medikamente,
genetische Defekte,
Noradrenalin, Dopamin,
Serotonin, Endorphine,
Bestrahlungen

Androgene, Prolactin

Blutungen, Ischämie,
Entzündungen, Traumata,
Hypophyseninsuffizienz

Hypophyse

Follitropin
(FSH)

Lutropin
(LH)

Resistant-ovary-
Syndrom

3

Inhibin

Activin

2

Androgene

Follikelreifung
Granulosazellen

Ovulation

Gelbkörper

Ovulationshemmer,
Tumoren

Ovarialinsuffizienz

Ovulationshemmer,
Tumoren

Enzymdefekte

Östrogene

Gestagene

4

Einheiten/l

50

0

FSH
LH

ng/ml   ng/ml
16   0,4
12   0,3
8   0,2
4   0,1
0   0

Gestagene

Östrogene

Gestagene

Östrogene

1   7   14   21   28   Tage

Wirkungen weiblicher Sexualhormone

Östrogene

Östrogene fördern die **Entwicklung der weiblichen Geschlechtsmerkmale**, d. h. die Umwandlung der Müller-Gänge in Eileiter, Gebärmutter und Scheide, sowie die sekundären Geschlechtsmerkmale (z. B. Entwicklung der Mammae und weibliche Fettverteilung). Zur Stimulation der Scham- und Achselbehaarung benötigen die Östrogene die Kooperation mit den Androgenen. Östrogene beeinflussen ferner die **psychische Entwicklung zur Frau**. Bei geschlechtsreifen Frauen entfalten Östrogene und Gestagene z. T. gegensätzliche Wirkungen:

Im **Uterus** fördern Östrogene die Proliferation der Uterusschleimhaut. In **Zervix und Vagina** verringern sie die Viskosität des Zervixschleims und steigern die Abschilferung von Vaginalepithel, dessen Glykogen von der Vaginalflora zu Milchsäure abgebaut wird. Der dadurch gesenkte pH hemmt das Vordringen pathogener Keime. In den **Milchdrüsen** fördern Östrogene die Ausbildung von Drüsenschläuchen. Weiterhin fördern sie den **Proteinaufbau** und steigern die Bildung von **HDL** (high density lipoproteins) und **VLDL** (very low density lipoproteins). Umgekehrt senken sie die Konzentrationen der **LDL** (low density lipoproteins) und setzen damit das Arterioskleroserisiko herab. Östrogene steigern andererseits die **Gerinnungsbereitschaft des Blutes**. Sie fördern die Elektrolytretention in der **Niere** sowie über Hydroxylierung von Vitamin D_3 und Hemmung der Parathyrinwirkung die Mineralisierung des **Knochens** ($\rightarrow$ S. 132). Bei Kindern fördern sie Knochenwachstum und -reifung und beschleunigen den Epiphysenschluß.

Gestagene (Progesteron)

Im **Uterus** fördern Gestagene die Reifung und Sekretionstätigkeit der Uterusschleimhaut und mindern die Kontraktilität der Uterusmuskulatur. Bei Abfall der Östrogen- und Gestagenkonzentration gegen Ende des Zyklus wird die Uterusschleimhaut abgestoßen (Regelblutung). In **Zervix und Vagina** erhöhen Gestagene die Viskosität des Zervixschleims, verengen den Muttermund und hemmen die Eileitermotilität. Außerdem hemmen sie die Proliferation und Abschilferung von Vaginal-epithel. In den **Milchdrüsen** fördern sie die Ausbildung von Alveolen. Gestagene steigern **Grundumsatz** und Körpertemperatur, lösen Hyperventilation aus und mindern die Insulinempfindlichkeit der Peripherie. Ferner üben sie eine mäßige glucocorticoide und antimineralocorticoide (natriuretische) Wirkung aus. Sie senken die Produktion von Cholesterin und die Plasmakonzentrationen von **HDL** und **LDL**.

Folgen von Überschuß und Mangel

Bei **Überschuß an weiblichen Sexualhormonen** ($\rightarrow$ **A2**) ist die Gonadotropinausschüttung unterdrückt, die Reifung der Follikel bleibt aus, eine geregelte Abstoßung der Uterusschleimhaut kommt nicht zustande und die Patientinnen sind (wenn keine Schwangerschaft vorliegt) **unfruchtbar**. Ein Überschuß an Östrogenen kann über Steigerung der Gerinnungsneigung **Thrombosen** auslösen. Bei Kindern leiten hohe Östrogenkonzentrationen eine **frühzeitige Geschlechtsreife** ein und beschleunigen das Wachstum. Dabei führt allerdings der vorzeitige Epiphysenschluß letztlich zu einem **Minderwuchs**. Die gesteigerte Gestagenwirkung führt zu *Natriurese, Temperaturanstieg* und *Hyperventilation* und kann über Insulinresistenz des Fettgewebes die Entwicklung eines **Diabetes mellitus** begünstigen.

Ein **Mangel an weiblichen Sexualhormonen** ($\rightarrow$ **A3**) läßt, wie auch ein Überschuß, einen normalen Zyklus nicht zu. Bei Östrogenmangel fehlt die Proliferationsphase im Uterus, und die Gestagene sind nicht in der Lage, die Reifung herbeizuführen. Bei Gestagenmangel entfällt die Reifung der Uterusschleimhaut. In beiden Fällen sind die Patientinnen **unfruchtbar**. Die Regelblutungen bleiben aus (**Amenorrhö**). Der Mangel an Östrogenen äußert sich ferner in *herabgesetzter Ausprägung äußerer Geschlechtsmerkmale*, in Anfälligkeit gegenüber *Vaginalinfektionen*, in **Osteoporose** und in einem *erhöhten Arterioskleroserisiko*. Bei Kindern kommt es zu verzögertem Epiphysenschluß, der trotz verlangsamtem Wachstum letztlich zu einem **Hochwuchs** führen kann.

Auch unabhängig von den Sexualhormonen können die reproduktiven Funktionen der Frau gestört sein, etwa durch Fehlbildungen und Erkrankungen von Ovar, Eileiter und Uterus.

A. Wirkung weiblicher Sexualhormone

2 Überschuß

Östrogene ↑

- Gonadotropin ↓
  - keine Follikelreifung
  - keine Menstruation
    - **Infertilität**
- Gerinnungsneigung ↑
  - **Thrombosen**
- bei Kindern: beschleunigte Geschlechtsreife und Wachstum
  - vorzeitiger Epiphysenschluß
    - **Minderwuchs**

Gestagene ↑

- antimineralocorticoide Wirkung
  - Insulinresistenz
    - **Diabetes mellitus**
  - **Natriurese**
- Grundumsatz, ↑ Körpertemperatur ↑
  - **Hyperventilation**

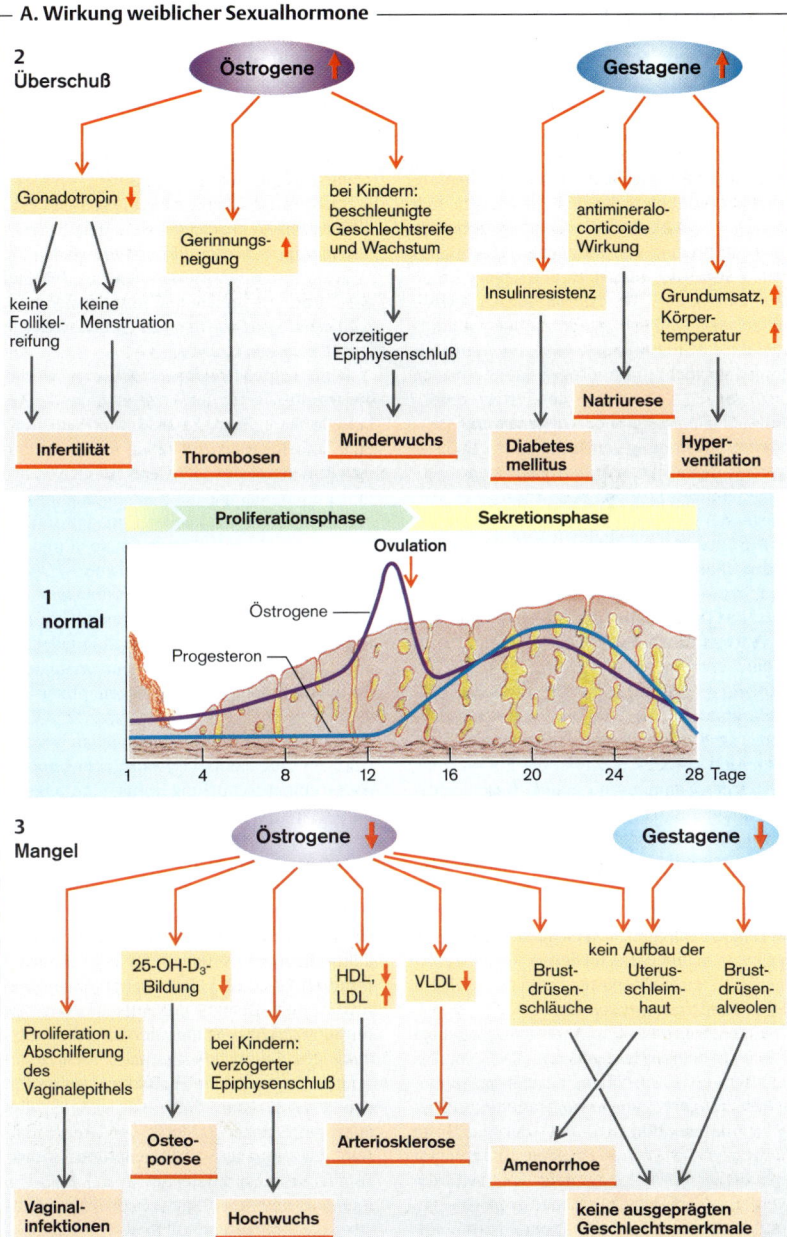

Proliferationsphase ➤ **Sekretionsphase**

Ovulation ↓

Östrogene

Progesteron

1 normal

1 4 8 12 16 20 24 28 Tage

3 Mangel

Östrogene ↓

- Proliferation u. Abschilferung des Vaginalepithels
  - **Vaginalinfektionen**
- 25-OH-D₃-Bildung ↓
  - **Osteoporose**
  - bei Kindern: verzögerter Epiphysenschluß
    - **Hochwuchs**
- HDL, ↓ LDL ↑
- VLDL ↓
  - **Arteriosklerose**

Gestagene ↓

- Brustdrüsenschläuche
- kein Aufbau der Uterusschleimhaut
  - **Amenorrhoe**
- Brustdrüsenalveolen
  - **keine ausgeprägten Geschlechtsmerkmale**

Intersexualität

Die **Entwicklung der Gonadenanlagen** zu Ovarien oder Testes wird durch die An- oder Abwesenheit des *Testis-determinierenden Faktors (TDF)* festgelegt, der auf der SRY (sex determining region of Y) des Y-Chromosoms kodiert wird und die Entwicklung der Testes bewirkt (→ **A1**). Bei Fehlen des TDF entwickeln sich Ovarien (→ **A2**). Die Gonaden entscheiden über die Bildung von weiblichen oder männlichen **Sexualhormonen**. In den Leydig-Zellen des Hodens wird Testosteron, in den Sertoli-Zellen Anti-Müller-Hormon (Müller-Inhibitionsfaktor, MIF) gebildet (→ **A1**). Der Mann bildet jedoch nicht nur Androgene, sondern auch Gestagene (z.T. Vorstufen der Testosteronbildung) und Östradiol (überwiegend durch periphere Umwandlung von Testosteron). Im Ovar werden Gestagene und Östrogene und in geringen Konzentrationen auch Androgene (vorwiegend Androstendion) gebildet (→ **A2**).

Die Entwicklung der sog. Wolff-Gänge zum **männlichen inneren Genitale** (Nebenhoden und Samenleiter) wird von Androgenen gefördert, die Entwicklung der Müller-Gänge zum **weiblichen inneren Genitale** (Eileiter, Uterus, Vagina) vom Anti-Müller-Hormon aus den Sertoli-Zellen unterdrückt. Die **äußeren Geschlechtsmerkmale** werden in erster Linie durch die Konzentrationen an Androgenen determiniert (→ S. 272), wobei die Entwicklung weiblicher Genitale und einiger Geschlechtsmerkmale durch Östrogene gefördert werden.

Die **Definition des Geschlechts** kann nun aufgrund des *Chromosomensatzes* (XX bzw. XY), aufgrund der *Gonaden* (Ovar oder Testis), der *inneren Genitale* oder der *äußeren Erscheinungsform* erfolgen. **Intersexualität** tritt auf, wenn sich die verschiedenen Geschlechtsmerkmale nicht eindeutig oder in unterschiedlicher Ausprägung ausbilden.

Eine Störung des Chromosomensatzes liegt z.B. beim **Klinefelter-Syndrom** (**XXY**) vor, bei dem sich Testes ausbilden, in denen Spermatogenese möglich, die Androgenproduktion jedoch eingeschränkt ist (→ **A3**). Der Mangel an Androgenen führt dann zu wenig ausgeprägter männlicher Erscheinung. Beim XYY-Syndrom werden nur geringe klinische Symptome gefunden. Diesem Syndrom ähnlich ist das **XX-male-Syndrom**, dem wahrscheinlich eine Translokation eines Y-Chromosom-Bruchstückes, das die SRY enthält, auf ein X-Chromosom zugrunde liegt. Beim **Turner-Syndrom** (**XO**) werden statt normaler Ovarien nur Bindegewebsstränge ausgebildet, das äußere Erscheinungsbild ist eher weiblich (→ **A4**). Die Erkrankung ist durch eine Reihe weiterer Fehlbildungen gekennzeichnet (u.a. Herz-, Nierenfehlbildungen, Nackenflügel, Kleinwuchs).

Bei bestimmten **Mutationen des SRY-Gens** wird trotz männlichen Chromosomensatzes (XY) kein funktioneller TDF gebildet und es entwickeln sich Ovarien (→ **A5**).

Beim **echten Hermaphroditismus** werden gleichzeitig Testis und Ovar gebildet (→ **A6**). Ursache kann ein XY/X0 Mosaik sein. Auch eine Translokation von Teilen des Y-Chromosoms inklusive des SRY-Gens auf ein X-Chromosom (ähnlich wie beim XX-male, s.o.) kann zur Ausbildung bisexueller Gonaden und intersexueller Geschlechtsmerkmale führen.

Beim **Pseudohermaphroditismus** entsprechen die Gonaden dem Chromosomengeschlecht, die Geschlechtsorgane und sekundären Geschlechtsmerkmale weichen jedoch ab oder sind nicht eindeutig. Beim **männlichen Pseudohermaphroditismus** liegen intersexuelle oder weibliche Geschlechtsmerkmale vor (→ **A7**). Ursache kann ein Mangel an Gonadotropinen sein, z.B. bei Unterdrückung der Gonadotropinausschüttung infolge gesteigerter Bildung weiblicher Sexualhormone durch einen Tumor. Weitere Ursachen sind Gonadotropin-Rezeptordefekte, Aplasie der Leydig-Zellen, Enzymdefekte der Testosteronsynthese (→ S. 264), defekte Hoden, fehlende Konversion von Testosteron in Dihydrotestosteron (Reduktasemangel) sowie defekte Androgenrezeptoren (→ S. 272). In seltenen Fällen wird wegen eines Defekts der Ausschüttung oder Wirkung des Anti-Müller-Hormons die Ausbildung des weiblichen Genitales nicht unterdrückt. Der **weibliche Pseudohermaphroditismus** (→ **A8**) kann Folge iatrogener Zufuhr oder gesteigerter Bildung von Androgenen sein, wie bei einem androgenproduzierenden Tumor, bei Enzymdefekten in der NNR-Hormon-Synthese oder einem Defekt der Aromatase, die Androstendion bzw. Testosteron in Östrogene umwandelt (→ S. 264).

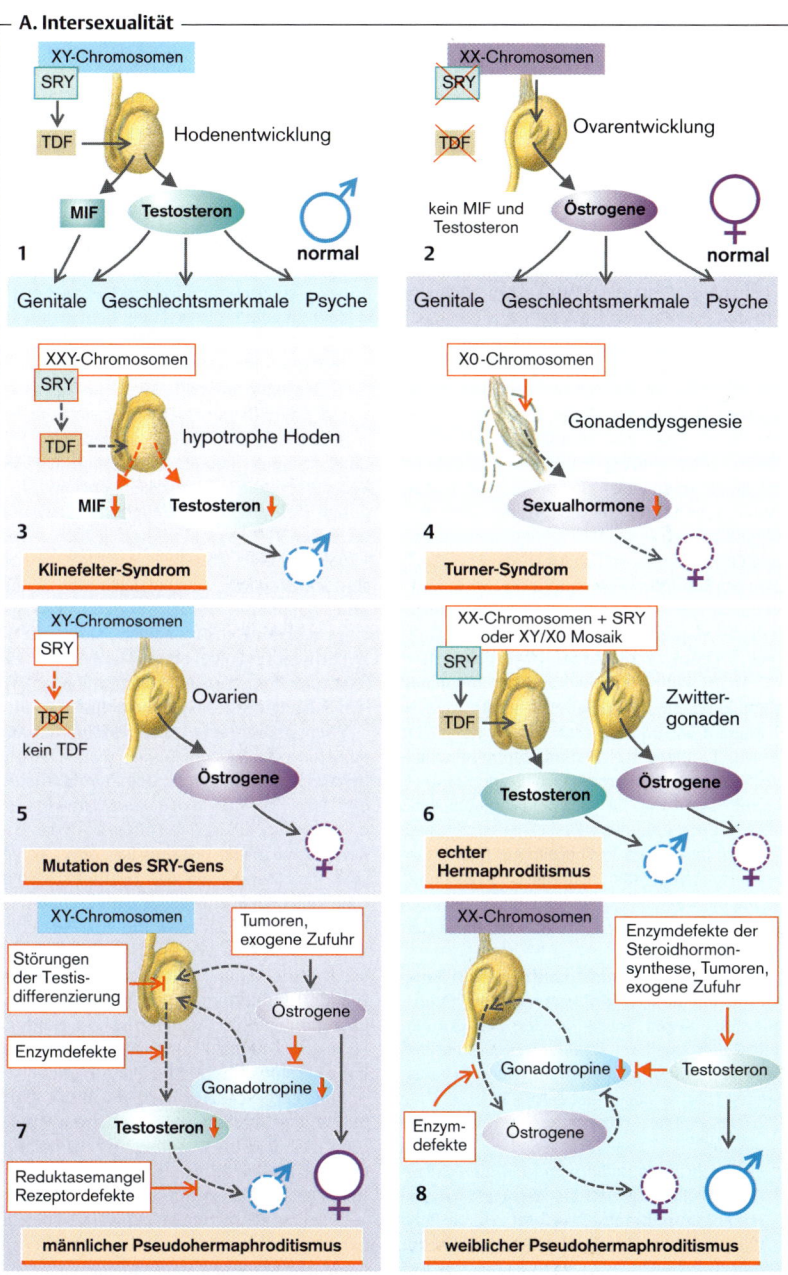

A. Intersexualität

XY-Chromosomen

SRY → TDF → Hodenentwicklung

MIF   Testosteron   ♂ **normal**

1

Genitale Geschlechtsmerkmale Psyche

XX-Chromosomen

~~SRY~~   ~~TDF~~   Ovarentwicklung

kein MIF und Testosteron   Östrogene   ♀ **normal**

2

Genitale Geschlechtsmerkmale Psyche

XXY-Chromosomen

SRY → TDF ⟶ hypotrophe Hoden

MIF ↓   Testosteron ↓

3

Klinefelter-Syndrom

X0-Chromosomen

Gonadendysgenesie

Sexualhormone ↓

4

Turner-Syndrom

XY-Chromosomen

SRY → ~~TDF~~ kein TDF   Ovarien

Östrogene

5

Mutation des SRY-Gens

XX-Chromosomen + SRY oder XY/X0 Mosaik

SRY → TDF   Zwitter-gonaden

Testosteron   Östrogene

6

echter Hermaphroditismus

XY-Chromosomen

Störungen der Testis-differenzierung

Enzymdefekte

Tumoren, exogene Zufuhr

Östrogene

Gonadotropine ↓

Testosteron ↓

Reduktasemangel Rezeptordefekte

7

männlicher Pseudohermaphroditismus

XX-Chromosomen

Enzymdefekte der Steroidhormon-synthese, Tumoren, exogene Zufuhr

Gonadotropine ↓   Testosteron

Enzym-defekte

Östrogene

8

weiblicher Pseudohermaphroditismus

Ursachen von Hypothyreose, Hyperthyreose und Struma

Die Hormone Thyroxin (T_4) und Trijodthyronin (T_3) werden in den Follikelepithelzellen der Schilddrüse (Thyrozyten) gebildet. Ihre **Synthese** erfolgt in mehreren Schritten, die jeweils gestört sein können: Zur Synthese ist Jod erforderlich, das diätetisch zugeführt werden muß (→ **A 1**). Das Jod wird durch einen Na^+-gekoppelten Transporter aus dem Blut in die Follikelepithelzellen aufgenommen (→ **A 2**), an deren apikaler Membran in das Follikellumen exozytiert und dort oxidiert (→ **A 3**).

In den Thyrozyten wird ein tyrosinreiches Protein (Thyreoglobulin, TG) gebildet (→ **A 4**) und ebenfalls in das Lumen sezerniert. Dort werden die Tyrosylreste des Globulins zu Dijodtyrosyl-(DJT-) bzw. Monojodtyrosyl-(MJT-) Resten jodiert (→ **A 5**). Nun werden zwei solche Reste aneinander gekoppelt, so daß das Thyreoglobulin nun Tetrajodtyronyl- und Trijodtyronylreste aufweist (→ **A 6**). Dieses Thyreoglobulinkolloid im Lumen ist die Speicherform der Schilddrüsenhormone. Bei Stimulation durch TSH (s. u.) wird das Globulin wieder in die Thyrozyten aufgenommen und Thyroxin bzw. Trijodthyronin daraus abgespalten (→ **A 7**). In der Peripherie wird T_4 durch Deiodase in das wirksamere T_3 dejodiert (→ **A 8**).

Regulation: Bildung und Auschüttung von T_3 und T_4 sowie das Schilddrüsenwachstum werden durch **Thyrotropin** (Thyreoidea-stimulierendes Hormon, **TSH**) aus dem Hypophysenvorderlappen stimuliert. Dessen Ausschüttung wird wiederum durch **Thyroliberin** (**TRH**) aus dem Hypothalamus stimuliert. Streß und Östrogene verstärken die TSH-Ausschüttung, Glucocorticoide, Somatostatin und Dopamin hemmen sie.

Die Ursachen für eine **herabgesetzte Ausschüttung von Schilddrüsenhormonen** (**Hypothyreose**) liegen meist in der Schilddrüse selbst. *Störungen der Schilddrüsenhormonsynthese und -wirkung* können an jedem der folgenden Schritte ansetzen (→ **A 1–8**):

1. herabgesetzte diätetische Verfügbarkeit von Jod;
2. eingeschränkte Jodaufnahme in die Schilddrüsenzellen (genetisch defekter Carrier oder Hemmung des Transports durch Perchlorat, Nitrat, Thiocyanat [Rhodanid] und Jodüberschuß);
3. Peroxidasemangel (genetisch) oder Hemmung der Peroxidase durch Thiouracil und Jodüberschuß;
4. Störungen im Aufbau des Thyreoglobulins;
5. Defekt im Jodeinbau (auch hier wirkt die Peroxidase mit);
6. Defekt in der Koppelung zweier jodierter Thyrosinreste;
7. Unfähigkeit, aus Thyreoglobulin Thyroxin bzw. Trijodthyronin freizusetzen (genetisch bedingt oder Jodüberschuß, Lithium);
8. Unempfindlichkeit der Zielorgane durch Rezeptordefekte oder mangelhafte Konversion in das wirksamere T_3 setzt die T_3/T_4-Wirkung auch bei normaler oder sogar gesteigerter T_3/T_4-Ausschüttung herab.

Darüber hinaus können Mutationen des TSH-Rezeptors die Stimulierbarkeit der Schilddrüse durch TSH verändern. Genetische Enzymdefekte der T_3/T_4-Synthese sind jedoch selten.

Sehr häufige Ursachen von Hypothyreose sind *entzündliche Schädigungen* der Schilddrüse oder deren *operative Entfernung* (wegen eines Schilddrüsenkarzinoms). Seltener ist die Hypothyreose Folge eines Mangels an TSH (etwa bei Hypophyseninsuffizienz) oder TRH (bei Schädigung des Hypothalamus).

Wichtigste Ursache einer **gesteigerten Ausschüttung von Schilddrüsenhormonen** (**Hyperthyreose**) ist *LATS* (*long acting thyroid stimulator*) bzw. *TSI* (*Thyroidea stimulierendes Immunglobulin*), ein IgG, das offenbar in die TSH-Rezeptoren „paßt" (**Morbus Basedow**). Folgen sind u.a. Stimulation der Hormonausschüttung und Schilddrüsenwachstum. Durch die hohen T_3/T_4-Spiegel wird die TSH-Ausschüttung unterdrückt. Weitere Ursachen von Hyperthyreose sind orthotope oder ektope Schilddrüsenhormon-produzierende *Tumoren*, Entzündungen der Schilddrüse (*Thyreoiditis*), gesteigerte Ausschüttung von TSH oder zu hohe Zufuhr von Schilddrüsenhormonen.

Eine **Vergrößerung der Schilddrüse** (**Struma**) ist das Ergebnis unkontrollierten Wachstums (Tumor) oder gesteigerter Stimulation durch TSH oder TSI. Dabei kann die Ausschüttung von Schilddrüsenhormonen herabgesetzt (z. B. bei ausgeprägtem Jodmangel und den genannten Enzymdefekten) oder gesteigert (z. B. bei Morbus Basedow) sein.

A. Ursachen von Hypothyreose, Hyperthyreose und Struma

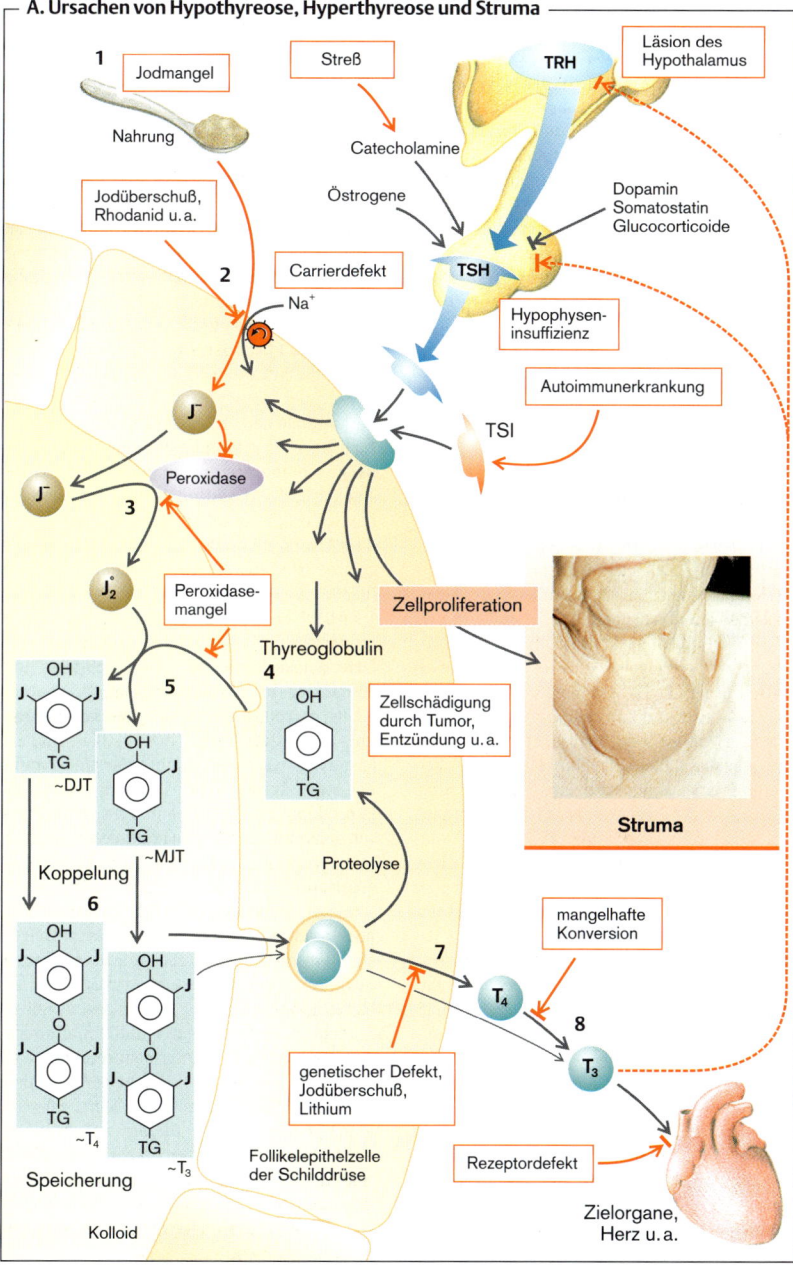

1

Jodmangel

Nahrung

Streß

Läsion des
Hypothalamus

TRH

Catecholamine

Östrogene

Dopamin
Somatostatin
Glucocorticoide

Jodüberschuß,
Rhodanid u.a.

2

Carrierdefekt

TSH

Na^+

Hypophysen-
insuffizienz

J^-

Peroxidase

Autoimmunerkrankung

TSI

J^-

3

Zellproliferation

$J_2^°$

Peroxidase-
mangel

Thyreoglobulin
4

Zellschädigung
durch Tumor,
Entzündung u.a.

OH
J   J
TG
~DJT
5

OH
J
TG
~MJT

OH
TG

Koppelung
6

Proteolyse

Struma

OH
J   J

OH
J

mangelhafte
Konversion

J   J
TG
~T_4

J   J
TG
~T_3

7

T_4

8

T_3

Speicherung

genetischer Defekt,
Jodüberschuß,
Lithium

Follikelepithelzelle
der Schilddrüse

Rezeptordefekt

Zielorgane,
Herz u.a.

Kolloid

Folgen und Symptome der Hyperthyreose

Die **Schilddrüsenhormone** (T_3, T_4) steigern in vielen Geweben Enzymsynthese, Na^+/K^+-ATPase-Aktivität sowie Sauerstoffverbrauch und führen dadurch zu einer *Zunahme des Grundumsatzes* und einem *Anstieg der Körpertemperatur*. Durch Stimulation der Glykogenolyse und Gluconeogenese fördern die Schilddrüsenhormone einen *Anstieg der Blutglucosekonzentration*, andererseits steigern sie jedoch auch die *Glykolyse*. Sie stimulieren die *Lipolyse*, den Abbau von VLDL und LDL ([very] low density lipoproteins) sowie die Ausscheidung von Gallensäuren mit der Galle. Über einen gesteigerten O_2-Verbrauch stimulieren sie die Ausschüttung von Erythropoietin und damit die Erythropoiese. Der hohe 2,3-Bisphosphoglycerat-(BPG-)Gehalt der neugebildeten Erythrozyten senkt die O_2-Affinität und begünstigt damit die periphere O_2-Abgabe. Schilddrüsenhormone sensibilisieren die Zielorgane für Catecholamine (v. a. durch Zunahme der β-Adrenozeptoren) und steigern damit u. a. *Herzkraft* und *Herzfrequenz*. Ferner stimulieren sie Darmmotilität und Transportprozesse in Darm und Niere. Sie fördern die körperliche (u. a. Längenwachstum) und geistige (v. a. intellektuelle) Entwicklung. T_3/T_4 stimulieren den Umbau von Knochen und Muskeln, wobei ihre Wirkung auf den Abbau überwiegt. Sie steigern die neuromuskuläre Erregbarkeit. T_3/T_4 wirken in erster Linie über gesteigerte Genexpression, die Tage in Anspruch nimmt. Darüber hinaus beruhen ihre lang anhaltenden Wirkungen auf den langen Halbwertszeiten im Blut (T_3: 1 Tag; T_4: 7 Tage). Mütterliche T_3/T_4 werden in der Plazenta weitgehend inaktiviert und üben daher nur eine geringe Wirkung auf den Fetus aus.

Bei **Hyperthyreose** sind Umsatz und Wärmeproduktion gesteigert ($\rightarrow$ **A1**). Der Grundumsatz kann fast auf das Doppelte ansteigen. Die Patienten bevorzugen kalte Umgebungstemperatur, bei Wärme neigen sie zu Schweißausbrüchen (**Hitzeintoleranz**). Der gesteigerte Sauerstoffbedarf erfordert Hyperventilation und stimuliert die Erythropoiese. Die verstärkte Lipolyse führt einerseits zu **Gewichtsverlusten**, andererseits zu **Hyperlipidazidämie** ($\rightarrow$ **A1**). Gleichzeitig sind die VLDL-, LDL- und Cholesterinkonzentrationen verringert ($\rightarrow$ **A2**). Die Wirkungen auf den Kohlenhydratstoffwechsel ($\rightarrow$ **A3**) begünstigen die Entwicklung eines (reversiblen) **Diabetes mellitus**. Bei Zufuhr von Glucose (Glucosebelastungstest) kommt es zu einem schnelleren und stärkeren Anstieg der Plasmaglucosekonzentration als beim Gesunden, gefolgt von einem schnelleren Abfall (**gestörte Glucosetoleranz**). Obgleich die Schilddrüsenhormone die Proteinsynthese fördern, kommt es bei Hyperthyreose durch Zunahme proteolytischer Enzyme zu einem Überwiegen der **Proteolyse** mit Ansteigen der Harnstoffbildung und -ausscheidung. Die Muskelmasse nimmt ab ($\rightarrow$ **A1**). Abbau von Knochengrundsubstanz kann zu **Osteoporose, Hyperkalzämie und Hyperkalzurie** führen ($\rightarrow$ **A4**). Aufgrund der stimulierenden Wirkung auf das **Herz** sind das *Herzzeitvolumen* (*HZV*) und der *systolische Blutdruck erhöht* ($\rightarrow$ **A5**). Bisweilen kommt es zu *Vorhofflimmern*. Die peripheren Gefäße sind dilatiert. In der **Niere** sind glomeruläre Filtrationsrate (GFR), renaler Plasmafluß (RPF) und tubulärer Transport gesteigert ($\rightarrow$ **A6**), in der **Leber** der Abbau von Steroidhormonen und Pharmaka. Die Stimulation der Darmmuskulatur führt zu **Durchfällen**, die Steigerung der neuromuskulären Erregbarkeit zu **Hyperreflexie, Zittern, Muskelschwäche** und **Schlaflosigkeit** ($\rightarrow$ **A7**). Bei Kindern kommt es bisweilen zu einer **Beschleunigung des Wachstums** ($\rightarrow$ **A4**). T_3 und T_4 fördern die Expression ihrer Rezeptoren und sensibilisieren daher ihre Zielorgane für ihre Wirkung. Damit werden die Auswirkungen einer Hyperthyreose potenziert.

Bei der immunogenen Hyperthyreose (**Morbus Basedow**, $\rightarrow$ S. 280) kann zu den gesteigerten Wirkungen der Schilddrüsenhormone noch der **Exophthalmus** kommen ($\rightarrow$ **A8**), ein Hervortreten der Augen mit Doppelbildsehen, Tränenfluß und gesteigerter Lichtempfindlichkeit. Ursache ist eine Immunreaktion gegen retrobulbäre Antigene, die offenbar Ähnlichkeit mit dem TSH-Rezeptor aufweisen. Folge ist eine retrobulbäre Entzündung mit Schwellung der Augenmuskeln, lymphozytärer Infiltration, Akkumulation saurer Mukopolysaccharide und Zunahme retrobulbären Bindegewebes. Ähnliche Veränderungen finden sich bisweilen prätibial.

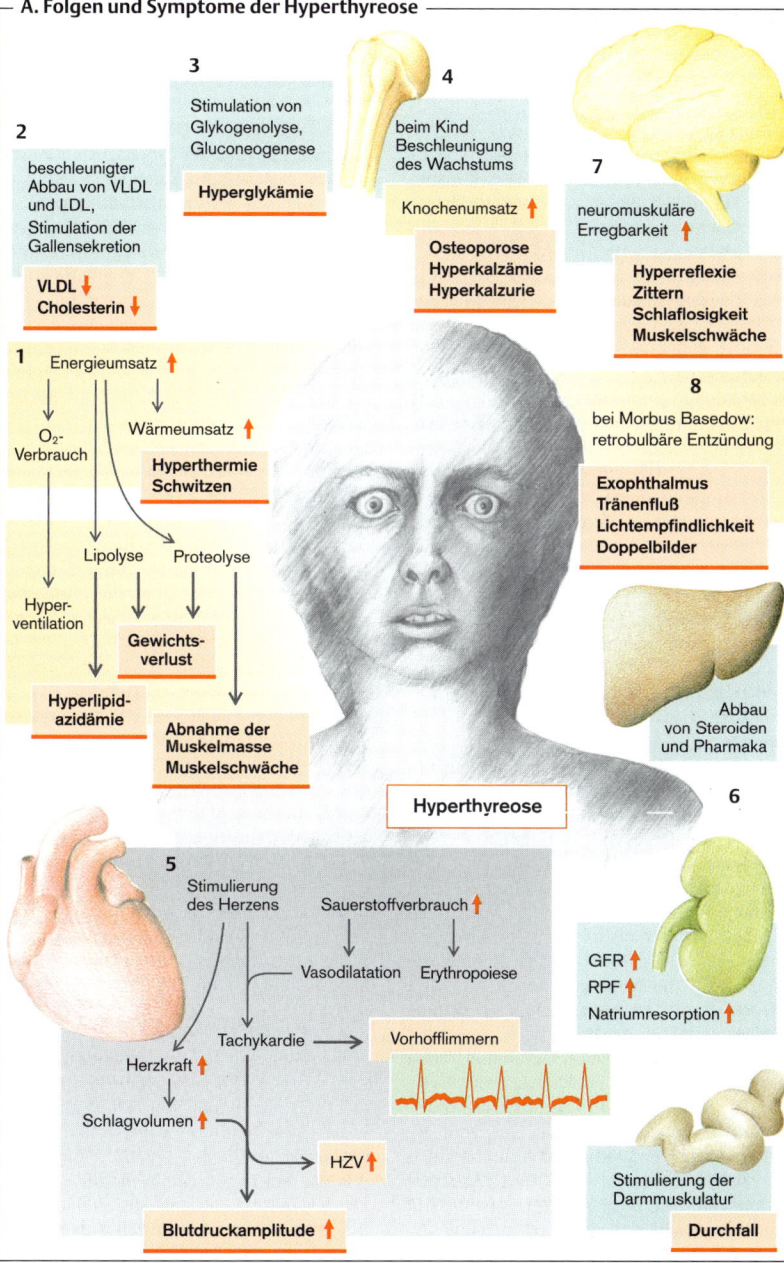

2

beschleunigter Abbau von VLDL und LDL, Stimulation der Gallensekretion

VLDL ↓
Cholesterin ↓

3

Stimulation von Glykogenolyse, Gluconeogenese

Hyperglykämie

4

beim Kind Beschleunigung des Wachstums

Knochenumsatz ↑

Osteoporose
Hyperkalzämie
Hyperkalzurie

7

neuromuskuläre Erregbarkeit ↑

Hyperreflexie
Zittern
Schlaflosigkeit
Muskelschwäche

8

bei Morbus Basedow: retrobulbäre Entzündung

Exophthalmus
Tränenfluß
Lichtempfindlichkeit
Doppelbilder

1

Energieumsatz ↑

O₂-Verbrauch

Wärmeumsatz ↑

Hyperthermie
Schwitzen

Lipolyse   Proteolyse

Hyper-ventilation

Gewichts-verlust

Hyperlipid-azidämie

Abnahme der Muskelmasse
Muskelschwäche

Hyperthyreose

Abbau von Steroiden und Pharmaka

6

5

Stimulierung des Herzens   Sauerstoffverbrauch ↑

Vasodilatation   Erythropoiese

Herzkraft ↑

Tachykardie → **Vorhofflimmern**

Schlagvolumen ↑

→ **HZV ↑**

Blutdruckamplitude ↑

GFR ↑
RPF ↑
Natriumresorption ↑

Stimulierung der Darmmuskulatur

Durchfall

Folgen und Symptome der Hypothyreose

Zu den Funktionen der Schilddrüsenhormone s. S. 282. Bei Hypothyreose sind Umsatz und Wärmeproduktion herabgesetzt. Der Grundumsatz kann auf die Hälfte sinken ($\rightarrow$ **A1**). Die Patienten frieren leicht (**Kälteintoleranz**). Sauerstoffverbrauch, Ventilation und Erythropoiese sind verringert. Zudem wird die Entwicklung einer **Anämie** durch beeinträchtigte Eisen-, Folsäure und Vit.-B-12-Absorption im Darm begünstigt. Die eingeschränkte Lipolyse begünstigt eine **Gewichtszunahme** und **Hyperlipidämie** (VLDL, LDL), der verminderte Abbau von Cholesterin zu Gallensäuren zieht eine **Hypercholesterinämie** nach sich und begünstigt damit die Entwicklung einer **Atherosklerose** ($\rightarrow$ **A2**). Durch Hemmung von Glykogenolyse und Gluconeogenese kann es zur **Hypoglykämie** kommen ($\rightarrow$ **A3**). Der verminderte Abbau von Glykosaminoglykanen (Mukopolysacchariden, u. a. Muzin) führt zu deren Ablagerung in verschiedenen Geweben und zur **teigigen Konsistenz der Haut**, die der Erkrankung den Namen **Myxödem** verlieh ($\rightarrow$ **A4**). In der Haut werden ferner Fibronektin, Kollagen und Plasmaalbumin abgelagert. Durch herabgesetzte Umwandlung von Carotin in Vitamin A kommt es zur **Hyperkeratose**. Die Haut ist zudem wegen der verminderten Schweiß- und Talgsekretion trocken, wegen der verminderten Wärmeproduktion kalt. Die **Stimme** der Patienten ist heiser.

Die herabgesetzte Stimulation des **Herzens** durch Schilddrüsenhormone führt zu *Abnahme der Herzkraft* und zu *Bradykardie*, das Schlagvolumen, das Herzzeitvolumen (HZV) und mitunter der systolische Blutdruck sind gesenkt ($\rightarrow$ **A5**). Bei schwerem Mangel an Schilddrüsenhormonen kann sich ein *Herzversagen* entwickeln. *Pleura*- und *Perikardergüsse* sind häufig. Die **Atmung** ist verlangsamt und die ventilatorische Reaktion auf Hyperkapnie und Hypoxie beeinträchtigt.

In der **Niere** sind die Glomeruli und Tubuli verkleinert. Glomeruläre Filtrationsrate (GFR), renaler Plasmafluß (RPF) und tubuläre Transportkapazität sind erniedrigt. Eine herabgesetzte renale Eliminierung führt zur **Retention von NaCl und Wasser** ($\rightarrow$ **A6**). Durch Akkumulation von Fett, Glykosaminoglykanen, NaCl und Wasser wirken die Patienten aufgedunsen.

In der **Leber** ist die Proteinsynthese eingeschränkt und der Abbau von Steroidhormonen und Pharmaka ist verzögert.

Die herabgesetzte Stimulation der Darmmuskulatur führt zu **Obstipation**. Die eingeschränkte Funktion der Ösophagusmuskulatur und des gastroösophagealen Sphinkters können zu Reflux und Ösophagitis führen.

Die Aktivität und Wirksamkeit des vegetativen Nervensystems ist bei Hypothyreose herabgesetzt ($\rightarrow$ **A7**). Ferner ist die **neuromuskuläre Erregbarkeit vermindert**, es treten Sensibilitätsstörungen, Hyporeflexie, Appetitlosigkeit, Antriebslosigkeit, Müdigkeit, Gedächtnisstörungen, Depressionen und Bewußtseinstrübungen bis zum Koma auf. Diese Ausfälle sind beim Erwachsenen reversibel. Im Gegensatz dazu führt ein Mangel an Schilddrüsenhormonen bei Feten und Neugeborenen zu *irreversibler Schädigung des Gehirns*. Die Schilddrüsenhormone sind für das Auswachsen von Dendriten und Axonen, die Bildung von Synapsen, die Myelinisierung und die Bildung von Glia erforderlich – Vorgänge, die für die Entwicklung des Gehirns beim Fetus und bis zu 2 Jahren nach der Geburt unerläßlich sind. Bei intrauterinem Mangel an Schilddrüsenhormonen wird die Entwicklung also massiv beeinträchtigt. Wird dann eine Substitution von Schilddrüsenhormonen nach der Geburt versäumt, kommt es zu einer Schädigung des Gehirns, die durch spätere Gabe von Schilddrüsenhormonen nicht mehr aufgehoben werden kann. Betroffene Kinder sind häufig taub.

Bei Kindern ist ferner das **Knochenwachstum** verzögert ($\rightarrow$ **A8**). Kleinwuchs und eingeschränkte geistige Leistungsfähigkeit führen zum typischen Bild des **Kretinismus**.

Die funktionellen Auswirkungen eines Mangels an Schilddrüsenhormonen werden durch die herabgesetzte Expression von T_3- und T_4-Rezeptoren verschärft.

Ein Mangel an T_3/T_4 enthemmt die Bildung von TRH und TSH ($\rightarrow$ S. 280). TRH stimuliert nicht nur die Bildung von TSH sondern auch von Prolactin und kann daher eine **Hyperprolactinämie** auslösen ($\rightarrow$ S. 260). TSH fördert u. a. das Wachstum der Schilddrüse und erzeugt somit eine Struma ($\rightarrow$ S. 280). Schließlich kann eine gestörte Ausschüttung von **Gonadotropinen** die Fertilität beeinträchtigen.

A. Folgen und Symptome der Hypothyreose

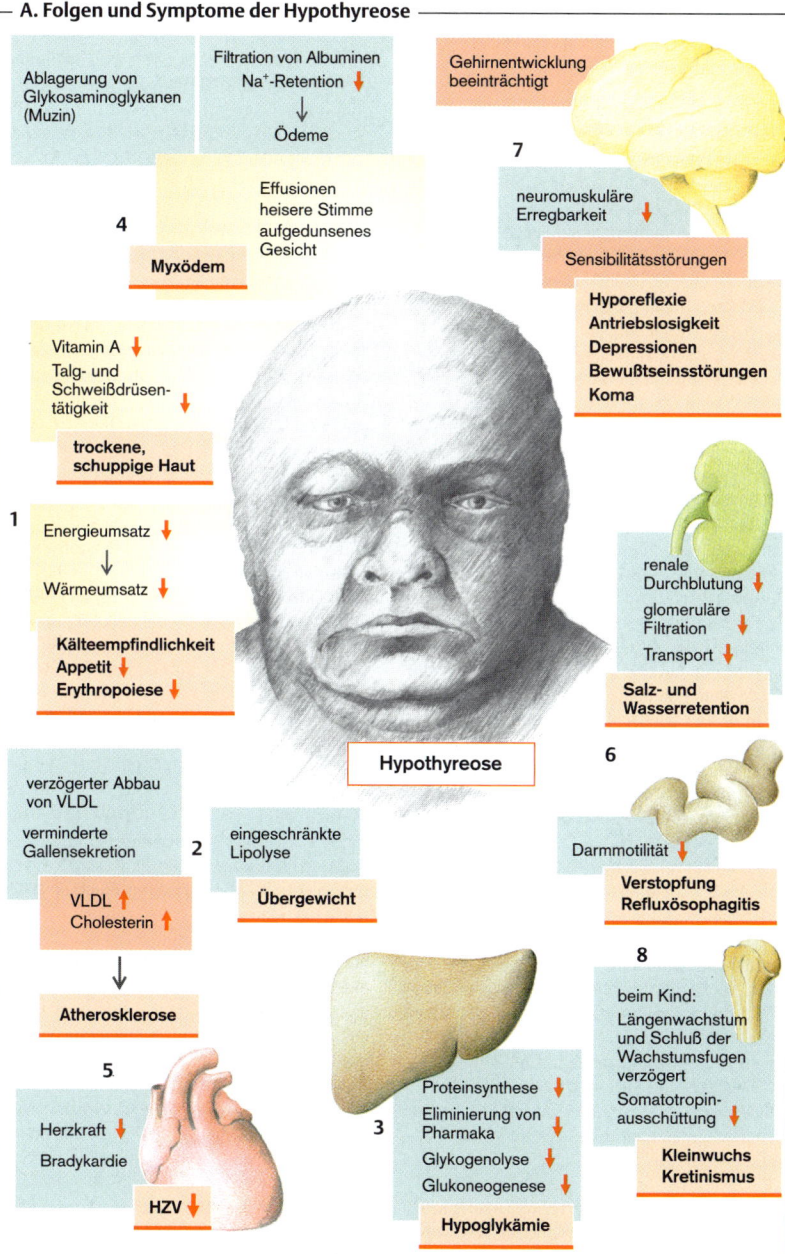

Ablagerung von Glykosaminoglykanen (Muzin)

Filtration von Albuminen
Na⁺-Retention ↓
↓
Ödeme

Gehirnentwicklung beeinträchtigt

7

neuromuskuläre Erregbarkeit ↓

Sensibilitätsstörungen

**Hyporeflexie
Antriebslosigkeit
Depressionen
Bewußtseinsstörungen
Koma**

Effusionen
heisere Stimme
aufgedunsenes Gesicht

4

Myxödem

Vitamin A ↓
Talg- und Schweißdrüsentätigkeit ↓

trockene, schuppige Haut

1

Energieumsatz ↓
↓
Wärmeumsatz ↓

**Kälteempfindlichkeit
Appetit ↓
Erythropoiese ↓**

renale Durchblutung ↓
glomeruläre Filtration ↓
Transport ↓

Salz- und Wasserretention

Hypothyreose

6

verzögerter Abbau von VLDL

verminderte Gallensekretion

VLDL ↑
Cholesterin ↑

2

eingeschränkte Lipolyse

Übergewicht

Darmmotilität ↓

**Verstopfung
Refluxösophagitis**

Atherosklerose

8

5

Herzkraft ↓
Bradykardie

HZV ↓

3

Proteinsynthese ↓
Eliminierung von Pharmaka ↓
Glykogenolyse ↓
Glukoneogenese ↓

Hypoglykämie

beim Kind:
Längenwachstum und Schluß der Wachstumsfugen verzögert
Somatotropinausschüttung ↓

**Kleinwuchs
Kretinismus**

Ursachen des Diabetes mellitus

Diabetes mellitus wird durch einen absoluten oder relativen Mangel an Insulin hervorgerufen, der u. a. zu einer Zunahme der Plasmaglucosekonzentration führt (zu den Wirkungsmechanismen von Insulin s. S. 288). Die Ausscheidung von Glucose im Harn gab der Erkrankung ihren Namen. Je nach Ursachen und Verlauf unterscheidet man mehrere Typen des Diabetes mellitus. Die Einteilung ist nützlich, wenn sie auch stark vereinfacht.

Bei **Typ I** (**insulin dependent diabetes mellitus, IDDM; früher sog. juveniler Diabetes; → A**) liegt ein *absoluter Mangel* an Insulin vor, der Patient ist auf die Zufuhr von Insulin angewiesen. Ursache ist eine Läsion der B-Zellen in den Pankreasinseln, in der Regel hervorgerufen durch eine Autoimmunerkrankung, die u. U. durch eine Virusinfektion ausgelöst wird. Die Inseln werden von T-Lymphozyten infiltriert, und es sind Autoantikörper gegen Inselgewebe (islet cell antibodies, ICA) und Insulin (insulin autoantibodies, IAA) nachweisbar. ICA können mitunter bereits Jahre vor dem Auftreten der Erkrankung nachgewiesen werden. Nach dem Untergang der B-Zellen sinken die ICA wieder ab. 80 % der Patienten bilden Antikörper gegen die in den B-Zellen exprimierte Glutamatdecarboxylase. Diabetes mellitus Typ I tritt bei Trägern bestimmter HLA-Antigene (HLA-DR3 und HLA-DR4) gehäuft auf, es liegt also eine *genetische Disposition* vor.

Der **Typ II** (**non insulin dependent diabetes mellitus, NIDDM; früher sog. Altersdiabetes; → B**) ist die weitaus häufigste Form des Diabetes. Auch hier spielt die genetische Veranlagung eine wichtige Rolle. Es liegt jedoch ein *relativer Mangel* an Insulin vor, die Patienten sind nicht notwendigerweise auf die exogene Zufuhr von Insulin angewiesen. Die Insulinausschüttung kann normal oder sogar gesteigert sein, die Zielorgane zeigen jedoch gegenüber Insulin eine verminderte Empfindlichkeit.

Meist sind die Patienten mit Typ-II-Diabetes übergewichtig. Die Adipositas ist Folge einer genetischen Disposition, zu reichlicher Nahrungszufuhr und zu geringer Bewegung. Das Mißverhältnis von Energiezufuhr und -verbrauch steigert die Konzentration an Fettsäuren im Blut, was wiederum die Glucoseverwertung in Muskel- und Fettgewebe senkt. Folge ist eine Insulinresistenz, die zu gesteigerter Insulinausschüttung zwingt. Durch folgende Down-Regulation der Rezeptoren nimmt die Resistenz weiter zu. Die Adipositas ist wichtiger Auslöser, aber nicht alleinige Ursache des Typ-II-Diabetes. Vielmehr bedingt bereits die genetische Veranlagung eine herabgesetzte Insulinempfindlichkeit. Oft wird auch eine von vornherein gestörte Insulinausschüttung beobachtet. Mehrere genetische Defekte sind bereits identifiziert worden, welche die Entwicklung zu Typ-II-Diabetes begünstigen, wie Mutationen des Insulins, der Glucokinase, eines mitochondrialen Transporters usw. Bei defekter Glucokinase kann Typ-II-Diabetes bereits im Jugendalter auftreten (MODY = maturity onset diabetes of the young).

Herabgesetzte Insulinempfindlichkeit betrifft vorwiegend die Insulinwirkungen auf den Glucosestoffwechsel, während die Wirkungen auf Fett- und Proteinstoffwechsel noch gut erhalten sind. Typ-II-Diabetiker neigen daher v. a. zu massiver Hyperglykämie ohne entsprechende Beeinträchtigung des Fettstoffwechsels (Ketoazidose, → S. 288).

Ein relativer Insulinmangel kann ferner durch *Autoantikörper* gegen Rezeptoren oder Insulin zustande kommen sowie durch – extrem seltene – Defekte im Aufbau von Insulin, des Insulinrezeptors oder der intrazellulären Signalübertragung (→ **C**).

Auch ohne genetische Veranlagung kann Diabetes mellitus im Zuge anderer Erkrankungen auftreten, wie etwa bei *Pankreatitis* mit Untergang der B-Zellen (**pankreatikopriver Diabetes; → C**) oder bei toxischer Schädigung der B-Zellen. Die Entwicklung eines Diabetes mellitus wird durch *gesteigerte Ausschüttung antagonistischer Hormone* begünstigt. Zu diesen zählen Somatotropin (bei Akromegalie), Glucocorticoide (bei Morbus Cushing, Streß, sog. **Steroiddiabetes**), Adrenalin (bei Streß), Gestagene und Choriomammotropin (in der Schwangerschaft), Corticotropin (ACTH), Schilddrüsenhormone und Glukagon. *Schwere Infektionen* fördern die Ausschüttung mehrerer der genannten Hormone und so die Manifestation eines Diabetes mellitus (→ **C**). Ein Somatostatinom kann über Hemmung der Insulinausschüttung durch Somatostatin Diabetes auslösen.

A. Diabetes mellitus: Typ I

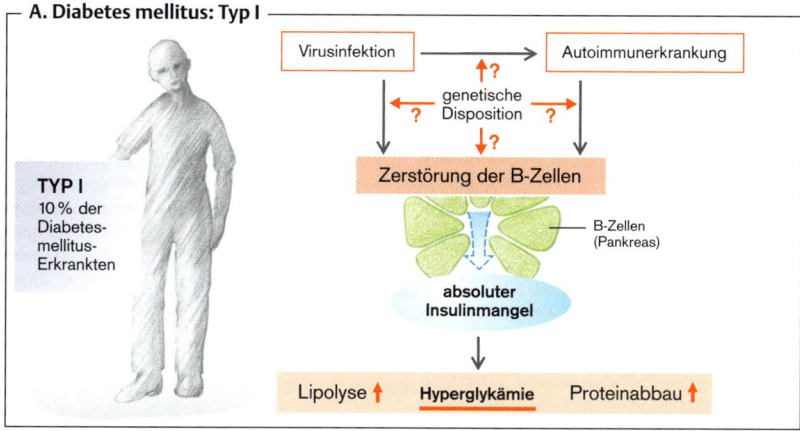

TYP I
10 % der Diabetes-mellitus-Erkrankten

Virusinfektion   ↑?   Autoimmunerkrankung

genetische Disposition

? ←→ ?   ↓?

Zerstörung der B-Zellen

B-Zellen (Pankreas)

absoluter Insulinmangel

Lipolyse ↑   **Hyperglykämie**   Proteinabbau ↑

B. Diabetes mellitus: Typ II

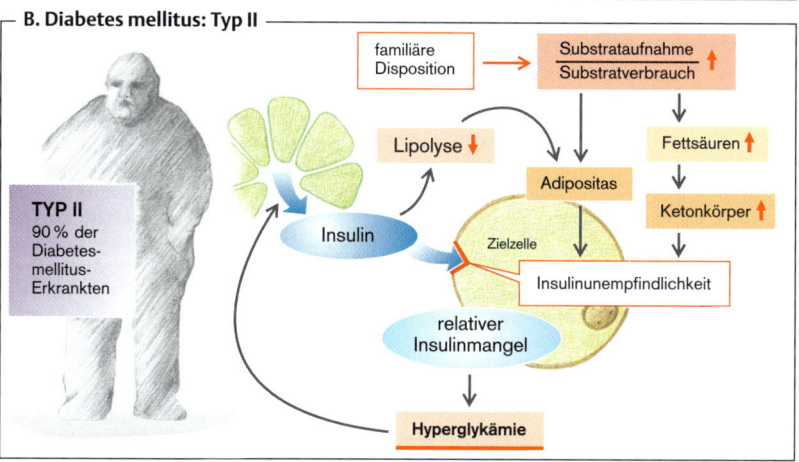

TYP II
90 % der Diabetes-mellitus-Erkrankten

familiäre Disposition →

Substrataufnahme ↑
Substratverbrauch

Lipolyse ↓   Fettsäuren ↑

Adipositas

Ketonkörper ↑

Insulin

Zielzelle

Insulinunempfindlichkeit

relativer Insulinmangel

Hyperglykämie

C. Weitere Ursachen des Diabetes mellitus

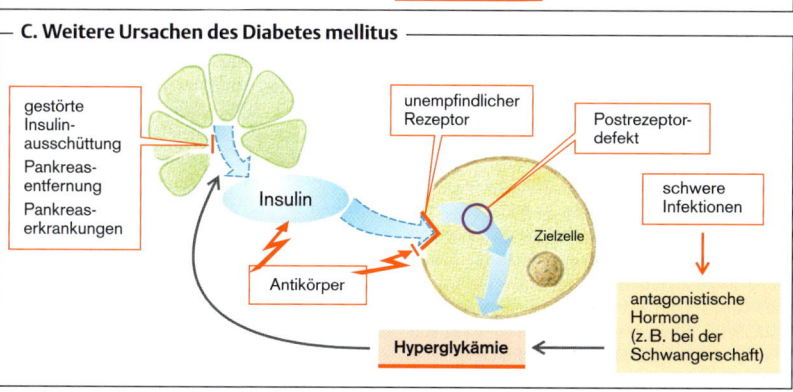

gestörte Insulin-ausschüttung
Pankreas-entfernung
Pankreas-erkrankungen

unempfindlicher Rezeptor

Postrezeptor-defekt

schwere Infektionen

Insulin

Zielzelle

Antikörper

antagonistische Hormone (z. B. bei der Schwangerschaft)

Hyperglykämie ←

Akute Auswirkungen des Insulinmangels (Diabetes mellitus)

Die **Insulinwirkungen** zielen auf eine *Schaffung von Energiereserven* ab: Insulin fördert die Aufnahme von Aminosäuren und Glucose v. a. in Muskel- und Fettzellen. In Leber-, Muskel- und Fettzellen (u. a.) stimuliert Insulin die Proteinsynthese und hemmt den Proteinabbau. In Leber und Muskel fördert Insulin den Glykogenaufbau, hemmt den Glykogenabbau, stimuliert die Glykolyse und hemmt die Gluconeogenese aus Aminosäuren. In der Leber fördert Insulin die Bildung von Triglyceriden und Lipoproteinen sowie die hepatische Abgabe von VLDL. Gleichzeitig stimuliert es die Lipoproteinlipase und beschleunigt auf diese Weise die Spaltung von Triglyceriden in Lipoproteinen des Blutes (v. a. Chylomikronen). Die freien Fettsäuren und Glycerin werden dann in die Fettzellen aufgenommen und dort wiederum als Triglycerid gespeichert. Insulin stimuliert die Lipogenese und hemmt die Lipolyse in den Fettzellen. Schließlich fördert es *Zellteilung und Wachstum*, steigert die renal-tubuläre *Na^+-Resorption* und die *Herzkraft*. Ein Teil der Insulinwirkungen wird durch Zellschwellung (v. a. die Antiproteolyse) und intrazelluläre Alkalose (Stimulation der Glykolyse, Steigerung der Herzkraft) vermittelt. Insulin erzielt diese Wirkungen durch Aktivierung des Na^+/H^+-Austauschers (Zellschwellung und Alkalisierung), des Na^+-K^+-2 Cl^--Cotransporters (Zellschwellung) und der Na^+-K^+-ATPase. Folge ist eine Aufnahme von K^+ in die Zelle. Da Glucose in der Zelle an Phosphat gekoppelt wird, senkt Insulin auch den Plasmaphosphatspiegel. Außerdem stimuliert es die zelluläre Aufnahme von Mg^{2+}. Insulin hemmt auf parakrinem Wege die Ausschüttung von Glukagon und mindert damit dessen stimulierende Wirkung auf Glykogenolyse, Gluconeogenese, Lipolyse und Ketogenese.

Bei **akutem Insulinmangel** kommt es durch Wegfall der Wirkungen auf den Glucosestoffwechsel zu **Hyperglykämie** (→ **A 1**). Die extrazelluläre Anhäufung von Glucose führt zu **Hyperosmolarität**. In der Niere wird das Transportmaximum von Glucose überschritten, so daß Glucose im Urin ausgeschieden wird (→ **A 2**). Folge sind eine osmotische Diurese mit renalen Verlusten von Wasser (**Polyurie**), Na^+ und K^+, Dehydratation und **Durst**. Trotz renaler

K^+-Verluste kommt es nicht zur Hypokaliämie, da die Zellen durch verminderte Aktivität des Na^+-K^+-2 Cl^--Cotransports und der Na^+-K^+-ATPase K^+ abgeben. Die somit eher hohe extrazelluläre K^+-Konzentration täuscht über die **negative K^+-Bilanz** hinweg. Eine Verabreichung von Insulin löst dann eine *lebensbedrohliche Hypokaliämie* aus (→ S. 124). Die Dehydratation führt zur **Hypovolämie** mit entsprechender Beeinträchtigung des Kreislaufs. Die folgende Ausschüttung von Aldosteron steigert den K^+-Mangel, die Ausschüttung von Adrenalin und Glucocorticoiden verschärft den Katabolismus. Die herabgesetzte renale Durchblutung mindert die renale Glucoseausscheidung und fördert damit die Hyperglykämie.

Die Zellen verlieren ferner Phosphat (P_i) und Magnesium, die gleichfalls renal ausgeschieden werden. Bei Insulinmangel werden u. a. in den Muskeln Proteine zu Aminosäuren abgebaut. Der Abbau von Muskelproteinen führt im Verein mit den Elektrolytstörungen zur **Muskelschwäche**. Im Fettgewebe überwiegt der Fettabbau. Die Fettsäuren werden ins Blut abgegeben (**Hyperlipidazidämie**) und in der Leber z. T. zu Acetessigsäure und ß-Hydroxybutyrat umgebaut. Die Anhäufung dieser Säuren führt zur Azidose, welche die Patienten zu tiefer Atmung zwingt (**Kussmaul-Atmung**) (→ **A 3**). Teilweise werden die Säuren zu Aceton abgebaut (**Ketonkörper**). Aus Fettsäuren werden in der Leber ferner Triglyceride gebildet und in VLDL eingebaut. Da der Mangel an Insulin den Abbau von Lipoproteinen verzögert, wird die Hyperlipidämie noch verstärkt. Ein Teil der Triglyceride bleibt in der Leber liegen, und es entwickelt sich eine **Fettleber**.

Abbau von Proteinen und Fett sowie Polyurie führen zu **Gewichtsverlusten**. Die Stoffwechselentgleisung, die Elektrolytstörungen und die durch die Osmolaritätsverschiebungen induzierten Änderungen des Zellvolumens können die Funktion der Neurone beeinträchtigen und ein hyperosmolares oder ein ketoazidotisches **Koma** auslösen.

Beim **relativen Insulinmangel** stehen *Hyperglykämie* und *Hyperosmolarität* im Vordergrund, beim **absoluten Insulinmangel** treten die Folgen der gesteigerten Proteolyse und Lipolyse (*Ketoazidose*) hinzu.

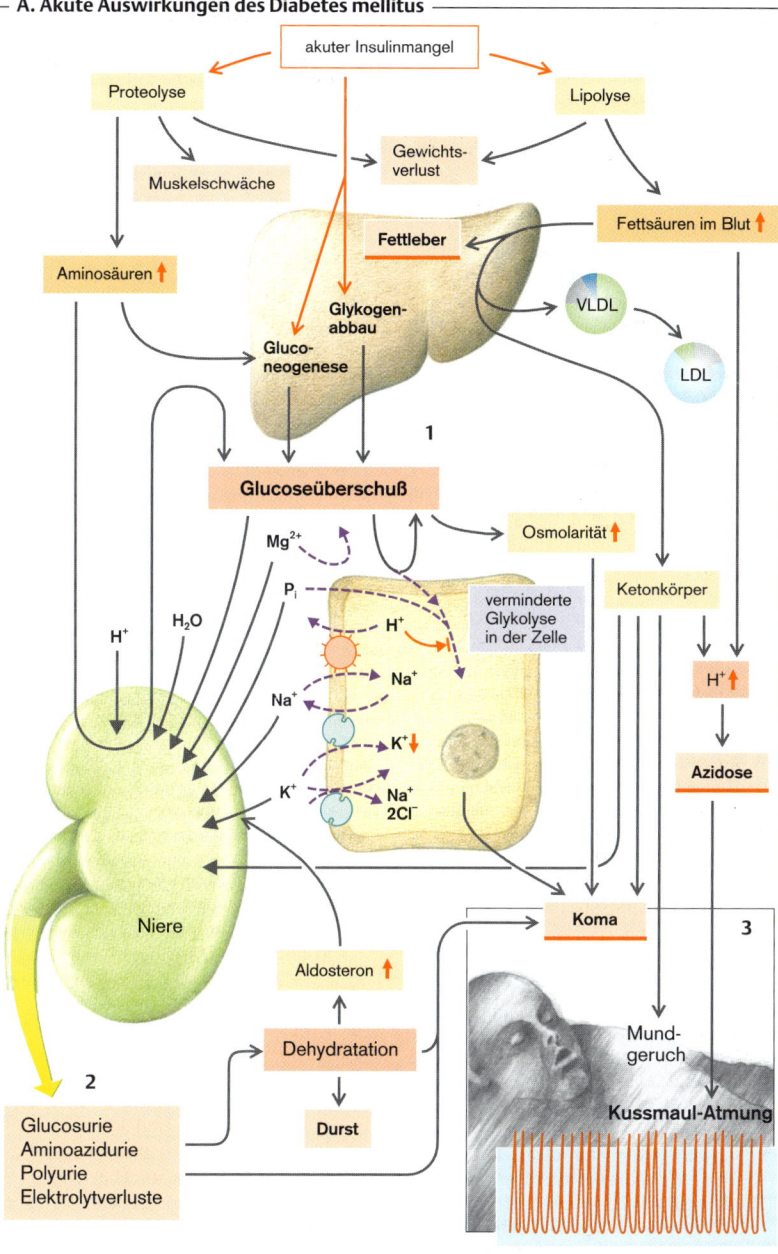

A. Akute Auswirkungen des Diabetes mellitus

akuter Insulinmangel

Proteolyse

Lipolyse

Muskelschwäche

Gewichts-
verlust

Aminosäuren ↑

Fettsäuren im Blut ↑

Fettleber

Glykogen-
abbau

VLDL

LDL

Gluco-
neogenese

1

Glucoseüberschuß

Osmolarität ↑

Mg²⁺

Ketonkörper

Pᵢ

verminderte
Glykolyse
in der Zelle

H⁺

H₂O

H⁺

H⁺ ↑

Na⁺

Na⁺

Azidose

K⁺ ↓

K⁺

Na⁺
2Cl⁻

Koma

3

Niere

Aldosteron ↑

Dehydratation

Mund-
geruch

2

Durst

Kussmaul-Atmung

Glucosurie
Aminoazidurie
Polyurie
Elektrolytverluste

Spätkomplikationen langfristiger Hyperglykämie (Diabetes mellitus)

Die Stoffwechselentgleisungen beim nicht hinreichend behandelten relativen oder absoluten Insulinmangel führen über Jahre bis Jahrzehnte zur weitgehend irreversiblen Schädigung des Organismus. Eine zentrale Rolle spielt dabei die **Hyperglykämie**:

Die Glucose wird in Zellen, die über das Enzym Aldosereduktase verfügen, zu **Sorbit** reduziert. Dieser Polyalkohol kann die Zellmembran nicht passieren, die zelluläre Konzentration steigt und führt zu Zellschwellung ($\rightarrow$ **A 1**). Durch Anhäufung von Sorbit in der Augenlinse kommt es zur Wassereinlagerung, welche die Transparenz der Linse beeinträchtigt (Linsentrübung, **Katarakt**; $\rightarrow$ **A 2**). Die Anhäufung von Sorbitol in Schwann-Zellen und Neuronen beeinträchtigt die Nervenleitung (**Polyneuropathie**) und zieht vor allem vegetative Steuerung, Reflexe und Sensibilität in Mitleidenschaft ($\rightarrow$ **A 3**). Die Zellen geben, um einer Schwellung auszuweichen, kompensatorisch Myoinositol ab, das ihnen dann jedoch für andere Funktionen fehlt.

Zellen, die Glucose nicht in hinreichendem Ausmaß aufnehmen, schrumpfen infolge der extrazellulären **Hyperosmolarität** ($\rightarrow$ **A 4**). Bei Lymphozyten führt diese Zellschrumpfung zu einer Einschränkung ihrer Funktion, wie etwa der für die Immunabwehr wichtigen Bildung von Superoxiden. Patienten mit Diabetes mellitus weisen jedenfalls eine gesteigerte **Infektanfälligkeit** auf ($\rightarrow$ **A 5**). Folgen sind Infektionen etwa der Haut (Furunkel) oder der Niere (Pyelonephritis). Die Infekte erhöhen wiederum den Insulinbedarf, da sie zur vermehrten Ausschüttung insulinantagonistischer Hormone führen ($\rightarrow$ S. 286).

Die Hyperglykämie begünstigt die Bildung zuckerhaltiger Plasmaproteine, wie Fibrinogen, Haptoglobin, α_2-Makroglobulin, sowie der Gerinnungsfaktoren V und VIII ($\rightarrow$ **A 6**). Auf diese Weise könnte u. a. die Gerinnungsbereitschaft und Viskosität des Blutes und damit das **Thromboserisiko** erhöht werden.

Durch Bindung von Glucose an freie Aminogruppen der Proteine und darauf folgende, irreversible Amadori-Umlagerung entstehen die „advanced glycation end products" (AGE), die auch im Alter vermehrt auftreten. Über Pentosinbildung können die Proteine vernetzt

werden. Die AGE binden an Rezeptoren der Zellmembran und können dadurch u. a. die Ablagerung von Kollagen in den Basalmembranen der Gefäße fördern. Die Bildung von Bindegewebe wird z. T. über TGFβ stimuliert. Darüber hinaus können die Kollagenfasern durch Glykosylierung verändert werden. Beide Veränderungen bewirken eine Verdickung der Basalmembranen mit verminderter Durchlässigkeit und Einengung des Lumens (**Mikroangiopathie**, $\rightarrow$ **A 7**). An der Netzhaut der Augen treten, u. a. als Folge der Mikroangiopathie, Veränderungen auf, die letztlich zum Erblinden führen können (**Retinopathie**, $\rightarrow$ **A 8**). In der Niere entsteht eine **Glomerulosklerose** (Kimmelstiel-Wilson-Syndrom), die zu Proteinurie, GFR-Abfall durch Untergang von Glomeruli, Hypertonie und Niereninsuffizienz führen kann ($\rightarrow$ **A 9**). Aufgrund der hohen Aminosäurekonzentrationen im Plasma kommt es zur Hyperfiltration der noch intakten Glomeruli, die dadurch ebenfalls geschädigt werden.

Die Hypertonie begünstigt im Verein mit einem Anstieg der VLDL im Blut ($\rightarrow$ S. 288) und der gesteigerten Gerinnungsbereitschaft des Blutes (s. o.) die Entwicklung einer **Makroangiopathie** ($\rightarrow$ **A 10**), die zu weiterer Schädigung der Nieren, zu Herzinfarkt, Hirninfarkt und peripheren Gefäßverschlüssen führen kann.

Glucose kann schließlich mit Hämoglobin (HbA) zu **HbA$_{1c}$** reagieren, dessen erhöhte Konzentration im Blut auf eine bereits länger bestehende bzw. wiederholte Hyperglykämie hinweist. HbA$_{1c}$ weist eine höhere Sauerstoffaffinität auf als HbA und gibt daher in der Peripherie schlechter Sauerstoff ab ($\rightarrow$ **A 11**). Der anhaltende Insulinmangel führt des weiteren zu einem Abfall der erythrozytären Konzentrationen an 2,3-Bisphosphoglycerat (BPG), das als allosterischer Regulator des Hämoglobins dessen Sauerstoffaffinität senkt. Der BPG-Mangel hat also ebenfalls eine erhöhte Sauerstoffaffinität des HbA zur Folge.

Die bei diabetischen Schwangeren häufig beobachteten **großen Babies** ($\rightarrow$ **A 12**) sind möglicherweise Folge einer erhöhten Konzentration von Aminosäuren im Blut, die eine gesteigerte Ausschüttung von Somatotropin auslösen könnten.

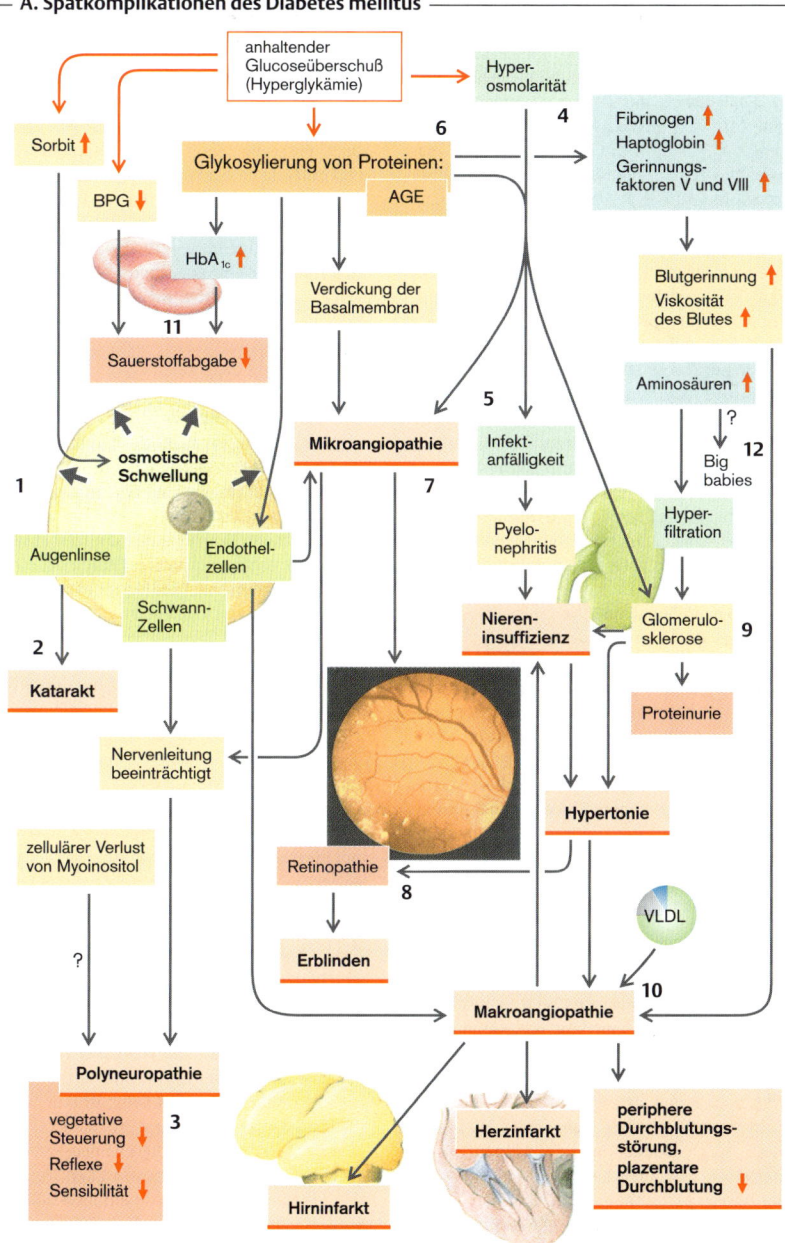

anhaltender
Glucoseüberschuß
(Hyperglykämie)

Hyper-
osmolarität 4

Sorbit ↑

Glykosylierung von Proteinen: 6

AGE

Fibrinogen ↑
Haptoglobin ↑
Gerinnungs-
faktoren V und VIII ↑

BPG ↓

HbA₁c ↑

Verdickung der
Basalmembran

Blutgerinnung ↑
Viskosität
des Blutes ↑

11

Sauerstoffabgabe ↓

Aminosäuren ↑

5

Mikroangiopathie

Infekt-
anfälligkeit

? 12
Big
babies

osmotische
Schwellung

7

1

Augenlinse

Endothel-
zellen

Pyelo-
nephritis

Hyper-
filtration

Schwann-
Zellen

2

Nieren-
insuffizienz

Glomerulo-
sklerose 9

Katarakt

Proteinurie

Nervenleitung
beeinträchtigt

zellulärer Verlust
von Myoinositol

Hypertonie

Retinopathie

8

VLDL

?

Erblinden

Makroangiopathie 10

Polyneuropathie

vegetative
Steuerung ↓
Reflexe ↓
Sensibilität ↓ 3

Herzinfarkt

periphere
Durchblutungs-
störung,
plazentare
Durchblutung ↓

Hirninfarkt

Foto: Hollwich F. Taschenatlas der Augenheilkunde. 3. Aufl. Stuttgart: Thieme; 1987.

Hyperinsulinismus, Hypoglykämie

Die **Insulinausschüttung** wird in erster Linie durch Glucose reguliert ($\to$ **A 1**): Glucose wird in die B-Zellen des Pankreas aufgenommen und dort verstoffwechselt. Das dabei entstehende ATP hemmt die ATP-sensitiven K^+-Kanäle. Die resultierende Depolarisation öffnet spannungsabhängige Ca^{2+}-Kanäle, so daß Ca^{2+} in die Zelle einströmt. Der Anstieg der intrazellulären Ca^{2+}-Konzentration löst dann die Insulinausschüttung aus. Die als „orale Antidiabetika" eingesetzten Sulfonylharnstoffe stimulieren die Insulinausschüttung durch direkte Hemmung der ATP-sensitiven K^+-Kanäle.

Neben Glucose stimulieren auch Aminosäuren ($\to$ **A 2**) und eine Reihe von gastrointestinalen Hormonen, wie Glucagon, Sekretin, Gastrin, GIP und Pankreozymin, sowie Somatotropin die Insulinausschüttung. Die Wirkung der gastrointestinalen Hormone ist dafür verantwortlich, daß eine orale Aufnahme von Glucose eine stärkere Insulinausschüttung nach sich zieht als die parenterale Zufuhr gleicher Glucosemengen.

Ein **Insulinüberschuß** ist meist Folge einer **zu hohen Dosierung von Insulin** bzw. von **oralen Antidiabetika** bei der Behandlung eines Diabetes mellitus ($\to$ **A 3**). Die Überdosierung tritt in der Regel dann zutage, wenn der Insulinbedarf durch körperliche Belastung sinkt. Ein Insulinüberschuß tritt ferner häufig bei **neugeborenen Kindern diabetischer Mütter** auf ($\to$ **A 4**). Die hohen Glucose- und Aminosäurekonzentrationen im Blut der Mutter führen intrauterin zu einer Stimulation und Hyperplasie der B-Zellen des Kindes, die nach der Geburt dann inadäquat hohe Insulinmengen ausschütten.

Bei einigen Patienten ist die **Insulinausschüttung verzögert** und die nach kohlenhydratreicher Kost auftretende Hyperglykämie verstärkt. Folge ist eine überschießende Ausschüttung von Insulin, die nach 4 bis 5 Stunden zur Hypoglykämie führt. Diese Patienten entwickeln später häufig einen Diabetes mellitus.

In extrem seltenen Fällen wird Hypoglykämie durch **insulinbindende Autoantikörper** ausgelöst. Insulin wird dabei verzögert aus der Antikörperbindung freigesetzt. Noch seltener lösen stimulierende Autoantikörper gegen die Insulinrezeptoren Hypoglykämie aus.

Bei einer Reihe – insgesamt seltener – genetischer **Defekte im Aminosäureabbau** sind die Aminosäurekonzentrationen im Blut massiv gesteigert (z. B. bei Hyperleucinämie). Die durch die Aminosäuren stimulierte Insulinausschüttung ist dann für die jeweilige Glucosekonzentration zu hoch, und es kommt zur Hypoglykämie. Auch bei der **Leberinsuffizienz** kann der herabgesetzte Abbau von Aminosäuren auf diese Weise zur Hypoglykämie führen ($\to$ **A 2**). **Kohlenhydratstoffwechselstörungen**, wie einige Glykogenspeicherkrankheiten, Fructoseintoleranz und Galaktosämie ($\to$ S. 244), können gleichfalls Hypoglykämie auslösen.

Beim sog. **Dumping-Syndrom** nach Magenresektion gelangen zugeführte Zucker ohne Verzögerung in den Darm, stimulieren dort abrupt die Ausschüttung gastrointestinaler Hormone und werden schnell absorbiert. Die gastrointestinalen Hormone und die steil ansteigende Glucosekonzentration führen zu einer überschießenden Ausschüttung von Insulin, die nach einer Latenz von etwa 1 bis 2 Stunden zur Hypoglykämie führt ($\to$ S. 148).

In seltenen Fällen wird ein Insulinüberschuß durch einen **insulinproduzierenden Tumor** ausgelöst ($\to$ **A 3**).

Auch bei normaler Insulinausschüttung kann es zu einem relativen Insulinüberschuß kommen, wenn die Ausschüttung und/oder Wirksamkeit der **insulinantagonistischen Hormone** (Glucocorticoide, Adrenalin, Glucagon, Somatotropin) eingeschränkt ist. Dies ist v.a. bei herabgesetzten Glykogenreserven und eingeschränkter Gluconeogenese aus Aminosäuren der Fall, wie etwa bei Leberinsuffizienz, langer Nahrungskarenz, Alkoholismus, aber auch bei erhöhtem Glucoseverbrauch, wie bei schwerer Arbeit und Tumoren ($\to$ **A 5**).

Wichtigste **Auswirkung** eines absoluten oder relativen Insulinüberschusses ist **Hypoglykämie**, die Heißhunger auslöst und zu einer massiven Aktivierung des Sympathikus führt, mit Tachykardie, Schweißausbruch und Zittern ($\to$ **A 6**). Die beeinträchtigte Energieversorgung des auf Glucose angewiesenen Nervensystems führt u. a. zu Krampfanfällen und Bewußtseinsverlust. Letztlich droht eine irreversible Schädigung des Gehirns.

A. Hyperinsulinismus

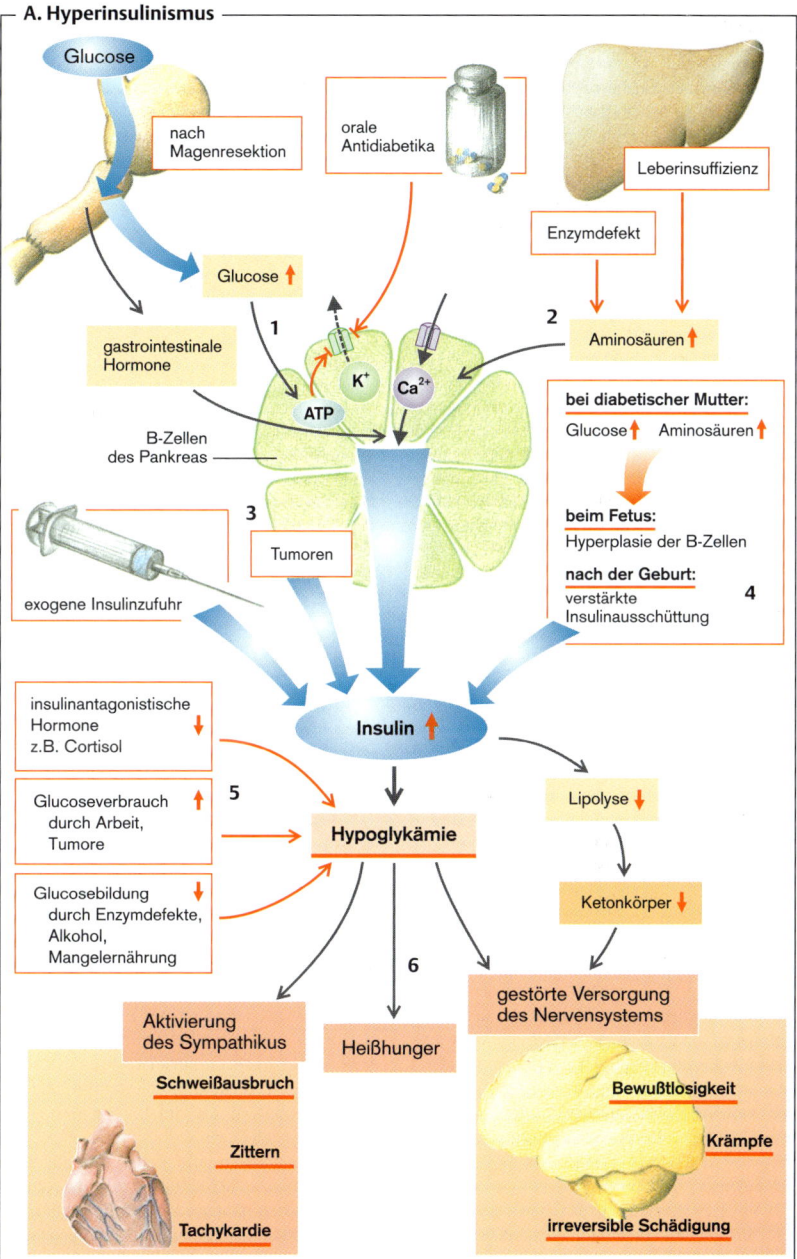

Glucose

nach
Magenresektion

orale
Antidiabetika

Leberinsuffizienz

Glucose ↑

Enzymdefekt

gastrointestinale
Hormone

1

ATP   K⁺   Ca²⁺

2

Aminosäuren ↑

B-Zellen
des Pankreas

bei diabetischer Mutter:
Glucose ↑   Aminosäuren ↑

beim Fetus:
Hyperplasie der B-Zellen

nach der Geburt:
verstärkte
Insulinausschüttung

3

Tumoren

exogene Insulinzufuhr

4

insulinantagonistische
Hormone
z.B. Cortisol ↓

5

Glucoseverbrauch ↑
durch Arbeit,
Tumore

Glucosebildung ↓
durch Enzymdefekte,
Alkohol,
Mangelernährung

Insulin ↑

Lipolyse ↓

Hypoglykämie

Ketonkörper ↓

6

Aktivierung
des Sympathikus

Heißhunger

gestörte Versorgung
des Nervensystems

Schweißausbruch

Bewußtlosigkeit

Zittern

Krämpfe

Tachykardie

irreversible Schädigung

Histamin, Bradykinin und Serotonin

Histamin ($\rightarrow$ **A 1**) wird von Gewebsmastzellen und basophilen Granulozyten gebildet. Seine **Freisetzung** wird durch *Antigen-Antikörper (IgE)-Komplexe* (Allergie Typ I, $\rightarrow$ S. 48, 52), *aktiviertes Komplement* (C 3 a, C 5 a), *Verbrennungen, Entzündungen* und einige Pharmaka stimuliert. In seltenen Fällen ist ein Mastzelltumor Ursache gesteigerter Histaminausschüttung. Die Histaminausschüttung wird über cAMP durch Adrenalin, Prostaglandin E_2 und Histamin (H_2) selbst gehemmt.

Histamin bewirkt über H_1-Rezeptoren und Steigerung der zellulären Ca^{2+}-Konzentration eine endotheliale Freisetzung von NO, das Arteriolen und Venolen dilatiert. Über H_2-Rezeptoren (cAMP-vermittelt) dilatiert Histamin auch NO-unabhängig die kleinen Gefäße. Die periphere Gefäßdilatation kann trotz Histamin-vermittelter Stimulation der Herzkraft (H_2), der Herzfrequenz (H_2), der Catecholaminausschüttung (H_1) und der Kontraktion größerer Gefäße (H_1) zu einem massiven **Blutdruckabfall** führen. In den Kapillaren steigert Histamin die Durchlässigkeit für Proteine. Die Plasmaproteine werden also unter der Wirkung von Histamin filtriert, der onkotische Druckgradient über der Kapillarwand sinkt, und es kommt zur Ausbildung von **Ödemen**. Die Ödemflüssigkeit geht dem Plasmavolumen verloren, die resultierende Hypovolämie trägt zum Blutdruckabfall bei. Ein Glottisödem kann durch Verlegung des Atemweges zum Ersticken führen. Histamin fördert ferner die Kontraktion von glatten Muskeln in Darm, Uterus und Bronchien. Folgen sind u. a. eine Steigerung des Atemwegwiderstands (**Bronchospasmus**) und **Darmkrämpfe**. Durch Reizung peripherer Nervenendigungen erzeugt Histamin **Juckreiz**. Über H_2-Rezeptoren stimuliert es die **Salzsäuresekretion** im Magen. H_2-Rezeptor-Antagonisten werden mit Erfolg bei Magenulzera eingesetzt ($\rightarrow$ S. 144 ff.). Histamin ist in erster Linie für die Symptome der Typ-I-Allergie verantwortlich, wie Blutdruckabfall, Hautödeme (Urtikaria), Rhinitis und Konjunktivitis.

Bradykinin: Die Synthese von Bradykinin ($\rightarrow$ **A 2**) erfordert das Enzym **Kallikrein**, das bei *Entzündungen, Verbrennungen, Gewebsläsionen* (v. a. akute Pankreatitis, $\rightarrow$ S. 158) und Aktivierung der *Blutgerinnung* (Faktor XII a), sowie unter dem Einfluß von Peptidasen und einigen Toxinen aus Kallikreinogen gebildet wird. Kallikrein fördert seine eigene Aktivierung über Stimulation von Faktor XII a ($\rightarrow$ S. 60 f.). Bradykinin wird im Blut in kürzester Zeit (< 1 min) durch Kininasen abgebaut.

Die **Wirkungen von Bradykinin** ähneln denen von Histamin: Vasodilatation, Steigerung der Gefäßpermeabilität, Blutdruckabfall, Tachykardie, Zunahme der Herzkraft, gesteigerte Ausschüttung von Catecholaminen und Stimulation der Kontraktion von Bronchien, Darm und Uterus. Im Gegensatz zu Histamin löst Bradykinin an Nervenendigungen jedoch **Schmerzen** aus. In Darm und Drüsen fördert es die Sekretion, in der Niere wirkt es diuretisch. Bradykinin spielt bei Entzündungen (v. a. Pankreatitis), Ödemen (v. a. sog. angioneurotisches Ödem) und Schmerzen eine Rolle.

Serotonin: Außer im ZNS ($\rightarrow$ S. 350) wird Serotonin ($\rightarrow$ **B**) in den enterochromaffinen Zellen des Darmes, in Thrombozyten, proximalen Tubuluszellen und in Bronchien gebildet. Zu gesteigerter **Ausschüttung** kommt es v. a. bei *Tumoren* der enterochromaffinen Zellen.

Direkt und über die Ausschüttung anderer Mediatoren (Prostaglandine, Catecholamine) führt Serotonin zur **Kontraktion glatter Muskulatur** in Bronchien, Dünndarm, Uterus und Gefäßen. Folgen sind u. a. Durchfälle, Bronchospasmen und Blutdrucksteigerungen. Serotonin kann aber auch vasodilatierend wirken. Die Gefäßwirkungen von Serotonin können Kopfschmerzen (**Migräne**) auslösen. Serotonin fördert die Thrombozytenaggregation. Es erzeugt Schmerzen, kann die Permeabilität peripherer Kapillaren steigern und **Ödeme** hervorrufen. Die bei Tumoren der enterochromaffinen Zellen auftretenden plötzlichen Hautrötungen (Flush) sind wahrscheinlich auf andere Mediatoren zurückzuführen (v. a. Kinine, Histamin). Unklar ist die Entstehung der Endokardfibrose bei Tumoren der enterochromaffinen Zellen. Da Serotonin in der Leber abgebaut wird, kommt es bei serotoninproduzierenden Darmtumoren häufig erst nach Entstehen von Lebermetastasen zu systemischen Symptomen, wie z. B. Bronchospasmus.

A. Histamin und Bradykinin

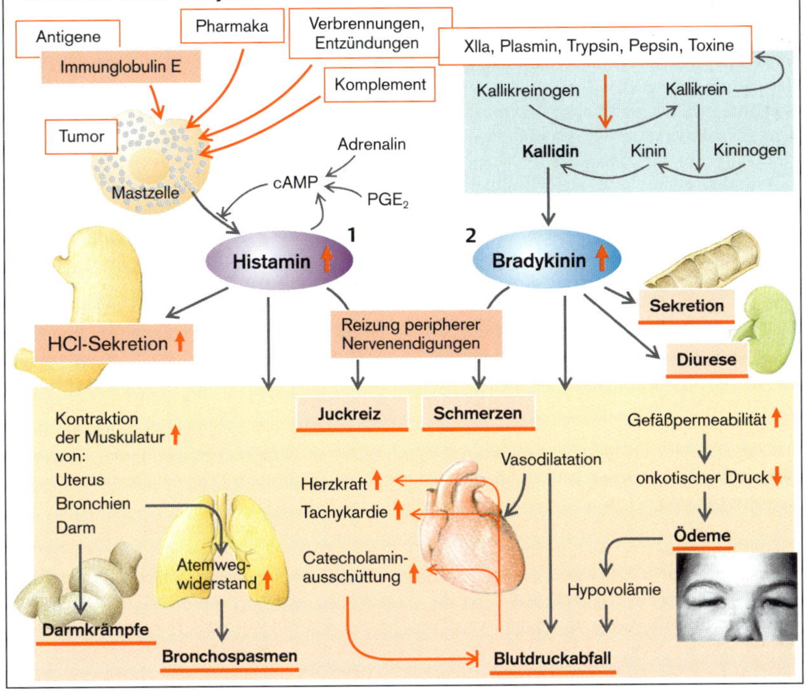

Antigene

Immunglobulin E

Pharmaka

Verbrennungen,
Entzündungen

Komplement

XIIa, Plasmin, Trypsin, Pepsin, Toxine

Kallikreinogen → Kallikrein

Kallidin ← Kinin ← Kininogen

Tumor

Mastzelle

Adrenalin

cAMP ← PGE$_2$

Histamin ↑ 1

Bradykinin ↑ 2

Sekretion

Diurese

HCl-Sekretion ↑

Reizung peripherer
Nervenendigungen

Kontraktion
der Muskulatur
von:
Uterus
Bronchien
Darm

Juckreiz Schmerzen

Vasodilatation

Gefäßpermeabilität ↑

onkotischer Druck ↓

Herzkraft ↑

Tachykardie ↑

Catecholamin-
ausschüttung ↑

Ödeme

Atemweg-
widerstand ↑

Hypovolämie

Darmkrämpfe

Bronchospasmen

Blutdruckabfall

B. Serotonin

Tumoren in den entero-
chromaffinen Darmzellen

Gefäßverletzung

Thrombozyten

Lebermetastasen

Serotonin ↑

Thrombozyten-
aggregation

Kontraktion der Muskulatur
von:

Dünn-
darm ↑ Uterus ↑ Bronchien ↑ Gefäßen ↑↓

? Gefäß-
permeabilität ↑

Darmmotilität

Broncho-
spasmen

Migräne

Blutungs-
stillung

Endokard-
fibrose

Ödeme

Durchfall

Blutdruck ↑↓

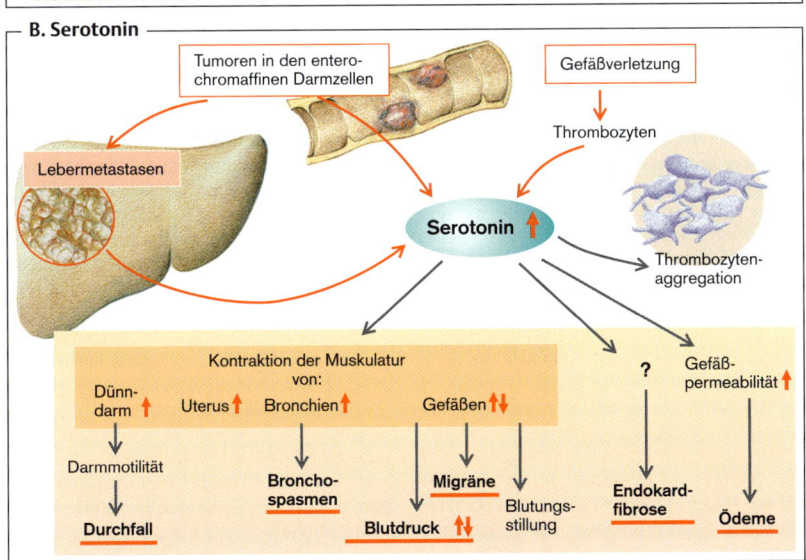

Eicosanoide

Die Eicosanoide sind eine große Gruppe von intra- und interzellulären Mediatoren, die aus der mehrfach ungesättigten Fettsäure Arachidonsäure gebildet werden. Im Blut werden sie schnell inaktiviert, sie wirken demnach in erster Linie auf die unmittelbare Umgebung.

Arachidonsäure wird aus Phospholipiden der Zellmembran unter dem Einfluß des Enzyms *Phospholipase A_2* freigesetzt ($\rightarrow$ **A 1**). Das Enzym wird bei Zellschwellung und einer Zunahme der intrazellulären Ca^{2+}-Konzentration aktiviert. Stimulatoren sind eine Reihe von Mediatoren, wie Histamin, Serotonin, Bradykinin und Noradrenalin (über α-Rezeptoren). Gehemmt wird die Phospholipase A_2 durch Glucocorticoide (über Lipocortin) und Adrenalin (über β-Rezeptoren).

Arachidonsäure kann über das Enzym **Lipoxygenase** zu Leukotrienen und über das Enzym **Cyclooxygenase** zu Prostaglandin G (PGG_2) umgewandelt werden. Aus PGG_2 (via PGH_2) können u. a. Thromboxan A_2 (TXA_2) oder die Prostaglandine $F_{2\alpha}$ ($PGF_{2\alpha}$), E_2 (PGE_2) und I_2 (PGI_2 = Prostacyclin) gebildet werden ($\rightarrow$ **A 3**). Das Enzym Cyclooxygenase wird durch sog. nicht-steroidale Antiphlogistica (z. B. Acetylsalicylsäure) gehemmt. Entzündungen und Gewebsläsionen führen zur Aktivierung sowohl der Cyclooxygenase als auch der Lipoxygenase und damit zur verstärkten Bildung der Eicosanoide.

Die **Leukotriene** ($\rightarrow$ **A 2**) lösen die *Kontraktion von glatter Muskulatur* in Bronchien, Gefäßen, Darm und Uterus aus. Sie sind für die anhaltende Bronchokonstriktion beim **Asthma** verantwortlich, die Wirkungen auf den Darm können zu **Durchfall**, die Wirkungen auf den Uterus zur Abstoßung des Keimlings (**Abort**) führen. Leukotriene *steigern indirekt die Gefäßpermeabilität* und lösen damit **Ödeme** aus, fördern *Adhäsion und Chemotaxis*, und stimulieren die Ausschüttung von Histamin, Sauerstoffradikalen und von lysosomalen Enzymen, aber auch von Insulin.

TXA_2 wird v. a. in Thrombozyten gebildet und spielt bei der Blutgerinnung eine wesentliche Rolle. Ein Überschuß an TXA_2 begünstigt die Bildung von **Thromben**. Durch Verabreichung geringer Dosen des Cyclooxygenasehemmers Acetylsalicylsäure kann das Risiko von Herzinfarkten herabgesetzt werden.

$PGF_{2\alpha}$ stimuliert die Ausschüttung einer Reihe von Hormonen und die *Kontraktion der glatten Muskulatur* von Gefäßen, Darm, Bronchien und Uterus.

PGE_2 hemmt Hormonausschüttung und Lipolyse, stimuliert die Kontraktion der glatten Muskulatur in Darm und Uterus, hemmt jedoch die Kontraktion der Gefäß- und Bronchialmuskulatur. Cyclooxygenasehemmer können daher bei Atopikern Asthma auslösen (sog. Analgetika-Asthma). Die Gefäßwirkung kann zu einer **Persistenz des Ductus Botalli** führen. Umgekehrt kann die Verabreichung von Cyclooxygenasehemmern während des letzten Trimenons einen vorzeitigen Verschluß des Ductus Botalli auslösen. In der Niere steigert PGE_2 die *glomeruläre Filtrationsrate*. Es erhöht die Gefäßpermeabilität und begünstigt damit die Entwicklung von **Ödemen**.

PGE_2 und **PGI_2** fördern die Entmineralisierung der Knochen (**Osteolyse**). Sie stimulieren die renale Bildung von Renin und erzeugen durch Hemmung der tubulären Na^+- und Wasserresorption Natriurese und Diurese. Sie steigern den Sollwert der Temperaturregulation (**Fieber**) und lösen **Schmerzen** aus. Die Wirkungen der Prostaglandine tragen in hohem Maße zu den **Symptomen von Infektionen** bei.

Im Magen spielt PGE_2 eine wesentliche protektive Rolle, da es die Sekretion von Salzsäure und Pepsin hemmt und die von (protektiv wirksamem) Schleim fördert. Ferner löst es eine **Gefäßdilatation** aus. Eine Verminderung der PGE_2-Bildung durch Cyclooxygenasehemmer begünstigt die Bildung von **Magenulzera**.

Auch im Nierenmark wirkt PGE_2 protektiv, da es über Dilatation der Vasa recta O_2- und Substratangebot verbessert sowie durch Hemmung der NaCl-Resorption den Energie-Verbrauch drosselt.

PGE_2 ist ferner von großer Bedeutung beim **Bartter-Syndrom**, das auf Mutationen des Na^+-K^+-2 Cl^--Cotransporters, der Cl^-- oder der K^+-Kanäle in der Henle-Schleife beruht ($\rightarrow$ S. 98). Folge des resultierenden Transportdefekts ist eine exzessive lokale Bildung von PGE_2. Durch die vasodilatatorische Wirkung des PGE_2 kommt es zu massivem Blutdruckabfall. Die betroffenen Kinder sind nur mit therapeutischer Hemmung der Cyclooxygenase lebensfähig.

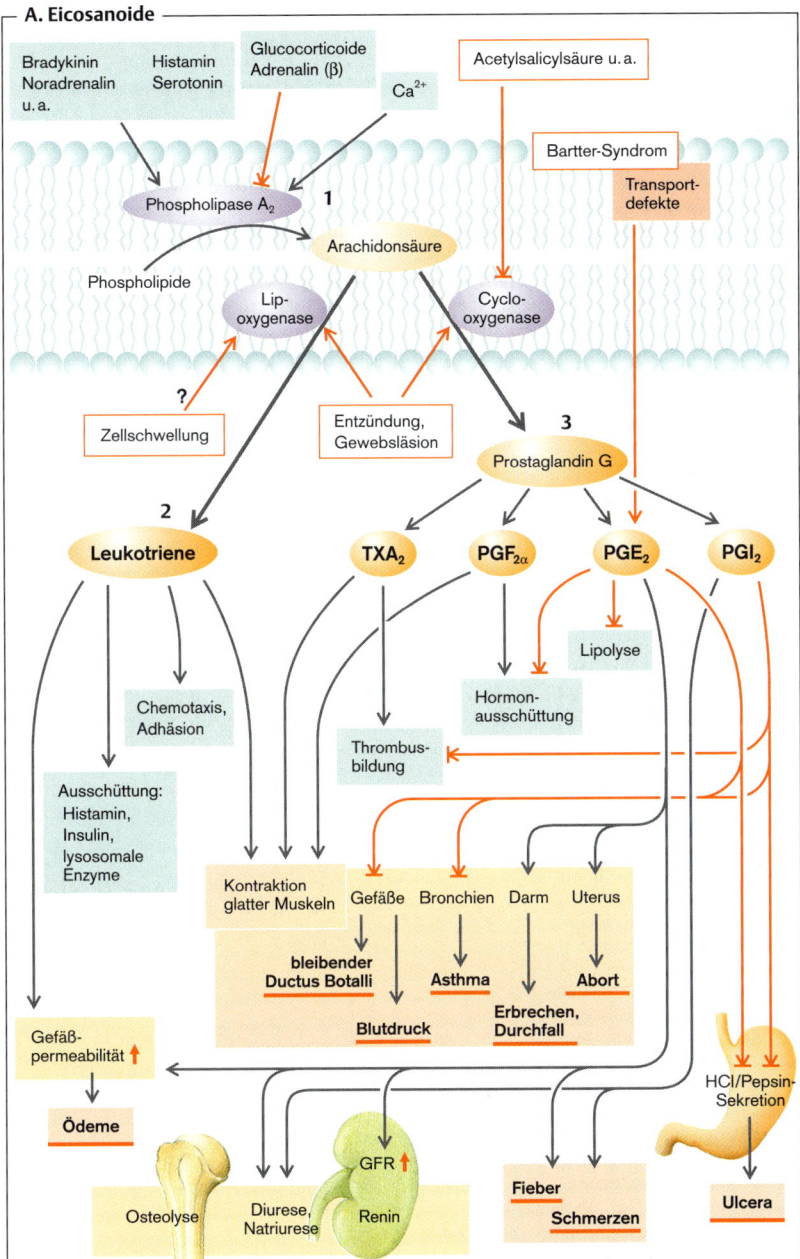

Übersicht

Das Nervensystem nimmt zum einen Reize aus der Umwelt und aus dem eigenen Körper auf. Zum anderen steuert das Nervensystem die Körperfunktionen über Beeinflussung von Muskeltätigkeit und vegetativen Funktionen (z. B. Gefäßtonus, Schweißsekretion).

Die **sensorischen Signale** nehmen über Reflexe und komplexere Verschaltungen vielfältig auf motorische und vegetative Funktionen Einfluß. Ein kleiner Teil der Signale gelangt über den Thalamus zunächst zur primären sensorischen Rinde und wird dort bewußt. Die wahrgenommenen Signale werden durch sekundäre sensorische Rindenareale analysiert, interpretiert, gewertet (Entstehung von Emotionen) und ggf. gespeichert (Gedächtnis).

Die Emotionen, die aus aktuellen Wahrnehmungen oder Gedächtnisinhalten entstehen, können zu **motorischer Aktivität** motivieren. Dabei ist es wiederum die Aufgabe assoziativer Rindenareale, sinnvolle motorische Handlungen zu planen: Über Basalganglien, Kleinhirn, Thalamus und die primäre motorische Rinde werden schließlich die Motoneurone aktiviert, welche die Muskelfasern steuern.

Sensorisches, motorisches und vegetatives Nervensystem sind auf jedem Niveau intensiv miteinander verknüpft, so daß auch das **vegetative Nervensystem** unter dem Einfluß von Sensorik, Motorik und Emotionen steht.

Störungen des Nervensystems können verschiedenste **Ursachen** haben, wie genetische Defekte, degenerative Erkrankungen, Tumoren, mechanische Läsionen (Traumen), Blutungen, Ischämie, systemische Stoffwechselstörungen (Hypoglykämie, Hyperglykämie, Urämie, Leberinsuffizienz, endokrine Störungen usw.) und Elektrolytstörungen. Auch Pharmaka, Toxine (z. B. Schwermetalle, Alkohol), Strahlen und Entzündungen bzw. Infektionen (Viren, Bakterien, Prionen, Autoimmunerkrankungen) kommen als Ursache in Frage.

Als **Folge** kann die Funktion der Effektoren in der Peripherie (Sinnesrezeptoren, Muskulatur und vegetativ innervierte Organe; → A1), die periphere Nervenleitung (→ A2), die Funktion des Rückenmarks (→ A3) und/oder des supraspinalen Nervensystems (→ A4) beeinträchtigt sein.

Eine **Schädigung der peripheren Effektoren** (→ A1) führt zu einer Störung der jeweiligen Einzelfunktion, die lokalisiert (z. B. einzelne Muskeln) oder generalisiert (z. B. die gesamte Muskulatur) auftreten kann. Die Schädigung kann zu Überaktivität (z. B. unwillkürliche Muskelkrämpfe oder inadäquate Aktivität von Sinnesrezeptoren mit Mißempfindungen) oder Funktionsausfall (Muskellähmung oder Sensibilitätsausfall) führen. Auch bei intakten Sinnesrezeptoren ist die Sinneswahrnehmung v. a. über Auge und Ohr beeinträchtigt, wenn der Apparat zur Reizaufnahme defekt ist.

Eine **Unterbrechung der peripheren Nervenleitung** (→ A2) beeinträchtigt die in diesem Nerv fortgeleiteten Signale, wobei verschiedene Fasern (z. B. myelinisierte und nichtmyelinisierte) durchaus unterschiedlich betroffen sein können. Folge einer völligen Unterbrechung der Nervenleitung sind schlaffe Lähmungen, Ausfall der Sensorik und Wegfall vegetativer Steuerung in dem Innervationsgebiet des betroffenen Nervs. In Analogie dazu ist bei Läsion eines Spinalnervs das jeweilige Dermatom betroffen. Die Diagnostik von Nervenläsionen erfordert daher genaue Kenntnis der Innervationsgebiete einzelner Nerven und Dermatome (s. Lehrbücher der Anatomie).

Läsionen im Rückenmark (→ A3) können Ausfälle sensorischer Empfindungen und/oder vegetativer Funktionen sowie schlaffe oder spastische Lähmungen verursachen. Die pathologische Reizung von Neuronen kann umgekehrt zu inadäquaten Empfindungen und Funktionen führen. Die betroffenen Areale folgen in etwa der Verbreitung von Dermatomen.

Läsionen in supraspinalen Strukturen (→ A4) können gleichfalls funktionell und somatotopisch umschriebene Ausfälle oder pathologische Erregungen nach sich ziehen (z. B. bei lokalisierten Läsionen in primären sensorischen Rindenarealen. Sehr viel häufiger haben sie aber komplexe Störungen der Sensorik, der Motorik und/oder der vegetativen Steuerung zur Folge. Dazu kommt u. U. eine Beeinträchtigung integrativer zerebraler Funktionen wie Gedächtnis, Emotionen oder Erkennen.

A. Pathophysiologie des Nervensystems (Übersicht)

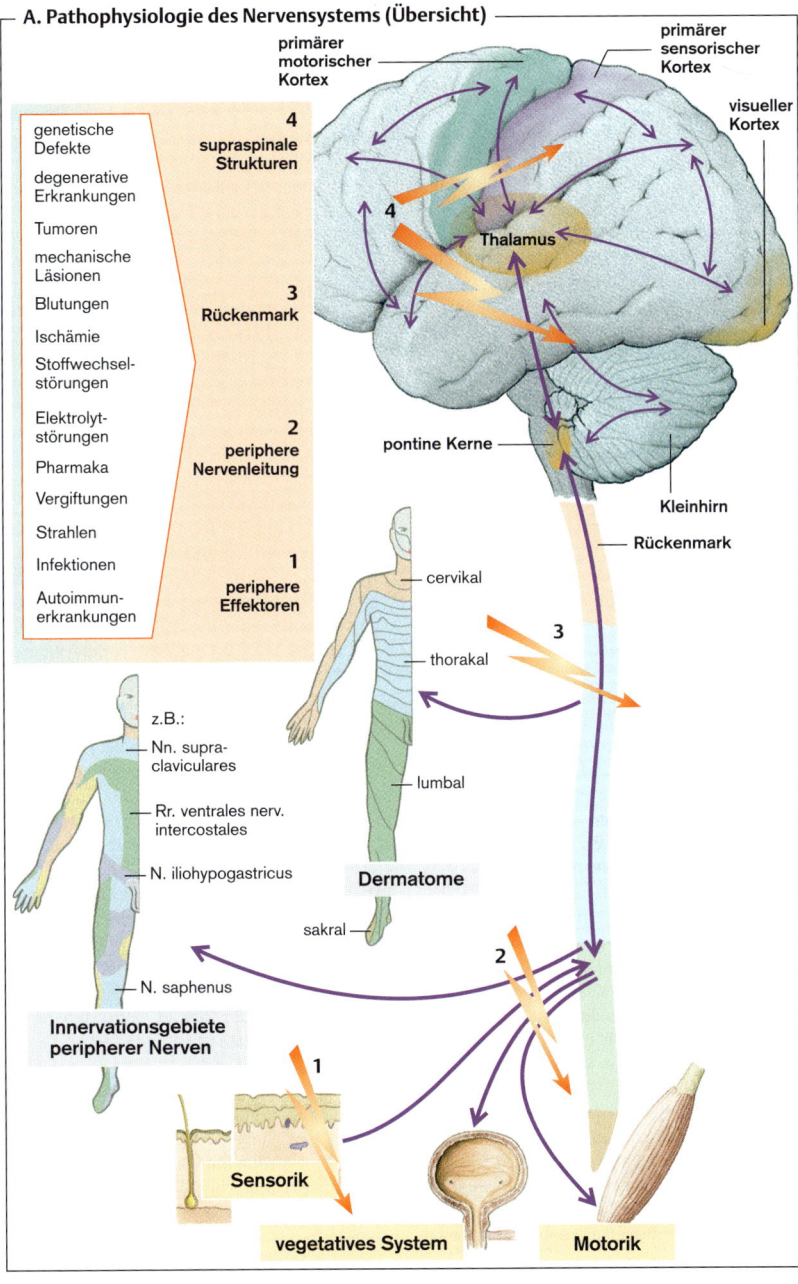

primärer
motorischer
Kortex

primärer
sensorischer
Kortex

visueller
Kortex

genetische
Defekte

degenerative
Erkrankungen

Tumoren

mechanische
Läsionen

Blutungen

Ischämie

Stoffwechsel-
störungen

Elektrolyt-
störungen

Pharmaka

Vergiftungen

Strahlen

Infektionen

Autoimmun-
erkrankungen

4
supraspinale
Strukturen

3
Rückenmark

2
periphere
Nervenleitung

1
periphere
Effektoren

4

Thalamus

pontine Kerne

Kleinhirn

Rückenmark

cervikal

thorakal

lumbal

Dermatome

sakral

z.B.:

Nn. supra-
claviculares

Rr. ventrales nerv.
intercostales

N. iliohypogastricus

N. saphenus

**Innervationsgebiete
peripherer Nerven**

3

2

1

Sensorik

vegetatives System

Motorik

Tafel 10.1 **Übersicht**

299

Pathophysiologie von Nervenzellen

Neurone müssen zur Erfüllung ihrer Funktionen Informationen von anderen Zellen aufnehmen und wiederum an andere Zellen weitergeben können. In aller Regel geschieht die Aufnahme der Information durch **Membranrezeptoren**, die durch Neurotransmitter aktiviert werden. Direkt oder über intrazelluläre Transmissionsmechanismen wird die Aktivität von Ionenkanälen beeinflußt. So öffnet Acetylcholin in geeigneten Zielzellen unspezifische Kationenkanäle, die dann Na⁺- und K⁺-Ionen passieren lassen; dies führt wiederum zu einer Depolarisation der Zellmembran und damit zur Öffnung spannungsgesteuerter Na⁺- und Ca²⁺-Kanäle. Ca²⁺ vermittelt dann die Ausschüttung von Neurotransmitter durch die Zielzelle. Längerfristig werden auch der Zellstoffwechsel und die Genexpression der Zielzelle moduliert und damit wiederum die Bildung und Speicherung von Neurotransmitter.

Störungen können an jedem Element dieser Kaskade eingreifen (→ **A**): So kann z. B. durch Down-Regulation die Rezeptordichte vermindert werden. Auch können bestimmte intrazelluläre Transmissionsmechanismen unterbunden sein; ein Beispiel ist die Blockierung von G-Proteinen, etwa durch Pertussistoxin (→ **A1**). Ionenkanäle können durch Pharmaka blockiert oder in ihrer Aktivität durch Ca²⁺, Mg²⁺ oder H⁺ verändert sein. Ferner kann ihre Wirkung auf das Membranpotential durch veränderte Ionengradienten verfälscht werden, wie etwa durch Zunahme der extrazellulären oder Abnahme der intrazellulären K⁺-Konzentration. Beides tritt bei Hemmung der Na⁺/K⁺-ATPase auf, z. B. infolge eines Energiemangels. Axonaler Transport sowie Bildung, Speicherung, Ausschüttung und Inaktivierung von Neurotransmittern (→ **A2**) können z. B. durch genetische Defekte oder Pharmaka beeinträchtigt werden. **Funktionelle Störungen** können reversibel sein, sich also wieder zurückbilden, wenn die Schädigung nicht mehr einwirkt.

Läsionen können jedoch auch zum **irreversiblen Untergang von Neuronen** führen. Dabei spielt neben dem Zelltod durch direkte Schädigung der Zelle (Nekrose, z. B. durch Energiemangel oder mechanische Zerstörung) auch der sog. programmierte Zelltod (Apoptose) eine Rolle (→ **A3** u. S. 12). Beim Erwachsenen

ist eine Neubildung von Neuronen nicht möglich. Der Untergang von Neuronen führt daher zu irreversibler Funktionseinbuße, auch wenn andere Neurone die Funktion der untergegangenen Zelle z. T. übernehmen können.

Schädigende Substanzen müssen die **Blut-Hirn-Schranke** passieren, wenn sie die Neurone des zentralen Nervensystems erreichen sollen (→ **B**). Die intakte Blut-Hirn-Schranke erschwert den Durchtritt der meisten Substanzen und verhindert das Eindringen von Erregern und immunkompetenten Zellen (→ S. 356). Einige Toxine (z. B. Pertussistoxin, Botulinustoxin) gelangen jedoch mit dem **retrograden axonalen Transport** über periphere Nerven in Neurone des Rückenmarks und unterlaufen auf diese Weise die Blut-Hirn-Schranke (→ S. 356). Auch einige Viren gelangen so ins Zentralnervensystem.

Nach **Axondurchtrennung** (→ **C1**) sterben die distalen Axonanteile ab (**Waller-Degeneration**). **Axone zentraler Neurone** wachsen in aller Regel nicht mehr aus, sondern die betroffenen Neurone gehen durch Apoptose zugrunde. Ursache ist u. a. das Ausbleiben der Wirkung des „nerve growth factors" (NGF), der normalerweise von der innervierten, postsynaptischen Zelle abgegeben wird und über das Axon die präsynaptische Zelle am Leben hält. Unterbrechung des retrograden axonalen Transports bei sonst intaktem Axon führt ebenfalls zu einem Untergang des Neurons. Bei **peripheren Axonen** kann der proximale Stumpf wieder auswachsen (→ **C2**); die hierfür nötigen Proteine werden im Zellkörper gebildet und durch axonalen Transport an die Verletzungsstelle transportiert. Ein möglicher Grund für das Überleben der betroffenen Zelle ist, daß in den peripheren Nerv einwandernde Makrophagen über Bildung von Interleukin I die Schwann-Zellen zur Bildung von NGF stimulieren. Zum zentralen Nervensystem haben Makrophagen dagegen keinen Zugang.

Bei Axondurchtrennung stirbt nicht nur das primär geschädigte Neuron (→ **C1**): Die fehlende Innervation führt häufig zum Untergang der Zielzelle (**anterograde transneuronale Degeneration**) und bisweilen auch von Zellen, welche die geschädigte Zelle innervieren (**retrograde transneuronale Degeneration**).

A. Allgemeine Funktionsstörungen

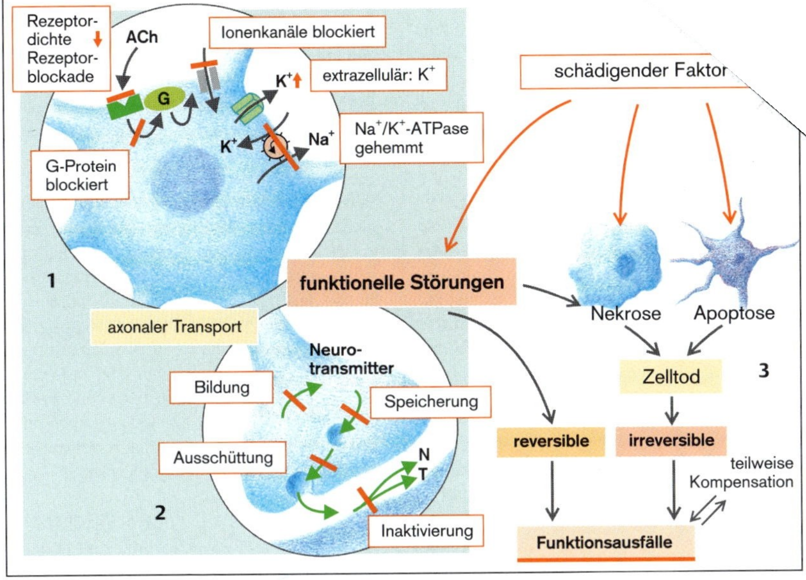

Rezeptordichte ↓ Rezeptorblockade

ACh

Ionenkanäle blockiert

extrazellulär: K⁺

K⁺ ↑

Na⁺

Na⁺/K⁺-ATPase gehemmt

G-Protein blockiert

K⁺

1

axonaler Transport

Neurotransmitter

Bildung

Speicherung

Ausschüttung

N T

2

Inaktivierung

schädigender Faktor

funktionelle Störungen

Nekrose   Apoptose

Zelltod   **3**

reversible   **irreversible**

teilweise Kompensation

Funktionsausfälle

B. Blut-Hirn-Schranke

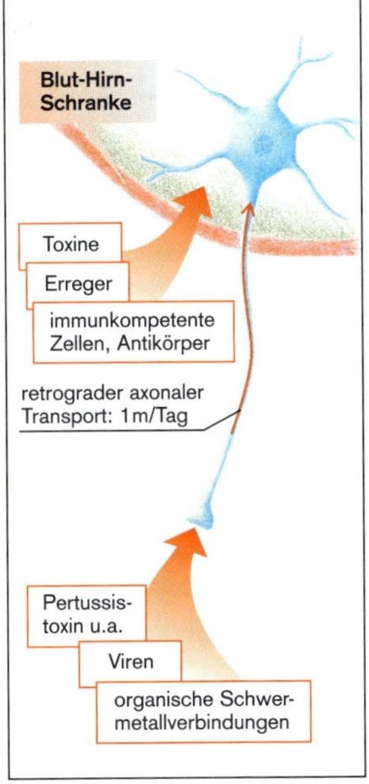

Blut-Hirn-Schranke

Toxine

Erreger

immunkompetente Zellen, Antikörper

retrograder axonaler Transport: 1m/Tag

Pertussistoxin u.a.

Viren

organische Schwermetallverbindungen

C. Axondurchtrennung und -regeneration

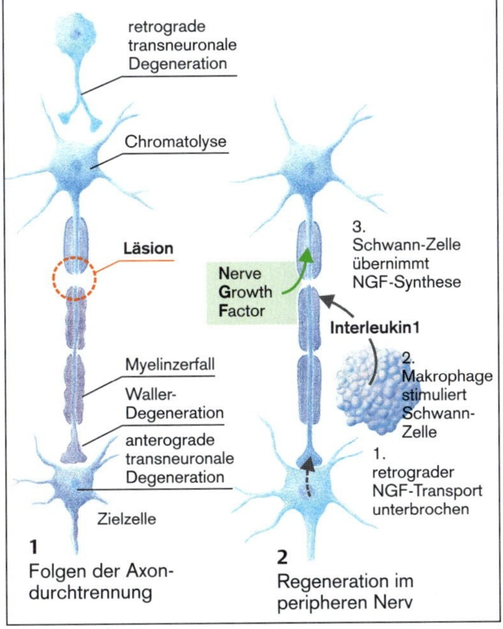

retrograde transneuronale Degeneration

Chromatolyse

Läsion

Myelinzerfall

Waller-Degeneration

anterograde transneuronale Degeneration

Zielzelle

1
Folgen der Axondurchtrennung

Nerve Growth Factor

3. Schwann-Zelle übernimmt NGF-Synthese

Interleukin1

2. Makrophage stimuliert Schwann-Zelle

1. retrograder NGF-Transport unterbrochen

2
Regeneration im peripheren Nerv

A. Entstehung und Folgen von Demyelinisierung

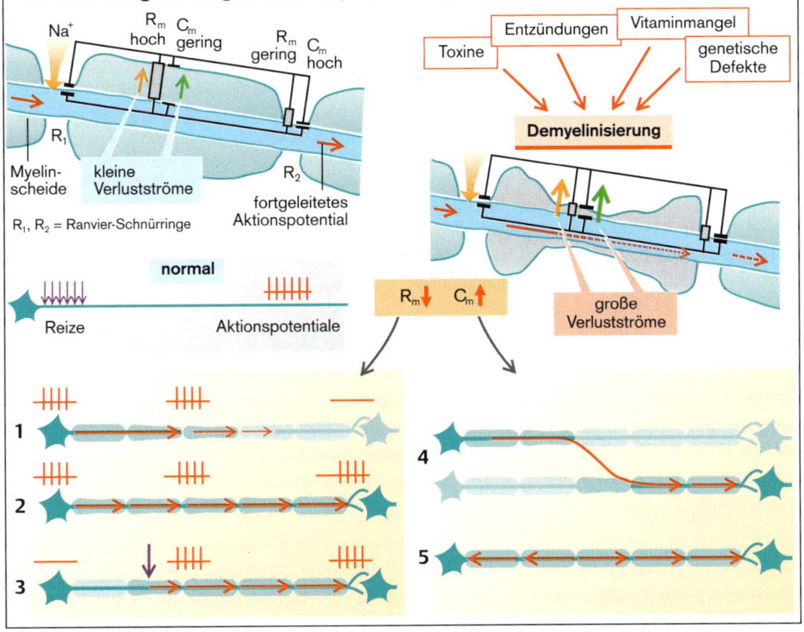

Na$^+$

R$_m$ hoch C$_m$ gering

R$_m$ gering C$_m$ hoch

Myelin-scheide

kleine Verlustströme

fortgeleitetes Aktionspotential

R$_1$

R$_2$

R$_1$, R$_2$ = Ranvier-Schnürringe

Toxine — Entzündungen — Vitaminmangel — genetische Defekte

Demyelinisierung

R$_m$ ↓ C$_m$ ↑

große Verlustströme

normal

Reize — Aktionspotentiale

1

2

3

4

5

B. Multiple Sklerose

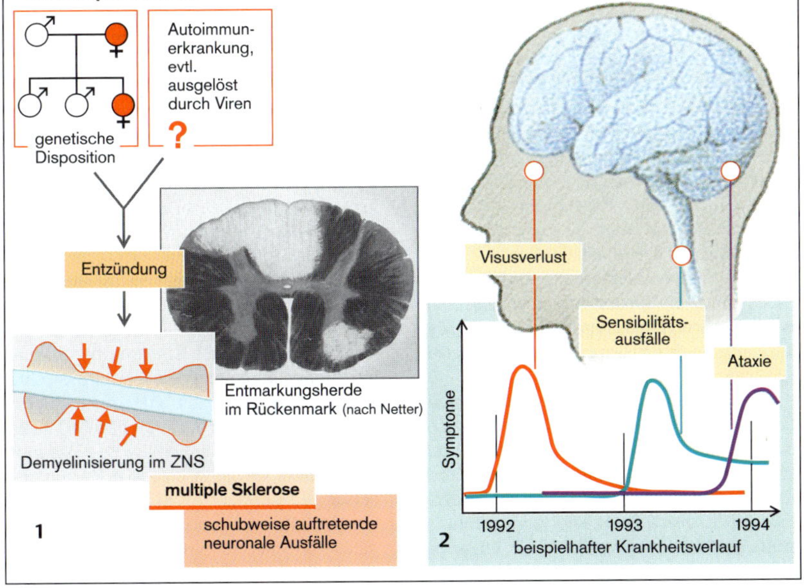

Autoimmun-erkrankung, evtl. ausgelöst durch Viren

?

genetische Disposition

Entzündung

Demyelinisierung im ZNS

Entmarkungsherde im Rückenmark (nach Netter)

multiple Sklerose

schubweise auftretende neuronale Ausfälle

Visusverlust

Sensibilitäts-ausfälle

Ataxie

Symptome

1992   1993   1994

2 beispielhafter Krankheitsverlauf

1

Störungen der neuromuskulären Übertragung

Die **neuromuskuläre Übertragung** erfolgt in einer Sequenz von Ereignissen ($\rightarrow$ **A**), die an mehreren Stellen unterbrochen werden kann: Das durch die *Na$^+$-Kanäle* zur Nervenendigung getragene Aktionspotential depolarisiert die dortige Zellmembran und öffnet damit spannungsabhängige *Ca^{2+}-Kanäle*. Das in die Nervenendigung einströmende Ca^{2+} vermittelt die Fusion Acetylcholin-haltiger Vesikel mit der präsynaptischen Membran, woraufhin sich *Acetylcholin* (ACh) in den synaptischen Spalt entleert. ACh bindet an *Rezeptoren* der subsynaptischen Membran und öffnet auf diese Weise *unspezifische Kationenkanäle*. Die Depolarisation der subsynaptischen Membran überträgt sich auf die postsynaptische Membran, wo durch Öffnung spannungsabhängiger *Na$^+$-Kanäle* ein Aktionspotential ausgelöst wird, das sich schnell über die gesamte Muskelzellmembran ausbreitet. Acetylcholin wird durch die *Acetylcholinesterase* abgebaut, abgespaltenes Cholin wieder in die Nervenendigung aufgenommen und erneut zur Synthese von Acetylcholin herangezogen.

Störungen können in jedem Element ansetzen: *Lokalanästhetika* hemmen die spannungsabhängigen **Na$^+$-Kanäle** und unterbinden damit die Nervenübertragung zur Endplatte. Die **Ca^{2+}-Kanäle** können durch *Antikörper* blockiert werden (s. u.). *Botulinustoxin* inaktiviert das für die Bindung der ACh-haltigen Vesikel an die Plasmamembran erforderliche Protein Synaptobrevin und verhindert so die **Ausschüttung von ACh**. Wie die Ca^{2+}-Kanäle können auch die **ACh-Rezeptoren** durch Antikörper blockiert werden, die zudem die Internalisierung und den Abbau der Rezeptoren beschleunigen. Die Rezeptoren lassen sich ferner durch *Curare* blockieren, das, ohne selbst eine Wirkung zu erzeugen, durch Bindung an den Rezeptor die Anlagerung von ACh kompetitiv verhindert.

Succinylcholin führt zu einer **Dauerstimulation der Rezeptoren**, einer Dauerdepolarisation der postsynaptischen Membran und damit einer Inaktivierung der postsynaptischen Na$^+$-Kanäle. Damit kann es wie Curare die neuromuskuläre Übertragung blockieren. Hemmstoffe der Acetylcholinesterase, z.B. *Physostigmin*, steigern in geringen Konzentrationen die neuromuskuläre Übertragung, indem sie die Verfügbarkeit von ACh im synaptischen Spalt erhöhen. In hohen Dosen hemmen sie jedoch die neuromuskuläre Übertragung, da hohe ACh-Konzentrationen ebenso wie Succinylcholin zur Dauerdepolarisation der subsynaptischen Membran führen und damit die postsynaptischen Na$^+$-Kanäle inaktivieren. Die Wiederaufnahme von Cholin in die Nervenendigung kann durch *Mg^{2+}* und *Hemicholin* gehemmt werden.

Die wichtigste Erkrankung der Endplatte ist die **Myasthenia gravis**, eine Muskellähmung, die durch Unterbindung der neuromuskulären Übertragung zustande kommt ($\rightarrow$ **B**). Ursache sind Antikörper gegen die ACh-Rezeptoren in der subsynaptischen Membran, welche die Bindung von ACh hemmen und den Abbau der Rezeptoren beschleunigen ($\rightarrow$ **B 1**). Die Autoimmunerkrankung kann durch eine Infektion mit Viren ausgelöst werden, die ACh-Rezeptor-ähnliche Strukturen aufweisen. Darüber hinaus wird Myasthenie bei Patienten mit gutartigen Thymustumoren gefunden. Begünstigt ist die Bildung solcher Antikörper bei Personen, die besondere Subtypen (DR3 und DQw2) der Haupthistokompatibilitätsantigene (MHC-Klasse-II) exprimieren. Repetitive Reizung eines motorischen Nervs führt bei Patienten mit Myasthenia gravis zunächst zur Auslösung eines normalen muskulären Summenaktionspotentials, dessen Amplitude jedoch durch zunehmende „Ermüdung" der neuromuskulären Übertragung immer geringer wird ($\rightarrow$ **B 2**).

Eine weitere Autoimmunerkrankung, welche die neuromuskuläre Übertragung in Mitleidenschaft zieht, ist das **myasthenische Syndrom Lambert-Eaton** ($\rightarrow$ **C**). Häufig liegt bei diesen Patienten ein kleinzelliges Lungenkarzinom zugrunde. Ca^{2+}-Kanäle in der Plasmamembran der Tumorzellen sensibilisieren das Immunsystem und stimulieren die Bildung von Antikörpern, die auch mit den Ca^{2+}-Kanälen der Endplatte reagieren ($\rightarrow$ **C 1**). Das muskuläre Summenaktionspotential ist zunächst gering; es normalisiert sich jedoch zunehmend, da mit der repetitiven Reizung immer mehr Ca^{2+} in die Nervenendigung gelangt ($\rightarrow$ **C 2**).

A. Störungen neuromuskulärer Übertragung

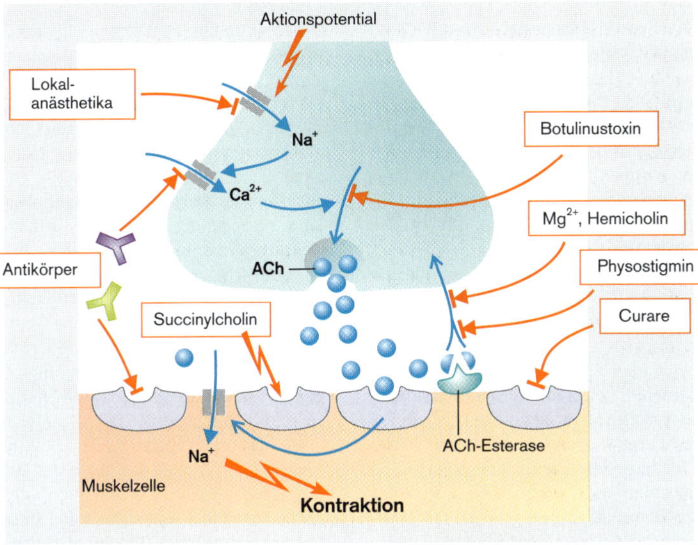

Aktionspotential

Lokal-
anästhetika

Na⁺

Botulinustoxin

Ca²⁺

Mg^{2+}, Hemicholin

Antikörper

ACh

Physostigmin

Succinylcholin

Curare

ACh-Esterase

Na⁺

Muskelzelle

Kontraktion

B. Myasthenia gravis

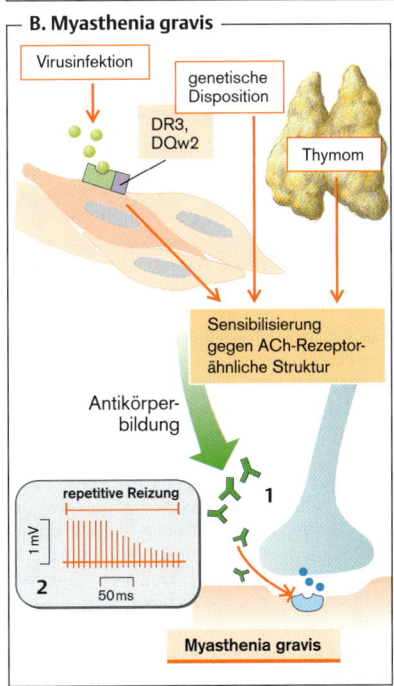

Virusinfektion

genetische
Disposition

DR3,
DQw2

Thymom

Sensibilisierung
gegen ACh-Rezeptor-
ähnliche Struktur

Antikörper-
bildung

repetitive Reizung

1 mV

2

50 ms

1

Myasthenia gravis

C. Myasthenisches Syndrom

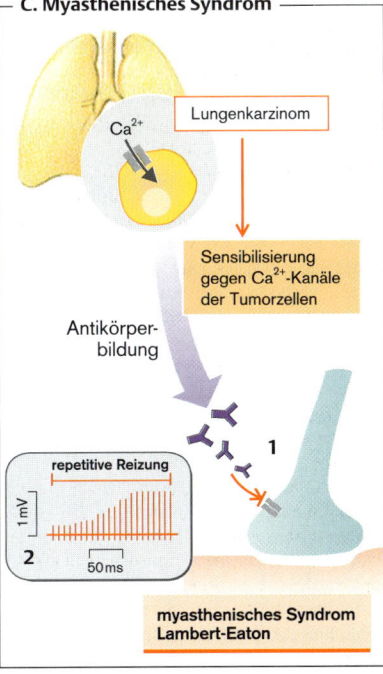

Ca²⁺

Lungenkarzinom

Sensibilisierung
gegen Ca²⁺-Kanäle
der Tumorzellen

Antikörper-
bildung

repetitive Reizung

1 mV

2

50 ms

1

**myasthenisches Syndrom
Lambert-Eaton**

Erkrankungen der motorischen Einheit und der Muskulatur

Die motorische Einheit besteht aus dem Motoneuron (α-Motoneuron) im Rückenmark (bzw. im Hirnnervenkern), aus dem zugehörigen Axon und allen durch dessen Kollateralen innervierten Muskelfasern. Die Funktion der motorischen Einheit kann durch Erkrankungen der Motoneurone, durch Unterbrechung oder Verzögerung der Nervenleitung im Axon oder durch Erkrankungen der Muskulatur beeinträchtigt sein (→ **A**).

Die **α-Motoneurone** können durch das *Poliomyelitis-Virus* befallen und teilweise irreversibel zerstört werden. Auch bei den *spinalen Muskelatrophien*, einer Gruppe von in ihrer Ursache weitgehend unbekannten degenerativen Erkrankungen, gehen diese Zellen zugrunde. Die *amyotrophe Lateralsklerose* entsteht möglicherweise primär durch eine z. T. genetisch bedingte Störung des axonalen Transportes, der sekundär zum Untergang von α-Motoneuronen im Rückenmark und von supraspinalen motorischen Neuronen führt (→ **A1**).

Schädigung bzw. Untergang von **Axonen** können u. a. auf Autoimmunerkrankungen, auf einen Mangel an den Vitaminen B_1 oder B_{12}, auf Diabetes mellitus, Intoxikationen (z. B. Blei, Alkohol) oder genetische Defekte (z. B. Charcot-Marie-Tooth, → S. 302) zurückgehen (→ **A2**).

Auch die **Muskulatur** (→ **A3**) kann durch Autoimmunerkrankungen in Mitleidenschaft gezogen werden (z. B. Dermatomyositis). Darüber hinaus können genetische Defekte die Muskulatur erfassen, wie z. B. bei den Myotonien oder Dystrophien (s. u.).

Auswirkung einer Läsion der motorischen Einheit ist die *Lähmung* der betroffenen Muskulatur, unabhängig davon, ob die Läsion in α-Motoneuron, Axon oder Muskel selbst lokalisiert ist (→ **A**). Bei primärem Untergang von α-Motoneuronen treten typischerweise *Faszikulationen* auf, die auf synchrone Erregung und Kontraktion der Muskelfasern einer motorischen Einheit zurückzuführen sind. Bei amyotropher Lateralsklerose kann es durch Untergang der supraspinalen Neurone auch zu *Hyperreflexie* und *Spastik* kommen (→ S. 310), solange die α-Motoneurone noch teilweise intakt sind. Eine Läsion des peripheren Nervs führt durch die Abnahme der Myelinscheidendicke

zunächst zu einer *Verlangsamung der Nervenleitungsgeschwindigkeit* (→ S. 302). In aller Regel sind auch sensorische Teile des Nervs betroffen. Es kommt zum einen zu *Sensibilitätsstörungen*, zum anderen entstehen *spontan Aktionspotentiale* an den lädierten Nerven, die entsprechende Empfindungen (Parästhesien) auslösen. Bei **primärem Untergang der Muskulatur** treten häufig *Fibrillationen* auf, also Kontraktionen einzelner Muskelfasern.

Genetische Ionenkanaldefekte (→ **B**) sind Ursache einer Gruppe von funktionellen Muskelerkrankungen. Normalerweise (→ **B1**) wird bei Erregung die Depolarisation der Muskelzellmembran durch einen spannungsabhängigen Na^+-Kanal ausgelöst, der die Öffnung eines spannungsabhängigen Ca^{2+}-Kanals bewirkt (→ S. 304). Das einströmende Ca^{2+} aktiviert einen Ca^{2+}-Kanal in der Membran des sarkoplasmatischen Retikulums. Daraufhin wird intrazellulär Ca^{2+} freigesetzt, das die Muskelkontraktion vermittelt. Die Repolarisation wird durch Inaktivierung des Na^+-Kanals, durch Cl^--Einstrom und K^+-Ausstrom erreicht. Sie bewirkt das Schließen der Ca^{2+}-Kanäle, so daß die intrazelluläre Ca^{2+}-Konzentration wieder abnimmt und der Muskel erschlafft. Eine verzögerte Inaktivierung des Na^+-Kanals aufgrund von Mutationen im Gen für das Kanalprotein kann zu verzögerter Erschlaffung, gesteigerter Erregbarkeit und Krämpfen führen (*Na^+-Kanal-Myotonie* und *Paramyotonia congenita*) (→ **B2**). Kälte verlangsamt die Na^+-Kanal-Inaktivierung zusätzlich; so werden die Krämpfe v. a. bei der Paramyotonie durch Abkühlen des Muskels ausgelöst. Durch einen weiteren Defekt des Na^+-Kanals oder einen defekten K^+-Kanal (?) kann es bei hoher extrazellulärer K^+-Konzentration zu einer Lähmung kommen (*hyperkaliämische periodische Paralyse*). Ein genetischer Defekt des spannungsabhängigen Ca^{2+}-Kanals führt zur *hypokaliämischen periodischen Paralyse*. Bei Defekten des Cl^--Kanals tritt wiederum Myotonie auf. Je nach Schwere des molekularen Defektes ist die Vererbung der Erkrankung dominant (*Myotonia congenita Thomsen*) oder rezessiv (*Myotonia Becker*). Bei bestimmten Defekten des sarkoplasmatischen Ca^{2+}-Kanals kann das Narkosemittel Halothan den Kanal potenti-

A. Erkrankungen der motorischen Einheit

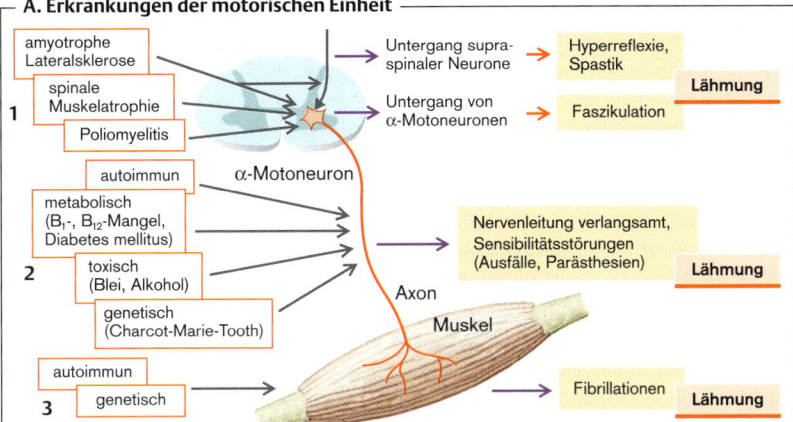

amyotrophe
Lateralsklerose

1

spinale
Muskelatrophie

Poliomyelitis

α-Motoneuron

autoimmun

metabolisch
(B₁-, B₁₂-Mangel,
Diabetes mellitus)

2

toxisch
(Blei, Alkohol)

genetisch
(Charcot-Marie-Tooth)

Axon

Muskel

autoimmun

3

genetisch

Untergang supra-
spinaler Neurone → Hyperreflexie,
Spastik

Lähmung

Untergang von
α-Motoneuronen → Faszikulation

Lähmung

Nervenleitung verlangsamt,
Sensibilitätsstörungen
(Ausfälle, Parästhesien)

Lähmung

Fibrillationen

Lähmung

B. Myotonien

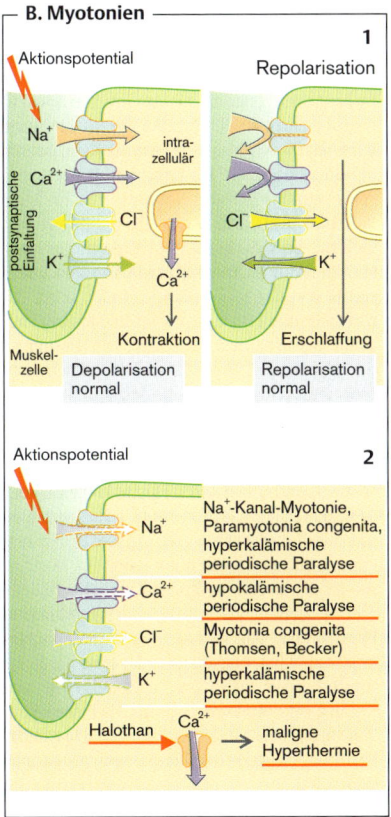

Aktionspotential

1

Repolarisation

Na⁺

Ca²⁺

intra-
zellulär

Cl⁻

Cl⁻

postsynaptische
Einfaltung

K⁺

Ca²⁺

K⁺

Kontraktion

Erschlaffung

Muskel-
zelle

Depolarisation
normal

Repolarisation
normal

Aktionspotential

2

Na⁺ — Na⁺-Kanal-Myotonie,
Paramyotonia congenita,
hyperkaliämische
periodische Paralyse

Ca²⁺ — hypokaliämische
periodische Paralyse

Cl⁻ — Myotonia congenita
(Thomsen, Becker)

K⁺ — hyperkaliämische
periodische Paralyse

Halothan Ca²⁺ → maligne
Hyperthermie

C. Muskeldystrophien

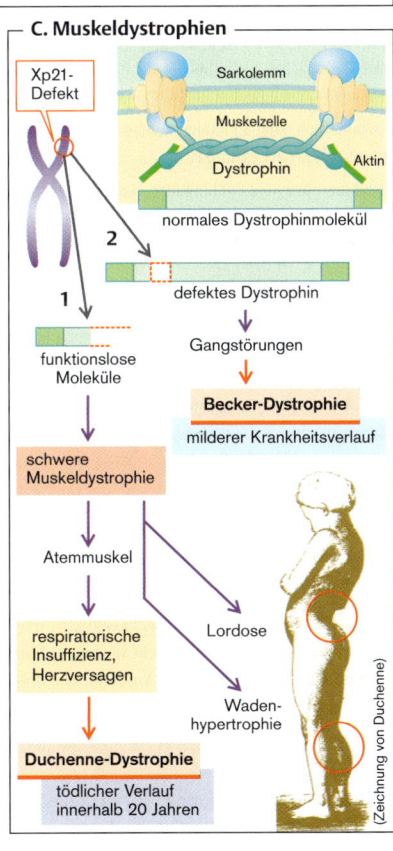

Xp21-
Defekt

Sarkolemm

Muskelzelle

Dystrophin

Aktin

normales Dystrophinmolekül

2

defektes Dystrophin

1

funktionslose
Moleküle

Gangstörungen

Becker-Dystrophie

milderer Krankheitsverlauf

schwere
Muskeldystrophie

Atemmuskel

respiratorische
Insuffizienz,
Herzversagen

Lordose

Waden-
hypertrophie

Duchenne-Dystrophie

tödlicher Verlauf
innerhalb 20 Jahren

(Zeichnung von Duchenne)

unabhängig aktivieren. Der dadurch massiv erhöhte Energieumsatz im Muskel führt zur Hyperthermie (*maligne Hyperthermie*; → S. 22).

Bei den **degenerativen Muskeldystrophien** Duchenne und Becker (→ **C**, S. 307) ist das Dystrophin, ein Element des Zytoskeletts, defekt. Das Gen liegt auf dem kurzen Arm des X-Chromosoms; die Erkrankung tritt praktisch nur bei Männern auf, da bei Frauen mit einem defekten Gen das vom gesunden Gen gebildete Dystrophin ausreicht. Bei der *Duchenne-Dystrophie* werden nur kurze, völlig funktionslose Dystrophinfragmente gebildet (→ **C 1**); die Erkrankung führt in den ersten 20 Jahren zum Tode. Typisch für diese Form der Dystrophie sind die hypertrophierten aber dennoch schwachen Waden und die ausgeprägte Lordose der Wirbelsäule durch die Muskelschwäche. Bei der *Becker-Dystrophie* wird ein defektes, aber immer noch eingeschränkt funktionsfähiges Dystrophin gebildet (→ **C 2**, → S. 307), das Krankheitsbild ist entsprechend milder.

Diagnose von Erkrankungen der motorischen Einheit

Eine primäre Myopathie kann von einer neurogenen Myopathie durch die **Elektromyographie** unterschieden werden (→ **D**):

Dazu sticht man eine Elektrode in den Muskel ein und mißt die Potentialdifferenz zu einer indifferenten Elektrode an der Hautoberfläche. Auch die eingestochene Elektrode liegt weitgehend extrazellulär, so daß nur ein Bruchteil der Potentialdifferenzen über den Zellmembranen erfaßt wird. Die Amplitude der registrierten Potentialänderungen hängt von der Zahl gleichzeitig depolarisierender Muskelfasern in der Nähe der eingestochenen Elektrode ab.

Da alle von einem α-Motoneuron innervierten Muskelfasern gleichzeitig depolarisieren, ist die *Amplitude* der gemessenen Potentialänderungen umso größer, je mehr derartige *Muskelfasern* in der Nähe der Elektrode liegen. Die verschiedenen α-Motoneurone feuern in der Regel nicht gleichzeitig, die *Frequenz* der Potentialänderungen ist daher ein Maß für die *Anzahl verschiedener α-Motoneurone*, die Muskelfasern in der Nähe der Elektrode innervieren.

Normalerweise liegen die von einem α-Motoneuron innervierten Muskelfasern im Mus-

kel nicht direkt nebeneinander, sondern über einen größeren Querschnitt verteilt (→ **D 1**). Beim Untergang von Muskelfasern (**myogene Myopathie**, → **D 2**) nimmt die Zahl der von einem α-Motoneuron innervierten Muskelfasern in der Nähe der Elektrode ab. Damit wird die *Amplitude der Ausschläge kleiner*. Beim Untergang eines α-Motoneurons (**neurogene Myopathie**, → **D 3**) gehen die zu ihm gehörenden Muskelfasern nicht gleichermaßen zugrunde, sondern sie werden teilweise von Kollateralen benachbarter α-Motoneurone übernommen. Die motorischen Einheiten werden also größer und damit auch die Amplitude der Potentialänderungen. Die maximale *Frequenz der Ausschläge nimmt jedoch ab*, weil die Muskelfasern in der Nähe der Elektrode nun zu weniger motorischen Einheiten gehören.

Einen wichtigen Hinweis für Vorliegen und Progredienz einer Muskelerkrankung liefern die Konzentrationen von **Kreatin, Kreatinin und Kreatinkinase** im Blut (→ **E**). Kreatin wird in der Leber gebildet und von intakter Muskulatur begierig aufgenommen. Im Muskel kann es unter Mitwirkung des Enzyms Kreatinkinase ein energiereiches Phosphat binden und speichern. Ein Teil des Kreatins wird im Muskel zum Anhydrid Kreatinin umgewandelt, welches im Gegensatz zum Kreatin die Muskelmembran leicht passieren kann und quantitativ von der Niere ausgeschieden wird. Die pro Zeiteinheit im Urin ausgeschiedene Kreatininmenge ist somit der Masse funktionierender Muskulatur proportional. Ist nun infolge einer Muskeldystrophie die Muskelmasse vermindert, nimmt auch die Kreatininausscheidung ab (→ **E 1**). Bei akutem Zelluntergang werden intrazelluläre Kreatinkinase und Kreatin freigesetzt, und deren Plasmakonzentrationen steigen steil an. Kommt es zu keinem weiteren Zelluntergang, sinkt die Kreatinkinasekonzentration im Plasma wieder auf Normalwerte, die Kreatinkonzentration kann jedoch erhöht bleiben, da von der Leber gebildetes Kreatin jetzt von weniger Muskulatur aufgenommen wird. Allerdings sinkt auch die Kreatinproduktion, weil sie rückkoppelnd von Kreatin gehemmt wird, so daß die Plasmakonzentration bzw. Ausscheidung von Kreatin der Verminderung der Muskelmasse nicht parallel läuft.

D. Elektromyographie

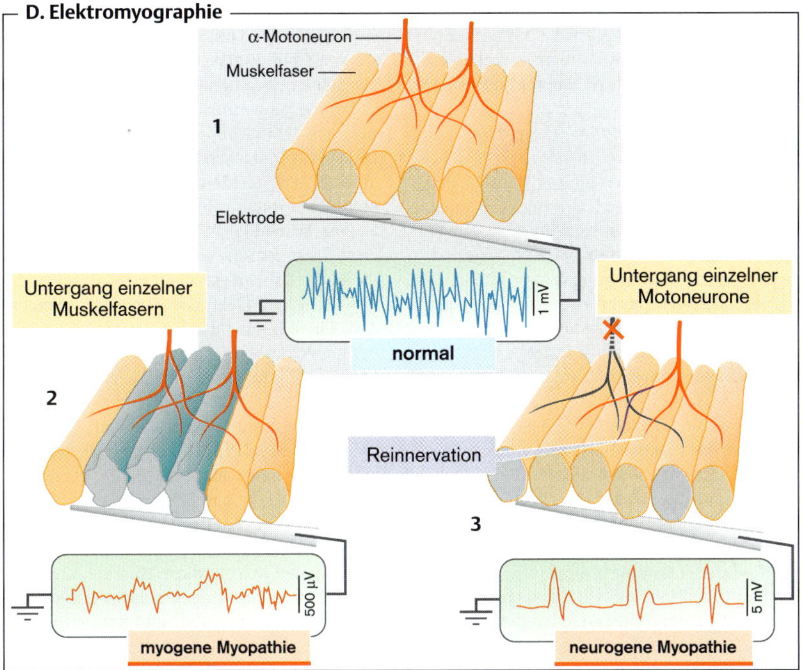

α-Motoneuron

Muskelfaser

1

Elektrode

Untergang einzelner Muskelfasern

Untergang einzelner Motoneurone

1 mV

normal

2

Reinnervation

3

500 µV

myogene Myopathie

5 mV

neurogene Myopathie

E. Kreatinstoffwechsel

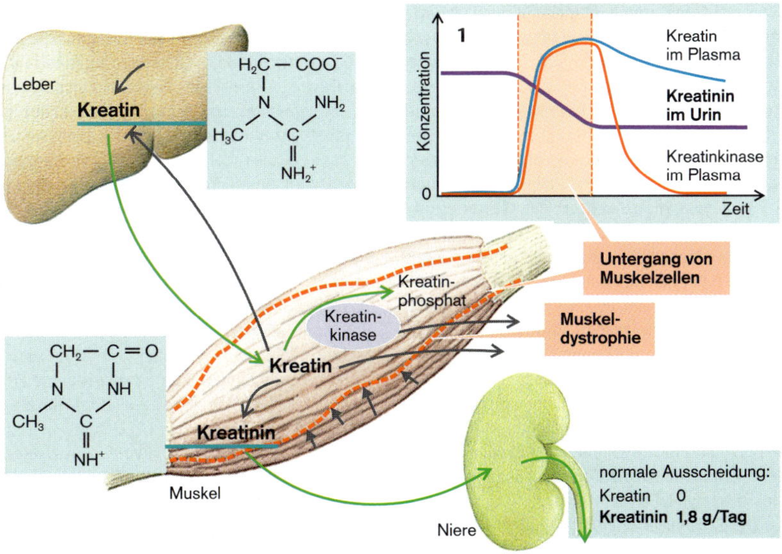

Leber

Kreatin

$H_2C - COO^-$

H_3C

N

C

NH_2

NH_2^+

1

Konzentration

Kreatin
im Plasma

**Kreatinin
im Urin**

Kreatinkinase
im Plasma

Zeit

**Untergang von
Muskelzellen**

Kreatin-
phosphat

Kreatin-
kinase

**Muskel-
dystrophie**

Kreatin

$CH_2 - C = O$

CH_3

N

C

NH

NH^+

Kreatinin

Muskel

Niere

normale Ausscheidung:
Kreatin   0
Kreatinin 1,8 g/Tag

Läsionen deszendierender motorischer Bahnen

α-Motoneurone des Rückenmarks stehen unter der Kontrolle mehrerer **Bahnen supraspinaler Neurone** (→ **A 1**):

– der *Pyramidenbahn* (violett) aus dem motorischen Kortex,
– der *rubrospinalen Bahn* aus dem Nucleus ruber (rot),
– des *Tractus reticulospinalis medialis* aus der pontinen Formatio reticularis (orange),
– des *Tractus reticulospinalis lateralis* aus der medullären Formatio reticularis (braun) und
– des *Tractus vestibulospinalis* (grün).

Die Tractus reticulospinalis medialis und vestibulospinalis fördern vorwiegend die sog. Antigravitätsmuskeln, d.h. die Beuger der Arme und die Strecker der Beine. Die Pyramidenbahn, die rubrospinale Bahn und der Tractus reticulospinalis lateralis fördern dagegen vorwiegend die Beuger des Beines und die Strecker des Armes.

Bei einer **Schädigung im Motorkortex oder im Bereich der Capsula interna** (z.B. durch Blutungen oder Ischämie im Versorgungsgebiet der Arteria cerebri media) fallen die unmittelbar benachbarten kortikofugalen Bahnen aus. Das ist die Pyramidenbahn, aber auch weitere Verbindungen des Motorkortex, wie die zum Nucleus ruber und zur medullären Formatio reticularis. Folge ist eine herabgesetzte Aktivität nicht nur der Pyramidenbahn, sondern auch der rubrospinalen und der medialen reticulospinalen Bahn. Die vestibulospinalen und medialen retikulospinalen Bahnen sind weniger betroffen, da sie unter einem stärkeren nichtkortikalen Einfluß, z.B. aus dem Kleinhirn, stehen. Eine Unterbrechung der Weiterleitung im Bereich der Capsula interna hat daher letztlich ein Überwiegen der Strecker des Beines und der Beuger des Armes zur Folge (→ **A 2**).

Zunächst kommt es jedoch zu einem **spinalen Schock** durch Wegfall supraspinaler Innervation von α-Motoneuronen (→ **A 3 a**). Von der herabgesetzten supraspinalen Aktivierung der α-Motoneurone sind auch die Antigravitätsmuskeln betroffen, wenn auch weniger stark als die anderen Muskeln. Im spinalen Schock ist die Muskulatur schlaff, es sind keine Reflexe auslösbar (Areflexie).

Die partielle „Denervierung" von α-, γ-Moto- und Interneuronen steigert jedoch allmählich deren Empfindlichkeit. Außerdem werden die ausgefallenen Endigungen supraspinaler Neurone durch Synapsen von Rückenmarkneuronen ersetzt (→ **A 3 b**). Damit gewinnen die Reflexe nach und nach einen stärkeren Einfluß auf die Aktivität der α-Motoneurone, und es kommt zur **Hyperreflexie**.

Eine weitere Folge ist **Spastik:** Die Aktivität der α-Motoneurone steht nach Ausfall deszendierender Bahnen vor allem unter dem Einfluß der Muskelspindeln und Sehnenorgane (→ **A 4**). Eine Dehnung der Muskelspindeln stimuliert über einen monosynaptischen Reflexbogen die α-Motoneurone des gleichen Muskels; der gesteigerte Einfluß der Muskelspindeln äußert sich somit in einer massiven Kontraktion bei Dehnung. Die Muskelspindeln reagieren jedoch überwiegend phasisch, d.h. bei langsamer oder anhaltender Dehnung läßt ihre Erregung wieder nach. Damit gewinnt der Einfluß der Sehnenorgane das Übergewicht: Diese hemmen bei Dehnung die Muskelkontraktion über ein hemmendes Interneuron. Unter anderem durch ihren Einfluß gibt der Muskel bei langsamer bzw. langanhaltender Dehnung nach anfänglicher Tonuserhöhung plötzlich wieder nach (**Taschenmesserphänomen**).

Das Überwiegen der Strecker führt bei Bestreichen der Fußsohle zur Dorsalflexion (→ **A 5**) anstatt der beim Gesunden üblichen Plantarflexion. Dieses sog. **Babinski-Zeichen** wird als Hinweis auf eine Pyramidenbahnläsion gewertet. Tatsächlich sind Spastik und das Babinski-Zeichen Folge einer Läsion mehrerer kortikofugaler Bahnen inklusive der Pyramidenbahn. Eine (extrem seltene) isolierte Schädigung der Pyramidenbahn hat weder Spastik noch das Babinski-Zeichen zur Folge, sondern nur geringfügige Störungen der Feinmotorik.

Bei **Untergang des Nucleus ruber** (z.B. bei Ischämie im Bereich des Mittelhirns oder bei Morbus Wilson [→ S. 252]) kommt es zu einem grobschlägigen Tremor: Neurone des Nucleus ruber sind u.a. für die Dämpfung von Schwingungen bedeutsam, die durch negative Rückkopplung in der Kontrolle von α-Motoneuronen auftreten können. Bei **Läsionen der Nuclei vestibulares** stehen Störungen des Gleichgewichts mit Drehschwindel, Nystagmus und Übelkeit im Vordergrund (→ S. 330).

A. Läsionen deszendierender Bahnen

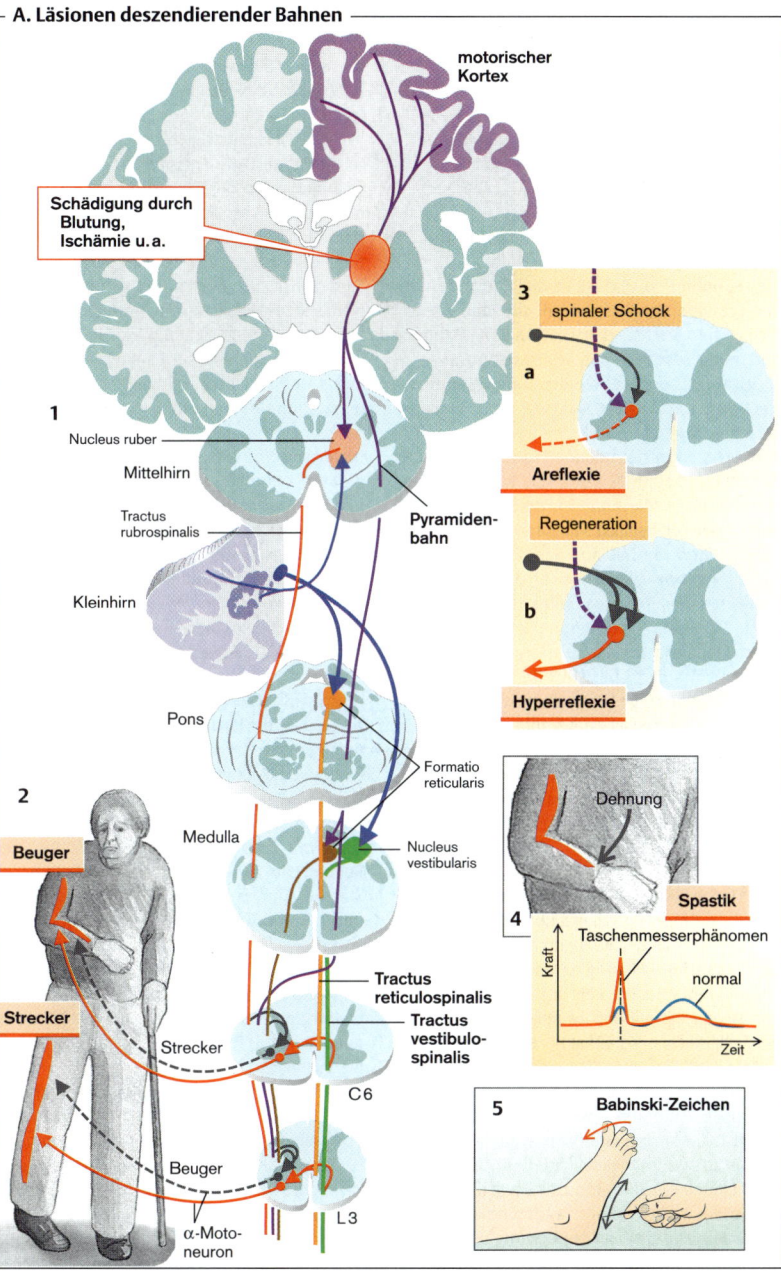

motorischer
Kortex

Schädigung durch
Blutung,
Ischämie u. a.

3 spinaler Schock

a

Areflexie

Regeneration

b

Hyperreflexie

1

Nucleus ruber

Mittelhirn

Tractus
rubrospinalis

Kleinhirn

**Pyramiden-
bahn**

Pons

Formatio
reticularis

2

Medulla

Nucleus
vestibularis

Beuger

Dehnung

Spastik

4 Taschenmesserphänomen

normal

Kraft

Zeit

Strecker

Strecker

**Tractus
reticulospinalis**

**Tractus
vestibulo-
spinalis**

C6

Beuger

5 Babinski-Zeichen

α-Moto-
neuron

L3

Erkrankungen der Basalganglien

Anteile der Basalganglien sind
- das **Corpus striatum** (Striatum, bestehend aus *Nucleus caudatus* und *Putamen*),
- der innere und äußere **Globus pallidus** (Pallidum, bestehend aus Pars interna und Pars externa) sowie
- der **Nucleus subthalamicus** und
- die **Substantia nigra** (Pars reticulata [p.r.] und Pars compacta [p.c.]).

Ihre **Funktion** ist vor allem die Kontrolle der Bewegungen im Zusammenspiel mit Kleinhirn, Motorkortex, kortikospinalen Bahnen und motorischen Kernen des Hirnstamms.

Striatale Neurone werden über *Glutamat* aus Neuronen des Kortex aktiviert. Zur **inneren Verschaltung** der Basalganglien (→**A**) wird vorwiegend der hemmende Transmitter *GABA* eingesetzt: Letztlich üben die Basalganglien über GABAerge Neurone im inneren Pallidum und in der retikulären Substantia nigra einen hemmenden Einfluß auf den Thalamus aus. Diese Neurone werden über Glutamat aus Neuronen des Nucleus subthalamicus aktiviert. Schließlich werden striatale Neurone durch Dopamin aus der Substantia nigra (p.c.) teilweise aktiviert und teilweise gehemmt, sowie über cholinerge Neurone aktiviert. Ein Ungleichgewicht zwischen hemmenden und aktivierenden Einflüssen wirkt sich nachhaltig auf die Motorik aus: Zu starke Hemmung der Thalamuskerne wirkt hypokinetisch, zu geringe Hemmung hyperkinetisch.

Morbus Parkinson

Der Morbus Parkinson ist eine Erkrankung der Substantia nigra (p.c.), die über dopaminerge Bahnen GABAerge Zellen im Striatum beeinflußt. **Ursache** ist häufig eine *vererbte Veranlagung*, die im mittleren bis höheren Alter zu einer Degeneration dopaminerger Neurone in der Substantia nigra führt (→**B1**). Weitere Ursachen sind *Traumen* (Boxer!), *Entzündungen* (Enzephalitis), *Mangeldurchblutung* (Arteriosklerose), *Tumoren* und *Vergiftungen* (v.a. durch CO, Mangan und durch das früher als Heroin-Ersatzdroge verwendete MPTP [1-Methyl-4-phenyl-1,2,3,6-tetrahydropyridin]). Der Zelluntergang geschieht wahrscheinlich z.T. durch Apoptose, wobei der Bildung von Superoxiden eine kausale Rolle zugeschrieben wird.

Bis zum Auftreten von Symptomen müssen über 70% der Neurone in der Substantia nigra (p.c.) ausfallen.

Der Zelluntergang in der Substantia nigra (p.c.) mindert die entsprechende **dopaminerge Innervation** des Striatum (→**B1**): Zum einen kommt es dadurch zur Enthemmung striataler Neurone, die normalerweise Neurone in der Pars externa des Pallidums hemmen. Dies führt zur Enthemmung glutamaterger Neurone im Nucleus subthalamicus und somit zu einer gesteigerten Aktivierung der hemmenden Neurone in der Pars interna des Pallidums und der Pars reticulata der Substantia nigra. Zum anderen fällt die dopaminerge Aktivierung striataler Neurone aus, welche normalerweise direkt Neurone in der Substantia nigra (p.r.) und der Pars interna des Pallidums hemmen. Gemeinsam führen diese Prozesse schließlich zu einer **überschießenden Hemmung des Thalamus** (Transmitter GABA).

Folge der Hemmung des Thalamus ist die **Unterdrückung der Willkürmotorik** (→**B2**): Die Patienten können nur mit Mühe oder als Reaktion auf äußere Stimuli Bewegung in Gang setzen (**Hypokinesie**). Der Muskeltonus ist massiv gesteigert (**Rigor**). Darüber hinaus tritt häufig ein **Ruhetremor** (4–8/s) auf, mit alternierenden Bewegungen v.a. der Hände und Finger (eine Bewegung wie beim Zählen von Geld). Die Hypokinesie zwingt den Patienten typischerweise zu einer mäßig gebückten Haltung mit leicht abgewinkelten Armen und Beinen. Sie äußert sich ferner in mimischer Starre, Mikrographie sowie leiser, monotoner und verwaschener Sprache. Schließlich kommt es zu weiteren Störungen, wie z.B. gesteigertem Speichelfluß, Depressionen und Demenz, die durch zusätzliche Läsionen hervorgerufen werden (Untergang von Neuronen der Nuclei raphe, des Locus coeruleus und des Nervus vagus).

Bei der **Therapie** des Morbus Parkinson (→**B3**) versucht man durch Verabreichung von *L-Dopa,* einer Vorstufe von Dopamin (das selbst die Blut-Hirn-Schranke nicht passieren kann), die Dopaminbildung der nigrostrialen Neurone zu steigern. Durch *Amphetamin* kann die Freisetzung von Dopamin stimuliert sowie die Rücknahme von Dopamin in die Nervenen-

A. Basalganglien

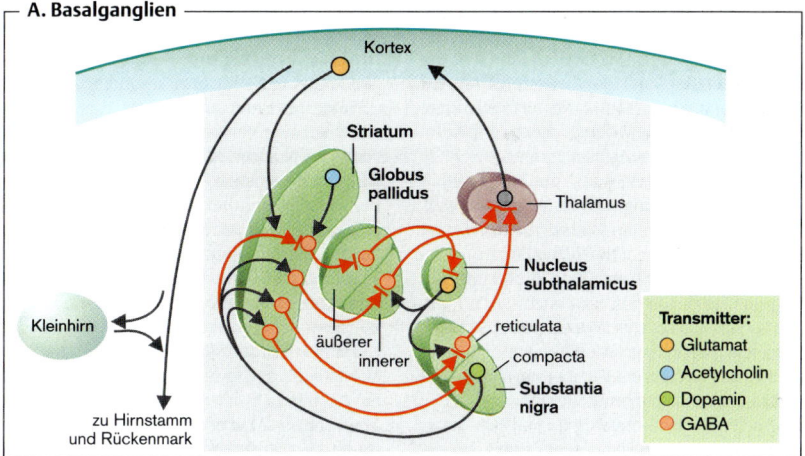

Kortex

Striatum

Globus pallidus

Thalamus

Nucleus subthalamicus

reticulata

compacta

Substantia nigra

äußerer

innerer

Kleinhirn

zu Hirnstamm und Rückenmark

Transmitter:
- ○ Glutamat
- ○ Acetylcholin
- ○ Dopamin
- ○ GABA

B. Morbus Parkinson

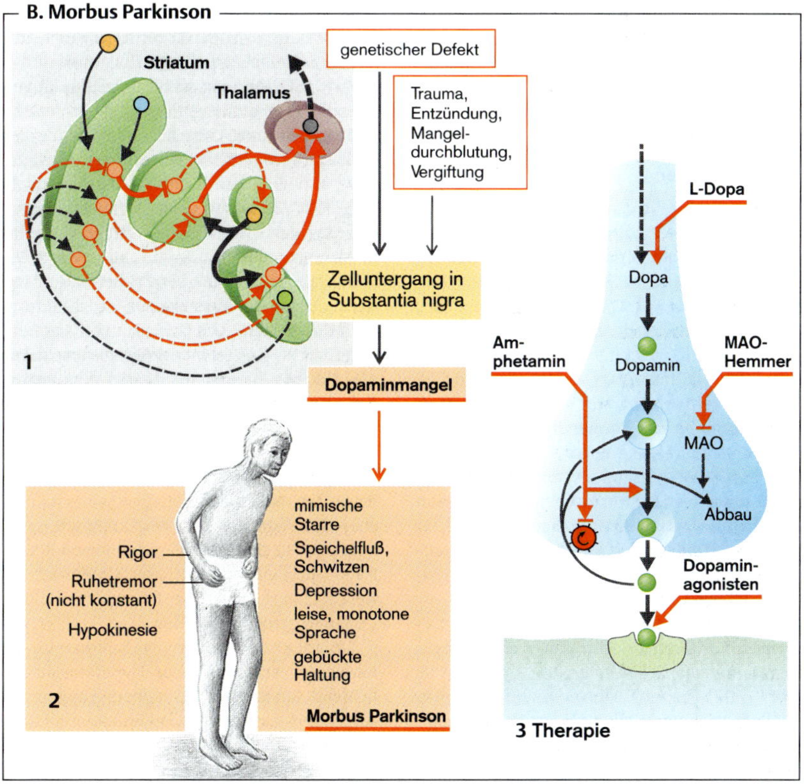

Striatum

Thalamus

genetischer Defekt

Trauma, Entzündung, Mangeldurchblutung, Vergiftung

1

Zelluntergang in Substantia nigra

Dopaminmangel

L-Dopa

Dopa

Amphetamin

Dopamin

MAO-Hemmer

MAO

Abbau

Dopaminagonisten

Rigor

Ruhetremor (nicht konstant)

Hypokinesie

mimische Starre

Speichelfluß, Schwitzen

Depression

leise, monotone Sprache

gebückte Haltung

2

Morbus Parkinson

3 Therapie

digung gehemmt werden. Dadurch wird also ebenfalls die synaptische Konzentration von Dopamin gesteigert. Schließlich läßt sich der Abbau von Dopamin durch Hemmstoffe der Monoaminooxidase (*MAO-Hemmer*) verzögern oder die Dopaminwirkung durch dopaminähnliche Pharmaka (*Agonisten*) imitieren.

Neben der Verstärkung der Dopaminbildung bzw. -wirkung wurde ferner versucht, durch *Transplantation dopaminproduzierender Zellen* in das Striatum die lokale Dopaminkonzentration zu erhöhen. Eine Besserung des Morbus Parkinson läßt sich auch durch *Hemmung von cholinergen Neuronen* im Striatum erzielen: Diese Neurone stimulieren diejenigen striatalen Neurone, welche normalerweise durch Dopamin gehemmt werden.

Auch durch *Glutamatantagonisten* sowie durch *Läsion* des Nucleus subthalamicus oder der Pars interna des Pallidums kann eine Enthemmung des Thalamus und damit eine Besserung des Krankheitsbildes erzielt werden. Schließlich wird versucht, durch antioxidativ wirkende Pharmaka und Wachstumsfaktoren den apoptotischen Untergang der nigrostriatalen Neurone zu verzögern.

Hyperkinesien

Chorea: Sie ist die häufigste hyperkinetische Erkrankung der Basalganglien. Die Chorea ist in erster Linie eine Erkrankung des Striatums.

Ursache kann eine Erbkrankheit sein (**Chorea Huntington**, →C1), die in der vierten oder fünften Lebensdekade einsetzt und zu einem *irreversiblen fortschreitenden Untergang* striataler Neurone führt. Das verantwortliche Gen sitzt auf dem kurzen Arm von Chromosom 4. Man vermutet, daß der genetische Defekt zur zellulären Anhäufung eines schwer abbaubaren Proteins (Huntingtin) führt. Der Zelltod wird unter der exzitotoxischen Wirkung von Glutamat beschleunigt: Glutamat stimuliert Neurone durch Aktivierung calciumpermeabler Ionenkanäle. Durch exzessiv einströmendes Ca^{2+} wird die Zelle geschädigt.

Bei der sog. **Chorea Sydenham** liegt – im Gegensatz zur Chorea Huntington – eine weitgehend *reversible Schädigung* striataler Neurone vor (→C2). Die Schädigung wird durch die Ablagerung von Immunkomplexen im Verlauf eines rheumatischen Fiebers hervorgerufen und tritt v.a. bei Kindern auf.

Schließlich kann es in seltenen Fällen zur Schädigung von striatalen Neuronen durch **Ischämie** (Arteriosklerose), **Tumoren** und **Entzündungen** (Enzephalitis) kommen.

Folge des Untergangs der striatalen Neurone ist v.a. eine verstärkte Hemmung von Neuronen im Nucleus subthalamicus, die normalerweise hemmende Neurone in der Pars interna des Pallidums und in der Pars reticulata der Substantia nigra aktivieren. Damit kommt es zu einer *Enthemmung von Zellen im Thalamus*. Es treten plötzliche, regellose, unwillkürliche Bewegungen auf, die durch die Basalganglien normalerweise unterdrückt würden.

Hemiballismus: Bei Untergang des Nucleus subthalamicus (Ischämie, Tumoren) kommt es zu plötzlich auftretenden, schleudernden Bewegungen. Man erklärt diese Hyperkinesien durch herabgesetzte Stimulierung von hemmenden GABAergen Neuronen in der Pars interna des Pallidums und in der Pars reticulata der Substantia nigra. Sie führt zu einer Enthemmung von Neuronen im Thalamus.

Tardive Dyskinesie: Sie ist eine Folge längerdauernder Behandlung mit sog. Neuroleptika, welche Dopamin vom Rezeptor verdrängen (→**D2**). Diese Substanzen werden u.a. eingesetzt, um die Schizophrenie zu behandeln (→ S. 352). Sie führen jedoch zu einer Sensibilisierung der Folgeneurone, welche vermehrt Dopaminrezeptoren in die subsynaptische Membran einbauen. Über Enthemmung von Neuronen in der Pars externa des Pallidums wird die Aktivität des Nucleus subthalamicus unterdrückt. Die fehlende Aktivierung durch den Nucleus subthalamicus und eine gesteigerte Hemmung durch striatale Neurone setzt die Aktivität von Neuronen in der Pars interna des Pallidums sowie in der Pars reticulata der Substantia nigra herab. Folge ist eine Enthemmung des Thalamus mit Auftreten unwillkürlicher Bewegungen. Pathophysiologisch spielt neben der gesteigerten Expression von Rezeptoren auch ein apoptotischer Untergang der Neurone eine Rolle, die normalerweise durch Dopamin gehemmt werden.

Läsionen von Striatum und Pallidum führen ferner zur **Athetose**, einer Hyperkinesie mit quälend langsamen, schraubenförmigen Bewegungen. Läsionen in Pallidum und Thalamus lösen **Dystonien** (lang anhaltende Verrenkungen) aus.

C. Chorea

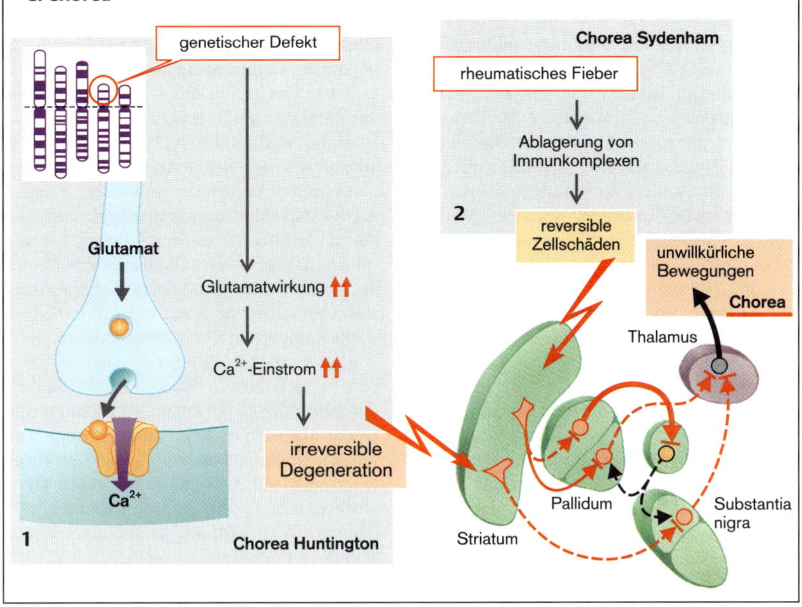

Chorea Sydenham

rheumatisches Fieber

↓

Ablagerung von
Immunkomplexen

↓

reversible
Zellschäden

genetischer Defekt

Glutamat

Glutamatwirkung ⬆⬆

↓

Ca²⁺-Einstrom ⬆⬆

↓

irreversible
Degeneration

Ca²⁺

1   **Chorea Huntington**

2

unwillkürliche
Bewegungen

Chorea

Thalamus

Pallidum

Substantia
nigra

Striatum

D. Hemiballismus und tardive Dyskinesie

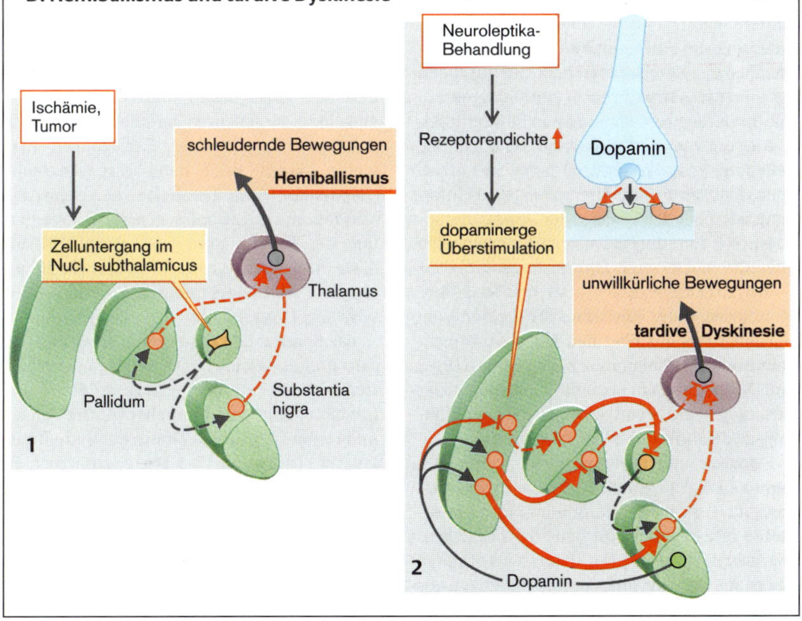

Ischämie,
Tumor

schleudernde Bewegungen
Hemiballismus

Zelluntergang im
Nucl. subthalamicus

Thalamus

Pallidum

Substantia
nigra

1

Neuroleptika-
Behandlung

↓

Rezeptorendichte ⬆

↓

dopaminerge
Überstimulation

Dopamin

unwillkürliche Bewegungen

tardive Dyskinesie

2   Dopamin

Läsionen des Kleinhirns

Ursachen von Kleinhirnläsionen sind Intoxikationen (v. a. Alkohol, aber auch DDT, Piperazin, 5-Fluorouracil, Lithium und Diphenylhydantoin), Hitzschlag, Hypothyreose, Malabsorption sowie genetische Enzym- oder Transportdefekte (Hexosaminidase, Glutamatdehydrogenase, Pyruvatdehydrogenase, α-Oxidation, DNA-Reparatur, Transport neutraler Aminosäuren), teilweise hereditäre degenerative Prozesse, Entzündungen (u. a. Multiple Sklerose, → S. 302, Viren, Prionen), Kleinhirntumoren und extrazerebellare Tumoren (Paraneoplasie, → S. 16). Bei der hereditären Friedreich-Ataxie ist die Kleinhirnfunktion indirekt, u. a. durch Degeneration spinozerebellärer Bahnen, beeinträchtigt. Die Auswirkungen von Kleinhirnläsionen hängen von ihrer Lokalisation ab:

Die **Kleinhirnhemisphären** (gelb) speichern *Programme für die Willkürmotorik* (Fertigkeiten). Bei willkürlicher Bewegung aktivieren assoziative Cortexareale (→ **A 1**) über pontine Kerne (→ **A 2**) Neurone in den Hemisphären (→ **A 3**), deren Efferenzen (orange) über Nucleus dentatus (→ **A 4**) und Thalamus (→ **A 5**) zum Motorkortex (→ **A 6**) projizieren, von dem aus über den Tractus pyramidalis (violett) Motoneurone im Rückenmark aktiviert werden. Läsionen der Hemisphären bzw. der mit ihnen verbundenen Strukturen beeinträchtigen somit Initiierung und Planung von Bewegungen.

Die **Pars intermedia** (hellblau) ist v. a. für die *Bewegungskontrolle* erforderlich: Sie erhält über spinozerebellare Afferenzen (blau) Informationen über den Zustand des Bewegungsapparats. Neurone der Pars intermedia projizieren über die Nuclei emboliformis und globosus (→ **A 8**) zu Nucleus ruber (→ **A 9**) und Thalamus. Motoneurone des Rückenmarks werden vom Nucleus ruber aus über den Tractus rubrospinalis und vom Thalamus aus über Motorkortex und Pyramidenbahn beeinflußt. Störungen der Pars intermedia beeinträchtigen die Durchführung und Kontrolle der Willkürmotorik.

Flocculus und **Nodulus** sowie Anteile des **Vermis** (hellgrün) sind für die *Gleichgewichtskontrolle* zuständig. Neurone im Flocculus erhalten direkte Afferenzen aus dem Gleichgewichtsorgan (→ **A 10**). Darüber hinaus erhalten Flocculus, Nodulus und Vermis Afferenzen aus spinozerebellaren Fasern (→ **A 7**) sowie Informationen über die Augenmotorik. Die Neurone dieses Kleinhirnanteils projizieren direkt zum Nucleus vestibularis (→ **A 11**) sowie über die Nuclei fastigii (→ **A 12**) zum Thalamus, zur Formatio reticularis (→ **A 13**) und zum Nucleus vestibularis der Gegenseite (→ **A 14**). Motoneurone des Rückenmarks werden über die vestibulospinalen und retikulospinalen Bahnen sowie über thalamokortikale und kortikospinale Bahnen erreicht. Läsionen von Flocculus, Nodulus und Vermis beeinträchtigen in erster Linie Gleichgewicht und Körperhaltung sowie Rumpf- und Gesichtsmuskulatur.

Klinisch manifestieren sich Kleinhirnläsionen in verzögertem Einsetzen und Stoppen von Bewegungen. Es fehlen koordinierte Mitbewegungen (*Dyssynergie*), und oft werden erforderliche Kraft, Beschleunigung, Geschwindigkeit und Ausmaß von Bewegungen falsch eingeschätzt (*Dysmetrie*). Die Patienten können bei plötzlichem Nachlassen eines Widerstandes die Muskelkraft nicht sofort zurücknehmen (*Rebound-Phänomen*) und schnell hintereinander antagonistische Bewegungen nicht durchführen (*Dysdiadochokinese*). Bei Zielbewegungen entwickeln sie einen *Intentionstremor* (3 – 5 Hertz), dessen Ausschläge bei Annäherung an das Objekt immer stärker werden. Ihre Bewegungen sind zerhackt und in einzelne Komponenten zerfallen (*Bewegungsdekomposition*). Passiven Bewegungen wird wenig aktiver Widerstand entgegengesetzt (*Hypotonie*). Auch bei Haltearbeit kann der Muskeltonus nicht aufrecht erhalten werden, und der Patient kann nur relativ kurz die Arme nach vorne gestreckt halten (*Positionsversuch*). Muskeldehnungsreflexe sind abgeschwächt (*Hyporeflexie*).

Die Sprache ist skandierend, explosiv, staccato und verwaschen. Die *Gleichgewichtskontrolle* der Patienten ist gestört, ihr Stand und Gang breitbeinig und unsicher (*Ataxie*). Sitzen und Stehen kann durch Zittern der Rumpfmuskulatur (Titubation, 2 – 3 Hertz) zusätzlich erschwert werden. Die gestörte Kontrolle der Augenmotorik führt zu Dysmetrie der Augenbewegungen und einem grobschlägigen *Nystagmus* (→ S. 330) in Richtung der Läsion. Dieser nimmt bei Blick in Richtung der Läsion zu und bei Schließen der Augen ab.

A. Läsionen des Kleinhirns

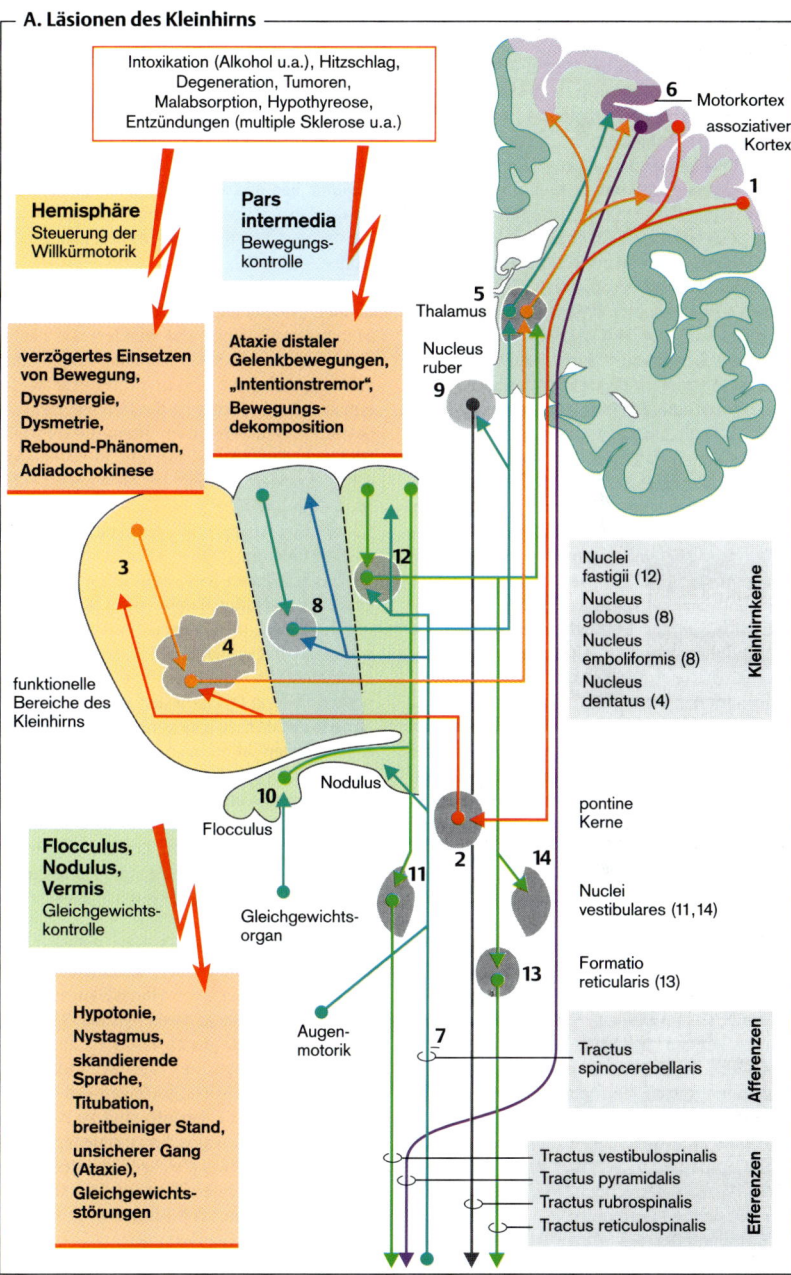

Intoxikation (Alkohol u.a.), Hitzschlag, Degeneration, Tumoren, Malabsorption, Hypothyreose, Entzündungen (multiple Sklerose u.a.)

Hemisphäre
Steuerung der Willkürmotorik

Pars intermedia
Bewegungs-kontrolle

verzögertes Einsetzen von Bewegung, Dyssynergie, Dysmetrie, Rebound-Phänomen, Adiadochokinese

Ataxie distaler Gelenkbewegungen, „Intentionstremor", Bewegungs-dekomposition

6 Motorkortex
assoziativer Kortex
1

5 Thalamus

Nucleus ruber
9

funktionelle Bereiche des Kleinhirns

3
4
12
8
10 Nodulus
Flocculus
11
2
14
13
7

Nuclei fastigii (12)
Nucleus globosus (8)
Nucleus emboliformis (8)
Nucleus dentatus (4)

Kleinhirnkerne

pontine Kerne

Nuclei vestibulares (11,14)

Formatio reticularis (13)

Flocculus, Nodulus, Vermis
Gleichgewichts-kontrolle

Hypotonie, Nystagmus, skandierende Sprache, Titubation, breitbeiniger Stand, unsicherer Gang (Ataxie), Gleichgewichts-störungen

Gleichgewichts-organ

Augen-motorik

Tractus spinocerebellaris

Afferenzen

Tractus vestibulospinalis
Tractus pyramidalis
Tractus rubrospinalis
Tractus reticulospinalis

Efferenzen

317

Störungen der Sensorik

Spezialisierte Rezeptoren (Sensoren) der *Haut* werden durch Berührung (v. a. Meißner-Körperchen), Druck und Spannung (v. a. Ruffini-Körperchen), Vibration (v. a. Pacini-Körperchen), Bewegung von Haaren (Haarfollikel-Rezeptoren) oder Temperatur (Kalt- und Warmrezeptoren) gereizt. Dehnungsrezeptoren in *Muskeln* (Muskelspindeln), *Sehnen* (Sehnenorgane) und *Gelenkkapseln* vermitteln Informationen über den Bewegungsapparat, Rezeptoren in verschiedenen *inneren Organen* Informationen über Dehnung von Hohlorganen und Konzentrationen bestimmter Substanzen (CO_2, H^+, Glucose, Osmolarität). Schmerzreize werden durch Nozizeptoren (freie Nervenendigungen) in Haut, Bewegungsapparat, inneren Organen und Gefäßen wahrgenommen ($\rightarrow$ S. 320).

Die Sinnesreize werden zum **Rückenmark** geleitet und beeinflussen dort über Reflexe die Aktivität der Motoneurone. Über die **Hinterstrangbahnen** (feine, sog. epikritische Mechanorezeption, Muskelspindelafferenzen usw.) und den **Vorderseitenstrang** (grobe Mechanorezeption, Temperatur, Schmerz) werden sie zu Medulla oblongata, Thalamus und Großhirnrinde (Gyrus postcentralis) weitergeleitet. Informationen über den Bewegungsapparat gelangen ferner über **spinozerebelläre Bahnen** ins Kleinhirn. Der Informationsstrom kann auf verschiedenen Ebenen gestört sein:

Rezeptoren, welche die verschiedenen Reize in der Peripherie in neuronale Aktivität umwandeln, können ausfallen oder inadäquat gereizt werden ($\rightarrow$ **A 1**). Folgen sind völliger oder teilweiser Ausfall der Sinneswahrnehmung (Anästhesie bzw. Hypästhesie), eine verstärkte Wahrnehmung (Hyperästhesie) oder das Auftreten von Sinneswahrnehmungen ohne adäquaten Reiz (Parästhesien, Dysästhesien).

Läsionen in **peripheren Nerven** oder Spinalnerven können gleichfalls An-, Hyp-, Hyper-, Para- und Dysästhesien hervorrufen, beeinträchtigen jedoch gleichzeitig Tiefensibilität und Motorik ($\rightarrow$ **A 2**). Durch Überlappung von Innervationsgebieten kommt es bei Läsion eines Spinalnervs lediglich zu Hypästhesie (oder Hyperästhesie), nicht aber zu Anästhesie des betroffenen Dermatoms.

Rückenmark: Bei einem **Halbseitenquerschnitt** (Brown-Sequard; $\rightarrow$ **A 3**) sind ipsilateral – also auf der Seite der Läsion – die Tiefensensibilität und die feine (epikritische) Oberflächensensibilität in Mitleidenschaft gezogen. Kontralateral sind Temperaturempfindung, grobe Mechanorezeption und Schmerzempfindung beeinträchtigt (dissoziierte Empfindungsstörung). Ipsilateral sind darüber hinaus die deszendierenden motorischen Bahnen betroffen ($\rightarrow$ S. 310).

Eine Unterbrechung in den **Hinterstrangbahnen** ($\rightarrow$ **A 4**) unterbindet die adäquate Vibrationsempfindung und mindert die Fähigkeit, mechanische Reize räumlich und zeitlich exakt zu definieren und ihre Intensität richtig einzuschätzen. Ferner ist die Tiefensensibilität betroffen. Dadurch ist vor allem die Information aus den Muskelspindeln in Mitleidenschaft gezogen und mit ihr die Kontrolle der Muskeltätigkeit. Folge ist u. a. Ataxie. Bei einer Läsion innerhalb der Hinterstrangbahnen spielt deren topographische Ordnung eine Rolle: Die zervikalen Bahnen liegen am meisten lateral, die sakralen Bahnen medial.

Eine Läsion im **Vorderseitenstrang** ($\rightarrow$ **A 5**) beeinträchtigt v. a. Druck-, Schmerz- und Temperaturempfindung. Es können An-, Hyp-, Hyper-, Para- und Dysästhesien auftreten. Bewegungen der Wirbelsäule können durch Reizung der lädierten Afferenzen zu entsprechenden Wahrnehmungen führen (Lhermitte-Zeichen).

Bei Läsionen im **somatosensorischen Kortex** ($\rightarrow$ **A 6**) sind häufig räumliches und zeitliches Auflösungsvermögen von Empfindungen sowie Stellungs- und Bewegungssinn aufgehoben; die Einschätzung der Intensität eines Reizes ist beeinträchtigt.

Bei Läsionen in **assoziativen Bahnen oder Rindenabschnitten** ($\rightarrow$ **A 7**) kommt es zu gestörter Verarbeitung von Sinneswahrnehmungen. Folgen sind u. a. Astereognosie (Unfähigkeit, Gegenstände durch Betasten zu erkennen) und Topagnosie (Verlust räumlicher Wahrnehmung). Auch Störungen des Körperschemas und des Lagesinns sind zu beobachten. Es kann zu Auslöschphänomenen (Ignorieren eines von zwei gleichzeitig angebotenen Reizen) und zu einem Hemineglekt (Ignorieren der kontralateralen Körperhälfte und des Umfelds dieser Seite) kommen.

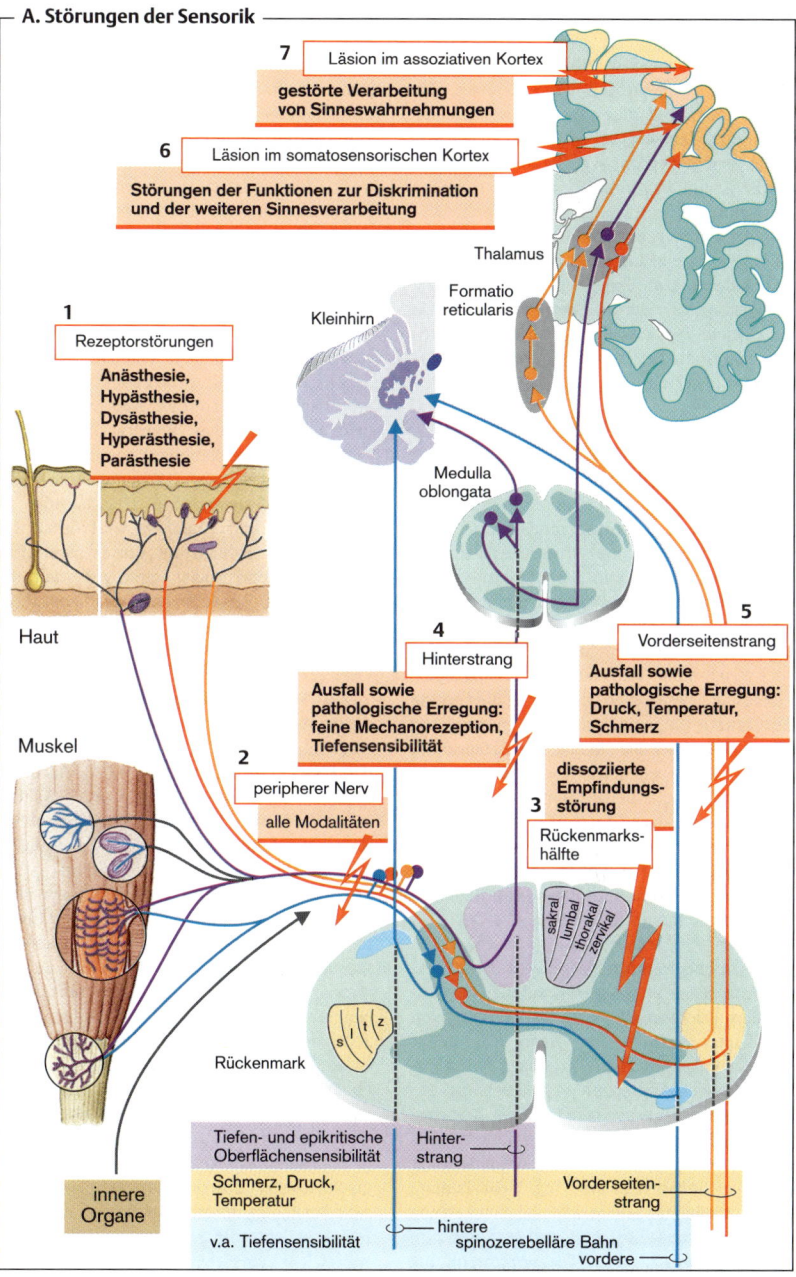

7 Läsion im assoziativen Kortex

**gestörte Verarbeitung
von Sinneswahrnehmungen**

6 Läsion im somatosensorischen Kortex

**Störungen der Funktionen zur Diskrimination
und der weiteren Sinnesverarbeitung**

Thalamus

Formatio
reticularis

Kleinhirn

1
Rezeptorstörungen

**Anästhesie,
Hypästhesie,
Dysästhesie,
Hyperästhesie,
Parästhesie**

Medulla
oblongata

Haut

5 Vorderseitenstrang

**Ausfall sowie
pathologische Erregung:
Druck, Temperatur,
Schmerz**

4
Hinterstrang

**Ausfall sowie
pathologische Erregung:
feine Mechanorezeption,
Tiefensensibilität**

Muskel

**dissoziierte
Empfindungs-
störung**

2
peripherer Nerv

alle Modalitäten

3 Rückenmarks-
hälfte

sakral
lumbal
thorakal
zervikal

s l t z

Rückenmark

innere
Organe

Tiefen- und epikritische | Hinter-
Oberflächensensibilität | strang

Schmerz, Druck, | Vorderseiten-
Temperatur | strang

v.a. Tiefensensibilität — hintere
spinozerebelläre Bahn
vordere

Schmerz

Schmerzreize werden durch Nozizeptoren in Haut und Eingeweiden aufgenommen, die durch hohe Intensitäten nichtnoxischer Reize (Dehnung, Temperatur) sowie bei **Gewebsläsionen** erregt werden (→ **A**). Nekrotische Zellen setzen K^+ und intrazelluläre Proteine frei. Eine Zunahme der extrazellulären K^+-Konzentration depolarisiert die Nozizeptoren, die Proteine und evtl. eindringende Erreger lösen eine **Entzündung** aus. Folge ist die Freisetzung schmerzauslösender **Mediatoren** (→ S. 294 ff.): *Leukotriene, Prostaglandin E_2* und *Histamin* sensibilisieren die Nozizeptoren, so daß auch ansonsten unterschwellige noxische und nichtnoxische Reize Schmerzen erzeugen können (Hyperalgesie bzw. Allodynie). Die Gewebsläsion aktiviert ferner die **Blutgerinnung** und damit die Ausschüttung von *Bradykinin* und *Serotonin* (→ S. 294). Durch Gefäßverschluß kommt es zur **Ischämie**, die resultierende extrazelluläre Anhäufung von K^+ und H^+ aktiviert die sensibilisierten Nozizeptoren. Die Mediatoren *Histamin, Bradykinin* und *Prostaglandin E_2* wirken vasodilatatorisch und steigern die Gefäßpermeabilität. Folge ist ein lokales Ödem; der Gewebsdruck steigt, was ebenfalls die Nozizeptoren erregt. Diese geben bei Reizung die Peptide Substanz P (**SP**) und „calcitonin gene-related peptide" (**CGRP**) ab, die u. a. die Entzündung fördern sowie ebenfalls Vasodilatation und eine erhöhte Gefäßpermeabilität bewirken.

Vasokonstriktion (durch Serotonin), gefolgt von Vasodilatation, ist wahrscheinlich auch für **Migräne**-Anfälle verantwortlich (heftige Kopfschmerzen mit neuronalen Ausfällen aufgrund einer Mehrdurchblutung des Gehirns).

Im Rückenmark werden z. T. Afferenzen von Organen und Hautoberfläche vermascht, d. h., die Afferenzen konvergieren auf gleiche Neurone im Rückenmark (→ **B**). Die Erregung von Nozizeptoren in einem Organ löst damit Schmerzempfindung in denjenigen Hautarealen aus, deren Afferenzen im gleichen Rückenmarksegment umgeschaltet werden (**übertragener Schmerz**, → **B 1**). Bei Herzinfarkt, z. B., strahlen die Schmerzen in die linke Schulter und den linken Arm aus (sog. **Head-Zonen**).

Der **projizierte Schmerz** wird durch Reizung des Nerven ausgelöst (z. B. des N. ulnaris im Sulcus ulnaris, → **B 2**). Die Wahrnehmung wird dann in das Innervationsgebiet des Nervs projiziert. Eine besondere Form des projizierten Schmerzes ist der *Phantomschmerz* einer amputierten Gliedmaße. Bei der *Neuralgie* führt fortgesetzte pathologische Reizung von Nerv oder Hinterwurzel zu chronischen Schmerzen im Innervationsgebiet.

Die **Afferenzen** werden im Rückenmark umgeschaltet, über den Vorderseitenstrang zum Thalamus und von dort u. a. zu somatosensorischer Rinde, Gyrus cinguli und Insel geleitet (→ **C**). Durch entsprechende Verschaltung entstehen sensorische (u. a. Wahrnehmung von Lokalisation und Intensität), affektive (Leiden), motorische (Schutzreflexe, Muskeltonus, Mimik) und vegetative (Blutdruckänderungen, Tachykardie, Pupillenerweiterung, Schweißausbruch, Übelkeit) Komponenten der Schmerzempfindung. Die Umschaltung in Rückenmark und Thalamus wird durch deszendierende Bahnen aus Kortex, zentralem Höhlengrau und Nuclei raphe gehemmt, die Noradrenalin, Serotonin und v. a. Endorphine einsetzen. Läsionen des Thalamus z. B. können über Ausfall dieser Hemmung Schmerzen auslösen (*Thalamussyndrom*).

Zur **Schmerzbekämpfung** läßt sich u. a. durch Abkühlen der verletzten Stelle und Prostaglandinsynthesehemmer die *Aktivierung der Rezeptoren* verhindern (→ **C 1**). Auch die *Schmerzweiterleitung* läßt sich durch Abkühlung sowie durch Na^+-Kanal-Blocker hemmen (Lokalanästhetika, → **C 2**), die Weiterleitung im Thalamus durch Narkose und Alkohol (→ **C 5**). Bisweilen wurde versucht, die Schmerzweiterleitung durch neurochirurgische Eingriffe zu unterbinden (→ **C 6**). Über Aktivierung von *deszendierenden, schmerzhemmenden Bahnen* wirken Elektroakupunktur und transkutane Nervenstimulation (→ **C 3**). Die Endorphinrezeptoren werden durch Morphin und verwandte Pharmaka aktiviert (→ **C 4**). Durch psychologische Behandlungsmethoden können endogene schmerzhemmende Mechanismen gefördert werden.

Ein Fehlen von Schmerz durch pharmakologische Intervention oder sehr seltene angeborene **Analgesie** unterbindet dessen warnende Funktion. Wird die Schmerzursache nicht beseitigt, kann dies lebensbedrohlich sein.

A. Periphere Mechanismen der Schmerzentstehung

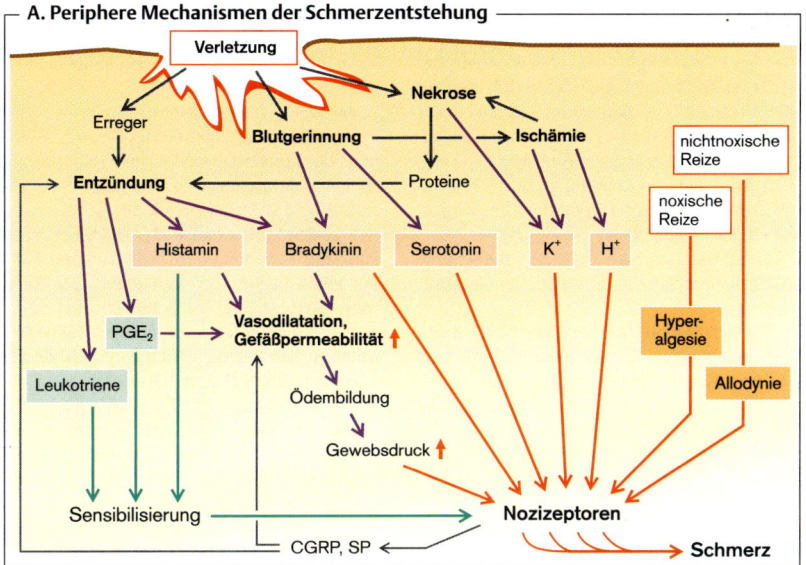

Verletzung

Erreger → Entzündung

Nekrose → Ischämie

Blutgerinnung → Proteine

nichtnoxische Reize

noxische Reize

Histamin · Bradykinin · Serotonin · K⁺ · H⁺

PGE₂ → Vasodilatation, Gefäßpermeabilität ↑

Leukotriene

Ödembildung

Gewebsdruck ↑

Hyperalgesie

Allodynie

Sensibilisierung → Nozizeptoren

CGRP, SP → Schmerz

B. Projizierter Schmerz

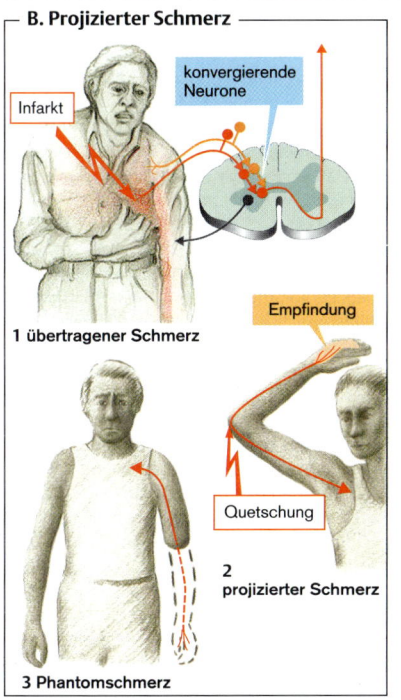

konvergierende Neurone

Infarkt

1 übertragener Schmerz

Empfindung

Quetschung

2 projizierter Schmerz

3 Phantomschmerz

C. Schmerzbekämpfung

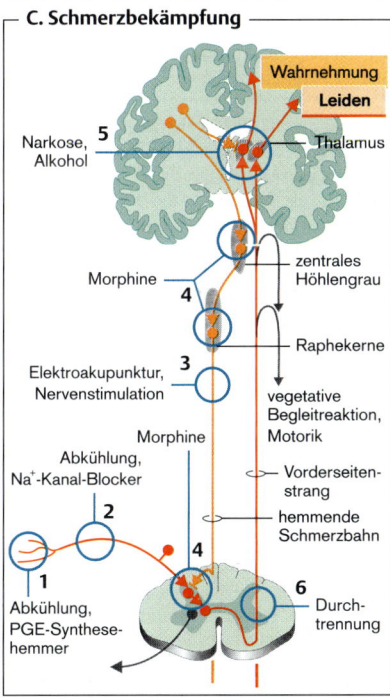

Wahrnehmung

Leiden

Narkose, Alkohol **5**

Thalamus

Morphine **4**

zentrales Höhlengrau

Raphekerne

Elektroakupunktur, Nervenstimulation **3**

vegetative Begleitreaktion, Motorik

Morphine

Abkühlung, Na⁺-Kanal-Blocker **2**

Vorderseitenstrang

hemmende Schmerzbahn

4

Abkühlung, PGE-Synthesehemmer **1**

6 Durchtrennung

Erkrankungen des abbildenden Apparates des Auges

Der optische Apparat des Auges dient der scharfen Abbildung von äußeren Objekten auf der Netzhaut. Die häufigsten Störungen des abbildenden Apparates sind fehlende Transparenz des lichtbrechenden Systems (v. a. Katarakt), mangelhafte Abbildung (Refraktionsanomalien) und gestörte Regulation des Augeninnendrucks (Glaukom).

Refraktionsanomalien (→ A): Betrachtete Objekte werden nicht scharf auf der Netzhaut abgebildet.

♦ Bei der **Myopie** (**Kurzsichtigkeit**) ist meist der Augenbulbus für die Brechkraft zu lang (Achsenmyopie). Selten ist die Brechkraft des Auges zu groß (Brechungsmyopie). Parallel einfallende Strahlen vereinigen sich vor der Netzhaut, so daß weit entfernte Gegenstände nicht scharf gesehen werden können. Die Anomalie läßt sich durch eine Zerstreuungslinse korrigieren.

♦ Bei der **Hyperopie** (**Weitsichtigkeit**) ist entweder der Bulbus zu kurz (Achsenhyperopie) oder die Brechkraft zu gering (Brechungshyperopie). Folglich können Strahlen, die von nahen Punkten ausgehen, nicht mehr auf der Netzhaut vereinigt werden; nahe Gegenstände werden unscharf gesehen. Die Anomalie kann durch eine Sammellinse korrigiert werden.

♦ Mit dem Alter nimmt die Verformbarkeit der Linse ab, und mit ihr die maximale Krümmung bei Nahakkomodation. Folge ist die **Presbyopie** (**Alterssichtigkeit**), die Unfähigkeit, nahe Objekte scharf zu sehen. Zur Betrachtung naher Objekte ist somit eine Sammellinse notwendig, die jedoch für ferne Objekte wieder abgelegt werden muß.

Astigmatismus (→ B): Die Augenoberfläche weicht von der Kugelform ab. Beim *regulären Astigmatismus* unterscheiden sich die Krümmungsradien von horizontaler und vertikaler Achse, ein aufrechtes Quadrat wird als Rechteck abgebildet. Er kann durch Zylinderlinsen korrigiert werden. Ein geringfügiger (< 0,5 Dioptrien) regulärer Astigmatismus mit größerer Brechkraft in vertikaler Richtung ist normal. Beim *schiefen Astigmatismus* stehen die normalerweise horizontalen und vertikalen Achsen schräg zueinander. Beim *irregulären Astigmatismus* ist die Hornhautoberfläche unregelmäßig, z. B. als Folge von Hornhautnarben. Er kann nur durch Kontaktschalen behoben werden.

Glaukom: Der Augeninnendruck (ca. 10–20 mmHg) ist das Ergebnis des Gleichgewichts von Kammerwasserproduktion (ca. 4 µl/min) in den Ziliarfortsätzen und Kammerwasserabfluß über das Trabekelwerk des Kammerwinkels in den Schlemm-Kanal (→ C). Eine Steigerung des Augeninnendrucks (Glaukom) kann auf einen beeinträchtigten Abfluß des Kammerwassers (häufig) zurückgehen, oder (seltener) auf eine gesteigerte Kammerwasserproduktion. Der Abfluß wird z. B. durch Verdickung der Trabekel oder Verengung des Kammerwinkels behindert. Der Winkel ist oft bei kurzem Bau des Auges (starke Hyperopie) und bei im Alter zunehmender Linsendicke eingeengt. Eine Pupillenerweiterung engt den Winkel durch Verbreiterung der Irisbasis zusätzlich ein, wie etwa im Dunkeln und unter dem Einfluß des Sympathikus. Der hohe Augeninnendruck schädigt irreversibel den Sehnerv, und es kommt allmählich zu Gesichtsfeldausfällen, die um den blinden Fleck und in der nasalen Peripherie beginnen (→ C2). Therapeutisch versucht man den Augendruck durch Verengung der Pupille (Parasympathikomimetika) und Hemmung der Kammerwasserproduktion zu senken. Die Kammerwassersekretion erfordert wie die proximal-tubuläre HCO_3^--Resorption (→ S. 96 ff.) die Tätigkeit der Carboanhydrase und kann durch Carboanhydrasehemmer gedrosselt werden. Auch ohne Druckerhöhung kann es zu den für Glaukom typischen Schädigungen des Sehnervs kommen (*Niedrigdruckglaukom*); Ursache ist wahrscheinlich eine eingeschränkte Durchblutung.

Katarakt: Die Transparenz der Linse ist u. a. von einem strikt regulierten Wassergehalt abhängig. Bei Diabetes mellitus erzwingen die hohen Glucosekonzentrationen die Glykosylierung von Proteinen (AGE, advanced glycation endproducts) (→ C3). Ähnliche Produkte häufen sich auch im Alter an. Bei Diabetes mellitus wird ferner Sorbit in der Linse akkumuliert (→ S. 290). Die unregelmäßige Hydratation und die veränderten Bindegewebsproteine führen zur Linsentrübung (**Katarakt**, grauer Star, → C3). In ähnlicher Weise führt Galaktosämie zu Katarakt.

A. Refraktionsanomalien

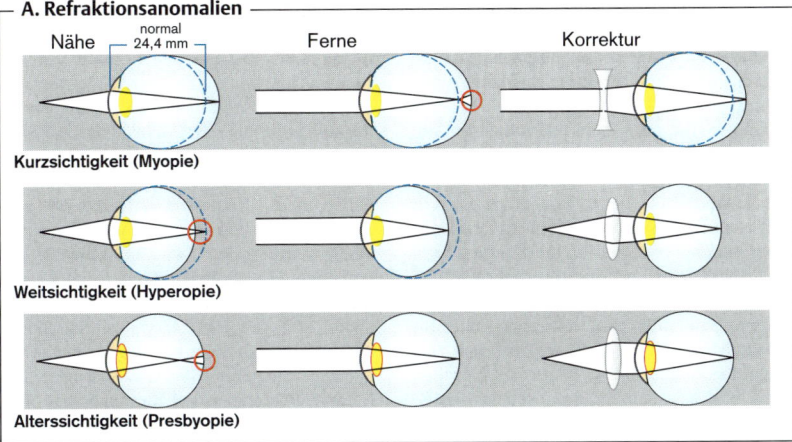

Kurzsichtigkeit (Myopie)

Weitsichtigkeit (Hyperopie)

Alterssichtigkeit (Presbyopie)

Nähe | normal 24,4 mm | Ferne | Korrektur

B. Astigmatismus

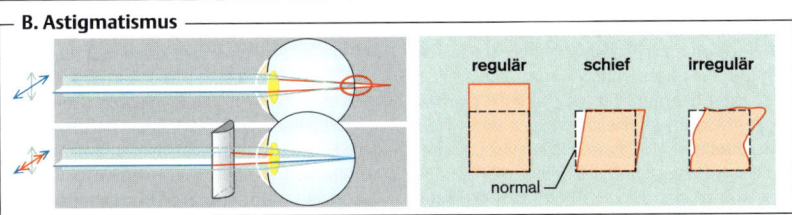

regulär   schief   irregulär

normal

C. Glaukom und Katarakt

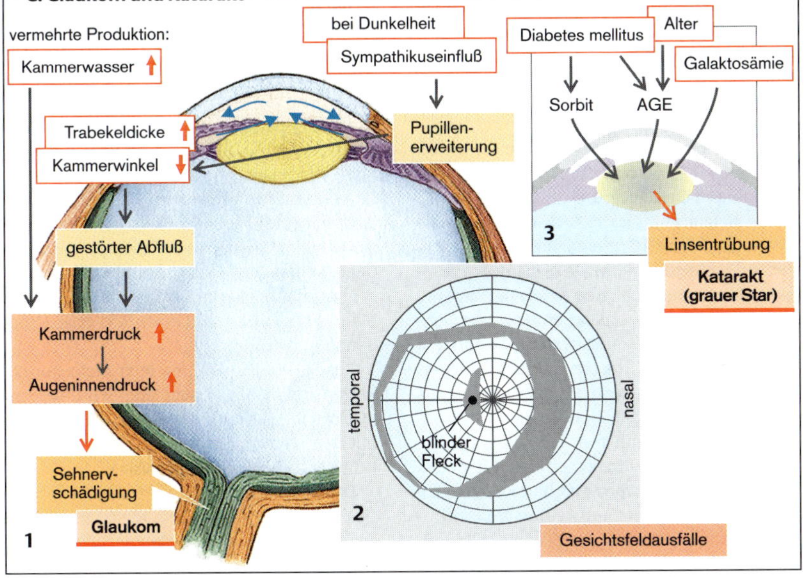

vermehrte Produktion:

Kammerwasser ↑

Trabekeldicke ↑

Kammerwinkel ↓

gestörter Abfluß

Kammerdruck ↑

Augeninnendruck ↑

Sehnerv-schädigung

Glaukom

1

bei Dunkelheit

Sympathikuseinfluß

Pupillen-erweiterung

temporal   nasal

blinder Fleck

2

Gesichtsfeldausfälle

Diabetes mellitus   Alter

Galaktosämie

Sorbit   AGE

3

Linsentrübung

Katarakt (grauer Star)

Erkrankungen der Retina

Die **Rezeptoren** der Retina (Netzhaut, →**A 1 b**) sind Stäbchen und drei verschiedene Typen von Zapfen. Die Zapfen (Z) vermitteln das Farbensehen (rot, grün, blau, s. u.) und sind am Ort des schärfsten Sehens (Fovea centralis) besonders zahlreich. Die Stäbchen (S) vermitteln das Schwarzweißsehen und überwiegen v. a. in der Netzhautperipherie. Die lichtempfindlichen Außenglieder der Photorezeptoren werden ständig erneuert und die Reste von den Pigmentepithelzellen phagozytiert. Die Photorezeptoren vermitteln ihre Erregung über Bipolarzellen (Bp) an die Ganglienzellen (G). Amakrine Zellen (Am) sowie Horizontalzellen (Hz) bilden Querverknüpfungen zwischen Photorezeptoren, Bipolarzellen und Ganglienzellen (→**A 1a**).

Bei eingeschränkter Phagozytosefähigkeit der Pigmentepithelzellen bleiben Stoffwechselprodukte liegen und es kommt zur Degeneration der Photorezeptoren (**Retinitis pigmentosa**, →**A 2**). Im Kindesalter einsetzende Maculadegeneration (Stargardt-Krankheit) konnte auf den genetischen Defekt eines ATP-bindenden Transportproteins (ABCR) zurückgeführt werden, das normalerweise in den Außengliedern der Photorezeptoren exprimiert wird. Ein Defekt dieses Transporters könnte den normalen Umsatz an Außengliedern stören. Heterozygote Träger des genetischen Defekts erleiden gehäuft Maculadegeneration im Alter.

Elektroretinogramm: Bei Belichtung der Retina können zwischen der Kornea und einer indifferenten Elektrode am Ohr Potentialschwankungen abgegriffen werden (→**A 3**). Kurze Belichtung löst zunächst eine a-Welle durch die Potentialänderung an den Rezeptoren aus, gefolgt von einer b-Welle durch Erregung der nachgeschalteten Zellen und einer c-Welle durch Potentialänderungen am Pigmentepithel. Bei Löschen des Lichtes entsteht eine d-Welle durch Erregungsumkehr. Ein **Verschluß der Zentralarterie** führt zum Untergang von amakrinen Zellen, Bipolarzellen und Ganglienzellen und damit zum Erblinden. Die Rezeptoren und das Pigmentepithel überleben jedoch noch, da sie von den Choroideagefäßen mit genügend O_2 versorgt werden. Im Elektroretinogramm ist somit die b-Welle ausgefallen, während a-Welle und c-Welle noch erhalten sind. Bei **Ablösung der Netzhaut** vom Pigmentepithel sind keine Ausschläge mehr im Elektroretinogramm nachweisbar. Die Patienten sind bei völliger Ablösung blind.

Diabetische Retinopathie (→**B**): Sie ist eine der häufigsten Erkrankungen der Retina. Die Zellen um die dünnen Retinablutgefäße (Perizyten) bilden unter dem erhöhten Angebot von Glucose Sorbit (→S. 290), schwellen an und engen damit die Gefäße ein. Zudem wird die Gefäßwand durch Glykosylierungen verdickt (AGE, →S. 290). Folgen sind Ischämie des Gewebes, Bildung von angiotrophen Mediatoren, Steigerung der Gefäßpermeabilität, Gefäßneubildungen und Blutungen. Die Blutungen trüben den Glaskörper, die Ischämie zerstört die Retina; letztlich droht Erblinden.

Nachtblindheit: Der Sehfarbstoff besteht aus 11-cis-Retinal, einem Metabolit des Vitamin A, und einem Protein, das bei den Stäbchen und den drei Zapfentypen jeweils verschieden ist (→**C 1**). Bei Vitamin-A-Mangel ist die Bildung des Sehfarbstoffs in Stäbchen und Zapfen eingeschränkt, die Lichtwahrnehmung ist v. a. bei geringer Lichtintensität beeinträchtigt.

Farbensehen ist an die Funktion der Zapfen gebunden. Die Farbstoffe der Blau-, Grün- und Rotzapfen weisen jeweils unterschiedliche spektrale Empfindlichkeiten auf. Mutationen der Gene für die jeweiligen Farbstoffe beeinträchtigen das Farbensehen. Ein teilweiser bzw. völliger Ausfall der jeweiligen Farbstoffe (→**C 2**) führt zur Rotschwäche bzw. Rotblindheit (Protanomalie bzw. Protanopie), Grünschwäche bzw. -blindheit (Deuteranomalie bzw. Deuteranopie), oder Blauschwäche bzw. -blindheit (Tritanomalie/Tritanopie). Da die Gene für den Rot- und Grünfarbstoff auf dem X-Chromosom liegen, sind sehr viel mehr Männer als Frauen von einer Rot- oder Grünblindheit betroffen.

Bei Ausfall aller Zapfen fehlt nicht nur der Farbensinn, sondern auch die Sehschärfe ist massiv eingeschränkt, da der Patient nur noch mit den weniger zahlreichen Stäbchen sehen kann (**Stäbchenmonochromasie**).

Die Farbentüchtigkeit kann mit Tafeln getestet werden, in denen die Zahlen nur mit Hilfe der entsprechenden Zapfen richtig erkannt werden (→**C 3**).

A. Erkrankungen der Retina

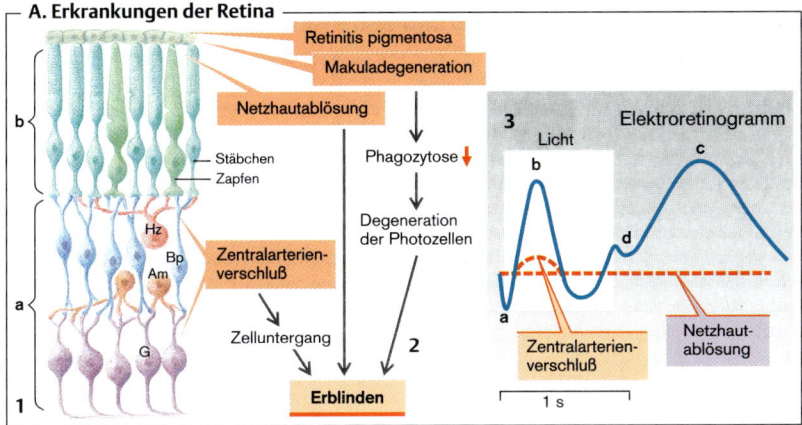

Retinitis pigmentosa

Makuladegeneration

Netzhautablösung

Phagozytose ↓

Degeneration der Photozellen

Zentralarterien-verschluß

Zelluntergang

Erblinden

Stäbchen
Zapfen
Hz
Bp
Am
G

b
a
1
2

3   Licht   Elektroretinogramm
b   c
a   d

Zentralarterien-verschluß

Netzhaut-ablösung

1 s

B. Diabetische Retinopathie

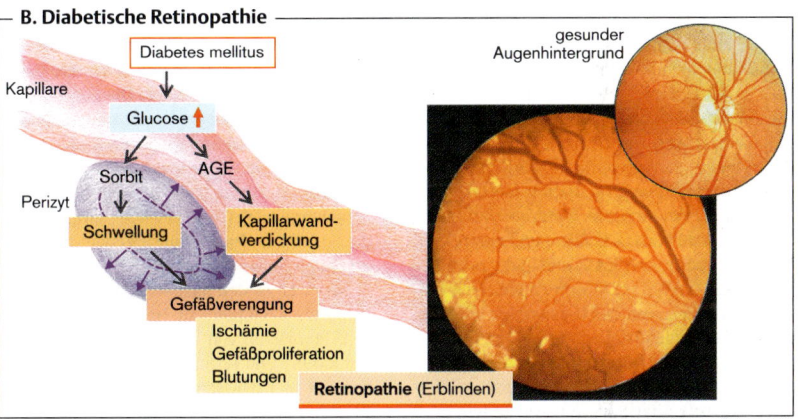

Diabetes mellitus

Kapillare

Glucose ↑

Sorbit   AGE

Perizyt

Schwellung   Kapillarwand-verdickung

Gefäßverengung

Ischämie
Gefäßproliferation
Blutungen   Retinopathie (Erblinden)

gesunder Augenhintergrund

Foto: Hollwich F. Taschenatlas der Augenheilkunde. 3. Aufl. Stuttgart: Thieme; 1987

C. Nacht- und Farbenblindheit

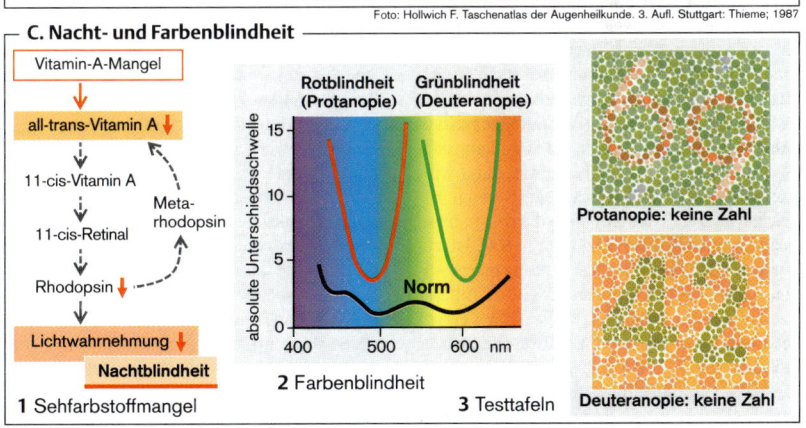

Vitamin-A-Mangel

all-trans-Vitamin A ↓

11-cis-Vitamin A

11-cis-Retinal

Rhodopsin ↓

Meta-rhodopsin

Lichtwahrnehmung ↓

Nachtblindheit

1 Sehfarbstoffmangel

Rotblindheit (Protanopie)   Grünblindheit (Deuteranopie)

absolute Unterschiedsschwelle

Norm

400   500   600 nm

2 Farbenblindheit

Protanopie: keine Zahl

Deuteranopie: keine Zahl

3 Testtafeln

Pathophysiologie von Sehbahn und visueller Informationsverarbeitung

Die Informationen aus beiden Augen werden über die **Sehbahn** zur Sehrinde weitergeleitet (→ **A**). Dabei kreuzen die Sehnerven aus den nasalen Hälften der Retina im Chiasma opticum, während die Nerven aus den temporalen Anteilen ungekreuzt weiterlaufen. Nach Umschaltung im Corpus geniculatum laterale des Thalamus erreichen die Informationen die primäre Sehrinde im Okzipitallappen. Eine Läsion im temporalen Bereich der Retina des linken Auges führt zu einem Ausfall in der rechten Gesichtsfeldhälfte dieses Auges (→ **A1**). Wird der Sehnerv des linken Auges unterbrochen, fällt das gesamte Gesichtsfeld dieses Auges aus (*Amaurose*, → **A2**). Eine Unterbrechung der Leitung im Chiasma opticum betrifft v. a. die kreuzenden Fasern: Bei beiden Augen fällt der laterale Anteil des Gesichtsfelds aus (*Bitemporale Hemianopsie*, „Scheuklappenblindheit", → **A3**). Eine komplette Läsion des Tractus opticus links hat in beiden Augen den Ausfall der rechten Gesichtsfeldhälfte zur Folge (*homonyme Hemianopsie*, → **A4**). Auch ein Ausfall des Corpus geniculatum laterale führt zu homonymer Anopsie. Unterbrechungen in der Radiatio optica (z. B. *obere und untere Quadrantenanopsie*, → **A5, A6**) und in der primären Sehrinde (→ **A7**, s. u.) führen zu weiteren charakteristischen, von der Lokalisation abhängigen Gesichtsfeldausfällen.

Pupillenweite: Die Afferenzen aus der Retina dienen nicht nur dem Fluß der visuellen Information in die Sehrinde, sondern fördern auch über die Area praetectalis des Mittelhirns und den N. oculomotorius (Acetylcholin) die Kontraktion der Sphincter pupillae. Die Pupillen werden umgekehrt durch den Sympathikus über Kontraktion des Dilatator pupillae weitgestellt. Im Dunkeln sind die Pupillen weit (→ **B1**). Wird ein Auge beleuchtet, dann wird nicht nur die Pupille dieses Auges verengt (direkte Reaktion), sondern auch die des anderen Auges (konsensuelle Reaktion, → **B2**). Ist ein Auge blind, bleiben bei Beleuchtung dieses Auges beide Pupillen erweitert (→ **B3a**). Auf Beleuchtung des gesunden Auges hin verengt sich jedoch konsensuell auch die Pupille des blinden Auges (→ **B3b**). Bei einseitiger Läsion des N. oculomotorius (→ **B4a**) bleibt das erkrankte Auge bei Beleuchtung erweitert, wobei

jedoch eine konsensuelle Pupillenverengung am gesunden Auge ausgelöst wird (→ **B4b**). Bei Ausfall des Sympathikus ist die Pupille dagegen auch im Dunkeln verengt (→ **B5**), während sie bei massiver Sympathikusaktivierung selbst unter Lichteinfluß erweitert ist (→ **B6**). Liegt eine Läsion im Bereich der Area praetectalis vor, bleiben die Pupillen bei Beleuchtung weit, sie werden jedoch durch Nahakkomodation verengt (Licht-Nah-Dissoziation, → **B7a, b**).

Ein Ausfall der primären Sehrinde (→ **C**) führt zur Unfähigkeit, visuelle Reize bewußt wahrzunehmen, obgleich Retina, Thalamus sowie subkortikale Sehzentren intakt und damit z. B. Pupillenreflexe erhalten sind (**Rindenblindheit**). Bei Läsionen in der *Sehrinde* tritt das Phänomen des **Blindsehens** auf: Die Patienten können mit dem Finger in Richtung lokalisierter Lichtblitze deuten, ohne daß sie die Blitze bewußt wahrnehmen. Die Fähigkeit beruht auf Verbindungen der subkortikalen Sehzentren mit somatomotorischen Arealen.

Läsionen in *okzipitotemporalen Assoziationsfeldern* führen zur Unfähigkeit, Objekte (**Objektagnosie**), Gesichter und mimische Ausdrucksformen (**Prosopagnosie**) oder Farben zu erkennen (**Achromatopsie**).

Läsionen in den *okzipitoparietalen Assoziationsfeldern* können zu **Hemineglekt** führen, dem Ignorieren von Wahrnehmungen aus einer Raum- und Körperhälfte. Er ist bei Läsionen der rechten Hemisphäre (Ignorieren von Objekten auf der linken Seite) stärker ausgeprägt als bei Läsionen der linken Hemisphäre, da die rechte Hemisphäre für die räumliche Orientierung dominierend ist. Ferner sind die Patienten häufig unfähig, Bewegungen von Objekten wahrzunehmen (**Akinetopsie**).

Bei Läsionen in visuellen Assoziationsfeldern kommt es ferner oft zu fehlerhafter räumlicher und dreidimensionaler Wahrnehmung, Objekte werden verzerrt (*Dysmorphopsie, Metamorphopsie*), als zu klein (*Mikropsie*) oder zu groß (*Makropsie*) wahrgenommen. Andere Läsionen führen zur *Asynthesie* (Unfähigkeit, verschiedene Eigenschaften eines Objektes zu kombinieren).

Ist die Verbindung von der Sehrinde zur Area 39 unterbrochen (→ S. 345), kann der Patient nicht mehr lesen (*Alexie*).

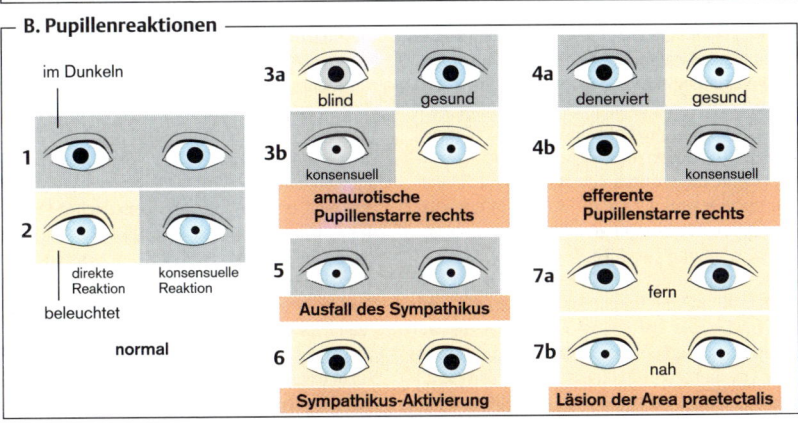

A. Gesichtsfeldausfälle

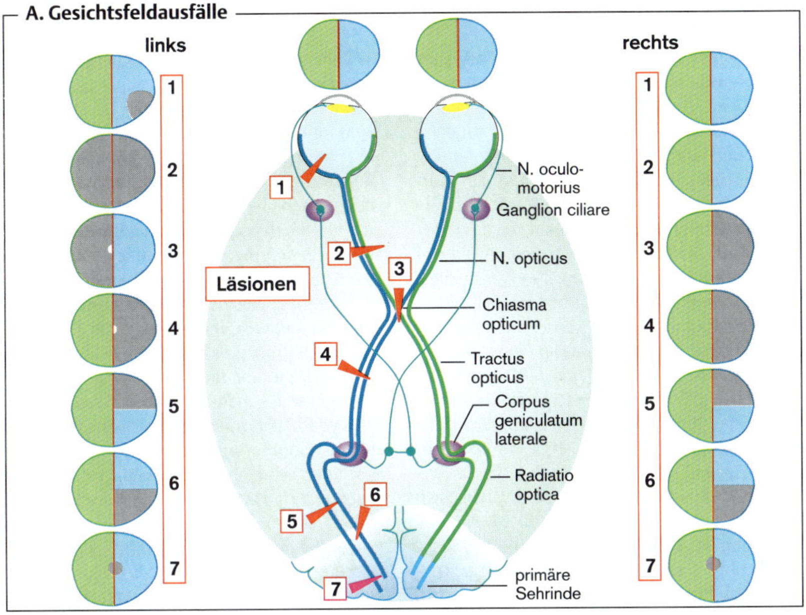

links   **rechts**

1		1
2		2
3		3
4		4
5		5
6		6
7		7

N. oculomotorius
Ganglion ciliare
N. opticus
Chiasma opticum
Tractus opticus
Corpus geniculatum laterale
Radiatio optica
primäre Sehrinde

Läsionen

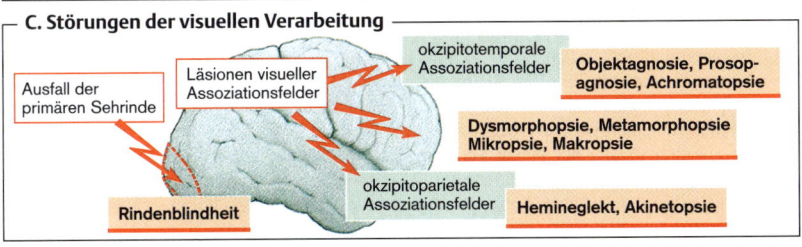

B. Pupillenreaktionen

im Dunkeln

1

2

direkte Reaktion   konsensuelle Reaktion

beleuchtet

normal

3a   blind   gesund
3b   konsensuell

amaurotische Pupillenstarre rechts

5

Ausfall des Sympathikus

6

Sympathikus-Aktivierung

4a   denerviert   gesund
4b   konsensuell

efferente Pupillenstarre rechts

7a   fern
7b   nah

Läsion der Area praetectalis

C. Störungen der visuellen Verarbeitung

Ausfall der primären Sehrinde

Läsionen visueller Assoziationsfelder

okzipitotemporale Assoziationsfelder

Objektagnosie, Prosopagnosie, Achromatopsie

Dysmorphopsie, Metamorphopsie Mikropsie, Makropsie

okzipitoparietale Assoziationsfelder

Hemineglekt, Akinetopsie

Rindenblindheit

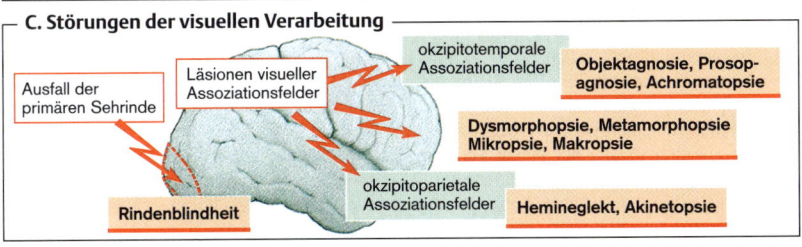

Schwerhörigkeit

Schallwellen werden vom Trommelfell über die Gehörknöchelchen auf das Foramen ovale übertragen ($\rightarrow$ **A**). Der Übertragungsapparat im **Mittelohr** wirkt als Impedanzwandler: Ohne ihn würden aufgrund der sehr unterschiedlichen Schallwellenwiderstände von Luft und Innenohrflüssigkeit 98 % der Schallenergie reflektiert. Eine Einbuchtung des Foramen ovale erfordert gleichzeitige Ausbuchtung des Foramen rotundum. Das Trommelfell schirmt das Foramen rotundum normalerweise gegen äußere Schallwellen ab und leitet die Schallenergie spezifisch auf das Foramen ovale. Schallwellen können auch auf den Schädelknochen übertragen werden und auf diese Weise das Innenohr erregen. Dazu ist allerdings eine größere Schallenergie erforderlich.

Die Schwingung des Foramen ovale löst im **Innenohr** Wanderwellen aus, die sich zunächst über die Scala vestibuli ausbreiten. Durch Ausbuchtung der kochleären Trennwand mit Basilarmembran und Corti-Organ an einer frequenzabhängigen Stelle werden die Stereozilien von äußeren und inneren Haarzellen ausgelenkt ($\rightarrow$ **B 1**), was zur Öffnung von K^+-Kanälen in der Zellmembran führt. Die *Endolymphe*, in welche die Stereozilien der Haarzellen tauchen ($\rightarrow$ **B 2**), weist mit ca. 150 mmol/l eine sehr hohe K^+-Konzentration auf. Das K^+ wird von Epithelzellen der Stria vascularis sezerniert und zwar durch einen Na^+-K^+-2 Cl^--Cotransporter und die Na^+/K^+-ATPase in der antiluminalen Membran sowie durch einen luminalen K^+-Kanal ($\rightarrow$ **B 3**). Bei Öffnung von K^+-Kanälen in der Membran der Haarzellen strömt K^+ in die Zellen ein und depolarisiert sie. Die Depolarisation löst dann v. a. in den inneren Haarzellen Transmitterausschüttung aus. Die äußeren Haarzellen verstärken durch Kontraktionen lokal die Wanderwelle und damit die Erregung der inneren Haarzellen.

Ursachen für eine Schwerhörigkeit: Zerreißen des Trommelfells, Läsion der Gehörknöchelchen oder Immobilisierung des Übertragungsapparates etwa durch eine eitrige Mittelohrentzündung dämpfen die Übertragung auf das Foramen ovale. Bei einem Loch im Trommelfell wird zudem das Foramen rotundum nicht mehr abgeschirmt. Folge ist eine **Schalleitungsschwerhörigkeit**. Während die Luftleitung eingeschränkt ist, bleibt die Knochenleitung normal ($\rightarrow$ **A**).

Die **Haarzellen** können durch *Schallbelastung* und *Ischämie* geschädigt werden. Dank ihres hohen Glykogengehalts können sie allerdings durch anaerobe Glykolyse kurze Ischämiephasen überleben. Haarzellen werden ferner durch bestimmte, über die Stria vascularis in der Endolymphe akkumulierte *Pharmaka* geschädigt, wie etwa die antibiotisch wirkenden Aminoglykoside und Cisplatin. Folge ist eine **Innenohrschwerhörigkeit**, die Luft- und Knochenleitung gleichermaßen beeinträchtigt ($\rightarrow$ **B 4**). Dabei ist nicht nur die Hörschwelle herabgesetzt, sondern auch die aktive Komponente der Basilarmembranauslenkung, so daß die Diskriminierung verschieden hoher Töne erschwert wird ($\rightarrow$ **B 5**). Schließlich kann durch inadäquate Depolarisation der inneren Haarzellen eine Geräuschempfindung auftreten (**subjektiver Tinnitus**). Tinnitus kann auch durch inadäquate Erregung von Neuronen der Hörbahn oder der Hörrinde verursacht werden.

Eine **Versteifung der Basilarmembran** stört die Mikromechanik und trägt so wahrscheinlich zur **Altersschwerhörigkeit** bei ($\rightarrow$ **B 1**).

Innenohrschwerhörigkeit kann auch Folge einer **gestörten Endolymphsekretion** sein. So hemmen Schleifendiuretika bei Überdosierung nicht nur den renalen, sondern auch den auditorischen Na^+-K^+-2 Cl^--Cotransport. Des weiteren ist ein (seltener) genetischer Defekt des luminalen K^+-Kanals bekannt. Der aus zwei Untereinheiten (IsK/Kv_{LQT1}) bestehende Kanal wird u. a. auch im Herzen exprimiert. Dort ist er an der Repolarisation beteiligt. Folgen eines Defekts von Kv_{LQT1} oder IsK sind somit sowohl Taubheit als auch eine verzögerte Repolarisation des Herzmuskels (langes QT-Intervall; *Jervell-Lange-Nielson-Syndrom*). Auch eine gestörte Resorption von Endolymphe führt zur Schwerhörigkeit: Der Endolymphraum wird ausgebuchtet und die Beziehung von Haarzellen und Tektorialmembran verzerrt (**Endolymphhydrops**, $\rightarrow$ **B 6**). Eine erhöhte Permeabilität zwischen Endo- und Perilymphraum könnte schließlich für den **Morbus Menière** verantwortlich sein, der durch Anfälle von Schwerhörigkeit und Schwindel charakterisiert ist ($\rightarrow$ **B 7**).

A. Mittelohrschwerhörigkeit

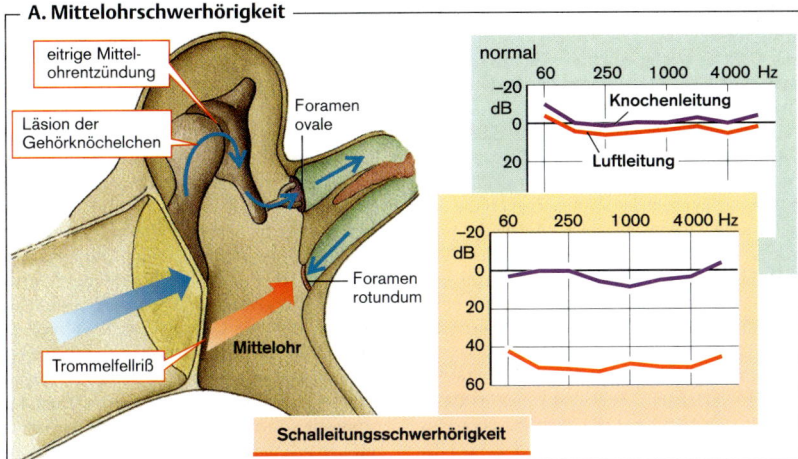

eitrige Mittel-
ohrentzündung

Läsion der
Gehörknöchelchen

Foramen
ovale

Foramen
rotundum

Trommelfellriß

Mittelohr

Schalleitungsschwerhörigkeit

normal

60   250   1000   4000 Hz

−20
dB

Knochenleitung

0

20

Luftleitung

60   250   1000   4000 Hz

−20
dB

0

20

40

60

B. Innenohrschwerhörigkeit

Schall, Ischämie, Toxine

1

Tektorial-
membran

äußere
innere   Haarzellen

Basilar-
membran

Alter

Versteifung der
Basilarmembran

4

60   250   1000   4000 Hz

−20
dB

Knochenleitung

0

20

Luftleitung

40

60

Innenohrschwerhörigkeit

Schleifen-
diuretika

Endolymph-
sekretion
gestört

3

genetischer
K⁺-Kanal-Defekt

Taubheit

$2Cl^-$

K^+ K^+

Na^+

K^+

Endolymph-
resorption
gestört

Endolymph-
hydrops

6

s.B1

Na^+
K^+

Scala vestibuli
(Perilymphe)

K^+
Na^+

7   Permeabilitäts-
steigerung

Schwerhörigkeit
Schwindel

Na^+
K^+

Morbus Menière

Hörverlust

100

80   normal

60

40

6   10   20   30

Frequenz (kHz)

Schalldruckpegel (dB SPL)

5

Scala media
(Endolymphe)

Scala tympani
(Perilymphe)

2

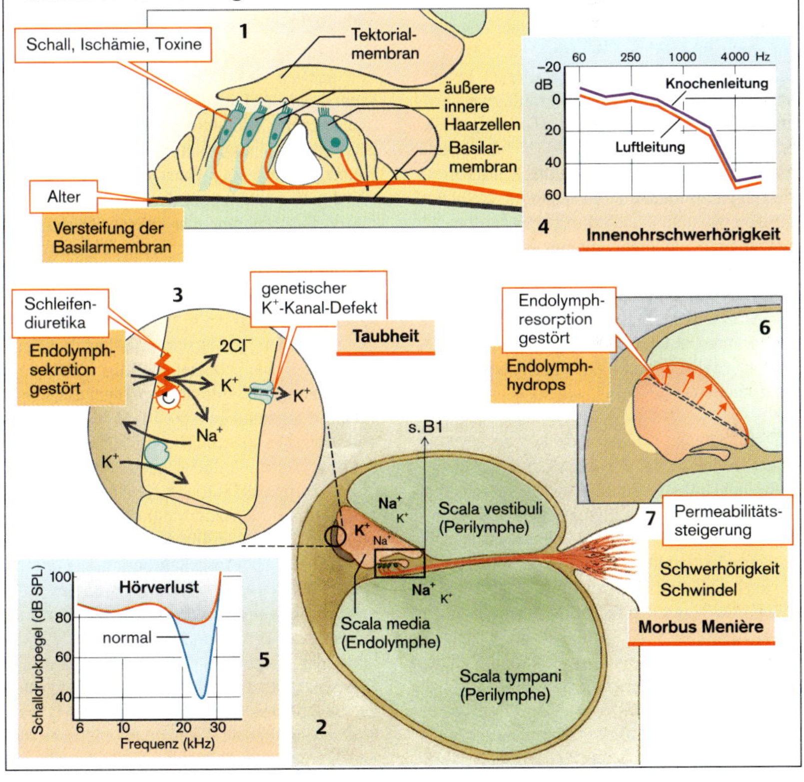

Gleichgewicht, Nystagmus

Die Gleichgewichtserhaltung erfordert Informationen über Bewegungen der Endolymphe in den Bogengängen, Stellung der Makulaorgane (in Relation zur Schwerkraft), Stellung und Spannung der Muskulatur, sowie das Netzhautbild in Relation zur Augenmuskeltätigkeit (→ **A**). Bei Drehen des Kopfes werden die Augenmuskeln normalerweise so bewegt, daß vorübergehend ein stabiles Bild auf der Netzhaut bleibt (→ **A1**). Sobald die maximale Auslenkung erreicht ist, wird das Auge mit einer ruckartigen Rückstellbewegung zurückgeführt und ein neuer Punkt des Umfelds fixiert (optokinetischer Nystagmus). Die Informationen werden im Nucleus vestibularis und im Kleinhirn verrechnet. Über die Nn. oculomotorius und abducens beeinflussen sie wiederum die Augenmuskeln. Eine **Störung** des Gleichgewichtssinns kann bei *Schädigung der Bogengänge und Makulaorgane* (Ischämie, Traumen, Innenohrinfektionen, Morbus Menière [→ S. 328], des *Kleinhirns* (Intoxikationen, genetische Defekte, degenerative Erkrankungen, Entzündungen, [→ S. 316]), des *Thalamus* (Ischämie) und der *Großhirnrinde* (Ischämie, Epilepsie [→ S. 338]) auftreten. Die Fehlinformation führt zu inadäquaten Augenmuskelbewegungen (Nystagmus) und so zum Wandern der umgebenden Objekte auf der Netzhaut (der Raum dreht sich). Es kommt zu Schwindel und über Verbindungen mit vegetativen Neuronen zu Übelkeit und Erbrechen. Die Störungen werden bei längerfristigem Ausfall eines Gleichgewichtsorgans jedoch meist schnell kompensiert.

Geruch

Sinneszellen in der Riechschleimhaut vermitteln die Duftklassen blumig, ätherisch, moschusartig, kampferartig, faulig, schweißartig, und stechend. Ihre Axone ziehen durch Öffnungen der Lamina cribrosa zum Bulbus olfactorius (→ **B**). Von dort gelangt die Information über den Tractus olfactorius zum Riechhirn (u. a. Tuberculum olfactorium), von dort zum Hypothalamus, zu den Corpora amygdaloidea und über den Thalamus zur Großhirnrinde (Frontallappen und Insel). Der Geruchsinn wird durch *Zirkulationsstörungen* außer Funktion gesetzt, wie z. B. bei Schnupfen, Nasen-

mißbildungen, Fremdkörpern, Tumoren, Hämatomen oder Abszessen (**konduktive Hyposmie**). Die Empfindlichkeit der *Sinneszellen* wird durch Östrogene gesteigert und nimmt im Alter ab. Sie wird durch genetische Defekte, einige Pharmaka (z. B. Cocain, Morphin) und Toxine (z. B. Zementstaub, Blei, Cadmium, Cyanid, Chlorverbindungen) herabgesetzt. Die *Axone* der Sinneszellen können bei Frakturen im Bereich der Lamina cribrosa abgerissen werden. Neurodegenerative Erkrankungen (Morbus Alzheimer [→ S. 348], Morbus Parkinson [→ S. 312 ff.]), Entzündungen, Tumoren, Alkohol, Epilepsie (→ S. 338) und Schizophrenie (→ S. 352) beeinträchtigen die *zentrale Verarbeitung* der Geruchsempfindungen. Folgen sind verminderter (**Hyposmie**) oder fehlender (**Anosmie**) Geruchsinn, gesteigerte (**Hyperosmie**), inadäquate (**Parosmie**) oder unangenehme (**Kakosmie**) Geruchsempfindung.

Geschmack

Geschmacksrezeptoren von Zunge, Gaumen und Rachen vermitteln die Modalitäten süß, sauer, salzig und bitter. Die Informationen werden über die Nn. facialis (VII), glossopharyngeus (IX) und vagus zum Nucleus solitarius weitergeleitet (→ **C**). Nach Umschaltung werden die Afferenzen über den Thalamus zur primären Geschmacksrinde im Bereich der Insel weitergeleitet. Die *Geschmacksrezeptoren* können genetisch defekt sein sowie durch Bestrahlung und einige Pharmaka (z. B. Lokalanästhetika, Cocain, Penicillamin, Streptomycin) geschädigt werden. Hypothyreose mindert ihre Empfindlichkeit. Bei Diabetes mellitus ist die Süßempfindung, bei Aldosteronmangel die Salzigempfindung herabgesetzt. Die *Weiterleitung* in den Nerven kann durch Traumen, Tumoren und Entzündungen unterbrochen werden. Die Chorda tympani des N. facialis ist z. B. bei Schädelfrakturen, Entzündungen, Verletzungen und Operationen am Ohr gefährdet, der N. glossopharyngeus bei Tonsillektomien. Die *zentrale Weiterleitung und Verarbeitung* kann durch Tumoren, Ischämie und Epilepsie gestört sein. Folgen sind verminderter (**Hypogeusie**) oder fehlender (**Ageusie**) Geschmackssinn. Die Geschmacksempfindlichkeit kann auch gesteigert sein (**Hypergeusie**), und es können inadäquate (**Parageusie**) oder unangenehme (**Dysgeusie**) Geschmacksempfindungen auftreten.

A. Gleichgewichtsstörungen, Nystagmus

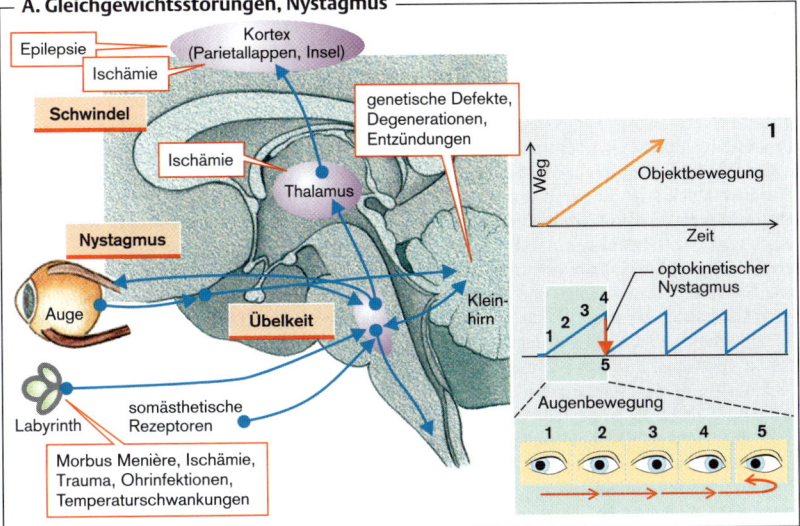

Epilepsie

Ischämie

Kortex
(Parietallappen, Insel)

Schwindel

genetische Defekte,
Degenerationen,
Entzündungen

Ischämie

Thalamus

Nystagmus

Auge

Übelkeit

Klein-
hirn

Labyrinth

somästhetische
Rezeptoren

Morbus Menière, Ischämie,
Trauma, Ohrinfektionen,
Temperaturschwankungen

Weg

Objektbewegung

Zeit

1

optokinetischer
Nystagmus

Augenbewegung

B. Störungen des Geruchssinns

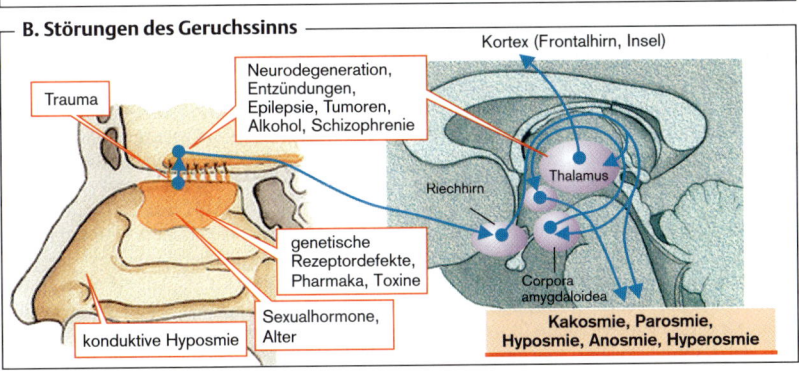

Kortex (Frontalhirn, Insel)

Trauma

Neurodegeneration,
Entzündungen,
Epilepsie, Tumoren,
Alkohol, Schizophrenie

Thalamus

Riechhirn

genetische
Rezeptordefekte,
Pharmaka, Toxine

Sexualhormone,
Alter

konduktive Hyposmie

Corpora
amygdaloidea

**Kakosmie, Parosmie,
Hyposmie, Anosmie, Hyperosmie**

C. Störungen des Geschmackssinns

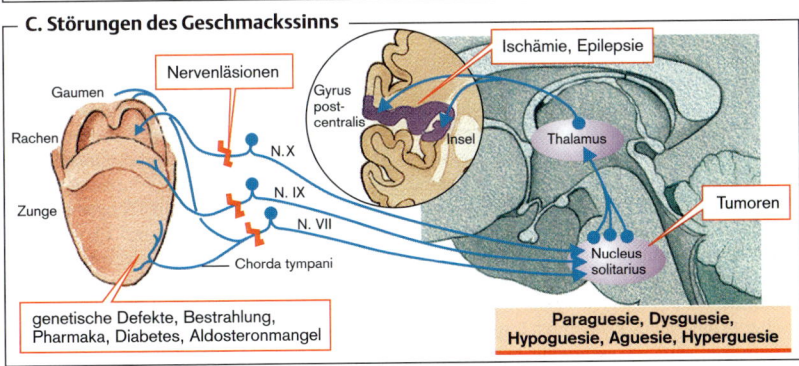

Gaumen

Nervenläsionen

Ischämie, Epilepsie

Rachen

Gyrus
post-
centralis

Insel

Thalamus

Zunge

N. X

N. IX

N. VII

Tumoren

Chorda tympani

Nucleus
solitarius

genetische Defekte, Bestrahlung,
Pharmaka, Diabetes, Aldosteronmangel

**Paraguesie, Dysguesie,
Hypoguesie, Aguesie, Hyperguesie**

Störungen des vegetativen Nervensystems

Sympathikus und Parasympathikus sind sich ergänzende Regulatoren vielfältiger vegetativer Funktionen. Beide Systeme können aufgrund von Erkrankungen des vegetativen Nervensystems überaktiv oder inaktiviert sein.

Der Sympathikus kann durch **Emotionen**, **Blutdruckabfall** (z. B. Blutverlust-Schock) und **Hypoglykämie** aktiviert werden. Ferner kann ein Tumor der Nebennierenmarkzellen (**Phäochromozytom**) Adrenalin bilden und ausschütten. Schließlich lösen einige *Pharmaka* Sympathikuswirkungen aus. Bei *Schmerzen* ($\rightarrow$ S. 320) werden durch Aktivierung des Sympathikus vegetative Begleitreaktionen ausgelöst.

Aktivierung des Sympathikus ($\rightarrow$ **A**) führt über β_1-Rezeptoren zu gesteigerter Erregbarkeit des Herzens (*Bathmotropie*), Herzkraft (*Inotropie*) und Herzfrequenz (*Chronotropie*), sowie zu beschleunigter Leitung des Aktionspotentials (*Dromotropie*). Über α_1-Rezeptoren werden *Gefäße* in Haut, Lunge, Niere, Darm, und Geschlechtsorganen konstringiert, sowie über β_2-Rezeptoren Gefäße in Herz, Muskulatur und Leber erweitert. Die Kreislaufwirkungen des Sympathikus sind insgesamt blutdrucksteigernd, die Haut ist infolge der Vasokonstriktion jedoch blaß. Unter dem Einfluß des Sympathikus werden *Schweißsekretion* (cholinerg) und *Speichelsekretion* (β) stimuliert, die Haare aufgestellt (Mm. arrectores pilorum [α_1], die Augenlider gehoben (M. levator palpebrae [α_1] und die Pupillen weitgestellt (M. dilatator pupillae [α_1]). Bronchial- und Uterusmuskulatur werden dilatiert (β_2), die Tätigkeit der Darmmuskulatur gehemmt und die Kontraktion der Sphinkteren von Darm und Blase stimuliert. Durch Kontraktion von Samenblase und Ductus deferens wird Ejakulation ausgelöst. Der Sympathikus fördert das Auftreten von Muskelzittern (Tremor), stimuliert den *Abbau von Glykogen* in Leber und Muskel (β_2), die *Lipolyse* (β_2) sowie die Ausschüttung u. a. von Glucagon, Corticotropin, Somatotropin und Renin. Er hemmt u. a. die Ausschüttung von Insulin und Histamin. Schließlich begünstigt er die Mobilisierung von Leukozyten und die Aggregation von Thrombozyten.

Der Sympathikus kann durch Degeneration vegetativer Nerven (**„autonomic failure"** bzw. „idiopathische orthostatische Hypotonie") teilweise oder völlig ausfallen (selten). Ferner unterbinden einige Pharmaka die Sympathikuswirkungen. Die Folgen sind spiegelbildlich zu den Konsequenzen einer überschüssigen Sympathikuswirkung. Die Patienten leiden v. a. unter *Blutdruckabfall*, Funktionsstörungen der Sexualorgane und wegen Ausfalls der Schweißsekretion unter *gestörter Thermoregulation*. Bei anfälligen Patienten kann es auch zu *Verengungen der Atemwege* kommen. Ein Ausfall der sympathischen Innervation des Auges führt zum Horner-Syndrom mit Verengung von Pupille (Miose) und Lidspalt (Ptose) sowie Einsinken des Bulbus (Enophthalmus).

Ein **Ausfall des Parasympathikus** (z. B. durch Blocker cholinerger Rezeptoren) führt zu *Tachykardie* und Pupillenerweiterung, zur Hemmung der Bronchial-, Darm- und Blasenmuskulatur, der Erektion ($\male$) und Vasokongestion ($\female$) sowie der Tränen-, Speichel-, Bronchial- und gastrointestinalen Sekretion. Bei anticholinerger Wirkung kommt noch die Hemmung der Schweißsekretion dazu.

Eine Rückenmarksdurchtrennung (**Querschnittslähmung**, $\rightarrow$ **C**) führt sekundär zu einem Ausfall vegetativer Regulationen. Es kommt zunächst, wie bei der Somatomotorik beschrieben ($\rightarrow$ S. 310), zum spinalen Schock mit Erlöschen aller Funktionen. Unterhalb der Läsion sind die Hautgefäße dilatiert und vegetative Funktionen, z. B. Defäkation und **Miktion**, erlöschen. Durch Dehnungsrezeptoren wird normalerweise die Wandspannung der Blase gemessen ($\rightarrow$ **C**). Erreicht diese einen Schwellenwert, wird über ein pontines „Miktionszentrum" die Blasenentleerung eingeleitet. Bei frischer Querschnittslähmung ist somit die Miktion unterbunden. Wird die Blasenentleerung nicht durch Katheterisierung erzwungen, entsteht eine „Überlaufblase" mit Harnrückstau und in der Folge Harnwegsinfekten. Nach 1–6 Monaten erholen sich jedoch die vegetativen Funktionen durch Neubildung von Synapsen im Niveau und durch Sensibilisierung der deprivierten Zellen. Durch Beklopfen der Haut kann dann ein Blasenentleerungsreflex ausgelöst werden („automatische Blase"). Supraspinale Kontrolle der Blasenentleerung ist allerdings nicht mehr möglich.

A. Sympathikusaktivierung

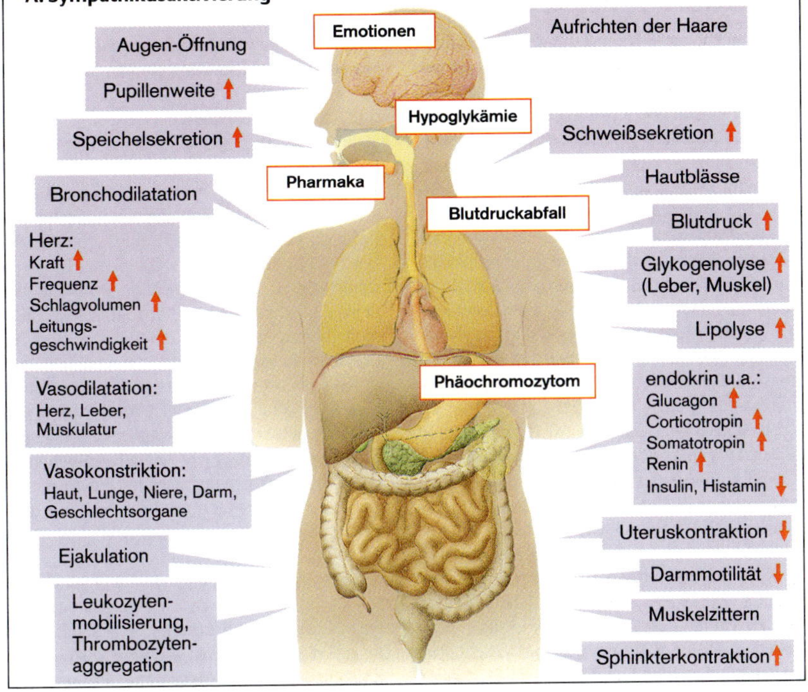

Augen-Öffnung

Emotionen

Aufrichten der Haare

Pupillenweite ↑

Hypoglykämie

Speichelsekretion ↑

Schweißsekretion ↑

Pharmaka

Hautblässe

Bronchodilatation

Blutdruckabfall

Blutdruck ↑

Herz:
Kraft ↑
Frequenz ↑
Schlagvolumen ↑
Leitungs-
geschwindigkeit ↑

Glykogenolyse
(Leber, Muskel)

Lipolyse ↑

Vasodilatation:
Herz, Leber,
Muskulatur

Phäochromozytom

endokrin u.a.:
Glucagon ↑
Corticotropin ↑
Somatotropin ↑
Renin ↑
Insulin, Histamin ↓

Vasokonstriktion:
Haut, Lunge, Niere, Darm,
Geschlechtsorgane

Uteruskontraktion ↓

Ejakulation

Darmmotilität ↓

Leukozyten-
mobilisierung,
Thrombozyten-
aggregation

Muskelzittern

Sphinkterkontraktion ↑

B. Ausfall des Parasympathikus

anticholinerge Pharmaka

Pupillen-
erweiterung

Hemmung der
Schweißsekretion

Tachykardie

Mobilitätsabnahme:
Bronchien,
Darm, Blase
(außer Sphinkteren)

Sekretionsabnahme:
Tränen, Speichel,
Bronchien,
gastrointestinal

fehlende Erektion ♂
und Vasokongestion ♀

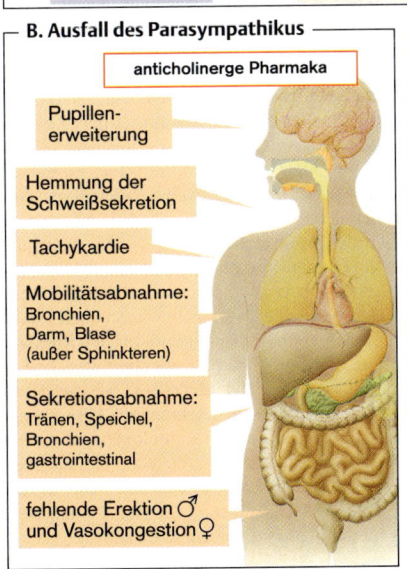

C. Querschnittslähmung

Gyrus frontalis
superior

„Miktionszentrum"
im Pons

Reflexbogen

Querschnittslähmung

sympathisch

Dehnungs-
rezeptor

Ganglion
mesentericum inf.

para-
sympathisch

N. pudendus

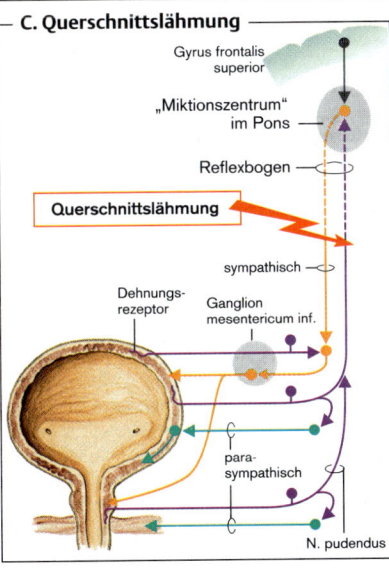

Läsionen des Hypothalamus

Der Hypothalamus integriert vegetative, endokrine und somatomotorische Funktionen des Körpers. Neurone im Hypothalamus sind für die Regulation verschiedenster **homöostatischer Funktionen** verantwortlich, wie Nahrungszufuhr, Elektrolyt- und Wasserhaushalt, Temperaturregulation und zirkadiane Rhythmik. Die Funktionen werden darüber hinaus im Hypothalamus den jeweils geforderten **Verhaltensmustern** angepaßt, wie etwa Fight-and-flight-Reaktion, nutritives oder Sexualverhalten. Die für die jeweiligen Verhaltensmuster erforderlichen Programme sind im Hypothalamus gespeichert und werden bei Bedarf vor allem durch Neurone des limbischen Systems abgerufen.

Umschriebene Läsionen im Hypothalamus können als Folge von **Tumoren, traumatischen Schädigungen** oder **Entzündungen** auftreten und bringen tiefgreifende Störungen der vegetativen Regulation mit sich (→ **A 1**):

Eine Läsion des **vorderen Hypothalamus** (inklusive der Regio praeoptica) führt zu Störungen der *Temperaturregulation* und der *zirkadianen Rhythmik* (Zerstörung des Nucleus suprachiasmaticus). Sie äußert sich u. a. in Schlaflosigkeit. Ferner wird durch Läsionen der Nuclei supraopticus und paraventricularis die Bildung der Hormone Adiuretin und Oxytocin (s. u.) sowie die *Durstempfindung* aufgehoben.

Eine Läsion des **intermediären Hypothalamus** hat gleichfalls Störungen der Temperaturregulation und der Durstempfindung zur Folge. Gleichzeitig kann die Ernährung massiv beeinträchtigt sein: Bei Läsion des lateralen Anteils des intermediären Hypothalamus ist die Hungerempfindung aufgehoben; die Patienten haben keinen Antrieb zur Nahrungsaufnahme (*Aphagie*), ernähren sich unzureichend und magern ab (*Anorexie*). Bei Läsion des medialen Hypothalamus kommt es umgekehrt zur Freßsucht (*Hyperphagie*) und durch hyperkalorische Nahrungszufuhr zur Entwicklung einer Fettsucht. Allerdings sind Fettsucht oder Anorexie nur selten auf eine physische Läsion im Hypothalamus zurückzuführen, sondern entstehen meist aus psychologischen Ursachen (→ S. 26). Bei Schädigung des intermediären Hypothalamus kommt es ferner zu *Störungen von Gedächtnisbildung und Emotionen.*

Läsionen des **hinteren Hypothalamus** führen neben komplexen vegetativen und emotionalen Störungen zu *Poikilothermie, Schlafsucht* und *Gedächtnisausfällen.*

Bei Läsionen in verschiedenen Anteilen des Hypothalamus kann es zu **gestörter Ausschüttung hypophysärer Hormone** kommen. Damit werden die von den Hormonen regulierten peripheren Parameter in Mitleidenschaft gezogen (→ **A 2**). Folge eines Ausfalls der ADH-Ausschüttung ist z. B. der *Diabetes insipidus,* bei dem die Niere keinen konzentrierten Harn mehr bilden kann und täglich bis zu 20 Liter Urin ausscheidet (→ S. 260).

Eine gestörte Ausschüttung der Gonadotropine kann eine Über- oder Unterfunktion der peripheren Hormondrüsen bewirken. Eine gesteigerte Freisetzung der **Sexualhormone** kann zu verfrühter Geschlechtsreife (*Pubertas praecox*) führen, ihre verminderte Ausschüttung zu verzögerter Sexualreifung und Unfruchtbarkeit (→ S. 272 ff.).

Die Sexualhormone, Somatotropin (→ S. 262) und die (durch Thyrotropin regulierten) Schilddrüsenhormone (→ S. 280 ff.) fördern das **Längenwachstum**. Eine verminderte Konzentration dieser Hormone verzögert das Wachstum, wobei eine herabgesetzte Ausschüttung der Sexualhormone den Verschluß der Epiphysenfugen hinauszögert und damit trotz des langsameren Wachstums letztlich zu Riesenwuchs führen kann. Über Cortisol hemmt Corticotropin das Längenwachstum.

Vor allem Somatotropin, Schilddrüsenhormone und (durch Corticotropin regulierte) Nebennierenrindenhormone (→ S. 268 ff.) greifen in den **Stoffwechsel** ein. Gestörte Ausschüttung dieser Hormone kann massive Stoffwechselstörungen nach sich ziehen. Schilddrüsen- und Nebennierenrindenhormone üben ferner einen tiefgreifenden Einfluß auf den **Kreislauf** aus. Die Nebennierenrindenhormone beeinflussen ferner die **Blutzellen**: Sie bewirken eine Zunahme der Erythrozyten, Thrombozyten und neutrophilen Granulozyten und mindern die Zahl der Lymphozyten, Plasmazellen und eosinophilen Granulozyten. Damit beeinflussen sie O_2-Transport im Blut, Blutungsstillung und Immunabwehr (→ S. 268 ff.).

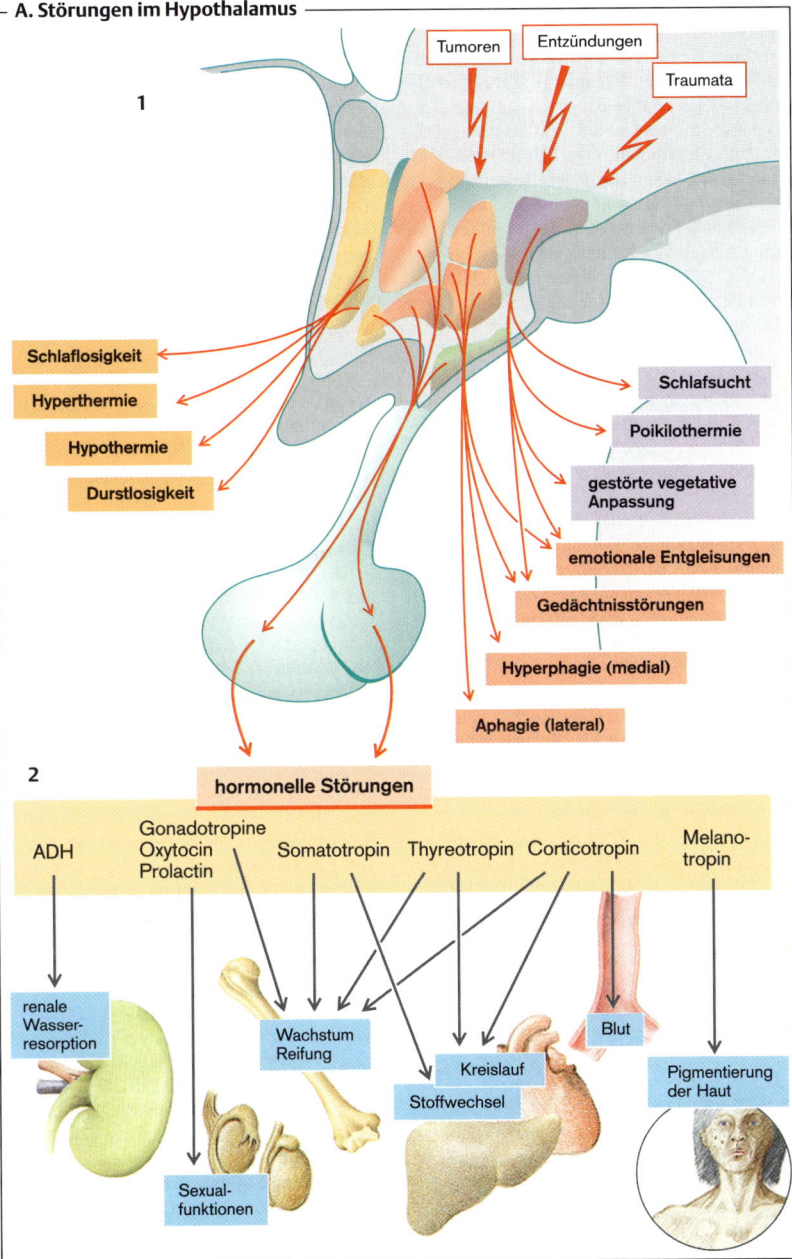

1

Tumoren   Entzündungen   Traumata

Schlaflosigkeit

Hyperthermie

Hypothermie

Durstlosigkeit

Schlafsucht

Poikilothermie

gestörte vegetative Anpassung

emotionale Entgleisungen

Gedächtnisstörungen

Hyperphagie (medial)

Aphagie (lateral)

2

hormonelle Störungen

ADH

Gonadotropine
Oxytocin
Prolactin

Somatotropin   Thyreotropin   Corticotropin   Melano-
tropin

renale
Wasser-
resorption

Wachstum
Reifung

Kreislauf

Stoffwechsel

Blut

Pigmentierung
der Haut

Sexual-
funktionen

Elektroenzephalogramm (EEG)

Die Neurone der Großhirnrinde erzeugen bei Änderungen ihres Membranpotentials wechselnde elektrische Felder an der Schädeloberfläche, die mit geeigneten Elektroden abgegriffen werden können. Das Elektroenzephalogramm (EEG) kann wertvolle Hinweise auf die Funktion von Neuronen liefern und hat daher in der Klinik große Bedeutung gewonnen. Wie das Elektrokardiogramm (EKG, → S. 184) ist das EEG von der Summe der Zellen abhängig, die im Bereich der ableitenden Elektrode einen gleichgerichteten **Dipol** erzeugen.

Die Potentialänderungen an der Rindenoberfläche beruhen im wesentlichen auf **postsynaptischen Potentialen an Dendriten der Pyramidenzellen** (→ **A**). Die postsynaptischen Potentiale weisen zwar eine geringere Amplitude auf als die Aktionspotentiale, dauern jedoch wesentlich länger. Da die Pyramidenzellen senkrecht zur Rindenoberfläche orientiert sind, erzeugen sie bei lokaler Aktivität viel leichter einen zur Oberfläche gerichteten Dipol als andere Zellen der Hirnrinde und wirken damit wesentlich stärker auf das Oberflächenpotential. Zudem sind sie alle parallel zueinander orientiert, so daß sich gleichsinnige Potentialänderungen benachbarter Pyramidenzellen summieren. Ausschläge im EEG sind nur dann zu erwarten, wenn im Bereich der Ableitelektrode mehrere Pyramidenzellen gleichzeitig depolarisiert werden, wenn also eine synchronisierte Erregung auftritt.

Während eines exzitatorischen postsynaptischen Potentials strömt Na^+ in die Zelle ein und hinterläßt ein lokal negatives extrazelluläres Potential (→ **A1**). Die Depolarisation fördert einen K^+-Ausstrom entlang der übrigen Zellmembran, der wiederum ein lokal positives extrazelluläres Potential erzeugt. Wird eine erregende Synapse am apikalen Ende eines Dendriten aktiviert, ist der Extrazellulärraum in diesem Bereich relativ negativ, an der Basis des Dendriten dagegen relativ positiv (zur Vereinfachung wurde der K^+-Ausstrom nur an einer Stelle eingezeichnet). Dadurch wird ein Dipol erzeugt, der an der Oberfläche eine Negativierung hervorruft. *Kommissurenfasern* aus der anderen Kortexhemisphäre und dem unspezifischen Thalamus bilden vor allem oberflächliche erregende Synapsen; Erre-

gung über diese Fasern führt demnach zu einer Negativierung der Oberflächenelektrode (→ **A1**). Umgekehrt führt die Aktivierung spezifischer *thalamokortikaler Fasern* eher zu einer Positivierung der Oberfläche (→ **A2**), da sie in der Nähe des Zellkörpers, also in der Tiefe der Großhirnrinde, angreifen. Eine Hemmung im Bereich der Zellkörper führt theoretisch zu einer Negativierung der Oberfläche, die allerdings zu schwach ausfällt, um an der Schädeloberfläche registriert zu werden (→ **A3**).

Die Neurone im Thalamus, welche die kortikalen Pyramidenzellen erregen, unterliegen einer rhythmischen Aktivität aufgrund von negativem Feedback (→ **A4**). Der Rhythmus wird durch thalamokortikale Bahnen auf die Pyramidenzellen übertragen, wobei ein thalamisches Neuron gleichzeitig mehrere Pyramidenzellen erregt. Daher sind subkortikale Läsionen im EEG oft besser sichtbar als kleine kortikale Läsionen.

Ein diagnostisch bedeutsames Kriterium bei der Analyse des EEG ist die **Frequenz** der aufgezeichneten Wellen (→ **B1**). Beim Erwachsenen sind im Wachzustand bei offenen Augen vorwiegend β-Wellen nachweisbar (14–30 Hz). Bei geschlossenen Augen treten die etwas langsameren α-Wellen auf (8–13 Hz). Noch langsamere Wellen, wie ϑ-Wellen (4–7 Hz) und δ-Wellen (0,5–3 Hz), sind bei normalen, wachen Erwachsenen nicht nachweisbar, nur bei Kindern und Jugendlichen. Bei Erwachsenen treten sie besonders in den tiefen Schlafphasen auf (→ S. 340). Bestimmte Erkrankungen des Gehirns können eine *Verlangsamung* (Schlafmittelvergiftung, Demenz, Schizophrenie) oder eine *Beschleunigung* (Alkoholismus, manisch-depressive Erkrankung) der Frequenz nach sich ziehen.

Besondere Bedeutung hat das EEG bei der Diagnostik von **Epilepsien**, die durch massive synchronisierte Erregung von Kortexneuronen charakterisiert sind (→ S. 338). Dabei kommt es zu starker „Spike"-Aktivität („Krampfzacken", → **B2**) oder zu sog. „Spike-wave"-Komplexen (→ **B3**).

Bei Untergang der Großhirnrinde (**Hirntod**) schwindet jede elektrische Aktivität und es kommt zum sog. Nullinien-EEG.

A. Entstehung des EEG

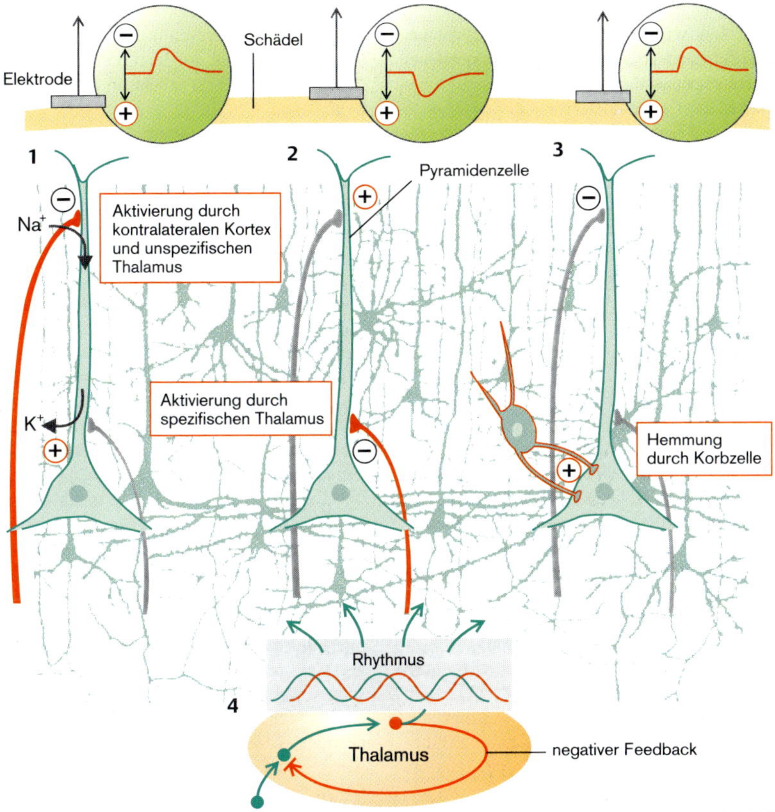

Elektrode

Schädel

1

Na$^+$

K$^+$

Aktivierung durch
kontralateralen Kortex
und unspezifischen
Thalamus

Aktivierung durch
spezifischen Thalamus

2

Pyramidenzelle

3

Hemmung
durch Korbzelle

4

Rhythmus

Thalamus — negativer Feedback

B. Frequenzmuster des EEG

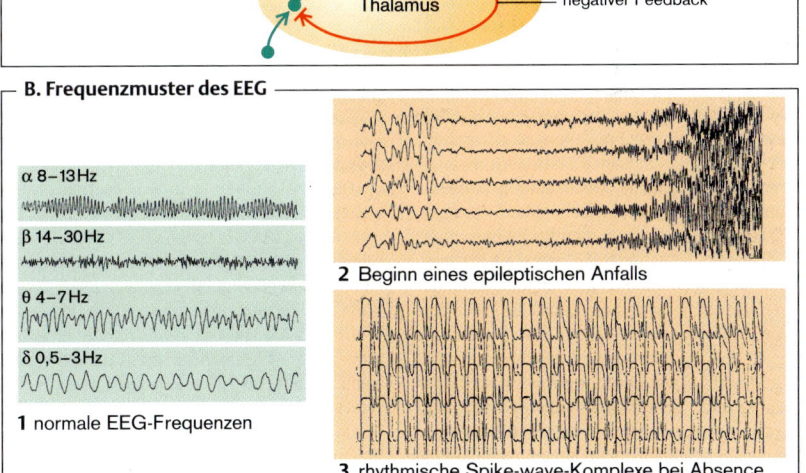

α 8–13 Hz

β 14–30 Hz

θ 4–7 Hz

δ 0,5–3 Hz

1 normale EEG-Frequenzen

2 Beginn eines epileptischen Anfalls

3 rhythmische Spike-wave-Komplexe bei Absence

Epilepsie

Ein epileptischer Anfall wird durch spontane, synchronisierte, massive **Erregungen größerer Neuronenpopulationen** ausgelöst, die zu lokalisierter oder generalisierter Aktivierung motorischer (Krämpfe), sensorischer (Sinneseindrücke), vegetativer (z. B. Speichelfluß) oder komplexer (kognitiver, emotionaler) Funktionen führen (→ **A**).

Die epileptischen Anfälle können lokal auftreten, z. B. im linken Gyrus praecentralis, im Bereich derjenigen Neurone, die den rechten Fuß kontrollieren (Partialanfall). Von dort aus können sie sich über den ganzen Gyrus praecentralis ausbreiten (sog. **Jackson-Anfälle**). Dabei breiten sich klonische Krämpfe vom rechten Fuß über die gesamte rechte Körperhälfte aus, ohne daß der Patient sein Bewußtsein verlieren muß. Greifen die Krämpfe allerdings auf die andere Hälfte über, verliert der Patient das Bewußtsein (Partialanfall mit sekundärer Generalisierung). **Primär generalisierte Anfälle** sind mit Bewußtseinsverlust verbunden. Bestimmte Anfälle (Absencen) können auch zu isoliertem Bewußtseinsverlust führen.

Auslösendes Phänomen ist eine **paroxysmale Depolarisation** einzelner Neurone (paroxysmal depolarization shift, PDS). Sie wird durch Aktivierung von Ca^{2+}-Kanälen hervorgerufen (→ **A 1**). Das einströmende Ca^{2+} öffnet zunächst unspezifische Kationenkanäle und bewirkt dadurch eine massive Depolarisation. Diese wird durch Öffnung Ca^{2+}-aktivierter K^+- und Cl^--Kanäle beendet. Zu einem epileptischen Anfall kommt es, wenn genügend benachbarte Neurone erregt werden. Ursachen bzw. begünstigende Faktoren sind z. B. genetische Defekte (u. a. von K^+-Kanälen), Fehlbildungen des Gehirns, Hirntraumen (Glianarben), Tumoren, Blutungen oder Abszesse. Auch Vergiftungen (v. a. Alkohol), Entzündungen, Fieber, Zellschwellung oder Zellschrumpfung, Hypoglykämie, Hypomagnesiämie, Hypokalzämie, Schlafentzug, Ischämie bzw. Hypoxie und repetitive Reize (z. B. flackerndes Licht) können einen Anfall auslösen oder begünstigen. Hyperventilation kann über Hypokapnie und zerebrale Vasokonstriktion zur Hypoxie führen und somit ebenfalls fördernd wirken. Schließlich treten epileptische Anfälle gehäuft bei Schwangerschaft auf.

Die Erregung der Neurone bzw. die Ausbreitung der Erregung auf Nachbarneurone wird durch eine Reihe von **zellulären Mechanismen** begünstigt:

Die Dendriten der Pyramidenzellen des Kortex besitzen spannungsabhängige Ca^{2+}-**Kanäle**, die sich bei Depolarisation öffnen und damit die Depolarisation verstärken. Bei *Läsionen* von Neuronen werden diese Ca^{2+}-Kanäle vermehrt exprimiert. Sie werden durch Mg^{2+} gehemmt; eine *Hypomagnesiämie* begünstigt somit die Aktivierung der Kanäle (→ **A 2**). Eine erhöhte extrazelluläre K^+-*Konzentration* mindert den K^+-Ausstrom durch K^+-Kanäle, wirkt also depolarisierend und fördert damit gleichfalls die Aktivierung der Ca^{2+}-Kanäle.

Die Dendriten der Pyramidenzellen werden ferner durch **Glutamat** aus exzitatorischen Synapsen depolarisiert (→ **A 3**). Glutamat wirkt u. a. auf einen Ca^{2+}-impermeablen (sog. NMDA-Kanal) und einen Ca^{2+}-permeablen Kationenkanal (sog. AMPA-Kanal). Der AMPA-Kanal wird normalerweise durch Mg^{2+} blockiert. Die durch die Aktivierung des NMDA-Kanals ausgelöste Depolarisation hebt jedoch den Mg^{2+}-Block auf (Kooperation der beiden Kanäle). *Mg^{2+}-Mangel* und Depolarisation begünstigen also die Aktivierung des AMPA-Kanals.

Das Membranpotential der Neurone wird normalerweise durch K^+-**Kanäle** aufrechterhalten. Voraussetzung ist ein hinreichender K^+-Gradient über die Zellmembran. Dieser wird durch die Na^+/K^+-**ATPase** aufgebaut (→ **A 4**). *Energiemangel* (z. B. durch Sauerstoffmangel, Hypoglykämie) beeinträchtigt die Na^+/K^+-ATPase und begünstigt damit die Depolarisation der Zelle.

Depolarisationen werden normalerweise durch hemmende Neurone eingeschränkt, die u. a. über **GABA** K^+- und/oder Cl^--Kanäle aktivieren (→ **A 5**). GABA wird durch Glutamatdecarboxylase (GD) gebildet, ein Enzym, das als Cofaktor Pyridoxalphosphat (Vitamin B_6) benötigt. Ein *Mangel an Vitamin B_6* oder eine herabgesetzte Affinität des Enzyms für Vitamin B_6 (genetischer Defekt) begünstigt das Auftreten einer Epilepsie. Eine *Hyperpolarisation von thalamischen Neuronen* kann die Aktivierbarkeit von T-Typ-Ca^{2+}-Kanälen steigern und so die Auslösung von Absencen begünstigen.

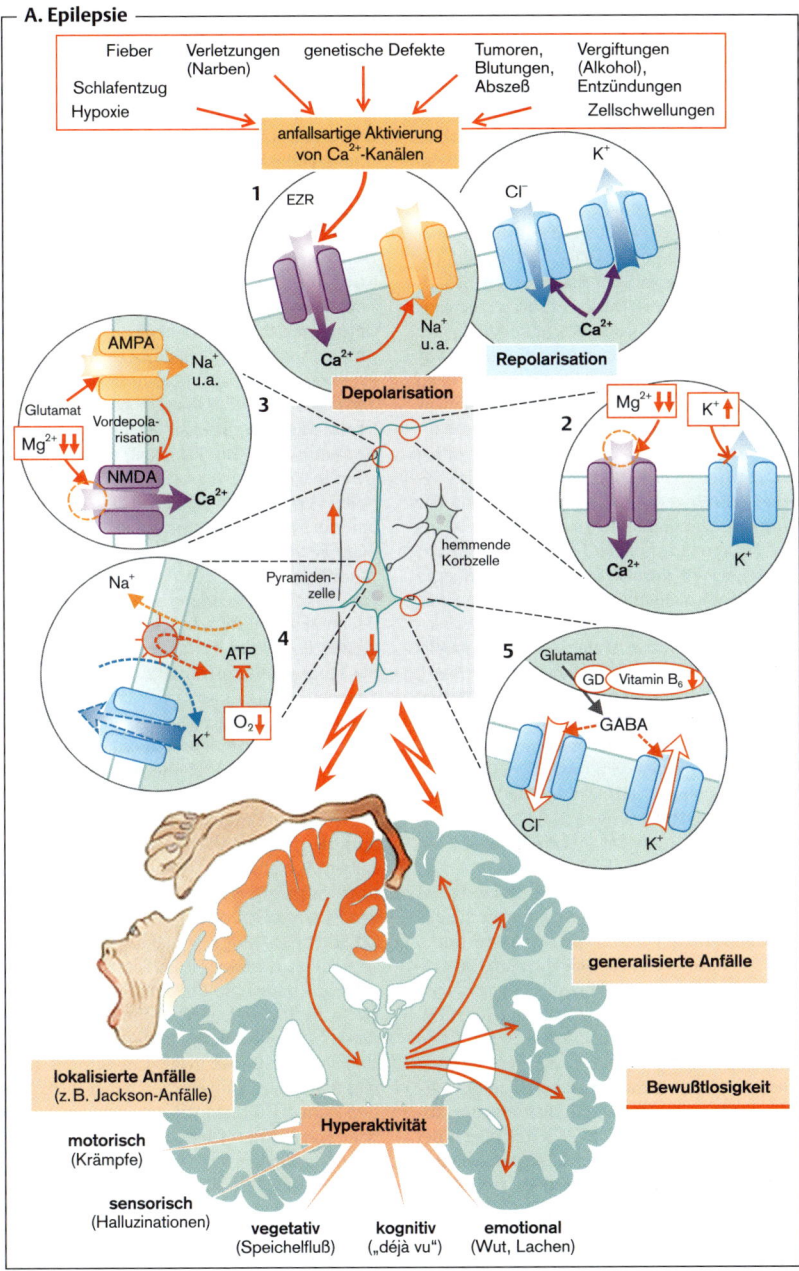

Fieber Verletzungen genetische Defekte Tumoren, Vergiftungen
(Narben) Blutungen, (Alkohol),
Schlafentzug Abszeß Entzündungen
Hypoxie Zellschwellungen

anfallsartige Aktivierung von Ca²⁺-Kanälen

1 EZR K⁺ Cl⁻

Ca²⁺ Na⁺ u.a. Ca²⁺ **Repolarisation**

Depolarisation

AMPA Na⁺ u.a. 3 Mg²⁺↓↓ K⁺↑ 2

Glutamat Vordepolarisation Ca²⁺ K⁺

Mg²⁺↓↓ NMDA Ca²⁺

Na⁺ Pyramidenzelle hemmende Korbzelle

ATP 4

O₂↓ K⁺

5 Glutamat

GD Vitamin B₆↓

GABA

Cl⁻ K⁺

generalisierte Anfälle

lokalisierte Anfälle
(z. B. Jackson-Anfälle)

Bewußtlosigkeit

motorisch
(Krämpfe)

Hyperaktivität

sensorisch
(Halluzinationen) vegetativ kognitiv emotional
(Speichelfluß) („déjà vu") (Wut, Lachen)

Schlafstörungen

Normaler Schlaf erfordert das Zusammenspiel mehrerer zerebraler Strukturen, u.a. Locus coeruleus und subcoeruleus (Transmitter Noradrenalin), Nucleus raphe (Serotonin), Nucleus tractus solitarius und Neurone im Hypothalamus. Eine Läsion des **Nucleus subcoeruleus** führt zu REM-Schlaflosigkeit (s.u.), Läsion des **Nucleus raphe** oder des **vorderen Hypothalamus** zu (vorübergehender) Schlaflosigkeit, Läsion des **hinteren Hypothalamus** zu Schlafsucht. Erregung des Nucleus tractus solitarius (z.B. Magendehnung) erzeugt Müdigkeit. Schlaf ist ferner sehr vom zirkadianen Rhythmus abhängig: Zerstörung des zentralen Rhythmusgebers **Nucleus suprachiasmaticus** (**NSC**) führt zu irregulärem Einschlafen und erschwertem Wecken. Aufwachen wird durch das aufsteigende aktivierende retikuläre System (**ARAS**) vermittelt, eine Verbindung der Formatio reticularis über intralaminare Kerne des Thalamus zu weiten Teilen des Großhirns (→ **A**). Ausfall **intralaminarer Thalamuskerne** (z.B. durch Ischämie) führt zur Somnolenz. Eine Desynchronisation zwischen subkortikaler Aktivität und kortikalem Schlaf ist möglicherweise Ursache des **Schlafwandelns**.

Störungen der Atemregulation im Schlaf werden für den plötzlichen Tod von Säuglingen (**sudden infant death**) und die **Schlafapnoe** beim Erwachsenen verantwortlich gemacht. Eine metabolische Alkalose soll die Apnoe im Schlaf begünstigen. Zudem fördert der abnehmende Muskeltonus im Schlaf ein Kollabieren der Atemwege, Apnoe und Hypoxie.

Normalerweise durchläuft man während des Schlafes mehrere Phasen unterschiedlicher Schlaftiefe (→ **B**). Typischerweise treten etwa 5 Phasen von **REM-Schlaf** (rapid eye movement) auf (rot), bei denen Erregungssalven aus dem Hirnstamm Zuckungen der sonst hypotonen Muskulatur auslösen. Vor Erreichen des REM-Schlafes müssen mehrere Stadien von **NREM**(non-REM)-**Schlaf** durchlaufen werden, wobei zunehmende Schlaftiefe mit abnehmender Frequenz im EEG korreliert. Bei chronischer Einnahme von **Schlafmitteln** wird der NREM-Schlaf flacher und es treten nur noch vereinzelt REM-Schlafphasen auf. Während der Wachphasen akkumulieren endogene **Schlaffaktoren**, wie die sog. Sleep inducing peptides, die während des Schlafes wieder abgebaut werden. Möglicherweise wird die Bildung von Schlaffaktoren durch Serotonin stimuliert, denn die Hemmung der Serotoninbildung, -ausschüttung oder -wirkung (z.B. durch das antihypertensive Pharmakon Reserpin) führt zu Schlaflosigkeit.

Die Sleep inducing peptides erzeugen einen „**Schlafdruck**" (NREM-Schlafdruck bzw. Slow-wave-sleep[SWS]-Druck; → **C1**). Der „Nettoschlafdruck" ergibt sich aus der Differenz zwischen dem Schlafdruck (violett) und dem Reziprokwert des REM-Schlafdruckes (grün), der in etwa parallel zur Körpertemperatur und ähnlichen Körperparametern wie „Aktivitäts- und Leistungsbereitschaft" einem zirkadianen Rhythmus folgt. Die Fähigkeit, einzuschlafen, ist eine Funktion dieses Nettoschlafdruckes.

Bei Wechsel der Zeitzonen (**Jet lag**, → **C2**) und bei **Schichtarbeitern** oszilliert der zirkadiane Rhythmus zunächst in der ursprünglichen Phase weiter. Bei Verkürzung des Tages scheitert das ortszeitgerechte Einschlafen häufig am geringen Nettoschlafdruck. Bei Verlängerung des Tages hat der Schlafdruck durch die längere Wachperiode zugenommen und ortszeitgerechtes Einschlafen ist kein Problem. Der weiterlaufende zirkadiane Rhythmus bewirkt jedoch vorzeitiges Aufwachen.

Das Einschlafen ist ferner bei der sog. „**delayed sleep phase insomnia**" gestört (→ **C3**): Ursache ist ein unflexibler zirkadianer Rhythmus, der nicht verkürzt werden kann. Bei zu frühem Schlafbeginn ist der Nettoschlafdruck noch zu gering. Bei der Chronotherapie wird den Patienten ein verlängerter Tagesrhythmus (27 Stunden) aufgezwungen, bis die gewünschte zirkadiane Periodik erreicht ist.

Depressionen (→ **C4**) mindern möglicherweise die Bildung von Sleep inducing peptides durch Mangel an Serotonin (→ S. 350). Folgen sind Abnahme des Nettoschlafdrucks (rot) und Einschlafstörungen. Durch Schlafdeprivation kann der Schlafdruck am nächsten Tag erhöht und ein normaler Schlaf erzielt werden.

Ein **gesteigertes Erregungsniveau** erschwert das Einschlafen und reduziert die Schlafdauer (→ **C5**). Angst vor Schlaflosigkeit steigert das Erregungsniveau und wirkt daher kontraproduktiv.

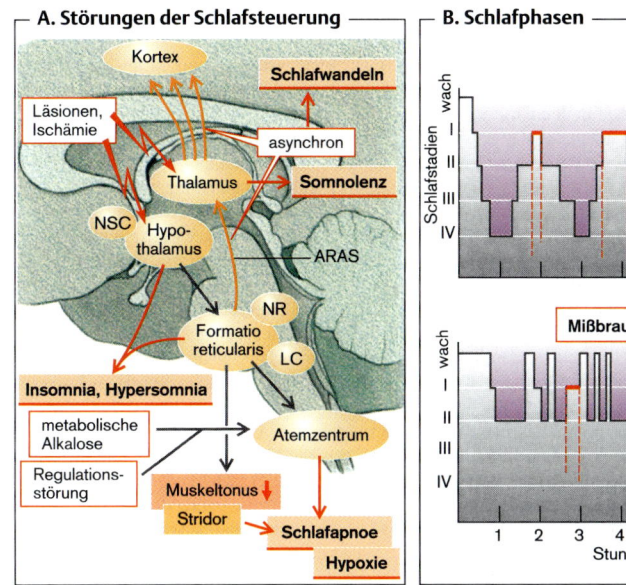

A. Störungen der Schlafsteuerung

Kortex

Läsionen, Ischämie

Schlafwandeln

asynchron

Thalamus → **Somnolenz**

NSC

Hypo-thalamus

ARAS

Formatio reticularis

NR

LC

Insomnia, Hypersomnie

metabolische Alkalose

Regulations-störung

Muskeltonus ↓

Stridor

Atemzentrum

Schlafapnoe

Hypoxie

B. Schlafphasen

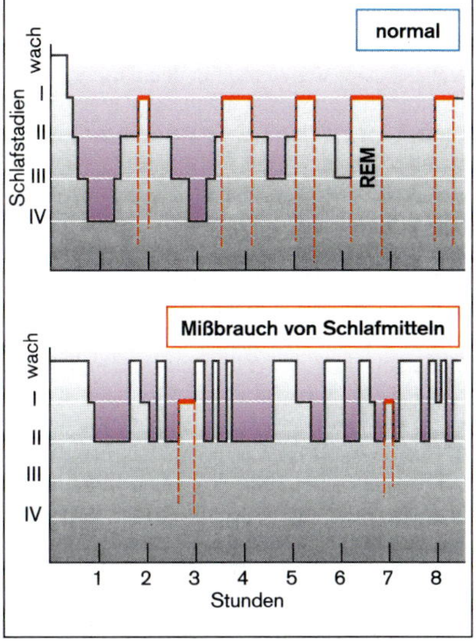

normal

wach

Schlafstadien

I

II

III

IV

REM

Mißbrauch von Schlafmitteln

wach

I

II

III

IV

1 2 3 4 5 6 7 8

Stunden

C. Schlaffaktoren

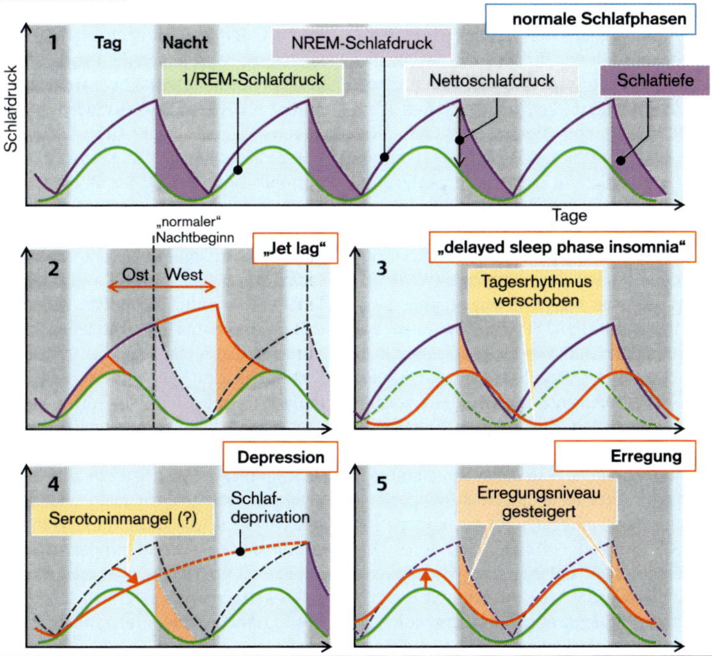

1 **normale Schlafphasen**

Tag Nacht NREM-Schlafdruck

Schlafdruck

1/REM-Schlafdruck Nettoschlafdruck Schlaftiefe

Tage

2 „normaler" Nachtbeginn **„Jet lag"**

Ost West

3 **„delayed sleep phase insomnia"**

Tagesrhythmus verschoben

4 **Depression**

Serotoninmangel (?) Schlaf-deprivation

5 **Erregung**

Erregungsniveau gesteigert

Bewußtsein

Nur ein Bruchteil der Information, die unser Gehirn erreicht, wird uns bewußt. Die Bewußtseinsinhalte werden in den dafür spezialisierten assoziativen Kortexarealen gespeichert (→ S. 346). Die bewußte Wahrnehmung erfordert nicht nur die Weiterleitung der spezifischen Afferenzen zur Großhirnrinde, sondern auch eine unspezifische Aktivierung durch das **aufsteigende retikuläre aktivierende System** (ARAS), durch das Neurone aus der Formatio reticularis über intralaminare Neurone des Thalamus weite Teile des Großhirns aktivieren (→ **A**).

Die Schädigung großer Anteile der Großhirnrinde und/oder ein Ausfall des ARAS lösen **Bewußtlosigkeit** aus. Primäre Ursachen wirken letztlich über Beeinflussung der neuronalen Erregbarkeit in den genannten neuronalen Strukturen. Ischämie (z. B. arteriosklerotische Gefäßverschlüsse) und Hypoxie (z. B. Erstikken) (→ **A1**) beeinträchtigen die Erregbarkeit direkt und über *Zellschwellung*: Eine Schwellung der Gliazellen beeinträchtigt unter anderem deren Fähigkeit, K^+ aufzunehmen und damit die extrazelluläre K^+-Konzentration niedrig zu halten. Indirekt ist davon die neuronale Erregbarkeit betroffen. Teilweise über Ischämie und Hypoxie wirken auch Tumoren, Abszesse, Traumen und Blutungen (→ **A1**). Sie steigern den Hirndruck und schränken durch Einengung der Gefäße die Hirndurchblutung ein. Auch Hypoglykämie mindert die Erregbarkeit teilweise über eine Zellschwellung (→ **A2**). Über diesen Mechanismus wirken ferner Hyponatriämie und Ammoniak (NH_4^+): Das bei hepatischer Enzephalopathie (→ S. 174) ansteigende NH_4^+ erzwingt in Gliazellen die Bildung von Glutamin aus α-Ketoglutarat und Glutamat; die Akkumulation von Glutamin läßt die Zellen anschwellen. Diese versuchen zunächst, ihre Schwellung durch Abgabe von Osmolyten abzuwenden, im NMR sieht man daher eine Abnahme der zerebralen Inositolkonzentrationen. Wenn diese Kompensationsmöglichkeit ausgeschöpft ist, kommt es zur Bewußtlosigkeit.

Die Erregbarkeit der Neurone wird außerdem durch Epilepsie (→ S. 338), durch Hyperosmolarität (Hypernatriämie, Hyperglykämie; → **A3**) sowie durch Störungen des Elektrolyt

(Ca^{2+}, Mg^{2+}, HPO_4^{2-}) und Säure-Basen-Haushaltes beeinträchtigt (→ **A4**). Urämie (bei Niereninsuffizienz) und Diabetes mellitus wirken teilweise über Änderungen der extrazellulären Osmolarität und Elektrolytzusammensetzung. Eine Vielzahl von Substanzen kann die Erregbarkeit im ARAS beeinträchtigen (→ **A5**), wie NMDA-Rezeptor-Antagonisten, Alkohol, Narkotika, Hypnotika, Pychopharmaka, Antikonvulsiva, Na^+/K^+-ATPase-Hemmer (Herzglykoside), Schwermetalle usw. Auch bei extremem Überschuß oder Mangel an Hormonen (z. B. T_3, T_4, Parathyrin, NNR-Hormone, Phäochromozytom) sowie massive neuronale Erregung z. B. durch Schmerzen oder bei psychischen Erkrankungen (z. B. Schizophrenie) kann zu Bewußtlosigkeit führen (→ **A6**). Schließlich kann die neuronale Erregbarkeit durch Hyperthermie, Hypothermie, entzündliche (z. B. Meningitis) oder mechanische Schädigung und neurodegenerative Erkrankungen bis zur Bewußtlosigkeit gestört sein (→ **A7**).

Die Bewußtlosigkeit kann in verschiedene **Stadien** eingeteilt werden (→ **A**): Bei Somnolenz ist der Patient noch weckbar und ansprechbar, bei Sopor ist der Patient noch weckbar, bei Koma ist er nicht mehr weckbar und im Coma dépassé sind zusätzlich vitale Funktionen ausgefallen (z. B. Atemstillstand).

Eine besondere Störung des Bewußtseins ist das **Split brain** (→ **B**). Die Bildung eines einheitlichen Bewußtseins erfordert die Kommunikation beider Großhirnhemisphären. Sie geschieht über mächtige Kommissurenfasern durch den Balken (Corpus callosum) und die Commissura anterior. Bei Patienten mit sonst unbeherrschbarer Epilepsie wurden die Kommissurenfasern durchtrennt. Dadurch ist die Kommunikation der beiden Hirnhälften unterbunden. Den beiden Hirnhälften werden nun unterschiedliche Dinge bewußt: Wird ein Gegenstand (z. B. Topf) in die rechte Hand gelegt oder im rechten Gesichtsfeld angeboten, dann kann der Patient das Objekt benennen. Wird das Objekt in die linke Hand gelegt bzw. in das linke Gesichtsfeld projiziert, dann kann der Patient das Objekt zwar erkennen und beispielsweise den zugehörigen Deckel mit der linken Hand auffinden, er kann es jedoch nicht benennen.

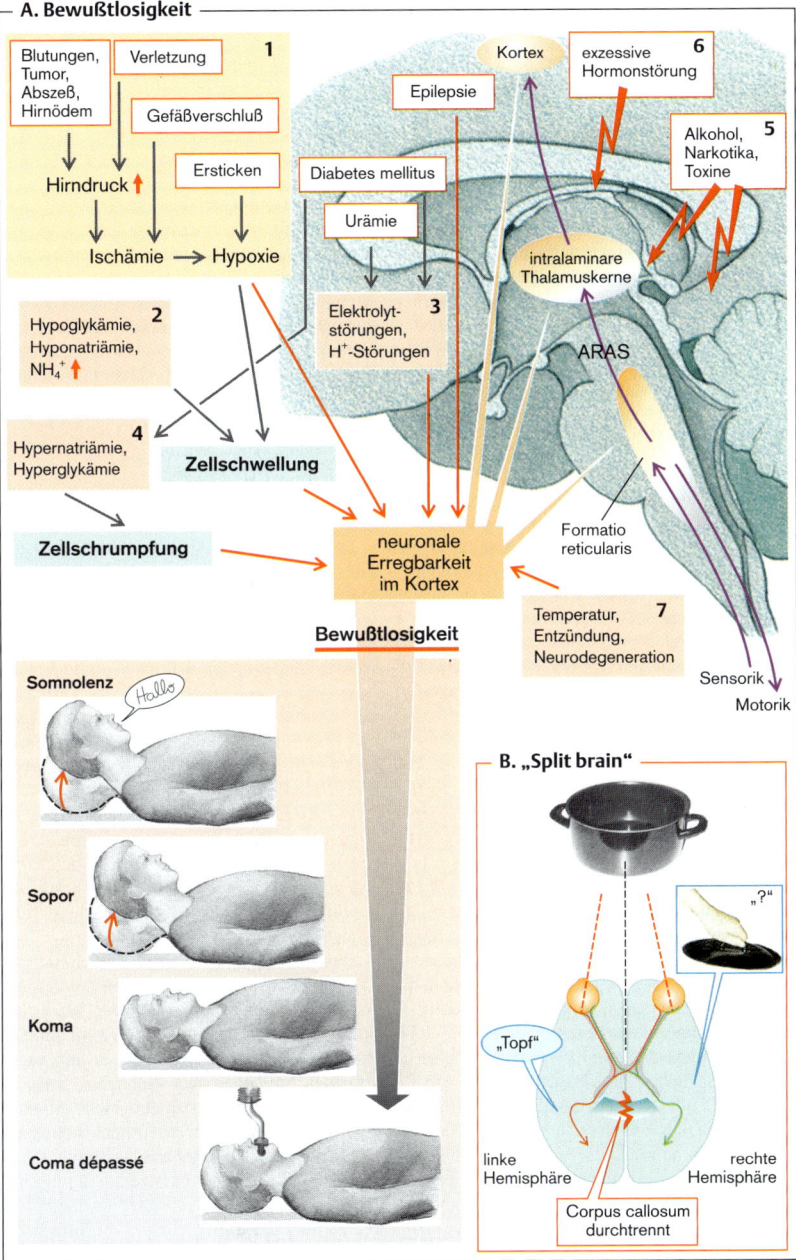

A. Bewußtlosigkeit

1
Blutungen, Tumor, Abszeß, Hirnödem

Verletzung

Gefäßverschluß

Ersticken

Hirndruck ↑

Ischämie → Hypoxie

Kortex

Epilepsie

Diabetes mellitus

Urämie

exzessive Hormonstörung **6**

Alkohol, Narkotika, Toxine **5**

2
Hypoglykämie, Hyponatriämie, NH₄⁺ ↑

Elektrolyt-störungen, H⁺-Störungen **3**

intralaminare Thalamuskerne

ARAS

4
Hypernatriämie, Hyperglykämie

Zellschwellung

Zellschrumpfung

neuronale Erregbarkeit im Kortex

Formatio reticularis

Temperatur, Entzündung, Neurodegeneration **7**

Bewußtlosigkeit

Sensorik

Motorik

Somnolenz

Hallo

Sopor

Koma

Coma dépassé

B. „Split brain"

„?"

„Topf"

linke Hemisphäre

rechte Hemisphäre

Corpus callosum durchtrennt

Aphasien

Sprechen und Sprachverständnis sind Leistungen, die große Teile der Großhirnrinde in Anspruch nehmen. Daher können Läsionen in verschiedensten Anteilen der Großhirnrinde zur Beeinträchtigung des Sprechens und des Verstehens von Sprache führen.

Vereinfacht dargestellt wird **gesprochene Sprache** zunächst in der primären Hörrinde (violett) wahrgenommen und dann im sensorischen Sprachzentrum (Wernicke-Areal, hellblau) gedeutet (→ **A**). **Geschriebenes Wort** wird über die primäre (graublau) und sekundäre (dunkelblau) Sehrinde der Area 39 zugeführt, die akustische, optische und sensorische Wahrnehmungen integriert. Beim Schreiben wird über den Fasciculus arcuatus der prämotorische Kortex aktiviert, der wiederum über Basalganglien und Thalamus den Motorkortex aktiviert. Beim Rechtshänder sind die beteiligten Strukturen bevorzugt in der linken Großhirnhälfte lokalisiert, und Sprachstörungen (Aphasien) sind fast immer Folge von Läsionen in der linken Hemisphäre.

Jede der genannten Strukturen kann ausfallen, etwa durch traumatische oder ischämische Schädigung. Je nachdem, welches Hirnareal betroffen ist, entstehen jeweils charakteristische **Störungen:**

Der **Broca-Aphasie** liegt eine Läsion des *motorischen Sprachzentrums* im Bereich der Area 44 und der angrenzenden Areae 9, 46 und 47 zugrunde. Die Spontansprache ist nicht flüssig, grammatikalisch falsch und der Patient teilt sich typischerweise in einzelnen Wörtern mit. Er ist auch nicht fähig, nachzusprechen. Das Sprachverständnis ist nicht oder weniger beeinträchtigt. In der Regel können die Patienten nicht normal schreiben. Bei ausschließlicher Läsion der Area 44 bleibt jedoch die Schreibfähigkeit erhalten. Diese seltene Störung wird dann als **Aphemie** bezeichnet.

Die **Wernicke-Aphasie** ist Folge einer Läsion in der *sensorischen Sprachregion*, d. h. im hinteren Anteil des Gyrus temporalis, bzw. des auditiven Assoziationskortex (Area 22) und/oder im Gyrus supramarginalis (Area 40). Bei diesen Patienten ist das Sprachverständnis eingeschränkt. Dabei verlieren sie auch die Fähigkeit, nachzusprechen. Die Spontansprache ist flüssig, mitunter sprechen die Patienten un-entwegt (*Logorrhö*). Dabei können sich allerdings phonematische (Spille statt Spinne) oder semantische (Mutter statt Frau) Fehler einschleichen (*Paraphasie*) oder Wortneuschöpfungen (*Neologismen*) verwendet werden.

Bei der **Leitungsaphasie** ist die Verbindung von sensorischem und motorischem Sprachzentrum (Fasciculus arcuatus) unterbrochen. Die Sprache ist flüssig (allerdings paraphasisch), das Sprachverständnis gut. Die Fähigkeit, Worte nachzusprechen, ist jedoch massiv eingeschränkt. Die Patienten sind auch nicht in der Lage, laut vorzulesen, obwohl sie gelesenen Text verstehen.

Bei der **globalen Aphasie** (Schädigung des motorischen und sensorischen Sprachzentrums, z. B. durch Verschluß der Arteria cerebri media) ist sowohl die Spontansprache als auch das Sprachverständnis beeinträchtigt.

Die **anomische Aphasie** ist Folge einer Läsion im Temporallappen im Bereich der Gyri medius und inferior. Der Patient spricht weitgehend normal, und auch das Sprachverständnis ist erhalten. Er hat jedoch Schwierigkeiten, für bestimmte Objekte das richtige Wort zu finden.

Bei der **achromatischen Aphasie** (Läsion an der Unterseite des Temporallappens) kennt der Patient nicht die Namen für Farben (obgleich er durchaus Farben erkennt und z. B. Objekte nach Farben sortieren kann).

Die **motorische transkortikale Aphasie** ist Folge einer Läsion im vorderen unteren Frontallappen in der Nähe des Broca-Sprachzentrums. Dabei ist die Spontansprache stark eingeschränkt, während Nachsprechen und Sprachverständnis normal sind.

Die **sensorische transkortikale Aphasie** tritt nach einer Läsion im parietal-temporalen Assoziationskortex in der Nähe des Wernicke-Sprachzentrums bzw. in der Area 39 auf. Die Patienten können flüssig sprechen und nachsprechen. Sie haben aber Probleme, Worte zu verstehen, haben Wortfindungsschwierigkeiten und können weder lesen noch schreiben.

Eine **subkortikale Aphasie** entsteht bei Läsionen im Bereich der Basalganglien (v. a. Nucleus caudatus) und des Thalamus. Dabei treten vorübergehende Störungen von Sprachverständnis und Wortfindung auf.

A. Aphasien

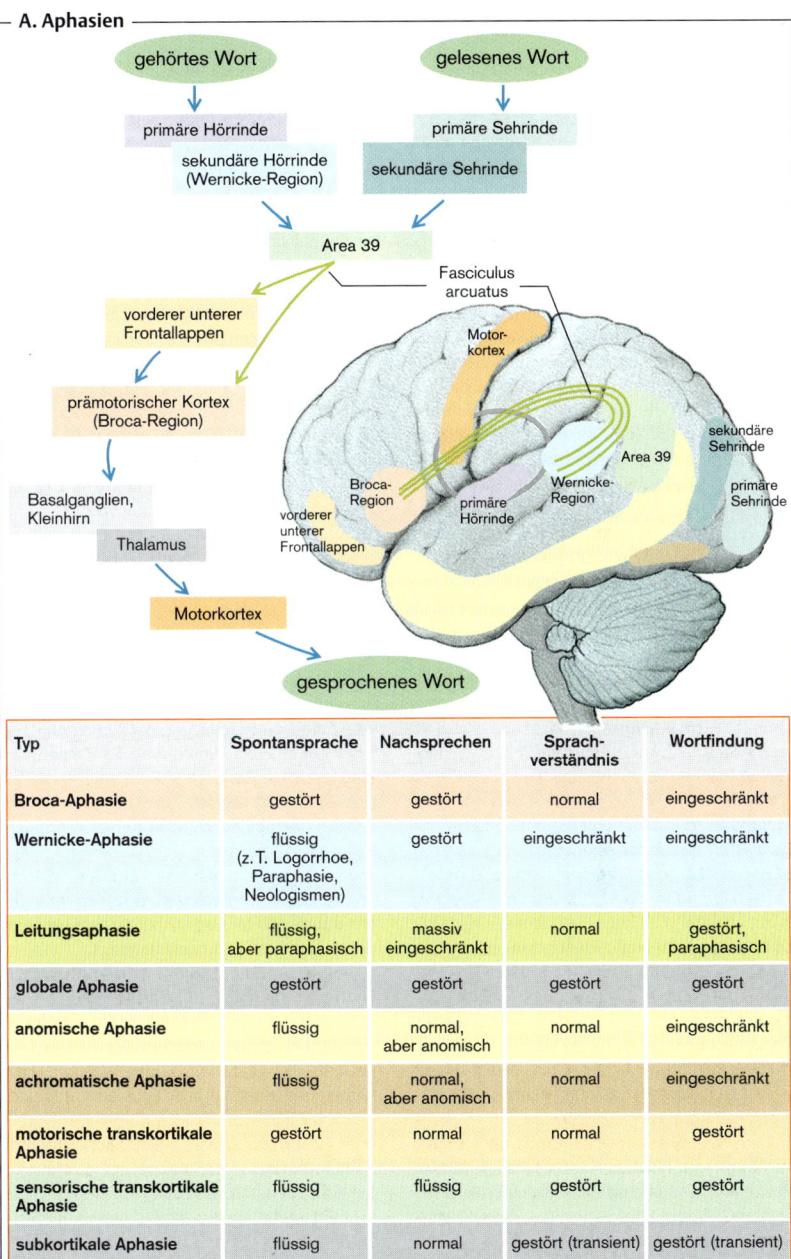

gehörtes Wort

gelesenes Wort

primäre Hörrinde

primäre Sehrinde

sekundäre Hörrinde (Wernicke-Region)

sekundäre Sehrinde

Area 39

Fasciculus arcuatus

vorderer unterer Frontallappen

prämotorischer Kortex (Broca-Region)

Basalganglien, Kleinhirn

Thalamus

Motorkortex

gesprochenes Wort

Motorkortex
Broca-Region
vorderer unterer Frontallappen
primäre Hörrinde
Wernicke-Region
Area 39
sekundäre Sehrinde
primäre Sehrinde

Typ	Spontansprache	Nachsprechen	Sprach-verständnis	Wortfindung
Broca-Aphasie	gestört	gestört	normal	eingeschränkt
Wernicke-Aphasie	flüssig (z. T. Logorrhoe, Paraphasie, Neologismen)	gestört	eingeschränkt	eingeschränkt
Leitungsaphasie	flüssig, aber paraphasisch	massiv eingeschränkt	normal	gestört, paraphasisch
globale Aphasie	gestört	gestört	gestört	gestört
anomische Aphasie	flüssig	normal, aber anomisch	normal	eingeschränkt
achromatische Aphasie	flüssig	normal, aber anomisch	normal	eingeschränkt
motorische transkortikale Aphasie	gestört	normal	normal	gestört
sensorische transkortikale Aphasie	flüssig	flüssig	gestört	gestört
subkortikale Aphasie	flüssig	normal	gestört (transient)	gestört (transient)

Gedächtnisstörungen

Man unterscheidet zwei Formen von Gedächtnis: Das *deklarative, explizite Gedächtnis* (semantisch oder episodisch) speichert Informationen ab, die bewußt abgerufen werden müssen (→**A1**). Es ist z.B. erforderlich, um bestimmte Dinge (Äpfel, Tiere, Gesichter) wiederzuerkennen. Das *prozedurale, implizite Gedächtnis* (→**A3**) benötigt keine bewußte Aktivierung für Einspeicherung und Wiedergabe.

Für die Bildung von **deklarativem Gedächtnis** (→**A1**) gelangt die Information zunächst über das jeweilige primäre sensorische Rindenareal (z.B. die primäre Sehrinde) zum entsprechenden Assoziationskortex (z.B. die sekundäre Sehrinde). Von dort gelangt sie über den entorhinalen Kortex in den Hippokampus, der für die Langzeitspeicherung von deklarativen Gedächtnisinhalten unbedingt erforderlich ist. Unter Vermittlung von Strukturen in Dienzephalon, basalem Vorderhirn und präfrontalem Kortex wird der Eindruck wieder im Assoziationskortex abgespeichert. Gedächtnisinhalte werden auf diese Weise über das sensorische Gedächtnis zunächst in das **Kurzzeitgedächtnis** aufgenommen, das die Inhalte nur Sekunden bis Minuten festhalten kann. Unter anderem durch Üben können Gedächtnisinhalte in das **Langzeitgedächtnis** überspielt werden (→**A2**), wobei Üben keine notwendige Voraussetzung für die Bildung von Langzeitgedächtnis ist.

Vor allem das Überspielen in das Langzeitgedächtnis ist bei **Läsionen** der genannten Strukturen durch neurodegenerative Erkrankungen (z.B. Morbus Alzheimer, →S. 348), traumatische Läsionen, Ischämie, Alkohol, Kohlenmonoxid und Entzündungen beeinträchtigt. Darüber hinaus kann die Gedächtnisbildung durch Elektroschock vorübergehend ausgeschaltet werden. Wichtigster Transmitter im Hippokampus ist **Glutamat** (NMDA-Rezeptoren). Die Gedächtnisbildung wird durch **Noradrenalin** und **Acetylcholin** (nikotinerge Rezeptoren) begünstigt.

Eine Läsion des Hippokampus oder seiner Verbindungen führt zur **anterograden Amnesie** (→**A2**): Die betroffenen Patienten können ab dem Zeitpunkt der Läsion kein neues deklaratives Gedächtnis mehr bilden. Sie erinnern sich an Ereignisse vor diesem Zeitpunkt, aber nicht mehr an Gedächtnisinhalte, die sie nach der Läsion aufgenommen haben.

Eine **retrograde Amnesie** (→**A2**), also der Verlust bereits abgespeicherter Information, entsteht bei Störungen in den entsprechenden assoziativen Rindenfeldern. Je nach Ausmaß und Lokalisation der Störung kann der Verlust reversibel oder irreversibel sein. Im ersteren Fall verlieren die Patienten zwar Gedächtnisinhalte, können diese jedoch wieder gewinnen. Beim irreversiblen Verlust können sie entsprechende Inhalte nicht mehr abrufen.

Eine vorübergehende bilaterale Funktionsstörung des Hippokampus kann anterograde und retrograde (Tage bis Jahre) Amnesie auslösen (**transiente globale Amnesie**). Auch beim sog. **Korsakow-Syndrom** (bei Alkoholikern häufig) treffen anterograde und retrograde Amnesie zusammen. Die Betroffenen versuchen oft, Lücken im Gedächtnis durch eigene Erfindungen (Konfabulationen) zu überdecken.

Das **prozedurale** (**implizite**) **Gedächtnis** (→**A3**) ist bei Läsionen im Hippokampus nicht beeinträchtigt. Es erlaubt Prägung, Erlernen von Fertigkeiten, Sensibilisierung, Gewöhnung und Konditionierung. Je nach Aufgabe werden Kleinhirn, Basalganglien, Amygdala und kortikale Areale einbezogen. Beim Erlernen von **Fertigkeiten** spielen Kleinhirn und Basalganglien eine wichtige Rolle. Relevante Afferenzen erreichen das Kleinhirn über Olive und pontine Kerne. Die Speicherfähigkeit des Kleinhirns kann z.B. durch toxische Schädigung, degenerative Erkrankungen und Traumen verloren gehen. Auch dopaminerge Projektionen der Substantia nigra sind an der Schaffung von prozeduralem Gedächtnis beteiligt.

Bei der Konditionierung von **Angstreaktionen** spielt die Amygdala eine wesentliche Rolle. Sie erhält ihre Informationen aus Kortex und Thalamus und beeinflußt Motorik und vegetative Funktionen (z.B. Muskeltonus, Herzklopfen, Gänsehaut) über Formatio reticularis und Hypothalamus. Ausschalten der Amygdala (z.B. Traumen, Opiate) hebt konditionierte Angstreaktionen auf. Beidseitige Entfernung der Amygdala mit Anteilen von Hippokampus und Temporallappen haben neben Amnesie enthemmtes Verhalten zur Folge (**Klüver-Bucy-Syndrom**).

A. Gedächtnisstörungen

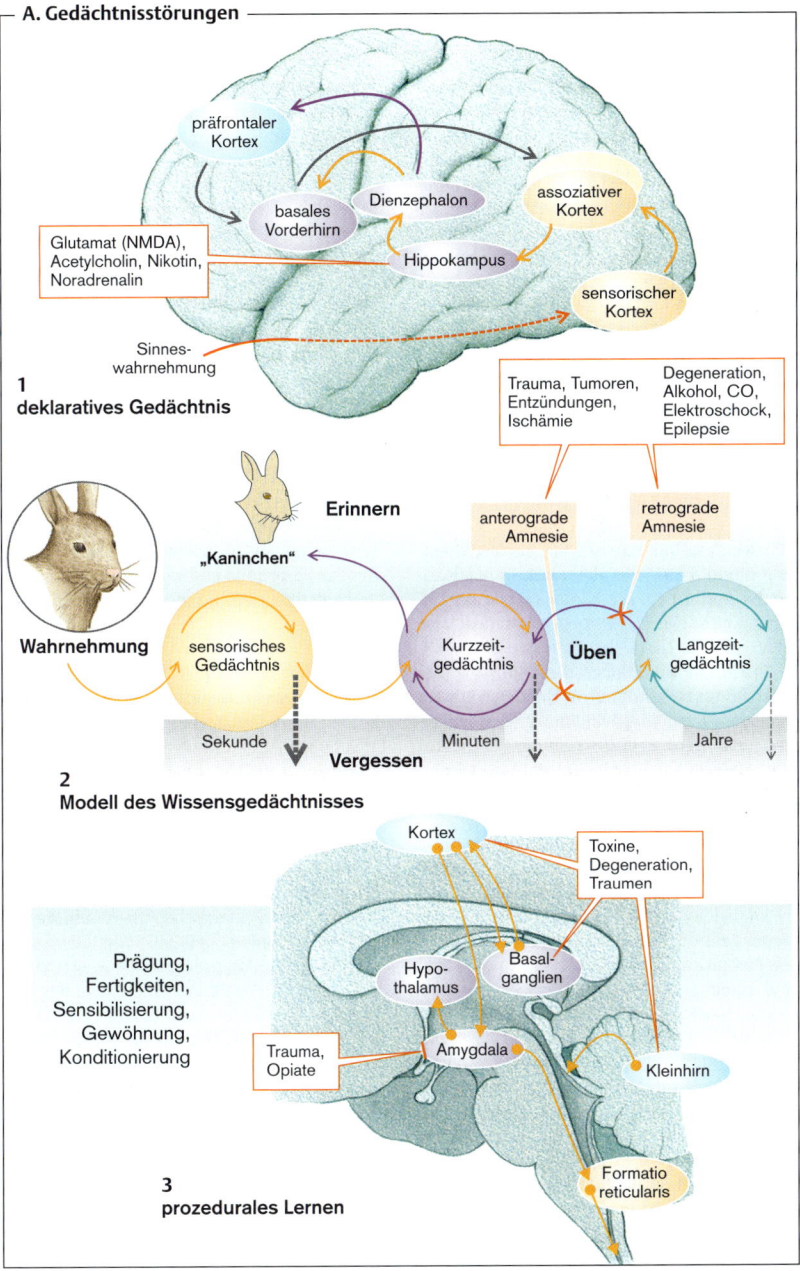

präfrontaler
Kortex

basales
Vorderhirn

Dienzephalon

assoziativer
Kortex

Glutamat (NMDA),
Acetylcholin, Nikotin,
Noradrenalin

Hippokampus

sensorischer
Kortex

Sinnes-
wahrnehmung

**1
deklaratives Gedächtnis**

Trauma, Tumoren,
Entzündungen,
Ischämie

Degeneration,
Alkohol, CO,
Elektroschock,
Epilepsie

anterograde
Amnesie

retrograde
Amnesie

Erinnern

„Kaninchen"

Wahrnehmung

sensorisches
Gedächtnis

Kurzzeit-
gedächtnis

Üben

Langzeit-
gedächtnis

Sekunde

Minuten

Jahre

Vergessen

**2
Modell des Wissensgedächtnisses**

Kortex

Toxine,
Degeneration,
Traumen

Prägung,
Fertigkeiten,
Sensibilisierung,
Gewöhnung,
Konditionierung

Hypo-
thalamus

Basal-
ganglien

Trauma,
Opiate

Amygdala

Kleinhirn

Formatio
reticularis

**3
prozedurales Lernen**

Morbus Alzheimer

Die Alzheimer-Erkrankung, die häufigste Ursache von Demenz (70%), wird durch **genetische Veranlagung** begünstigt. Die Erkrankung ist jedoch genetisch nicht einheitlich. Eine besonders schwere Form der Alzheimer-Erkrankung wird autosomal dominant vererbt. Bei Familien mit Morbus Alzheimer konnten Defekte auf den Chromosomen 1, 12, 14, 19 oder 21 gefunden werden. Das defekte Gen auf Chromosom 19, z. B., kodiert für das Apolipoprotein E (ApoE 4), das betroffene Gen auf dem Chromosom 21 für ein Protein (**β-amyloid precursor**), das zu kleinen Amyloidpeptiden abgebaut werden kann. Diese können sich selbständig zu 7–10 nm langen Proteinfibrillen zusammenlagern (→ **A 1**). Die Amyloidfibrillen wiederum bilden Klumpen von 10 bis mehreren hundert μm Durchmesser (**senile Plaques**), die im Gehirn von Alzheimer-Patienten häufig gefunden werden (→ **A2**). Die Plaques enthalten neben extrazellulärem Amyloid verzerrte Dendriten und Axone mit abnormen intrazellulären Neurofibrillen. Die Bildung dieser untypischen Zytoskelettelemente geht offenbar dem Untergang der Neurone voraus (s. u.).

Bestimmte Mutationen des β-amyloid precursor-Gens begünstigen die Bildung von senilen Plaques. Amyloidablagerungen können ferner unter dem Einfluß weiterer genetischer oder äußerer Faktoren auftreten. Man vermutet z. B., daß Toxine über olfaktorische Nerven eindringen und die Erkrankung auslösen können. Amyloidablagerungen werden auch bei der Trisomie 21 (Down-Syndrom) beobachtet, die gleichfalls mit Demenz einhergeht.

β-Amyloidfibrillen können mit Rezeptoren an der Zelloberfläche reagieren, wie dem **RAGE** (receptor for advanced glycation end products) und einem Scavenger-Rezeptor (**RA**). Folglich werden Sauerstoffradikale gebildet, die – möglicherweise über Depolarisation der Zellmembran und Aktivierung von NMDA-Rezeptoren – die neuronale intrazelluläre Ca^{2+}-Konzentration steigern (→ **A 3**). Die Sauerstoffradikale und Ca^{2+} fördern den neuronalen Zelltod. Bei *Mikrogliazellen* (→ **A4**) stimuliert die Aktivierung von RAGE und RA die Bildung bzw. Ausschüttung von NO, Prostaglandinen, Exzitotoxinen, Zytokinen, Tumornekrosefaktor TNF α, Tumorwachstumsfaktor TGF β1 und Fibroblasten-

wachstumsfaktor b-FGF. Folge ist eine Entzündung, die gleichfalls Neurone in Mitleidenschaft zieht. Gesteigerte Konzentrationen des Osmolyten Inositol weisen ferner auf eine Störung der Zellvolumenregulation hin.

Der Untergang von Neuronen wird durch Mangel an Nervenwachstumsfaktor (NGF) oder an NGF-Rezeptoren beschleunigt und kann durch NGF verzögert werden.

Vom Zelluntergang besonders betroffen sind cholinerge Neurone im Nucleus basalis Meynert, im **Hippokampus** (v. a. CA1, Subiculum) und im entorhinalen Kortex (→ **B 1**). Aber auch in anderen Hirnarealen, wie Frontallappen, vorderer Temporallappen, Parietallappen, Riechhirn, Hypothalamus, Locus coeruleus und Nuclei raphe, gehen Neurone zugrunde.

Der Nervenzelluntergang geht mit einer herabgesetzten Bildung und Konzentration von **Neurotransmittern** im Gehirn einher. Besonders massiv ist Acetylcholin betroffen: In der Großhirnrinde und im Hippokampus fand man um bis zu 90% verminderte Konzentrationen an Cholin-Acetyltransferase, dem Enzym, das für die Bildung von Acetylcholin erforderlich ist. Aber auch die Konzentrationen anderer Neurotransmitter nehmen ab, wie Noradrenalin, Serotonin, Somatotropin, Neuropeptid Y, Substanz P und Corticoliberin (CRH).

Folge der degenerativen Veränderungen ist ein zunehmender **Verlust der Gehirnfunktionen** (→ **B 2**). Die Erkrankung beginnt typischerweise schleichend mit subtilen Gedächtnisausfällen, Nachlässigkeit bei Kleidung und Körperhygiene, Phasen von Verwirrung und Auftreten von Fehlentscheidungen. Einer anterograden Amnesie (→ S. 346) folgt mit zunehmender Erkrankungsdauer eine Beeinträchtigung des Altgedächtnisses und auch des prozeduralen Gedächtnisses. Läsionen im limbischen System machen sich in Unruhe einerseits und Lethargie andererseits bemerkbar. Relativ spät kommt es zu motorischen Ausfällen (Sprachstörungen, Tonusanomalien, Ataxie, Hyperkinesien, Myoklonus).

Die möglicherweise durch infektiöse Prionen hervorgerufene neurodegenerative **Creutzfeldt-Jakob-Krankheit** führt neben motorischen (z. B. Ataxie) und psychischen Störungen gleichfalls zur Demenz.

A. Ursachen der Alzheimer-Erkrankung

langer Arm des
Chromosom 21

normales Protein

defekter β-amyloid
precursor

weitere genetische
Faktoren

Umweltfaktoren

Toxine

Amyloid

abnorme
Neurofibrillen

NO, Exitotoxine,
TNFα, TGFβ,
bFGF

RA   RAGE

O_2^- Gliazelle

Entzündung

NMDA-
Rezeptor

RAGE   RA

O_2^- Ca^{2+}

Neuron

senile Plaques

NGF-Mangel

Zelltod

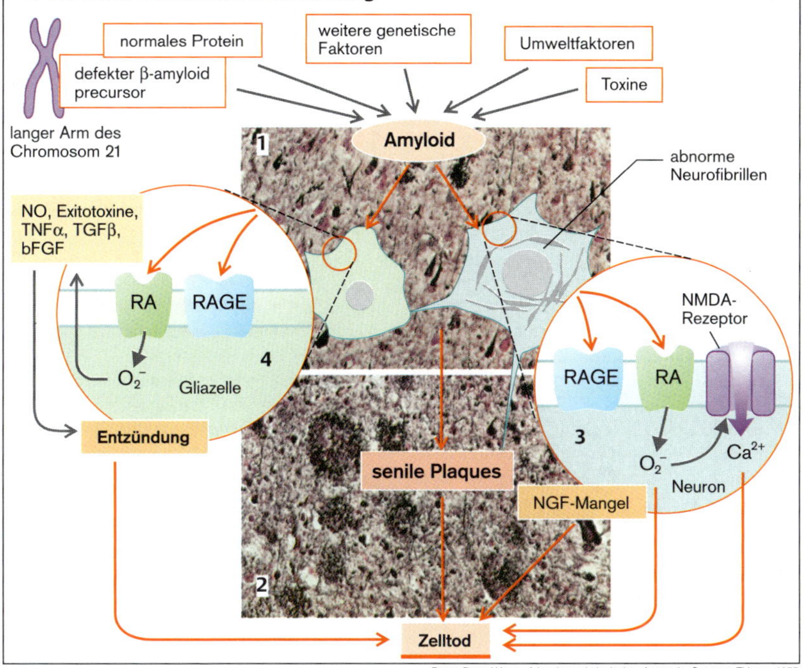

Fotos: Doerr W. u. a. Atlas der pathologischen Anatomie. Stuttgart: Thieme; 1975.

B. Folgen der Alzheimer-Erkrankung

Neuronenuntergang

Acetylcholin ⬇⬇   Neuropeptide ⬇   Noradrenalin ⬇
Somatostatin ⬇   Substanz P ⬇   Serotonin ⬇
CRF ⬇

Putamen

Globus
pallidus

Nucleus basalis Meynert

Hippokampus

CA1

Subiculum

entorhinaler
Kortex

völliger Verlust der
mentalen Kontrolle

motorische Anfälle

Lethargie

globale Amnesie

anterograde Amnesie

Vergeßlichkeit

mentale Defekte

60   70 Jahre

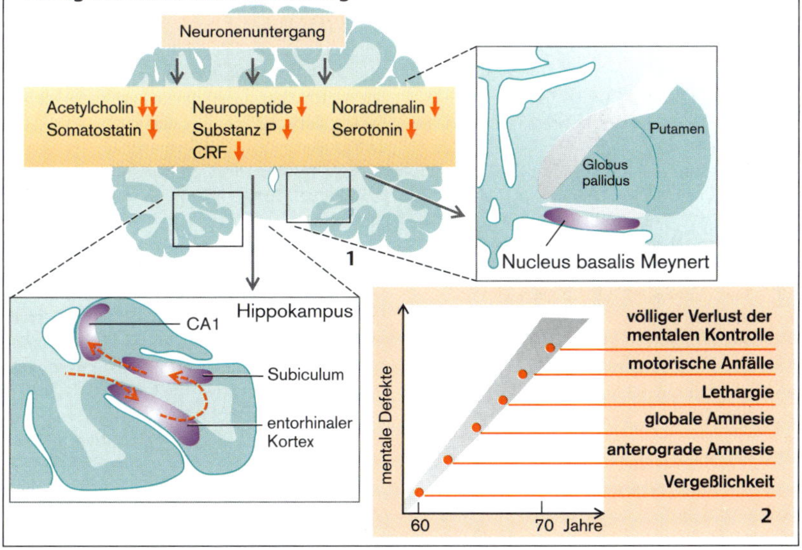

Depressionen

Die Depression ist eine familiär gehäufte Erkrankung. Sie kann mit manischen Phasen abwechseln (*bipolare Störung*) oder isoliert auftreten (*unipolare Störung*).

Pathophysiologisch wird die Depression mit herabgesetzter (relativer oder absoluter) Verfügbarkeit von Noradrenalin und/oder Serotonin im Gehirn in Zusammenhang gebracht:

Noradrenalin wird in Neuronen des Locus coeruleus und des Tegmentums gebildet (→ **A**). Axone aus dem Tegmentum ziehen vorwiegend zu Hypothalamus, Hypophyse, Hirnstamm und Rückenmark. Fasern aus dem Locus coeruleus projizieren in Rückenmark, Hypothalamus, Thalamus, limbisches System und Kortex.

Ausschüttung und Wirkung von Noradrenalin an den Nervenendigungen kann durch eine Reihe von Substanzen **herabgesetzt** werden, die zu Depressionen führen können (→ **A 1**):

◆ Die *Synthese von Noradrenalin* aus Tyrosin über DOPA kann durch Enzymhemmer (z. B. Methyltyrosin) vermindert werden.

◆ Die *Aufnahme von Noradrenalin in präsynaptische Speicher* kann gehemmt werden (z. B. durch Reserpin).

◆ Noradrenalin kann *von den postsynaptischen Rezeptoren verdrängt* werden (z. B. Phenoxybenzamin, Phentolamin).

Die synaptische Noradrenalinkonzentration und -wirkung kann andererseits auch **gesteigert** werden, was teilweise bei der medikamentösen Therapie der Depressionen ausgenutzt wird (→ **A 2**):

◆ Hemmstoffe der für Noradrenalin (und Serotonin) spezifischen Monoaminooxidase A (MAO-A) (z. B. Tranylcypromin, Moclobemid) können den *Abbau von Noradrenalin in den präsynaptischen Endigungen* verzögern und damit dessen Verfügbarkeit steigern.

◆ Hemmstoffe der Catechol-ortho-methyltransferase (COMT) (z. B. Tropolon) verzögern den *Abbau von Noradrenalin*.

◆ Amphetamine stimulieren die *Freisetzung* von Noradrenalin, Dopamin und Serotonin aus der präsynaptischen Endigung über Hemmung des Transmittertransports.

◆ Desipramin hemmt die *Wiederaufnahme* und steigert somit gleichermaßen die synaptische Noradrenalinkonzentration.

◆ Die *Rezeptoren* können durch agonistische Substanzen (z. B. Clonidin) stimuliert werden.

Serotonin (5-Hydroxytryptamin, 5-HT) wird in Neuronen der Nuclei raphe gebildet, die in Rückenmark, Kleinhirn, Thalamus, Hypothalamus, Basalganglien, limbisches System und Großhirnrinde projizieren (→ **B**).

Eine **herabgesetzte** Verfügbarkeit bzw. Wirkung von Serotonin (→ **B 1**) begünstigt die Entwicklung einer Depression, z. B.

◆ durch *Hemmung der Synthese* aus Tryptophan (z. B. Chlorophenylalanin),

◆ durch *Hemmung der Aufnahme* in präsynaptische Speicher (z. B. Reserpin),

◆ durch *gesteigerten Verbrauch* von Serotonin durch Bildung von unwirksamem Melatonin (bei Dunkelheit in der Zirbeldrüse).

Eine antidepressive Wirkung wird bei **Steigerung** der Serotoninwirkung bzw. Stimulation der Serotoninrezeptoren beobachtet (→ **B 2**):

◆ Durch Glucosezufuhr läßt sich die *Verfügbarkeit von Tryptophan* erhöhen: Glucose fördert die Insulinausschüttung, und die antiproteolytische und Proteinsynthese-steigernde Wirkung des Insulins führt zu einer Senkung der Aminosäurekonzentration im Blut. Einige Aminosäuren hemmen kompetitiv die Tryptophanaufnahme über die Blut-Hirn-Schranke. Der Wegfall dieser Hemmung soll die Tryptophanaufnahme in das Gehirn steigern.

◆ Trizyklische Antidepressiva (z. B. Imipramin, Fluoxetin) hemmen die *Wiederaufnahme* in präsynaptische Speicher und steigern auf diese Weise die synaptische Serotoninkonzentration.

◆ MAO-A-Hemmer (s. o.) steigern die Verfügbarkeit von Serotonin, indem sie dessen *Abbau hemmen*.

◆ Durch Licht wird der *Umbau von Serotonin in Melatonin gehemmt*. Wegen der kurzen und lichtarmen Tage sind Depressionen in den nördlichen Ländern während der Wintermonate besonders häufig. Einige Depressionen lassen sich umgekehrt erfolgreich mit grellem Licht behandeln (Phototherapie).

◆ Durch Agonisten (z. B. Lysergsäurediethylamid, LSD) lassen sich die *Serotoninrezeptoren* direkt stimulieren.

◆ Lithium wirkt wahrscheinlich über Beeinflussung der intrazellulären Signalübertragung (→ S. 6) antidepressiv.

A. Noradrenerge Transmission

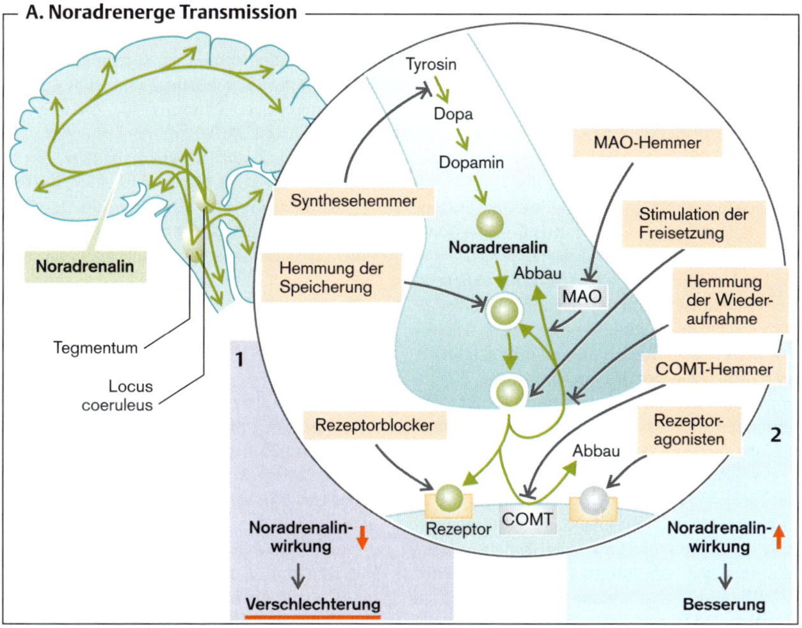

Tyrosin

Dopa

Dopamin

Synthesehemmer

Noradrenalin

MAO-Hemmer

Stimulation der Freisetzung

Hemmung der Speicherung

Abbau

MAO

Hemmung der Wiederaufnahme

COMT-Hemmer

1

Rezeptorblocker

Abbau

Rezeptoragonisten

2

Rezeptor COMT

Tegmentum

Locus coeruleus

Noradrenalin

Noradrenalin-wirkung ↓

Verschlechterung

Noradrenalin-wirkung ↑

Besserung

B. Serotonerge Transmission

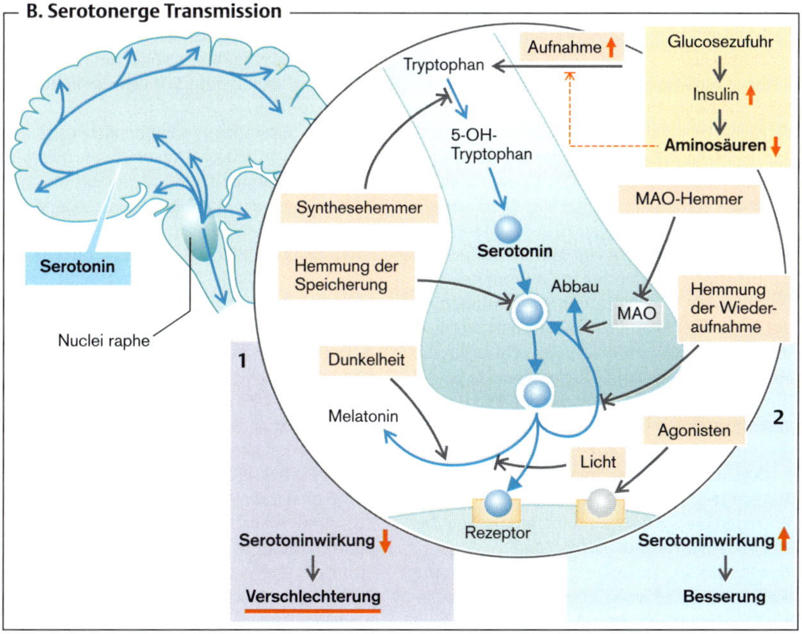

Tryptophan

Aufnahme ↑

Glucosezufuhr

Insulin ↑

Aminosäuren ↓

5-OH-Tryptophan

Synthesehemmer

Serotonin

MAO-Hemmer

Hemmung der Speicherung

Abbau

MAO

Hemmung der Wiederaufnahme

1

Dunkelheit

Melatonin

Licht

Agonisten

2

Rezeptor

Nuclei raphe

Serotonin

Serotoninwirkung ↓

Verschlechterung

Serotoninwirkung ↑

Besserung

Schizophrenie

Schizophrenie ist eine familiär gehäufte Erkrankung. Sie ist charakterisiert durch Wahnvorstellungen, Halluzinationen, soziales Fehlverhalten und/oder inadäquate Assoziationen (sog. *positive Symptome*). Häufig treten ferner Motivationsarmut und Emotionslosigkeit auf (sog. *negative Symptome*). Bei einigen Patienten überwiegen die positiven Symptome (Typ I), bei anderen die negativen (Typ II).

Bei Schizophrenie findet man **herabgesetzte Durchblutung und Glucoseaufnahme** vor allem des präfrontalen Kortex, bei Typ-II-Patienten zudem eine Abnahme der Zahl an Neuronen (**Abnahme der grauen Hirnmasse**). Pathophysiologische Bedeutung kommt ferner einer gestörten Migration von Neuronen während der Hirnentwicklung zu ($\rightarrow$ A2).

Im präfrontalen Cortex und Gyrus cinguli wurde eine Atrophie der Dendriten von Pyramidenzellen und deren Spinae gefunden. Letztere enthalten **glutamaterge Synapsen**; die glutamaterge Übertragung ist daher gestört ($\rightarrow$ A1). Außerdem scheint in den betroffenen Arealen die Bildung von **GABA** und/oder die Zahl GABAerger Neurone reduziert zu sein, so daß die Hemmung der Pyramidenzellen eingeschränkt ist.

Eine besondere pathophysiologische Bedeutung mißt man **Dopamin** bei: Überschießende Verfügbarkeit von Dopamin oder Dopamin-Agonisten kann Symptome der Schizophrenie auslösen, und Hemmer von D_2-Dopaminrezeptoren werden mit Erfolg bei der Therapie von Schizophrenie eingesetzt (s. u.). Andererseits wurde bei schizophrenen Patienten eine Abnahme von D_1-Rezeptoren im präfrontalen Kortex gefunden ($\rightarrow$ A1), und eine Verminderung der D_1- und D_2-Rezeptoren korreliert offenbar mit negativen Symptomen der Schizophrenie wie Emotionslosigkeit. Möglicherweise ist die Abnahme der Dopaminrezeptoren Folge einer gesteigerten Dopaminausschüttung und selbst nicht pathogenetisch wirksam.

Dopamin dient in mehreren Bahnen als Transmitter ($\rightarrow$ B):
◆ Dopaminerge Bahnen zum limbischen System (*mesolimbisches System*) und
◆ zum Kortex (*mesokortikales System*) sind wahrscheinlich für die Entwicklung der Schizophrenie maßgebend.

◆ Im *tubuloinfundibularen System* kontrolliert Dopamin die Ausschüttung von Hypophysenhormonen (v. a. Hemmung der Prolactinausschüttung, $\rightarrow$ S. 260).
◆ Im *nigrostriatalen System* reguliert es die Motorik ($\rightarrow$ S. 312 ff.).

Ausschüttung und Wirkung von Dopamin werden durch einige Substanzen verstärkt, die eine Entwicklung von **Schizophrenie begünstigen** ($\rightarrow$ A3, links). So kann die dopaminerge Therapie eines Morbus Parkinson ($\rightarrow$ S. 312 ff.) zu Symptomen der Schizophrenie führen. Dadurch wird die Therapie eines Morbus Parkinson limitiert:
◆ *L-Dopa* führt zu einer gesteigerten Bildung und Ausschüttung von Dopamin.
◆ Monoaminooxidase-Hemmer (*MAO-Hemmer*) hemmen den Abbau von Dopamin und steigern damit seine Verfügbarkeit für die Ausschüttung in den synaptischen Spalt.
◆ Auch *Cocain* stimuliert die Ausschüttung von Dopamin in den synaptischen Spalt.
◆ *Amphetamin* hemmt die Dopaminaufnahme in präsynaptische Nervenendigungen und steigert damit gleichfalls die Transmitterkonzentration im synaptischen Spalt.

Umgekehrt können antidopaminerg wirksame Substanzen eine **Schizophrenie bessern** ($\rightarrow$ A3, rechts):
◆ Einige Substanzen (z. B. Phenothiazine, Haloperidol) *verdrängen Dopamin vom Rezeptor* und wirken dadurch antidopaminerg.
◆ *Hemmung der Aufnahme* von Dopamin in die synaptischen Vesikel, z. B. durch Reserpin, beeinträchtigt letztlich die Ausschüttung des Transmitters in den synaptischen Spalt. Reserpin wird jedoch therapeutisch nicht eingesetzt.

Der chronische Einsatz von Dopamin-Antagonisten bei Schizophrenie kann aufgrund der Wirkungen auf das Striatum zu einer sog. „tardiven Dyskinesie" führen ($\rightarrow$ S. 314). Diese Komplikation kann die Behandlung einer Schizophrenie begrenzen.

Möglicherweise spielt bei schizophrenen Symptomen auch **Serotonin** eine Rolle. Überhöhte Serotoninwirkung kann Halluzinationen auslösen, und viele antipsychotisch wirkende Pharmaka blockieren 5-HT_{2A}-Rezeptoren ($\rightarrow$ A1).

A. Schizophrenie

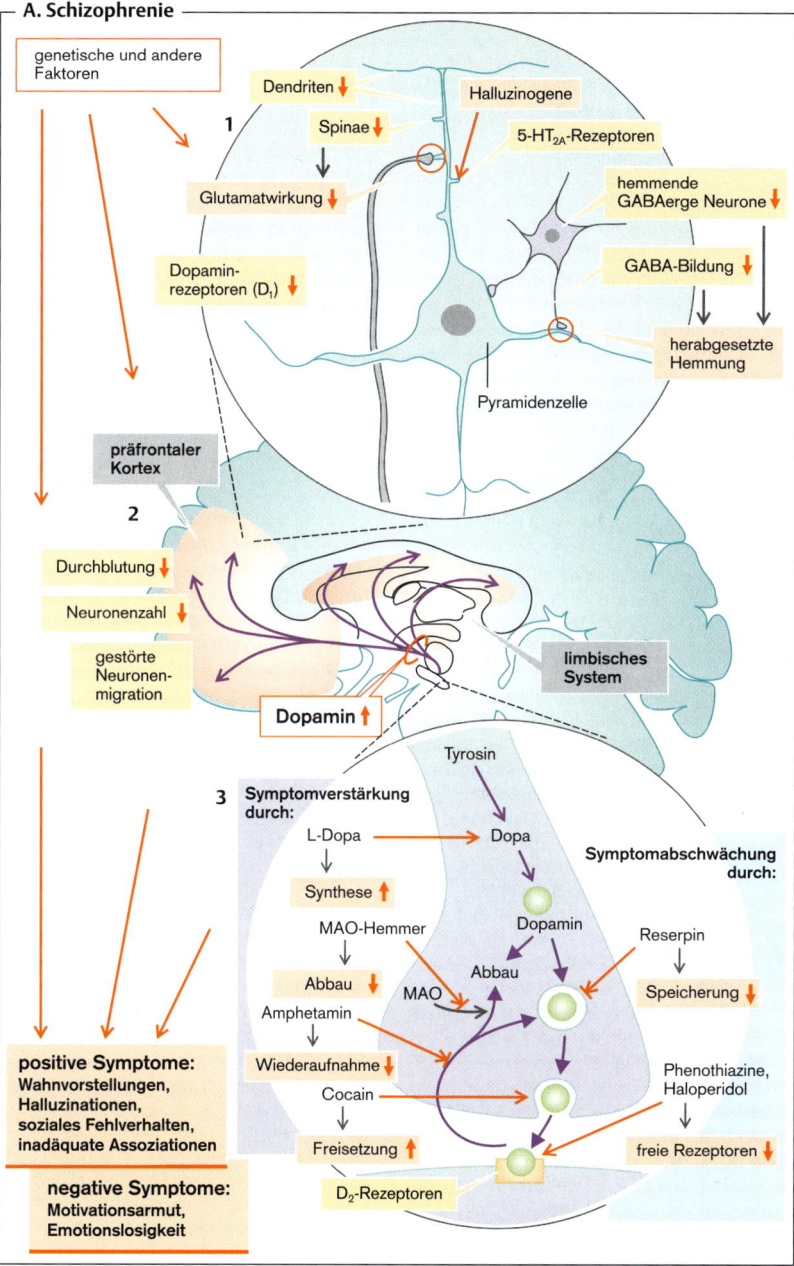

genetische und andere Faktoren

1

Dendriten ↓

Spinae ↓

Halluzinogene

5-HT₂ₐ-Rezeptoren

Glutamatwirkung ↓

hemmende GABAerge Neurone ↓

Dopamin-rezeptoren (D₁) ↓

GABA-Bildung ↓

herabgesetzte Hemmung

Pyramidenzelle

präfrontaler Kortex

2

Durchblutung ↓

Neuronenzahl ↓

gestörte Neuronen-migration

limbisches System

Dopamin ↑

Tyrosin

3 **Symptomverstärkung durch:**

L-Dopa → Dopa

Synthese ↑

Dopamin

Symptomabschwächung durch:

MAO-Hemmer

Reserpin

Abbau ↓

Abbau

MAO

Speicherung ↓

Amphetamin

Wiederaufnahme ↓

Cocain

Phenothiazine, Haloperidol

Freisetzung ↑

freie Rezeptoren ↓

D₂-Rezeptoren

positive Symptome:
Wahnvorstellungen,
Halluzinationen,
soziales Fehlverhalten,
inadäquate Assoziationen

negative Symptome:
Motivationsarmut,
Emotionslosigkeit

Abhängigkeit, Sucht

Abhängigkeit bzw. Sucht ist ein erlernter Trieb, der das Verhalten des Abhängigen diktiert. Bei Drogenabhängigkeit besteht ein starkes Verlangen („Craving") nach der Droge. Die Beschaffung und Zufuhr der Droge gewinnt dabei Priorität über die anderen Verhaltensweisen des Abhängigen. Zu den wichtigsten Drogen zählen Nicotin, Alkohol, Opiate und Cocain. Aber auch eine Vielzahl von Pharmaka (v.a.. Schlafmittel und Analgetika) können Abhängigkeit erzeugen.

Für die **Entwicklung von Sucht** ist nicht nur die Zufuhr der entsprechenden Droge maßgeblich: Nur ein Teil der Personen, die einer Droge ausgesetzt werden, entwickeln Abhängigkeit. Eine wesentliche Bedeutung für die Entwicklung von Suchtverhalten hat **genetische Veranlagung** (→A). So wurde gezeigt, daß bei Alkohol- oder Cocainabhängigen bestimmte Polymorphismen des Gens für den Dopamintransporter (DAT-1) besonders häufig sind. Genetische Defekte der Alkoholdehydrogenase (ADH) oder der Acetaldehyddehydrogenase (ALDH) beeinträchtigen den Abbau von Alkohol und verstärken damit dessen toxische Wirksamkeit. Auf diese Weise schützen diese Enzymdefekte vor Alkoholabhängigkeit. Es wurde versucht, durch pharmakologische Hemmung der ALDH (Desulfiram) bei Alkoholkonsum eine Zunahme des Acetaldehyds zu erzwingen und über über dessen toxische Wirkungen (Übelkeit, Erbrechen, Hypotonie) das Suchtverhalten zu unterbinden. Wegen des geringen Erfolgs bei hohem Risiko ist dieser Ansatz jedoch wieder aufgegeben worden.

Bedeutung für die Abhängigkeit hat auch der **soziale Kontext** (→A). So kann ein Wechsel des sozialen Umfelds den Verzicht auf die Droge erleichtern. Z.B. waren Soldaten, die im Vietnamkrieg Drogen zu sich nahmen, nach Rückkehr in die USA meist nicht süchtig.

Häufig erzeugen die Drogen beim Abhängigen **Toleranz,** die initiale Wirkung nimmt bei anhaltender Zufuhr der Droge allmählich ab (→**A, B**). Bei plötzlichem Absetzen der Droge kommt es zu einer Wirkungsumkehr (→**B**). Chronische Zufuhr schwächt die Wirkung der Droge und verstärkt die Wirkungsumkehr bei Absetzen. Will der Drogenabhängige die gleiche Wirkung erzielen, muß er demnach die

Dosis steigern, und bei Entzug der Droge kommt es zu Entzugssymptomen, die mit Dauer der Drogeneinnahme immer heftiger werden. Die Entzugserscheinungen führen zu einer **physischen Abhängigkeit** des Patienten. Die **psychische Abhängigkeit** des Drogenabhängigen ist Folge des Verlangens nach den positiven Wirkungen der Droge und/oder der Angst vor den neurobiologischen bzw. psychischen Entzugserscheinungen (→**A**). Nach Abklingen der Entzugssymptome bleibt das Verlangen nach den positiven Wirkungen. Rückfälle werden u.a. durch Streß begünstigt.

Bei der Entstehung von Sucht bzw. Abhängigkeit spielen offenbar **mesolimbische und mesokortikale dopaminerge Bahnen** (→**A**, s.a. S. 352) eine wesentliche Rolle. Durch Aktivierung dieser Bahnen etwa durch Alkohol oder Opiate versucht der Abhängige, Wohlbefinden bzw. Euphorie zu erzeugen oder umgekehrt Dysphorie abzuwenden. Bei Entzug ist möglicherweise die Aktivität des dopaminergen Systems herabgesetzt oder die Zielzellen sind weniger empfindlich. Entzugssymptome können durch Aktivierung endorphinerger, GABAerger, dopaminerger oder serotoninerger Rezeptoren abgeschwächt werden.

Die **zellulären Mechanismen** der Toleranz sind für Opiate teilweise aufgedeckt worden: Die Stimulation der Rezeptoren führt über G-Protein-Rezeptor-Kinasen zur Phosphorylierung der Rezeptoren und damit zu deren Inaktivierung (→**C**). Die Rezeptoren werden ferner internalisiert. Die Wirksamkeit der Rezeptorstimulation kann auch durch Einfluß auf die zelluläre Signalübertragung gemindert werden. Der Opiatrezeptor entfaltet seine Wirkungen z.T. über Hemmung der Adenylylcyclase (AC), Abnahme von cAMP und verminderte Aktivität der Proteinkinase A (→**D**). Zufuhr von Opiaten führt demnach zunächst zu verminderter cAMP-Bildung (→**E2**). Chronische Zufuhr steigert jedoch über Beeinflussung von CREB (cAMP-responsive element-binding protein, → S. 6 ff.) die Expression der Adenylylcyclase. Daher wird dann selbst in Anwesenheit von Opiaten noch cAMP gebildet (→**E3**). Ein folgender Entzug von Opiaten führt u.a. über massiv gesteigerte Bildung von cAMP (→**E4**) zu Entzugssymptomen.

A. Drogengebrauch

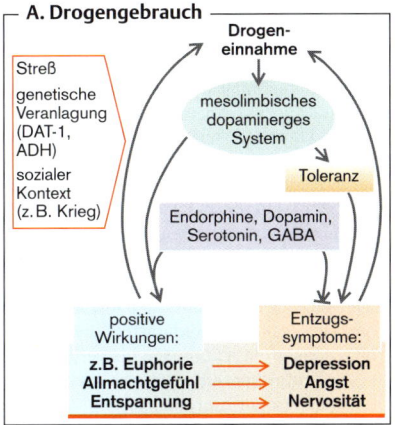

Streß
genetische Veranlagung (DAT-1, ADH)
sozialer Kontext (z. B. Krieg)

Drogeneinnahme

mesolimbisches dopaminerges System

Toleranz

Endorphine, Dopamin, Serotonin, GABA

positive Wirkungen:
z. B. Euphorie
Allmachtsgefühl
Entspannung

Entzugssymptome:
Depression
Angst
Nervosität

B. Wirkungsumkehr von Drogen

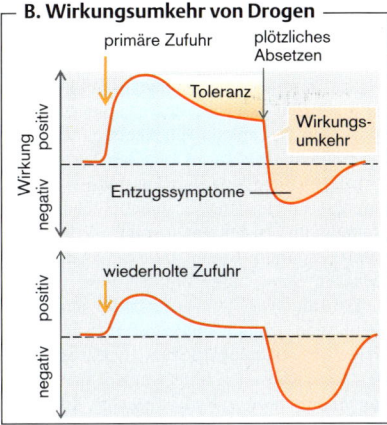

primäre Zufuhr
plötzliches Absetzen
Toleranz
Wirkungsumkehr
Entzugssymptome

Wirkung   positiv   negativ

wiederholte Zufuhr
positiv   negativ

C. Rezeptorinaktivierung

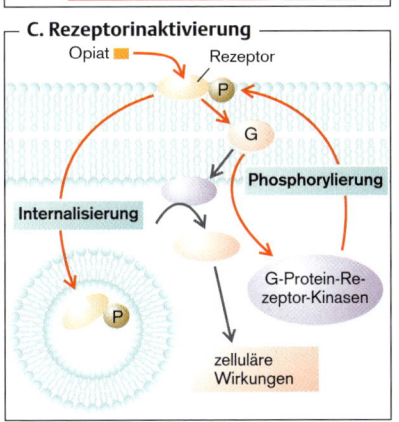

Opiat   Rezeptor
P
G
Phosphorylierung
Internalisierung
G-Protein-Rezeptor-Kinasen
zelluläre Wirkungen
P

D. Signaltransduktion

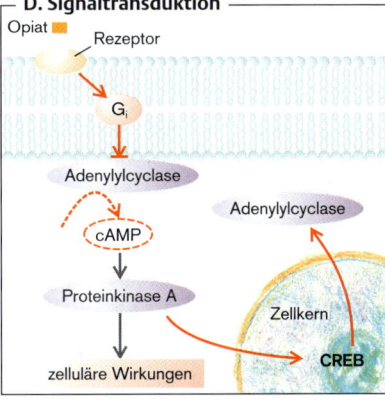

Opiat   Rezeptor
G_i
Adenylylcyclase
cAMP
Adenylylcyclase
Proteinkinase A
Zellkern
CREB
zelluläre Wirkungen

E. Adaptation der Signalübertragung

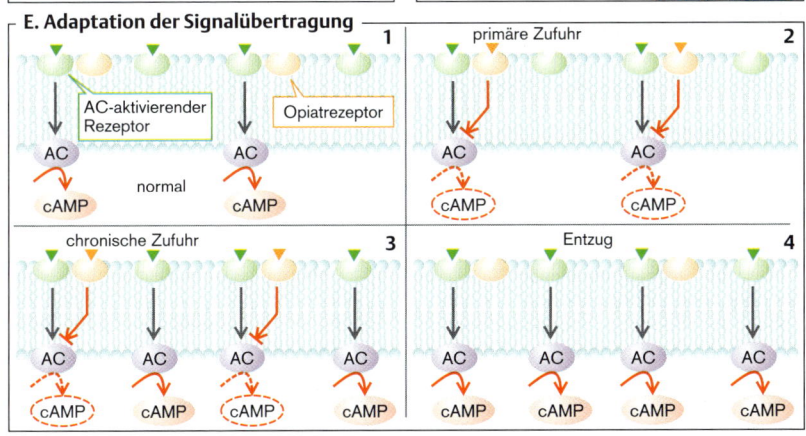

1
AC-aktivierender Rezeptor
Opiatrezeptor
AC
cAMP
normal
AC
cAMP

2   primäre Zufuhr
AC   cAMP
AC   cAMP

3   chronische Zufuhr
AC   cAMP
AC   cAMP
AC   cAMP
AC   cAMP

4   Entzug
AC   cAMP
AC   cAMP
AC   cAMP
AC   cAMP

Liquor, Blut-Hirn-Schranke

Liquorfluß (→ **A**): Der Liquor wird v. a. in den Plexus choroidei der Seitenventrikel gebildet. Er fließt über die Foramina interventricularia (→ **A1**) in den dritten Ventrikel und von dort über den Aquädukt (→ **A2**) in den vierten Ventrikel. Über die Foramina Luschkae und Magendii (→ **A3**) gelangt er in den Subarachnoidalraum und zu den Arachnoidalvilli der Hirnsinus (Pacchioni-Granulationen), wo er in die venösen Sinus aufgenommen wird (→ **A4**).

Der Liquorfluß kann an jeder der genannten Strukturen behindert oder unterbrochen sein. Folge ist ein **Liquorrückstau** (**Hydrozephalus**). Je nach Lokalisation unterscheidet man einen *kommunizierenden* Hydrozephalus, bei dem der Liquorfluß zwischen den Ventrikeln ungestört ist, von einem *nichtkommunizierenden* Hydrozephalus bei Verlegung von Verbindungen zwischen den Ventrikeln.

Eine Verlegung der Liquorkanäle, insbesondere des Aquädukts, kann Folge von **Fehlbildungen, Narben** (etwa nach Infektion oder Blutung) oder **Tumoren** sein. Die *Resorption von Liquor* in den Arachnoidalvilli ist bei Abflußstörungen (z. B. **Thrombose**) der Sinus oder bei Zunahme des venösen Druckes (z. B. bei Herzinsuffizienz) beeinträchtigt. Sie kann auch nach überstandener Subarachnoidalblutung oder Meningitis sowie bei hohen Proteinkonzentrationen im Liquor (etwa bei Tumoren oder Infektionen) vermindert sein, da die Arachnoidalvilli durch die Proteine verlegt werden. Schließlich kann die Resorption auch ohne erkennbare äußere Ursache herabgesetzt sein. Eine Zunahme des Liquorraumes durch primäre Hirnatrophie nennt man *Hydrocephalus e vacuo*.

Bei **angeborenem Hydrozephalus** erlauben die noch nicht verknöcherten Knochennähte ein Nachgeben der Schädelkapsel, und es entsteht ein *Wasserkopf* (→ **A5**). Sind die Nähte bereits verschlossen, erzeugt der Liquorüberschuß einen Überdruck (→ S. 358).

Zusammensetzung des Liquors (→ **B**): Die normale Zusammensetzung des Liquors entspricht etwa der des Serums. Allerdings ist die Konzentration an Proteinen und an proteingebundenen Ca^{2+}-Ionen niedriger. Auch die K^+-Konzentration ist um etwa ein mmol/l geringer als im Serum. Veränderungen der Liquorzusammensetzung sind von besonderer diagnostischer Bedeutung bei bestimmten Erkrankungen des Gehirns:

Der Liquor ist normalerweise **wasserklar** und enthält keine Erythrozyten und nur sehr wenige Leukozyten (< 4/µl, überwiegend Lymphozyten). Allerdings können bei Infektionen (Meningitis) Leukozyten in den Liquor übertreten (⇒ Liquortrübung), nach Blutungen (z. B. in Hirntumoren) Erythrozyten (⇒ rötliche Färbung des Liquors). Eine gelbliche Liquorfarbe kann auf Blutfarbstoffe oder bilirubinbindende Plasmaproteine hinweisen.

Die **Proteinkonzentration** im Liquor ist bei fehlender Liquorresorption in den Arachnoidalvilli sowie bei Infektionen (v. a. Bildung durch immunkompetente Zellen) erhöht.

Die **Glucosekonzentration** im Liquor ist u. a. bei Tumoren, akuten bakteriellen Infektionen, Tuberkulose, Befall des Gehirns mit Pilzen sowie in sehr seltenen Fällen bei defektem Glucosetransporter herabgesetzt.

Blut-Hirn-Schranke (→ **C**): Die Endothelzellen der Hirnkapillaren bilden (außer in Hypophysenhinterlappen, Area postrema, Plexus choroidei und zirkumventrikulären Organen) unter dem Einfluß von Astrozyten dichte Schlußleisten (Tight junctions), die den Durchtritt von im Blut gelösten Substanzen (Elektrolyten, Proteinen) oder Zellen unterbinden. Das extrazelluläre Milieu des Gehirns wird auf diese Weise vom Blut abgekoppelt, um zu verhindern, daß Nervenzellen Elektrolytschwankungen, Transmittern, Hormonen, Wachstumsfaktoren und Immunreaktionen im Blut ausgesetzt sind. Die Tight junctions können unter pathologischen Bedingungen geöffnet werden. Dies ist z. B. bei Hirntumoren, die keine funktionellen Astrozyten enthalten, der Fall. Auch bei Hyperosmolarität (durch Infusion hypertoner Mannitlösungen) und bei bakterieller Meningitis kann die Blut-Hirn-Schranke durchbrochen werden.

Bei Neugeborenen ist die Blut-Hirn-Schranke noch nicht dicht. Daher kann bei Hyperbilirubinämie des Neugeborenen (nicht jedoch des Erwachsenen) Bilirubin in das Gehirn eindringen und Kerne des Hirnstamms schädigen (**Kernikterus**). Folge der Schädigung von Basalganglien sind z. B. Hyperkinesien (→ S. 314).

A. Liquorfluß

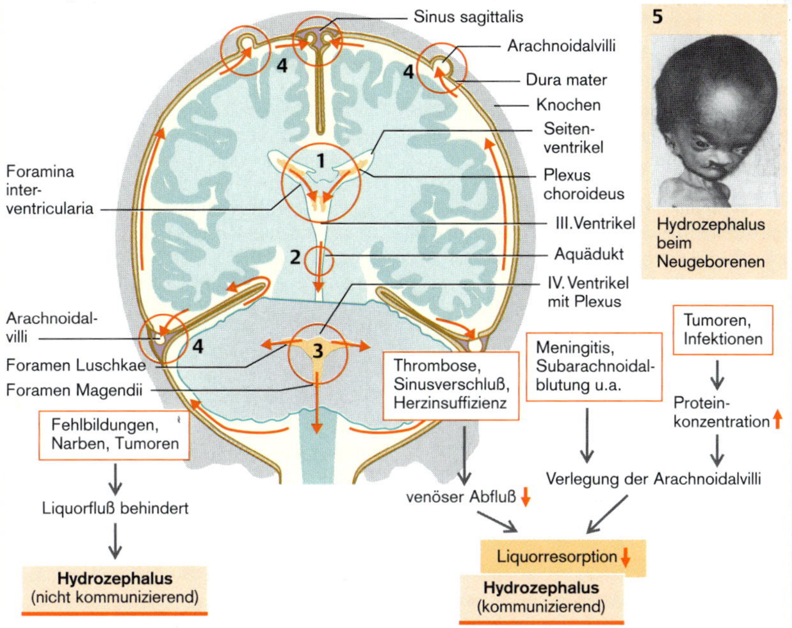

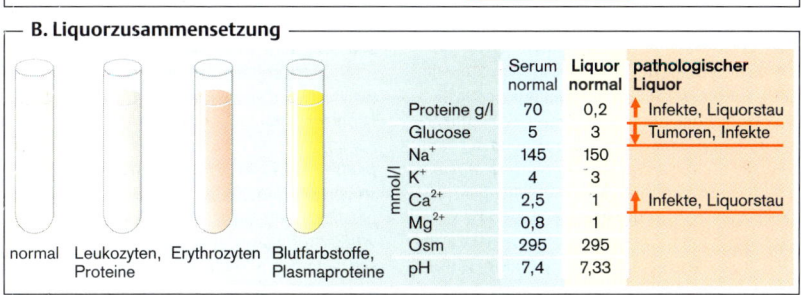

Sinus sagittalis
Arachnoidalvilli
Dura mater
Knochen
Seitenventrikel
Plexus choroideus
III. Ventrikel
Aquädukt
IV. Ventrikel mit Plexus

Foramina interventricularia

Arachnoidalvilli
Foramen Luschkae
Foramen Magendii

5

Hydrozephalus beim Neugeborenen

Tumoren, Infektionen
↓
Proteinkonzentration ↑

Meningitis, Subarachnoidalblutung u.a.
↓
Verlegung der Arachnoidalvilli

Thrombose, Sinusverschluß, Herzinsuffizienz
↓
venöser Abfluß ↓

Fehlbildungen, Narben, Tumoren
↓
Liquorfluß behindert
↓
Hydrozephalus (nicht kommunizierend)

Liquorresorption ↓
Hydrozephalus (kommunizierend)

B. Liquorzusammensetzung

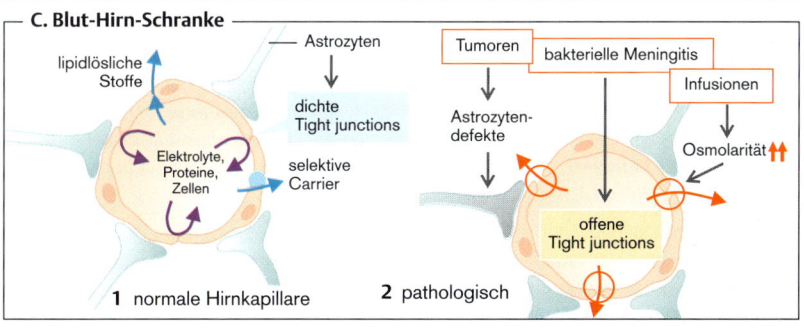

normal | Leukozyten, Proteine | Erythrozyten | Blutfarbstoffe, Plasmaproteine

		Serum normal	Liquor normal	pathologischer Liquor
	Proteine g/l	70	0,2	↑ Infekte, Liquorstau
	Glucose	5	3	↓ Tumoren, Infekte
mmol/l	Na⁺	145	150	
	K⁺	4	3	
	Ca²⁺	2,5	1	↑ Infekte, Liquorstau
	Mg²⁺	0,8	1	
	Osm	295	295	
	pH	7,4	7,33	

C. Blut-Hirn-Schranke

lipidlösliche Stoffe

Astrozyten
↓
dichte Tight junctions

Elektrolyte, Proteine, Zellen

selektive Carrier

1 normale Hirnkapillare

Tumoren
bakterielle Meningitis
Infusionen

Astrozytendefekte
↓
Osmolarität ↑↑

offene Tight junctions

2 pathologisch

...ist nach Verknöcherung der Schädel...n einer unnachgiebigen Hülle umgeben. Eine **Volumenausdehnung** ist also nicht mehr möglich, und ein intrakraniales Kompartiment kann sich nur auf Kosten anderer Kompartimente ausdehnen ($\rightarrow$ **A1**).

Der Liquorraum des Gehirns ist über das Foramen magnum zum Liquorraum des Rückenmarks offen. Bei jedem Pulsschlag wird der intravasale Raum vorübergehend vergrößert, und pulssynchron entweicht ein kleines Volumen Liquor über das Foramen magnum. Der Intravasalraum nimmt also auf Kosten des Liquorraums vorübergehend zu ($\rightarrow$ **A2**).

Auch die Zunahme des intrazellulären oder interstitiellen Volumens geschieht zunächst auf Kosten des Liquorraums. Ist diese Reserve ausgeschöpft und der Liquorraum kollabiert, dann steigt der Hirndruck steil an. Die folgende Kompression der Gefäße führt dann schnell zu einer massiven **Einschränkung der Hirndurchblutung** ($\rightarrow$ **A3**).

Man unterscheidet verschiedene **Formen des Hirnödems** ($\rightarrow$ **B**):

Beim sog. **zytotoxischen Hirnödem** ist der *Intrazellulärraum* durch Zellschwellung vergrößert ($\rightarrow$ **B1**). Ursache kann u.a. Energiemangel sein (z.B. infolge von Hypoxie oder Ischämie). Die Beeinträchtigung der Na^+/K^+-ATPase erhöht die intrazelluläre Na^+-Konzentration und senkt die intrazelluläre K^+-Konzentration. Die folgende Depolarisation führt zu Cl^--Einstrom und Zellschwellung ($\rightarrow$ S. 10).

Auch Abnahme der extrazellulären Osmolarität, z.B. bei hypotoner Hyperhydratation ($\rightarrow$ S. 122), kann zur Zellschwellung führen.

Vorsicht ist bei der Therapie einer lang andauernden Hypernatriämie geboten: Die Gliazellen und Neurone gleichen die extrazelluläre Hyperosmolarität durch intrazelluläre Akkumulation von Osmolyten (z.B. Inositol) aus, ein Vorgang, der Tage beansprucht. Wird die Hypernatriämie zu rasch korrigiert, können die Osmolyte nicht schnell genug abgegeben werden und die Zellen schwellen.

Ein **vasogenes Hirnödem** entsteht bei gesteigerter Permeabilität der Hirnkapillaren und damit kapillärer Filtration von Proteinen, die osmotisch Wasser mitziehen ($\rightarrow$ **B2**). Dabei nimmt der *interstitielle Raum* zu. Ursachen gesteigerter Gefäßpermeabilität sind Hirntumoren, Infektionen, Abszesse, Infarkte, Blutungen oder Vergiftungen (Blei).

Auch bei intakter Blut-Hirn-Schranke kann Wasser im Interstitium akkumulieren, wenn dort eine höhere Osmolarität herrscht als im Blut, wie etwa bei schnellem Absinken der Glucose- (Behandlung eines Diabetes mellitus), Harnstoff- (Dialyse) oder Na^+-Konzentration (**interstitielles Hirnödem**, $\rightarrow$ **B3**). Dabei kommt es auch zur Zellschwellung.

Ferner steigert ein **Liquorstau** den Hirndruck ($\rightarrow$ S. 356). Eine *akute Störung des Liquorabflusses* führt zu einer Drucksteigerung, die über eine Einengung des Gefäßlumens die Gehirndurchblutung in Mitleidenschaft zieht ($\rightarrow$ **A4**). Eine *chronische Abflußstörung* führt durch Untergang von Neuronen, also durch Abnahme von Intrazellulärraum, letztlich zu einer Abnahme der Gehirnmasse ($\rightarrow$ **A5**).

Auch **Tumoren** und **Blutungen** ($\rightarrow$ **A3**) beanspruchen intrakranielles Volumen auf Kosten anderer Kompartimente, besonders des Liquorraums.

Symptome gesteigerten Hirndrucks: Aufgrund des erhöhten Hirndrucks kann die Lymphe aus dem Augenhintergrund nicht mehr über den Lymphkanal im Zentrum des Sehnervs zum Intrakranialraum abfließen. Die Lymphe staut sich am Austritt des Sehnervs zurück und wölbt die Papille vor (*Stauungspapille*, $\rightarrow$ **C1**). Weitere Folgen von Hirndrucksteigerung sind *Kopfschmerzen, Übelkeit, Erbrechen, Schwindel, Einschränkungen des Bewußtseins* (u.a. wegen der Durchblutungseinschränkung), *Bradykardie* und *Hypertonie* (durch Kompression des Hirnstamms), *Schielen* (Abklemmen des N. abducens) und *weite, lichtstarre Pupillen* (Abklemmen des N. oculomotorius) ($\rightarrow$ **C2**). Schließlich droht die *Herniation von Hirnteilen* durch das Tentorium cerebelli ($\rightarrow$ **C3a**) oder das Foramen magnum ($\rightarrow$ **C3b**). Die Kompression des Hirnstamms führt dabei unmittelbar zum Tod. Bei einseitiger Druckzunahme kann es auch zur Herniation des Gyrus cinguli unter die Falx cerebri kommen ($\rightarrow$ **C3c**) mit Kompression der Vasa cerebri anteriora und entsprechenden Ausfällen der Hirnfunktionen ($\rightarrow$ S. 360).

A. Volumenänderungen der Gehirnkompartimente

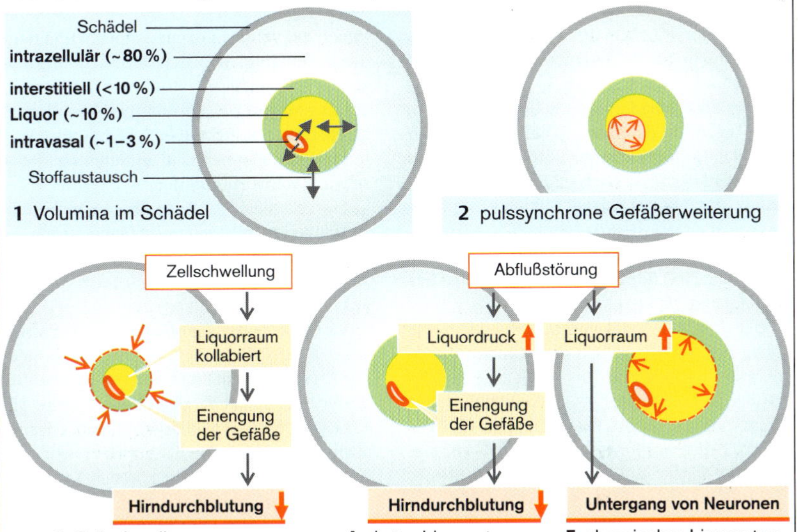

Schädel
intrazellulär (~80 %)
interstitiell (<10 %)
Liquor (~10 %)
intravasal (~1–3 %)
Stoffaustausch

1 Volumina im Schädel

2 pulssynchrone Gefäßerweiterung

Zellschwellung

Liquorraum kollabiert
↓
Einengung der Gefäße
↓
Hirndurchblutung ↓

3 Zellschwellung

Abflußstörung

Liquordruck ↑ — Liquorraum ↑
↓
Einengung der Gefäße
↓
Hirndurchblutung ↓

4 akuter Liquorstau

Untergang von Neuronen

5 chronischer Liquorstau

B. Hirnödem

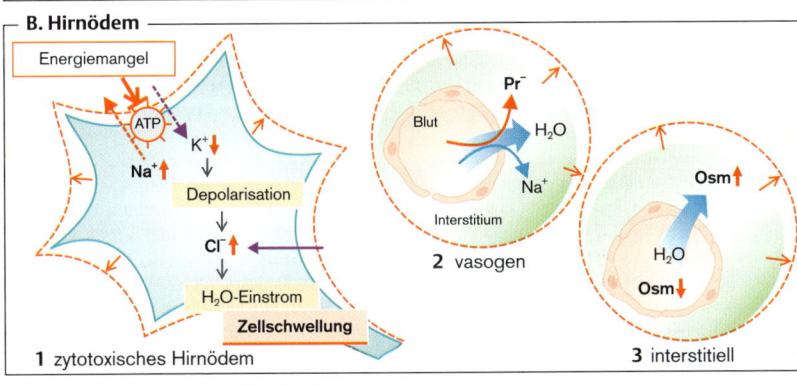

Energiemangel

ATP
Na⁺ ↑   K⁺ ↓
Depolarisation
Cl⁻ ↑
H₂O-Einstrom
Zellschwellung

1 zytotoxisches Hirnödem

Blut   Pr⁻   H₂O
Na⁺
Interstitium

2 vasogen

Osm ↑
H₂O
Osm ↓

3 interstitiell

C. Folgen gesteigerten Hirndrucks

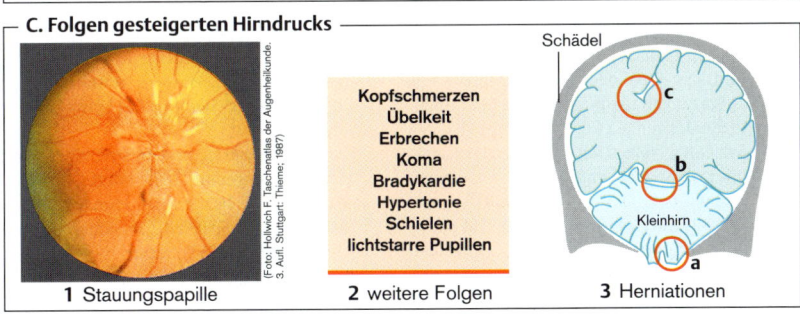

(Foto: Hollwich F. Taschenatlas der Augenheilkunde. 3. Aufl. Stuttgart: Thieme; 1987)

1 Stauungspapille

Kopfschmerzen
Übelkeit
Erbrechen
Koma
Bradykardie
Hypertonie
Schielen
lichtstarre Pupillen

2 weitere Folgen

Schädel
c
b
Kleinhirn
a

3 Herniationen

Störungen der Hirndurchblutung, Schlaganfall

Ein völliger Ausfall der Hirndurchblutung führt binnen 15–20 Sekunden zur **Bewußtlosigkeit** (→ S. 342) und nach 7–10 Minuten zur **irreversiblen Schädigung** des Gehirns (→ **A 1**). Ein Verschluß einzelner Gefäße führt zum Ausfall umschriebener Gehirnregionen (Schlaganfall). Ursächlich schädigend ist dabei immer der **Energiemangel** infolge einer **Ischämie** (z. B. Arteriosklerose, Embolie). Auch **Blutungen** (Traumen, Gefäßaneurysmen, Hypertonie, → S. 208) führen durch Kompression benachbarter Gefäße zur Ischämie.

Der Energiemangel verursacht über Hemmung der Na⁺/K⁺-ATPase die zelluläre Akkumulation von Na⁺ und Ca²⁺ sowie eine Zunahme der extrazellulären K⁺-Konzentration und damit Depolarisation. Diese führt zu Cl⁻-Einstrom, Zellschwellung und **Zelltod** (→ **A**, s.a. S. 10). Sie fördert außerdem die Ausschüttung von Glutamat, das über Einstrom von Na⁺ und Ca²⁺ den Zelltod beschleunigt.

Zellschwellung, Freisetzung vasokonstriktorischer Mediatoren und Verlegung der Gefäßlumina durch Granulozyten verhindern bisweilen die **Reperfusion** trotz Behebung der primären Ursache. Der Zelluntergang führt zu einer Entzündung, die auch Zellen im ischämischen Randbezirk (**Penumbra**) schädigt.

Die **Symptomatik** wird durch die Lokalisation der Durchblutungsstörung, d. h. das Versorgungsgebiet des Gefäßes diktiert (→ **B**):

Der häufige Verschluß der **A. cerebri media** führt kontralateral zu *Muskelschwäche und Spastik* sowie zu Sensibilitätsausfällen (*Hemianästhesie*) durch Ausfall der lateralen Gyri prae- und postcentrales. Weitere Auswirkungen sind *Augenverdrehen* (déviation conjuguée durch Schädigung des blickmotorischen Feldes), *Hemianopsie* (Radiatio optica), motorische und sensorische *Sprachstörungen* (Broca- und Wernicke-Area der dominanten Hemisphäre), Störungen räumlicher Wahrnehmung, Apraxie und Hemineglekt (Parietallappen).

Auswirkungen eines Verschlusses der **A. cerebri anterior** sind *kontralaterale Hemiparesen und Sensibilitätsausfälle* (durch Ausfall der medialen Anteile der Gyri praecentralis und postcentralis), *Schwierigkeiten beim Sprechen* (durch Schädigung des supplementär-motorischen Kortex), sowie *Apraxie des linken Armes*

(wenn das vordere Corpus callosum und damit die Verbindung von der dominanten Hemisphäre zum rechten Motorkortex in Mitleidenschaft gezogen ist). Beidseitiger Ausfall der A. cerebri anterior führt über Schädigung von unterem Frontallappen und Anteilen des limbischen Systems zur *Apathie*.

Ein Verschluß der **A. cerebri posterior** führt zu teilweiser *kontralateraler Hemianopsie* (primäre Sehrinde) und bei bilateralem Verschluß zu *Erblinden*. Ferner treten *Gedächtnisausfälle* auf (unterer Schläfenlappen).

Verschlüsse der **Carotiden** oder **A. basilaris** können Ausfälle in den Versorgungsgebieten der A. cerebri media und anterior provozieren. Bei Verschluß der **A. choroidea anterior** sind Basalganglien (*Hypokinesie*), Capsula interna (*Hemiparese*) und Tractus opticus (*Hemianopsie*) betroffen. Verschlüsse von Ästen der **A. communicans posterior** zum Thalamus lösen in erster Linie Sensibilitätsausfälle aus.

Bei vollständigem Verschluß der **A. basilaris** kommt es zur Lähmung aller Gliedmaßen (*Tetraplegie*) und der Augenmuskeln sowie zum *Koma* (→ S. 342). Infarkte von **Ästen der A. basilaris** können Kleinhirn, Mittelhirn, Pons und Medulla oblongata schädigen. Die Folgen sind je nach Lokalisation:

- *Schwindel, Nystagmus, Hemiataxie* (Kleinhirn und seine Afferenzen, N. vestibularis),
- *Morbus Parkinson* (Substantia nigra), *kontralaterale Hemiplegie* und *Tetraplegie* (Pyramidenbahn),
- *Verlust der Schmerz- und Temperaturempfindung* (Hypästhesie bzw. Anästhesie) in der ipsilateralen Gesichtshälfte und den kontralateralen Extremitäten (N. trigeminus [V] und Tractus spinothalamicus),
- *Hypakusis* (N. cochlearis), *Ageusie* (N. tractus salivarii), *Singultus* (Formatio reticularis),
- ipsilaterale Ptose, Miose, und Anhidrose im Gesicht (*Horner-Syndrom* bei Sympathikus-Ausfall),
- *Gaumensegelparese* und *Tachykardie* (N. vagus [X]), *Zungenmuskellähmung* (N. hypoglossus [XII]), *Hängen der Mundwinkel* (N. facialis [VII]), *Schielen* (N. oculomotorius [III], N. abducens [VI]) sowie
- *Pseudobulbärparalyse* mit Lähmung der Muskulatur (aber erhaltenem Bewußtsein).

A. Folgen einer gestörten Hirndurchblutung

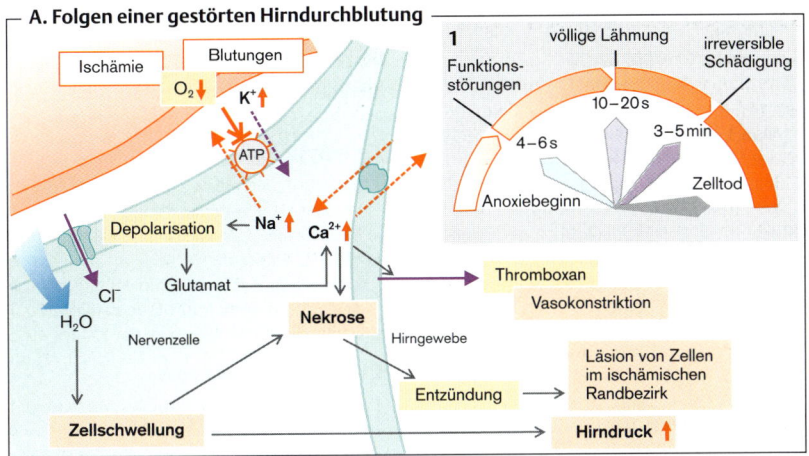

1

Funktionsstörungen — 4–6 s — 10–20 s — völlige Lähmung — 3–5 min — irreversible Schädigung — Zelltod

Anoxiebeginn

Ischämie — Blutungen

$O_2 \downarrow$ — $K^+ \uparrow$

ATP

Depolarisation ← $Na^+ \uparrow$ — $Ca^{2+} \uparrow$

Cl^- — Glutamat → Nekrose → Thromboxan / Vasokonstriktion

H_2O

Nervenzelle — Hirngewebe

Entzündung → Läsion von Zellen im ischämischen Randbezirk

Zellschwellung — Hirndruck $\uparrow$

B. Gefäßverschluß als Infarktursache

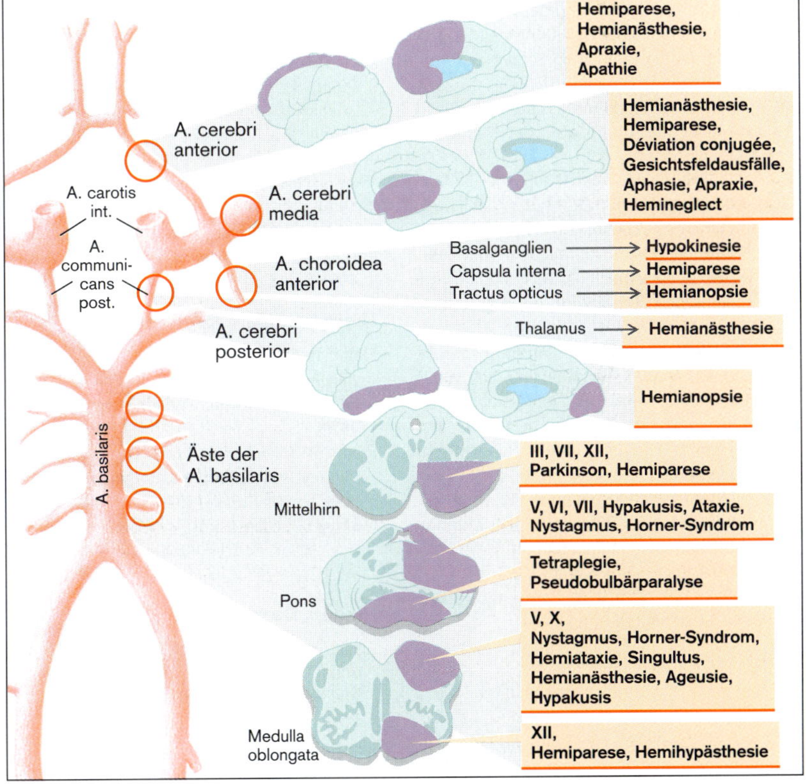

A. cerebri anterior → Hemiparese, Hemianästhesie, Apraxie, Apathie

A. carotis int. / A. communicans post.

A. cerebri media → Hemianästhesie, Hemiparese, Déviation conjugée, Gesichtsfeldausfälle, Aphasie, Apraxie, Hemineglect

A. choroidea anterior
- Basalganglien → Hypokinesie
- Capsula interna → Hemiparese
- Tractus opticus → Hemianopsie

A. cerebri posterior
- Thalamus → Hemianästhesie
- Hemianopsie

A. basilaris

Äste der A. basilaris

Mittelhirn → III, VII, XII, Parkinson, Hemiparese

V, VI, VII, Hypakusis, Ataxie, Nystagmus, Horner-Syndrom

Pons → Tetraplegie, Pseudobulbärparalyse

V, X, Nystagmus, Horner-Syndrom, Hemiataxie, Singultus, Hemianästhesie, Ageusie, Hypakusis

Medulla oblongata → XII, Hemiparese, Hemihypästhesie

Weiterführende und ergänzende Literatur

Gesamte Physiologie

Deetjen P, Speckmann, E-J. Physiologie. 2. Aufl. München: Urban & Schwarzenberg; 1994

Greger R, Windhorst U. Comprehensive Human Physiology. Vol. 1 and 2. Berlin: Springer; 1996

Klinke R, Silbernagl S. Lehrbuch der Physiologie. 2. Aufl. Stuttgart: Thieme; 1996

Schmidt RF, Thews G. Physiologie des Menschen. 27. Aufl. Heidelberg: Springer; 1997

Silbernagl S, Despopoulos A. Taschenatlas der Physiologie. 4. Aufl. Stuttgart: Thieme; 1991

Gesamte Pathophysiologie

Bennett JC, Plum F. Cecil Textbook of Medicine. 20th ed. Philadelphia: Saunders; 1996

Classen M, Diehl V, Kochsiek K. Innere Medizin. 3. Aufl. München: Urban & Schwarzenberg; 1994

Cotran R, Kumar V, Robbins SL. Pathologic Basis of Disease. 5th ed. Philadelphia: Saunders; 1994

Fauci AS, Braunwald E, Isselbacher KJ, Wilson JD, Martin JB, Kasper DL, Hauser SL, Longo DL. Harrison's Principles of Internal Medicine. 14th ed. New York: McGraw-Hill; 1998

Hierholzer K, Schmidt RF. Pathophysiologie des Menschen. Weinheim: VCH – Edition Medizin; 1991

Lang F. Pathophysiologie, Pathobiochemie. 4. Aufl. Stuttgart: Enke; 1990 (Nachdr. 1992)

McCance KL, Huether SE. Pathophysiology, The Biologic Basis for Disease in Adults and Children. 2nd ed. St. Louis: Mosby-Year Book; 1994

McPhee SJ, Lingappa VR, Ganong WF, Lange JD. Pathophysiology of Disease, An Introduction to Clinical Medicine. 2nd ed. Stamford (Connecticut): Appleton & Lange; 1997

Siegenthaler W. Klinische Pathophysiologie. 7. Aufl. Stuttgart: Thieme; 1994

Einzelgebiete der Pathophysiologie und Physiologie

Zellphysiologie

Alberts B, Bray D, Lewis J, Raff M, Roberts K, Watson JD. Molecular Biology of The Cell. 3rd ed. New York: Garland; 1994

Lodish H, Baltimore D, Berk A, Zipursky SL, Matsudaira P, Darnell J. Molecular Cell Biology. 3rd ed. New York: Freeman and Company – Scientific American Books Inc.; 1995

Blut und Immunologie

Janeway CA, Travers P. Immunologie. Heidelberg: Spektrum Akad. Verlag; 1995

Kuby J. Immunology. 2nd ed. New York: Freeman and Company; 1994

Atmung und Säure-Basen-Haushalt

Crystal RG, West JB, Barnes PJ, Weibel ER. The Lung: Scientific Foundations. 2nd ed. Philadelphia: Lippincott-Raven; 1996

Halperin ML, Goldstein MB. Fluid, Electrolyte and Acid-Base Physiology. A Problem-based Approach. 2nd ed. Philadelphia: Saunders; 1994

West JB. Respiratory Physiology: The Essentials. 5th ed. Baltimore: Williams & Wilkins; 1995

Niere und Elektrolythaushalt

Halperin ML, Goldstein MB. Fluid, Electrolyte and Acid-Base Physiology. A Problem-based Approach. 2nd ed. Philadelphia: Saunders; 1994

Seldin DW, Giebisch G, eds. The Kidney: Physiology and Pathophysiology. 2nd ed. New York: Raven Press; 1992

Massry SG, Glassock RJ. Textbook of Nephrology. Vol. 1. 3rd ed. Baltimore: Williams & Wilkins; 1995

Magen, Darm, Leber

Arias IM, Boyer JL, Fausto N, Jakoby WB, Schachter D, Shafritz DA. The Liver, Biology and Pathobiology. 3rd ed. New York: Raven Press; 1994

Johnson LR, ed. Physiology of the Gastrointestinal Tract. Vol. 1 and 2. 3rd ed. New York: Raven Press; 1994

Misiewicz JJ, Forbes A, Price AB, Shorvon PJ, Triger DR, Tytgat GNJ. Atlas of Clinical Gastroenterology. 2nd ed. St. Lewis, MO: Wolfe Publishing (Mosby Year Book Europe); 1994

Netter FH. The Ciba Collection of Medical Illustrations. Vol. 3: Digestive System, Parts I – III. Ciba Pharmaceutical Co.; 1964

Sleisenger MH, Fordtran JS. Gastrointestinal Disease. Vol. 1 and 2. 5th ed. Philadelphia: Saunders; 1993

Herz und Kreislauf

Busse R. Kreislaufphysiologie. Stuttgart: Thieme; 1982

Goldman MJ. Principles of Clinical Electrocardiography. 12th ed. Los Altos/Ca: Lange Medical Publications; 1986

Katz AM. Physiology of the Heart. 2nd ed. New York: Raven Press; 1992

Levine HJ. Clinical Cardiovascular Physiology. New York: Grune & Stratton; 1976

Lilly LS, ed. Pathophysiology of Heart Disease. Malvern/Pa: Lea & Febiger; 1993

Ross G. Pathophysiology of the Heart. New York: Masson Publishing USA; 1982

Schlant RC, Alexander RW. The Heart, Arteries and Veins. 8th ed. New York: McGraw-Hill; 1994

van der Werf T. Cardiovascular Pathophysiology. Oxford University Press; 1980

Hormone

Felig P, Baxter JD, Frohman LA. Endocrinology and Metabolism. 3rd ed. New York: McGraw-Hill; 1995

Greenspan FS, Strewler GJ. Basic & Clinical Endocrinology. 5th ed. Stamford (Connecticut): Appleton & Lange; 1997

Griffin JE, Ojeda SR. Textbook of Endocrine Physiology. 3rd ed. Oxford Univ. Press; 1996

Meng W, Ziegler R (Hrsg.). Endokrinologie – Grundlagen, Klinik, Praxis. Stuttgart: Gustav Fischer; 1997

Wilson JD, Foster DW. Williams Textbook of Endocrinology. 9th ed. Philadelphia: Saunders; 1998

Nervensystem, Muskel, Sinne

Adams RD, Victor M. Principles of Neurology. 6th ed. New York: McGraw-Hill; 1997

Birbaumer N, Schmidt RF. Biologische Psychologie. 3. Aufl. Heidelberg: Springer; 1996

Frazer A, Molinoff PB, Winokur A. Biological Basis of Brain Function and Disease. 2nd ed. New York: Raven Press 1993

Herdegen T, Tölle TR, Bähr, M. Klinische Neurobiologie. Heidelberg: Spektrum Akad. Verlag; 1997

Kandel ER, Schwartz JH, Jessell TM, eds. Principles of Neural Science. 3rd ed. Stamford (Connecticut): Appleton & Lange; 1992

Kaplan IH, Sadock BJ, eds. Comprehensive Textbook of Psychiatry. Vol. 1. 6th ed. (30th. anniversary). Baltimore: William & Wilkins; 1995

Rosenberg RN, Prusiner SB (ed.), Dimauro S, Barchi RL. The Molecular and Genetic Basis of Neurological Disease. 2nd ed. Boston: Butterworth-Heinemann; 1997

Pathobiochemie und Biochemie

Karlson P, Doenecke D, Koolman J. Kurzes Lehrbuch der Biochemie für Mediziner und Naturwissenschaftler. 14. Aufl. Stuttgart: Thieme; 1994

Lehninger AL, Nelson DL, Cox MM. Prinzipien der Biochemie. 2. Aufl. Heidelberg: Spektrum Akad. Verlag; 1994

Löffler G, Petrides PE. Biochemie und Pathobiochemie. 5. Aufl. Heidelberg: Springer; 1997

Scriver C, Beaudet AL, Sly W, Valle D, eds. The Metabolic and Molecular Basis of Inherited Disease. Vol. 1 – 3. 7th ed. New York: McGraw-Hill; 1995

Pathologie, Anatomie und Histologie

Böcker W, Denk H, Heintz PU. Pathologie. München: Urban & Schwarzenberg; 1997

Cotran R, Kumar V, Robbins SL. Pathologic Basis of Disease. 5th ed. Philadelphia: Saunders; 1994

Drenckhahn D, Zenker W. Benninghoff Anatomie. Bd. 1 und 2. 15. Aufl. München: Urban & Schwarzenberg; 1994

Kahle W, Leonhardt H, Platzer W. Taschenatlas der Anatomie für Studium und Praxis. 6. Aufl. Stuttgart: Thieme; 1991

Kühnel W. Taschenatlas der Zytologie, Histologie und mikroskopischen Anatomie. 9. Aufl. Stuttgart: Thieme; 1995

Riede U-N, Schaefer H-E. Allgemeine und spezielle Pathologie. 4. Aufl. Stuttgart: Thieme; 1995

Pharmakologie

Forth W, Henschler D, Rummel W, Starke K. Allgemeine und spezielle Pharmakologie und Toxikologie. 7. Aufl. Heidelberg: Spektrum Akad. Verlag; 1996

Goodman LS, Gilman A, eds. The Pharmacological Basis of Therapeutics. 9th ed. New York: McGraw-Hill; 1996

Kuschinsky G, Lüllmann H, Mohr K. Kurzes Lehrbuch der Pharmakologie und Toxikologie. 13. Aufl. Stuttgart: Thieme; 1993

Lüllmann H, Mohr K, Ziegler A. Taschenatlas der Pharmakologie. 3. Aufl. Stuttgart: Thieme; 1996

Wissenschaftliche Tabellen und medizinische Lexika

Pschyrembel. Klinisches Wörterbuch. 257. Aufl. Berlin: de Gruyter; 1994

Smith AD, Datta SP, Howard Smith G, Campbell PN, Bentley R, McKenzie HA. Oxford Dictionary of Biochemistry and Molecular Biology. Oxford: Oxford University Press; 1997

Wissenschaftliche Tabellen Geigy. Einheiten im Meßwesen, Körperflüssigkeiten, Organe, Energiehaushalt, Ernährung. Teilband Körperflüssigkeiten. 8. Aufl. Basel: Ciba-Geigy AG; 1977 (2. Nachdr. 1985)

Wissenschaftliche Tabellen Geigy. Somatometrie, Biochemie. Teilband Somatometrie und Biochemie. 8. Aufl. Basel: Ciba-Geigy AG; 1982 (2. Nachdr. 1985)

Wissenschaftliche Tabellen Geigy. Physikalische Chemie, Blut, Humangenetik, Stoffwechsel von Xenobiotika. Teilband Hämatologie und Humangenetik. 8. Aufl. Basel: Ciba-Geigy AG; 1979 (4. Nachdr. 1985)

Zeitschriften

Annual Review of Physiology. Annual Review Inc. Palo Alto, California/USA

Nature Medicine. Nature America Inc., New York/USA

Nature. Macmillan Magazines, London/UK

NIPS (News in Physiological Sciences). Schultz SG, ed. Houston, Texas/USA

Physiological Reviews. The American Physiological Society, Bethesda, Maryland/USA

Reviews of Physiology, Biochemistry and Pharmacology. Springer Verlag, Berlin – Heidelberg – New York

Science. American Association for the Advancement of Science, New York/USA

Spektrum der Wissenschaft. Spektrum der Wissenschaft Verlagsges. mbH, Heidelberg

Literatur

Sachverzeichnis

Sachverzeichnis